《中医名家传略》编委会

主　　编　朱建平　甄　艳
副 主 编　朱定华　刘玉玮　曹丽娟
编　　委　(以姓氏笔画为序)
　　　　　　马红治　王凤兰　王　体　王振瑞
　　　　　　朱定华　朱建平　任　旭　伊广谦
　　　　　　刘长青　刘玉玮　农汉才　孙孟章
　　　　　　李　君　肖永芝　邱　玏　张丽君
　　　　　　张海鹏　阿布都卡地尔·阿布都瓦依提
　　　　　　罗大中　赵　艳　胡晓峰　胡颖翀
　　　　　　侯如艳　袁　冰　曹丽娟　韩国正
　　　　　　甄　艳　廖　果

编 写 说 明

1. 本书共收录 51 位中医名家的传略，以医家生年先后为序，传略内容包括医家生平和医家学术成就两部分，并附医家年表和主要论著目录。

2. 由于历史上扁鹊、华佗、张仲景、孙思邈、金元四大家、李时珍、张景岳这一级别的著名医家以往的研究比较多，成果亦多，本研究立项时就不再重复这些工作，而是将研究的重点放在那些曾在中医发展史中起过重要作用，但目前尚未开展深入研究的医家上。

3. 本研究遴选医家标准和过程是：以《中国医学百科全书·医学史》《中国当代医学家荟萃》《中国古代科学家传记》《中国科学技术专家传略·医学编·中医学卷1》以及"新编清史"项目中收载的医家为遴选基础，首批选出 243 名医家；之后，分批删去研究较多的医家、目前尚健在的医家、西医医家、1951 年后（不含 1951 年）逝世的医家以及资料相对不足的医家，形成"终选稿"，共收载医家 48 人；补选藏医医家 1 人，维吾尔医医家 2 人，最终明确传主共 51 人。

4. 每位医家均配以图像，没有画像的医家，请专业画家根据传记内容创作绘制。

5. 参考文献使用第一手资料，按国标 2015 年版《信息与文献　参考文献著录规则》著录。

目 录

医家传记研究的继承与创新 ……………………………………（1）
  一、医家传记的意义和价值 ……………………………………（1）
  二、医家传记的性质和分类 ……………………………………（3）
  三、历代中医医家传记评述 ……………………………………（4）
  四、医家传记研究的创新 ………………………………………（21）

徐之才（505—572）……………………………………………（25）
  丰富并传承逐月养胎法 …………………………………………（26）
  完善并修订《雷公药对》 ………………………………………（27）
  总结东海徐氏学术成就 …………………………………………（28）
  亦医亦官典范 ……………………………………………………（29）
  年表 ………………………………………………………………（30）

王焘（约 687～693—756）……………………………………（31）
  搜集　整理　保存文献 …………………………………………（33）
  寒温分论 …………………………………………………………（35）
  腧穴归经 …………………………………………………………（37）
  注重灸法 …………………………………………………………（39）
  年表 ………………………………………………………………（40）
  主要论著 …………………………………………………………（41）

鉴真（687—763）………………………………………………（42）
  东渡日本　传播医药 ……………………………………………（46）
  弘法异国　照耀扶桑 ……………………………………………（49）
  功德圆满　流芳百世 ……………………………………………（50）
  年表 ………………………………………………………………（51）

朱肱（1050—1125）……………………………………………（52）
  精研伤寒 …………………………………………………………（53）

著书立说 …………………………………………………………… (55)
　　尤擅临床 …………………………………………………………… (57)
　　年表 ………………………………………………………………… (58)
　　主要论著 …………………………………………………………… (59)

成无己（约1037～1051—1144～1157）……………………………… (60)
　　引《内》《难》 注《伤寒》 开一代风气 ………………………… (61)
　　首创方论 开方剂理论研究之端 ………………………………… (63)
　　因病机 参性味 阐释药物功效 ………………………………… (65)
　　年表 ………………………………………………………………… (69)
　　主要论著 …………………………………………………………… (69)

许叔微（1080—1154）…………………………………………………… (70)
　　倡导表里虚实为治疗伤寒病之重点 ……………………………… (73)
　　强调治疗伤寒要重视攻邪与扶正的次第缓急 …………………… (73)
　　强调经方应用中方证的重要性 …………………………………… (74)
　　阐发经方用药的新意 ……………………………………………… (76)
　　开拓杂病证治的新思路 …………………………………………… (77)
　　年表 ………………………………………………………………… (78)
　　主要论著 …………………………………………………………… (78)

陈言（约1131—1189）…………………………………………………… (79)
　　博览群书 医德高尚 ……………………………………………… (80)
　　授业带徒 引领永嘉医派 ………………………………………… (81)
　　著书立说 创立病因学体系 ……………………………………… (82)
　　三因论治 创制新方 ……………………………………………… (84)
　　年表 ………………………………………………………………… (86)
　　主要论著 …………………………………………………………… (86)

窦汉卿（1196—1280）…………………………………………………… (87)
　　举才荐贤 备咨国政 上医医国 ………………………………… (101)
　　医学著述及其家世后人 …………………………………………… (104)
　　注重治神得气 推崇毫针刺法 …………………………………… (108)

强调取穴准确　推崇按时取穴 ················· （109）
　　发展针刺补泻　娴于临床操作 ················· （110）
　　善用特定穴位　提倡交经八穴 ················· （111）
　　年表 ······································· （112）
　　主要论著 ··································· （113）

罗天益（约1220—1290） ························· （114）
　　阐发脾胃及三焦学说 ························· （118）
　　针灸药用　多元施治 ························· （121）
　　药误永鉴　珍爱生命 ························· （124）
　　勤于笔耕　协师成著 ························· （126）
　　年表 ······································· （130）
　　主要论著 ··································· （130）

倪维德（1303—1377） ···························· （131）
　　精通典籍　融会金元各家学术 ················· （134）
　　医术精湛　仁心盛誉响遍浙河 ················· （136）
　　病因为纲　创眼病辨证十八论 ················· （137）
　　治法丰富　组方用药特色突出 ················· （139）
　　年表 ······································· （143）
　　主要论著 ··································· （144）

王履（1332—1391） ······························ （145）
　　辨论伤寒与温病异同 ························· （146）
　　阐发四气所伤"亢则害　承乃制"的理论内涵 ······ （147）
　　实事求是地探索中医理论 ····················· （148）
　　绘画不落窠臼　开一代画风 ··················· （148）
　　年表 ······································· （150）
　　主要论著 ··································· （150）

王纶（1453—1510） ······························ （151）
　　两部著作　流传较广 ························· （153）
　　博采四家　医道大全 ························· （155）

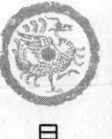

杂病立论　气血痰郁 ································ (156)
　　制化痰丸　专攻痰郁 ································ (157)
　　化痰丸药　传7世纪 ································ (158)
　　年表 ·· (160)
　　主要论著 ·· (161)

汪机（1463—1540） ································ (162)
　　清廉和谦行新志　弃儒从医术精湛 ···················· (164)
　　师宗丹溪通易理　折衷诸家著述丰 ···················· (166)
　　力主营卫重元气　温补培元创新派 ···················· (168)
　　承先启后求发展　学术史上展辉煌 ···················· (174)
　　年表 ·· (176)
　　主要论著 ·· (177)

孙一奎（1522—1619?） ···························· (178)
　　精研经典著述丰富　《赤水玄珠全集》颇具风采 ········ (181)
　　命门-肾间动气说的首倡者　温补学派的理论基础 ······· (183)
　　辨证论治明证不执方　列方究其辞融其意 ·············· (188)
　　年表 ·· (192)
　　主要论著 ·· (193)

缪希雍（1546—1627） ···························· (194)
　　理论研究另辟蹊径　开创温病理论发展之先河 ·········· (196)
　　清透邪热善用白虎　辛凉清气重用石膏 ················ (197)
　　杂病重视调脾胃　阐发脾阴新含义 ···················· (198)
　　通调气机升降　创立治气三法 ························ (200)
　　独辟蹊径　创立治血三法 ···························· (202)
　　精思妙悟　创立吐血三要法 ·························· (203)
　　广闻博采　整理单方妙剂 ···························· (205)
　　精研本草　参悟药物功用 ···························· (206)
　　心怀苍生　豪情长留青史 ···························· (209)
　　年表 ·· (211)
　　主要论著 ·· (211)

吴昆（约1552—1620）……………………………………（212）
  精晓诸贤医籍　著书立说广博 ……………………（215）
  学识渊博而谦逊　治学严谨兼创新 ……………………（218）
  深究《内经》辨证理法　针药结合阐发医理 ……………（220）
  年表 ……………………………………………………（222）
  主要论著 ………………………………………………（222）

聂尚恒（约1567～1572—?）……………………………（223）
  活幼心法　痘疹全书 …………………………………（226）
  奇效医述　临证医案 …………………………………（229）
  医学汇函　采撷前贤 …………………………………（234）
  博取精研　不拘成说 …………………………………（235）
  年表 ……………………………………………………（237）
  主要论著 ………………………………………………（237）

喻昌（1585—1664）………………………………………（238）
  "寓意"苍生大医　治疗效如桴鼓 ……………………（241）
  "尚论"伤寒温病　影响绵延后世 ……………………（245）
  医门证治法律　佛医泽被后世 ………………………（249）
  生民切要　治痘专家 …………………………………（253）
  急危救困　古道热肠 …………………………………（255）
  年表 ……………………………………………………（256）
  主要论著 ………………………………………………（257）

张璐（1617—1699?）………………………………………（258）
  "医门十戒"传后世　大医精诚为师表 ………………（261）
  悬壶济世成良医　著书立说传美名 …………………（262）
  精伤寒　重温病　创见颇多 …………………………（264）
  擅内科　崇温补　内病外治有特色 …………………（265）
  眼科有绝技　妇科倡新论 ……………………………（266）
  薪火相传　学高为师 …………………………………（266）
  年表 ……………………………………………………（267）

主要论著 …………………………………………… (268)

祁坤（1610—1690） ………………………………… (269)
　　重视外科的内治法 ………………………………… (271)
　　以疏通为内治原则 ………………………………… (274)
　　痔漏治疗成就突出 ………………………………… (276)
　　年表 ………………………………………………… (280)
　　主要论著 …………………………………………… (280)

柯琴（约17世纪中叶—18世纪前叶） ……………… (281)
　　注疏之风与注家心法 ……………………………… (283)
　　《伤寒论来苏集》的成书与体例 ………………… (285)
　　《伤寒论来苏集》的学术成就 …………………… (287)
　　年表 ………………………………………………… (291)
　　主要论著 …………………………………………… (291)

薛雪（1681—1770） ………………………………… (292)
　　儒医背景与医学技艺 ……………………………… (295)
　　医学著作与成就 …………………………………… (297)
　　诗文与交友 ………………………………………… (300)
　　年表 ………………………………………………… (301)
　　主要论著 …………………………………………… (302)

王维德（1669—1749） ……………………………… (303)
　　广学博识　精通周易与堪舆学 …………………… (305)
　　继承家学　仁心济世誉重江南 …………………… (307)
　　创立新法　补外科阴症之不足 …………………… (309)
　　重视实践　遣方用药内外并重 …………………… (312)
　　自成一派　批判时弊立论纠偏 …………………… (314)
　　年表 ………………………………………………… (316)
　　主要论著 …………………………………………… (318)

吴仪洛（1704—1766） ……………………………… (319)
　　崇尚"程朱理学"　注重"躬行实践" …………… (321)

重视药性理论　列述药物精义 …………………………（322）
评《备要》之不足　注重药物鉴别与炮制 ………………（323）
演绎成方　注重实效 ………………………………………（325）
处方化裁　强调审证求因 …………………………………（327）
崇尚喻昌伏气学说　分经梳理伤寒理论 …………………（328）
年表 …………………………………………………………（330）
主要论著 ……………………………………………………（330）

尤怡（？—1749）…………………………………………（331）
认为《伤寒论》为伤寒杂病全书 …………………………（336）
认为六经俱可直接感受寒邪 ………………………………（337）
反对"三纲鼎立"学说 ……………………………………（338）
创立新的伤寒证候分类法 …………………………………（339）
临证经验举隅 ………………………………………………（341）
年表 …………………………………………………………（345）
主要论著 ……………………………………………………（345）

何梦瑶（1692—1764）……………………………………（346）
针砭时弊　著述《医碥》 …………………………………（348）
发皇古义　阐发医理 ………………………………………（350）
善治热病　治疫有功 ………………………………………（353）
内科疑难　长于杂证 ………………………………………（355）
诊治妇儿　别有特色 ………………………………………（359）
重视药物　研制医方 ………………………………………（360）
伤寒学术　阐发有为 ………………………………………（361）
课徒授学　桃李成蹊 ………………………………………（362）
精通数学　工于诗文 ………………………………………（363）
年表 …………………………………………………………（364）
主要论著 ……………………………………………………（365）

黄元御（1705—1758）……………………………………（366）
扶阳抑阴 ……………………………………………………（373）
中气升降学说 ………………………………………………（376）

基于"中气升降"的理论创新 …………………………… (379)
　　年表 ……………………………………………………… (381)
　　主要论著 ………………………………………………… (383)

郑梅涧（1727—1787） ……………………………………… (384)
　　幼承庭训传家学　师承治学创新见 …………………… (387)
　　博学广求兼收并蓄　择要从善集人之长 ……………… (390)
　　《重楼玉钥》推发展　传承喉科出硕果 ……………… (392)
　　年表 ……………………………………………………… (396)
　　主要论著 ………………………………………………… (397)

余霖（1725—?） …………………………………………… (398)
　　总结诊治经验　发展疫证学说 ………………………… (400)
　　有胆有识　治疫卓然一家 ……………………………… (402)
　　年表 ……………………………………………………… (404)
　　主要论著 ………………………………………………… (404)

章楠（约 1758～1767—?） ………………………………… (405)
　　探医至理　立意高远 …………………………………… (407)
　　尊崇《内经》　探本穷源 ……………………………… (410)
　　体究伤寒　发展温病 …………………………………… (411)
　　《医门棒喝》　警医名篇 ……………………………… (413)
　　点评诸医　最见功力 …………………………………… (415)
　　年表 ……………………………………………………… (417)
　　主要论著 ………………………………………………… (417)

何书田（1774—1837） ……………………………………… (418)
　　一生诗人半生医 ………………………………………… (420)
　　何氏世家 23 代传人 …………………………………… (424)
　　名臣良医金兰谊 ………………………………………… (428)
　　戒毒功绩彪青史 ………………………………………… (429)
　　年表 ……………………………………………………… (431)
　　主要论著 ………………………………………………… (432)

林珮琴（1772—1839） …………………………………（433）
宗经不泥　博采众长　推陈出新　擅治温病 …………（437）
倡导脏腑辨证　分型精细创新多 ………………………（439）
严谨务实　致力医学普及与应用 ………………………（440）
孝爱仁慈　淡泊耿直　济时为心　儒医典范 …………（441）
年表 ………………………………………………………（443）
主要论著 …………………………………………………（444）

费伯雄（1800—1879） …………………………………（445）
行医首重医德　研经师古不泥 …………………………（449）
医理一归醇正　立论和缓为宗 …………………………（452）
论治务求实效　制方自出手眼 …………………………（454）
善治五劳七伤　最重调肝和营 …………………………（456）
年表 ………………………………………………………（457）
主要论著 …………………………………………………（458）

陆以湉（1802—1865） …………………………………（459）
业医主张博识多闻　诊病理当尽心尽力 ………………（463）
撷取古今诸家之长　评述自有真知灼见 ………………（464）
广罗家传民间验方　分门别类为人所用 ………………（466）
论病涉及临证各科　既为"良相"亦做良医 …………（468）
兴趣爱好门类广泛　博学多闻识见超人 ………………（470）
年表 ………………………………………………………（472）
主要论著 …………………………………………………（473）

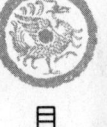

陆懋修（1818—1886） …………………………………（474）
尊崇经典　鄙薄创新 ……………………………………（476）
阐发《内经》运气学说 …………………………………（478）
善以标本气化解释病机 …………………………………（479）
释伤寒病独取阳明 ………………………………………（480）
精通文字　长于训诂 ……………………………………（482）
博览医书　注重整理 ……………………………………（484）

年表 ……………………………………………………………（487）
　　主要论著 ………………………………………………………（487）

陈莲舫（1839—1916） ………………………………………（488）
　　继承家学　兼通内外各科 …………………………………（495）
　　权衡达变　师古而不泥古 …………………………………（496）
　　用药轻灵　尤擅人参陈皮 …………………………………（497）
　　一病数方　因人因时制宜 …………………………………（498）
　　著书立说　医案精妙得当 …………………………………（499）
　　创设医会　兴办中医教育 …………………………………（500）
　　年表 ……………………………………………………………（501）
　　主要论著 ………………………………………………………（502）

柳宝诒（1842—1901） ………………………………………（503）
　　总结前人经验　辨析伤寒与伏气温病之异 ………………（504）
　　细心体认　详辨伏气温病与新感温邪 ……………………（506）
　　系统总结　确立伏气温病之证治大法 ……………………（507）
　　著书授徒　传承灵素衣钵 …………………………………（508）
　　授徒开店　广利众生 ………………………………………（510）
　　年表 ……………………………………………………………（512）
　　主要论著 ………………………………………………………（512）

曹颖甫（1868—1937） ………………………………………（513）
　　深厚的学术渊源 ………………………………………………（515）
　　谨慎的治学态度 ………………………………………………（517）
　　精心研究经典 …………………………………………………（520）
　　传道授业　桃李满天下 ……………………………………（523）
　　高风亮节　德馨技高 ………………………………………（524）
　　以诗画会友　情意融融 ……………………………………（526）
　　年表 ……………………………………………………………（528）
　　主要论著 ………………………………………………………（529）

陈伯坛（1863—1938） ……（530）
专师仲景　以经解经 ……（534）
望诊独特　擅用经方重剂 ……（535）
提携后进　桃李遍及粤港澳 ……（537）
宽厚仁爱　开明豪爽淡名利 ……（538）
率性天真　兴趣广泛好交游 ……（539）
年表 ……（541）
主要论著 ……（541）

吴瑞甫（1872—1952） ……（542）
继承先业　悬壶济世　"退补"不随俗 ……（545）
创办学校　宣传中医　桃李满中外 ……（547）
汇通中西　溯源求精　著述扬医界 ……（551）
年表 ……（553）
主要论著 ……（554）

丁甘仁（1866—1926） ……（555）
孟河医派的中坚 ……（557）
革新中医教育的先锋 ……（559）
破除门户　寒温融合 ……（564）
烂喉丹痧　创新辨治 ……（565）
总结经验　重视医案 ……（566）
醇正和缓　用药轻灵 ……（567）
年表 ……（568）
主要论著 ……（569）

祝味菊（1884—1951） ……（570）
革新中医　融贯中西 ……（577）
五段八纲　治人为本 ……（580）
点将附子　奇兵制胜 ……（582）
兴学从教　抗争求存 ……（585）
年表 ……（589）

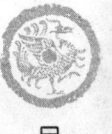

主要论著 …………………………………………………… (590)

张山雷（1872—1934） …………………………………… (591)
　　致力创办中医学校　规范中医传统教育 …………… (598)
　　选编中医讲义教材　按科分类力求实用 …………… (599)
　　释文训诂诠解医经　触类引申启迪后人 …………… (601)
　　论中风独辟蹊径　排众议兼收并蓄 ………………… (603)
　　详述疡科病证脉因　揭示疡疾证治规律 …………… (605)
　　笺疏前贤女科医著　阐析妇人证治微义 …………… (607)
　　推崇钱氏小儿《要诀》　逐条辨析病症治则 ………… (609)
　　提纲挈领阐析脉学　引经据典正讹本草 …………… (610)
　　年表 ………………………………………………………… (612)
　　主要论著 …………………………………………………… (613)

何廉臣（1861—1929） …………………………………… (615)
　　力主伤寒温病一统 ………………………………………… (617)
　　光大绍派伤寒薪火 ………………………………………… (619)
　　建立伏气温病论治体系 …………………………………… (622)
　　创办绍兴医学会 …………………………………………… (625)
　　编写《全国名医验案类编》 ………………………………… (628)
　　年表 ………………………………………………………… (630)
　　主要论著 …………………………………………………… (630)

高愈明（1861—1938） …………………………………… (632)
　　辛勤著述　阐释经典 ……………………………………… (633)
　　自出机杼　多有原创 ……………………………………… (635)
　　精擅温病　首重温疹 ……………………………………… (635)
　　精准辨治　自创新方 ……………………………………… (637)
　　不囿成见　吸收西说 ……………………………………… (637)
　　筹资办学　培育人才 ……………………………………… (638)
　　年表 ………………………………………………………… (639)
　　主要论著 …………………………………………………… (640)

裘吉生（1873—1947） (641)
疗效卓著　救民疾苦 (642)
中西兼容　三三医院 (644)
高瞻远瞩　倡国医馆 (647)
流通医书　放弃版权 (649)
珍本医书　经典丛书 (650)
年表 (653)
主要论著 (653)

曹炳章（1878—1956） (654)
中医藏书大家　业内凤毛麟角 (656)
中药学成就　当列为首位 (658)
《辨舌指南》诊断要著 (661)
《中国医学大成》　经典巨型丛书 (664)
年表 (668)
主要论著 (668)

汪逢春（1884—1949） (669)
受聘考试、考询委员　参与选拔中医人才 (673)
创办《北京医药月刊》　推广普及中医药学 (678)
创办"医学讲习会"　开展中医继续教育 (681)
主持"中药讲习所"　培养药学后备人才 (685)
医案存世　擅治湿温病、儿科病 (687)
倡导学术求实　悉心培养后学 (690)
热心公益　施诊济世　轻财孝友 (694)
年表 (695)
主要论著 (696)

帝玛尔·丹增彭措（1672—?） (697)
传世名作《晶珠本草》 (701)
医学之外的其他成就 (703)
年表 (704)

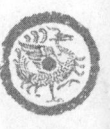

主要论著 …………………………………………………… (704)

贾马力丁·阿克萨拉依（12世纪后叶—13世纪中叶）…………… (706)
　　文献流传 …………………………………………………… (707)
　　论治结合 …………………………………………………… (708)
　　兼容各家 …………………………………………………… (711)
　　主要论著 …………………………………………………… (712)

毛拉·阿日甫·和田尼（1556—1655）…………………………… (713)
　　《阿日普验方》的主要内容 ………………………………… (714)
　　年表 ………………………………………………………… (718)
　　主要论著 …………………………………………………… (718)

后记 …………………………………………………………… (719)

医家传记研究的继承与创新

传记是以人物为主线的史书，医家传记则是以医学人物为主线的医学史书。在承担中国中医科学院基本科研业务费自主选题创新团队项目"历代名医传记资料调研与编纂"时，有必要认真思考医家传记的意义、价值、性质、分类，评述我国历代医家传记成果，在继承前人成果的基础上开拓创新，写出反映新时代的中医人物传记，弘扬中医药文化，促进中医药发展。

一、医家传记的意义和价值

1. 医家传记是医学史的重要内容，具有不可替代的作用

医学首先是作为医家的人的活动，就此而言，医学史是一群从事医学活动的人的历史再现，医家或者医学家是历史上从事医学活动人群的代表，因此没有医家的医学史是不存在的，也是不可能的。所以，杰出医学家的传记是最早的医学史形式之一，换言之最古老的医学史也是医家传记式的，如汉代《史记·扁鹊仓公列传》、唐代《名医传》等，甚至16世纪问世的名为医史实为医家传记的著作，如明代李濂的《医史》，还有17世纪末清代王宏翰的《古今医史》。

由于医家传记的重要地位，它的作用一直备受学术界的重视。20世纪60年代比尔（Birr, K.）认为科学史研究有四种主要途径，而排在第一位的就是传记研究。20世纪后半叶，科学史研究由注重概括式的通史研究转向微观研究，其中个人传记研究可以展示科学家鲜明的个性、多彩的人生和丰富的工作。[①] 医学史也不例外，医家传记研究关注点主要在医家著书立说、创造发明等个人活动，多个相关医家传记的集合，将大体勾勒成一部部医学断代史、专科史，甚至通史，因而它具有其他医史所无法取代的

---

① 刘兵. 克里奥眼中的科学：科学编史学的初论［M］. 上海：上海科技教育出版社，2009：153.

功能。

医史研究的对象是医学进程，医史研究追求的目标是呈现医学进程的完整画卷。医学的进程，不仅仅只有医学本身的发展，还应该有与医学密切相关的哲学、社会、科技、宗教诸因素互动发展的进程。一般的研究都很难将哲学、社会、科技、宗教等诸因素加以考虑，并综合起来分析，而医家个人传记研究有可能对其各种因素进行综合分析研究，从而有望获得较为真实的历史面貌。

可见，医家传记对于医学史研究具有重要的意义，是其他医史研究方法所不能替代的。

2. 人文价值

人们对名人包括名医的好奇心，是一种人性的本能。著名科学史家萨顿在《科学史研究》中指出："体育迷对他们崇拜的英雄有永不满足的好奇，而同样的本性使人文主义者对知识和文化做出贡献的伟大人物提出一个又一个的问题。为了满足这种健康本性，必须为他们写出在追求真理的过程中表现卓越的那些人物的详细可靠的传记。"① 人们对历史上名医的仰慕，同样也渴望知道名医生平所有的事迹。医家传记研究，可以满足人们这种健康本性的需要，因而具有人文主义的价值。如本课题组成员赴福建省同安县对名医吴瑞甫进行调研时，当地政协领导希望能以此推动同安县的人文建设，可以说是一个有力的例证。

3. 史鉴价值

较普通人来讲，从事医学尤其一些初学医者对名医、历史上的名医更有浓厚的兴趣，其中不少人不仅仅是兴趣，而是将名医作为自己学习的楷模。常常会问：他是怎样成为一位名医的？他是怎样看病的？是怎样对待病人的？他生长在一个怎样的家庭里的？他是跟谁学医的，又把医术传给了谁？当时的哲学、社会、科技、宗教对他产生怎样的影响？医家个人传记常常以一个个生动、具体的习医、行医、诊治案例给人以深刻的印象，一个个活脱脱的名医是后人直接可以模仿、学习的最好榜样，因此医家传记对于当今名医教育起到十分重要的历史借鉴作用。

编撰《中医名家传略》的目的是为我国历代著名传统医学专家立传，

---

① Sarton, G.The Study of the History of Science [M].Dover: Dover Publications, Inc, 1936: 42.

记载他们对祖国乃至世界医学发展做出的贡献，揭示医家成才之路、原创思维和原始创新，反映医家的精神面貌、性格特点和治学态度，客观地介绍其学术流派以及海内外的影响，并为中国医学史的研究提供材料。

二、医家传记的性质和分类

医家传记是医学史的重要内容，就其学术性质自然是属于医学史，因此，总的来说属于史学。

单个医家传记，按撰写者一般可分三类：传主自撰"自传"，如徐大椿的《征士洄溪府君自序》；与传主有关系的人根据第一手材料撰写的传记，如祝谌予的《施今墨》；与传主无关的人根据研究编写的传记。

第三类与传主无关的人根据研究编写的传记，占多数，又可分四种：

资料性传记：仅通过资料来展示传主的生平，除选择材料时可能存在的主观性外，最为客观，往往成为后来研究者的原始素材，如"人物年谱长编"。而本课题入选医家，由于资料尚不足以构成年谱长编，故称年谱资料汇编。

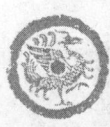

标准传记：在客观性与主观性之间保持一种均衡，是传记的主流，如高晞的《德贞传》。①

评传：按学术规范对原始材料进行细致的研究，重点在评价传主的工作和展示其生平，不允许虚构，如干祖望的《孙思邈评传》。②

小说式传记：根据二手材料，粗略研究，自由虚构而成传记，如杨忠的《丁甘仁传》。③

多个医家传记合集，大体分两类，一类是由传记性史实汇编而成的参考文集或多卷本的传记辞典，如何时希的《中国历代医家传录》④（三册）；另一类是人物传略专著，如施奠邦主编的《中国科学技术专家传略·医学

---

① 高晞. 德贞传：一个英国传教士与晚清医学近代化 [M]. 上海：复旦大学出版社，2009.
② 干祖望. 孙思邈评传 [M]. 南京：南京大学出版社，1995.
③ 杨忠. 丁甘仁传 [M]. 上海：上海中医药大学出版社，2008.
④ 何时希. 中国历代医家传录 [M]. 北京：人民卫生出版社，1991.

编·中医学卷1》。①

三、历代中医医家传记评述

我国有重视历史、后朝为前朝修史的优良传统，其中传记的历史也非常悠久，医家传记最早就见于我国第一部正史，这就是众所周知的西汉司马迁《史记·扁鹊仓公列传》。由此开始，我国历代正史中都有医家传记。经调研，医家传记不仅在历代正史中占有一定的篇幅，而且还有专著。对历代中医医家传记研究成果进行回顾，并加以评骘，吸取其精华，剔除其糟粕，有助于当今的医家传记研究。

1. 历代中医医家传记述略

（1）正史中的医家传记

正史中的医家传记，历代皆有。经初步统计，从《史记》到《清史稿》官方史书中专门立传的医家约有扁鹊、淳于意、华佗、皇甫谧、葛洪、徐之才、陶弘景、孙思邈、王焘、庞安时、刘完素、张从正、张元素、李杲、窦默、朱震亨、滑寿、倪维德、王履、戴思恭、李时珍、吴有性、戴天章、余霖、喻昌、张璐、周学海、张志聪、柯琴、尤怡、叶桂、薛雪、吴瑭、章楠、王士雄、徐大椿、王维德、吴谦、陆懋修、费伯雄、王清任、唐宗海等90多位医家。这类医家传记的内容和特点，后文将有讨论。

（2）医家传记专著

医家传记专著主要是多人传记汇编或传略。最早的有唐代甘伯宗《名医传》七卷，② 其书已佚。目前能见到的较早医家传记类专著是宋代周守忠《历代名医蒙求》③（1220），有2卷，记录了三皇至宋代202位名医的奇闻逸事和病案选编，部分医家的生平、籍贯、主要著作，以及部分药名考证和神话传说。该书以四言韵语概括要点作为标题，如卷首载"神农百草 虑牺九针"。每题开始交代资料出处，如出自《史记》《神仙传》《夷坚志》

---

① 施奠邦主编. 中国科学技术专家传略·医学编·中医学卷1 [M]. 北京：人民卫生出版社，1999.
② 刘昫等. 旧唐书·艺文志 [M]. 缩印本. 北京：中华书局，1997：417.
③ 周守忠. 历代名医蒙求 [M]. 1931年故宫博物院据临安本影印本.

等。值得注意的是,"道恭三千"关于沈道恭的资料来自《名医录》,而"仲景良医"来自《名医大传》,表明在这之前已有关于医家传记的文献《名医录》和《名医大传》。

查《全国中医图书联合目录》[①],医家传记类书籍有宋代魏了翁《历代医师》(1293)、明代熊宗立《历代名医考》(1450)、未著撰人《神秘名医录》(1553)、聂尚恒《历代医学姓氏》(1616)、清代陈梦雷等《医术名流列传》(1723)、林钟《古代医家画像》(1816)、李炳芬《医林集传》(1856)、郭浚《历代名医小传》(1895)、马培之《纪恩录》(1892)、丁福保《历代名医列传》(1909)。其中《历代名医考》[②],又名《医学源流》《原医图》,收载三皇至韦讯13位医家,首论学术特点,次考医家事迹,加以评价。《神秘名医录》[③] 2卷,卷上载王丞相介甫"议诊脉如神"等35则,卷下载"王叔和论摄生"等39则名医事迹。《医术名流列传》[④] 载于《古今图书医部全录》卷505~517。从史书、地方志及有关医学著作中收辑清初以前从上古僦贷季、岐伯到黄嘉章、曹建等1200多位著名医学家的传记,属于类书性质,资料出处不同,所以详略不一,体例不一。《古代医家画像》[⑤] 绘有神农、雷公、张机、风纲、吕洞宾、窦默6位医家及明堂仰伏脏腑图,色彩浅淡,附有简要图题、图注。

散在的单个医家传记,可见到的有明代李汛撰《石山居士传》(1523),清代余丽元撰《滑伯仁先生传》(1876),徐大椿《征士洄溪府君自序》(1759),以及近代黄维翰的《(医圣)张仲景应碑》(1933)、《医仙妙应孙真人 医学源流歌》(1947)、《唐代伟大医学家孙思邈事略》(1947)等。

明清时期还有名为医史实为医家传记的著作。如明代李濂《医史》[⑥](1513)10卷、清代王宏翰《古今医史》(1697)8卷。其中李濂《医史》,前5卷辑自史志,有医和、医缓、扁鹊、太仓公、郭玉、华佗、吴普、樊阿、葛洪、徐文伯、徐熙、徐秋夫、徐道度、徐之才、王显、姚僧垣、许

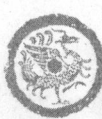

---

① 薛清录. 全国中医图书联合目录[M]. 北京:中医古籍出版社,1991.
② 熊宗立. 历代名医考[M]. 日本宽永九年壬申(1632)刻本.
③ 未著撰人. 神秘名医录[M]. 明嘉靖三十二年癸丑(1553)黄鲁曾刻本.
④ 陈梦雷等. 医术名流列传[M]. 日本据古今图书集成皮纸抄本.
⑤ 林钟. 古代医家画像[M]. 清嘉庆二十一年丙辰(1816)稿本.
⑥ 李濂. 医史. 日本明治二十二年已丑(1889)抄本.

智藏、孙思邈、许胤宗、甄权、甄立言、张文仲、韦慈藏、孟诜、庞安时、僧智缘、皇甫谧、钱乙、刘完素、张从正、张元素、李杲等53人。后5卷采自文集，有张扩、吴源、丹溪翁、樱宁生、敕山老人、沧洲翁、抱一翁、蒋用文、橘泉翁、张养正等10人，另补传有张仲景、王叔和、启玄子（王冰）、王履、戴元礼、葛应雷、葛乾孙等6人，"方术醇正者"共68位医家传记。

有关医家传略的现代作品有4部，《中国当代医学家荟萃》《中国古代科学家传记》《中国科学技术专家传略·医学编》之《中医学卷1》《中医学卷2》。

1987年，崔月犁主编、吉林科学技术出版社出版的《中国当代医学家荟萃》收录中医、藏医专家29人，其中关幼波、邹云翔、罗元恺、姜春华、唐由之、尕布藏等6人当时健在，每人2000字左右，内容包括标题（××专家×××）、姓名（生卒年）、出生地、职称、学术职务、政治面貌、专业。学习经历，详细介绍临床特长、学术观点或突出事迹，著作，医德，科研成果。体例不甚相同，缺参考文献。

1992年，杜石然主编、科学出版社出版的《中国古代科学家传记》载录自扁鹊至恽铁樵共有62位医家的传记，体例统一，如传主姓名、编者署名、导言（传主姓名、字、号，籍贯、时代或生卒年）、家庭出身、成长过程、学习、行医经历、主要事迹（著作成就、学术观点、诊治特长）、影响，文末附文献（原始文献、研究文献）。

1999年，施奠邦主编、人民卫生出版社出版的《中国科学技术专家传略·医学编·中医学卷1》收录37位近现代中医专家，体例较为统一，如标题为医家姓名、生卒年、导言（100字的概括），传主照片，先论生平，然后分若干小标题各部分传主主要成就（编者署名），最后附传主简历、主要论著，平均每篇在7000字左右。其续编《中医学卷2》，2014年由王永炎、张伯礼主编，中国科学技术出版社出版，收录萧龙友、颜正华等45位近现代中医专家。

2. 中医医家传记内容分析

前人撰写的中医医家传记，是一笔宝贵财富，其中记载的史料以及写法，对于我们研究并编写《中医名家传略》具有直接的参考价值。

从总体来说，医家传记的基本格局是传主生平、医学成就及其他。不同朝代不同医家传记内容不尽相同，详略也不一样。从单个传记来看，不少传记运用了突出传主特点的写法，甚至有独特的视角，这些对于我们写好《中医名家传略》具有重要的启发作用。

（1）生平部分

医家传记的生平部分，记述传主的基本情况、成长经历等。

①基本情况主要有传主姓、名、字、号，籍里。传主姓名、籍里是传记的必备要素，字、号就不一定，有的没有，有的有，如《晋书·皇甫谧传》载皇甫谧，字士安，自号玄晏先生；《三国志·魏书·华佗传》载华佗，字元化，一名旉。

传主的具体生卒年，现代看来应该是传主基本情况的必备要素，遗憾的是在古代的传记中似乎很少受到过重视。研究表明，绝大多数传记不载传主生年，仅见陶弘景"宋孝建三年丙申岁夏至日生"。① 其他可以根据卒年推算出传主生年的也稀见，如甄权"贞观十七年，权年一百三岁"。② 甚至只有大概的生年，如吴有性"生于明季"。③ 其次是，相当多的传记既不载传主生年，同时也不记其卒年，如正史中的扁鹊、淳于意、华佗、王焘、刘完素、张从正、张元素、李杲、滑寿、葛乾孙、王履、李时珍、王纶、王肯堂、戴天章、余霖、喻昌、周学海、张志聪、陈念祖、黄元御、柯琴、尤怡、叶桂、薛雪、吴瑭、章楠、王士雄、徐大椿、王维德、吴谦、费伯雄、王清任、唐宗海等63人。同时载有生、卒年者，仅见孙"思邈自云开皇辛酉岁生，至今年九十三矣……永淳元年卒"。④ 再者，明确记载传主卒年的也很少，如盛寅"正统六年卒"，⑤ 未说卒时几岁。相对来说，记载传主卒岁要多一点，如葛洪81岁卒，徐之才80岁卒，庞安时58岁卒，此类还有姚僧垣、许智藏、许胤宗、孟诜、钱乙、凌云、张璐等11人。而有明确的卒岁纪年者，如皇甫谧太康三年，68岁卒；甄权贞观十七年，103岁卒，此类还有王克明、赵自化、冯文智、沙门洪蕴、倪维德、戴思恭等6

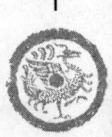

---

① 李延寿. 南史·陶弘景传 [M]. 缩印本. 北京：中华书局，1997：493.
② 刘昫等. 旧唐书·甄权传 [M]. 缩印本. 北京：中华书局，1997：1300.
③ 赵尔巽等. 清史稿·吴有性传 [M]. 北京：中华书局，1977：13866.
④ 刘昫等. 旧唐书·孙思邈传 [M]. 缩印本. 北京：中华书局，1997：1301.
⑤ 张廷玉等. 明史·盛寅传 [M]. 缩印本. 北京：中华书局，1997：1961.

人。甚至卒年只有大概的朝代，如陆懋修"光绪中卒"。①

②成长经历包括学习、学医、行医经历，但行医活动往往同时展示医家的高超医术，因而在医学成就部分讨论。这部分重点是学医经历，常常会论及学医动机和医术传承。

学医动机大体有因于疾病、因于仕途、因于兴趣。

学医因于疾病，有因于母病、已病、他人病。由于母病而学医的有许智藏、甄权、吕复、缪遵义等，如《旧唐书·甄权传》："尝以母病，与弟立言专医方，得其旨趣。"② 《明史·吕复传》："以母病求医，遇名医衢人郑礼之，遂谨事之，因得其古先禁方及色脉药论诸书，试辄有验。乃尽购古今医书，晓夜研究，自是出而行世，取效若神。"③ 由于自己得病而学医的有王克明、黄元御等，如《宋史·王克明传》载："初生时，母乏乳，饵以粥，遂得脾胃疾，长益甚，医以为不可治。克明自读《难经》《素问》以求其法，刻意处药，其病乃愈。始以术行江、淮，入苏、湖，针灸尤精。"④《清史稿·黄元御传》："因庸医误药损目，发愤学医。"⑤ 由于他人患病，如《明史·凌云传》："北游泰山，古庙前遇病人，气垂绝，云嗟叹久之。一道人忽曰：'汝欲生之乎？'曰：'然。'道人针其左股，立苏，曰：'此人毒气内侵，非死也，毒散自生耳。'因授云针术，治疾无不效。"⑥

学医因于仕途不顺，主要表现为科举不第，有李庆嗣、纪天锡、葛可久、柯琴、薛雪等，如《金史·李庆嗣纪天锡传》：李庆嗣"少举进士不第，弃而学医"，纪天锡传"早弃进士业，学医，精于其技，遂以医名世"。⑦ 另外，也有各种原因，仕途不顺而习医者，如张元素"八岁试童子举，二十七试经义进士，犯庙讳下第，乃去学医"。⑧ 还有像喻昌正值改朝换代之际，仕途不顺而剃发为僧学医的，"明崇祯中，以副榜贡生入都上书言事，寻诏征，不就。往来靖安间，披剃为僧，复蓄发游江南。顺治中，

---

① 赵尔巽等. 清史稿·陆懋修传 [M]. 北京：中华书局，1977：13882.
② 刘昫等. 旧唐书·甄权传 [M]. 缩印本. 北京：中华书局，1997：1300.
③ 张廷玉等. 明史·吕复传 [M]. 缩印本. 北京：中华书局，1997：1958.
④ 脱脱. 宋史·王克明传 [M]. 缩印本. 北京：中华书局，1997：3441-3442.
⑤ 赵尔巽等. 清史稿·黄元御传 [M]. 北京：中华书局，1977：13872.
⑥ 张廷玉等. 明史·凌云传 [M]. 缩印本. 北京：中华书局，1997：1962.
⑦ 脱脱. 金史·李庆嗣纪天锡传 [M]. 缩印本. 北京：中华书局，1997：719.
⑧ 脱脱. 金史·张元素传 [M]. 缩印本. 北京：中华书局，1997：719.

侨居常熟，以医名，治疗多奇中。"①

因为喜好而学医的不多见，只查到李东垣一例，如《元史·李杲传》："杲幼岁好医药。"②

学医的途径或形式，多数医家学有渊源，术有传承。传记强调医术传承，大抵有师授、家传、自学三种，或兼而有之。

师授是古代很重要的学医途径，传记中有较多的案例。如《史记·扁鹊仓公列传》载扁鹊医术高明，"名闻天下"，③ 其医术传自长桑君。又载，淳于意先后拜公孙光、公乘阳庆为师，后又"出行游国中，问善为方数者事之久矣。见事数师，悉受其要事，尽其方书意"。④《后汉书·郭玉传》载，郭玉拜程高为师，程高医术又传自涪翁。《明史·戴思恭传》："受学于义乌朱震亨。震亨师金华许谦，得朱子之传，又学医于宋内侍钱塘罗知悌。知悌得之荆山浮屠，浮屠则河间刘守真门人也。震亨医学大行，时称为丹溪先生。爱思恭才敏，尽以医术授之。"⑤ 史载师授医术者还有吴普、樊阿、洪蕴、滑寿、李杲、王履、葛应雷、凌云、徐彬等。

清代医家张志聪仿儒学书院在杭州开办医学讲堂"侣山堂"，高世栻等曾就读于此，这种师授与以往不同，是一种集体授课的模式。如《清史稿·高世栻传》："读时医通俗诸书，年二十三即出疗病，颇有称。后自病，时医治之，益剧；久之，不药，幸愈。幡然悔曰：'我治人，殆亦如是，是草菅人命也。'乃从志聪讲论轩岐仲景之学，历十年，悉窥精奥。"⑥ 当然也不同于近代医学校的教育。

家传是古代另一条重要的学医途径，姚僧垣、徐文伯、许智藏、刘翰、赵自化、冯文智、钱乙、葛可久、盛寅、凌云、张璐、叶桂、王士雄、王维德、陆懋修、费伯雄等传记中皆有记载。如《周书·姚僧垣传》载其"年二十四，即传家业"，⑦ 医术得自父亲姚菩提，传次子姚最。《南史·徐

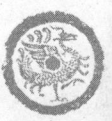

---

① 赵尔巽等. 清史稿·喻昌传 [M]. 北京：中华书局，1977：13868.
② 宋濂等. 元史·李杲传 [M]. 缩印本. 北京：中华书局，1997：1163.
③ 司马迁. 史记·扁鹊仓公列传 [M]. 缩印本. 北京：中华书局，1997：707.
④ 司马迁. 史记·扁鹊仓公列传 [M]. 缩印本. 北京：中华书局，1997：712.
⑤ 张廷玉等. 明史·戴思恭传 [M]. 缩印本. 北京：中华书局，1997：1960.
⑥ 赵尔巽等. 清史稿·高世栻传 [M]. 北京：中华书局，1977：13872.
⑦ 令狐德棻等. 周书·姚僧垣传 [M]. 缩印本. 北京：中华书局，1997：217.

文伯传》①载：徐文伯精医业，有家学。曾祖徐熙"好黄老，隐于秦望山，有道士过求饮，留一瓠芦与之，曰：'君子孙宜以道术救世，当得二千石。'熙开之，乃《扁鹊镜经》一卷，因精心学之，遂名震海内"。祖父徐秋夫，"弥工其术"，为鬼针治腰痛。父亲徐道度和叔父徐叔向"皆能精其业"（宋文帝云："天下有五绝，而皆出钱塘"，其一即是"徐道度疗疾"），弟徐謇"善医药"，堂弟伯嗣亦为当时名医，医术传于其子徐雄，"尤工诊察"。

自学成才。多有文化基础，由儒而医。如《金史·李庆嗣纪天锡传》李庆嗣"少举进士不弟，弃而学医。读《素问》诸书，洞晓其义"，②纪天锡传"早弃进士业，学医，精于其技，遂以医名世"。②《清史稿·张璐传》："少颖悟，博贯儒业，专心医药之书。自轩岐迄近代方法，无不搜览。"③此外，明代吕复、盛寅也是自学钻研而成名医。

私淑是指未能亲身受业但敬仰其学术并尊之为师。《清史稿·叶桂传》："百余年来，私淑者众。最著者，吴瑭、章楠、王士雄。"④《清史稿·吴瑭传》："学本于桂。"⑤《清史稿·吕震传》："懋修持论多本（王）丙、（吕）震云。"⑥《清史稿·张志聪传》："明末，杭州卢之颐、繇父子著书，讲明医学，志聪继之。……志聪之学，以《素》《灵》《金匮》为归，生平著书，必守经法。"⑦张锡驹"其学本于志聪"。⑧《清史稿·陈念祖传》："著《伤寒金匮浅注》，本志聪、锡驹之说。"⑨

此外，还有些人是通过多种途径学医的。家传兼师授，如《晋书·葛洪传》载包括医术在内的道术传承：从祖葛玄传郑隐，郑隐传葛洪，葛洪还师从鲍玄。家传兼自学，如《宋史·庞安时传》："父，世医也，授以《脉诀》。安时曰：'是不足为也。'独取黄帝、扁鹊之脉书治之。未久，已

---

① 李延寿. 南史·徐文伯传 [M]. 缩印本. 北京：中华书局，1997：227.
② 脱脱. 金史·李庆嗣纪天锡传 [M]. 缩印本. 北京：中华书局，1997：719.
③ 赵尔巽等. 清史稿·张璐传 [M]. 北京：中华书局，1977：13869.
④ 赵尔巽等. 清史稿·叶桂传 [M]. 北京：中华书局，1977：13876.
⑤ 赵尔巽等. 清史稿·吴瑭传 [M]. 北京：中华书局，1977：13876.
⑥ 赵尔巽等. 清史稿·吕震传 [M]. 北京：中华书局，1977：13882.
⑦ 赵尔巽等. 清史稿·张志聪传 [M]. 北京：中华书局，1977：13871-13872.
⑧ 赵尔巽等. 清史稿·张锡驹传 [M]. 北京：中华书局，1977：13872.
⑨ 赵尔巽等. 清史稿·陈念祖传 [M]. 北京：中华书局，1977：13872.

能通其说，时出新意，辨诘不可屈。父大惊，时年犹未冠。"① 家传兼私淑，如《明史·倪维德传》："祖、父皆以医显。维德幼嗜学，已乃业医，以《内经》为宗。病大观以来，医者率用裴宗元、陈师文《和剂局方》，故方新病多不合。乃求金人刘完素、张从正、李杲三家书读之，出而治疾，无不立效。"② 私淑兼师授。如《南史·陶弘景传》载：弘景"至十岁，得葛洪《神仙传》，昼夜研寻，便有养生之志"，"始从东阳孙游岳受符图经法"。③

（2）医学成就部分

医家传记的医学成就部分，主要包括临床医术、学术造诣。

医家的临床医术，在传记中常常通过诊治病证的一个或多个典型案例来展示。这部分内容在有的传记中甚至占较大篇幅，譬如《史记·扁鹊仓公列传》的主要篇幅记录了扁鹊过虢之诊、望齐侯之色，淳于意的25个"诊籍"；《明史·周汉卿传》载有神膏敷眼、金针拨翳、药纳鼻中治赤虫、针刺按摩治腹中气冲、火烙瘰疬、药糁疣血、针刺肠痈背曲等10验案。这些临床诊治病案具体而生动，很能说明传主的医疗水平。如《清史稿·高斗魁传》："素精医，游杭，见舁棺者血沥地，曰：'是未死！'启棺，与药而苏。江湖间传其事，求治病者无宁晷。"④ 又如《宋史·许希传》："针心下包络之间……帝疾愈。"⑤ 也有例外，如皇甫谧、葛洪传中并没有这类病案，这可能在史家看来他们的主要贡献在史学和道教。

学术造诣的内容较为广泛，涉及临床特长、学术主张、著作撰述。记述医家防治特长，有时类似医案，不过医案相对较为详细，描述特长则较为简练。如养生有华佗"五禽戏"、陶弘景"善辟谷导引之法"。⑥ 更多的是临床诊治特长，如马嗣明的"练（炼）石法"，⑦ 张文仲"尤善疗风

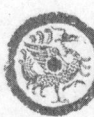

---

① 脱脱. 宋史·庞安时传［M］. 缩印本. 北京：中华书局，1997：3439.
② 张廷玉等. 明史·倪维德传［M］. 缩印本. 北京：中华书局，1997：1958.
③ 李延寿. 南史·陶弘景传. 缩印本. 北京：中华书局，1997：493.
④ 赵尔巽等. 清史稿·高斗魁传［M］. 北京：中华书局，1977：13870.
⑤ 脱脱. 宋史·许希传［M］. 缩印本. 北京：中华书局，1997：3439.
⑥ 李延寿. 南史·陶弘景传［M］. 缩印本. 北京：中华书局，1997：494.
⑦ 李延寿. 北史·马嗣明传［M］. 缩印本. 北京：中华书局，1997：767.

疾"，① 许胤宗创黄芪防风汤熏治"柳太后病风不言"，② 凌云针刺难产，"取儿掌视之，有针痕"，"此抱心生也，手针痛则舒"，"孝宗闻云名，召至京，命太医官出铜人，蔽以衣而试之，所刺无不中。"③《宋史·王克明传》："王安道风禁不语旬日，他医莫知所为。克明令炽炭烧地，洒药，置安道于上，须臾而苏。"李杲"其学于伤寒、痈疽、眼目病为尤长"。④ 葛可久置病人于地坎中，配合丸药，治富女"脾为香气所蚀"致"四支痿痹"症。⑤《清史稿·叶桂传》："切脉望色，如见五脏。……其治病多奇中，于疑难证，或就其平日嗜好而得救法；或他医之方，略与变通服法；或竟不与药，而使居处饮食消息之；或于无病时预知其病；或预断数十年后：皆验。"⑥

学术主张，如刘完素"好用凉剂，以降心火、益肾水为主"，⑦ 张从正"法宗刘守真，用药多寒凉，然起疾救死多取效。……从正用之最精，号'张子和汗下吐法'"，⑧ 张元素"治病不用古方"，⑨ 钱乙"为方不名一师，于书无不窥，不靳靳守古法"，⑩ 倪维德"常言：'刘、张二氏多主攻，李氏惟调护中气主补，盖随时推移，不得不然'，故其主方不执一说"。⑪《清史稿·吴有性传》：崇祯年间大疫，"有性推究病源，就所历验，著《瘟疫论》，谓'伤寒自毫窍入，中于脉络，从表入里，故其传经有六，自阳至阴，以次而深。瘟疫自口鼻入，伏于膜原，其邪在不表不里之间。其传变有九……'……古无瘟疫专书，自有性书出，始有发明。"⑫ 戴天章："其论瘟疫，一宗有性之说。谓瘟疫之异于伤寒，尤慎辨于见证之始。辨气、

---

① 刘昫等. 旧唐书·张文仲传 [M]. 缩印本. 北京：中华书局，1997：1300.
② 刘昫等. 旧唐书·许胤宗传 [M]. 缩印本. 北京：中华书局，1997：1300.
③ 张廷玉等. 明史·凌云传 [M]. 缩印本. 北京：中华书局，1997：1962.
④ 脱脱. 宋史·王克明传 [M]. 缩印本. 北京：中华书局，1997：3442.
⑤ 张廷玉等. 明史·葛乾孙传 [M]. 缩印本. 北京：中华书局，1997：1958.
⑥ 赵尔巽等. 清史稿·叶桂传 [M]. 北京. 中华书局，1977：13870.
⑦ 脱脱. 金史·刘完素传 [M]. 缩印本. 北京：中华书局，1997：719.
⑧ 脱脱. 金史·张从正传 [M]. 缩印本. 北京：中华书局，1997：719.
⑨ 脱脱. 金史·张元素传 [M]. 缩印本. 北京：中华书局，1997：719.
⑩ 脱脱. 宋史·钱乙传 [M]. 缩印本. 北京：中华书局，1997：3439.
⑪ 张廷玉等. 明史·倪维德传 [M]. 缩印本. 北京：中华书局，1997：1958.
⑫ 赵尔巽等. 清史稿·吴有性传 [M]. 北京：中华书局，1977：13866-13867.

辨色、辨舌、辨神、辨脉,益加详焉",① 余霖:"乾隆中,桐城疫,霖谓病由热淫,投以石膏,辄愈。后数年,至京师,大暑,疫作……与大剂石膏,应手而愈。踵其法者,活人无算。霖所著曰《疫疹一得》,其论与有性有异同,取其辨证,而以用达原饮及三消、承气诸方,犹有附会表里之意云。"② 张"璐著书主博通,持论平实,不立新异。其治病,则取法薛己、张介宾为多"。③《清史稿·黄元御传》:"其论治病,主于扶阳以抑阴。"④《清史稿·王维德传》:"凡治初起以消为贵,以托为畏,尤戒刀针毒药,与大椿说略同,医者宗之。"⑤《清史稿·费伯雄传》:"持脉知病,不待问。论医,戒偏戒杂。谓古医以'和缓'命名,可通其意。"⑥

言论语录也反映医家的学术主张,如《史记·扁鹊仓公列传》的"六不治";《后汉书·郭玉传》"医之为言意也",⑦ 疗有"四难";《三国志·魏书·华佗传》"人体欲得劳动,但不当使极尔。动摇则谷气得消,血脉流通,病不得生,譬犹户枢不朽是也";⑧ 许胤宗"医者意也";⑨ 孙思邈"胆欲大而心欲小,智欲圆而行欲方";⑩ 孟诜"若能保身养性者,常须善言莫离口,良药莫离手";⑪ 张元素"运气不齐,古今异轨,古方新病,不相能也";⑫《清史稿·高世栻传》:"医理如剥蕉,剥至无可剥,方为至理。"⑬

著作撰述,如葛洪著《抱朴子》内外篇、《金匮药方》《肘后要急方》,陶弘景著《本草集注》《效验方》《肘后百一方》,甄权"撰《脉经》《针

---

① 赵尔巽等. 清史稿·戴天章传 [M]. 北京:中华书局,1977:13867.
② 赵尔巽等. 清史稿·余霖传 [M]. 北京:中华书局,1977:13867.
③ 赵尔巽等. 清史稿·张璐传 [M]. 北京:中华书局,1977:13870.
④ 赵尔巽等. 清史稿·黄元御传 [M]. 北京:中华书局,1977:13872-13873.
⑤ 赵尔巽等. 清史稿·王维德传 [M]. 北京:中华书局,1977:13879.
⑥ 赵尔巽等. 清史稿·费伯雄传 [M]. 北京:中华书局,1977:13883.
⑦ 范晔. 后汉书·郭玉传 [M]. 缩印本. 北京:中华书局,1997:709.
⑧ 陈寿. 三国志·魏书·华佗传 [M]. 缩印本. 北京:中华书局,1997:212.
⑨ 刘昫等. 旧唐书·许胤宗传 [M]. 缩印本. 北京:中华书局,1997:1300.
⑩ 刘昫等. 旧唐书·孙思邈传 [M]. 缩印本. 北京:中华书局,1997:1301.
⑪ 刘昫等. 旧唐书·孙思邈传 [M]. 缩印本. 北京:中华书局,1997:1303.
⑫ 脱脱. 金史·张元素传 [M]. 缩印本. 北京:中华书局,1997:719.
⑬ 赵尔巽等. 清史稿·高世栻传 [M]. 北京:中华书局,1977:13873.

方》《明堂人形图》各一卷"，① 弟甄立言"撰《本草音义》七卷、《古今录验方》五十卷"。② 王焘"因以所学作书，号《外台秘要》"。《清史稿·周学海传》："潜心医学，论脉尤详，著《脉义简摩》《脉简补义》《诊家直诀》《辨脉平脉章句》。引申旧说，参以实验，多心得之言。博览群籍，实事求是，不取依托附会。……宦游江淮间，时为人疗治，常病不异人，遇疑难，辄有奇效。刻古医书十二种，所据多宋元旧椠藏家秘籍，校勘精审，世称善本云。"③《清史稿·吴谦传》："赐名《医宗金鉴》。虽出众手编辑，而订正《伤寒》《金匮》，本于谦所自撰。"④ 尤为特别的是《明史·李时珍传》⑤ 全文315字，其论述研究本草及《本草纲目》成就竟有280多字。此外，庞安时、滑寿、吕复、王履、戴思恭、倪维德、刘奎、张璐、张志聪、高世栻、陈念祖、黄元御、柯琴、尤怡、吴瑭、王士雄、徐大椿、王维德、陆懋修、王丙、吕震、费伯雄、王清任、唐宗海等24人传记亦载录传主著述及其活动。

其他医学贡献。如《清史稿·喻昌传》：著《伤寒尚论篇》《医门法律》"有功医术。后附《寓意草》，皆其所治医案。凡诊病，先议病，后用药。又与门人定议病之式，至详审。所载治验，反复推论，务阐审证用药之所以然，异于诸家医案但泛言某病用某药愈者，并为世所取法"。⑥《清史稿·张志聪传》："构侣山堂，招同志讲论其中，参考经论，辨其是非。自顺治中至康熙之初，四十年间，谈轩岐之学者咸归之。"⑦

（3）其他部分

其他部分在传统传记中不是主要的，不是所有或者多数传记记述的内容。这部分内容较为广泛，涉及社会、家庭背景、蒙童求学、个性、喜恶、特长、游历、医德、简评、医学外成就等。从当代重视外史，提倡内史与外史研究结合的理念看，其他部分往往使得传主更为丰满、鲜活。现今的

---

① 刘昫等. 旧唐书·甄权传［M］. 缩印本. 北京：中华书局，1997：1300.
② 刘昫等. 旧唐书·甄立言传［M］. 缩印本. 北京：中华书局，1997：1300.
③ 赵尔巽等. 清史稿·周学海传［M］. 北京：中华书局，1977：13876.
④ 赵尔巽等. 清史稿·吴谦传［M］. 北京：中华书局，1977：13880.
⑤ 张廷玉等. 明史·李时珍传［M］. 缩印本. 北京：中华书局，1997：1962.
⑥ 赵尔巽等. 清史稿·喻昌传［M］. 北京：中华书局，1977：13868-13869.
⑦ 赵尔巽等. 清史稿·张志聪传［M］. 北京：中华书局，1977：13871.

传记编写者应当重视，认真继承，并发扬光大。

社会背景。如《宋史·王怀隐传》："初为道士……善医诊。……初，太宗在藩邸，暇日多留意医术，藏名方千余首，皆尝有验者。至是，诏翰林医官院各具家传经验方以献，又万余首，命怀隐与副使王祐、郑奇、医官陈昭遇参对编订。每部以隋太医令巢元方《病源候论》冠其首，而方药次之，成一百卷。太宗御制序，赐名曰《太平圣惠方》，仍令镂板颁行天下，诸州各置医博士掌之。"① 将王怀隐融入大的社会背景中，使其事迹更为完整。《清史稿·王清任传》载"清代医学，多重考古。当道光中，始译泰西医书"，② 为王清任创新、与西医解剖互动做好铺垫。

家庭背景。有的传记还记载传主的家庭情况，其前辈或在朝为官，或大户人家，如《晋书·葛洪传》载，葛洪"祖系，吴大鸿胪。父悌，吴平后入晋，为邵陵太守"。③《北齐书·徐之才传》载："父雄，事南齐，位兰陵太守，以医术为江左所称。"④《清史稿·尤怡传》："父有田千亩，至怡中落。贫甚，鬻字于佛寺。……好为诗……性淡荣利，隐于花溪，自号饲鹤山人，著书自得。"⑤ 还有家庭教育，如皇甫谧"汉太尉嵩之曾孙也。出后叔父，徙居新安。……后叔母任氏"⑥ 对他的教育，其教育成为皇甫谧浪子回头的转折点。

蒙童求学，多显示其非凡的能力或举措。如史载徐之才"幼而俊发，五岁诵《孝经》，八岁略通义旨……年十三，召为太学生……此神童也"；④《旧唐书·孙思邈传》：孙思邈"七岁就学，日诵千余言"；⑦《宋史·庞安时传》："儿时能读书，过目辄记。"⑧ 陶弘景"幼有异操，年四五岁，恒以荻为笔，画灰中学书"。⑨

---

① 脱脱. 宋史·王怀隐传 [M]. 缩印本. 北京：中华书局，1997：3436.
② 赵尔巽等. 清史稿·王清任、唐宗海传 [M]. 北京：中华书局，1977：13883.
③ 房玄龄等. 晋书·葛洪传 [M]. 北京：中华书局，1974：1911.
④ 李百药. 北齐书·徐之才传 [M]. 缩印本. 北京：中华书局，1997：116.
⑤ 赵尔巽等. 清史稿·尤怡传 [M]. 北京：中华书局，1977：13874.
⑥ 房玄龄等. 晋书·皇甫谧传 [M]. 北京：中华书局，1974：1409.
⑦ 刘昫等. 旧唐书·孙思邈传 [M]. 缩印本. 北京：中华书局，1997：1301.
⑧ 脱脱. 宋史·庞安时传 [M]. 缩印本. 北京：中华书局，1997：3439.
⑨ 李延寿. 南史·陶弘景传 [M]. 缩印本. 北京：中华书局，1997：493.

个性，如史载郭玉"仁爱不矜"；① 皇甫谧"年二十，不好学，游荡无度，或以为痴……居贫，躬自稼穑，带经而农……沈静寡欲……耽玩典籍，忘寝与食，时人谓之'书淫'"；② 葛洪"性寡欲，无所爱玩……为人木讷，不好荣利"；③ 徐之才"历事诸帝，以戏狎得宠"；④ 褚该"幼而谨厚……性淹和，不自矜尚"；⑤ 徐文伯"倜傥不屈意于公卿，不以医自业"；⑥ 徐嗣伯"有孝行，善清言"。⑦ 王"焘，性至孝……母有疾，弥年不废带，视絮汤剂"。⑧ 李杲"家既富厚，无事于技，操有余以自重，人不敢以医名之"。⑨ 高斗魁"任侠，于遗民罹难者，破产营救"。⑩ 医家个性，还有喜恶、特长的描述，会使传主更加有血有肉，令读者久久不能忘却。

喜恶，有时喜好可发展成为特长，如史载淳于意"少而喜医方术"。⑪《南史·陶弘景传》载："读书万余卷，一事不知，以为深耻。善琴棋，工草隶"，"性爱山水"，于茅山立馆，"自号华阳陶隐居"，"为人圆通谦谨"，"特爱松风"，"性爱著述，尚奇异，顾惜光景，老而弥笃。"⑫《旧唐书·孙思邈传》："弱冠，善谈庄老及百家之说，兼好释典。"⑬《明史·滑寿传》："幼警敏好学，能诗。"王履"工诗文，兼善绘事。尝游华山绝顶，作图四十幅，记四篇，诗一百五十首，为时所称。"⑭ 如《清史稿·戴天章传》："好学强记。"⑮《清史稿·柯琴传》："博学多闻，能诗古文辞。……家贫，游吴，栖息于虞山，不以医自鸣，当世亦鲜知者。"⑯《清史稿·薛雪传》：

---

① 范晔. 后汉书·郭玉传 [M]. 缩印本. 北京：中华书局，1997：709.
② 房玄龄等. 晋书·皇甫谧传 [M]. 北京：中华书局，1974：1409-1410.
③ 房玄龄等. 晋书·葛洪传 [M]. 北京：中华书局，1974：1911.
④ 李百药. 北齐书·徐之才传 [M]. 缩印本. 北京：中华书局，1997：116.
⑤ 令狐德棻等. 周书·褚该传 [M]. 缩印本. 北京：中华书局，1997：219.
⑥ 李延寿. 南史·徐文伯传 [M]. 缩印本. 北京：中华书局，1997：227.
⑦ 李延寿. 南史·徐嗣伯传 [M]. 缩印本. 北京：中华书局，1997：227.
⑧ 欧阳修、宋祁. 唐书·王焘传 [M]. 缩印本. 北京：中华书局，1997：1001.
⑨ 宋濂等. 元史·李杲传 [M]. 缩印本. 北京：中华书局，1997：1163.
⑩ 赵尔巽等. 清史稿·高斗魁传 [M]. 北京：中华书局，1977：13870.
⑪ 司马迁. 史记·扁鹊仓公列传 [M]. 缩印本. 北京：中华书局，1997：707.
⑫ 李延寿. 南史·陶弘景传 [M]. 缩印本. 北京：中华书局，1997：493.
⑬ 刘昫等. 旧唐书·孙思邈传 [M]. 缩印本. 北京：中华书局，1997：1301.
⑭ 张廷玉等. 明史·滑寿传 [M]. 缩印本. 北京：中华书局，1997：1957.
⑮ 赵尔巽等. 清史稿·戴天章传 [M]. 北京：中华书局，1977：13867.
⑯ 赵尔巽等. 清史稿·柯琴传 [M]. 北京：中华书局，1977：13873.

"少学诗……工画兰,善拳勇,博学多通,于医时有独见。"①

有的传记述及传主游历情况。如华佗"游学徐土"。②《南史·陶弘景传》:"遍历名山,寻访仙药。"③ 王焘,"数从高医游,遂穷其术"。④《清史稿·吴瑭传》:"乾、嘉之间游京师,有名。"⑤ 游历成为传主增加阅历、助推成长的举措之一。

有的传记还论述医家的医德。如《清史稿·戴天章传》:"为人疗病,不受谢。"⑥《清史稿·陈念祖传》:"嘉庆中,官直隶威县知县,有贤声。值水灾,大疫,亲施方药,活人无算。"⑦《清史稿·徐大椿传》:"乾隆二十四年,大学士蒋溥病,高宗命征海内名医,以荐召入都。大椿奏溥病不可治,上嘉其朴诚,命入太医院供奉……"⑧《清史稿·薛雪传》:"生平与桂不相能,自名所居曰'扫叶庄',然每见桂处方而善,未尝不击节也。"⑨ 看来,清代之前传记中并没有太着意于医家的医德,是史家不重视还是在古代医德是医生必备的素质没必要着墨书写呢?有待进一步探讨。

对传主简要的评论,起到总结、概括的作用,在比较中突出传主的地位和影响。如扁鹊"至今天下言脉者,由扁鹊也";⑩ 华佗"佗之绝技,凡此类也";⑪ 葛洪"凡所著撰,皆精核是非,而才章富赡","博闻深洽,江左绝伦,著述篇章富于班、马,又精辨玄赜,析理入微";⑫ 李"杲之设施多类此。当时之人,皆以神医目之";⑬ 葛可久"名与金华朱丹溪埒";⑭

---

① 赵尔巽等. 清史稿·薛雪传 [M]. 北京:中华书局,1977:13876.
② 陈寿. 三国志·魏书·华佗传 [M]. 缩印本. 北京:中华书局,1997:211.
③ 李延寿. 南史·陶弘景传 [M]. 缩印本. 北京:中华书局,1997:493.
④ 欧阳修、宋祁. 唐书·王焘传 [M]. 缩印本. 北京:中华书局,1997:1001.
⑤ 赵尔巽等. 清史稿·吴瑭传 [M]. 北京:中华书局,1977:13876.
⑥ 赵尔巽等. 清史稿·戴天章传 [M]. 北京:中华书局,1977:13867.
⑦ 赵尔巽等. 清史稿·陈念祖传 [M]. 北京:中华书局,1977:13872.
⑧ 赵尔巽等. 清史稿·徐大椿传 [M]. 北京:中华书局,1977:13877.
⑨ 赵尔巽等. 清史稿·薛雪传 [M]. 北京:中华书局,1977:13876.
⑩ 司马迁. 史记·扁鹊仓公列传 [M]. 缩印本. 北京:中华书局,1997:707.
⑪ 陈寿. 三国志·魏书·华佗传 [M]. 缩印本. 北京:中华书局,1997:212.
⑫ 房玄龄等. 晋书·葛洪传 [M]. 北京:中华书局,1974:1911.
⑬ 宋濂等. 元史·李杲传 [M]. 缩印本. 北京:中华书局,1997:1164.
⑭ 张廷玉等. 明史·葛可久传 [M]. 缩印本. 北京:中华书局,1997:1958.

《明史·凌云传》"海内称针法者，曰归安凌氏"；① 喻"昌通禅理，其医往往出于妙悟"；② 高斗魁"其论医宗旨，亦近于张介宾"；③ 叶"桂神悟绝人，贯彻古今医术，而鲜有著述。……大江南北，言医辄以桂为宗"；④《清史稿·缪遵义传》："用药每出创意，吴中称三家焉"；⑤《清史稿·费伯雄传》："伯雄所著，详于杂病，略于伤寒，与懋修、澍宗旨不同。清末江南诸医，以伯雄为最著"；⑥《清史稿·王清任、唐宗海传》："两人之开悟，皆足以启后者"；⑦《清史稿·高世栻传》："遇病必究其本末，处方不同流俗。"⑧

医学外的成就，如陶弘景"尤明阴阳五行、风角星算、山川地理、方图产物、医术本草"，⑨ 撰《帝代年历》《学苑》《论语集注》《合丹法式》，造浑天象仪、炼丹、妙解术数，为山中宰相、胜力菩萨。孙思邈天人合一的思想，其他如"修……五代史，口以传授""预知其事"。《宋史·许希传》："扁鹊，臣师也。……请以所得金兴扁鹊庙。帝为筑庙于城西隅，封灵应候。其后庙益完，学医者归趋之，因立太医局于其旁。"⑩《清史稿·徐大椿传》："生有异禀，长身广颡，聪强过人。为诸生，勿屑，去而穷经，探研《易》理，好读黄老与《阴符》家言。凡星经、地志、九宫、音律、技击、句卒、赢越之法，靡不通究，尤邃于医，世多传其异迹。"⑪《清史稿·王维德传》："维德兼通阴阳家言，著《永宁通书》《卜筮正宗》。"⑫《清史稿·邹澍传》："有孝行……通知天文推步、地理形势沿革，诗古文亦卓然成家。"⑬

---

① 张廷玉等. 明史·凌云传［M］. 缩印本. 北京：中华书局，1997：1962.
② 赵尔巽等. 清史稿·喻昌传［M］. 北京：中华书局，1977：13869.
③ 赵尔巽等. 清史稿·高斗魁传［M］. 北京：中华书局，1977：13870.
④ 赵尔巽等. 清史稿·叶桂传［M］. 北京：中华书局，1977：13875-13876.
⑤ 赵尔巽等. 清史稿·缪遵义传［M］. 北京：中华书局，1977：13867.
⑥ 赵尔巽等. 清史稿·费伯雄传［M］. 北京：中华书局，1977：13883.
⑦ 赵尔巽等. 清史稿·王清任、唐宗海传［M］ 北京：中华书局，1977：13876.
⑧ 赵尔巽等. 清史稿·高世栻传［M］. 北京：中华书局，1977：13872.
⑨ 李延寿. 南史·陶弘景传［M］. 缩印本. 北京：中华书局，1997：493.
⑩ 脱脱. 宋史·许希传［M］. 缩印本. 北京：中华书局，1997：3439.
⑪ 赵尔巽等. 清史稿·徐大椿传［M］. 北京：中华书局，1977：13877.
⑫ 赵尔巽等. 清史稿·王维德传［M］. 北京：中华书局，1977：13879.
⑬ 赵尔巽等. 清史稿·邹澍传［M］. 北京：中华书局，1977：13882.

当然也有些传记只有医学外成就，如《清史稿·吴其浚传》《清史稿·傅山传》，却没有涉及医药内容，说明他们的医学成就不被史家所看重，其他方面更为突出而已。

3. 中医医家传记写法分析

（1）真实与文采

医家传记是医学史重要内容，归根到底属于史学作品，这一属性决定了传记的史实真实性是第一位的，因此像许多传统的医家传记一样，采用史家写法。

但真实性并不等于照搬史料，如《宋史·刘翰传》①："献《经用方书》三十卷……为翰林医官"；"考较翰林医官艺术，以翰为优，绌其业不精者二十六人"；"详定《唐本草》……凡《神农本经》三百六十种，《名医录》一百八十二种，唐本先附一百一十四种，有名无用一百九十四种，翰等又参定新附一百三十三种。"竟全文转录李昉等人为此书所作的序，占传的五分之三，约600字。这种照录资料，不做消化、加工，实在是不可取。

同样有的传记神化传主，也是不可取的。如传主母亲非同寻常的怀胎，《南史·陶弘景传》载："初，弘景母郝氏梦两天人手执香炉来至其所，已而有娠，以宋孝建三年丙申岁夏至日生。"②《宋史·沙门洪蕴传》："母翁初以无子，专诵佛经，既而有娠，生洪蕴。"③ 又如传主非同寻常的逝世及其场景，葛洪"坐至日中，兀然若睡而卒。……时年八十一。视其颜色如生，体亦柔软，举尸入棺，甚轻，如空衣"；④ 陶弘景"无疾，自知应逝，逆克亡日，仍为《告逝诗》。大同二年卒，时年八十一岁。颜色不变，屈申如常，香气累日，氛氲满山"。⑤ 再如异人神授，医术非凡，《金史·刘完素传》："尝遇异人陈先生，以酒饮守真，大醉，及寤洞达医术，若有授之者。"⑥《金史·张元素传》："学医，无所知名。夜梦有人用大斧长凿凿心

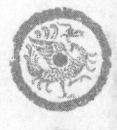

---

① 脱脱. 宋史·刘翰传 [M]. 缩印本. 北京：中华书局，1997：3435.
② 李延寿. 南史·陶弘景传 [M]. 缩印本. 北京：中华书局，1997：493.
③ 脱脱. 宋史·沙门洪蕴传 [M]. 缩印本. 北京：中华书局，1997：3436.
④ 房玄龄等. 晋书·葛洪传 [M]. 北京：中华书局，1974：1913.
⑤ 李延寿. 南史·陶弘景传 [M]. 缩印本. 北京：中华书局，1997：494.
⑥ 脱脱. 金史·刘完素传 [M]. 缩印本. 北京：中华书局，1997：719.

开窍，纳书数卷于其中，自是洞彻其术。"①

其实好的传记，除了真实，如果能在不影响真实性的前提下，写得更有文采，更有可读性，无疑是应当得到鼓励的。

（2）传记结构

19世纪起，科学家传记通常采用"生平加学问"的写法，第一部分写生平，第二部分讲科学工作，相当普遍。在我国20世纪后期，《中国当代医学家荟萃》《中国古代科学家传记》《中国科学技术专家传略·医学编·中医学卷1～2》等较有代表性的传记著作，基本属于这一套路。一般来说，生平部分可以写得通俗一些，有文采一些，学问部分往往比较专业，不好写得通俗易懂，有文采也难，所以这种写法的好处是一般人看生平部分，有医学知识的人可以接着看第二部分，了解传主的医学活动。这种写法的不足之处是普通读者由于没有专业知识而无法完全读懂医学活动部分，尤其是专业性或科学性很强的内容，可能使两部分被割裂。汉金斯（Hankins, T.L.）的《捍卫传记：科学史传记的利用》认为传记的撰写有三个基本要求：必须涉及科学本身，必须尽可能地把传主不同方面综合成单一的一幅有条理的画面，要有可读性。②大多数情况下，专业性或科学性与可读性很难协调。不过，在撰写传记时，还是应当引起我们的注意，尽可能努力照顾两者，既有科学性又有可读性。

（3）受史学观影响

即使是史家写法，不同时期有不同的史学观，不同史学观指导或影响下的传记作品也会不一样。我国史学历来倡导"秉笔直书"，用史实说话，所以不少古代医家传记实录一个个病案来叙说。如《三国志·魏书·华佗传》载有16则验案，《周书·姚僧垣传》载诊治案11例，《宋史·钱乙传》载医案5则，《元史·李杲传》载验案6则，《明史·倪维德传》载5验案，《明史·凌云传》载5则针治验案等。这是一个优良传统，需要我们认真继承。不过，需要精心选择那些能够真实反映传主医学思想的治案，而不是随意罗列。

---

① 脱脱. 金史·张元素传 [M]. 缩印本. 北京：中华书局，1997：719.
② 刘兵. 克里奥眼中的科学：科学编史学的初论 [M]. 上海：上海科技教育出版社，2009：154-155.

放眼世界，回顾历史，有助于我们前行得更好。19世纪"维多利亚式"传记，是英雄崇拜式的、非批判性的传记。20世纪初，受实证主义科学史观、辉格史观的影响，将传主预设为英雄或天才，遭遇的外部环境或人为障碍，为了突出个人，而将大多数传主置于灰暗的背景中。后来退化成为"圣徒传记"，无批判性的黑白分明的历史。史学界反思，反辉格史学倾向以及外史研究兴起，传统传记被当作内在主义、狭隘、个人化的东西。

当下我们倡导内史与外史相结合，对传记作者自身能力提出要求，内史要求深入理解和掌握传主的医学工作，外史要求了解传主所处的时代、社会环境等，更重要的是要求要有一种洞察力——内史中重要思想与其他思想的联系，内史与外史某些要素的联系，传主生活与工作的联系，并且统一起来做合理的解释。

四、医家传记研究的创新

我国治史的历史很悠久，并有良好的传统。通过对传统医家传记的回顾和剖析，提出医家传记的基本构架分生平和医学成就两部分，同时指出除这两部分之外，还有其他部分，它在传统传记中不是主要的，不是所有或者多数传记记述的内容，这部分内容较为广泛，涉及社会、家庭背景，蒙童求学、个性、喜恶、特长、游历、医德、简评、医学外成就等。从当代重视外史，提倡内史与外史研究结合的理念看，其他部分往往使得传主更为丰满、鲜活，甚至更深刻。因此，这一些应当给予充分的重视，认真继承，并发扬光大。

同时，每一时代都应该有每一时代的创新，没有创新就没有进步，也没有存在的价值。因此，当今的医家传记研究应当是内史与外史相结合，将医家回归到历史情景之中，借鉴人类学方法，写出有时代特色的医家传记来。

1. 新视角

将医家置于当时历史社会大环境之中，以新的视野研究医家，已呈现出新的研究成果。譬如传记"吴仪洛"，对吴仪洛的生平尽可能全方位地进行介绍：吴仪洛家庭（经济宽裕的官商家庭、藏书甚富），教育（幼年跟随张履祥习举子业，曾为乾隆初秀才），学习态度（潜心研究），精神追求（崇尚"程朱理学"，格物致知），实践经历（成年后游历鄂、粤、燕、赵等地，广搜博采，征文考献；又赴"天一阁"苦读科举、史志、医籍，历时五年，学业益精，行医数十年），业有专攻（先旁览医籍，后专研岐黄），成就（著述颇丰，对本草、方药、伤寒温病多有发挥），力图使医家尽可能地回归到历史的情景之中，更生动、更形象、更深刻。

2. 新方法

在研究方法上，"历代名医传记资料调研与编纂"项目把传统的医史文献研究与当代新兴人类学研究结合在一起，将田野调查、口述历史、深度访谈的研究方法引入对医家的研究中，重视实地考察和对实物资料的搜集与考证，关注口述、音像资料，强调多重证据。有博士后以"影视人类学方法在医家传记研究中的应用"为题，尝试用人类学"真实再现"的理念，运用影视的手段，结合口述史等方法，对国医大师成才之路、创新历程等等进行研究。

3. 资料新

扩大视野，扩大资料收集范围。第一是从以往主要是医学文献（自撰医学著作的所有序、跋，以及医话、医案、回忆录、年表、年谱、报刊文章等与传记有关的内容，弟子、家人、好友等所撰著医书的有关内容），扩大到非医学文献，如正史中传记、艺文/经籍志等有关内容；文集：传记（神道碑、墓志铭、墓表、墓碣、祭文、哀辞、诔文、行述、行状、纪事，赠序、寿序等）、家传（给亲属写的墓志铭、行述等）、自传、序跋、论说、赞（对画像的题词）、箴等；起居注、实录：有关为帝王引见、诊病的医家记录；地方史志（官修一统志、通志、府志、州志、县志、乡镇志；私人编写"识小录""待征录""备乘""小识""志略""闻见录""乡土志"等，陵墓志等专志）中传记、碑碣、艺文/经籍志等有关内容；档案（一史馆档案分全宗、文种、朝年、内容等类）；年谱、族谱（宗谱、家谱、家乘、世谱）中的像赞、世系录、传记、著述等有关内容；笔记：丛谈、丛话、笔谈、随笔、随录、随抄、杂录、杂识、杂志、杂记、杂笔、杂著、札记、丛录、琐言、琐谈、见闻录、纪闻、旧闻、新语、客话等中有关人物传记资料（生平、行事片段）；其他：日记、书信等。

第二是从以往主要收集文献资料，扩展到实物资料、口述资料、音像资料等。实物资料，如出土文献、文物、墓志铭、碑刻、医家画像、塑像、遗物、其他。口述资料，如口述文字资料、口述录音资料、口述文字录音资料。音像资料，如医家故里或活动地遗迹等照片、医家生前录像资料、采访医家知情人录像。

项目实施以来，项目组成员在实地调研中屡有发现新的线索和资料。如有专家调研新发现吴仪洛乾隆初年迁居海宁硖石的史实依据，从《两浙輏轩续录》中发现资料填补了陆以湉以往史料的不足。还有对岭南名医陈伯坛调研，获得许多珍贵的资料，等等。

4. 体例有继承有发展

《中国古代科学家传记》《中国科学技术专家传略·医学编·中医学卷1》两书出自科技/医学史家之手，有许多值得借鉴的地方。本项目体例上主要继承后一部书，而有所发展，如传主无照片，可用画像代替；每条引文都出页下注；改简历为年表，其他一仍旧例。

医家传记的编撰应当坚持实事求是的原则，充分借鉴历代史书传记的优良传统，以翔实可靠的材料、通俗生动的文字，准确简练地介绍我国历代著名传统医学家，力求史料性、学术性、思想性、可读性的统一。史料性指资料可靠，论述严谨，具有研究、引用、收藏的价值；学术性指系统和准确的医学内容；思想性指坚持实事求是的原则，记述医家的作用，以及他们的思想方法、科学精神和道德风范，以达到启迪与教育的作用；可读性指以准确、通俗、生动的文字，配以形象的图片，深入浅出地阐述深奥的医学原理，以鲜明的业绩、感人的事迹说明人物的思想和品德。

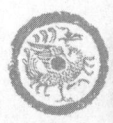

《中医名家传略》是以人物为主线的史书，是史学研究的权威性文献，主要体现医家的医药学贡献及其在医学史上的地位和作用。《中医名家传略》从医学人物有规律的系统活动中反映医学发展史，这是《中医名家传略》的特色。因此，在阐述医学人物的理论、学说以及与他有关的历史事件时，要着意评述他的工作对推动医学发展所起的作用，从而确立他在医学史上的历史地位。在撰稿时要把医家的医学成就放在突出的位置，文章体现人物、时间、地点、情节、背景五要素，同时各部分之间应形成有机的整体，如导言是人物的概括，正文是导言的展开，年表是正文的补充，文后所附"主要论著"应反映人物的主要医学成就，是评价人物的基础，参考文献是撰写传记的依据。

5. 观点新

有了新视角、新方法、新资料，便有助于提出新观点。譬如调研者从《桐乡县志》《乌青镇志》等地方志发现，陆以湉的祖父陆秋畦、父亲陆元铉、嫡兄陆以瀚及陆以湉祖孙三代，皆为朝廷命官，且性格正直，为官清廉，又从《冷庐杂识》的字里行间中发现，陆以湉的外祖父周春波、母亲周太孺人及表弟周乙藜均三代为医，且医术精湛，又乐善好施。这部分资料的发掘，不仅充实了陆以湉传记内容，而且能刻画出陆氏在成长过程中，家学渊源对其的医学熏陶，起着很大的作用，从而指出：陆以湉从小就生活在清廉正直，而又书香好学、善良和睦的家庭氛围之中，这对他今后的人格思想、人生之路无不起着潜移默化的教育作用。

6. 结论新

同时，有了新视角、新方法、新资料、新观点，便有助于得出新结论。如 2000 年编《同安县志》载吴瑞甫出生于同安县同禾里石洵村，调研者查阅了厦门图书馆、同安县图书馆《同安文史资料》等有关书籍，并走访其长孙吴启祥，亲赴墓地，证明吴瑞甫出生地是同安县西山。又如聂尚恒籍贯一说清江，一说新淦，经调研者查阅江西省图书馆同治《新淦县志》，知祖籍清江，因父入赘在新淦。

7. 成果形式多样

本研究成果将有多种形式，有年谱资料汇编、研究论文、医家传记。年谱资料汇编，医学人物资料按年谱长编的要求进行汇编，由于本课题几乎穷尽性地搜集资料，一手资料，实地调研资料等，保证资料的准确性，为今后的医家研究提供珍贵的权威性资料。对有关医家问题进行考辨，深化研究，写成论文，研究结论将为医家传记撰写提供有力的支持。医家传记是本课题的主要研究成果，结集成书出版，征求意见，为进一步编写《医家传记辞典》奠定基础。

医家传记应该是弥久常新的医学史书形式，不同时代应当会有不同的特点，因此，在充分继承以往优良传统的基础上，需要我们大胆创新，写出能够反映时代水平的医家传记来。

朱建平

2014 年 3 月于中国中医科学院

徐之才
(505—572)

徐之才，字士茂，生于梁武帝萧衍天监四年（505）。祖籍山东东莞姑幕，寄籍于安徽丹阳。他出生于氏族家庭，是魏晋南北朝时期以医为业的氏族，家族连续7代出现了11位医学大家，② 行医与皇族有着密切关系。徐之才不仅秉承家业从事医术活动，而且由于首唱禅代获得成功，从此，将徐氏家族的社会地位推向顶峰。

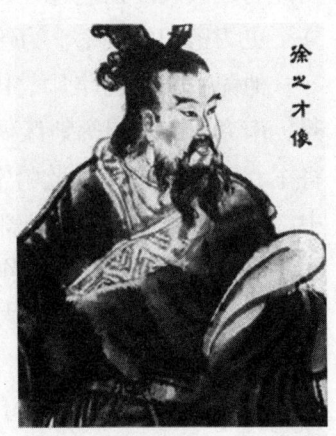

徐之才像
（赵绪成绘）①

徐之才祖籍山东东莞姑幕，是东海徐氏徐熙的后代。徐氏家族从徐熙开始业医，③ 其传承谱系自徐熙始，徐熙生秋夫，秋夫生道度、叔响，道度生文伯、謇（又名成伯），叔响生嗣伯，文伯生雄，雄生之才和之范，之才又生少卿和同卿，之范生敏齐。徐之才属于徐氏家族中的第六代传人，第七代的少卿、同卿以及敏齐，则声望远不及父辈。徐氏家族从医有一个显著的特点，即有侍奉皇族的经历；此外，凭借高超的医术不仅获得显贵且能够代代相传。

徐之才出生于北齐安徽当涂。他13岁被召为太学生，14岁至18岁为袁昂所重，收于门下任命为"主簿"④ 而出任为官，以参机要，总领府事。徐之才进入北朝的领地之前，分别在河南彭泗、江苏建业、江苏江都、安

---

① 陈雪楼. 中国历代名医图传 [M]. 南京：江苏科学技术出版社，1987：44.
② 范家伟. 东晋南北朝医术世家东海徐氏之研究 [J]. 大陆杂志（台北），1995，91（4）：37-48.
③ 李延寿. 南史·张邵传 [M]. 北京：中华书局，1975：838-841.
④ 赵超. 汉魏南北朝墓志汇编 [M]. 天津：天津古籍出版社，1990：224.

徽当涂生活过。21岁首次进入山西吕梁，后由吕梁又返回彭泗。他22岁受到萧综的举荐正式入仕北魏，入魏之前，医术已有建树，凭借超人医术，雄辩的才能和诙谐幽默的个性，尤其兼谶纬之学而受到文武百官的好评，从此名声大震。徐之才47岁时，首唱禅代①获得成功，从此与皇室家族建立了更为密切的关系，为仕途的发展铺垫下了良好的基础。

他先后在河南洛阳、山东昌安县、河南池阳、河北赵州、越州、西兖州、南兖州、兖州等地区做官、行医生活；先后担任的官职有常侍、骠骑将军、镇北府主簿、散骑常侍、昌安县侯、秘书监、金紫光禄大夫、除侍中、池阳县开国伯、持节都督、赵州诸军事赵州刺史、将军开府、中书监、除使持节都督、西兖州诸军事、西兖州刺史、开府仪同三司、南兖州梁郡幹、安定县开国子、骠骑大将军、中书监判、省吏部尚书事、尚书左仆射、太子太师等。

他官位居尚书之职，不仅成为徐氏家族的自豪，也是中医学史上少有的亦医亦官的典型代表，将医学和政治做到了双重境界，是中医学史上的一位奇才。徐之才自入仕北魏之后，再也没有机会回到南地，最终由于任职的需要而编籍于高平，② 572年遭受疾病不治而殁，葬于今河北磁县一带，③ 享年68岁。

丰富并传承逐月养胎法

徐之才著有《逐月养胎方》，内容翔实而条理清晰。他认为妊娠胚胎的形成、发育与不同脏腑有着密切关系，因此，在妊娠期间需要根据妊娠月份养护和调理不同的脏腑。徐之才逐月养胎方是湖南长沙马王堆3号汉墓出土的帛书《胎产书》妊娠调理方法的丰富和承传，较前者更加系统。

徐之才首先将妊娠月份对应于不同的脏腑，如妊娠一月在肝、妊娠二月在胆、妊娠三月在心、四月在三焦、五月在脾、六月在胃、七月在肺、

---

① 李百药. 徐之才传［M］//北齐书：卷33. 刻本. 琴川毛氏，1638.
② 赵超. 汉魏南北朝墓志汇编［M］. 天津：天津古籍出版社，1990：732.
③ 赵超. 汉魏南北朝墓志汇编［M］. 天津：天津古籍出版社，1990：225.

八月在大肠、九月在肾、十月在膀胱，而此时"五脏俱备，六腑齐通，纳天地气于丹田，故使关节、人神皆备，但俟时而生"。妊娠初期，重点调养肝脏，原因在于："妊娠一月，足厥阴脉养……足厥阴内属于肝，肝主盘及血。"在精神调养上主张"寝必安静，无令恐畏"，主要目的也在于调肝养魂。

徐之才不仅丰富了逐月调护脏腑以养胎气的理论，而且拟定了养胎方，分为调养和预防两种。调养方分别有乌雌鸡汤、艾叶汤、雄鸡汤、菊花汤、阿胶汤、麦门冬汤、葱白汤、芍药汤、半夏汤方，治疗方有补胎汤、黄连汤、茯神汤、调中汤、安中汤、柴胡汤、杏仁汤、葵子汤、猪肾方。妊娠第十个月则主要使用丹参膏、甘草散、千金丸、蒸大黄丸方，目的是起到滑胎作用而使产妇易于分娩。徐之才关于妊娠逐月养胎方是留给我们后人研究妇人胎孕的一笔珍贵史料。

完善并修订《雷公药对》

徐之才还对《雷公药对》进行了完善和修订。今人尚志钧从后世文献中重新加以辑佚考证，整理出版了《雷公药对》，题名北齐徐之才原著。《雷公药对》是中国药物学七情畏恶相反最早的一部专著，初题雷公著。陶弘景在作《本草经集注》时曾引用此著作，而徐之才则对其重新整理校订，虽然原著早已散佚，但内容被转载于其他文献而得以保留。《雷公药对》涉及到的药物有玉石类、草类、木类、虫兽、果菜、米等部类药物，全书载有玉石部药物47味，草部药217味，木部药物285味，虫兽部药物362味，果菜米部药物412味，共计载各类药物1323味。

《雷公药对》有诸病通用药，如疗风通用药物、疗风眩、疗头面风、疗中风脚弱、疗久风湿痹、疗暴风瘙痒、伤寒、大热、劳复、温虐、中恶、霍乱、转筋、大腹水肿、肠澼下痢、大便不通、小便淋、小便利、溺血、消渴、黄疸、上气咳嗽、呕吐、痰饮、宿食、腹胀满、心腹冷痛、肠鸣、心下满急、心烦、积聚癥瘕、鬼疰尸疰、惊邪、癫痫、喉痹痛、噎病、鲠、齿痛、口疮、吐唾血、鼻息肉、耳聋、目赤热痛、目肤翳、声音哑、皮秃落、灭瘢、金疮、瘀血、火灼、痈疽、恶疮、漆疮、瘿瘤、瘘疮、五痔、脱肛、蚘虫、寸白、虚劳、阴痿、囊湿、泄精、好眠、不得眠、腰痛、妇人崩中、月闭、无子、安胎、堕胎、难产、产后病、下乳汁、中蛊、出汗、止汗、惊悸心气、肺痿、下气、蚀脓、女人血闭腹痛、女人血气历腰痛、女人腹坚胀等83种涉及各科的疾病。

《雷公药对》中还记载有"药对岁物药品",主要阐述的是关于立冬之日、立春之日、立夏之日、夏至之日、立秋之日药物相使、十剂,药物的性味、主治和功用、相使相须和相恶等。该著作还丰富了病因病机的内容,如"夫众病积聚,皆起于虚,虚生百病。积者五脏之所积,聚者六腑之所聚,如斯等疾,多从旧方,不假增损。虚而劳者,其弊万端,宜应随病增减",对于我们后人研究六朝时期的疾病史亦多有启迪。

总结东海徐氏学术成就

东海徐氏八代业医,医疗的内容涉及本草、方剂、针灸、小儿病、妇人病、房事养生等。治疗方法有针灸治疗也使用汤剂。东海徐氏家族所撰著的古籍有《针灸要钞》《本草病源合药要钞》《解寒食散方》《解散消息节度》《体疗杂疾病源》《杂疗方》《疗少小百病杂方》《疗脚弱杂方》。《隋书·经籍志》则增加了《徐嗣伯落年方》《药方》《徐王方》《徐王八世家传效验方》《徐氏家传秘方》《徐太山房内秘要》。其中《徐王八世家传效验方》10卷、《徐氏家传秘方》2卷、《徐王八代效验方》10卷为徐之才所撰,系徐之才总结徐氏家族治疗各种疾病的经验大成。此外,徐之才还编撰了《药对》《少小婴孺方》《小儿方》以及《逐月养胎方》4种,这是徐之才对于药物和妇人胎孕保健治疗的经验集。

徐氏家族善于治疗黄疸病、呕吐、唾浊等,如治疗黄疸方法是"取东引桃根细切如箸,若钗股以下者一握,取时勿见风,及妇人并鸡犬等见之,以水一大升,煎取弱一小升,适寒温空腹顿服,服后三五日其黄离离如薄云散,唯眼最后差,百日方平复。身黄散后,可时时饮一盏清酒,则眼中易散,不则散迟。忌食面、猪、鱼等肉",而治疗唾浊使用小紫菀丸。此外,内容还涉及美容美白的方法,这与作为御医的徐氏家族行医是一致的。如这首美容美白方剂是给一位二公主调配的,药物组成为:"弊帛　蝉颈

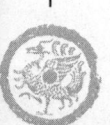

埔　甑带　脯腊　履底　蛇皮，上七味等分，以月蚀之夕，盛蚀时合烧之，捣筛，以酒服方寸七，日二，二服止，以淳苦酒和涂白上，一拼除之。又方荷叶裹炸合叶相和，更裹令大臭烂，先拭令热，敷之即差。"此外，用针灸治疗脚气病，如强调取穴手法有："谨按明堂制，也有秦承补助华佗等取穴。"由此可知徐氏不仅熟知药剂，更是谙熟针灸。

亦医亦官典范

徐之才是北齐著名的医学家，又是杰出的政治家。他个性幽默诙谐，具有天才的雄辩能力。医术专擅针药而有过人之处，他凭借着医术脚踏实地从做主簿开始，先后任过24种职位，以唱禅代成功为始，进而仕途逐步转向顺达。22岁入仕北魏后，行医和做官均在北魏，而其医学的形成则在南朝，客观上对南北朝医学的交流与传承发展起到了重要桥梁作用，是研究南北朝时期医学现状的重要人物。

徐之才少解文字，兼谶纬之学。历经南梁、北魏、东魏、北齐四个朝代，先后与多位皇帝有过交往，官至尚书之职，是历史上唯一集"良相"与"良医"的一位医学家。

宋代林亿校注过的《伤寒论·序》中对徐之才是这样评价的："……长沙太守始受术于同郡张伯祖，时人言识用精为过，其师所著论，其言精而奥，其法简而详，非浅闻寡见者所能及。自仲景于今八百余年，唯王叔和能学之，其间如葛洪、陶弘景、胡恰、徐之才、孙思邈辈皆非不才也，但个自名家而不能修明之。……"著名史学家赵万里则将之才与扁鹊和张仲景相提并论，[①]可见徐之才的学术成就和学术地位还有待于我们进一步研究论证。

[①] 赵万里. 汉魏南北朝墓志集释 [M]. 北京：北京科技出版社，1956：75.

年　表

505 年　　出生。
517 年　　13 岁，召为太学生。
523—525 年　19～21 岁，出仕为官。
526 年　　22 岁，正式入仕北魏。
532 年　　28 岁，被封为开国候。
546 年　　43 岁，虽位居从二品，但失去实权。
550 年　　47 岁，因首唱禅代并获成功，由此与皇室建立了密切关系。
560 年　　56 岁，品秩为从二品升正二品，但为闲职。
561 年　　57 岁，虽不再任尚药典御，但仍为皇室成员疗疾。
562 年　　58 岁，预测太后之疾，再一次证实自己的谶纬之能。
567 年　　63 岁，编籍于高平。
568 年　　64 岁，时任兖州刺史。
571 年　　67 岁，被封为西阳郡王。
572 年　　卒，享年 68 岁。

（王凤兰）

王 焘

(约 687～693—756)

王焘,唐代医家、医学文献学家。系统搜集、整理前人的中医药文献,编撰《外台秘要方》一书,保留了大量的早期中医药文献。对文献资料的利用科学严谨,在保留前人认识的同时,将自身的认识融入其中,尤其是将伤寒、温病分列,促进了中医学术的发展。注重灸法,绘制经穴图谱,促进了经络与腧穴的融合。

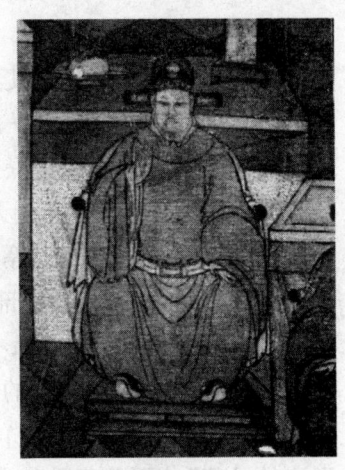

王焘像①

王焘,唐代郿县人(今陕西眉县),一说为万年人(今陕西西安市),大约生于 687—693 年,卒于 756 年之后,具体不可考。

睿宗景云二年(711),王焘已 20 余岁,因其幼年多病,故开始学医,并"数从高医游"。这段学医经历使王焘在医学上具备了一定的理论基础和实践能力,从而保证了其任职弘文馆期间能够阅读鉴赏前人的医药文献资料,也为后来编撰《外台秘要方》奠定了基础。

开元四年(716)至开元六年(718),王焘已学医有成,因其家世代为官,故通过充任三卫或左右千牛卫、左右金吾卫的方式获得入仕做官的出身,自此踏上仕途。王焘获得入仕资格后,于开元七年(719)正式担任华原县尉,官为正九品。

开元九年(721),王焘时年 30 岁左右,已担任华原县尉 3 年。是年四月十四日,康待宾叛乱。七月四日,王晙大破康待宾,因而"进封清源县

---

① 出自《王焘家谱》,现藏于陕西中医药大学医史博物馆。

公，仍兼御使大夫"。其后，韦抗代王晙为御使大夫兼任按察畿事。韦抗担任京畿按察使后，举王焘为京畿按察使判官及度支使。王焘充吏不久后，即升任长安县尉，官为从八品下。

开元十二年（724），王焘时任长安县尉。是年六月二十三日，王焘摄监察御使，兼任劝农判官，参与宇文融领导的括户责田。724年终，括户责田事已，王焘升任监察御使，官为正八品上。

开元十五年（727）岁首，王焘任监察御使，2年后升任殿中侍御使，任期两年左右。期间，王焘又充任剑南道覆囚使，并征蔡希周为佐。

开元十七年（729）至天宝初年（742）这10余年间，王焘在尚书省历任户部员外郎、吏部郎中等7任官职。

天宝初年（742），吏部郎中任满后，王焘升任谏议大夫。天宝五年（746）至天宝六年（747），王焘升任给事中，任职弘文馆。任职弘文馆期间，王焘阅读披览了大量的医药文献资料。在阅读披览过程中，王焘发现历代方书"简编亏替，所详者虽广，所略者或深，讨检则功倍力烦，取舍则论甘忌苦"，因此意欲加以整理，但因事务繁忙，"未暇尸之"。

天宝七年（748），王焘因婚姻之故，被贬至湖北房陵担任太守。其后，大约在天宝七年（748）或天宝八年（749），王焘又被移至大宁郡（今山西隰县）担任太守。王焘携家眷自湖北房陵北上山西隰县途中，家眷多有感染山岚瘴气致病，或病死者。王焘用以前所习及所阅方书之方施治，多有其效。因此，王焘"遂发愤刊削"前人方书，开始编撰《外台秘要方》。

大约在天宝八年（749）至天宝十年（751）之间，王焘任职彭城（今江苏徐州）太守。天宝十一年（752），王焘由彭城转任邺郡刺使，并于是年撰成《外台秘要方》。

天宝十四年（755）十二月，王焘被安禄山移至河间任太守。王焘至河间不久，即与河间司法李奂率部归颜真卿，响应其举义。

天宝十五年（756）10月，史思明攻陷河间，李奂被杀。王焘或殂于此役，但史书无载。①

---

① 王焘生平主要依据宋珍民先生的相关研究撰写而成：宋珍民. 王焘医事考［J］. 中华医史杂志，2009（2）：108-111. 宋珍民. 王焘职官考［J］. 中华医史杂志，2006（4）：246-251. 宋珍民. 王焘生卒考［J］. 中华医史杂志，2011（2）：109-114. 宋珍民. 王焘籍贯考［J］. 中华医史杂志，2011（5）：304-310.

搜集　整理　保存文献

隋文帝杨坚开皇（581—600）初，牛弘建议广开献书之路，隋朝藏书达3万余卷。唐贞观至天宝间，政府注重图书收集、整理，计7万余卷，其中不乏中医药文献，"方逾万卷，专车之不受，广厦之不容"①。王焘在弘文馆任职期间，广阅方书，认为医药文献虽多，但"简编亏替，所详者虽广，所略者或深，讨检则功倍力烦，取舍则论甘忌苦"，①因此"永言笔削"，但"未暇尸之"。

天宝七年（748），王焘因婚姻之故，被贬为房陵太守，后又为大宁郡太守。王焘携家眷自湖北房陵北上至山西隰县。其间，家眷多有感染山岚瘴气致病，或病死者。王焘用以前所习及所阅方书之方施治，多有其效。因此，王焘"遂发愤刊削，庶几一隅"。②

王焘认为前人方书"美则美矣，而未尽善"，且"各擅风流，递相矛盾，或篇目重杂，或商较繁芜"，因此"并味精英，铃其要妙，俾夜作昼，经之营之，损众贤之砂砾，掇群才之翠羽"，③撰成《外台秘要方》一书。

《外台秘要方》目录1卷，正文计40卷，分1104门，引用了秦汉、两晋、南北朝及隋唐时期70位医家的著作，其中直接引用医家66位，计2802条，载方6756首。秦汉时期的文献有《素问》《九卷》《阴阳大论》《伤寒论》《神农本草经》，以及扁鹊、华佗的医著。魏晋南北朝时期的文献有《针灸甲乙经》《肘后备急方》《刘涓子鬼遗方》《小品方》《集验方》《删繁方》《通真论》，以及王叔和、范汪、陈廪丘、靳邵、胡洽、应杨州、深师、陶氏等人的医著。隋唐时期的文献有《诸病源候论》《经心录》《古今录验方》《素女经》《备急千金要方》《千金翼方》《延年秘录》《备急》《救急方》《天竺经·论眼》《音义》《必效方》《近效方》《广济方》《广利方》《传效》《纂灵记》《甲乙方》《万全方》《经效》，以及许仁则、崔知

---

① 张登本. 王焘医学全书 [M]. 北京：中国中医药出版社，2006：8.
② 张登本. 王焘医学全书 [M]. 北京：中国中医药出版社，2006：9.
③ 张登本. 王焘医学全书 [M]. 北京：中国中医药出版社，2006：10.

悌、体玄子、路安满、张文仲、苏澄、苏游、李补阙、周处温、薛曜、元希声、萧亮、吴升、苏恭、唐侍中、东陵处士、蔡尼、苏孝澄、曹公、吴爽师、刘尚书、姜生、刘氏等人的医著。

稍早于王焘的孙思邈所编撰的《备急千金要方》和《千金翼方》与王焘的《外台秘要方》一样，都收录了大量前人的医学文献。但将三书加以对比，可以发现孙思邈和王焘在利用前人资料时的不同。

其一，孙思邈在引用前人文献时没有注明出处，虽然保存了前人的文献资料，但后人无法据之了解前人文献资料的原貌。与孙思邈不同，王焘引用前人文献资料时，均注明其出处，后人可据以了解前人文献资料的原貌，相较之下，王焘的《外台秘要方》具有更高的文献价值。正如孙兆所言："王焘为儒者，医道虽未及孙思邈，然而采取诸家之言，颇得其要者"。①

其二，将三书加以对比，可以发现其内容有较大差异。其差异主要表现在两方面：①从全书的整体内容来看，《外台秘要方》显然属于文献汇编性质的著作，虽然夹杂有王焘本人的观点。孙思邈的著作则不然，《备急千金要方》对五脏虚实的论述具有很强的系统性，可以说是后世脏腑辨证的雏形；《千金翼方》收有张仲景《伤寒论》部分的内容，从其体例来看，后世的"三纲鼎立"当始出于此。相较之下，孙思邈著作中属于个人的内容明显要多于王焘。因此，从文献角度而言，王焘的著作要高于孙思邈，但从中医学术发展的角度来看，孙思邈的著作则明显要高于王焘。②从所载方剂来看，《外台秘要方》所载方剂总体来说药味较少，其所治疗的症状也相对简洁，而《备急千金要方》和《千金翼方》则不然，其中收录了大量药味数量较多的方剂，动则数十味之多，其治疗的病症也比较繁杂。

究其原因有二：①王焘任职弘文馆多年，有机会接触大量的医药文献资料，因此，其文献来源应当比孙思邈要广。虽然隋唐两代的帝王都曾征孙思邈为御医，但孙氏一直避而不就，长期生活于民间，显然不可能像王焘那样接触大量的医药文献资料。但孙思邈毕生以医为业，与王焘终生为官不同，其与同行之间的交流肯定要多于王焘，所以同行交流就成为其医药文献资料来源的重要途径。由于文献资料来源不同，就决定了两者著作

---

① 张登本. 王焘医学全书［M］. 北京：中国中医药出版社，2006：3.

的内容上有所差异。②王焘幼年多病，长好医术，并"数从高医游"，而且王焘自湖北房陵北上山西陕县途中，也多次应用自己所学的经方，但王焘毕竟终生为官，不可能在医学上花费太多的精力和时间。而孙思邈则不然，其毕生以医为业。显然两者对医学的理解和体悟有很大的差别，而这在其选择利用前人文献资料时又起着决定性的作用。③姜春华曾如此论述《千金方》和《外台秘要方》的区别："《千金方》较《外台》为早，也收集了各家方，但它比较难学。一是药味多，药味少的较少，二是叙述症状多，不容易理解它们之间的关系。为了要求理解去看张璐的《千金衍义》，他也衍不出什么道理，即使说些道理也是唯心之谈。后来仔细体会，原来孙氏属道家，与陶弘景一流，药路与仲景有异。《千金方》特出五脏虚实综合症群的治疗。我学习《外台》获得杂病的治疗。这些症群错综复杂，头绪纷繁，现代知学认识尚不理想，对某些综合症群，因呈现神经精神症状，聊以'神经官能症'称之，西医无特效疗法，《千金》却有方可用。"① 由此可知，一为道家，一系儒生，背景的差异也会导致两者所获得的文献资料不同，更决定了两者对文献资料的甄别和利用有所不同。

寒温分论

对于外感热病，《素问·热论》云"今夫热病者，皆伤寒论类也"，"人之伤于寒也则病热"，"凡病伤寒而成温者，先夏至日为病温，后夏至日为病暑"，《难经·五十八难》继言"伤寒有五，有中风，有伤寒、有湿温，有热病，有温病，其所苦各不同"，以伤寒统称外感热病，并无伤寒与温病之分。

东汉张仲景著《伤寒杂病论》，其伤寒例中虽有关于温病之论述，但并未将其单列，亦无治温病之方，所列诸方均标为治伤寒之方。张仲景之后，历经数百年，诸医家也没有明确提出伤寒与温病有别，但其在长期的临床实践中认识到伤寒与温病的治疗有别。仔细分析一下魏晋南北朝乃至隋唐时期治疗温病的方剂，不难发现其用药与张仲景《伤寒论》相类，

---

① 周凤梧、张奇文. 名老中医之路：第1辑 [M]. 济南：山东科学技术出版社，1982：59.

即仍以麻黄、附子、桂枝、川芎、细辛等温热类药物为主，但升麻、白茅根、葛根、竹茹、栀子、大青、石膏、黄芩、知母等寒凉类药物的使用明显增多。

因此，到了隋唐之际，巢元方、孙思邈、王焘均提倡寒温分论，其中王焘为集大成者。

巢元方在撰著《诸病源候论》时，将伤寒、天行、温病分列，显然是认为三者有别，从而突破了外感热病统属伤寒的格局。但《诸病源候论》一书有论无治，其理法方药并不完备。

唐代孙思邈《备急千金要方》将伤寒、温病、天行分属于不同章节，每病之下先论后方，但又将伤寒、温病、天行统属于一卷，卷名伤寒。足见，孙氏认识到伤寒、天行、温病有别，但仍没有彻底突破外感热病统属伤寒的格局。直到王焘撰著《外台秘要方》时，将伤寒列于卷1、卷2，天行列于卷3，而温病列于卷4，每病之下先引《诸病源候论》之文，后列诸家治方，理法方药完备。

王焘幼年多病，故长而习医，又数从高医游，显然王焘是知医的，其从湖北房陵北上山西隰县途中治疗家眷疾病即是明证。但王焘毕竟终生为官，非以医为业，因而从时间和精力上考虑，其对医学的理解和体悟应当不是很精深，这从《外台秘要方》一书的内容也可以看出来。如果说王焘对某一具体医学问题的体会不深的话，那么在多年任职弘文馆，系统批览历代医家著作后，其对中唐及以前医学发展的概貌的理解无疑有着别人难以比拟的优势，毕竟不是所有人都有机会获得如此多的文献资料。因此，王焘对伤寒、天行病和温病整体上的理解显然是比较深的，王焘对所引诸家文献资料的甄别、选择和安排、使用充分体现其对伤寒、天行病和温病的认识。王焘的这些个人学术观点集中体现在目录卷中。

从卷1～4的目录可以看出，对于伤寒、天行病和温病，王焘是先总论，后各论。如卷1～3是伤寒部分，先引录《阴阳大论》《九卷》《小品方》《千金》《经心录》，以及王叔和、华佗、陈廪丘、范汪等9家论述，总述这些医对伤寒病的认识，相当于当时对伤寒病认识的总论。其后则分列诸家治方，如《肘后方》《深师方》《小品方》《集验方》《千金方》《千金翼方》《崔氏方》《张文仲方》《古今录验方》，以及"杂疗伤寒汤散丸方"。与前引9家论述合观，即是有论有治。卷2则是针对伤寒病的某些症状，如结胸、呕哕、喉咽痛、衄血、咳嗽、不得眠等，先引《诸病源候论》的论述以阐明机理，再列述诸家治方。其对天行病和温病的论述与伤寒部分相似，也是先总论，后各论。如卷3先列"天行病发汗等方""天行病方"，卷4先列"温病论病源""辟温方""辟温令不相染方"即相当于总论，概括论述中唐及以前对天行病和温病的认识。其后则是各论，即针对某一症状，选列相应治方，如"天行呕逆""天行喉咽痛""天行咳嗽""天行发斑""温病渴方""温病劳复""温病哕方"等，显然是针对天行病和温病发病过程中某一突出症状，先列述《诸病源候论》的认识，再引录相应的治疗方剂。

从《外台秘要方》将伤寒、天行病和温病分列，并采用先总论、后各论的论述方式来看，王焘寒温分论的认识是很明确的，而且相对比较全面，理法方药完备。因此，寒温分论当肇始于《外台秘要方》，直至明清之际，寒温分论渐成定局。

腧穴归经

现存文献对腧穴的最早记载当推《明堂孔穴针灸治要》一书，此书虽佚，但魏太医令皇甫谧曾取《素问》《灵枢》及《明堂孔穴针灸治要》3书，撰成《针灸甲乙经》。此书卷3关于腧穴的内容当取自《明堂孔穴针灸治要》一书。据此，可知《明堂孔穴针灸治要》一书对腧穴记载之概貌。《针灸甲乙经》卷3对腧穴的记载是依躯体部位不同而分部记载，至于经络及经脉循行的内容则另行记载，即腧穴与经络分开记载，这不同于后世的以经统穴。

《针灸甲乙经》之后，唐甄权曾著有针灸类书籍，其书已佚，但从孙思邈《备急千金要方》及《千金翼方》可知其内容及体例之概貌。从《备急千金要方》及《千金翼方》来看，不论是甄权，还是孙思邈，其对腧穴的记载仍然遵循《针灸甲乙经》，分部记载。

孙思邈之后，王焘编撰《外台秘要方》，卷39为明堂灸法，首列"《明堂》序"一节。王焘编撰《外台秘要方》时，凡引述前人内容均注明出处，而"《明堂》序"却未注明出处。又据"《明堂》序"可知王焘曾依《甲乙经》人身尺寸折半之法，绘十二经及奇经八脉图，并取诸家灸法注之。由此可以推测王焘著有经脉腧穴及灸经之类的著作。至于此类著作即是《外台秘要方》卷39，或是另有单行本，今已不可考。今据《外台秘要方》卷39可大致推知王焘对经脉腧穴之认识。

与《针灸甲乙经》及甄权、孙思邈不同，王焘对腧穴的记载不是分部记载，而是将前人所记述的诸多腧穴归于相应的经脉。例如头、背、腹部的腧穴，《针灸甲乙经》及甄权、孙思邈均是分为头部、背部、腹部记载，而王焘则是将这些部位的腧穴归入相应的经脉。乔海法等认为王焘将诸多腧穴归经的原则主要有：①据经脉交会而确定腧穴之归属；②据脉气所发以确定腧穴归属；③以纵行线与经脉的关系确定腧穴归属；④据任督脉与肾经膀胱经关系确定归属。①

早在《阴阳十一脉灸经》《足臂十一脉灸经》及《灵枢》中即有关于经脉循行的记载，但这些记载只是经脉的大体循行部位，比较粗疏，不够精细，而且经脉与腧穴分离。甄权及孙思邈均绘有正、反、侧三人腧穴图。由于三人腧穴图已佚，故其原貌已不可知，但从《备急千金要方》及《千金翼方》对腧穴仍是分部记载来看，三人腧穴图很可能只标明腧穴的位置，并没有涉及到经脉。

与前人不同，王焘将腧穴归经之后，对不同经脉分别绘图，"其十二经脉皆以五色作之，奇经八脉并以绿色标记"，显然是一经一图。由于王焘将全身所有腧穴均归入相应经脉，而不仅仅是四肢部位的腧穴。将这些属于同一经脉的腧穴连线之后，即可得到相应经脉的循行路线，而这一路线远比《阴阳十一脉灸经》《足臂十一脉灸经》及《灵枢》对经脉循行的记载详细。

王焘虽然将腧穴归经，并分经绘图，改变了腧穴与经脉分离的传统，但其对腧穴起止的记载，仍然遵循了《针灸甲乙经》卷3全向心的原则。其后的《圣济总录》继承了王焘腧穴归经的认识，并参照《灵枢·经脉篇》十二经脉半向心、半离心，循环无端的记载，对经脉及腧穴的起止做了调整，最终定型于滑寿的《十四经发挥》，演变我们今日所见的以经统穴、连穴成经、循环无端的经脉腧穴体系。

由上可知，从《针灸甲乙经》的经脉与腧穴分离到今日的以经统穴、

---

① 乔海法，李红芹，张灿玾.《外台秘要》腧穴归经原则探讨. 中医文献杂志，1996（2）：15-16.

连穴成经、循环无端的经脉腧穴体系，王焘将腧穴归经，并分经绘图，具有承前启后的作用。

注重灸法

王焘注重灸法，《外台秘要方》40卷临床诸科病证，均收载相关的灸治疗法，而针刺之法则收录较少。王焘之前的陈延之也注重灸法，其在《小品方》中写道："夫针术须师乃行，其灸凡人便施，为师解经者，针灸随手而行，非师所解文者，但依图详文则可矣，野间无图不解文者，便随病所在便灸之，皆良法。"① 王焘也认为"针法古来以为深奥，今人卒不可解。《经》曰：'针能杀生人，不能起死人。'若欲录之，恐伤性命，今并不录针经，唯取灸法"。② 显然，在这些注重灸法的医家看来，针刺之法难学难精，而灸法相对易学，故提倡灸法。

在《素问》和《灵枢》中关于刺法的记载颇多，但从汉代以后，刺法并没有太多的发展。直到金元明时期，何若愚、徐凤等，针刺手法才有了比较大的发展。而从现存文献来看，从两晋至隋唐时期，灸用材料、隔物灸法、施灸壮数、艾炷大小以及灸法处方等有了比较全面的发展，这也应当是王焘注重灸法的一个历史原因。

王焘搜集、整理，并保存了大量中唐及以前的灸疗学文献。据杨承祖统计，计有《备急千金要方》129条、《千金翼方》4条、《肘后备急方》13条、《集验方》19条、孟诜《必效》3条、《范汪方》17条、王方庆《随身左右百发百中备急方》11条、《深师方》5条、《张文仲方》4条、谢士泰《删繁方》3条、甄权《古今录验方》3条、扁鹊方3条、华佗方4条、朱规送1条、赵乃言1条，共计14家。③ 其中除《备急千金要方》《千金翼方》《肘后备急方》尚存之外，其余皆已散佚。

---

① 陈延之. 小品方 [M]. 高文铸, 辑校. 北京：中国中医药出版社，1995：243.
② 张登本. 王焘医学全书 [M]. 北京：中国中医药出版社，2006：947.
③ 杨承祖、刘学锋. 试论王焘在灸疗学上的贡献. 陕西中医，1984，5 (2)：29-30.

年　表

约687～693年	王焘出生。
711年	因其幼年多病，故开始学医，并"数从高医游"。
716—718年	王焘学医有成，因其家世代为官，故通过充任三卫或左右千牛卫、左右金吾卫的方式获得入仕做官的出身，自此踏上仕途。
721年	王焘任华原县尉，由韦抗举为京畿按察使判官及度支使。
724年	六月二十三日，王焘由长安县尉，并摄监察御使、充使劝农判官参与宇文融领导的括户责田。
727年	岁首，王焘任监察御使，两年后升任殿中侍御使，任期两年左右。期间，王焘又充任剑南道覆囚使，并征蔡希周为佐。
729—742年	王焘在尚书省历任户部员外郎、吏部郎中等7任官职。
742年	吏部郎中任满后，王焘升任谏议大夫。
746—747年	王焘升任给事中，任职弘文馆。任职弘文馆期间，王焘阅读披览了大量的医药文献资料。
748年	王焘因婚姻之故，被贬至湖北房陵担任太守。其后，大约在748或749年王焘又被移至大宁郡（今山西隰县）担任太守。王焘携家眷自湖北房陵北上山西隰县途中，家眷多有感染山岚瘴气致病，或病死者。王焘用以前所习及所阅方书之方施治，多有其效。因此，王焘"遂发愤刊削"前人方书，开始编撰《外台秘要方》。
约749—751年	王焘任职彭城（今江苏徐州）太守。
752年	王焘由彭城转任邺郡刺使，并于是年撰成《外台秘要方》。
755年	十二月，王焘被安禄山移至河间任太守。王焘至河间不久，即与河间司法李奂率部归颜真卿，响应其举义。
756年	十月，史思明攻陷河间，李奂被杀。王焘或殆于此役，但史书无载。

（张海鹏）

主要论著

王焘. 外台秘要方. 南宋绍兴刻本. 天宝十一年（752）.

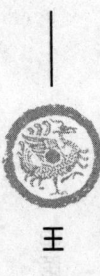

鉴 真
(687—763)

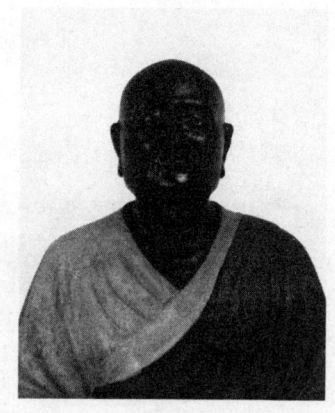

鉴真像①

鉴真，俗姓淳于，唐代律宗僧人，日本律宗开山祖师，中医药学家和建筑家。鉴真精于律宗和天台宗佛学，毕生致力于弘扬佛法，传播中国文化，促进了中日文化的交流。鉴真对日本最突出的贡献是创建日本律宗，使日本佛教平民化。他帮助日本人厘正药物，向他们传授唐代医药知识，使日本的医学水平有了很大的提高，被日本人民奉为医药始祖。他曾编撰有《鉴真方》一书，惜已散逸失传。鉴真精通建筑学，提高了日本的建筑水平。他还向日本传授了豆腐制作、饮食烹饪、醇酒酿造等多种技术，使日本天平时代的科学技术和文化艺术水平都有了很大提高。

鉴真，俗姓淳于，唐代律宗僧人，唐垂拱三年（687）出生于扬州江阳县（今江苏扬州）。鉴真出生在一个富裕的商人家庭，父母都是虔诚的佛教徒，每日必诵经拜佛。受父母影响，鉴真从小就一心向佛。701年春，鉴真随父亲去大云寺朝拜。在寺中三天的所见所闻，使鉴真虔心向佛，并立志普度众生。在鉴真年少之时，正值武则天专权。武氏崇尚佛法，使佛教得势而大行天下，佛教徒有较高的社会地位，这也使鉴真产生了出家的念头。因此，702年，鉴真拜大云寺名僧、其父的师傅智满禅师为师，做了一名小沙弥。此后，鉴真每大诵经拜佛，在日复一日的修行中体味着佛法的真谛。鉴真的勤奋好学及其对佛的崇拜，使他对佛学有了很深的理解。705年，鉴真依从道岸律师受菩萨戒，正式取得僧籍，从此立志舍身，以弘扬佛法为

---

① 江西庐山东林寺藏鉴真大和尚像，肖永芝摄。

己任。707年,鉴真随师父道岸出游洛阳,继至长安。次年,在长安的实际寺,鉴真依弘景律师登坛受具足戒。

鉴真之师道岸和弘景律师皆为律宗巨匠,精通"五明",不但在佛学方面造诣精深,而且对医药、音乐、书法、建筑等都有一定的研究。鉴真跟随道岸和弘景学习之后,在佛经、音乐、建筑、雕塑、绘画、医学等方面多所领悟,日有进益。鉴真勤学好问,博览群书,不拘于门户,不囿于宗派,遍访国内高僧,继从师道岸、弘景之后,又向融济等众多高僧请教,遂能博学而至境界高远。他还曾巡游长安、洛阳两京,究学三藏,对于律藏造诣尤深。

715年,鉴真回到扬州大明寺修行,由于其学识广博,见识高远,很快在扬州小有名气。鉴真在大明寺期间,讲法诵经、写经刻石、广施医药、普济众生。据《唐大和上东征传》记载:鉴真"后归淮南,教授戒律。江淮之间,独为化主。于是兴建佛事,济化群生。其事繁多,不可俱载。"① 《东征传》又载:鉴真"讲授之(闲),造立寺舍,供养十方(众)僧。造佛菩萨像,其数无量;缝(纳)袈裟千领,布袈裟二千余领,(供)送五台山僧。"② 鉴真的这些弘佛与讲经活动,使佛教在江淮盛极一时。在扬州弘法期间,鉴真还经常救济贫困,开辟悲田,施药疗疾。悲田是由僧人种植以供救济苦难贫穷困的田产,在建悲田的同时,鉴真还广施医药,治疗民疾,甚至亲自为患者煎药,使百姓免受疾病之苦。正是由于这段时间的实践,使鉴真在医药方面积累了丰富的知识和经验,为将来在日本传播医学、行医治病奠定了良好的基础。733年,鉴真成为扬州的佛教领袖——大明寺方丈,受其传戒者前后计4万余人。

当时,唐朝正处于鼎盛时期,国家富强,文化交流处于向外输出的阶段。鉴真所崇尚的佛法以律宗为主,兼有天台宗和密宗的特点,"以《梵网经》的大乘思想构成了鉴真的基本佛学体系。"③ 鉴真在扬州传戒的10年,正值唐玄宗李隆基在位。玄宗崇尚道教,贬抑佛教。在激烈的佛道斗争中,

---

① 真人元开著,汪向荣校注. 唐大和上东征传//向达主编. 中外交通史籍丛刊(14)[M]. 北京:中华书局,2000:34.

② 真人元开著,汪向荣校注. 唐大和上东征传//向达主编. 中外交通史籍丛刊(14)[M]. 北京:中华书局,2000:80-81.

③ 郝润华. 鉴真评传[M]. 南京:南京大学出版社,2004:5.

佛教终居下风，许多佛家弟子屈顺于朝廷，转而信奉道教。鉴真一向笃定信仰佛教，不肯向道教屈尊。不过，尽管扬州一带受其传戒者达4万余人，但鉴真还是体会到了在大唐弘法的艰难。

742年10月，日本学问僧荣睿、普照受日本政府及佛教界的委派，专程来到扬州，延请鉴真赴日传教。鉴真意识到日本正是他理想的传教场所，故欣然应允了荣睿、普照的邀请。是年冬，鉴真及弟子21人，连同4名日本僧人，来到扬州附近的东河既济寺造船，准备东渡。

743年3月，正当鉴真等人一切准备就绪的时候，浙东一带发生了海盗骚扰事件，公私航行因此断绝。由于随行的人员如海告密，东渡的船只被官方没收，日本僧普照、玄朗、玄法被捕，鉴真的第一次东渡意外夭折。

743年12月，在做了周密的筹备后，鉴真等17僧人，包括日本僧人荣睿、普照，连同雇佣的镂铸写绣师、修文镌碑等工手百余人，再次乘船出发，但尚未出海便在长江口的狼沟浦遭遇风浪沉船。待修好船后，南下至舟山群岛的下屿山岛。修整1个月后，时间已至744年1月，鉴真的船舶重又出发，不幸再次遭遇飓风，触礁船破，同行之人困守荒滩，后被官船救回，被转送至明州余姚（今浙江宁波），安顿在阿育王寺。开春以后，越州（今浙江绍兴）、杭州、湖州、宣州（今安徽宣城）各地寺院皆邀请鉴真前去讲法，第二次东渡只得中止。

744年，结束了巡回讲法之后，鉴真回到了阿育王寺，准备再次东渡，此事被越州僧人得知。为挽留鉴真，越州僧人向官府告发日本僧人"引诱"鉴真去日本。于是官府将荣睿投入大牢，不久又遭送杭州。荣睿在途中装病，伪称"病死"，方得逃离，鉴真的第三次东渡也就此作罢。

744年，由于江浙一带不便出海，鉴真决定从福州购船出海，率30余人从阿育王寺出发。行至温州，又被扬州官府截住。原来，鉴真弟子灵祐担心师父的安危，哀求官府阻拦。江东道采访使遂派人将鉴真一行截回扬州，第四次东渡不了了之。

748年，荣睿、普照再次来到大明寺，恳请鉴真东渡。鉴真即率14僧人及工匠水手等，从崇福寺出发，第五次东行。为等待顺风，船出长江以后，鉴真一行在舟山群岛一带停留了数月，直到10月才开始出海。在东海上，鉴真的船只遭遇强风，连续漂流14天才看到陆地，16天后方才上岸。鉴真等人发现已经漂流到了振州（今海南三亚），遂入大云寺安顿。鉴真在海南停留一年，给当地带去了许多中原文化和医药知识。时至今日，三亚仍有"晒经坡""大小洞天"等鉴真遗迹。之后，鉴真动身北返，经过万安州（今海南万宁）、崖州（今海南海口）、雷州、梧州，到达始安郡（今广西桂林）。在始安郡的开元寺，鉴真居住了一年，又被迎去广州讲法。途径端州（今广东肇庆）时，荣睿病死于该地的龙兴寺。入夏之后，鉴真等经过韶州，普照告辞离去。临别之时，鉴真发誓不至日本，本愿不遂。此时，鉴真由于水土不服，长期旅途劳顿，又为庸医所误，导致双目失明。后来，鉴真又经庐山、江州（今江西九江）、润州江宁县（今江苏南京），回到了扬州，第五次东渡未果。

由于鉴真游历半个中国，因此声名大噪。753年，日本遣唐使藤原清河、吉备真备、晁衡等人来到扬州，再次恳请鉴真同他们一道东渡。当时，唐玄宗崇信道教，意欲派道士同去日本，为日本拒绝，因此玄宗不许鉴真出海。鉴真便秘密乘船至江苏黄泗浦，转搭日本遣唐使大船。753年12月20日，鉴真一行终于到达日本的萨摩国阿多郡秋妻屋浦（今日本鹿儿岛县川边郡秋目浦）。12月26日，日本僧人延庆引鉴真一行入于太宰府（位于今日本福冈县）。

鉴真初到日本，是他人生最辉煌的时期。鉴真受到孝谦天皇和圣武太上皇的隆重礼遇，让他掌管律戒，封号"传灯大法师"。据《唐大和上东征传》记载："其年四月初，与卢舍那殿前立戒坛，天皇初登坛受菩萨戒，次皇后、皇太子亦登坛受戒。寻为沙弥澄修等四百四十余人授戒。又旧大僧灵福、贤璟、志忠、善项、平德、忍基、善谢、行潜、行忍等八十余人僧，舍旧戒，重受和上所授之戒。"[①] 756年，鉴真被封为"大僧都"，住持东大寺，统领日本所有僧尼，在日本建立了正规的戒律制度。

除讲律授戒外，鉴真还在日本开悲田救济贫病。《唐大和上东征传》载："即大和上闻此国行事者，寺家虽有众供，而不通外来僧；亦客僧供虽开三日分，若不相识，终不资供。由是塞十方僧路，行人为此辛苦。大和上发愿，奉为代代圣朝开广大福田，别立十方僧往来修道之处；设无遮供，

---

① 真人元开著，汪向荣校注. 唐大和上东征传//向达主编. 中外交通史籍丛刊（14）[M]. 北京：中华书局，2000：92-93.

及时日望寺向堂，不简僧沙弥，不论斗升，兼及资供。"①

然而，758年，作为鉴真主要支持者的孝谦天皇在宫廷斗争中失势，被迫传位予淳仁天皇，鉴真从此遭受排挤。淳仁天皇下旨解除了鉴真"大僧都"一职，赐予已故皇太子道祖王的官邸。次年，鉴真弟子在该官邸草成一寺，淳仁赐名"唐招提寺"，鉴真从东大寺迁居至此。但是，淳仁同时也下旨，令日本僧人在受戒之前必须前往唐招提寺学习，使得唐招提寺成为当时日本佛教徒的最高学府。763年5月6日，鉴真在唐招提寺圆寂。

东渡日本　传播医药

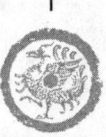

鉴真携其弟子东渡日本，使日本的医学水平得以提高，他因此在日本医药界享有崇高的威望，被誉为"汉方医药之祖"。日本医史学家富士川游在《日本医学史》中指出："我邦名医虽多，得祀像者，仅鉴真与田代三喜二人而已。"②

鉴真的医学知识来源于他早期学习佛教著作中的医方以及他独特的师承。鉴真在长安师从的弘景律师是南山宗祖师道宣的传人，而道宣首次入住终南山时，即与同时隐居终南山的医家孙思邈结交，二人在佛学和医学上相互探讨，互有影响。孙思邈《千金方》中关于地、水、火、风的四大说法和天竺耆婆方药的记载，多从道宣处得来。弘景得自道宣的验方，又传之于鉴真，丰富了鉴真的医药知识。鉴真在传法之余，还广泛参与社会活动，如设立无遮大会、开辟悲田、施药疗疾等，甚至亲自煎药，给病人调服，这些活动使鉴真成为一名通医理、精本草的医家。

唐代是我国历史上文化高度发达和繁荣的时代，医学上的成就也非常显著。我国现存第一部病因学专书、隋代巢元方编著的《诸病源候论》刚成书不久，著名医家孙思邈编著的《千金要方》《千金翼方》以及唐以前的各类方书等，为鉴真研习医药提供了丰富的典籍。另一方面，佛教特

---

① 丰安. 鉴真和上三异事//向达主编. 中外交通史籍丛刊（14）[M]. 北京：中华书局，2000：117.
② 富士川游. 日本医学史[M]. 决定版. 东京：形成社，1979：36.

有的佛医理论，也使鉴真掌握了医学理论知识。此外，鉴真在施医济世的过程中，也有可能积累大量的临床经验。所有这些，使鉴真成为一名出色医生。

鉴真在国内生活的年代，正当唐政府官修的《新修本草》成书，本草学发展到一个新的阶段。鉴真虽然以佛法为主，但通过他的游学经历、师承关系可知，鉴真有可能积累了一定的本草知识。此外，鉴真生活的扬州，当时是全国乃至中外的药材重要集散地，甚至还有外国人在这里出售安息香、诃黎勒、苏合香、龙涎香、羚羊角等多种舶来药物。所谓"扬州喧喧卖药市"，① 贩来运往，扬州成了繁忙药材交易市场。药商们为了辨别药材的真伪和是否地道，也摸索出了一套口尝、鼻嗅、眼观、牙咬、手捏等有效的鉴定方法。这样的环境，使鉴真有可能学会辨识药物的技巧，并有可能收集到一些珍贵的药材。

在鉴真东渡之前，日本医药的知识主要来源于留学大唐的学问僧，部分依靠抄录和学习中国医籍。由于日本自身的医疗实践处于较低水平，手工抄录中国医书又难免有误，使日本医患迫切希望当面求教于中国医家，鉴真的到来，正好迎合了日本民众的需要。鉴真到达日本后，除传授戒律外，还为当地贵族及百姓医治疾病。如光明皇太后患有慢性疾病，日本人多方医治无效，鉴真经人推荐为皇太后诊疾，并向太后献药，使太后痼疾慢慢好转。据《日本医学史》记载："鉴真又通医药，尤精本草。本朝多不知药物之真伪，敕鉴真辨定其真伪精粗。鉴真以鼻别之无误……当时我邦已有本草之学，而未能精西土之药品。鉴真为之辨定，邦人学之，斯道益开。世传《鉴上人秘方》，又祀其像。"② 鉴真曾应邀逐一辨别正仓院所藏药物，并说明各药的用途，传授药物收藏、鉴别、炮制等方面的知识。按照日本汉方野崎药局主席野崎康弘的说法，以下36种药草都是鉴真带往日本并推介使用的：麻黄、细辛、芍药、附子、远志、黄芪、甘草、苦参、当归、柴胡、川芎、玄参、地黄、紫苏、丹参、黄芩、桔梗、旋覆花、苍术、知母、半夏、芫花、栀子、五味子、黄柏、杏仁、乌药、厚朴、和厚

---

① 皎然. 买药歌送杨山人//清代曹寅，彭定求等奉敕编纂. 全唐诗·卷821. 刻本. 扬州：扬州诗局，清康熙四十六年（1707）.
② 富士川游. 日本医学史 [M]. 决定版，东京：形成社，1979：36.

朴、肉桂、杜仲、唐木瓜、大枣、蜀椒、花椒、吴茱萸。①

鉴真还把他在唐朝行医的经验良方也带到日本。据说"奇效丸""万病药""丰心丹"的方子，都是经鉴真带到日本，成为日本东西两大寺的必备药物。直至17、18世纪，日本药店的药袋上仍印着鉴真的肖像，②可见日本人对鉴真崇敬之至。

在当时，日本的医疗水平基本上还停留在模仿中国医学的阶段。鉴真的到来使日本医学有了很大提高，对日本医学的发展也起到了不可估量的作用。鉴真还总结自己所掌握的中国医药知识，编撰了《鉴上人秘方》一书。此书虽已失传，但在日本平安时代（794—1192）学者藤原佐世编撰的《日本国见在书目录》中明确记载有"《鉴上人秘方》一（卷）"，③说明此书在藤原佐世生活的828—898年尚保存于世。由丹波康赖所撰、成书于984年的《医心方》中，曾有4次引用了《鉴真方》的内容，说明鉴真的医书至984年仍存于世。《医心方》引用的《鉴真方》内容有：

鉴真方治心痛方大验。酢半升，切，葱白一茎，和煎顿服，立愈。④

苏方：水研紫雪，服之立下。今案：紫雪方，鉴真云：若脚气冲心，取一小两，和水饮之。又可服红雪五六两。又诃黎勒丸良。⑤

鉴真服钟乳随年齿方：石钟乳，其味甘温无毒，年二十者服二两，乃至五十服五两，六十以上加至七两。各随年服之，吉。四十以下人，一两，分为两服；五十以上，一服一两。两别和面三两，搅溲面硬，溲作镈饦，以五升铛中煮五六沸即熟，和酒令汁尽服之，竟以暖饭押之。七日以来，忌如药法。⑥

若脚气冲心，取一小两，和水饮之。若心战，冲取半小两令消已，水下亦得。若有风痫，时时服之，如前理丹石；若丹发头痛，身体急，或寒热，不能饮食，即取一两，加少芒硝，和水饮之；若热痫，亦如前；若天

---

① 明华居士. 鉴真. 学佛网. [EB/OL]. 2008. [2011-4-7]. http://www.xuefo.net/show1_6834.htm.
② 郝润华. 鉴真评传 [M]. 南京：南京大学出版社，2004：227.
③ 藤原佐世. 日本国见在书目录·医方经 [M] // 清代黎庶昌. 古逸丛书（第35册）[M]. 清道光十年（1830）刻本. 东京：黎庶昌辑刻，1830：38.
④ 日本丹波康赖. 医心方 [M]. 北京：人民卫生出版社，1993：152.
⑤ 日本丹波康赖. 医心方 [M]. 北京：人民卫生出版社，1993：186.
⑥ 日本丹波康赖. 医心方 [M]. 北京：人民卫生出版社，1993：444.

行热病，亦如前；若欲痢者，加之一倍，空腹服之；若邪气者，渐渐服即并可也。(《鉴真方》)[①]

《鉴真方》所用之方主要是经验方，说明唐朝的经验医学已经十分发达，而鉴真的到来，也把日本医学提高到一个新的水平，所以日本称鉴真为"汉方之祖"并不为过。

弘法异国　照耀扶桑

鉴真不仅向日本传授了佛教和医学，也带去了各种文化艺术。在建筑、雕刻、塑像、绘画、书法、语言文学甚至日常生活习俗等许多方面，鉴真对日本也做出了贡献，产生了深远的影响，致使许多行业都将鉴真奉为祖师。鉴真东渡时，曾携带了大量的甘蔗和蔗糖。在日本正仓院中收藏过唐朝传入的蔗糖，因此也有人认为是鉴真把制糖的技术传播到日本的。此外，也有人认为日本豆腐、酱油的制作等，也都与鉴真有关。

鉴真同时还是一个建筑大师，且其东渡随行人员中也有不少能工巧匠，他们在建造佛庙寺院的过程中，也把大唐的建筑艺术带到了日本。鉴真及其弟子所建造的唐招提寺，是盛唐建筑和唐风雕像艺术的集中体现。在佛像雕塑方面，日本过去只有铜铸和木雕。鉴真东渡以后，日本的雕塑艺术风格有了很大的改变，在造型上开始趋向于唐朝佛像的写实主义。干漆雕像是日本天平年间（729—766）值得骄傲的一个艺术品种。鉴真圆寂后，其弟子建造的鉴真坐像就是一种干漆雕像，这种雕塑方法也因此由鉴真弟子们传入日本。

鉴真带到日本的绣像、雕像、画像、金铜、书帖等唐朝艺术，使日本奈良时期（710—794）的绘画和雕塑等艺术上升到一个新的高度。大批唐朝的写经传入日本后，极大地促进了日本书法艺术的发展，尤其是鉴真和尚带到日本的王羲之、王献之真迹法帖，对日本书法艺术的产生和发展产生了巨大的推动作用。鉴真及其弟子法进都是书法高手，在唐招提寺正仓院中，至今还保存有他们师徒二人的笔墨手迹。鉴真弟子多长于汉学诗文，

[①] 日本丹波康赖. 医心方［M］. 北京：人民卫生出版社，1993：448.

对古代日本汉学的风行也影响颇深。

鉴真带去的各种中国文化艺术,经过日本的消化吸收,成为日本天平文化的重要组成部分。鉴真的到来,使日本的天平文化达到了一个新的高度。因此,鉴真东渡对日本文化的各个方面都产生了深远的影响。鉴真被日本尊为"盲圣""日本律宗太祖""日本医学之祖""日本文化的恩人"等,充分地表达了日本人民对鉴真崇敬、膜拜之情。

功德圆满　流芳百世

763年,鉴真大师在唐招提寺圆寂。次年,噩耗传到扬州,扬州僧众全体服丧三日,并在龙兴寺举办大法会,以此悼念鉴真。鉴真东渡日本之所以受到千古景仰,一方面在于他的百折不挠、不畏艰难的精神,另一方面还在于他架起了中日文化交流的桥梁。

1963年是鉴真去世1200年,中日两国的佛教界都举行了大型纪念活动,日本佛教界还将该年定为"鉴真大师显彰年"。

鉴真盲目航东海,一片精诚照太清;
舍己为人传道艺,唐风洋溢奈良城。①

这是著名诗人郭沫若先生在1963年为纪念鉴真逝世1200周年而题写的诗句,热情讴歌了鉴真崇高的献身精神,高度赞扬了鉴真为促进中日两国友好往来和文化交流做出的巨大贡献。1980年,在邓小平的亲自斡旋下,唐招提寺住持森本孝顺奉鉴真漆像"回乡探亲",扬州大明寺因此得以重修,成为中日邦交史上一件大事。1998年,在扬州大明寺创设了以"鉴真和尚才花苑"为名的中草药种植园,现园内培育有中药70多个种类,种植面积达6000平方米。在那里同时还种植了300多株象征中日友好的樱花树,② 以永远纪念鉴真这位为中日友好交流做出过重大贡献的历史人物。

---

① 鉴真东渡:对日本文化的贡献.华人佛教.[EB/OL].2007.[2011-4-7].http://fo.ifeng.com/special/200704/0414_36_42844.shtml.
② 日本野崎康弘,桥本竹.鉴真大和尚和日本的医药文化(2).佛缘资讯.[EB/OL].2009.[2011-4-7].http://www.foyuan.net/plus/view.php?aid=72040&pageno=2.

年　　表

687 年　出生于扬州江阳县（今江苏扬州）。
702 年　出家，从扬州大云寺（后改为龙兴寺）智满禅师为沙弥。
706 年　在大云寺从光州道岸律师受菩萨戒。
708 年　由洛阳随道岸至长安，于实际寺从荆州玉泉寺弘景禅师受具足戒。
709 年　在长安随弘景学习律宗、天台宗。
713 年　从洛阳、长安等地南归，回到扬州。
733 年　在扬州成为授戒大师、大明寺方丈。
742 年　日本学问僧荣睿、普照到扬州延请鉴真东渡弘法。鉴真第一次东渡，因被告密，遭官家阻挠失败。
743 年　十二月，第二次东渡出发。
744 年　一月，触礁船破，留居鄮县阿育王寺，第二次东渡中止。
744 年　第三次东渡，因荣睿被捕失败。
744 年　第四次东渡，被江东道采访使截回扬州。
748 年　第五次东渡，遭遇飓风，偏离航线，漂流到海南岛崖县。
753 年　第六次东渡，到达日本的萨摩国阿多郡秋妻屋浦（今日本鹿儿岛县川边郡秋目浦）。
754 年　应孝谦天皇请求，于东大寺卢舍那佛殿前筑戒坛。
756 年　与弟子法荣治愈圣武天皇病，被任命为大僧都。
759 年　由东大寺移居唐招提寺。
763 年　在唐招提寺圆寂，享年 76 岁。

（韩国正）

朱 肱
(1050—1125)

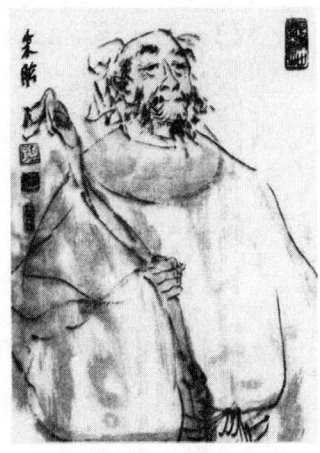

朱肱像
(王孟奇绘)①

朱肱,北宋名医。宋元祐三年(1088)进士,历任雄州防御推官、知邓州录事、奉议郎、朝奉郎提点洞霄宫等职。朱肱潜心研究伤寒达21年之久,著成《南阳活人书》。朱肱研究伤寒首重经络,认为不识经络,则犹触途冥行,不知邪气所在,同时亦强调脉证合参以辨别病证的表里阴阳。全书以经络、病因、传变、疑似条分缕析,并附治法和方药,在伤寒的病因病机、鉴别诊断和治疗等方面具有独到的见解。著《内外二景图》3卷,在整个"经络图"的源流演变中起承前启后的作用,另著有《北山酒经》一书介绍酿酒。

朱肱,字翼中,别号无求子,晚号大隐翁等,因曾官奉议郎,人称朱奉议。生于1050年,卒于1125年,宋代乌程(今浙江省湖州市)人。宋元祐三年(1088)进士,历任雄州(今属河北省)防御推官、知邓州(今河南邓县)录事、奉议郎、朝奉郎提点洞霄宫等职。据周密《齐东野语·朱氏阴德》记载:"生孙名服。熙宁中,金榜第二人,仕至中书舍人。次孙肱,亦登第,著名节,即著《南阳活人书》者。服子彧,即著《萍州可谈》者,遂为吾乡名族焉。"② 因此朱氏堪称儒学世家,是当地的名门望族。

据宋代陈均《九朝编年备要》卷26记载:宋徽宗崇宁元年(1102)春正月,河东22郡发生地震、日蚀等灾异现象,朱肱上书议论灾异抨击朝政,

---

① 陈雪楼. 中国历代名医图传[M]. 南京:江苏科学技术出版社,1987:86.
② 周密. 齐东野语[M]. 北京:中华书局,1983:119.

指摘执政章淳过失、触犯曾布而罢官，遂潜心研究医学。元祐四年（1089）开始写作《南阳活人书》（原题《无求子伤寒百问》），历20年，于大观二年（1108）著成《无求子伤寒百问》并刊行。政和元年（1111）复经修补，增为20卷，并更名为《南阳活人书》。当时朝廷大兴医学，遂于政和元年（1111）令其子将书进献朝庭，召为医学博士，负责朝廷医药政令。

政和五年（1115）朱肱因书写苏轼诗句，违犯党禁，被贬达州（今属四川达县）茶场，同时遭贬的有陈弁、余应求、李升、韩均四人，时称为五君子。政和六年（1116），以朝奉郎提点洞霄宫召还。靖康元年（1125），卒于朝奉郎提点洞霄宫任上。

精研伤寒

自张仲景著《伤寒杂病论》开始确立六经辨证，但乏人进行系统研究。朱肱潜心研究伤寒，"考古验今，首尾二十一年"，所著《南阳活人书》，以问答体编著，于《伤寒论》的研究，颇有特色。清代徐大椿在《医学源流论·活人书论》中评曰："宋人之书，能发明伤寒论，使人有所执持而易晓，大有功于仲景者，活人书为第一。"① 朱肱研究伤寒，首重经络，认为："治伤寒先须识经络，不识经络，触途冥行，不知邪气之所在，往往病在太阳，反攻少阴；证是厥阴，乃和少阳，寒邪未除，真气受毙。"② 在书中卷1论述经络并绘制六张经络图，并以伤寒病传变的途径来论述六经病证，如："问伤寒一二日，发热恶寒，头项痛，腰脊强，尺寸脉俱浮者"，③ 是为足太阳膀胱经受病。期传变途径依次为足阳明胃经、足少阳胆经、足太阴脾经、足少阴肾经、足厥阴肝经等，每经详论病证、方药、加减。并指出："古人治伤寒有法，非杂病可比，五种不同，六经各异，阴阳传受，日数浅深，药剂温凉，用有先后，差之毫厘，轻者危殆"，④ 此为辨明六经的意义

---

① 徐大椿. 医学源流论［M］//北京市卫生干部进修学院中医部编校. 徐大椿医书全集. 北京：人民卫生出版社，1988：213.
② 朱肱. 南阳活人书［M］. 北京：人民卫生出版社，1993：1.
③ 朱肱. 南阳活人书［M］. 北京：人民卫生出版社，1993：12.
④ 朱肱. 南阳活人书［M］. 北京：人民卫生出版社，1993：60.

所在。

次重切脉。在确定邪之所在部位（经络）之后认为："治伤寒先须识脉，若不识脉，则表里不分，虚实不辨。"① 朱肱认为："伤寒尤要辨表里，脉浮为在表，脉沉为在里。阳动则有汗，阴动则发热。得汗而脉静者生，汗已而脉躁者死。阴病阳脉则不成，阴病阴脉则不永，生死吉凶，如合龟镜……"① 他认为相似病的辨别主要靠切脉，表里阴阳虚实证的区分亦凭切脉，治则的确立、病证生死吉凶的预测也须参考脉象。此外，朱肱以结胸证为例论述切脉的重要性，认为不能仅凭外证诊病，应参看脉象："结胸证于法当下，虽三尺之童，皆知用大黄甘遂陷胸汤下之。然仲景云：结胸脉浮者不可下，下之则死。以此推之，若只凭外证，便用陷胸汤，则误矣。"① 脉象还是诊断病名分析病机的重要依据："伤寒脉紧，伤风脉缓，热病脉盛，中暑脉虚，人迎紧盛伤于食，率以脉别之。"① 足见其对脉诊的重视程度。关于脉诊部位，他主张应按照仲景诊脉法，对于寸、关、尺及气口、人迎、太溪、冲阳脉皆须细诊详察。他首倡七表八里脉象分类法："苟知浮、芤、滑、实、弦、紧、洪属于表，迟、缓、微、涩、沉、浮、濡属于里，表里内外，阴阳消息，以经处之，亦过半矣。"① 即依据脉象可以辨明阴阳表里之机。

朱肱亦强调表里辨证。在阐述经络之后，朱氏认为应"然后切脉，以辨其在表在里，若虚若实"。② 他认为："治伤寒须辨表里，表里不分，汗下差误。"而在辨明表证、里证之后，则可确立治则："在表宜汗，在里宜下，半在里半在表宜和解"，又须根据表里缓急，权衡轻重，采取先救里或先救表的不同措施。由于表证和里证又各有寒热虚实之分，因此在表里大纲的前提下，尚须条分缕析，因证而异。此外，在书中亦论述了阴阳辨证。他在该书卷4中说："治伤寒须识阴阳二证。手足各有三阴三阳，合为十二经，在手背者为阳属表为腑，在手掌里者为阴属里为脏。足经仿此，伤寒只传足经不传手经。"③ 指出十二经络本身就是以阴阳作为总的划分，合则可以阴阳总括，分则阴阳有三阴三阳、手足之别，辨证首先分清阴证、阳

---

① 朱肱. 南阳活人书 [M]. 北京：人民卫生出版社，1993：20.
② 朱肱. 南阳活人书 [M]. 北京：人民卫生出版社，1993：33.
③ 朱肱. 南阳活人书 [M]. 北京：人民卫生出版社，1993：45.

证，才能得其要领。

朱肱还十分重视脉证合参的辨证原则。他在该书第 2 卷中说："大抵问而知之以观其外，切而知之以察其内，证与脉不可偏废。"① 鉴于伤寒属于外感病证，具有由表入里发展的一般规律，因此朱氏以六经传变一般规律来论述伤寒，参以阴阳、表里、寒热、虚实辨证。至此，朱氏从众多的六经具体病证中提纲挈领，突出了阴阳、表里、寒热、虚实辨证，开创了以八纲分析六经病证，此种方法至今仍为研究《伤寒论》的重要方法。

朱肱在研读仲景医书时对仲景医方的配伍进行了分析，如：

桂枝加桂汤："桂枝汤加桂，以桂能泄奔豚气也。"

桂枝去芍药汤："芍药味酸，脉促胸满，恐成结胸，故去芍药佐，则单用辛甘发散毒气也。"②

这两条方论第一条分析了桂的功效和芍药的性味主治，第二条分析了方剂中佐药芍药的性味主治和加减。此分析是早期的方论内容，为朱肱研读仲景医方的认识。《南阳活人书》成书于宋政和元年（1111），书中方论的内容虽不及《伤寒明理论》完备，但比金代成无己《伤寒明理论》（1156）早约 45 年，在方剂发展史上具有重要意义。

著书立说

宋时医学被士大夫们视为小道，儒者不谈、不习。虽仲景《伤寒论》奠定六经辨证论治基础，但一直乏人对伤寒进行系统研究，朱肱可说是第一人。朱肱于元祐四年（1089）开始写作《伤寒百问》一书，近二十一年，于大观二年（1108）著成。政和元年（1111），令其子将书进献朝庭，得国子监刊印。其后，"京师、成都、湖南、福建、两浙等地，凡五处印行。"此书刊行后，政和元年（1111），张蒇"乞其缮本，校其详略，而《伤寒百问》十得五六，前日之所谓歉然者，悉完且备。……增为二十卷。厘为七

---

① 朱肱. 南阳活人书 [M]. 北京：人民卫生出版社，1993：20.
② 朱肱. 南阳活人书 [M]. 北京：人民卫生出版社，1993：153.

册，计九万一千三百六十八字。"① 并改书名为《南阳活人书》。政和六年（1116），朱肱由达州返京途中，在方城见同年范内翰，认为《南阳活人书》比《伤寒百问》详细10倍，但是证与方分为数卷，难以检阅。到见王先生，认为其书多处刊行，不曾校勘，错误颇多。因此，朱肱返京后重新参详，改100余处，并命杭州大隐坊镂板印行。② 本书有20卷，以问答为体例，论述经络、切脉，剖析伤寒的各种证候及阴阳、表里、寒热、虚实辨证。第1卷总论六经病的脉证传变及治法；第2卷论脉法，有四脉、四穴、七表、八里之说；第3、第4卷论表里阴阳四证；第5卷论治法，重在汗法和下法；第6卷分论伤寒、伤风、热病、中暑、温病、温疟、中湿、湿温、痉病、温毒12证，发挥较多；第7卷论痰证、食积、虚烦、脚气等证与伤寒的鉴别；第8～11卷分论发热、恶寒、汗、头痛、结胸、痞症、胁痛、咳逆、发黄等证。以上11卷为问答体，共设100问，以阐发《伤寒论》奥旨为主。第12～15卷类述《伤寒论》113首方，第16～18卷采撷《外台》《千金》《圣惠》等各家126首杂方，第19卷论妇人伤寒，载方41首，第20卷论小儿伤寒及疮疹，载方33首。

全书学宗仲景，参合各家，首倡以经络论六经方证，参以阴阳、表里、寒热、虚实辨证，强调脉证合参以辨病性，对张仲景学术颇多发挥，是《伤寒论》研究早期较有影响的著作之一，对学习和研究《伤寒论》都有重要的参考价值。

朱肱于政和八年（1118），取嘉祐中丁德用"左右手足井荥合原"及石藏用画"任督二脉、十二经注"、杨介画"心、肺、胆、脾、胃之系属，大小肠、膀胱之营垒"，校其错误，补以针法，著《内外二景图》三卷。朱肱于1118年在他的著作《重校证活人书》中绘制了6幅"经络图"，把经脉循行文字以图的形式予以展示，虽然它是以杨介《存真图》为主要绘制依据，但因论述经脉循行的早期文献，如《黄帝内经》《针灸甲乙经》等书的现存本中都未见到经脉图，而杨介《存真图》长期以来也未见其宋刊本，所以朱肱绘制"经络图"在针灸学术史上具有重要意义，在经脉图的传承上具有重要的文献价值和学术价值，使得经脉循行有图可依，不仅为后人

---

① 朱肱. 南阳活人书 [M]. 北京：人民卫生出版社，1993：22.
② 朱肱. 南阳活人书 [M]. 北京：人民卫生出版社，1993：24.

学习、理解经脉循行提供了形象、直观的史料，也对后世绘制经脉图提供了有益的借鉴。同时，从现存之"经络图"来看，朱肱的《内外二景图》和《活人书》"经络图"在数量上占有很大比重，它直接或间接地影响了后世"经络图"，在整个"经络图"的源流演变中起着承前启后的作用。①

朱肱亦著有《北山酒经》一书。《北山酒经·李保序》有云"大隐先生朱翼中，壮年勇退，著书酿酒，侨居西湖上而老"，说明本书系朱肱隐居杭州时所撰。全书详细介绍了酒的历史渊源、酒的功用，酿酒的技术等内容。

《伤寒百问》于政和元年（1111）刊行时为一函8册，共20卷，前后9万余字。成书后，历代有多次增补、刊行。政和元年（1111），张蒇增为20卷，厘为7册，计91368字，并改书名为《南阳活人书》。政和八年（1118）朱肱重校，改100余错处，但未说明卷数。明万历十九年（1591），徐镕广收多种刊本校定后刊行，名《活人书》，20卷，已佚。明万历四十四年（1616），徐镕重校，仍名《活人书》，20卷刊行。明万历二十九年（1601），吴勉学刊本加类证二字，所据乃徐氏本，将第20卷后半小儿疮疹为第21卷，又增加李子健《伤寒十劝》一卷，共22卷。附卷释音、辨误、药性诸篇，乃徐氏所作，名为《类证活人书》。徐鸣凤在吴本基础上增补《活人书辨误》《小儿药性》，名《增注类证活人书》。

朱肱《南阳活人书》在宋代脍炙一时，杨士瀛、刘完素、王好古等并称其能发明张仲景，然亦有未合张仲景意者，但元代马宗素撰《伤寒医鉴》专驳《南阳活人书》。后成无己注本盛行，医家多宗之，是书遂不甚为世所重，传本亦稀，明徐镕合数残本为之校录。

尤擅临床

朱肱不但医理精通，并且临床经验亦非常丰富。在临证中他主张方证相合，认为"所谓药证者，药方前有证也，如某方治某病是也。伤寒有证异而病同一经，药同而或治两证，类而分之，参而伍之，审知某证者，某

---

① 申玮红. 朱肱"经络图"源流考 [D]. 北京：中国中医科学院，2006.

经之病，某汤者，某经之药，然后用之万全矣"。① 又说："一证下有数种药方主之者，须是将病对药，将药合病，乃可服之。"如十枣汤、大柴胡汤、生姜泻心汤、赤石脂禹余粮汤、桂枝人参汤均能治下利而心下痞，但其方有冷热之异，须仔细详药证以对治之，方投之能中。还指出必须随证加减："仲景伤寒方一百十三道，病与方相应，乃用正方，稍有差别，即随证加减。"①并就伤寒方证和加减法一一做了论述。在本书自序中朱肱亦批评了当时临证用药的一些错误："又有好用凉药者，如附子、硫黄，则笑而不喜用，虽隆冬使人冷饮，服三黄圆之类；有好用热药者，如大黄、芒硝，则畏而不敢使，虽盛夏劝人灸煅，服金液丹之类。"② 有感于"仲景证多而药少"，朱氏乃采辑《外台》《千金》《圣惠方》《肘后方》等方补而备之，特别补充了阴毒、瘟疫、温毒等病的方剂。如所选的五积散、败毒散、葱豉汤、黄连解毒汤等是为后世所沿用的效方，回阳丹、霹雳散等方对阴证伤寒的治疗有一定影响。明代李梴《医学入门》曾记载朱肱的一则临证治验："在南阳时，太守疾作，用小柴胡为散，连进三服，胸满。公曰：小柴胡汤煎清汁服之，能入经络，攻病取快。今乃为散，滞在膈上，宜乎作满。因煮二剂与之，顿安。"③ 依此可知，朱肱临证水平较高，不仅能随证制方，且能考虑到剂型与病证相合的问题。

年　表

1050 年　　出生。
1088 年　　中进士。
1089 年　　开始写作《伤寒百问》。
1102 年　　河东 22 郡发生地震、日蚀，上书议论灾异抨击朝政，罢官。
1108 年　　著成《无求子伤寒百问》并刊行。

---

① 朱肱. 南阳活人书 [M]. 北京：人民卫生出版社，1993：147.
② 朱肱. 南阳活人书 [M]. 北京：人民卫生出版社，1993：19.
③ 医学入门. 李梴 [M]. 南昌：江西科学技术出版社，1988：35.

1111年	时任奉议郎。
	张葳（chǎn）作序并改书名为《南阳活人书》。
	令其子将书进献朝庭，召为医学博士，负责朝廷医药政令。
1115年	因书写苏轼诗句，违犯党禁，被贬达州（今属四川达县）茶场。
1116年	以朝奉郎提点洞霄宫召还，迁居西湖上。
1118年	著《内外二景图》3卷。
	校《南阳活人书》，改100余处，命杭州大隐坊镂板印行。
1125年	卒于朝奉郎提点洞霄宫任上。

（袁　冰）

主要论著

朱肱. 南阳活人书. 明万历十九年辛卯（1591）徐校刻本.

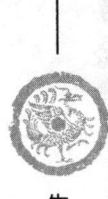

成无己

（约 1037～1051—1144～1157）

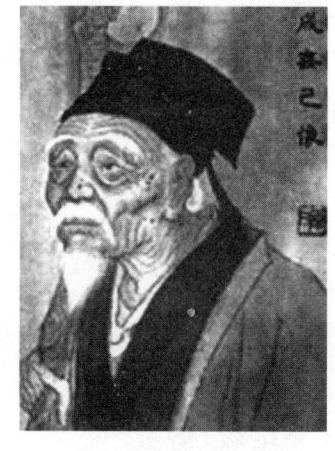

成无己像

（方骏绘）①

成无己，中医学家。毕生致力于《伤寒论》的学习和研究，首次对《伤寒论》逐条注释，阐发张仲景之说，对后世伤寒学派的产生和发展具有重大影响，尤其是对《伤寒论》诸方的解释，使《内经》制方配伍理论落于实处，对张仲景所用诸药的解释促使了四气五味等药性理论与临床实践的结合，其对伤寒诸症的辨析亦有独到之处。

成无己，金聊摄人（今山东省聊城市茌平县洪官屯西成庄），大约生于 1037—1051 年之间②。

成无己"家世儒医"，幼承家学，又"性识明敏，记问该博"。成无己出生不久，北宋政府分别在 1055 年和 1060 年两次诏令在医学考试中要注重理论和临床用药实践相结合。至和二年（1055）九月，宋仁宗"诏提举医官院；至今试医官，并问所出病源，令引医经本草、药之州土、主疗及性味畏恶、修制次第、君臣佐使、轻重奇偶条对之。每试十道，以六通为合格"。③ 嘉祐五年（1060），太常寺又提出："今详从神农本草于医药中最为切用，自来多不习懂，欲乞自今后每遇考试，于问义十道中兼问《本草》大义三两道。如虽通他经，于《本草》全不通者，亦不预收补。"④ 1068—

---

① 陈雪楼. 中国历代名医图传 [M]. 南京：江苏科学技术出版社，1987：80.
② 张海鹏. 成无己生卒年考 [J]. 中华医史杂志，2010，40（4）：256.
③ 李焘. 续资治通鉴长篇·卷181 [M]. 北京：中华书局，1986：4371.
④ 徐松. 宋会要辑稿：职官二二 [M]. 北京：中华书局，1957：2878.

1086年，王安石变法，医学教育实行"三舍法"，方脉科中增设《伤寒论》课程。自此，《伤寒论》从政府层面被确定为学医的必修课程。正是这样的背景促使成无己在学习时，不再像前人那样侧重于经验的积累，而是注重寻求经验背后所蕴含规律，注重理法方药的完整和统一，这为其撰注《伤寒论注解》和《伤寒明理论》奠定了基础。

成无己学医有成后，医术高明，行医济众，医名甚高，被时人称之为"国医"。[①] 1100年或此前，成无己已年过半百，经过长期的学习、思考和临床实践，其对《伤寒论》的理解渐趋成熟，开始撰写《注解伤寒论》，前后历时40年，于1140年之前撰成《注解伤寒论》。

金国崛起后，数次入侵中原，并大量掳掠人口。因金国缺医，故天眷年间（1138—1140）或稍早，成无己虽已90余岁高龄，仍被金人挟持至临潢。1138—1140年之间，成无己在临潢遇到同样被挟持至临潢的严器之，并示之以已撰成的《伤寒论注解》。

成无己在撰注《伤寒论注解》之余，又选取《伤寒论》主症50个，综合分析，辨其异同，著成《伤寒论明理论》，并于1142年请严器之为之作序。

1143年，王鼎因寻访其弟，至临潢，于鲍子颛大夫处与成无己相遇。王鼎亲眼目睹成无己治病，百无一失，遂向成无己求《伤寒论注解》，成无己以"未经进，不可传"为由未予。想来，成无己认为《伤寒论注解》未臻完善。一年后，即1144年，成无己对《伤寒论注解》进一步完善后，请严器之为之作序。

1144—1157年，成无己年事已高，仍滞留临潢，不得归乡，最终客死异乡。成无己去世前，将所著《伤寒论注解》和《伤寒明理论》托付不同乡人，希望其返乡后能刊刻行世。

引《内》《难》 注《伤寒》 开一代风气

伤寒之论始见于《内经》，多作病因提及，与风、暑、湿、燥等并论，虽有"今夫热病者，皆伤寒之类也"之论，并从六经加以论述，但其论比

[①] 李玉清. 成无己生平及《注解伤寒论》撰注年代考[J]. 中华医史杂志, 1997, 27 (4): 249-251.

较粗糙，远不如风、痹、痿、厥、咳等专篇论述之详。至《难经》，认为"伤寒有五：有中风、有伤寒、有湿病、有热病、有温病"，成为后世广义伤寒与狭义伤寒的导源，但《难经》并进一步的论述。总之，《内》《难》所记，仅是伤寒病之大略。

至汉季，张仲景撰《伤寒杂病论》，使伤寒病之证治趋于具体、规范，尤其是其对辨证论治的阐发，对后世产生了深远的影响。张仲景之论，既有脉症，系描述性记载，类于临床实录，无机理之阐发，致后世学者难解张仲景之义。

张仲景之后，直到北宋前期，王叔和、陈延之、巢元方、孙思邈、王焘、韩祗和、庞安时、朱肱等，伤寒之学多有发展。观其论述，与张仲景之论相类，仅见脉症治方，并无机理之阐发。虽然孙思邈在《千金翼方》中提出了"方证同条，比类相附"的研究思路，并对张仲景《伤寒论》进行改编，但其总体认识仍是以伤寒病为主。朱肱《南阳活人书》的内容虽以张仲景《伤寒论》为主，但其涉及到的很多内容，如伤寒、伤风、热病、中暑、温病、温疟、风温、温疟、中湿、风湿、湿温、痉病、温毒等显然超出了张仲景《伤寒论》。总之，直到成无己之前，医家注重伤寒病之研究，张仲景的《伤寒论》仅是其研究对象之一，故对其随意更改，致后人难知《伤寒论》之原貌。

1057年，校正医书局成立。1065年，林亿等校定《伤寒论》，并刊行天下。1068—1086年，王安石变法期间，医学教育实行"三舍法"，方脉科中增设《伤寒论》课程，自此，《伤寒论》从政府层面被确定为学医的必修课程，《伤寒论》的研究、整理、注释、发挥逐渐受到医家的重视。正是在这样的背景下，成无己在1100年或此前开始撰写《注解伤寒论》，历时40年，于1140年之前撰成《注解伤寒论》。

成无己"家世儒医"，其治学方法受儒家思想影响很大，主要表现在注不破经和以经解经两方面。

其一，成无己之前，医家的研究对象是伤寒病，张仲景《伤寒论》仅是其取材对象之一，所以并不注重保持《伤寒论》的完整。成无己"家世儒医"，受儒家注不破经思想的影响，在全文逐条注释《伤寒论》的同时，保持了《伤寒论》的完整。后人有谓成无己注不破经，过于保守，其实不然，观成无己所著《伤寒明理论》，选取书中具有代表性的50个主症，加以综合分析,辨其异同,如此做法,非将全书融会贯通不可成。可见,成无己并非保守,而是分撰两书,在保持《伤寒论》原貌的同时,又将全书打乱,融会抽演,以阐述自己对《伤寒论》的理解。

其二,成无己之前的伤寒病研究,侧重于相关素材的搜集和经验和积累,而略于理论研究,虽然张仲景自序谓撰用《素问》《九卷》《八十一难》,但在字面上并无任何体现,可谓有法、有方、有药,而无理,或是虽有理,但隐而不彰。成无己研究《伤寒论》,以《内经》《难经》的相关论述为基础,从脏腑经络、营卫气血等角度,对《伤寒论》各条文的病因病机加以阐释,使《伤寒论》理法方药得以全现世人眼前。例如其对"太阳病,发汗,遂漏不止,其人恶风,小便难,四肢微急,难以屈伸,桂枝加附子汤主之"的注解,认为"小便难"是汗出亡津液,阳气虚弱,不能施化,并引《内经》"膀胱者,州都之官,津液藏焉,气化则能出矣"作证,认为"四肢微急,难以屈伸"是亡阳脱液所致,并引《灵枢》"液脱者,骨属屈伸不利"作证。①

与成无己首次全面逐条注释《伤寒论》相比,对后世影响更大的是成无己开创了另一种学风,即由研究探讨伤寒病,转为研究《伤寒论》一书。由于病与书在涵盖范围上存在差别,虽然致使《伤寒论》的研究不断深化,但同时也导致了明清医家对病与书之间矛盾的争论。

首创方论　开方剂理论研究之端

至北宋之际,传世方书已多,尤其是张仲景《伤寒论》更被后世尊为"群方之祖,众方之宗",但对于制方之理、组方之奥,却无人析其微、阐其奥。随着方剂数量的增多,客观要求中医学由经验用方向理论用方转化,再加之宋儒"格物致知"思想的影响,北宋医家开始对方剂进行理论研究。北宋时期的医学教育和考试也要求学习者对制方选药的过程加以阐释,进一步促进了方剂的理论研究。古代医家对方剂的理论研究集中体现在方论上,学术界普遍认为方论始于成无己,但据朱建平等考证,在成无己之前,

---

① 成无己. 注解伤寒论 [M]. 北京:人民卫生出版社,1963:55-56.

庞安时及寇宗奭的著作中已有对《伤寒论》方剂的阐释，① 但与成无己对《伤寒论》诸方的阐释相比，不论是庞安时，还是寇宗奭，其对方剂的阐释都属于个别现象，而且过于粗浅，远不如成无己对方剂的分析详尽和系统，也就是说从成无己开始，中医学才真正开始了对方剂的理论研究。

成无己对《伤寒论》诸方的分析，主要包括以下几个方面：其一，方名释义。方剂的命名有多种方法，有的方剂在命名时所包含的信息有助于对方剂的理解。对于《伤寒论》诸方，成无己只解释了部分方剂名称的含义，而这些解释有助于理解张仲景之方。例如成无己对白虎汤的解释："白虎，西方金神也，应秋而归肺。热甚于内者，以寒下之；热甚于外者，以凉解之；其有中外俱热，内不得泄，外不得发者，非此汤则不能解之也。夏热秋凉，暑之气得秋而止。秋之令曰处暑，是汤以白虎名之，谓能止热也。"② 成无己对"白虎"的解释，很明确地揭示了该方的主要功效。其二，与纯粹的方书不同，《伤寒论》诸方是依附于相关条文的，即对《伤寒论》诸方的解释，必须以对相关条文的理解为前提。成无己对《伤寒论》诸方的解释，正是以相关条文所揭示的病因病机为依据。例如其对桂枝汤的解释，即是先区分伤寒与中风的区别，再解释桂枝汤的方义，从而使条文与方剂紧密联系在一起。其三，方剂由具体药物构成，对于每味药在方剂中的作用，早在《素问·至真要大论》中即"主病之谓君，佐君之谓臣，应臣之谓使"的记载，但仅限于理论上的阐述，并未与具体方剂发生联系，而且没有论及佐药。成无己首次运用君臣佐使来分析《伤寒论》诸方，从而使君臣佐使落到实处。例如成无己对桂枝汤的解释："盖发散风邪为主，故桂枝所以为君也，芍药味苦酸微寒，甘草味甘平，二物用以为臣佐者。《内经》所谓'风淫所胜，平以辛，佐以甘，以甘缓之，以酸收之'，是以芍药为臣，而甘草为佐也。"③ 其四，任何一首方剂的确立，都遵循着一定的法则或理论。早在《素问》中即有关于制方法则的论述，如六气胜复和五脏苦欲，但直到成无己之前，这些论述仍然停留在理论层面，并没有与具体方剂发生联系。成无己首次运用六气胜复、五脏苦欲等理论对《伤寒

---

① 朱建平. 中医方剂学发展史 [M]. 北京：学苑出版社，2009.
② 成无己. 伤寒明理论 [M]. 北京：商务印书馆，1955：56-57.
③ 成无己. 伤寒明理论 [M]. 北京：商务印书馆，1955：45.

论》诸方进行分析，其在著作中多处引用了"风淫所胜，平以辛，佐以苦，以甘缓之，以酸收之""寒淫于内，治以甘热，佐以辛苦者""肺欲收，急食酸以收之""燥淫于内，治以苦温""辛甘发散为阳，酸苦涌泄为阴""脾欲缓，急食甘以缓之"等论述，使《素问》的制方法则落于实处，正如任应秋所说："人皆知其（指成无己）为注仲景方的首创，而不知其实为发挥《素问》制方学的巨匠"。①

因病机　参性味　阐释药物功效

早在《黄帝内经》和《神农本草经》中即有四气五味、七情和合，气味厚薄阴阳等药性理论，《本草经集注》更是提出"药理既昧，所以不效"，但直到《证类本草》（1082）为至，金元之前的本草著作所载多是前人用药经验，四气五味等药性理论并未与药物的实际功效发生联系。

到了北宋时期，随着药物功用主治经验积累的丰富，单凭经验用药已无法驾驭庞大的经验积累。医学发展的客观要求促使医家开始总结前人认识，构建药性理论体系，使经验用药向理论用药转变。同时，宋儒"格物致知"的思想也对医学产生了影响，此时的医学教育和考试开始注重理论和临床用药实践相结合。如宋仁宗在至和二年（1055）九月："诏提举医官院；至今试医官，并问所出病源，令引医经本草、药之州土、主疗及性味畏恶、修制次第、君臣佐使、轻重奇偶条对之。每试十道，以六通为合格。"②嘉祐五年（1060），太常寺又提出："今详从神农本草于医药中最为切用，自来多不习懂，欲乞自今后每遇考试，于问义十道中兼问《本草》大义三两道。如虽通他经，于《本草》全不通者，亦不预收补。"③其实，成书于北宋初年的《开宝本草》（974）中已有运用性味理论解释药物功效的记载，如龙眼"甘味归脾而能益智"，故别名"益智"；1116年成书的《本草衍义》中也有运用性味理论及法象药理解释药物功效的记载，但这些

---

① 任应秋. 中医各家学说［M］. 上海：上海科学技术出版社，1986：23.
② 李焘. 续资治通鉴长篇·卷181［M］. 北京：中华书局，1986：4371.
③ 徐松. 宋会要辑稿：职官22［M］. 北京：中华书局，1957：2878.

均属个别现象,比较散在,不成系统。直到成无己注解《伤寒论》,对书中90余味药物的功效进行了解释,才真正实现了药性理论与临床实践的结合。

成无己对《伤寒论》药物功效的解释,以张仲景条文的病因病机为基础,以《素问》中的性味、六气胜复,以及五脏苦欲等记载为理论工具,并结合本草文献的记载。例如调胃承气汤,成无己云:"《内经》曰:热淫于内,治以咸寒,佐以苦甘。芒硝咸寒以除热,大黄苦寒以荡实,甘草甘平,助二物,推陈而缓中。"① 此处对芒硝、大黄功效的解释中,"热"和"实",即是基于调胃承气汤病因病机的认识;"推陈而缓中"的"推陈",当是脱胎自《神农本草经》的记载;咸寒除热、苦寒荡实,则是以性味为理论工具。

任何一个理论都有其局限性,依据单一的理论进行解释或阐释,往往会导致谬误。"性味"理论本身具有局限性,如一般认为五味的作用是辛散、苦下、甘缓、咸软、酸收,但有些药物的作用与其味并不相符。成无己对药物功效的解释是基于病因病机、"性味"理论、本草文献记载,并不仅仅依靠"性味"理论,这在很大程度上保证了成无己对药物功效解释的正确性。例如成无己对栀子厚朴汤的解释:"酸苦涌泄。栀子之苦,以涌虚烦;厚朴、枳实之苦,以泄腹满。"② 同样味苦,栀子涌泄,而厚朴、枳实则泄。显然,成无己对这些药物功效的解释,并不仅仅依据酸苦涌泄、酸收、苦泄、辛散的理论认识,而是结合了病因病机,以及相关的本草文献记载,这就决定了解释结果在最大程度上符合临床实际。

但从《注解伤寒论》和《伤寒明理论》来看,成无己对某些药物的解释仍然局限于"性味"理论,其对生姜止呕的解释即是其例。例如栀子豉汤,呕者加生姜,成无己解为"呕,则气为热搏逆而不散者,辛以散之可也",③"呕者,热烦而气逆也,加生姜以散气";③再如黄芩汤,若呕者,加半夏生姜,成无己解为"呕者,胃气逆也,故加半夏、生姜,以散逆气";又如理中丸,吐者,去白术加生姜,成无己解为"呕家不喜甘,故去术;呕家多服生姜,以辛散之";④ 又如真武汤,若呕者,去附子加生姜,成无

---

① 成无己. 注解伤寒论 [M]. 北京:人民卫生出版社,1963:63.
② 成无己. 注解伤寒论 [M]. 北京:人民卫生出版社,1963:83.
③ 成无己. 注解伤寒论 [M]. 北京:人民卫生出版社,1963:82.
④ 成无己. 注解伤寒论 [M]. 北京:人民卫生出版社,1963:185.

己解为"气逆则呕,附子补气,生姜散气。《千金》曰:呕家多服生姜,此为呕家圣药";① 又如通脉四逆汤,呕吐者加生姜,成无己解为"辛以散之,呕为气不散也"。① 由上可知,成无己认为辛味散,生姜味辛,故散,其治呕,是因为辛散逆气之故。这不同与我们今天的认识,胃气上逆则呕,生姜有和胃降逆之效,故可止呕。成无己一方面认为呕的病机是气逆,另一方面又认为生姜治呕是散逆气,显然是受到"性味"理论中"辛散"的影响。

今人姜春华曾概括指出成无己注解《伤寒论》的特点,"成无己本于《内经》理论,并以本论之精神使各条之义朗然。注中采用阴阳、表里、寒热、虚实、气血、营卫、正邪进退等,是皆张仲景辨证论治精神,学伤寒而学此不失正轨",② 即成无己主要从阴阳、表里、寒热、虚实、气血、营卫、正邪进退等角度来阐释仲景条文的病因病机。前文已指出,成无己对《伤寒论》药物功效的解释往往从病因病机出发,因此,成无己也多是从阴阳、表里、寒热、虚实等角度来界定《伤寒论》中药物的功效。例如成无己对半夏泻心汤的解释:"辛入肺而散气,半夏之辛,以散结气;苦入心而泄泻热,黄芩、黄连之苦,以泻痞热;脾欲缓,急食甘以缓之,人参、甘草、大枣之甘,以缓之。"③ 又如成无己对黄芩汤的解释:"虚而不实者,苦以坚之,酸以收之,黄芩、芍药之苦酸,以坚敛肠胃之气。弱而不足者,甘以补之,甘草、大枣之甘,以补固肠胃之弱。"④ 此处的半夏散结气,芩连泄热,人参、甘草、大枣甘缓,黄芩苦坚、芍药酸敛以补虚,甘草、大枣之甘以扶弱等认识,均是从虚实、寒热、动静、正邪立论,与现今注重药物与脏腑关系的认识明显不同,虽然比较笼统,不够具体,但显得很质朴,概括性很强,有着浓厚鲜活的临床气息,反映了由经验用药向理论用药过渡阶段的特色。

成无己所引用的经文多出自《素问·至真要大论》,如"风淫所胜,平以辛,佐以苦甘,以甘缓之,以酸收之",指的是在厥阴司天的情况下,天地以风气为盛,脾胃受邪,故当用辛金以克风木,以缓天地之刑,但成无

---

① 成无己. 注解伤寒论 [M]. 北京:人民卫生出版社,1963:165.
② 姜春华. 历代中医学家评析 [M]. 上海:上海科学技术出版社,1989:49.
③ 成无己. 注解伤寒论 [M]. 北京:人民卫生出版社,1963:113.
④ 成无己. 注解伤寒论 [M]. 北京:人民卫生出版社,1963:121.

己显然不是从运气角度来理解这些内容的。成无己对于这些内容是从风、寒、热、燥、湿等邪气为病的特点，以及酸、苦、甘、辛、咸五味的作用来认识《素问·至真要大论》的这些内容。例如成无己对桂枝汤的解释："《内经》曰：辛甘发散为阳。桂枝汤，辛甘之剂也，所以发散风邪。《内经》曰：风淫所胜，平以辛，佐以苦甘，以甘缓之，以酸收之。是以桂枝为主，芍药甘草为佐也。《内经》曰：内淫于内，以甘缓之，以辛散之。是以生姜大枣为使也。"[1] 从成无己的这段解释可以看出，此处的"风"指的是风邪为患；辛、苦、甘、酸，指的是桂枝、芍药、甘草、生姜、大枣等药物的味；缓、收、散，指的是具体药物作用。这些内容极其具体而实在，显然不同于运气学说抽象地论述五运、六气之间的关系。因此，虽然引用了运气学说的内容，但成无己将这些原则性的内容与临床实际中的具体病证和药物加以联系，与运气学说已经有了明显的区别。

金元时期，是由经验用药向理论用药的转变时期。除成无己之外，刘完素、张元素、李东垣、朱丹溪等对于药性理论均有阐发，成就最大的当属易水学派的张元素及其弟子。与成无己不同，易水学派在药性理论研究上，构建了一个相对完整的理论体系，并且形成了一个范式。易水学派药性理论范式的构建在很大程度上依赖于运气学说，即"法象"药理。这一方面使得易水学派在解释药物功效时突破了"性味"的局限，具有更多的途径，另一方面则使易水学派的药性理论中具有了很多人为因素。药性理论具有两个作用，一方面是对前人积累的用药经验进行解释和提炼整理，另一方面则是指导临床用药。就前者而言，前人所积累的用药经验，多经过临床检验的，是不可更改的事实，即使对其作用机理的解释与实际不符，对临床应用并无太大影响，而以药性理论指导临床用药时，理论的正确性便至关重要。受"法象"药理的影响，易水学派所构建的药性理论范式中有很多人为因素，即有的内容并不是从临床实践中总结升华而来，而是依据所谓的范式人为推演得来，这必然使得对某些药物功效的认识与临床实际存在较大的偏差。

反观成无己，虽然其药性理论仅限于"性味"药理，比较散在，不成体系，但其从病因病机出发，结合历代本草记述，以"性味"为工具来解

---

[1] 成无己. 注解伤寒论 [M]. 北京：人民卫生出版社，1963：57.

释药物的功效，重在作用机理的阐发，具有浓厚的临床气息。这种研究思路或方法，是提炼升华用药经验的必由途径，是由经验用药转为理论用药的必经过程。

此外，成无己在《伤寒明理论》中，选取论中50个主症，综合分析，"定体分形析证，若同而异者明之，似是而非者辨之"，务使学者见病知源，辨证明理，对后世的症状鉴别诊断有开创作用。

年　表

1037—1051 年	出生于聊摄（今山东省聊城市茌平县洪官屯西成庄）。
1100 年或此前	开始撰写《伤寒论注解》。
1138—1140 年或此前	被金人掳至临潢，遇到同样被挟持到临潢的严器之，此时《伤寒论注解》已撰成。
1142 年	严器之为《伤寒明理论》作序。
1143 年	在临潢遇王鼎。王氏求《伤寒论注解》，成无己未予。
1144 年	严器之为《伤寒论注解》作序。
1144—1157 年	成无己谢世。成无己在去世前，将《伤寒明理论》和《伤寒论注解》分付不同乡人，希望其返乡后加以刊刻。

（张海鹏）

主要论著

成无己. 伤寒明理论. 元刻本，正隆二年（1157）.

成无己. 注解伤寒论. 元刻本，大定十二年（1172）.

许 叔 微
(1080—1154)

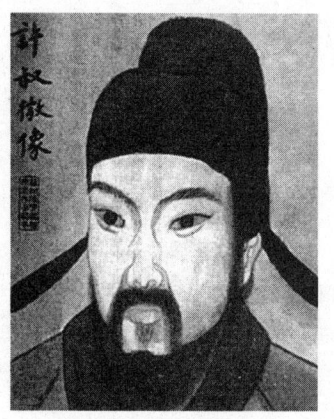

许叔微像
(方骏绘)①

许叔微,宋代中医学家。他毕生致力于中医临床和理论研究,尤其对《伤寒杂病论》有深入研究,并在推广仲景学说方面做出了重要贡献。同时,他收集和整理的杂病治法,也对后世医家起到了巨大的借鉴作用。

许叔微,字知可,1080 年生于真州(今江苏仪征),后南渡居常州,晚年迁太湖马迹山定居。

许叔微在 11 岁时,父母相继去世,他在《普济本事方》的序中自己记录了这段悲惨经历:"予年十一,连遭家祸,父以时疫,母以气中,百日之间,并失怙恃。"② 这段经历,给许叔微以极大的刺激,他日后发奋攻读医学,实由于此,他在《普济本事方》的序言中说到:"痛念里无良医,束手待尽,及长成人,刻意方书,誓欲以救物为心。"②

许叔微在学习期间十分刻苦,经常攻读到深夜,他曾经说过,自己有"膈中停饮"的病症,就是因为"年少时夜坐为文",总是向左边伏在几案上,所以饮食多坠向左边,后来是他自己如法服食苍术才得痊愈。

正是因为刻苦学习医学,所以许叔微在 30 几岁的时候,就已经拥有较高的医术了,比如宣和戊戌年间,许叔微 38 岁,一天,他的表兄秦云老患

---

① 陈雪楼. 中国历代名医图传[M]. 南京:江苏科学技术出版社,1987:84.
② 许叔微. 普济本事方序[M]. 上海:上海科技出版社,1959.

了伤寒病，身上发热，但是脚是凉的，同时"颈项瘛疭"，当时请的医生看了以后，认为既然出现"口噤"的症状，就应该是中风病，于是按照中风来治疗。后来，许叔微来了给患者诊脉，诊得的脉象是"实而有力"，同时，许叔微注意到患者的脚拘挛，而且还有"啮齿，大便不利，身燥无汗"等情况，许叔微据此判断这是张仲景描述过的刚痉，于是果断使用了承气汤来泻下，然后，再使用续命汤来调理，果然，这位患者的身体迅速恢复了。①

虽然许叔微在医术上日臻成熟，但他的科举之路却并不顺利，他早年累试不第，但是即使是在考科举的过程中，许叔微仍然坚持治病救人。在他43岁那年的九月，他在淮南参加科举。和他一起参加考试的，有一位建阳的考生彭子静。就在考试前夕，这位彭子静却突然患病，"身热头痛"，同时还有呕逆的症状，自汗很多，身体像水洗一样。几天后，许叔微听说此事，马上就前来探视，彭子静焦急地对许叔微说："去试不数日，而疾势如此，为之奈何？"许叔微在诊断以后，对彭子静说："误服药多矣，此证当先止汗，幸无忧也！"于是就开了术附汤，结果，服用了3次以后，彭子静的汗就止住了，次日患者的身上微微出了些汗，然后身体就凉爽了。5天后，这个病就彻底痊愈。②

后来，许叔微曾经到过北宋的首都汴梁，正赶上权臣蔡京患病，于是有人建议由许叔微来治疗，结果，许叔微用药以后，蔡京的病居然"一夕瘳"，这让蔡京分外惊喜，于是就想给许叔微一个官做，当时，正好是许叔微科举应试失败，"郁郁不得志"，他高洁的品行使得他不愿以这样的方式取得官职，于是，"竟拂衣去"。

北宋末年，朝廷昏庸，连年的征战，使得民不聊生，百姓生活十分困苦。此时，许叔微医术已经大成，他开始更多地用医术为百姓治病。但是，因为他在少年时期就失去了父母，所以他深知百姓被疾病折磨的痛苦，立志为老百姓免费治病，"顾始终不索酬，志在济人而已。"③

因为北宋统治者的无能，北方的金兵进攻势如破竹，最终攻破了北宋

---

① 许叔微. 伤寒九十论·刚痉证第二十一 [M]. 清咸丰三年（1853）琳琅密室丛书本. 上海图书馆藏.
② 许叔微. 伤寒九十论·漏风证第四十一 [M]. 清咸丰三年（1853）琳琅密室丛书本.
③ 唐棉村. 许学士传·伤寒百证歌 [M]. 清咸丰二年（1852）藏修书屋刻本.

的都城汴梁，北宋宣告灭亡，部分皇室成员流落江南，成立了南宋政权。在战乱中，江南部分地区瘟疫流行，许叔微积极地投入到了治疗瘟疫的斗争中。例如，就在建炎初年，从北方流窜而来的兵痞张遇聚众为贼，一路向南进攻，在攻破了许叔微的家乡真州后，大行劫掠，导致了瘟疫的盛行，此时，许叔微亲自走遍了老百姓家，为他们治疗瘟疫，"视病与药，十活八九"，使得很多百姓免除了死亡的威胁。

这一时期，许叔微的足迹遍及江南各地，曾经到过扬州、毗陵（今无锡）等处。在为百姓治病的同时，许叔微仍然坚持参加科举，最终，在绍兴二年（1132），许叔微终于在52岁时中进士。

此后，许叔微历任徽州、杭州教官及翰林集贤院学士，故后世多以"许学士"称之。

此时，许叔微希望能够在政治上一展抱负，为收复中原尽微薄之力，所以他很快与名将韩世忠等忠良之士成为朋友。许叔微的二儿子名字叫许必胜，字克之，从这个名字中，我们即可看出许叔微希望收复中原的志愿。

但是，当时朝廷昏庸，宋高宗苟且偏安江南，并不想收复中原，而秦桧专政，残害忠良，这令许叔微极度失望，于是，他遂弃官归去，来到了无锡太湖边的马迹山定居，开始潜心著述，撰写了《伤寒百证歌》《伤寒发微论》《伤寒九十论》《普济本事方》等书。

在许叔微隐居期间，据说同样罢官在家的韩世忠经常渡太湖而来，两人把酒畅谈，共抒忧国之情，今天位于无锡马山镇小墅村的许氏故居"梅梁小隐"中，曾经保留有韩世忠所书写的"名医进士"的牌匾（此匾于"文革"期间被毁，现存之匾为陆定一所书）。

在晚年，许叔微仍然为附近百姓诊病。当时许叔微名声已盛，可是只要有百姓来求诊，许叔微"无问贵富贱贫，虽嚎夜风雨"，[①] 都立刻披上蓑衣前往，而且"所治辄应手愈"。就这样，许叔微在诊病与著书的忙碌中，度过了人生的最后岁月，在宋绍兴二十四年（1154），许叔微去世，享年74岁。

---

① 唐棉村. 许学士传·伤寒百证歌 [M]. 清咸丰二年（1852）藏修书屋刻本.

倡导表里虚实为治疗伤寒病之重点

许叔微为一代经方大家,对张仲景学说的推广起到了极大作用,他认为,表里虚实为张仲景《伤寒论》的辨证关键。他在《伤寒发微论·论表里虚实》中阐述到:"伤寒治法,先要明表里虚实。能明此四字,则仲景三百九十七法可坐而定也。"同样,在《伤寒百证歌·论表里虚实歌》中,他又指出:"伤寒最要辨表里虚实为先。有表实,有表虚;有里实,有里虚;有表里俱实,有表里俱虚。先辨此六者,然后用药,无不差矣。"同时,他还在《伤寒百证歌》中,把这些相关的内容分别写成了"表证歌""里证歌""表里虚实歌""表里两证俱见歌""无表里证歌"等篇章。这说明,许叔微认为表里虚实辨证是掌握外感病治疗的关键,这对后世学者理解张仲景六经辨证的实质起到一定的启发作用。

但是,许叔微除了强调表里虚实的重要性之外,他还把"表里虚实"和阴阳、寒热结合起来,如他在《伤寒百证歌》中论述到:"恶寒发热在阳经,无热恶寒病发阴;阳宜发汗麻黄辈,阴宜温药理中宁。"这些内容,实际上是八纲辨证的发轫之作,对后世中医八纲辨证理论的形成具有重要作用。

强调治疗伤寒要重视攻邪与扶正的次第缓急

许叔微精于临床,所以对仲景学说有诸多精妙的领悟,其中他非常重视攻邪与扶正的关系,他认为当外邪为主要矛盾的时候,无论老幼,都要以驱邪为主;而正虚为主要矛盾的时候,则又要及时补正。比如,他曾经治疗一位年逾70的老年军士,患者感伤寒五六天了,脉洪大而长,大便不通,身热无汗,许叔微认为这是阳明证,必须用泻下的方法治疗。但是旁人认为患者年逾70,使用下法恐怕不当。在许叔微的坚持下,患者才肯服了大承气汤,但效果不佳,许叔微很奇怪,于是一再追问,才明白患者的家属恐其年龄大,所以只给患者服用了半剂药。明白缘由之后,许叔微这次亲自监督，让患者全部服下，结果下燥粪十数枚，很快就开始出汗，然后诸症皆除。对此，许叔微评论到："脏有热毒，虽衰年亦可下，脏有寒邪，虽壮年亦可温，要之与病相当耳，失此是致速毙也，谨之。"①

在另一则医案中，则显示了许叔微对于正气的关注。当时有位叫邱忠臣的患者，寓居毗陵，他患了伤寒，症状是"发热、头痛、烦渴"，许叔微来诊断后，发现患者的脉"虽浮数"，但是"无力，自尺以下不至"。许叔微认为，虽然患者是麻黄汤证，但是，因为尺脉迟而且弱，根据张仲景的论述，这是营气不足、血气微少的缘故，此时不能发汗。于是，他就开了建中汤加味，但是，患者急于发汗，他的家属甚至出言不逊，然而，医德高尚的许叔微并未因此而改变治疗方案。在过了六七天以后，患者"尺脉方应"，于是许叔微开始使用麻黄汤，结果患者很快痊愈。对此，许叔微认为："医者亦须顾其表里虚实，待其时日。若不循次第，虽暂时得安，亏损五脏，以促寿限，何足尚哉？"①这说明许叔微在治疗外感病的时候非常关注驱邪与扶正的次第缓急，针对不同体质的患者，他会灵活掌握用药时机，这是一位临床大家所能显现出来的精妙思想，说明许叔微不愧是深通张仲景学说的医家，所以后世对许叔微评价甚高，俞震在《古今医案按·伤寒》中评说："仲景《伤寒论》，犹儒书之《大学》《中庸》也，文词古奥，理法精深。自晋迄今，善用其书者，惟许学士叔微一人而已！所存医案数十条，皆有发明，可为后学楷模。"

强调经方应用中方证的重要性

许叔微在使用经方的过程中，体会到经方的方证具有高度的精确性，方证是病邪和人体正气的不同状态的描述，使用经方，如果能够抓住方证，则可以起到较好的临床效果。因此他特别重视《伤寒论》中的条文与临床症状相对应，这成为了许叔微研究《伤寒论》的一个学术特色，在他的著作《伤寒九十论》中，大多数医案都是在《伤寒论》条文的指导下，应用经方，并取得了较好的效果。在应用经方的过程中，许叔微基本严格使用

---

① 许叔微. 伤寒九十论·阳明可下证第六 [M]. 清咸丰三年（1853）琳琅密室丛书本.

经方原方，较少加减。因此，《伤寒九十论》这部书的一个重要特点就是：谨遵经旨，恪守经方。比如：当时有一位士人，姓李，患了伤寒病，属于太阳证，但是其他医生在使用了发汗的药物后，患者却汗出不止，而且出现了"恶风，小便涩，足挛曲而不伸"的症状，许叔微在诊了患者的脉以后，觉得他的脉"浮而大"，许叔微立刻提出这符合张仲景所云"太阳病，发汗，遂漏不止，其人恶风，小便难，四肢微急，难以屈伸者，桂枝加附子汤主之"的论述，于是马上使用了桂枝加附子汤，结果，服用3次以后，患者的汗便得以止住，然后许叔微再根据《伤寒论》的条文，使用了芍药甘草汤，患者的脚部拘挛便消失了，几天之后，患者便彻底康复了。在医案后面的论述中，许叔微更加指出：张仲景对使用经方主方之后的变证，也有很多深刻的论述，如果医家能够严格遵守，则可以使得疗效更好，"故仲景于诸证，纷纷小变异，便变法以治之，故于汤不可不谨。"① 在大量的临床体验中，许叔微深切地感到了经方方证的精确，因此发出了"仲景之法岂诳惑后世也哉"的感慨。许叔微的这些论述，对后世医家有着较大的影响，也对中医历史上经方派的形成，起着引领的作用。

但是，许叔微提倡方证对应，并不是泥古不化，他还常根据患者的病情，用仲景之意，对经方加以调整，来更加精确治疗。例如，1132年2月的某天，毗陵（今无锡市）学官王仲景的妹妹，患了伤寒，已经发病七八日，症状是"昏塞，喉中涎响如锯，目瞑不知人"，病势十分危急。许叔微在诊断后，就开始询问患者在没有昏迷前出现了哪些症状？正好患者的母亲在旁边，就回答说：刚开始患病的那四五天里，患者总是夜间谵语，就像看到了鬼一样。许叔微听罢，又继续追问：在患病之初，是不是正好赶上她的月经刚刚来？患者的母亲回答：她的月经正好来，但是因为身体发病就停止了。听到这里，许叔微立刻判断道："此热入血室也。仲景云：妇人中风发热，经水适来，昼日明了，夜则谵语，发作有时，此为热入血室。"其他的医生不知道里面的道理，按照常例用热药补之，便导致了"胸膈不利，三焦不通，涎潮上脘，喘急息高"。于是许叔微便先使用一呷散来化痰，服药后，患者很快就痰喘得平，并苏醒过来。按照常例，此时应该用小柴胡汤来驱邪外出，但是，许叔微并没有拘泥于经方原方，而是根据

---

① 许叔微. 伤寒九十论·桂枝加附子汤证第二 [M]. 清咸丰三年（1853）琳琅密室丛书本.

患者的具体病情，在小柴胡汤的基础上，加上了一味生地黄，结果，服用了3次，患者的身体便康复了。① 可见，许叔微是心中领悟了仲景立方原意，并能消息增减之，而这些内容，恰恰发展了经方的内容，对后世有较大的启发。许叔微曾说："予读仲景书，用仲景之法，然未尝守仲景之方，乃为得仲景之心也。"②

阐发经方用药的新意

在经方中，有很多药物的应用后世有不同见解，比如芍药一药，因为《伤寒论》中只云芍药，故后世有医家认为是白芍，有医家认为是赤芍，莫衷一是。许叔微指出："赤白补泻，作用大不相同，必须明辨。"他根据自己的分析，提出了对于桂枝汤证的看法，他认为桂枝汤是"风伤卫而邪乘之，则卫强，荣虽不受邪，终非适平也"的病机，他指出："仲景制桂枝汤以桂枝发其邪，以芍药助其弱，故知用白芍药也。荣既弱而不受病，乃以赤芍药泻之，绝非仲景意。至于小建中，为尺迟血弱而设也，举此皆用白芍药，而仲景亦止称芍药，可以类推矣。"③ 在《伤寒九十论》中，许叔微又论述到"赤者利，白者补"，"中风脉滑，多汗身寒，盖邪中阳，故阴有余，非赤芍药不能劫其阴邪"，所以，可以看出许叔微对芍药的用法完全是根据症状而定，这为后世对芍药的应用开启了一定的思路。又比如许叔微对桂枝、肉桂的区别使用，他指出："仲景桂枝汤用桂枝者，盖取桂之枝梢细薄者尔"，所以"治伤寒用之，取其发散也"。他明确地指出桂枝汤为解表之用，其中的桂枝不可以用肉桂代替，这为后世桂枝汤的使用起到了规范作用，后世多遵照此例。

在剂型方面，许叔微也多有阐发，比如，他认为《伤寒论》一百一十三方中，用丸者只有理中、陷胸、抵挡、麻仁、乌梅五方，其余皆为汤剂，而即使是理中、陷胸等，也可以水煮以为汤剂，而麻仁丸治疗脾约证，乌

---

① 许叔微. 伤寒九十论·热入血室证第十六 [M]. 清咸丰三年（1853）琳琅密室丛书本.
② 许叔微. 伤寒发微论 [M]. 清光绪七年（1881）十万卷楼丛书本.
③ 许叔微. 伤寒发微论·论桂枝汤用赤白芍药不同 [M]. 清光绪七年（1881）十万卷楼丛书本.

梅丸治疗厥阴病，也都是病位在下焦，所以用丸剂以使得药力抵达。《伤寒论》中其余方剂大都是为了驱除外邪，"皆入经络，逐邪毒，破坚癖，导瘀血燥屎之类，须凭汤剂以涤除也。"① 这些对于剂型的论述，也给后人以很大启发。

开拓杂病证治的新思路

许叔微在晚年，集一生之经验，著成《普济本事方》一书，该书除了他自己的经验之方，也收录了许叔微平日收集的民间验方，很多是其他医家的枕中之秘，涉及范围广泛，理论内容丰富，对后世杂病的证治影响较大，清代温病学家叶天士就受益颇多，他在《临证指南医案》中引述许氏论述，化裁许氏方剂之处甚多。

在这本书里，许叔微阐释了许多重要的学术思想，其中之一便是重视肾气。比如他曾经论述："消渴病譬如釜中有水，以火暖之，其釜若以板覆之，则暖气上腾，故板能润也；若无火力，水气则不能上，此板则终不得润也。"这种比喻形象地说明了肾阳虚与消渴的关系，后世很多医家都加以引用，他还曾经论述："腰肾既虚冷，而不能蒸于谷气，则尽下为小便，故味甘不变其色，清冷则肌肤枯槁也。"这些思想，一本仲景肾气丸的思路，对肾阳虚导致的消渴阐述明晰，今日很多人认为消渴只有滋阴一途，许叔微的这些论述，对我们今天理解消渴的病因病机很有启发作用。

同时，许叔微十分重视脾胃，在治疗诸如痰饮、腹胀、水肿、泄泻等诸多病症中，他都会顾护脾胃。比如他自己少年时曾经患过饮证，百药不效，最后是许氏自己分析，这是水饮为患，他论述道："脾，土也，恶湿，而水则流湿，莫若燥脾以胜湿，崇土以填科臼，则疾当去矣。"于是如法炮制了苍术服用，3个月后竟然痊愈。在《普济本事方》中，许叔微创立了许多名方，其中许多都是调补脾胃之品，比如人参丸，就可以通过调补脾胃达到"平补五脏虚羸，六腑怯弱"的目的，七珍散可以开胃养气，竹茹汤可以清热养阴治胃热呕吐，安神镇心曲术丸可以通过温阳化湿来治疗

---

① 许叔微. 伤寒发微论·论伤寒慎用圆子药[M]. 清光绪七年（1881）十万卷楼丛书本.

"脾元久虚,不进饮食,停饮胁痛",白术汤可以通过温中健脾来治疗寒气停聚等。这些思路,广泛为后世医家所参照,尤其对中医历史上的补土派启发甚大。

许叔微生于乱世,早年父母双亡,但是他把失去父母的悲痛,转化为攻读医学的动力,对《伤寒论》的普及做出了巨大贡献,他的学术思想至今对临床仍然起着重要的指导作用。他的"以救物为心,予而不求其报"的大医精诚精神,将永远铭记在世人心中。

年　表

1080年　出生。
1090年　父母双亡。
建炎初　张遇破真州,已而疫疾大作,知可遍历里门,视病与药,十活八九。
1132年　中进士。
1145年　儿子许必胜高中殿试第三名。
1154年　去世。

(罗大中)

主要论著

许叔微. 伤寒百证歌. 清咸丰二年(1852)藏修书屋校刻本.
许叔微. 伤寒发微论. 清光绪七年(1881)十万卷楼丛书本.
许叔微. 伤寒九十论. 清咸丰三年(1853)琳琅密室丛书本.
许叔微. 普济本事方. 上海:上海科技出版社,1959.

陈 言
（约 1131—1189）

陈言，中医学家。其所著《三因极一病证方论》一书系统的提出了"三因学说"，构筑了较为完整的中医病因学理论体系，为中医病因学的发展奠定了基础。其博览群书，医德高尚，与弟子王硕等为永嘉医派的代表人物。

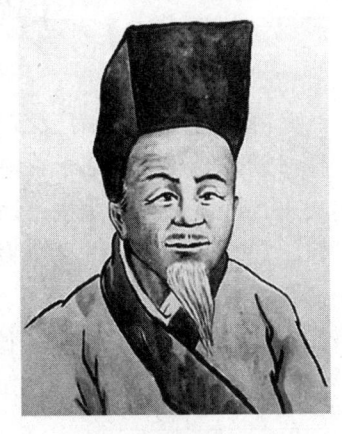

陈言像①

陈言，字无择，号鹤溪，浙江青田人，北宋名医。约宋绍兴、淳熙年间（1131—1189）在世。后长期侨居温州行医授徒，是永嘉医派的创始人。其所著《三因极一病证方论》提出了"三因学说"，并认为临证应"断以所因为病源，然后配合诸证，随因施治"，为中医病因学的发展奠定了理论基础。

关于陈言的生卒年代，目前相关史料无确切的记载。温州医学院刘时觉教授研究认为约为绍兴、淳熙年间（1131—1189）在世。关于陈言的号和籍贯，依据《陈氏宗谱》的记载："鹤溪公传：公（讳）言，（字）无择，（号）鹤溪。鄂公之仲子也。博学多艺，长于方脉，有不可救者，预告以期无爽。故一时医者咸宗之，所著《三因论》行世。公晚年复徙乐清，从祖居焉，详载邑志。"由此可知，陈言字无择，号鹤溪，是陈鄂的第二子。博学多艺，长于方脉，遇到不可救治的患者则准确地预告死期，因此当时的医家都推崇他，著有《三因论》刊行于世。

---

① 李珍先生提供。

关于陈言的籍贯，因陈言在《三因极一病证方论·序》中署名"青田鹤溪陈言无择"而认为陈言是青田（今浙江省青田县）人。①

博览群书 医德高尚

陈言对医书涉猎广泛，如《三因极一病证方论·太医习业》记载："为儒必读五经三史，诸子百家，方称学者。医者之经，《素问》《灵枢》是也；史书，即诸家本草是也；诸子，《难经》《甲乙》《太素》《中藏》是也；百家，《鬼遗》《龙树》《金镞刺要》《铜人》《明堂》《幼幼新书》《产科保庆》等是也。儒者不读五经，何以明道德性命，仁义礼乐；医不读《灵》《素》，何以知阴阳运变，德化政令。儒不读诸史，何以知人材贤否，得失兴亡；医不读本草，何以知明德性味，养生延年。儒不读诸子，何以知崇

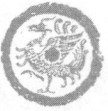

---

① 依据陈友芝、陈爱平先生提供的《陈氏宗谱》中相关记载，认为陈言的籍贯不是青田。查考《陈氏宗谱》中华民国二十一年23世裔孙伯琴镒谨述《重修宗谱序》记载："考余陈氏始于妫，封于虞，迨汉朝有蕃公暨弟宝公受敕颍川郡城。至真定间迁光之固，再迁闽之长溪。有讳彪公五代时奉旨南巡，莅温郡之乐清，遂家焉。嗣六世祖讳中立公，儒医济世，名彰瓯括。宋嘉定间就青邑城施医济药，累仁尚行，得石郭大盘龙穴，计三十六亩，遂卜亲柩于该山，此为青田一世始迁祖也。"上述记载认为：陈氏先祖可上溯至五帝之一虞舜的后裔，妫姓。周武王灭商纣后，封妫满为胡公，建陈国。妫满一支以国为姓，因此有陈姓族人。东汉时，陈蕃和陈实受封颍川郡城。后陈蕃受宦官迫害致死，族人迁居"光之固"（今河南省固始县），再迁"闽之长溪"（今福建省宁德市）。五代时，陈彪奉旨南巡到温郡之乐清，后定居乐清，为乐清始祖。宋嘉定间，乐清第6世祖陈中立得青田大盘龙穴，遂将双亲葬于此处，并定居于青田，为青田一世祖。参研《陈氏宗谱》和相关史料，陈言为陈中立的堂兄，遵照中国传统习俗，个人的籍贯随父辈，则陈言父辈在乐清传承已6世，且宗谱中有记载陈言晚年回乐清祖居之说，据此推测陈言的籍贯应为浙江省乐清县。但是近期获陈爱平先生告之，在浙江省瑞安县附近发现《陈楧墓志铭》记载："处州青田陈氏之裔，父讳言字无择。……君生于绍兴辛未正月十三，卒于庆元己未十一月初十日，年四十有九。"此和《陈氏宗谱》中陈言无后的记载相矛盾。另据《陈氏宗谱·丹山府君传》记载："公讳中立……生于淳熙庚子八月辛卯，卒于淳祐丙午年九月辛酉，享寿六十有七。"亦即，陈中立生于1180年，卒于1246年，享年67岁。而陈言生卒年代为约1131—1189年，则陈言于1189年辞世时陈中立仅有9岁，在陈中立于宋嘉定丁丑年（1217）由乐清迁往青田时，陈言已辞世28年，这与《陈氏宗谱》中，大清光绪二年庚午科举人任台州府太平县鹤鸣书院山长章楷撰《重修陈氏宗谱序》记载"唯无择言公偕弟丹山中立公之后，自宋以来食指蕃衍（原文如此），代有达人"的记载有矛盾。在相关史料记载矛盾的情况下，暂定为依据陈言书中的记载为浙江省青田县人较为恰当，亦期待今后有相关史料的出现能解决这一学术争议。

正卫教，学识醇疵；医不读《难》《素》，何以知神圣工巧，妙理奥义。儒不读百家，何以知律历制度，休咎吉凶；医不读杂科，何以知脉穴骨空，奇病异证。"① 亦即陈言要求医者必博览群书，应读《素问》《灵枢》《难经》《甲乙》《太素》《中藏》《鬼遗》《龙树》《金镞刺要》《铜人》《明堂》《幼幼新书》《产科保庆》、本草、杂科等书。

陈言在博览群书之余，日常亦注重和友人探讨医学。在《三因极一病证方论·序》中记载："淳熙甲午，复与友人汤致德远、庆德夫，论及医事之要无出三因，辨因之初无逾脉息。"② 由此可知，陈言三因论的创立与日常注重和友人探讨医学有一定的关连。

永嘉卢祖常是陈言的朋友、学生，也是永嘉医派的重要成员，与陈言过往甚密。他在所著《易简方纠谬》中记述了陈言："先生轻财重人，笃志师古，穷理尽性，立论著方。其持脉也，有若卢、扁饮上池水而洞察三因；其施救也，不假华佗剖腹剒肠而彻分四治。"③ 在《光绪青田县志·卷十·人物·方技》中亦有陈言的相关记载："陈言，字无择，敏悟绝人，长于方脉，治病立效。有不可救者，则预告以期，晷刻无爽。作《三因方论》，研究受病之原，用药之等，医者宗之。"上述记载表明陈言不仅医术高明，而且医德高尚，为后人所推崇。

授业带徒　　引领永嘉医派

陈言长期侨居温州，临证之外亦收徒授业，是永嘉医派的创始人。在《光绪青田县志·卷十·人物·方技》中陈言条下记载："陈言，字无择……其徒王硕为《易简方》，并《三论》行世。"④《易简方》刊行后，刘辰翁《须溪集》记载："自《易简方》行，而四大方废，下至《三因》《百一》诸藏方亦废，至《局方》亦废。亦犹《中庸》《大学》显，而诸传义

---

① 陈言. 三因极一病证方论 [M]. 北京：人民卫生出版社，1957：14.
② 陈言. 三因极一病证方论 [M]. 北京：人民卫生出版社，1957：1.
③ 卢祖常. 易简方纠谬 [M]//刘时觉. 永嘉医派研究. 北京：中医古籍出版社，2000：241.
④ 王棻纂，雷铣修. 光绪青田县志 [M]//上海书店. 中国地方志集成·浙江府县志辑. 上海：上海书店：766.

废，至《诗》《书》《易》《春秋》俱废。故《易简方》者，近世名医之薮也；四书者，吾儒之《易简方》也。"由此论述可知当时《易简方》至盛行。陈言除王硕外，所授之徒有多人。如卢祖常曾记载："乡之从先生游者七十余子。"① 由此可知当时随陈言学习者之众。永嘉医派的主要著作包括陈言的《三因极一病证方论》和《易简方》系列著作，即王硕的《易简方》、孙志宁的《增修易简方论》、施发的《续易简方论》、卢祖常的《易简方纠谬》、王暐的《续易简方脉论》等。其中以陈言《三因极一病证方论》和王硕《易简方》影响最大，为后世研究者尊为永嘉医派的创始和代表性人物。后丹溪学派盛行，永嘉医派遂逐渐式微。

著书立说　创立病因学体系

依据陈言《三因极一病证方论·序》记载："余绍兴辛巳为叶表弟桷柏材集方六卷，前叙阴阳病脉证，次及所因之说，集注《脉经》，类分81门，方若干道，题曰《依源指治》。"② 后因叶桷去世，此书未刊行，并且书稿散佚。据现代学者研究推断，此书应为《三因极一病证方论》一书的初稿本或雏形。

在淳熙甲午年（1174），陈言与友人论及"医事之要，无出三因，辨因之初，无逾脉息。……因编集应用诸方，类分180门，得方1500余道，题曰《三因极一病源论粹》。"② 全书共18卷，首卷论脉，有脉经序、学诊例、总论脉式、三部分位、六经五脏所属、六经五脏本脉体及六经五脏、七表八里、九道诸病脉形体主证等15篇；卷2有太医习业、五科凡例、纪用备论、脏腑配天地论、三因论、外所因论，及中风、中寒、中暑、中湿的证治药方；卷3论痹、历节、脚气等证治方药；卷4据六经论伤风、伤寒及其变证等证治方药；卷5论伤寒坏证及狐惑、谵语、虚烦、伤暑、伤湿、寒湿、风湿等证治方药；卷6论疫、疟等证治方药；卷7论疝、厥、眩晕、痉、破伤风等证治方药；卷8为内所因论，及五脏六腑虚实寒热，痼冷积

---

① 卢祖常. 易简方纠谬 [M] // 刘时觉. 永嘉医派研究. 北京：中医古籍出版社，2000：242.
② 陈言. 三因极一病证方论 [M]. 北京：人民卫生出版社，1957：1.

热、五积六聚、五劳六极、七气五噎、五膈等证治方药；卷9论胸痞、健忘、虚烦、五痿、失血、癫痫、狂证、九痛等证治方药；卷10论劳瘵、蛊、五绝、惊悸、自汗、消渴、五疸等证治方药；卷11论胀满、霍乱、呕吐、泄泻等证治方药；卷12论滞下、秘结、脱肛、淋闭、九虫、咳嗽等证治方药；卷13论痰饮、喘、肺痿、肺痈、腰痛、虚损等证治方药；卷14论水肿、痈疽等证治方药；卷15论瘰疬、瘿瘤、附骨疽、肠痈、五痔、肠风、疮疡、癣等证治方药；卷16论斑疮、丹毒、瘾疹、狐臭、头痛、眼、鼻、唇、口、齿、舌、咽喉、耳病等证治方药；卷17、18论妇产科和小儿诸病。本书《宋史·艺文志》、《四库全书总目·子部·医家类》、南宋陈振孙《直斋书录解题》皆有记载。

据《四库全书总目》记载："《三因极一病证方论》十八卷。是书分别三因，归于一治，其说出于《金匮要略》。"① 即《四库全书总目提要》认为陈言的三因说源自《金匮要略》。《金匮要略·脏腑经络先后病脉证第一》记载："千般疢难，不越三条：一者，经络受邪，入脏腑，为内所因也；二者，四肢九窍，血脉相传，壅塞不通，为外皮肤所中也；三者，房室、金刃、虫兽所伤，以此详之，病由都尽。"② 陈言在此基础上提出了三因说："然六淫，天之常气，冒之则先自经络流入，内合于脏腑，为外所因；七情，人之常性，动之则先自脏腑郁发，外形於肢体，为内所因；其如饮食饥饱、叫呼伤气、尽神度量、疲极筋力、阴阳违逆，乃至虎狼毒虫、金疮踒折、疰忤附着、畏压溺等，有背常理，为不内外因。《金匮》有言，千般疢难，不越三条，以此详之，病源都尽。"③ 比较二者，张仲景"三条"中一二条是感受外邪后病邪的传变过程，相当于陈言的"外因"，而陈言提出的"内因"，则张仲景医书中未详论。陈言认为内因是"惟属七情交错，爱恶相胜而为病"。

陈言在提出三因论时并非局限于三因理论，同时亦结合脉象、治法、方药等内容共同论述。如在《三因极一病证方论·序》中认为："医事之要，无出三因，辨因之初，无逾脉息。遂举《脉经》曰关前一分，人命之

---

① 永瑢等撰. 四库全书总目 [M]. 北京：中华书局，1965：866.
② 张仲景述. 王叔和集. 金匮要略方论 [M]. 北京：人民卫生出版社，1963：1.
③ 陈言. 三因极一病证方论 [M]. 北京：人民卫生出版社，1957：19.

主。左为人迎，右为气口。盖以人迎候外因，气口候内因，其不应人迎、气口，皆不内外因。倪识三因，病无余蕴。"

陈言在提出三因说并指出辨识病因的主要依据是脉象后指出："断以所因为病源，然后配合诸证，随因施治，药石针艾，无施不可。"① 即确定病因后，应该随因施治。

由此《三因极一病证方论》一书在总结前人的病因学成就的基础上，创造性地建立起以病因为纲、以因类病、因病辨证、随证施治的病因辨证论治体系。全书条分缕析，详尽细致，内容丰富，是中医史上第一部病因学专著。《四库全书总目》称赞此书"每类有论有方，文字典雅而理致简核，非他家俚鄙冗杂之比"。② 但是，此书亦有一定的局限性，它并不能将各种疾病都按照三因分类。本书的第2～7卷是外所因，如：中风、中寒、中暑、中湿、痹、历节、脚气、狐惑、谵语、虚烦、伤暑、伤湿、寒湿、风湿等。第8卷为内所因，如五脏六腑虚实寒热，痼冷积热、五积六聚、五劳六极、七气五噎、五膈等，而其后的病证如衄血、心痛、霍乱、滞下、咳嗽、腰痛等每病之下分三因证治，其他病证如胸痞、五绝、惊悸、自汗、消渴、呕吐、泄泻、秘结、脱肛、淋闭、九虫等却未按照三因分类证治。

三因论治　创制新方

书中不仅病证之下设"叙论"，引经据典讨论病因病机问题，且有不少专题医论，阐述生理、病理、病因、诊断、运气等内容。书中依据其自创的三因论，按三因再分其证，如心痛分为"外所因心痛证治""内所因心痛证治""不内外因心痛证治"，并给出麻黄桂枝汤、九痛圆等治疗方剂。③ 又如在《三因极一病证方论·内所因治说》提出内因的治法："治伤寒有法，医杂病有方，方即义方，法即法令。外病用法令，犹奸邪外扰，非刑不除；内病用义方，犹父子兄弟不足，以礼格之而已。故内外之治，

---

① 陈言. 三因极一病证方论［M］. 北京：人民卫生出版社，1957：19.
② 永瑢等撰. 四库全书总目［M］. 北京：中华书局，1965：866.
③ 陈言. 三因极一病证方论［M］. 北京：人民卫生出版社，1957：125.

由是而分。"① 在依据病因确定治法后，书中还据此选择治疗的方药。如治疗衄血证，外因衄血证治："病者因伤风寒暑湿，流传经络，阴阳相胜，故血得寒则凝泣，得热则淖溢，各随脏腑、经络，涌泄于清气道中，衄出一升一斗者，皆外所因。"② 治疗之方为桂枝栝蒌根汤、麻黄升麻汤、五苓散、除湿汤等。

内因衄血证治："病者积怒伤肝，积忧伤肺，烦思伤脾，失志伤肾，暴喜伤心，皆能动血，蓄聚不已，停留胸间，随气上溢，入清气道中，发为鼻衄。"③ 治疗之方为止衄散。

不内外因衄血证治："病者饮酒过多，及啖炙煿、五辛、热食，动于血，血随气溢，发为鼻衄，名酒食衄；或堕马车，打扑伤损，致血淖溢，发为鼻衄，名折伤衄。"③治疗之方为加味理中圆、花蕊石散、白及散等。

上述论述亦可说明陈言有丰富的临床经验。在临床实践中，陈言亦依据三因论中的外因结合运气理论创立新的方剂。书中将五运六气理论应用于医学中，并以此阐释运气对人体疾病的影响，且附有10首治疗五运太过不及所致病证。如六壬年岁木太过，风气流行，脾土受邪，民病飧泄，治以苓术汤等；另6首治疗六气病证，如以静顺汤治疗辰戌之岁，太阳司天，太阴在泉所致病证等。④ 静顺汤之名源于《素问·五常政大论》："静顺之纪，藏而勿害，治而善下。"

其治法为"用甘温以平水，酸苦以补火，抑其运气，扶其不胜"。依据此治法，方中选用甘淡平之白茯苓以益脾和胃，酸温之木瓜以平肝和胃，辛甘热之附子以回阳补火，散寒除湿，甘苦酸之牛膝以补肝肾，强筋骨，辛甘温之防风以发表祛风，苦酸涩温之诃子以敛肺下气，辛热之干姜以温中逐寒。纵观上述药味，皆符合甘温以平水，酸苦以补火，抑其运气，扶其不胜之治法。此外，对于6首治疗六气致病的方剂，还注明了每一方剂在一年各步（六分之一年）的药物加减法（各步主客之气不同）。如自大寒至春分，宜去附子，加枸杞半两，这是将运气学说的治疗原则具体落实到方药上。该书中的部分论述对后世医家产生了较大的影响。

---

①陈言. 三因极一病证方论［M］. 北京：人民卫生出版社，1957：92.
②陈言. 三因极一病证方论［M］. 北京：人民卫生出版社，1957：115.
③陈言. 三因极一病证方论［M］. 北京：人民卫生出版社，1957：116.
④陈言. 三因极一病证方论［M］. 北京：人民卫生出版社，1957：64-71.

年　　表

　　约 1131 年　　出生。
1151—1174 年　　侨居永嘉，行医授徒。
　　1161 年　　著成《依源指治》，后散佚。
　　1174 年　　著成《三因极一病证方论》。
　　约 1189 年　　逝世。

（袁　冰）

主要论著

陈言. 三因极一病证方论. 南宋刻元配补本.

陈言. 宋陈言三因司天方. 清嘉庆二年（1797）刻本.

窦汉卿
(1196—1280)

窦汉卿，名杰。初名默，字子声。金元时期著名针灸学家，元朝重臣，著名理学家、教育家、思想家。官至元翰林侍讲学士，昭文馆大学士，累赠太师，卒后封魏国公。窦氏对于针灸理论发展做出了杰出贡献，在中国针灸史上的功绩彪炳千古。

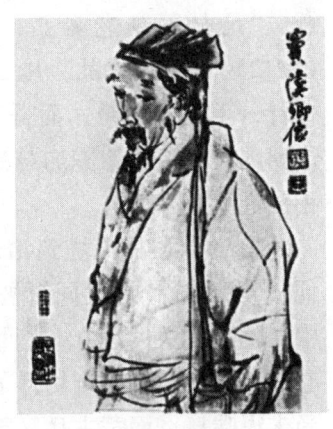

窦汉卿像
（王孟奇绘）①

窦汉卿生于金承安元年（1196），卒于元至元十七年（1280），祖籍河北洺州路肥乡县行教乡城西村，今属河北省邯郸市肥乡县肥乡镇城西村。金世宗大定二十九年（1189），金将其统治地区划分为二十四路，其中洺州治永年，领永年、曲周、肥乡等9县。王磐在《神道碑》中称广平府，指元世祖至元十五年，设广平路，肥乡辖之。他的远祖窦融在东汉时做过大司空的官职，曾祖父窦亨在金朝正隆年间（1156—1160）被选为"签军之家"，祖父名荣，父亲名思，母亲吴氏。丁力富强，家门荣润。

窦汉卿幼年时期便树有远大的志向，勤奋好学，尤其喜欢读儒家的书。他的叔祖窦旺，在金朝做军工曹橡，在洺州路御使下司吏任官，就想叫窦汉卿改做学习吏法，将来好找一份工作。"欲使改肆刀笔，公不肯就，愿卒习儒业。"窦汉卿谢绝说：趣近利而弃远图，不是好的计策。于是仍然刻苦读书。②

---

① 陈雪楼. 中国历代名医图传 [M]. 南京：江苏科学技术出版社，1987：110.
② 苏天爵. 元朝名臣事略 [M]. 北京：中华书局，1996：151.

窦氏幼年时期，正值宋金对峙，北方蒙古族又蠢蠢欲动，虎视中原。连年战争，民不聊生。在这兵戈扰攘的年代里，确有遗山诗所反映"野蔓有情萦战骨，残阳何意照空城"的惨景。自贞祐元年（1213）保州（保定）陷，蒙古军队大肆屠杀民众，元朝文人刘因在《孝子田君墓表》中记载："是夕下令老者杀，后二日，令再下，无老幼尽杀。"① 金崇庆末（1212），"河朔大乱，凡二十余年，数千里间，人民杀戮几尽，其存者以户口计，千百不一余，而吾与存焉，一幸也。其存焉者，又多转徙南北，寒饥路隅，甚至髡钳黥灼与臧获之间皆是也。"② 民众多南迁避乱，史称"贞祐南迁"。

1215年，战火烧到洺州，20岁的窦汉卿被金兵征役，在一次战斗中，他被蒙古兵俘虏。"同时被俘者三十人皆见杀，惟默得脱归其乡"，在慌乱中，他"间关险阻"，逃回家乡，而"家人辈皆已去，惟母氏存"。由于担心和惊恐，他和母亲均得了重病，母亲竟然死亡。他草草掩埋了母亲之后，尚未得喘息，而蒙古兵又至。"亲属亡没，家业荡尽"，只留下他一人，在暮夜潜出，收拾亲属所认识的尸骨，将其掩埋。将这一切办完之后，便南渡黄河，到河南远投外祖父吴氏家。③

窦汉卿在河南清流河附近，跟一位姓王的医生学医。清流河位于河南和安徽境内，流经河南省鄢陵、西华等县，辖属古代陈国。王姓医者以其女许配。守孝3年，1218年，23岁的窦汉卿"服阕（3年之丧满），赘于清流河医者王氏"。医者王氏教以方脉，使业医，并嘱求师学针法。

时逢战乱，医药难求，窦汉卿决定学携带方便、随处可以治疗的针灸术。有一个叫宋子华的走方医生，擅长针灸，他藏有少室隐者著的《八脉交会》针灸书。宋氏用该书记载的方法，在江淮一带行医41年，名声大振，窦汉卿便拜他为师，宋子华将《八脉交会》一书赠给他。窦汉卿谦谨好学，医术有了很大提高，从此，他开始以行医为生。这段时间，他在清流河的家庭安定，生活富庶。

窝阔台汗五年（1232），蒙古军大举进犯中原。黄河以南大部分被蒙军

---

① 李修生. 全元文·第13册 [M]. 南京：凤凰出版社，2004：441.
② 李修生. 全元文·第13册 [M]. 南京：凤凰出版社，2004：448.
③ 吴中彦. 广平府志·卷8 [M]. 台北：台湾学生书局，1986：11.

占领，这时，窦汉卿在河南西华县教书，"授馆西华，以教读为业"，① 当战火烧到西华时，窦汉卿回到清流河家，看到新家在战火中"家室尽亡"，窦汉卿的《流注八穴序》称"家藏图籍，与其的本悉亡之"，宋子华传于他的《八脉交会》也"悉亡"。只好又孤身一人南逃到蔡州（今河南省汝南县）。

在蔡州，窦氏遇到了从山东避难而至的李巨川和他的儿子李元，他们客居在一起。李巨川为避难而来的人治疗疾病，其精湛的医术和高尚的医德，深深感动了17年来"敏求师"的窦汉卿。窦汉卿便拜李巨川为师，李巨川授予他《铜人针法》，窦如获至宝，刻苦研学，在李氏父子的指导下，针灸术有了很大提高。

这一年的农历九月七日，在避难地汝南县，为了不再丢失这部珍贵的医学书籍，"念兹穴俞而或忘，借其声律则易记。辄裁八韵，赋就一篇。"窦汉卿写出了《流注通玄指要赋》，他在《序文》中称："……既已受教，遂敏求师，前后仅十七年，无一二真个辈。后避屯于蔡邑，方获诀于李君，斯人以针道救疾也，除疼痛于目前，愈瘵疾于指下。……授穴之所秘者四十有三……壬辰重九前二日谨题。"② 序文详述了从师过程。

该序文称："后避屯于蔡邑，方获诀于李君。"李君，就是李巨川。据与窦氏同时代的元朝文学家王恽在其所著《秋涧集》中记载：

"予右髀有寒疾，将雨先痛。一日，谒默斋先生于沙麓，见其求针者满室。先生笑谓予曰：汝亦入吾安乐窝邪？如痿者、躄者、喑哑者、症结者、气蹙者，法虽有重轻，莫不撤针而滞散，舍策而起行。而予之骨痛，今三十年曾不再作。后官东平，一日与李公巨川话及此，曰：予客淮南时，以兹术授窦公，今青出于蓝。今君玉与少傅同乡，不知其术传之李邪？窦邪？而别有所授而然邪？向闻李君尝游江淮间，曾遇异人针法，盖以神授，未若李窦相传人事著明者也。"③

文中提及的沙麓，遗址在今河北大名县东20公里南北沙窝庙村一带，当时窦汉卿自南方回归后隐居于此，以行医为生。"李窦相传人事著明"，

---

① 苏天爵. 元朝名臣事略. 北京：中华书局，1996：151.
② 窦桂芳. 黄帝明堂灸经·灸膏肓腧穴法·子午流注针经·针经指南 [M]. 北京：人民卫生出版社，1983：179.
③ 王恽. 秋涧先生大全集·卷73//元人文集珍本丛刊 [M]. 台北：新文丰出版公司，1985：1-2.

即李巨川与窦汉卿师徒关系明确可证也。

李巨川，《针灸四书》注文名源，《墓志》称"逃难之际，遇儒医李浩，授以铜人针法，能得其微妙"。①

李巨川是否是李浩？或李巨川是李浩的字？

按《藤县续志稿》："李浩，其先曲阜人，五世祖官于滕，因家焉。大父义，父玉，皆以儒显。而浩喜医方术，慕仓公之为人也。元初常往来东平间，为人治病，决死生，其验如神。所著有《素问钩元》《仲景或问》《诸药论》甚精。窦文正默幼从其子元学，荐之元世祖，两老不可征，诏有司岁给衣米终其身。"②《藤县续志稿》上有李浩"元初常往来东平间"，王恽亦"后官东平"。王磐碑文上所述当系李浩即李巨川，因为窦氏在显后曾"荐之元世祖，两老不可征"，这应该是朝中咸知的"李窦相传人事著明者也"。所以，李浩当系李巨川。

又据《新元史》记载："李元，字善长，滕州人。父浩，精于医术。窦默荐浩于世祖，以老不能就征，诏有司岁廪之，终其身。召元至京师，赐宴万安阁，俾掌御药局。奏对称旨，赐白金五百两。"③ 李元亦以医名，当是窦汉卿亲授师。

1233年，窦汉卿38岁。是年六月，金朝国势已积重难返，哀宗虽竭尽全力，终究无力回天，形势恶化，哀宗逃往蔡州。金哀帝迁蔡，窦汉卿认为大兵将至，不速去，祸在旦夕，又南渡淮河，至湖北德安府孝感县。

孝感县内文人崇尚儒学，"伊洛学派"肇基于孝感。在宋庆历年间，程颢、程颐兄弟曾读书于此。程颐著《颜子好学论》等书，逐步创立了北宋著名的理学流派，形成独树一帜的"程朱理学"。

在孝感，窦汉卿遇到了精通理学的县令谢宪子。他与谢宪子一见如故，谢将其安排在家中居住，他们在一起朝暮讲习程张义理之学，窦汉卿觉得自己在这里学到了理学的精髓，比在北方高明了很多，好似以前没有学过理学一样。他勤奋学习，理学知识比在北方愈加精益求精。

《孝感县志》称谢宪子："端平中令，政尚礼教，招集远近士，发明朱

---

① 苏天爵. 元朝名臣事略 [M]. 北京：中华书局，1996：151.
② 生克中编辑. 藤县续志稿 [M]. 影印. 台北：成文出版社，1975：239.
③ 柯劭忞. 新元史·卷173·列传第70 [M]. 北京：艺文印书馆，1956：2783.

子之学,时广平人窦默避寇来依之,因得之理学,自宪子始也。"① 窦汉卿通过跟谢宪子学习理学,为后来与赵复共同将理学传播到北方起到了决定性作用,也为辅佐忽必烈创建和治理大元帝国奠定了坚实的理学基础。

窝阔台汗七年(1235),蒙皇子曲出帅军攻襄、汉地区,八月,破德安、孝感。"德安以尝逆战,皆俘戮无遗"。著名理学家赵复"九族俱残",②因杨惟中僚属姚枢援救以活命。中书杨维中奉朝命招集释、道、儒士,窦汉卿应募北归。

1240年,45岁的窦汉卿定居于河北大名。在大名沙麓山一带,他韬光隐晦,以行医为业。这段时期,他结识了从山东归隐而来的许衡和姚枢。史载许衡:"乱后先生隐居于魏(大名古代隶属魏郡,故称魏),时窦默子声以针术得名,累被朝廷征访,亦隐于魏,最知敬先生,每相遇危坐终日,出入经传,泛滥释老,下至医药、卜筮、诸子百家、兵刑、货殖、水利、算术之类,靡不研精。"③许衡自称"我扰攘之际,以医卜免",许衡既是著名理学家、教育家,又是一位临床经验丰富的医生,他是窦汉卿挚友,情同手足。

在大名,窦汉卿收刘执中和许衍为徒,传授他们针灸方法,教学与行医并重,针灸理论更加精湛,针技愈加娴熟。

1246年,51岁的窦汉卿,从大名返回阔别30多年的故乡河北肥乡。在肥乡,更其旧名曰默,字子声。据《神道碑》记载:"乡人好学者来问经书,疾病者来求医药,率皆欣然应答。人无贫富、贵贱,视之如一。针石所加,医药所施,病辄痊安,而未尝有一毫责报之心,久之道誉益重。"④可知,窦氏返回肥乡后,行医治病,传授医学,授受经学。为家乡教育和针灸技术传播做出了杰出贡献。

---

① 朱希白. 孝感县志·卷13 [M]. 影印. 台北: 成文出版社, 1975: 838.
② 李濂. 元史 [M]. 北京: 中华书局, 1986: 4313.
③ 许衡. 许衡集 [M]. 北京: 东方出版社, 2007: 306.
④ 吴中彦. 广平府志·卷8 [M]. 台北: 台湾学生书局, 1986: 11.

这一年九月十一日，窦汉卿在大名"铜台牌子王氏家"①重新得到了《流注八穴》抄本，整理并写出《流经八穴序》。序文详述了他师从宋子华的情况，"交经八穴者……乃少室隐者之所传也，近代往之弥验。予少时尝得其本于山人宋子华，以此术行于河淮间四十一年。起危笃患，随手应者，岂胜数哉！……"②

当时，大理学家姚枢在燕京任行台郎中，因故于1241年弃官，携家迁至河南辉州苏门（今河南辉县北）隐居。在苏门，他出资垦荒田数百亩，修二水轮，又诛茅为堂。置私庙，奉祠四世堂龛，别为室奉孔子及宋儒周敦颐等像，潜心读书，姚燧《左丞姚枢神道碑》记载："衣冠庄肃，以道学自鸣，汲汲以化民成俗为心。"③由于北方长期战乱，儒家经典、尤其是理学书籍相当缺少，姚枢不但亲自从事小学、四书的刊行，而且还动员别人刊刻图书，散发到四方。

1250年春，窦汉卿和许衡在河南辉县苏门山百泉太极书院主讲，④刊印《四书》，传授伊洛性理之学，教化一方。他与许衡、姚枢等人过从甚密，经常聚集在一起，朝暮讲习，凡经传、子史、礼乐、名物、星历、兵刑、食货、水利之类，无所不讲，三星辉映，史称"苏门三贤"。

河南辉县苏门山《百泉书院志》卷一记载："姚文献公枢，因耶律之旧而徙家于此，许鲁斋、窦肥乡二先生皆隐居讲学焉。"⑤在苏门山居住，窦汉卿一边行医，一边执教太极书院。

据元末明初著名文人贝琼在《清江贝先生文集·卷十·医镜密语序》

---

① 关于铜台地址，不是曹魏三台遗址之铜雀台，当时窦汉卿在河北大名居住，应该是大名之铜台。《畿辅通志卷54》："铜台，在大名县东北五里，战国坛坫会盟处。"《大清一统志卷22》："铜台，在大名县东北五里，积土亩许，盖战国会盟处。"元朝名臣许有壬《大名路重建铜台驿记》有大名铜台建筑之记载。另外，与窦汉卿同朝为官且为至交的王恽，在他的《秋涧集卷23》有一首曾"余庆堂铜台赵御史"的诗："沙麓昔闻王氏积，桂花今接窦家芳"，窦家即窦汉卿在大名沙麓的住所，赵御史亦是大名铜台附近人。
② 李鼎，王罗珍，李磊评注. 子午流注针经·针经指南合注[M]. 上海：上海科学技术出版社，1998：263.
③ 姚燧. 牧庵集·卷15[M]. 北京：中华书局，1985：175.
④ 许衡《考岁略续》记载：庚戌（1250）春，（许衡）自魏疾还乡里，过卫闻怀之政犹虐，遂移家苏门，与姚枢窦默日事讲习。
⑤ 赵所生，薛正兴. 中国历代书院志·第6册[M]. 南京：江苏教育出版社，1995：110.

中记载："窦文贞公得丘长生真人之传，而大显于中朝。"① 《送王瑞庵序》有文："通其术者，金季则有全真赵魔哥，皇元则有丘长生真人。真人以授窦文贞公。"② 提及窦汉卿师从丘长生。按，丘长春即丘处机，号长春子，刘长生即号称长生子的刘处玄。两人均是金元时期道教全真派弟子，与丹阳子马钰等合称"全真七子"。他们大多娴熟针法，并利用针灸医术进行传布道教理念。

丘长生是何许人？与丘处机什么关系？王雪苔先生说是"不能排除贝琼将丘处机与刘处玄二人道号书写错位"，另说窦汉卿'得丘长生之传'当另有其他缘故，猜测"窦汉卿则是通过李浩间接地得'丘长生之传'的"。③ 李鼎先生则认为是"误将丘长春和刘长生二人相混合"。④

据明朝唐文凤撰《梧冈集》卷1的《白云观》里说："千载丘长生，执节上帝旁。"⑤ 明朝唐锦《龙江梦余录》上说："元初，丘长生醉卧不起，世祖候之三日方醒。"⑥ 由"白云观"及"世祖侯之时方醒"可知，只有丘处机获幸忽必烈与白云观，丘长生显然指丘处机，所以笔者以为，丘长生就是丘处机。

李鼎先生认为丘处机"于1227年（丁亥）去世。这些年间，窦氏则避乱在河南，两人不大可能会面"，④笔者亦以为是。那么，窦汉卿是否为丘处机再传弟子呢？

2010年8月初，笔者前往河南省辉县调研，发现窦汉卿在辉县苏门山居住时期，曾与道教全真派弟子同处一地。

据《辉县地名志》载：金、元之际，全真教王重阳弟子丘处机、谭处瑞、刘处玄在百泉苏门山麓修道，遗址人称神仙洞。1235—1240年，丘处机的师侄李重元、茅伯达在苏门卓水村建造了紫微观（卓水正好处在南姚固至县城和百泉的路上，距百泉也不过3~4千米路程）。至今，卓水村仍

---

① 李修生. 全元文·第44册 [M]. 南京：凤凰出版社，2004：225.
② 李修生. 全元文·第44册 [M]. 南京：凤凰出版社，2004：228.
③ 王雪苔. 金代佚名氏《针经》考 [J]. 中国针灸，2002（5）：353.
④ 李鼎，王罗珍，李磊，评注. 子午流注针经·针经指南合注 [M]. 上海：上海科学技术出版社，1998：356.
⑤ 唐文凤. 梧冈集·卷1//文渊阁四库全书第1242册 [M]. 北京，2003：533.
⑥ 唐锦. 龙江梦余录 [M]//续修四库全书：子部：杂家类. 上海：上海古籍出版社，1994：349.

存元代建筑三仙庙,青砖到顶,圆形穹隆,顶部为一巨形八卦图,又称无梁庙,内中供有丘处机等人的塑像。①

元代王磐与窦汉卿同时在苏门山,他是河北永年县人,永年与肥乡毗邻,两县同属广平府,王磐又是窦汉卿神道碑的作者。其所著《筠溪轩记》记载,道观落成3年后,李重元对茅伯达说:"吾生平学道,于世无求,惟喜延接士大夫,及愿得方外耆宿数十人坐而奉之……吾之宿心可以遂矣。"② 于是,二人又在竹林深处修建了筠溪轩,专门供人谈玄说易,砥砺学问。笔者推测,李重元所说的这些方外读书人,很可能包括当时在苏门山太极书院执教的窦汉卿、姚枢和许衡等大儒,但缺乏明确的文献记载。

综上可知,《清江贝先生文集》中二处提到窦汉卿师从丘长生,但就笔者所见,尚无其他史料记载窦氏师从丘长生,是为孤证。至于窦氏何时、何地跟随丘长生学习针灸,更是难以考究。

忽必烈在潜邸,欲"大有为于天下",于是召集汉人中释、道、儒士,建立金莲川幕府。姚枢出走仕元,窦汉卿亦在应募之列。但窦汉卿无意仕元,临行,许衡做《送窦先生行》诗相送:"西山山下觅幽村,水竹邻居拟卜君。岂意天书下白屋,便收行李入青云。功名准自英贤立,得失防因去就分。万里风沙渺南北,请归消息几时闻。"③ 言辞中流露出10年相处,挚友情深。

窦汉卿与许衡患难与共,他赏识许衡的学识与为人,曾多次推荐和帮助他。1252年,窦汉卿离开苏门山,应征北上,将自己在辉县所治耕田庄园宅房一并赠送给许衡。"谋之愚陋,先生之所知也。得受共城一厘,与老妻稚子竭力耕锄,闲暇日,会两三学者;且西去丘垄不远,日夜思此至熟也。"④ 许衡感激不尽,书信以示谢意。

窦汉卿不仅针法精湛,且乐意授徒,将绝技传之后人,造福黎庶。当时,凡言针者,均以得窦太师法而认为正宗。元名臣,著名文学家许有壬在他的《至正集·一真堂记》里曾经叙述当时:"太师窦先生之未遇也,怀

---

① 赵全功,郭兰玉. 卫水之源·卓水泉 [N]. 新乡日报,[2010-01-27]:第5版.
② 辉县志编辑委员会. 辉县志 [M]. 清道光十五年(1835)编印,1959年翻印:287-288.
③ 辉县志编辑委员会. 辉县志 [M]. 清道光十五年(1835)编印,1959年翻印:429.
④ 许衡著,王成儒点校. 许衡集 [M]. 北京:东方出版社,2007:205.

其学无所施，悯人札瘥，针法极其妙。施诸治疗，莫不即愈，兵荒中活人不知其几。及见世皇，陈三纲五常之道，人道既立，相安而并生，其为活人又什百千万于针矣。天下之言针者，一以太师为宗。而标榜求售者，皆自称门人焉。"① 都自称是窦太师门人，并以此骄傲。

在窦汉卿针灸传人中，已知的亲炙弟子有刘执中、许衎、罗天益、王开、郑玘、朱彦晖。

窦汉卿居住在大名，与从开封迁来的怀远大将军、邓州节度副使刘安为邻。在刘家的四个儿子之中，窦汉卿独喜年纪最小的刘执中，并招为长婿。

刘执中（1241—1296），字仲和。元少中大夫、吉州路总管。他既是窦之长婿，又是窦氏针灸传人。

据《元故少中大夫吉州路总管刘侯墓志铭》记载：刘执中"原为汴人（开封），曾祖刘诚仕于金之司臬，因囚有冤直不能得，弃官。祖刘锡，不仕。父刘安，武举及第，累迁至怀远大将军，邓州节度副使，金亡，北渡家大名。妣吕氏，汴名族侯三兄：曰珪，曰璧，曰璋。其仲翰林国史院编修官。侯少负志节，长而益笃，种学绩文，以裕所蕴。同里窦文正公奇之，妻以子，既从窦公，悉得其学。余力所及，犹能以针医名天下……"② 后来"获事裕皇于东宫"。"裕皇"即忽必烈的太子真金。刘执中得以成为太子侍从，后来历任中央和地方的各种职务，官至吉州路总管。

从墓志铭看，窦汉卿的女儿，即刘执中夫人窦氏贤淑聪慧，日记千言，曾做《勤学文》警示诸子。窦氏先夫9年于1288年去世，墓在"大名郭东元城县令公乡先茔之次"。据考证，今属河北大名县红庙乡总坟村，是刘执中的坟墓遗址。刘执中官至吉州路总管，年56而终，皇庆元年（1312）正月十日葬于大名城东总管坟先墓之次。③

许衎是窦汉卿亲炙弟子。

窦汉卿在大名，与好友姚枢、许衡相聚茅斋，讲授理学。许衡的胞弟许衎拜师窦汉卿，学习针灸，是窦汉卿的针灸传人。

---

① 李修生. 全元文·第44册 [M]. 南京：凤凰出版社，2004：222-223.
② 吴澄. 吴文正文集·卷37//元人文集珍本丛刊 [M]. 台北：新文丰出版公司，1985：603.
③ 大名县地名办公室. 大名县地名资料汇编 [M]. 河北省大名县地名办公室印刷，1986：175.

许衎（1219—1299），字仲和，号潜斋，是许衡胞弟。13岁时，因战乱兄弟失散，只身奴洛阳石抹氏家。许衡为救胞弟往来"河洛间几半载。其主者素骄横，文正公（许衡）哀恳倍至，卒遂所愿"，兄弟之情，跃然纸上。许衡自称"我扰攘之际，以医卜免"，故而，许衡恳求窦汉卿收胞弟许衎为徒。按《有元故潜斋先生许仲和墓志》记载：

"潜斋先生，姓许，讳衎，字仲和，以金兴定三年庚辰生于河南新郑县之寓舍，祖居河内李封。……甲辰，文正公（许衡）在大名，闻先生在洛阳石抹氏家，悲恸数日，即往河南谋脱弟毂。……遂往来河洛间几半载。其主者素骄横，文正公（许衡）哀恳倍至，卒遂所愿，挈弟以归。过苏门，请名字于雪斋姚公，还至大名。先生时年二十四岁，遂令就学，始小学，未逾时而终篇。文正公赏其敏达焉。乙巳，先生二十五岁，娶大名李氏，有行婚礼草。文正公化导，昆季有如父子，一家礼貌若朝廷焉。先生刚直勤学，酷好书史，诸子之书，无不涉猎。文正公尝曰：我扰攘之际，以医卜免，遂学针术于窦汉卿太师，辄得心传之妙，以之治患，捷于影响，疾病者扶杖而来，弃杖而往，不望其酬。"① 许衎13岁时因战乱而流落到洛阳石抹氏家为奴，许衡往返洛阳与大名将其兄弟救出，并在苏门山请姚枢为其弟起名，回到大名后，拜窦汉卿为师学习针灸。

许衎师从窦汉卿学习针术后，"辄得心传之妙"，成为河朔名医，"疾病者扶杖而来，弃杖而往"，且"不望其酬"。

许衎之子许师义"涉猎书史，综核医卜"，亦以医名。

值得一提的是，许衡也是一位临床经验丰富的医生。许衡在《论关中梁宽甫证》中："右胁而火乘之，其病为逆如此者，例不可补泻。盖补金则虑金与火持，而喘咳益增。泻火则虑火不退位而癖反盛，正宜补中益气汤也。"② 在《许文正公遗书》卷8，尚有《吴氏伤寒辩疑论序》，卷11有《六气不用味》《与李生》等医学论著。从中可以看出，许衡当受窦默医学影响。③

罗天益，字谦甫，号容斋，元代正定藁城（今河北藁城县）人。罗氏

---

① 索全星. 许衎、许师义墓志跋 [J]. 华夏考古，1995（4）：95-101.
② 许衡. 许衡集 [M]. 北京：东方出版社，2007：195.
③ 王星光. 许衡与医学探研 [J]. 殷都学刊，2006（3）：40-43.

好学，追从名师，博采众长。

1253年，窦汉卿58岁，居住在爪忽都①地面。

据《卫生宝鉴》卷二记载："癸丑（1253）岁初，余随朝承应。冬，屯于瓜（爪字之误刻）忽都地面，学针于窦子声先生，因询穴腧。曰：凡用针者，气不至而不效，灸之亦不发。大抵本气空虚，不能做脓，失其所养故也。更加不慎，邪气加之，病必不退。……今因此病，而知子声先生之言矣。"②《卫生宝鉴》卷7记载："中风针法（出窦先生《气元归类》）。"③《卫生宝鉴》卷20记载："癸丑岁，与窦子声先生随驾在瓜忽都田地里住冬。与先生讲论，因视见流注指要赋及补泻法，用之多效。今录于此，使先生之道不泯云……"由此可知，罗天益是窦汉卿亲传弟子。

另外，《卫生宝鉴》刊于1281年，是时窦汉卿刚去世一年，"使先生之道不泯云……"语有悼念师情之意。

王仁整，名开，号镜潭，兰溪县纯孝乡白露山下王家村人，今属兰溪市黄店乡王家村。

明朝文人徐一夔《始丰稿》卷10记载：兰溪人王仁整，号镜潭。"至元初，以羁孤之迹至燕，获事窦文正公默，得其铜人针法。用医官起家，稍迁江西官臣提举，后迁太医院事。"退还乡里后，"负病踵门者不远千里而来。"王仁整之子王国瑞继承父亲医术，"自越如吴，王公贵人交于门者无虚日"，"一方以为神人，其从而执弟子礼非一"。④

据明万历《金华府志》记载："王镜潭，名字具亡，兰溪人。家贫，好读书。不遇于时，遂肆力医道。游大都窦太师汉卿之门20余年，悉传其术以归。窦公嘱之曰：传吾术以济人，使人无病，即君之报我也。遇人有疾，

---

① 《卫生宝鉴》误刻为"瓜忽都"。爪忽都，元上都，今金莲川也。在今天内蒙古自治区锡林郭勒盟正蓝旗政府所在地上都音郭略镇（Shangdu-yin Ghol Balghasun）东北约20公里处的金莲川草原上。1251年，蒙古大汗蒙哥命忽必烈总领漠南汉地军国庶事，驻帐于金莲川。在这里，忽必烈广招天下名士，组成了著名的"金莲川幕府"。"幽都风土异，六月亦冰霜"（《张文中公文集卷6》之《上都道中二道》），"上都五月雪飞花，顷刻银妆千万家。"（杨瑀《山居新语》）。
② 罗天益. 卫生宝鉴 [M]. 北京：人民卫生出版社，1987：13.
③ 罗天益. 卫生宝鉴 [M]. 北京：人民卫生出版社，1987：84-85.
④ 徐一夔. 始丰稿：卷十//文渊阁四库全书·第1229册 [M]. 台北：台湾商务印书馆，1983：308.

辄施针砭，无不立愈。至元初，领扬州教授，以母老辞。所著有《重注标幽赋》传于世。子国瑞，孙廷玉，曾孙宗泽。皆克世其业云。"①

"至元初，领扬州教授"似有误。"至元"作为年号，一是元世祖忽必烈，1264—1294年，共30年；一为元惠宗，1335—1341年，共6年。若是元世祖至元初，扬州尚属南宋，当时王仁整刚至燕，从学于窦汉卿，不可能有此事。惠宗之"至元"更离谱，因为窦汉卿于1280年去世，这之前王镜潭离师，1335年是窦汉卿去世后55年，按1280年曾游太师门20年的王镜潭35岁记，此时已经90岁了，"至元初，领扬州教授，以母老辞"根本是乌有，所以，明万历《金华府志》所载不足以信。

《兰溪医学史略》考证王镜潭家谱载："绍十三世，宁行一，王氏名开，字叔启，号镜潭。宋祥兴戊寅年（1278）生，元至正丁亥年（1347）终。"并载"公游元窦太师之门，尽授轩岐之术……后敕为太医院御医"。

家谱记载王镜潭出生于1278年，而窦汉卿于1280年去世。王镜潭如是窦汉卿弟子，则家谱记载有误。

该书还记载了在兰溪市黄店乡王家村，发现刻有"元御医镜潭王公之墓"字样的碑碣。同书还引用光绪十三年（1887）《兰溪县志》卷5"艺术"载："王镜潭，名开，以号行。营居于镜潭之上，人称镜潭先生。子国瑞，屡游三吴，与贝琼交。尝以父《隐居图》请琼为之序。"②

清代钱曾《读书敏求记》记载："太师针灸一卷。窦太师针灸。传于婺源王镜潭。一百二十八法录于成辛丑夏五月。藏书家未见有此本也。"③

王开著《增注针经密语》，其子瑞庵求序于当时的名人，文学家贝琼。

贝琼说："皇元时，窦文贞公得丘长生之传，大显于中朝，而四方咸宗之。且推其所得，述标幽二赋行于世。后注铜人针经密语一卷，未成而没。其徒有兰溪王镜潭及其子瑞庵者，增注而成之。则三百六十五穴之分，不可有一过不及之差。渊乎微哉！一日瑞庵挟之，访予山，求序以冠其端。予读之累日，为之叹曰：嗟乎，针为医之一耳。而书之浩繁，有不可胜穷者，皆非所以为密也。夫观室而不睹其密，则未造乎室。适道而不求其密，

---

① 王懋德. 金华府志［M］. 台北：成文出版社有限公司，1983：1626.
② 叶可夫. 兰溪医学史略［M］. 兰溪市：浙江省兰溪市医药卫生科技所，1985：80.
③ 钱曾. 读书敏求记［M］. 北京：中华书局，1985：117.

则未造乎道。补注密语,其用针之玄奥乎,然其书而未广也。镜潭父子,因文贞公之注,复详之于后。则所谓密语者,既显而不得矣。学人获从而考之,则知其所慎。而见于治人者,足以冀夫十全之效,而无悟也已。故不辞而书其说云。"①贝琼曾经参与编纂《元史》,又是王瑞庵的朋友。王开重著的《增注针经密语》现在亡佚。

郑玘是窦汉卿传人之一。

郑玘,字子玉,里籍生平不详,授医学教授。曾经请窦汉卿住于他的家中,教他针灸方法,是得到窦氏真传的一位弟子。郑玘授徒张博文,河南汤阴人,与元朝名臣、著名文学家许有壬同乡。许有壬在他的《一真堂记》中,详述了张博文师承郑玘、郑玘师承窦太师的情况。文章说:

"太师窦先生之未遇也,怀其学无所施,悯人札瘥,针法极其妙。施诸治疗,莫不即愈,兵荒中活人不知其几。及见世皇,陈三纲五常之道,人道既立,相安而并生,其为活人又什百千万于针矣。天下之言针者,一以太师为宗。而标榜求售者,皆自称门人焉。因多病得请归,首以询医为事。卜居上寿里,有牓其门曰医者,方自喜幸,俄,白首儒服携酒来,行里门之礼,乃老医博文张先生也。博文之师,教授郑玘子玉者,尝馆太师于家,真得其传。而博文则亲传于子玉者,源之正,流之不汩。故施于用,其效可必也。家人有病者,博文诊之曰:此不必药,当自愈。又曰:吾药攻病,无病不可用也,凡医必出药为攫糈计,且曰:无病当备,吾药可预服也。有当病而不药又教以无病不药者乎?博文其贤矣!人言博文喜用酷烈剂,闻而质之。乃曰:遇其疾即用其剂,遇其病而不用其剂,则与无病而强之以药者等矣。予闻而益贤之。有堂,扁曰一真。请为之说,真之为义大矣哉!针法得其真则治病不谬,诊病识其真则用针不忒,制药得其真则施用不悖,无所往而不一于真,而又始终济之以一心之真,则活人之功又岂下于相哉!余待罪中书久,盖深有愧于博文者也。书其实以为记,且以识余愧云。"②

这篇非常重要的文献,不但叙述了张博文学有渊源,有师承,也道出了张氏良好的医德和娴熟的医技,进而从侧面可以看出窦汉卿针法确实炉

---

① 李修生. 全元文·第44册 [M]. 南京: 凤凰出版社, 2004: 225-229.
② 李修生. 全元文·第38册 [M]. 南京: 凤凰出版社, 2004: 222-223.

火纯情,在当时声望之重。

朱彦晖是窦汉卿亲炙弟子之一。

朱彦晖的生平事迹史料不详。王恽的《跋针者李君玉诗卷》记载：监察御史王恽中年因左髀有寒疾,雨前先痛,曾求医于窦汉卿。当时,窦氏在大名沙麓行医,王恽经窦氏针灸治疗后得愈。三十年后,王恽做官山东东平,遇名医李巨川,谈及窦汉卿针灸,李巨川说:"予客淮南时,以兹术授窦公。今青出于蓝。"① 王恽写过一篇《题朱彦晖三陪手卷》诗,提到窦汉卿传针灸术于朱彦晖：

"余年五十觉笼东,左臂偏枯右耳聋。说道燕城陪手客,此针传授到朱公。"② 原注云："谓木庵陪饭,窦汉卿陪针,陈学士陪口也。陈名时可,字秀甫。""此针传授到朱公",所示窦汉卿传朱彦晖针灸术。从这首诗来看,朱彦晖是窦氏的弟子。杨弘道的《小亨集》卷2有《赠朱彦晖诗》,殆即其人。

在窦汉卿私淑或再传弟子中,已知的有徐子明、李清隐、滑寿、杜思敬等。

徐子明,据元朝文学家王逢撰的《梧溪集》记载,高邮知府徐珣的儿子徐子明,精通窦太师针法,但难以考证其是直接师承、再传弟子或是私淑。

"公讳霆发,字子明,月山其号也。所著水利书具存,尤善画,其熙春、天马二图,仁宗诏藏秘监。其先本徐邳三山人,考珣,赠高邮知府。妣夏,妻高,并赠乐安郡。君子姓多致通,显曰贤明,精窦太师针芮。至正初,学士揭徯斯引见,上欲官之,辞归。"③

李清隐,淮人。精通窦太师针法,曾授徒李德睿,将窦汉卿飞腾针法传给他,李清隐当是窦汉卿传人或再传弟子。

据《姑苏志》记载:"李德睿,字士明,嘉定人。为宁真观道士,尤攻于医。遇淮人李清隐,授窦太师飞腾针法。洪武初,召入见,辞归。尝携

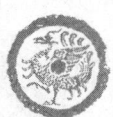

---
① 王恽. 秋涧先生大全集·卷73∥元人文集珍本丛刊（一）[M]. 台北：新文丰出版公司, 1985：1-2.
② 王恽. 秋涧先生大全集·卷27∥元人文集珍本丛刊（一）[M]. 台北：新文丰出版公司, 1985：8.
③ 王逢. 梧溪集 [M]. 北京：中华书局, 1985：317.

瓢卖药市中，瓢小而类鹤，因号鹤瓢道士。张羽为传，王行、高启辈皆为赋咏。"①

在谢肃撰《密庵集》中，记载金华周玄启老师滑撄宁私淑窦汉卿。文称："金华周玄启，读书好医方术。学于撄宁滑先生。先生生中州，儒而医也。其用药绝似刘河间，而针法则本窦太师。凡所砭疗，莫不奇中，名闻朔南。是则玄启固有所受之矣。玄启尝以二室曰药曰针，遇人有疾，针可已者砭之，药可愈者疗之。亦往往以奇中有声，硕岂辱于师门邪。虽然，玄启之于撄宁亲炙者也，撄宁之于窦刘私淑艾者也。"② 滑撄宁，即滑寿，学针于山东东平名医高洞阳。滑寿本姓刘，与刘伯温是从兄弟，因从医而改姓滑。

杜思敬，曾著有《济生拔萃方》6卷，书中第2卷收录了窦汉卿的《流注指要赋》。杜思敬与窦氏同时同朝为官，又从学于窦氏挚友许衡，故杜思敬或为窦氏亲炙或私淑传人，但缺乏确切的史料记载。

《元史》卷115《裕宗传》："元世祖嫡子真金少从姚枢、窦默受孝经，……闻母皇后暴得风疾，即悲泣，衣不及带而行。"《元史》卷158《窦默传》记载世祖"命皇子真金从默学，赐以玉带钩……"③ 由此可知，元世祖嫡子真金少从窦氏学习《孝经》。

窦汉卿所著《针经标幽赋》《流注通玄指要赋》二篇，内容丰富，用词生动，说理明析，言简意赅，以歌赋的形式，使学者朗朗上口，易于记忆，为后世学者习诵的名篇。首创"下针十四法"，为后世论针法奠定基础。《真言补泻》对针刺手法有具体的论述和独特的见解，是窦氏针刺手法的经验总结。善用八脉交会穴，为后世医家所推崇，后世的针法大都从窦氏针法发展而来。

举才荐贤　备咨国政　上医医国

元世祖忽必烈以藩王之尊，总领漠南军国庶事。此后，"征天下名士而

---

① 王鏊等. 姑苏志 [M]. 台北：台湾学生书局，1986：865.
② 谢肃. 密庵集 [M]//朱石. 白云稿. 台北：台湾商务印书馆，1983：77.
③ 李濂. 元史 [M]. 北京：中华书局，1986：3732.

用之""得开府,专封拜",建立了蒙元历史上有名的"金莲川幕府"。通州人李德辉"岁丁未(1247),用故太傅刘文贞公秉忠荐,征至潜藩,俾侍今皇太子讲读。荐故翰林侍讲学士窦默。"① 窦汉卿被朝廷征访,除了他的理学知识,他的针灸学精湛是主要原因。许衡的学生耶律有尚说:"时窦默子声以针术得名,累被朝廷征访。"② 当时被征召的名医,除窦汉卿外,尚有许国桢、罗天益、曲阳刘禅师、颜凤卿等。

1249年,窦汉卿在大名居住,忽必烈在潜邸听说他满腹经纶,便急于想见,几次遣人召请,窦汉卿更姓易名隐居不出,躲避不见。"深自韬晦,罕所应接",家破人亡,辗转迁徙,饱受蒙军战火悲惨遭遇的窦汉卿,拒绝应聘为蒙古藩王效力。然而,忽必烈闻其贤,数次征召无果后,先去说服窦汉卿的朋友,由他带领使者以见。不得已,窦汉卿被召。至王府后,世祖问他治世之道,窦首先讲三纲五常,说:"帝王之道,在诚意正心,心既正,则朝廷远近无不敢不正。"忽必烈赞许。

世祖常常一天要召问三次,窦汉卿的回答都合世祖心意,从此以后加倍优待,不让他离开左右。世祖又问当今明于治道者有谁,窦汉卿便荐举姚枢,朝廷立即召枢来任用。不久,世祖又命皇子真金从窦学习,《御定孝经衍义》卷76上有"元世祖嫡子真金,少从姚枢、窦默受孝经"的记载,并赐他玉带钩,对他说:"这是金朝内府的东西,你是老人,正适于佩戴,使我王子见此物如见我一般。"不久,窦汉卿请求南还,朝廷命大名、顺德各给田宅,官府常送去衣物。③

1252年,忽必烈出征云南,命窦汉卿前往太后处。"壬子岁冬,上命公往诣曲你河拜见太后,赐之貂帽、貂裘、靴袜称是。既至,太后问:'汝为何等人?'公以'孔夫子门弟子'为对。"窦汉卿不以医者称,但说是孔夫子门人,足见元初重儒以治国,侧面也反映出窦汉卿仕元,忽必烈重儒学治理故,窦汉卿满腹经纶,又为名医,自当募征之列。

1260年,忽必烈即位,召窦汉卿至上都,拜窦为翰林侍讲学士,要求窦推荐像唐朝魏征这样的人,窦推荐许衡和史天泽。这时,史天泽正任汉

---

① 姚燧. 牧庵集·卷30·李忠宣公行状[M]. 北京:中华书局,1985:379-385.
② 许衡. 许衡集[M]. 北京:东方出版社,2007:306.
③ 李濂. 元史[M]. 北京:中华书局,1986:3711.

南宣抚使,立即召回拜为右远相。

平章政事王文统颇受重用,窦汉卿上书《请别选公明有道之士疏》道:"臣侍奉陛下十余年,多次承皇上垂询,听皇上圣训,可见陛下急于求治,无不以利民生、安社稷为目的。过去先帝在位,奸臣擅权,总揽天下财赋,贡进奇货,焙耀豪华,以求皇上之欢心。"①

窦汉卿早就看出王文统的阴谋。有一天窦汉卿在帝前斥责王文统,说:"此人学术不正,久居相位,必坑害天下。"世祖问:"谁可为相?"窦说:"以臣看来,只有许衡。"世祖不高兴。王文统十分忌恨窦汉卿,为了能把他排挤出朝廷,奏请任他为太子太傅,名义上是"高就",实际是不让他参加朝中事务。窦汉卿辞谢道:"太子之位尚未确立,臣不敢先受太傅之名。"因而还是任命他为翰林侍讲学士,详见《许衡传》。为此,窦汉卿称病请求回归家乡。

中统三年(1262),李瓘发动叛乱,王文统受到牵连,以"同谋"罪被处死。世祖回忆窦汉卿的话,对左右近臣道:"往日说王文统不可用的,只有窦汉卿一人。如果还有一二说这话,朕难道会不加考虑吗?"将窦汉卿召回,在京师赐建上等房舍,命官府每月供给俸禄,国家大政必定去征求他的意见。

窦汉卿以心直征得了忽必烈的厚爱。又一次,忽必烈因事问身边的人:"朕往者有问于窦默,其应如响。盖心口不相违,故不思而得。朕今有问,汝能然乎?"

窦汉卿自己一生从事教育,而且上书奏议开办国学,培养儒学人才,巩固元朝统治。1270年,75岁的窦默上奏请立"国子学"。第二年,奏请元世祖"建学立师""博选贵族子弟士民俊秀者教之",推荐许衡为集贤大学士兼国子祭酒。

80岁的窦汉卿一直惦记国家的教育。1275年三月,他与王磐等奏请设两翰林院,世祖采纳了他的奏议。

窦汉卿曾上言道:"君有过错,臣当直言,表示同意或不同意,这是自古就提倡的。今则不然,君说可,臣也以为可,君说不可,臣也说不可,这不是好的政风。"第二天,又侍奉世祖于幄殿,有一猎人失一鹘,世祖大

---

① 李修生. 全元文·第2册[M]. 南京: 凤凰出版社, 2004: 201.

怒,有个侍臣从旁也说此人应加罪惩处。世祖讨厌这侍臣的迎合,命施以杖刑,而释猎人不问,退朝之后,秉忠等祝贺窦汉卿:"非公以诚对待皇上,怎能使皇上有如此之清醒。"①

1266年,忽必烈留意经学,窦汉卿与商挺、姚枢、王鹗、杨果纂《五经要语》凡二十八类以进。②

至元十二年(1275),窦汉卿年80岁,公卿皆来祝寿。世祖很有感慨地说:"这样的贤才,如能请上帝让他年轻几岁,使他们留联左右共治天下该多好。可惜他现已老了!"窦汉卿既年老,不就职任事,世祖多次派宦官赐珍宝及各种器物去慰问。

至元十七年(1280),加昭文馆大学士,七月十二日卒,享年85岁。

元世祖深为哀悼,厚赐丧金,皇太子也给丧葬费钞2000贯,命有司护送归葬肥乡,是年十一月葬于肥乡县行教乡先茔之次,今在肥乡县肥乡镇城西村西南。后累赠太师,封魏国公,谥"文正"。

医学著述及其家世后人

窦汉卿是理学名臣,确曾在元代理学发展过程中起过重要作用,他与赵复、姚枢将南宋理学引申到北方,并且由理学辅佐元世祖治理天下。他的针灸学贡献在元代已经被公认,成为一个重要的医学流派,特别是他所著述的针灸二赋、所倡导应用的交经八穴和补泻手法等,奠定了他在针灸领域的大师地位,为明清针灸学延续发展影响至深,至今仍为学术界关注重点。

一、著述考

1.《针经指南》,首刊于元贞元年(1295),燕山朱良能(字致之)刊行于福建;元至大四年(1311),建安窦桂芳(号静斋)刊入《针灸四书》中。

书共1卷。载有《针经标幽赋》《流注通玄指要赋》《经络气血考辨》

---

① 李濂. 元史 [M]. 北京:中华书局,1986:3730.
② 李濂. 元史 [M]. 北京:中华书局,1986:3738.

《流注八穴》《手指补泻法》及《针灸避忌》等。实则《针经标幽赋》《流注通玄指要赋》为窦氏亲著，其他或经窦氏整理。

《流注通玄指要赋》系窦汉卿得自李巨川所传的铜人针法内容，其中有四十三穴治症秘诀，窦汉卿为了便于记忆和防止书籍佚散而编成歌赋。于1281年首次刊印在罗天益的《卫生宝鉴》一书中，赋前有窦汉卿亲写序文，罗氏写有注文。

钱大昕的《元史·艺文志》著录窦氏著作，有《铜人针经密语》1卷，《标幽赋》二卷，王镜潭注。《指迷赋》《疮疡经验全书》12卷。①《指迷赋》应是《流注指要赋》误写。

2.《铜人针经密语注》一卷

据贝琼说："窦文贞公……且推其所得，述《标幽》二赋行于世。复注《铜人针经密语》一卷，未成而没。其徒有兰溪王镜潭及其子瑞庵者，增注而成之。"又说："窦文贞公有所著《标幽》《指迷》二赋及《玉龙歌》《龙髓经》行于世。"②

李浩授予窦汉卿的《铜人针经》，是前人著作，窦作注，未成而逝，王仁整父子增补而成。清代钱遵王《读书敏求记》卷3下著录《窦太师注标幽赋二卷》，下注"兰江镜潭王仁整集抄写"。可惜此本已失传。

3.《玉龙歌》

吴昆《针方六集·神照集》引作"窦氏"。《杨氏家传针经图像》6处称引"太师云"字样，以弟子口语称，说明此书非窦太师亲著。书中所载腧穴、针法及腧穴主治症，与窦氏针书相类，当为窦氏门人总结窦氏针方所写。③

4.《窦太师秘传》

清抄本，1卷，收于清代《针灸集要》中，系窦氏去世后由其弟子编集而成。

清代钱遵王《读书敏求记》："《窦太师针灸》传于婺县王镜泽，共计一百二十八法，抄录于成化辛丑（1481）夏五月。藏书家未有此本

---

① 钱大昕. 嘉定钱大昕全集·第5册［M］. 南京：江苏古籍出版社，1997：50.
② 李修生. 全元文·第44册［M］. 南京：凤凰出版社，2004：225-229.
③ 岗卫娟，黄龙祥. 窦太师针经考略［J］. 北京：针刺研究，2007，6（3）：207-209.

也。"① 王镜泽系王镜潭之误。

《针灸集要》所载《窦太师秘传》记："右《窦太师秘传》，前后共计一百二十八穴法治秘文……"与钱氏记载相同，说明钱氏所记"太师针灸"抄本即《窦太师秘传》（钱氏又称作《窦氏秘传》）的一种，此书在明成化前已流传。

《疮疡经验全书》13卷，见于清人黄虞程《千顷堂书目》卷14《医学类》，列于宋人著作之下，作者署名"窦汉卿"。此书不见于《元史》，《四库全书总目》已指出其作者可疑。余亮锡认为："此数书之称燕山窦汉卿，称窦太师，正可决其为默作，末可以妄庸人有所傅会，遂并疑其本书也。"其实，《疮疡经验全书》与其他署名窦氏的作品不同，一则未见元人提及，二则"疮疡"并非窦氏专长，其为后人伪托是很明显的。其实，《疮疡经验全书》12卷，现在以为是1569年窦梦麟补辑明代以前外科诸书而成。

二、家世

世系：窦汉卿远祖东汉大司空窦融之后，曾祖父窦亨，祖父窦荣，祖叔窦旺，父亲窦思，母亲吴氏。②

家室：前娶两王氏皆早卒，再娶夫人贾氏，出曹南（山东菏泽为古曹州）大家，慈惠贤淑，治家有法，次室王氏、荣氏。

夫人贾氏"恭俭以相其夫，勤恪以训其子"，被封为扶风郡夫人。

子男一人，曰履，为奉训大夫、中书吏部郎中，挺特有父风。履官至河南行省左丞、集贤大学士。《窦默墓碑》碑文由名家王磐撰文，胡祗书丹，商挺篆额，立石人为窦汉卿之子窦履。一般而言，按上"立石人为窦默之子窦履"，立石人窦履应是长子。元王士点之《秘书监志》卷10记载：至元十四年（1277）八月二十八日，置秘书郎一员：窦履。

孙男一人，窦履有遗腹子一人。王约"辩奏故左丞窦履有遗腹子弃外，宜收养归宗，为窦氏后"。③

女三人，长适中顺大夫、淮西道宣慰副使刘执中，次适金紫光禄大夫、太保、参领中书省事刘秉忠，季适大名路总管府判官刘珪。

---

① 钱曾. 读书敏求记 [M]. 北京：中华书局，1985：117.
② 吴中彦. 广平府志·卷8 [M]. 台北：台湾学生书局，1986：11.
③ 李濂. 元史 [M]. 北京：中华书局，1986：4142.

刘执中，享年 55 岁。元贞二年（1296）九月十二日去世。皇庆元年（1312）正月十日葬于大名郭东元城县令公乡先茔之次，今河北大名县红庙乡总管坟村，是窦汉卿针灸传人之一。刘执中"少负气节，长而益笃，积学绩文，以裕所蕴。同里窦文正公奇之，妻以子。既从窦公，悉得其学，余力所及，犹能以针医名天下"。后来"获事裕皇于东宫"，"裕皇"即忽必烈的太子真金。刘执中得以成为太子侍从，显然与他的医术有关，后来历任中央和地方的各种职务，官至吉州路总管。窦夫人贤淑聪慧，日记千言。常做《勤学文》警诸子。先 9 年于 1288 年去世。子元麟，礼部侍郎、嘉议大夫、大名路总管。庶子一。其女，长适梁铎，大名路梁侯之孙。次适陕西右丞许公之子崇智。季适陕西左丞张忠宣之子俭。①

刘秉忠（1216—1274），初名侃，字仲晦。元初名相，元代政治家、作家。邢州（今河北邢台）人。至元元年（1264），刘秉忠 49 岁，"翰林学士承旨王鹗奏言：秉忠久侍藩邸，积有岁年，参帷幄之密谋，定社稷之大计，忠勤劳绩，宜被褒崇。圣明御极，万物惟新，而秉忠犹仍其野服散号，深所未安，宜正其衣冠，崇以显秩。帝览奏，即日拜光禄大夫，位太保，参领中书省事。诏以翰林侍读学士窦默之女妻之，赐第奉先坊，且以少府宫籍监户给之。"② 刘秉忠无子，以弟秉恕子兰璋后。《元史》记载："守僧格尝以刘秉忠无子收其田土，其妻窦氏言：秉忠尝鞠犹子兰璋为嗣。敕以地百顷还之。"③ 今邢台市桥西区贾村村西 1000 米处存刘秉忠家族墓。

刘秉忠与窦旧好，窦汉卿自金莲川之藩邸请还时，刘秉忠写诗以送。从诗中看得出窦喜欢读书，借的是《陶渊明集》。刘秉忠以书相赠，并作诗《送窦先生因所借陶诗为贶》：

"养老须开十顷地，求凰应长九苞儿。莫还两册渊明集，便当今朝送别诗。"④⑤

刘珪，大名路总管府判官，生卒年不详。刘执中兄弟四人，长兄亦名

---

① 吴澄. 吴文正文集·卷 37 // 元人文集珍本丛刊 [M]. 台北：新文丰出版公司，1985：603.
② 李濂. 元史 [M]. 北京：中华书局，1986：3693-3694.
③ 李濂. 元史 [M]. 北京：中华书局，1986：348.
④ 刘秉忠. 藏春集·卷 4 // 元人文集珍本丛刊（一）[M]. 台北：新文丰出版公司，1985：69、77、85.
⑤ 程廷恒. 大名县志·金石卷. 台北：成文出版社，1934：1398.

刘珪，然《刘执中墓志》不载其兄珪与窦姻，且排行第四的刘执中是长婿，显然刘珪另有其人。史料载有：清乾隆间，有民在大名普照寺门前挖出大名路总管府判官刘珪墓碑，后复隐埋。①

注重治神得气　推崇毫针刺法

治神是指医者在针刺治疗中必须全神贯注、聚精会神，并密切注意患者的精神状态，不可分心。《素问·宝命全形论》说："凡刺之真，必先治神。"《灵枢·终始》又说："专意一神，精气之分，毋闻人声，以收其精，必一其神，令志在针。"窦氏严格遵守《内经》旨意，在针刺过程中非常注重治"神"，"定形气于一心"，他提出要医者要"目无外视，手如握虎；心无内慕，如待贵人"。在《标幽赋》上说："凡刺者，使本神朝而后入；既刺也，使本神定而气随。神不朝而勿刺，神已定而可施。"神气相随，才能获得针刺的补虚泻实。"神动气行、得神取气"，强调治"神"在针刺中的重要性。

得气是指医者将针刺入腧穴后，通过迎随补泻等行针手法，在针刺腧穴部位，患者获得的酸胀沉麻等针刺感应。《灵枢·九针十二原》中最先提及："刺之要，气至而有效，效之信，若风之吹云，明乎若见苍天。"窦氏在《标幽赋》中十分重视得气的有无，认为得气是有无疗效的关键，"气速至而速效，气迟至而不治"，并生动形象地描述为："气之至也，如鱼吞钩饵之沉浮；气未至也，如闲处幽堂之深邃""轻滑慢而未来，沉涩紧而已至"。气至则似鱼吞钩，针下有涩紧感，或浮或沉，气未至，如闲居静室之中，寂然无所闻，针下轻滑。这些生动的描述，将抽象的概念写的生动易记，对后来学针者以很大启发。不仅如此，窦氏尚且提到促进得气方法，如《针经指南》记载有"转针头指向病所，以手循经络，循扪至病所"，窦氏利用摧气、行气、导气等方法，使气至病所，达到治疗目的。

《流注通玄指要赋》曰："必欲治病，莫如用针。"窦氏偏主用针，对针

---

① 王恽. 秋涧先生大全集·卷67 // 元人文集珍本丛刊（一）[M]. 台北：新文丰出版公司，1985：249.

刺疗法极为推崇，且尤重视毫针。他的《气血问答》曰："针则针，灸则灸。若针而弗灸，若灸而弗针。"唐宋之前，灸法盛行，窦汉卿身居战乱年代，针刺携带方便，随时可用，故而十分重视毫针刺法。他在《标幽赋》开篇就说："拯救之法，妙用者针。……观夫九针之法，毫针最微。七星可应，众穴主持。"九针是古代九种针形的统称，出《灵枢·九针十二原》："九针之名，各不同形。一曰镵针，长一寸六分。二曰员针……七曰毫针，长三寸六分……"。窦氏重用三寸六分之毫针，是因针身较细，针尖如蚊虻的口器一样尖锐，用于治寒热痹痛在经络者，能扶正祛邪。"毫针最微""细桢于毫发"，不易损伤气血，且"同贯多歧"，是为首选。窦氏针法，首要施针者熟悉经络走向、气血多少、标本根结等，他的《真言补泻手法》详细阐述补法、泻法、春夏瘦刺浅、秋冬肥刺深、呼吸补泻、寒热补泻、生成数法、手指补泻、迎随补泻等，对取穴、定穴、揣穴多有发明。尚有《夫妇配合》《古法流注》《杂忌法》《针灸避忌太一之图序》《冬至叶蛰宫说》等内容，是窦汉卿根据前人经验整理而得。他一反两晋唐宋诸针灸典籍之重灸轻针现象，大力倡导毫针刺法，对后世针法的昌盛起到基石作用，也奠定了他针灸大师的地位。

强调取穴准确　推崇按时取穴

《标幽赋》上说："正其理而求其原，免投针而失其位""大抵取穴之法，必有分寸；先审自意，次观肉分。或伸屈而得之，或平直而安定。"只有穴位准确，针刺方能得气，才能取得预期的效果。至于取穴方法，除了同身寸、骨度分寸定位外，窦氏总结出"在阳部筋骨之侧，陷下为真；在阴分郄腘之间，动脉相应"。也就是说，阳经腧穴多位于筋骨之侧肌肉凹陷处，阴经的穴位多在腋窝、腘窝和肘窝等经气深聚动脉搏动处，这些经验为后世医家所遵从。

窦汉卿将时间医学应用于针刺。"春夏瘦而刺浅，秋冬肥而刺深"，随四时季节针刺深浅有别。"但用八法五门，分主客而针无不效"。八法即灵龟八法，五门乃甲己、乙庚、丙辛、丁壬、戊癸十天干，与十二经的"井荥俞经合"五输穴的五行属性相合，为子午流注针法，按时开穴，以五输穴、原穴为基础，分为纳甲法和纳支法。窦氏的"一日取六十六穴之法，方见幽微；一时取十二经之原，始知要妙""推于十干十变，知孔穴之开阖；其五行五脏，察日时之旺衰"，根据疾病性质以及气血旺衰之不同，按时取其属性相合俞穴，并按照五行生克制化的规律，顺其所欲之性进行针灸施治，用于十二经脉分布肘膝以下的6个五输穴和六阳经的6个原穴，按一日中开某穴的方法进行针刺治疗；"一时取一十二经之原"，是纳支法，它是根据十二经脉气血的盛衰，分别配合十二时辰，在各经相应时辰取相应经脉的原穴进行治疗。

发展针刺补泻　娴于临床操作

针刺补泻是针刺疗法取效的关键因素之一，其操作贯穿于针刺治疗过程的全部过程。窦氏在补泻手法方面，注重手法操作。在《内经》上就有"扣而循之，切而散之，推而按之，弹而努之，抓而下之，通而取之，外引其门，以闭其神。呼尽内针，静以久留"，《难经·七十六难》载"当刺之时，必先以左手压按针荣俞之处，弹而努之"，《难经·七十九难》"迎而夺者，泻其子也；随而济之，补其母也"等一些简单补泻手法，窦氏在继承《内》《难》的理论基础上，根据自己临证经验，总结归纳出"手指补泻十四法"，如"手指补泻"是指动、退、搓、进、盘、摇、弹、搬、循、扣、摄、按、爪、切法而言。手指补泻十四法，重视针下体察，善用综合补泻法，并创用寒热补泻针法。后世的针法大都从窦氏针法发展而来。

其后《针灸聚英》和《针灸问答》均循用手指补泻十四法，杨继洲著《针灸大成》时则精简成为"十二法"，以后又简称为"八法"。

窦氏临床辨证为先，擅长刺法操作，灵活运用不同刺法而达到补虚泻实的治疗目的。窦汉卿针刺进针强调"左手重而多按，欲令气散，右手轻而徐入，不痛之因"。进针要双手配合，轻重兼施，倡导无痛针灸，使患者减少痛感。

在窦汉卿所著的《真言补泻手法》上，对针刺手法有详细的论述，描述得十分细致，使人易于学习，易于掌握。

补法曰："左手揣穴，右手置针于穴上。令病人咳嗽一声，针入透于腠理，复令病人吹气一口，随吹针至分寸。待针沉紧时，转针头向病所。以手循扪，觉气至，却回针头向下。觉针沉紧，令病人吸气一口，随吸气出针，急闭其穴。虚羸气弱痒麻者补之。"

泻法曰："左手掐穴，右手置针于穴上。令病人咳嗽一声，针入于腠理，复令病人吸气一口，随吸气入针至分寸，觉针沉紧，转针头向病所，觉气至，若觉病退，便转针头向下，以手循扪，觉针沉闷，令病人吹气一口，徐出其针，不闭其穴。丰肥坚硬疼痛者泻之。"押手、刺手分别操作，使患者咳嗽以移神散气，配合呼吸、针头朝向、针感、候气、调气、行气等整个施术过程做了具体描述。《寒热补泻》补冷法曰：针入后，"问病人觉热否？……捻针，使气下行至病所。"

善用特定穴位　提倡交经八穴

窦汉卿在《流注指要赋》题辞中说：山东李君"授穴之秘者四十有三，疗疾而弗瘳者万千无一。"《流注指要赋》共计47穴次，其中足三里与后溪各出现两次，实列45穴。45穴中如果去掉吕细、髓骨两个奇穴，恰好是43穴。除期门、肩井、肾俞三穴位于躯干部，其他头面10个，四肢30个。窦氏的取穴方法既有局部取穴，如耳聋取听会，臂痛取肩井；也有远部取穴，如取京门治疗头痛。这些腧穴均有特定的治疗作用，是窦氏针灸应用之验方。

八脉交会穴原称"交经八穴"和"流注八穴"，是窦氏得之于"少室隐者所传也""得于山人宋子华"，是前人临床经验的结晶。"予嗜此术，亦何啻伯伦之嗜酒也。"因窦氏对保存和推广八穴起了很大的作用，在前人经验基础上，通过长期的临床实践，总结出八穴主治213个病症，所以又称为"窦氏八穴""窦氏八法"。窦氏因"辄裁八韵，赋就一篇"，以"共传于同志"。八脉交会穴是指内关、公孙、外关、足临泣、列缺、后溪、照海、申脉，它是十二经脉与奇经八脉相通的8个腧穴，都位于腕踝部的上下。《八穴交会》曰：奇经八脉与十二正经的八穴相交会，公孙通冲脉、内关通阴维，会合于胸、心、胃；临泣通带脉、外关通阳维，会合于目外眦、耳后、颊、颈、肩、缺盆、胸膈；后溪通督脉、申脉通阳跷，会合于目内眦、颈项、肩胛；列缺通任脉、照海通阴跷，会合于肺、喉咙、胸膈。《定八穴所在》述八穴位置、归经、取穴法。窦氏在《标幽赋》中提到"但用八法五门，分主客而针无不效"。《标幽赋》中提到"八脉始终连八会，本是纪纲"。窦氏认为八会穴可以兼治百病，"交经八穴者，针道之要也"，"经络滞，而求原、别、交、会之道"。经络阻滞不通，可以取原穴、络穴和交会穴，一穴因互为交会而通数经，可以通调脏腑、疏通经气，所以取效急速。

窦汉卿"业尊周孔，学际天人"。以纲常之道医国，以针芮之技拯民。以仁慈为本，以功利为末，医国医民，医政双辉，自古及今，唯他一人。他生于忧患之际，蒙元兵毁家之再，本自隐晦，以医维建，奈国碎民悲，忍辱负重，挺身而出，遂辅佐忽必烈成就帝王之业。虽高居庙堂之上，犹以一指金针，除百姓困厄。他的针灸理论，至今作为针灸学之典范，他所创建和倡导的补泻手法、交经八穴等理论，一直为临床应用，为针灸业师之必备。他是自金元之后杰出的针灸大师，在我国针灸史上独树丰碑。而今，我国针灸世遗成功申请，此刻，尤加怀念承前启后的金元时期著名针灸学家窦汉卿先生。

年　表

1196年　出生于河北洺州路肥乡县行教乡城西村（今属河北省邯郸市肥乡县肥乡镇城西村）。

1215年　因战乱南逃至河南清流河附近（河南西华县一带），从医者王氏学医。

1232年　再次逃难至河南蔡州（今属汝阳），学针灸于李巨川父子，同年9月7日，作《流注指要赋》并序。

1236年　河北大名行医。

1245年　肥乡行医。

1246年　9月11日，整理《交经八穴》，写出《交经八穴序》。

1249年　北上金莲川之忽必烈潜邸。

1250年　苏门山教书。

1253年　与罗天益同在爪忽都，授罗针法。

1260年　受翰林侍讲学士。
1280年　加昭文馆大学士，7月12日以病卒于大都。追赠太师，封魏国公，谥文正公。

（孙孟章）

主要论著

窦汉卿. 针经指南//窦桂芳. 针灸四书. 元至大四年辛亥（1311）刻本.

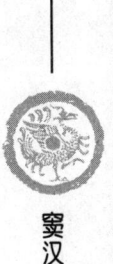

罗 天 益
（约 1220—1290）

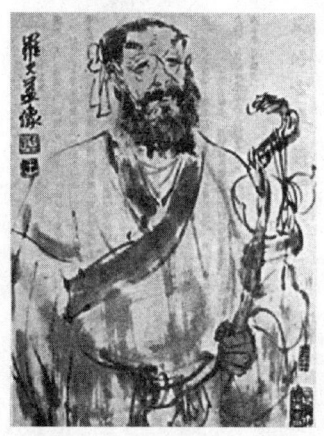

罗天益像
（王孟奇绘）①

罗天益，元代著名医学理论家与实践家，曾师从李杲、窦汉卿，为李杲的入室弟子，成为易水学派的中坚人物。罗氏发扬了李杲的脾胃学说与升阳益气法在临床中的应用，并创立了三焦辨证法。罗氏还吸收了窦汉卿等的针灸理论与经验，发扬了补泻的手法，善于针、灸、药并用。罗氏一生勤于笔耕，在跟随李杲学医时就详细记录了李杲的临证医案，并将其整理为《东垣试效方》。罗氏现存于世的代表作有《卫生宝鉴》。

罗天益，字谦甫，号容斋，元代河北藁城人。② 罗天益生卒年不详，约生活于13世纪的20年代至90年代，晚年定居于真定，是易水学派的第三代传人。

罗氏受家庭教育熏陶，自幼便有志于诗书经史，由于聪慧机敏，好学上进，学业进步很快，十几岁时便以学识和品行闻名乡里，为人称道。及至青年时，正值金代末期，战事不断，民不聊生，饿殍千里，生灵涂炭。罗天益为救民于乱世，遂弃儒从医，潜心专攻岐黄之术，但苦于无明师的传授。"幼承父训，俾志学于诗书，长值危时，遂苟生于方技。然以才非卓荦。性实颛蒙。恐贻人之讥。常切求师之志。"③ 1244年，罗氏拜金元四大家之一的名医李杲为师，此后，罗氏一直在李杲门下学医，直至1251年李

---

① 陈雪楼. 中国历代名医图传 [M]. 南京：江苏科学技术出版社，1987：116.
② 李正儒. 藁城县志 [M]. 铅印本，1933：156.
③ 罗天益. 卫生宝鉴 [M]// 许敬生. 罗天益医学全书. 北京：中国中医药出版社，2006：10.

氏逝世。

罗氏拜师学医的过程，以及李杲与罗氏的师徒关系，成为中医师带徒史上的一段佳话。曾任元代真定路教授的湖北郧城名士砚坚与李杲、罗天益私交深厚，在其所撰的《东垣老人传》中，详细地记述了罗天益拜李杲为师，发奋学医，为民除疾的事迹以及李杲为人师表，教书育人，提携后进的高尚品质。1244年，一代名医李杲年迈，意欲将其医术传于后世，正在遴选后学之际，周德甫向李杲推荐了罗氏，曰："廉台罗天益谦甫，性行敦朴，长恨所业未精，有志于学，君欲传道，斯人其可也。"后来，李杲见了罗天益后第一句话就问："汝来学觅钱医人乎？学传道医人乎？"罗天益说："亦传道耳。"李杲遂欣然收罗天益为徒，还为他提供日用饮食。罗天益勤恳学习了三年之后，李杲为了嘉奖他的孜孜不倦，给了他白金20两，说："吾知汝活计甚难，恐汝动心，半途而止，可以此给妻子。"但罗天益坚辞不受。李杲说："汝大者不惜，何怜乎细？汝勿复辞。"李杲临终时，把自已生平的手稿、著作等都收集起来，按类陈列好，嘱托给了罗天益，对他说："此书付汝，非为李明之、罗谦甫，盖为天下后世，慎勿湮没，推而广之。"李杲去世时72岁。李杲逝后17年，罗天益对于老师的嘱托之言仍如新近所说的一样，深刻在心，时时提念，并付之于行动。由此可见，李杲将其一生的学术托付罗天益是正确的选择。[1] 1283年，中议大夫治书侍御史汲郡王恽在为罗天益的著作《卫生宝鉴》序言中称："今罗君亦以道心济物。复能着书垂后。冀必然之用。其仁心普济。当以彦伯同流。其谁曰不然。"[2]

李杲是金元四大家之一，曾学医于易水学派的创始人张元素。罗氏在李杲的谆谆教诲和培育下，发奋努力，认真学习，刻苦钻研，尽得东垣先生真传，极大地发挥了易水学派的学术特色，突出了脏腑辨证、脾胃理论、药性药理的运用，成为易水学派理论形成和发展过程中承前启后的一位重要医家。罗氏曾对友人说："幸蒙先生与教理之深指，乃所愿也。故十数年间，虽祁寒盛暑，亲灸不少辍，真积力久，尽传其私淑不传之妙"[2]。砚坚在元至元辛巳年（1281）为罗天益编著的《卫生宝鉴》一书序言中说："太

---

[1] 砚坚. 东垣老人传 [M]//李濂医史. 厦门：厦门大学出版社，1992：152.
[2] 王恽. 卫生宝鉴·序 [M]//许敬生. 罗天益医学全书. 北京：中国中医药出版社，2006：9.

医罗先生，学于东垣李君，源流于易水张君，其道大行。"① 明永乐年间文渊阁大学士胡广称赞罗氏"发言造诣，酷类其师"。②

李杲去世后，罗氏仍事师母王氏如嫡母，供养十余年，葬之以礼，展现了尊师重道的传统美德。

罗天益约于元宪宗二年（1252）被征召为军医，随军往来于中原与幽燕间。

在罗天益的《卫生宝鉴》中记载的治案、参案、评案、录方共91例，其中有具体时间的：65例，有具体地点的47例，能说明罗氏所在的具体时间地点的37例。其中，行军医案医话共27例，在这些行军医案中，最早的是1252年在六盘山、瓜忽都；最晚的是1269年，在上都，其间跨度达18年。他一生足迹达20余处：廉台、藁城、六盘山、瓜忽都、界河、楚丘县（今山东曹县东南）、曹州界（今菏泽市）、至州（今冀州市）、扬州、汴（开封）、成武县（山东）、襄阳（今湖北襄樊市的襄城区中心古称襄阳城）、顺德府（邢台）、息州（河南息县）、济南、真定、燕、益都（今山东省青州市）、大都（现北京）、上都（即开平，今内蒙古锡林郭勒盟正蓝旗境内，多伦县西北闪电河畔）。

在罗氏所载的医案中，1271年以后的临证地均在真定，因此可大致判定罗氏于1269—1271年以后返回真定定居。

罗天益所载的随军医案中，除为广大士兵医疗外，还为军官及其家属治病。治疗的疾病除传染病与流行病（如疟、痢、时气、霍乱吐泻等）外，还有精神病、饮食所伤、咳嗽、脚气等内科杂病，眼病以及疮疡瘰疬、疝气等外科病从这些医案我们也可了解元代军医对部队一般疾病及传染病、流行病的治疗情况。罗天益每到一地，在行军行医之余，还利用行军之便，四处访求师友，虚心学习，博采诸家之长，旁搜远绍，从善如流，医术也日益精进。

例如，1253年，罗天益从窦默处学习针灸："癸丑岁初，予随朝承应，冬屯于瓜忽都地面，学针于窦子声先生。因询穴。曰：凡用针者，气不至而不效；灸之亦不发。大抵本气空虚，不能作脓，失其所养故也。更加不

---

① 砚坚. 卫生宝鉴·序［M］∥许敬生. 罗天益医学全书. 北京：中国中医药出版社，2006：8.
② 胡广. 卫生宝鉴·序［M］∥许敬生. 罗天益医学全书. 北京：中国中医药出版社，2006：5.

慎，邪气加之，病必不退。异日因语针灸科忽教授，亦以为然。"①

1252年，他从曲阳县刘禅师处学得疮疡瘰疬方四首："曲阳县慈顺里刘禅师，善治疮疡瘰，其效更捷。壬子岁孟春，诏到六盘山。回瓜忽都地而住冬，朝夕相从，传得四方：太乙膏、玉烛散、克效散、翠玉膏，用之每有神效。甲寅岁仲秋，王师还，遣使送禅师回乡里，赐院门额曰慈济禅院。"②

在济南刘太医处学得眼科名方金露膏："上命周都运德甫。诸路求医治眼名方，得金露膏于济南刘太医，用之多效。此药除昏退翳，截赤定痛。金露膏：治一切眼，神效。淄州黄丹、蕤仁（捶碎，各一两）、黄连（半两）、蜜（六两）。上先将黄丹铁锅内炒紫色，入蜜搅匀……用此药多效。故录于此。"③

张仲文传神仙灸法。疗腰重痛不可转侧，起坐难，及冷痹脚筋挛急，不可转侧屈伸。灸曲两文头，左右脚四处各三壮。每灸一脚，二火齐下，艾炷到肉，初觉疼痛。用二人两边齐吹，至火灭。午时着灸，人定已来。脏腑自动一两行，或转动如雷声，其疾立愈。此法神效，卒不可量也。④

1253年，从颜飞卿处学得治外科方四方："癸丑岁承应，冬住于瓜忽都，有太医大使颜飞卿传四方（井金散、黄龙膏、生肌青龙膏、做土黄法）。"⑤

向太医刘仲安学习治癖积的方法："真定总管董公长孙，年11岁，病癖积，左胁下硬如覆手，肚大青筋，发热肌热，咳嗽自汗，日晡尤甚，牙疳臭恶，宣露出血，四肢困倦，饮食减少，病甚危笃，召太医刘仲安先生治之，约百日可愈。先与沉香海金沙丸一服，（方在湿证门中），下秽物两三行，次日，合塌气丸服之。十日。复以沉香海金沙丸再利之。又令服塌气丸，如此互换，服至月余，其癖减半，未及百日良愈。近年多有此疾，服此愈之者多，录之以救将来之病者也。"⑥

以及向邓州儒医高仲宽学得白术安胃散等四方，在家乡真定张君处得

---

① 罗天益. 卫生宝鉴 [M]//许敬生. 罗天益医学全书. 北京：中国中医药出版社，2006：35.
② 罗天益. 卫生宝鉴 [M]//许敬生. 罗天益医学全书. 北京：中国中医药出版社，2006：104.
③ 罗天益. 卫生宝鉴 [M]//许敬生. 罗天益医学全书. 北京：中国中医药出版社，2006：87.
④ 罗天益. 卫生宝鉴 [M]//许敬生. 罗天益医学全书. 北京：中国中医药出版社，2006：131.
⑤ 罗天益. 卫生宝鉴 [M]//许敬生. 罗天益医学全书. 北京：中国中医药出版社，2006：112.
⑥ 罗天益. 卫生宝鉴 [M]//许敬生. 罗天益医学全书. 北京：中国中医药出版社，2006：170.

积聚效方硇砂煎丸等。罗天益由于广采博收，医术得到了大大提高，后又因医德昭彰，被升为太医之职，奉召应请，为人治病。

罗天益从李东垣学医十余年，对东垣的学术思想有深透的理解，在继承师说的基础上，又有所发挥，并凭着自己丰富的临床实践，逐步形成自己的医学思想和理论。明太医院院判淮南蒋用文盛赞罗氏曰："夫李氏之学，得罗氏而益明。"① 现简述如下：

阐发脾胃及三焦学说

一、对东垣脾胃学说的继承与发扬

《内经》曰："肝生于左，肺藏于右，心位在上，肾处在下，左右上下，四脏居焉。脾者，土也，应中为中央，处四脏之中州，治中焦，生育营卫，通行津液，一有不条，则营卫失所育，津液失所行。"揭示了脾胃与其他四脏以及营卫津液的关系，对于正确理解脾胃内伤诸证病机大有裨益。李杲论脾胃内伤之因，虽有饮食所伤和劳倦所伤两个方面，但终是统而言之。罗天益则将饮食所伤分作食伤和饮伤，将劳倦所伤分为虚中有寒和虚中有热，使其更为具体和条理化。

1. 脾胃所伤需分食饮

胃主盛纳，脾主运化。食饮有节，则水谷之精气得脾胃之纳化而灌溉五脏六腑、四肢百骸，而葆机体健康平和；若食饮失节，则脾胃受伤，疾病乃作。罗天益将脾胃内伤分食与饮而论述。

食伤脾胃论：食为有形之物，食物入胃，经脾胃运化而为营养，灌溉脏腑百骸，机体赖之而生存。而食物过量，则能损害脾胃，引起疾病。罗天益说："人之生也，由五谷之精，化五味之备，故能生形。"经曰："味归形。若伤于味，亦能损形，故伤焉。"对于食伤脾胃，罗天益认为首先要辨别虚实，然后按病情轻重、部位在上在下之殊，以及其兼夹证之不同，如气滞、痰郁、寒湿、湿热、燥实等而分别立论。

饮伤脾胃论：饮为无形之气。饮伤脾胃，系因嗜酒或饮水、乳酪过度

---

① 蒋用文. 卫生宝鉴·序[M]//许敬生. 罗天益医学全书. 北京：中国中医药出版社，2006：3.

所致。其中有以酒为甚，酒味苦甘辛，火热有毒。罗天益说："久饮伤神损寿，若眈嗜过度，其酷烈之性挠扰于外，沉注之体淹滞于中，百脉沸腾，七神迷乱，过伤之毒一发，耗真之病百生。"中风、虚劳、消渴、癫狂、疮疡、癖疾、衄蔑、藏毒下血等疾病，大都与饮酒过度，朝醉夕醒、耽乐为常有关。饮酒过度，伤冲好，损精神，涸荣卫，竭天癸，夭人寿，为害甚大。饮伤脾胃的主要症状是吐逆恶心，不欲饮食，头目昏眩，神困多睡，志意不清，腹痛泄泻等。罗天益认为，饮为无形，故其治宜发散汗出，利小便，上下分消其湿。饮伤脾胃，忌用攻下。因饮伤是无形元气受病，反下有形阴血，实属乖误。酒性大热，已伤元气，而重复泻之，亦损肾水，肾之真阴及有形阴血俱为不足。如此则阴血愈虚，真水愈弱，阳毒之热大旺，反增其阴火，甚则导致元气消亡，七神无依，折人长命。

2. 劳倦所伤当辨寒热

东垣《脾胃论》有"始病热中，若未传为寒中"之论，罗氏承袭李杲之论而加以发挥，将劳倦内伤分为虚中有寒、虚中有热两大类分别阐述。

劳倦所伤虚中有寒论：劳倦所伤，则脾之元气受损，虚中生寒，其证头目昏眩，四肢发凉，呕吐恶心，心腹疼痛，纳呆食少，怠惰嗜卧，懒于言语，系因劳倦过度，损伤脾阳，元气不足，中气不调，升降失职，荣卫失养，津液不行所致。故罗天益主张温中健脾必以甘热，散寒温胃必以辛热，甘辛相合，则脾胃健而荣卫通，津液行。方用理中丸、建中汤、育气汤等。

劳倦所伤虚中有热论：李杲说："苟饮食失节，寒温不适，则脾胃乃伤。喜怒忧恐，劳役过度而损耗元气。既脾胃虚衰，元气不足，而心火独盛""乘其脾土曰热中，脉洪大而烦闷。"罗天益据临证创劳倦所伤虚中有热论，其证见骨蒸潮热，五心烦热，咽干颊赤，怔忡盗汗，形瘦纳呆，怠惰无力。其病皆因劳倦伤脾，耗损元气。元气衰则阴火盛，火与元气不两立。脾胃居中属土，为气机升降之枢，荣卫生发之源。病则荣卫不调，升降失司，而诸证作。治疗原则当以甘温养其中气，甘寒泻其热。方用调中益气汤，人参黄芪散等，甘温固卫而补脾肺之虚，以助元气；甘寒滋肾而降脾肺之火，以养阴津。

3. 脏腑对脾胃的影响

罗天益认为，各个脏腑的偏强偏弱，均能直接或间接地影响脾胃而发生病变，影响的情况和程度不同，所导致的病变也不同。如在泄痢论中他分析了飨泄和痢疾，都是肝胆影响到脾胃的结果。影响轻则为飨泄而谷不能化，影响重则下痢浓血稠黏而里急后重。他还分析了由饮食劳倦所伤脾引起的心胃病，认为其是由于脾胃气弱不能滋养心肺，上焦元气不足，因遇冬冷，肾和膀胱寒水之气乘机而克心乘脾，所以"胃脘当心而痛"。说明他对某些疾病的认识，不是孤立地单从受病脏器的本身去考虑，而是进一步从和它有联系的脏器加以分析，体现了罗天益在治疗上的整体观念。

4. 治疗脾胃病的特点

一是善用甘辛温补。罗天益在《卫生宝鉴》中说："健脾者必以甘为主""荣出中焦，卫出上焦是也。卫为阳，不足者益之必以辛；荣为阴，不足者补之必以甘。甘辛结合，脾胃健而荣卫通。"故罗天益遣药常用甘温之品，佐以辛热。

二是兼用健脾消滞。罗天益在治疗上不拘古法，他在创立新方，化裁古方时尤其重视健脾消滞方药的应用。如枳术丸、木香化滞丸、消滞丸、煮黄丸、消积集香丸等方，均以健脾为主，佐以消滞、理气开郁之品，较东垣升阳益气之法则更进一步。

三是慎用苦寒攻下。罗天益上承师说，治病重视顾护脾胃，反对滥投苦寒，克伐生气。认为脾胃为人之所本，滥用苦寒攻下，易伤脾败胃，"土病则胃虚，胃虚则营气不能滋养百脉"。

二、阐发三焦辨治理论

"三焦"一词，首见于《内经》，系将"三焦"作为脏腑、经脉、部位予以理解和运用的，张仲景对于"三焦"也多是作为部位与临床相联系。后有刘河间"治消渴分三焦"之说，但均有较大局限性。罗天益对寒病、热病两大类疾病，以三焦条分缕析，辨证施治，明确将三焦作为一种辨证纲领，这在医学史上具有重大意义。

罗天益认为三焦总领五脏六腑，为"元气之别传"具有荣灌周身，和调内外，宣上导下的作用。元气能充，则脾胃亦自健运不息。若饮食不节，能造成三焦升降的失常而致肠胃受伤。"……水谷入口，则胃实而肠虚，食下则肠实而胃虚，更虚更实，此肠胃传化之理也。今饮食过节，肠胃俱实，胃气不能腐熟，脾气不能运化，三焦之气不能升降，故成伤也。"由于罗天益论病注重三焦气机，故其审证用药，也有辨治上、中、下三焦之分。如在《卫生宝鉴》"泻热门"和"除寒门"两篇中，就论述了有辨治"上焦热""中焦热""下焦热"和"上焦寒""下焦寒"的区别，并在此基础上进一步阐明了"气分寒热"和"血分寒热"的异同。

针灸药用　多元施治

罗天益在临床中擅于将针、灸与药物应机地对病人进行多元施治，以提高疗效。例如：1268年，罗氏为中书右丞姚公茂治疗上热下寒一案，则是针灸药三者并用："因酒病发，头面赤肿而痛，耳前后肿尤甚，胸中烦闷，咽嗌不利，身半以下皆寒，足胫尤甚，由是以床相接作炕，身半以上卧于床，身半以下卧于炕，饮食减少，精神困倦而体弱。命予治之。诊得脉浮数，按之弦细，上热下寒明矣。……遂于肿上约五十余刺，其血紫黑如露珠之状，顷时肿痛消散。又于气海中火艾炷灸百壮，乃助下焦阳虚，退其阴寒。次于三里二穴，各灸三七壮，治足冷。亦引导热气下行故也，遂处一方，名曰既济解毒汤。"①

1268年，罗氏为参政杨公治疗风痰一案，患者"宿有风疾，忽病头旋眼黑。目不见物。心神烦乱。兀兀欲吐、复吐。……头偏痛。微肿而赤色。腮颊亦赤色。足冷。""久积湿热于内。风痰内作……然而病有远近。治有轻重。……予以三棱针约二十余处刺之。其血紫黑。如露珠之状。少顷。头目便觉清利。诸证悉减"，并处方"天麻半夏汤"。1269年，杨公为表感谢，撰一古阕相赠：

　　书生暮年私自怜，百病交遘无由瘥。
　　自知元气不扶老，肝木任纵心火燃。
　　……
　　罗君赴召来幽燕，与我似有前生缘。
　　药投凉冷恐伤气，聊以砭石加诸巅。
　　二十余刺若风过，但见郁气上突霏白烟。
　　胸怀洒落头目爽，尘垒一灌清冷渊。
　　东垣老人医中仙，得君门下为单传。

---

① 罗天益. 卫生宝鉴［M］//许敬生. 罗天益医学全书. 北京：中国中医药出版社，2006：193.

振枯起怯入生脉，倒生回死居十全。

方今草野无遗贤，姓名已达玉阶前。

病黎报君为一赋，欲使思邈相周旋。

青囊秘法不可惜，要令衰朽终天年。①

此赋生动地再现了罗氏灵活运用多种医疗手段为病人解除痛苦的场面。这样的病案，在罗天益的医案中并不少见。在《卫生宝鉴》的66例医案，采用针、灸、药并用，内外同治的医案医话共21例，约占全部的三分之一。②

除了这些案例，罗氏还收录、整理了大量的针灸文献，对针灸疗法做了很详细的归纳与心得介绍，如有以下的专篇：中风刺法（云岐子《学医新说》）、中风针法（窦默《气元归类》）、针法门、中风灸法、黄帝灸法、灸腰痛法、灸妇人崩漏及诸疾、灸大椎穴法、灸急惊法、灸慢惊及脐风撮口法、灸癖积法、灸痦瘦法、灸吐泻脱肛法、胞痹门灸法、以及在"药误永鉴"中的"灸之不发"等法，这些方法并见应用于罗氏内、外、妇、儿各科的医案中。如其"中风刺法"中的内容主要是论述用"大接经"（即针刺十二井穴以接通经络之意）治法，对中风医案多用此法取效，卷8《风中藏治验》治一风中脏患者，除了药物治疗，还施以"刺十二经之井穴，以接经络"，翌日即能步行。③ 罗氏内外同治，针灸药用，多元施治的的方法非常高超，在临床中取得了较好的疗效。而且广泛应用于多种疾病。

罗天益是易水学派的第三代传人，他的这种内外同治的医学思想，是对易水学派临床疗法的继承与发扬。易水学派的创始人张元素及其弟子李杲，在临证中都很重视内外同治，针灸与药物并用。他除了师承"东垣针法"以及张元素的"针灸遗法"外，还吸收其师叔张壁（云岐子）的针灸学技术，如《卫生宝鉴》卷七的"中风刺法"，即出于云岐子《学医新说》。④ 罗氏还以行军之便向当时元朝著名的针灸学家窦默学习，如上文所述，他在《卫生宝鉴》中记载："癸丑岁，学针于窦子声先生，"还在《卫生宝鉴》20卷中转载和注解了窦默的"窦太师流注指要赋"等。除了这些

---

① 罗天益. 卫生宝鉴 [M] // 许敬生. 罗天益医学全书. 北京：中国中医药出版社，2006：192.
② 罗亚雄. 集针灸汤液大成者罗天益 [J]. 上海针灸杂志，1992，(4)：17.
③ 罗天益. 卫生宝鉴 [M] // 许敬生. 罗天益医学全书. 北京：中国中医药出版社，2006：75.
④ 罗天益. 卫生宝鉴 [M] // 许敬生. 罗天益医学全书. 北京：中国中医药出版社，2006：66.

师承，罗氏在其著作中，对针、灸理论与方法的阐述，还广泛引用、印证于《内经》。如卷9《惊痛治验》，即引述经文论证了惊痛的病机，然后又按《灵枢经·寒热病》篇取天柱等穴针刺而愈；又如《阴阳皆虚，灸之所宜》一案，引"阴阳皆虚，针所不宜，灸之所宜"及"损者益之，劳者温之"等经文，用灸而效；再如卷九"病风刺法并治验"，据《灵枢·四时气》刺肿上出血法治疗。除了《内经》，还引用了《千金》《外台秘要》《圣济总录》《普济本事方》《素问病机气宜保命集》等，来博采历代名医著作中的针灸经验与方法，形成了罗氏独特的针灸药用、多元施治的特点。其特点主要有如下几个方面。

1. 重视灸法以温补脾胃

李杲在外治方法上，善用针和放血疗法，对灸法应用很少。罗天益则弥补了李杲的这一空白，善以灸法来温补中焦。在他的针灸医案中，多取气海、中脘、足三里三穴。认为灸气海百壮，可"生发元气""滋荣百脉""充实肌肉""补下焦阳虚"；灸中脘三七壮，可"助胃气""温养脾胃""肥腠理""引胃气上升、灸三里二七壮，除了助胃气、生发元气之外，还有"壮脾温胃""引气下行""引阳气下交阴分，撤上热"等作用。三穴配合共奏温养脾胃、强壮补虚、升提中气、调和阴阳之功，是一个统治脾胃气虚的良方。他在不少病例中都施用了这张处方，如13卷"胃脘当心而痛治验"，记述了一例脾胃气虚患者，因吐泻后脾胃受伤，中气愈虚，即用此方治愈。[①] 又"虚中有热治验"述一发热肌瘦，四肢困倦，懒言，嗜卧，盗汗，大便溏多，不思食，脉浮数无力的病人，亦灸上述三穴佐以甘温之品而效。[②] 可见，这个处方不仅能治中焦不足的虚寒证，且可治疗气阴两伤的虚热证，进一步验证和发展了河间热证用灸、东垣甘温除热的理论观点。[③]

2. 善用放血以清泄实热

李杲常以放血疗法治胃火、湿热、上热下寒等证。罗氏则继承发展了这一方法，把放血用于红、肿、热、痛诸症。如在"北方脚气治验"一案中，患者"遍身肢体微肿，其痛手不能近，足胫尤甚"，罗氏"以三棱针数

---

① 罗天益. 卫生宝鉴 [M]//许敬生. 罗天益医学全书. 北京：中国中医药出版社，2006：119.
② 罗天益. 卫生宝鉴 [M]//许敬生. 罗天益医学全书. 北京：中国中医药出版社，2006：56.
③ 魏稼. 罗天益的针灸学成就述评 [J]. 广西中医药，1983，6（6）：7-9.

刺肿上，血突出高二尺余……顿时肿消痛减"。① 以及罗氏为参政杨公治疗风痰案等（见上述案例）。都体现了罗氏用外治法，以针放血，快速直捷清泄实热的治疗思想。

3. 将针灸药用的特性与疾病的标本缓急相配合

罗天益认为在治疗的过程中，应针、灸、药物并用，而其运用的先后主次则取决于疾病的标本缓急。如1256年，罗氏为征南元帅不潾吉歹所治的一案，案中，患者因过饮而腹痛肠鸣，自利日夜约50余行，咽嗌肿痛，耳前后赤肿，舌本强，涎唾稠黏，欲吐不能出，言语艰难，反侧闷乱，夜不得卧。罗氏认为，张仲景虽言"下利清谷，身体疼痛，急当救里"，但患者当下为"胃气不守，下利清谷，腹中疼痛，虽宜急治之，比之咽嗌，犹可少待"，并认为"此疾治迟则塞咽，塞咽则气不通，气不通则半日死，故宜急治"。罗氏于是并没有急于救里，而是通咽。于是"砭刺肿上，紫黑血出，顷时肿势大消"，然后，再处以汤药（桔梗、甘草、连翘、黍黏、酒制黄芩、升麻、防风）。然后"再服涎清肿散，语言声出""后以神应丸辛热之剂，以散中寒……则不犯其上热，至其病所而后化"。①这就是罗氏在施治时，将针、灸、药物的的治疗特性与疾病的先后缓急严密配合，最大限度地发挥各种治疗手段的作用，及各种手段相配合的综合作用。

罗天益这种在临床中综合应用多种治疗手段的方法与案例，为我们提供了许多宝贵的经验与材料，为当今众多疑难杂症的突破提供了思路。也正如明代太医院院判蒋用文对罗的盛赞："罗氏深得李氏不传之奥，其处方立论，不偏于一。而于针法本草，莫不备述。实医家至要之书。"②

药误永鉴　珍爱生命

在罗天益的行医生涯中，他始终将患者的生命安全与利益放在第一位，极力地避免因医药的失误再带给患者更多的痛苦和损失，因此在他的著作《卫生宝鉴》中，以3卷25篇"药误永鉴"为著作的开篇首领，以警示后

---

① 罗天益. 卫生宝鉴 [M]//许敬生. 罗天益医学全书. 北京：中国中医药出版社，2006：190.
② 蒋用文. 卫生宝鉴·序 [M]//许敬生. 罗天益医学全书. 北京：中国中医药出版社，2006：3.

人对医药应用的谨慎。

在此3卷中，罗氏介绍了"无病服药辨""轻易服药戒""妄投药戒""用药无据反为气贼"，还将一些治法的不当运用可能引起不良反应一一介绍，如"春服宣药辨""泻火伤胃""戒妄下""汗多亡阳""下多亡阴""阴盛阳虚汗之则愈下之则死""阳盛阴虚下之则愈汗之则死""酸多食之令人癃"等，还阐述了在治疗用药的过程中应注意的问题，如"承气汤辨""灸之不发""脱营""肺痿辨""下工绝气危生""时气传染"等，并举实际病案为例以说明之。同时，还专设"古方名实辨"一篇介绍古方与其当代实际方剂的考辨。

如，在《卫生宝鉴》卷3的"戒妄下"篇中，罗氏举一因妄下而至亡的病案："真定钞库官李提举，年逾四旬，体干魁梧，肌肉丰盛。其僚友师君告之曰：肥人多风证，君今如此，恐后致中风，搜风丸其药推陈致新化痰，宜服之。'李从其言，遂合一料，每日服之。至夜下五行，如是半月，觉气短而促。至一月余，添怠惰嗜卧，便白脓，小便不禁，足至膝冷，腰背沉痛，饮食无味，仍不饮食，心胸痞满，时有躁热、健忘、恍惚不安。凡三易医皆无效，因陈其由，请予治之。予曰："孙真人云：药势有所偏助，令人脏气不平，药本攻疾，无病不可饵。'予以谓病势过半；命将难痊，固辞而退。至秋，疾甚作而死。"[1]以此案说明妄下对人体的损害。

中医源远流长，至元代，有些方剂因传讹已名实不相符，在临床应用中已带来了很多不便。罗氏对古代方剂颇多研究，认为当详细识辨，以免延误病机。如："仲景以小柴胡汤治少阳证口苦舌干、往来寒热而呕。盖柴胡味苦平，行少阳经，黄芩味苦寒为佐，治发热口苦；生姜辛温、半夏辛热，治发寒而呕；人参味甘温，安胃和中；大枣甘平温，和阴阳，调荣卫，生津液，使半表半里之邪而自解矣。"

又如："近世用双解散治风寒暑湿、饥饱劳逸，殆无此理。且如风邪伤卫。必自汗而恶风；寒邪伤荣，必无汗而恶寒。又云：伤寒伤风，其证不同。中暑自汗，必身热而气虚。中湿自汗，必体疼而沉重。且四时之气，更伤五脏。一往一来，未有齐至者也。饥则损气，饱则伤胃，劳则气耗，

---

[1] 罗天益. 卫生宝鉴 [M]//许敬生. 罗天益医学全书. 北京：中国中医药出版社，2006：40.

逸则气滞。其证不同，治法亦异。盖劳者温之，损者补之，逸者行之，内伤者消导之。今内外八邪，一方治之，有此理乎？《内经》云：调气之方，必别阴阳。内者内治，外者外治。故仲景云，且除其表，又攻其里，言仍似是，其理实违。"① 在此案中，罗氏指出了其时代对双解散的误解与妄用。双解功可治表里邪热，而不能泛治表里之证。

再如搜风丸（半夏、荆芥、槐角子、白矾、陈皮、朱砂）、祛风丸（沉香、槟榔、木香、青皮、陈皮、京三棱、槐角、大黄、萝卜子、枳壳、枳实、郁李仁）有搜风祛风之名，而无搜风祛风之实，前者主涤痰，后者主推荡，俱无搜风祛风之效，这些方剂的名实不符，值得医者重视，不可轻据其名，草率用之。他举一案说明："镇人润之，身体肥盛，恐生风疾，至春服搜风丸。月余，便下无度，饮食减少，舌不知味，口干气短，脐腹痛，足胫冷，眩运欲倒，面色青黄不泽，日加困笃，乃告亲知曰：'妄服药祸，悔将何及。'后添烦躁喘满，至秋而卒。"①罗天益目睹庸医之误人，乃兴叹："如此死者，医杀之耳，并告诫后人，制方、用方须名实相符，药证相对。

罗天益将治病的反面经验教训放在卷首，并祟以如此重要的地位，在历代的医家中较为少见，亦是我们后世医家所应引以为鉴的榜样。也告诫我们在对待患者时，始终应"如履薄冰、如临深渊"，将患者的利益放在第一位，极力减少因医药之误再为患者带来更多的痛苦。

勤于笔耕　协师成著

罗天益一生勤于笔耕，著作颇多。如《药象图》《经验方》《医经辨惑》《卫生宝鉴》等，除《卫生宝鉴》存世外，其余均已佚失。

《卫生宝鉴》共24卷，补遗一卷。撰年不详，刊行于1283年。该书元刻本因战乱而散失，现所存最早版本见于元代杜思敬编纂的丛书《济生拔萃》，但内容不完整。1417年，杨荣、韩公达曾校刊此书，后世流传不多。现存主要版本有：1846年李锡龄校刊的《惜阴轩丛书》本，商务印书馆

---

① 罗天益. 卫生宝鉴 [M]//许敬生. 罗天益医学全书. 北京：中国中医药出版社，2006：31.

1959年铅印本等。全书分为4部分，共25篇，前3卷为"药误永鉴"，主要以病案形式，结合一个专题对误治进行辩析，以警示后学及同行不要犯误治之错，并介绍制方遣药原则和注意事项；卷4～20为"名方类方"，精选古今效方766首，共分28门类，每门之下先论述病证，后列方药，以证系方，理法俱备，论述临证个科疾病的诊治，为该书主要部分；卷21为"药类法象"，主要论述张元素、李杲的药物学理论，如药物的性味、功效，以及用药经验；后3卷为"医验记述"，主要记载罗天益长期从事临床的经验与验案。补遗部分，主要为治疗伤寒诸证的有效方剂，选辑张仲景及以下诸家有关外感、中暑等病症的验方，为元代以后他人所补充的内容。

历代著名医家和学者，对《卫生宝鉴》一书都给予了极高评价。元代名士砚坚在初刊序言中说："得是书者诚能习而读之，玩而味之，了然于心而无疑。一旦临用，如鉴之虚明，物来而应，若妍若丑，无纤毫之差，其用岂不博哉？"[①] 明太医院院判蒋用文在重刊序中说："真定罗谦甫氏，独得李氏之正传，故所辑《卫生宝鉴》一书，论病则本于《素》《难》，必求其因。其为说也详而明，制方则随机应变，动不虚发；其为法也简而当，大抵皆采摭李氏平日之精确者，而间隐括己意，旁及于诸家者也。"[②] 明翰林院学士杨荣也说："世之为医者得此书，诚如鉴之烛物，一举了然在目，必不至于差谬。凡有疾者观于此书，诚足以卫生，不至于危殆。"[③]

罗天益在跟随其师学习的8年中，不但认真学习，而且协助其师详细记录了李杲的临证病案。在东垣逝世20年后，整理李杲平生临证记录编纂而成《兰室秘藏》3卷，《东垣试效方》9卷。另外，还协助东垣编纂了《内经类编》《洁古注难经》等，遗憾的是这两种著作目前也已佚失。

《兰室秘藏》《东垣试效方》虽然是李东垣平生的临证记录，但罗天益的整理之功，实不可没。古人说"李氏之学得罗氏而益明"，是非常贴切的评语。后世对于罗氏协师成著，尊师重教的行为和精神很赞赏。如元代河北道提刑按察使东鲁王博文赞曰："今太医罗君谦父，师先生有年，得心传其平生之学，亦为当世闻人，今将此方厘为9卷，锓梓以传，不独使其师之

---

① 砚坚. 卫生宝鉴·序 [M]//许敬生. 罗天益医学全书. 北京：中国中医药出版社，2006：8.
② 蒋用文. 卫生宝鉴·序 [M]//许敬生. 罗天益医学全书. 北京：中国中医药出版社，2006：4.
③ 杨荣. 卫生宝鉴·序 [M]//许敬生. 罗天益医学全书. 北京：中国中医药出版社，2006：7.

术业表见于世，抑亦惠天下后学之士，俾获安全之利也。其用心之忠厚，诚可嘉尚。"①

更有趣的是，在《东垣试效方》与《卫生宝鉴》中，记载了一组师徒的同患者医案。患者是黏合公，于1248年以痿证求治于东垣，东垣殁后，于1256年以脚气病就诊于罗氏。此例两案，干支纪年与患者年龄吻合，确凿可信。且辨证遣方，如出一门。从此例中，也可看出师徒二人鲜明的学术风格。现详录此组两案于下：

李氏于《东垣试效方》卷9"杂方门"中的医案：

中书黏合公，年33，病脚膝痿弱，脐下尻臀皆冷，阴汗臊臭，精滑不固，省医黄首宁主以鹿茸丸，十旬不减，至戊申春（1248）始求于先师。先师遂诊其脉，沉数而有力，乃曰：公饮醇酒以膏粱，滋火于内，逼阴于外，医见其证，盖不知阳强阴不能密，以致肤革冷而溢泄，以为内实有寒，投以热剂，欲泻其阴而补真阳，真所谓实实虚虚也。其不增剧者为幸矣，复何获效欤？即处以滋肾丸……再服而愈。②

罗氏于《卫生宝鉴》卷22"医验纪述"中的医案：

中书黏合公，年四旬有余，躯干魁梧。丙辰（1256）春，从征至扬州北之东武隅，脚气忽作，遍身肢体微肿，其痛手不能近，足胫尤甚，履不任穿，跣以骑马，控两镫而以竹器盛之，以困急来告……血实者宜决之，以三棱针刺其肿上，血突出高二尺余，渐渐如线流于地，约半升许，其色紫黑。顷时肿消痛减，以当归拈痛汤重一两半服之，是夜得睡，明日再服而愈。

当归拈痛汤

甘草炙　茵陈蒿酒炒　酒黄芩　羌活各半两　防风　知母酒洗　猪苓去皮　泽泻　当归身各三钱　苦参酒洗　升麻　黄芩炒　人参　葛根　苍术各二钱　白术一钱半③

由于《东垣试效方》是由罗氏为李氏整理刊行的，所以在行文中，罗氏为第一人称，而敬称李氏为"先师"。此组医案中，李医发生的时间为

---

① 王博文. 卫生宝鉴·序 [M]//许敬生. 罗天益医学全书. 北京：中国中医药出版社，2006：202.
② 李杲. 东垣试效方·序 [M]//东垣医学全书. 北京：中国中医药出版社，2006：272.
③ 罗天益. 卫生宝鉴 [M]//许敬生. 罗天益医学全书. 北京：中国中医药出版社，2006：190.

1248年，患者黏合公当时为33岁；罗案为1256年，黏则四旬有余，从时间推算来看，年龄与纪年基本吻合。从两案的病情与处方来看，黏合公为湿热体质无疑，其两次病情均与体质相关。黏所犯疾病，李案为痿证，罗案为脚气。

从东垣的按语可知，此公嗜酒及肥甘厚腻之味，虽仅述脉沉数有力，可测其舌亦红舌或厚腻之苔。因此，外症虽显阳虚寒盛之证，实为内有湿热壅盛，阻于下焦，阳盛格阴于外，故用清湿热的滋肾丸取效。

滋肾丸由李东垣首创，方由知母、黄柏、肉桂组成，是泻火化气之剂。方中黄柏、知母入下焦，清热燥湿、直折其热，但既为湿热，为何用肉桂？这也正是易水学派学术的特点，即在治疗中，始终以顾护人体胃气，以温阳化气、补气升阳为支持的治疗特点。虽清利，但不忘护正，以肉桂温阳化湿，并防知柏苦寒碍胃。方中清补并用，寓温于寒，用寒而不致伤阳。

罗案中提到，此公身材魁梧，说明仍为阳盛之实症体质。因此罗氏除用放血疗法外，同样以祛湿热之当归拈痛汤取胜。当归拈痛汤由张元素首创，方中易水学派的特点仍清晰而鲜明：虽祛邪，但仍是以顾护脾胃、升阳益气的方法一以贯之。方中羌活辛温，祛风湿，利关节，止痹痛；茵陈、黄芩、苦参、知母苦寒，清热利湿，通利关节。防风、升麻、葛根、人参、当归，共奏升阳益气和升发脾胃之气的功效，这即是易水学派最为典型的升阳益气的配伍之一。方中的白术、苍术则健脾燥湿，猪苓、泽泻利小便以清泻湿热，甘草则调和诸药，又能益脾。

从两案来看，两人虽为补土派，但也很重视邪气，一直贯彻以祛邪的治法，只不过在治法的运用上更为细腻。此两案遵循《内经》的"湿淫于内，治以苦温"，对湿热的处理上除了以苦寒药清热燥湿外，均用温药除湿。李案以肉桂温化湿邪，罗天益以羌活、防风、苍术苦温除湿；两者所不同的是，李案邪火甚，故以苦寒清热为主；罗案以湿邪盛，辅以淡渗利小便法治湿。脾胃不合，湿自内生，两位医家，重视脾胃，对治湿，支持以温阳化气或升阳化气，以苦温祛湿为一脉相承之法。同时，罗氏在治疗时，更应用了大针开泻邪气的方法，充分发挥了其临证中针药并用的治疗特点。

此组同患者医案，生动地体现了李杲与罗天益的师徒关系和他们的学术传承，成为中医学术传承史中的一段佳话。这组案例也为中医病案史提供了鲜活的案例,为后代留下了宝贵的临证资料,值得我们继续地发掘与研究。

年　表

约1220年	出生于河北藁城。
1244年	拜李杲为师学医。
约1252—1269年	从军行医。
1253年	从窦默处学习针法、流注指要。
1266年	撰成李杲遗著《东垣试效方》。
1269—1271年以后	定居于真定(今河北正定)。
1283年	撰成《卫生宝鉴》。
约13世纪80—90年代	逝世。

(农汉才)

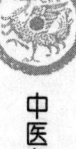

主要论著

罗天益. 卫生宝鉴. 明永乐十五年丁酉(1417)吴郡韩夷刻本.

倪 维 德
(1303—1377)

倪维德，中医眼科学家。他毕生从事中医理论研究与临床，通晓内、外、妇、儿、五官各科，尤擅眼科，著有《原机启微》2卷。他在学术上"以内经为宗"，对金元时期医学大家刘完素、张从正、李东垣、朱丹溪等人的学术融会贯通，灵活应用。他对眼科疾病的诊治有独到见解，第一次对眼科疾病进行了系统的理论阐述，认为眼病的发生与全身机能及外界环境关系密切；根据病因，将眼病分为18类；开创了眼科综合辨证的先河，并立法制方，创立了许多著名眼科方剂，有些至今仍在临床应用。倪维德的学术思想对明清及近代中医眼科学，产生了重要的影响。

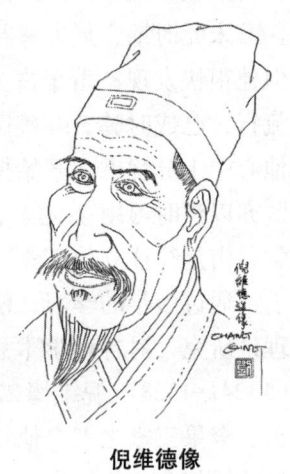

倪维德像
(刘长青绘)

倪维德，字仲贤，别号敕山老人，元大德七年（1303）出生于江苏省吴县（现为苏州吴中区）三代行医的书香门第家庭。曾祖倪昌嗣为河南大梁（今河南开封）人，曾任宋和州防御史。南宋末年，祖父倪秀文以医术游历至长江以南，最后选择在苏州吴县定居。其父倪鼎亨继承家学，以医术闻名于当时。①

倪维德天资聪慧，自幼受家庭熏陶，勤奋好学。曾拜碧山汤公为师，学习儒学《尚书》等典籍。他嗜学不厌，潜心钻研，经常读书到深夜，探索精微；撰写的诗词文章，才华横溢，看者称奇。倪维德青年时期，正是元代鼎盛时期。他博闻多识，继承其家学，研读古代三坟五典，九丘八索，经史子集，还旁涉神仙方伎，吐纳导引，熊经鸟伸之术。汤公十分器重他的才华，劝他走科举入仕的道路。倪维德认为：官爵俸禄虽然好，但是需

---

① 宋濂. 故倪府君墓碣铭 [M] // 宋濂. 宋文宪公全集·卷25，清嘉庆十五年（1810）刻本，11A.

要运气和机会，自己不一定就有机会。而"医为儒者之一事"，不如继承家传学术，成就一番自己的事业。于是，他认真研读《黄帝内经》的理论及其各家方书，对其治法，必推究本源，如果遇到疑惑和难点，就向父亲和师傅请教，使其医学思想更加清晰。①

宋元时期，局方盛行。倪维德开始也曾把《和剂局方》当成范本学习。但他很快发现，由于古方新病不相合，有时治疗效果并不理想。看到局方流行，已成时弊，一些医生不重视辨证，照搬局方温热香燥药物治疗热病，他心中十分忧虑，开始探索新医学理论和方法。《元书》记载："倪维德仲贤亦以当时习用裴元宗、陈师文《和剂局方》，古方新病多不合，因改所学，由是往往立效。"②

通过多年的学习，倪维德在医学上形成了以《内经》理论为宗，重视理论研究，对各种学术思想兼容并蓄，融会贯通的学术风格。元泰定年间（1324—1328）倪维德22～26岁时，得到北方金朝医学大家刘完素、张从正、李杲三家之书。他认真研读三家学术著作，认为三家学术与《内经》的意旨相合。他经常说："刘张二氏治多攻，李氏惟在调补中气。盖随世推移，不得不尔也。"②

经过对金元医学大家医学理论研究和临床实践积累，倪维德开始以医为业，治病救人。他诊病既察天时地理，又参以人之七情六欲，所以技术精湛，疗效如神，治病十不失一。内、外、妇、儿、五官各科奇证异疾，经他诊视，应手而愈，世人称之为奇。

倪维德不仅医术高明，而且心怀慈善，治病救人，医德高尚。他曾慨然叹曰"穷而在下，可以济人利物者，其惟医乎。"③ 倪维德对待病人，不论是山野村夫，走卒贩夫，还是名儒富商，高官达人，不分贫富贵贱，只要来请他出诊，立即前往救治。他在自己家设有专门的诊室，接待病人。他用药十分讲究君臣佐使，重视药物加工炮制和药效。为了穷人也能用专门的药锅煎煮中药，他购买了数百煎药罐，存在自己的诊室里。遇到贫穷的病人，到他家求诊，他不仅免费诊病赠药，还送给他们煎煮中药的药罐，

---

① 朱右. 敕山老人倪维德传［M］//焦竑. 国朝献征录·卷78. 影印本. 上海：上海书店，1987：3325.

② 曾廉. 元书·卷95·艺术传［M］. 清宣统三年（1911）刻本，15A.

③ 倪维德. 原机启微［M］. 北京：科技卫生出版社，1959：1.

经常有人对此感到惊奇。倪维德云：药要提前准备，煎煮药物的瓦罐也可以提前准备好。他的诊室北墙的一个角落，存放着数百只煎药用的瓦罐。① 因此，倪维德虽然一生没有功名，仅仅是一名民间医生，但是他的医学影响十分广泛，医名远播，深受人民欢迎。

倪维德多年研究金元三家医学，尤其推崇东垣学术。在此基础上，校订了由罗天益至元三年（1266）编录的李杲《东垣试效方》9卷，并刊行传世。

倪维德自幼研读儒学，喜欢读书，经史子集无所不通；成年以后继承家学，行医济世，仍然嗜好文籍，收藏各种书籍。他经常游访书肆，提前支付书肆定金，预订新书。凡有新刻之书，立即购入收藏。他的藏书多达5000余卷，于是他专门购置重屋以收藏。①

明洪武三年（1370）倪维德68岁时，他集自己一生研究《灵枢》《素问》《运气》《本草》理论的心得，博及古今眼科医书，并参考李杲《东垣试效方》眼科内容，系统总结了中医眼科临床经验，并根据道家著作《阴符经》有关"心生于物，死于物，机在目"的论述，著成眼科著作，取名《原机启微》。②《原机启微》创眼科病因为纲，分门列证之法，开眼科综合辨证之先河。

倪维德的晚年，农民起义军风起云涌，元朝已面临风雨飘摇的动荡局面。他不愿再为乱世服务，为了避世，他置别墅于苏州郊外20余里的敕山（今苏州吴中区木渎镇境内），盖草堂数间，置田地数十亩，过着自给自足、富庶不求人的生活。敕山在苏州城西20余里，位于山清水秀，竹翠兰青的太湖湖滨，属古木渎镇所辖。③ 他从此经常与2～3个朋友，乘小船，携酒食，遨游在湖光山色之间，乐以自适，怡然自得。他自称敕山老人，人们也随之称其敕山老人。他隐居在敕山，除了敕山周围的百姓以外，与他交往，前往拜访他的，都是和他脾气秉性爱好相投的朋友。

倪维德晚年隐居在吴县至德乡敕山。每日他除了自己养生保健，唯有治病出诊时与外界联系。因此，他在其他方面的成就已经无法了解，只有医学方面的盛誉，流传开来。

---

① 宋濂. 故倪府君墓碣铭［M］//宋濂. 宋文宪公全集·卷25. 清嘉庆十五年（1810）刻本，11A.
② 倪维德. 原机启微自序［M］//丹波元胤. 中国医籍考. 北京：人民卫生出版社，1956：921.
③ 任旭. 明代医家倪维德故里考［J］. 江苏中医药，2011，（3）：76-77.

明代翰林院编修朱右曾在洪武五年（1372）前后，去敕山拜访倪维德。此时倪维德虽然已经年届 70 余岁，容颜如四五十岁人，身体健康强壮，步履矫健，神彩矍矍，思维敏捷，言笑对答与少壮无异。① 朱右在此次拜访后，为倪维德撰写了《敕山老人倪维德传》。

明洪武十年（1377）六月二十日，倪维德在吴县敕山去世，寿至 75 岁。同年七月二十一日，葬于吴县至德乡上沙村（今木渎镇天平村）两重山之下。②

倪维德妻子姓章，先其而卒，死后夫妻同穴。他们共育有一子三女。儿子倪衡，通晓儒家典籍，并以医鸣于当时。三个女儿，分别叫净真、媛真、孝真，各嫁士族之子。儿子生有三孙男二孙女，三个孙子分别名为：倪谨、倪识、倪让；二孙女名倪婉宁、倪婉柔。②

倪维德死后其子请明代翰林院学士承旨宋濂为倪维德撰写墓碣铭，被收入明代《国朝献征录》《医史》《宋文宪公全集》等著作。

倪维德的医学成就在元末明初影响巨大，《元书》《明史》《苏州府志》《吴县志》都记载了他的事迹，他的《原机启微》对中医眼科学发展有深远影响，明清眼科学家多有继承和发扬，可谓一代宗师。

精通典籍　融会金元各家学术

倪维德自幼继承家学，精通国学经史坟典，博览群书。他受父亲影响，从青少年时期就开始研读《黄帝内经》理论及其各家医学方书。他对宋以来医学理论和学术十分重视，通过多年的学习，倪维德在学术上形成了重视理论研究，对各种学术思想兼容并蓄，融会贯通的学术风格。

宋金元时期是我国医学发展史上，学术思想活跃、学术水平蓬勃发展的重要历史时期。中医学在理论、临床和学术思想等方面，都有所创新和发展。宋元时期，医生多沿袭《和剂局方》，据证索方，依方用药的习俗已

---

① 朱右. 敕山老人倪维德传 [M] // 焦竑. 国朝献征录·卷 78. 影印本. 上海：上海书店，1987：3325.

② 宋濂. 故倪府君墓碣铭 [M] // 宋濂. 宋文宪公全集·卷 25. 清嘉庆十五年（1810）刻本，11A.

成时弊，用药难免温热辛燥。倪维德生活在元代中期，医学的发展有很强的继承性，眼科学术的发展也吸收了宋金元诸家医学成就。宋代陈言著《三因极一病证方论》，分别三因，揭示了研究病因对治疗的重要作用。河间学派刘完素提出了"六气皆从火化"，他的私淑弟子张从正提出"目不因火则不病"，他的再传弟子朱丹溪提出"相火妄动""煎熬真阴"。易水学派的张完素发展了脏腑辨证，倡导"药物归经"和"引经报使"学说。李东垣师从张完素，继承了脏腑辨证思想，在临床上，强调"内伤脾胃，百病丛生"，提出"九窍虚则九窍不通"，治疗上主张升举清阳。

朱丹溪（1282—1358），字彦修，义乌人，就比倪维德大21岁。宋元之际，《和剂局方》盛行，滥用温热香燥药已成时弊。朱丹溪秉承刘完素、张从正、李东垣学术，倡导"阳常有余，阴常不足"论，善于使用滋阴降火法，创大补阴丸、琼玉膏、越鞠丸等，自成一家之说，被称为滋阴派。他撰写的《局方发挥》，义在纠正当时滥用香燥药之偏，有很大影响。这与倪维德的思想不谋而合，也促使倪维德对滥用局方的弊病立论纠偏。

倪维德青年时期接触到医学大家刘完素、张从正、李杲三家之书，并接触到朱丹溪的滋阴论，他对刘张二氏的攻下之法、李杲调补中气和朱丹溪的滋阴论，兼收并蓄，融会贯通，并继承了病因学说，脏腑经络学说，辨证论治理论。

倪维德十分重视医学经典理论研究，他撰写的《原机启微》博采前贤各家学术，其中引用的《内经》经文有20余处，涉及《阴阳应象大论》《生气通天论》《六节藏象论》《至真要大论》《灵兰秘典论》等12篇大论，书中还引用《伤寒论》《难经》《针经》李东垣等医家的医论多条。倪维德引述经典，文辞尔雅，不是说教式，而是融入他的理解，加以阐释，反映出他深厚的文学底蕴和坚实的医学基础。

他在《原机启微》上卷"淫热反克之病"开篇就指出："膏粱之变，滋味过也。气血俱盛，禀受厚也。亢阳上炎，阴不济也。邪入经络，内无御也。因生而化，因化而热。热为火，火性炎上。足厥阴肝经为木，木生火，母妊子，子以淫胜，祸发反克。而肝开窍于目。故肝受克，而目亦受病也。"①

---

① 倪维德. 原机启微［M］. 北京：科技卫生出版社，1959：1.

倪维德在《原机启微》上卷"血气不分混而遂结之病"中阐述："轻清圆健者为天，故首象天。重浊方厚者为地，故足象地。飘腾往来者为云，故气象云。过流循环者为水，故血象水。天降地升，云腾水流，各宜其性，故万物生而无穷。阳平阴秘，气行血随，各得其调。故百骸理而有余。反此，则天地不降升，云水不腾流，各不宜其性矣。反此，则阴阳不平秘，气血不随行。各不得其调矣。"[1] 他对李东垣的脾胃论十分推崇，校定《东垣试效方》9卷，使之流行于世。

医术精湛　仁心盛誉响遍浙河

经过几年的理论研究和临床实践积累，倪维德以医为业，开始治病救人。他诊病既察天时地理，又参之以人的七情六欲，所以治病十不失一，医术高明，疗效如神。内、外、妇、儿、五官各科奇证异疾，经他诊视，应手而愈，世人称之如神。

他不仅精通眼科，而且对内科、儿科、外科疑难病症也颇有造诣。《名医类案》中收录了倪维德的5个治疗验案，包括热证、气厥、身痒、瘿瘤和小儿脾风。他的病人遍布江苏苏州、扬州、南京一带。

陈上林仲实因劳而得热病，每天的发热症状随太阳升降而变化。每当太阳一出来就开始发热，到夜里或者下雨天就不发热；阳光越灿烂，而他的发热就越严重，遇到阴天就会稍微缓和一些，这种情况持续了两年。倪维德给他看了以后说，这是七情内伤脾胃，阳气不升，阴火渐炽，阴阳失和所致。则出现温则病进，凉则病退的现象。他用李东垣的饮食劳倦法治疗内伤，发热症状很快就得到控制，病人恢复了健康。

刘子正的妻子刘氏因气而病厥，或哭或笑，人们都以为她是鬼神附体。倪维德仔细查问了得病前因后果，及其发病情况，诊其脉，对刘子正云：左右手脉俱沉，胃脘必有积滞，有积必疼。问病人，病人果然有胃脘疼痛。倪维德用生熟水催吐，病人吐出痰涎数升，病遂痊愈。

同郡的顾氏，右耳下生一大瘿瘤，长的如同人头大，疼痛难忍。顾家

---

[1] 倪维德. 原机启微[M]. 北京：科技卫生出版社，1959：5.

先后请了十几位医生看病，都没有效果，最后延请倪维德。倪维德看病之后，对在场的人们说：这是手足少阳经受邪的原因，很好治。他调治了药物，让病人服用，一个月就痊愈了。

吴陵盛架阁之妻，左右肩背皮肤瘙痒，蔓延到两臂及颜面，反复发作，有数年之久。每次痒症发作，只好用艾灸痒处，可以暂时止痒。倪维德为其诊脉，曰：左脉沉，右口浮且盛，这是饮食不节，酒食滋味太厚造成。用药几副，痒症即止。

淮南郡周万户8岁的儿子，突然得了怪病。突然昏不知人事，几天以后才苏醒。醒后就憨如木偶人，不知寒暑饥饱，还时常嗜食土炭，自塞其口，欲语口中不能出音。倪维德切脉之后，诊断为慢脾风。云：脾为智慧意念之府。脾藏智，脾弱挟风则智短，不知人事。他用疏风健脾药治疗，数剂而愈。

倪维德治疗各科疑难病症，疗效多如此类。他重视脉诊和探究病因，治疗具有辨证准确、用药精当的特点。他在治法上，不拘一格，既善用东垣的温补脾胃法，又熟悉张子和的汗、吐、下攻下之法。他心地善良，乐善好施，对于请他看病的人，不分富贵贫贱，都立即赴诊，一视同仁。遇到家贫的病人，他不仅为病人诊病，还送医送药，兼送药锅。为此他买了数百只煎药砂锅，放在家里预备不时送人之需。宋濂曾经说："其治人，无问贵贱男女，内外大小，凡所治咸效。专以仁慈为意，未尝邀报谢，故施惠博而道益尊。浙河之西，其声然震也。"[1]

病因为纲　创眼病辨证十八论

宋元以来，医方书日益增多。倪维德看到眼科著作竟没有一本全面的方论全书，于是他以《灵枢》《素问》《运气》《本草》等古代经典关于治目的论述，结合自己的经验心得，撰写了《原机启微》。

上卷为眼科18论。探讨眼病病源，根据病因病机不同，将眼病分为18类，并对各类眼病的病因病机、诊断、治疗特点详细阐述，还附有施治经

---

[1] 倪维德. 原机启微[M]. 北京：科技卫生出版社，1959：1.

验。其中4论在论及治法时，记载了4种眼科手术，包括著名的金针拨内障。下卷论方剂之君臣佐使逆从反正，并附方剂47个，其中外治方剂8个（其中1个有方名没有药物）开创眼科综合辨证之法。对每一个方剂的组成、配伍特点、主治、禁忌等做了详细的说明，并以中医药理论进行了分析和阐释。他的47个方剂中，源于李东垣的就有12个，可见受东垣学术影响之大。全书文辞尔雅，层次分明，附录部分为明代薛己撰次历代医学先贤有关眼科医论、医案9例和方剂17类共84方。《原机启微》改变了古代眼科以局部病症分类，使眼病陷于孤立的局面；弥补了眼科理论不足，体现了理论与实践密切结合的求实精神；是一部承前启后的医学著作，在中医眼科学术史上占有重要地位。

一、病因为纲的眼科十八论

《原机启微》所论18类眼病，都是以病因病机命名，提纲携领，简明扼要。他把眼病分为淫热、风热、七情、五贼、劳役、饥饱、血凝不行、气怒散而不聚、血气不分、积热、心火乘金水、内急外驰、奇经客邪、外伤、伤寒预后、阴阳相搏、失血过多、斑疹余毒、深疳为害等。他不仅以因论病，还注意辨证论治，异病同治，同病异治。

他十分重视内因七情致病，并论述了七情与六淫相互作用致病的病机。他在"心火乘金水衰反制之病"指出："天有六邪，风寒暑湿燥火也；人有七情，喜怒悲思忧恐惊也。七情内召，六邪外从，从而不休，随召见病，此心乘金，水衰反制之原也。世病目赤为热，人所共知者也。然不审其赤分数等，各治不同。"[①] 书中指出："天之六邪，未必能害人也。唯人以七情召而致之也。七情匿召，六邪安从，反此者岂止能避而已哉。犹当役之而后已也。"[①]

他论述眼病，尤其重视病因和脏腑之间的关系。如在"心火乘金，水衰反制之病"中提出："……此邪火乘金，水衰反制之病也。此病或因目病已久，抑郁不舒，或因目病误服寒凉药过多，或因目病时内多房劳，皆能内伤元气。元气一虚，心火亢盛，故火能克金。"[②]

《原机启微》对眼科疾病辨证，细致入微，根据眼部病变的不同颜色，

---

① 倪维德. 原机启微 [M]. 北京：科技卫生出版社，1959：9.
② 倪维德. 原机启微 [M]. 北京：科技卫生出版社，1959：8-9.

辨别不同病因，采取不同治疗方法。如"世病目赤为热，人所共知者也。然不审其赤分数等，各治不同。有白睛纯赤如火，热气炙人者，乃淫热反克之病也。治如淫热反克之病。有白有赤而肿胀，外睫虚浮者，乃淫热反克之病也，治如淫热反克之病。有白睛淡赤而细脉深红，纵横错贯者，乃七情五贼劳役饥饱之病。治如七情五贼劳役饥饱之病。有白睛不肿不胀，忽如血贯者。乃血为邪胜，凝而不行之病也。治如血为邪胜凝而不行之病。有白睛微变青色，黑睛稍带白色，白黑之间，赤环如带。谓之抱轮红者，此邪火乘金，水衰反制之病也……"①

倪维德宗古而不泥古，创造性的将眼科疾病与人体组织脏腑之间和外界环境相联系，探索眼病证治的内在规律，理论联系实际，发展了眼科学术。

二、倪维德眼科组方用药特色

倪维德治疗眼病善于用补益之剂。芬郁芳在《银海精微前跋》中指出："倪氏的治法以补益为主，与东垣之脾胃、丹溪之滋阴，先后一辙。"② 倪氏强调脾胃虚弱受损是多种眼科疾病产生的原因，在他的眼科18论中，病因与脾胃相关的眼病就有9类。其治疗方剂共有46个，其中源于李东垣的就有10余个，反映了倪维德受东垣学术影响之深。

《东垣试效方》为李东垣所撰，由罗天益编辑整理，成书于至元三年（1266）。倪维德对此书进行了校定并刊行，使此书流传于世。该书共9卷，其中第五卷眼门有眼科医论3节，眼科药方29方。倪维德的《原机启微》，继承了金元时期李东垣"内伤脾胃，百病由生"的观点，以及《东垣试效方》眼科学术思想，并收录了《东垣试效方》中助阳活血汤、益阴补气汤、泻热黄连汤、冲和胃气汤、滋阴地黄汤等，并加以详细的方解，说明用法。

治法丰富　组方用药特色突出

倪维德不仅在眼科理论上有所创新，更重要的是立法制方有效实用，许多方剂至今仍然是眼科的常用方剂。如：羌活胜风汤、柴胡复生汤、助

---

① 倪维德. 原机启微 [M]. 北京：科技卫生出版社, 1959：8.
② 顾锡. 银海指南 [M]. 松江萃文草堂刻本, 清嘉庆十五年（1810）：1.

阳活血汤治疗角膜炎，还阴救苦汤治疗虹膜炎，石斛夜光丸、益气聪明汤治疗白内障，川芎行经散、除风盖损汤治疗眼外伤等，已经被眼科临床作为常用方剂，经常使用。

一、组方严谨，君臣佐使层次分明

倪维德指出："君为主，臣为辅，佐为助，使为用。置方之原也。逆则攻，从则顺，反则异，正则宜，治病之法也。必热必寒，必散必收者，君之主也。不宣不明，不授不行者，臣之辅也。能受能令，能合能力者，佐之助也。或击或发，或劫或开者，使之用也。破寒必热，逐热必寒。去燥必濡，除湿必泄者，逆则攻也。治惊须平，治损须温，治留须收，治坚须溃者，从则顺也。"①

他治病组方严谨，君臣佐使层次清晰，药物归经，引经报使，各药功能明确。《原机启微》所载方剂，都列明方名、主治、药物及炮制方法、剂量、剂型、加工方法、煎法、服法、服药时间、服药剂量、方解等。方解中不仅说明药物的君臣佐使，还根据辨证有加减用药。

分经辨证，用药讲究归经是倪维德用药处方的一个特色。药物归经是指药物作用于人体部位的选择性，也就是某些药物治疗某些脏器部位有特殊的选择性。金元时期张元素的《珍珠囊》是最早重视药物归经的著作，他的书中，每一味药都注明经络所属。李东垣《用药心法》中就十分重视引经要药的作用。如：太阳头痛用川芎，阳明用白芷，少阳用柴胡，太阴用苍术，少阴用细辛，厥阴用吴茱萸等。

倪维德继承了张元素和李东垣治病重视药物引经报使归经的思想，《原机启微》是眼科著作中第一部重视药物归经理论的著作。倪维德对眼科疾病的病因有独到研究，重视药物对脏腑经络病变的选择性作用，组方用药，讲究归经，有利于提高疗效。引经药就是要引导药物达到病变部位，以起到治疗疾病的目的。如：当归养荣汤中羌活除风，入少阴经为使，助阳活血汤中柴胡入厥阴为使。② 倪维德常用的眼病引经药有：蔓荆子治太阳经，苍术小肠膀胱经，柴胡肝经，龙胆草胆经，黄连泻心火，木通小肠热，黄芩治上焦热，等等。由于倪维德用药处方引经报使和药物归经，"治疾无不

---

① 倪维德. 原机启微 [M]. 北京：科技卫生出版社，1959：15.
② 庄曾渊，张津京.《原机启微》的辨证和用药特色 [J]. 北京中医药，2008，(3)：187.

立效"，这也是他医术精湛，成为一代名医的原因所在。

二、用药辛散，升阳化浊驱风散热

倪维德治病善于使用辛散药，辛能发散，可以祛风散热；行气活血，升阳散结。眼病属于头面部，"头为诸阳之会"，阳脉汇聚之处，最易受到阳邪的侵犯。风为百病之长，其性轻扬，火性炎上。因此风热造成的眼病最为常见，眼科疾病的专科特点，决定了眼科用药多为轻、清、灵及其轻扬向上的特点。《原机启微》中应用了大量辛温、辛凉发散的药物。

倪维德使用辛散药物主要有6个代表方剂。羌活胜风汤祛风散邪，治疗风热不制之病；芍药清肝散祛风清热，治淫热反克之病；万应蝉花散祛风退翳，治黑睛渐生翳膜；柴胡复生汤生发阳气，治七情五贼劳役饥饱之病；防风散结汤升阳化滞，治血气不分混而遂结之疣病；人参补胃汤分利阴阳，调节气机治伤寒预后之眼病。他常用的辛散药有：羌活、独活、川芎、牛膝、枳壳、藁本、白芷、防风、前胡、柴胡、荆芥、薄荷、桔梗、苍术、升麻等。他非常善于药物配伍，辛散药配黄芩、栀子、石膏，可以清风热，配蝉衣、蛇蜕可以除翳，配五味子、甘草可以敛阴，配当归、红花可以行血，配茯苓、防己可以除湿，配人参、黄芪可以升阳。

三、内外兼施，重视眼科手术疗法

倪维德治病内外兼治，他不仅精通方药内治，而且对外治技术也十分熟悉。在《原机启微》中，不仅记载了38个内服药方，而且还有8个外治药方。他还根据病情和病因，配合外用药或者手术技术治疗眼病。所用方法包括：外洗、点眼、搐鼻等。眼科手术有：放血，针拨内障，割除脂肪瘤，倒睫手术，胬肉攀睛术等。书中"血气不分混而遂结之病"记载眼部脂肪瘤的治疗手术："大抵血气如此，不欲相混，混则为阻，阻则成结，结则无所去还，故隐起于皮肤之中，遂为疣病。然各随经络而见，疣病自上眼睑而起者，乃手少阴心脉、足厥阴肝脉，血气混结而成也。初起时，但如豆许。血气衰者，遂止不复长，亦有久止而复长者。盛者则渐长，长而不已，如杯如盏，如碗如斗，皆自豆许致也。凡治在初，须择人神不犯之日，大要令病者食饱不饥。先汲冷井水洗眼如冰，勿使气血得行，然后以左手持铜箸，按眼睑上，右手翻眼皮令转，转则疣肉已突，换以左手大指按之，弗令得动移，复以右手持小眉刀尖，略破病处，更以两手大指甲捻之令出。则所出者，如豆许小黄脂也。恐出而根不能断，宜更以眉刀尖断之，以井水再洗，洗后则无恙。要在手疾为巧。事毕须投以防风散结汤，数服即愈。此病非手法则不能去。何则？为血气初混时，药自可及，病者则不知其为血气混也。比结，则药不能及矣，故必用手法去。去毕，必又以升发之药散之，药手皆至，庶几了事。"①

书中"弱阴不能配阳之病"一节记载"针拨白内障"手术。书中记载："久则不睹，神水纯白色，永为废疾也。然废疾亦有治法。先令病者，以冷水洗眼如冰，气血不得流行为度。用左手大指次指按定眼珠，不令转动，次用右手持鸭舌针，去黑睛如米许，针之令入。白睛甚浓，欲入甚难，必要手准力完，重针则破，然后斜回针首，以针刀刮之，障落则明。有落而复起者，起则重刮。刮之有至再三者，皆为洗不甚冷，气血不凝故也。障落之后，以棉裹黑豆数粒，令如杏核样，使病目垂闭，覆眼皮上，用软帛缠之，睛珠不得动移为度。如是五七日，才许开视，视勿劳也。亦须服上药，庶几无失。此法治者五六，不治者亦四五。"②

书中记载的手术器械有：鸭舌针、小眉刀、三棱针、药夹，包扎用的是软帛。倪维德的眼科手术没有使用麻醉药，主要是用冰水、冷井水、冷水等洗眼，令眼部气血不行，血液循环变慢，而后手术。术后一般都用升阳益气行血药内服调理，如防风散结汤、黄芪防风饮子等。

四、以因统病，受到后世医家推崇

倪维德的《原机启微》第一次对眼科疾病进行了系统的理论阐述，认为眼病的发生与全身机能及外界环境关系密切；根据病因，将眼病分为18类；开创了眼科综合辨证的先河；并立法制方，创立了许多著名眼科方剂，有些至今仍在临床应用。倪维德的学术思想对明清及近代中医眼科学，产生了重要的影响。

明代王肯堂十分推崇倪维德的眼科学术主张，在《证治准绳·眼目门》中，他将《原机启微》的全部论述和方剂按照不同疾病，分门别类的列入各种眼病中。

明末眼科学家傅仁宇对《原机启微》十分推崇，他所著的《审视瑶函》第2卷，全文收录了《原机启微》，并在《审视瑶函·凡例》中明确说明：

---

① 倪维德. 原机启微 [M]. 北京：科技卫生出版社，1959：5.
② 倪维德. 原机启微 [M]. 北京：科技卫生出版社，1959：8.

"是函翼经宣化，循法审因，取《原机启微》为鹄，附以各家鸿论。"①

清代医家顾锡著《银海指南》收录了《原机启微》中助阳活血汤、除风益损汤等许多方剂和方解，书中指出："《东垣十书》《丹溪纂要》倪仲贤《原机启微》俱有发明，足资考镜。"② 清代黄庭镜的《目经大成》也收录了倪维德的助阳活血汤等10个方剂。

近年来，中医眼科学术进展很快，在发表的论文中，虽然研究倪维德医学思想的论文还不多，但是研究或引用《原机启微》方药的论文有数百篇之多，足见其方药的生命力和实用性仍然很强。李涛在《中国眼科学史大纲》中指出："公元1372年倪维德著《原机启微》。对于眼科诸病作系统的解释，视眼病与全身病有密切关系，即按病因，将眼病分为18类，使眼病与人体功能和外面环境等联系起来，无疑对于眼科理论上提高了一大步。……自倪维德眼科18论出，眼科始有系统的理论依据了。"③ 倪维德是中医眼科史上著名的医学家，他开启了中医眼科综合辨证的新时代，他的《原机启微》是中医眼科的里程碑式著作。

年　表

1303年	出生于江苏吴县三代行医的书香门第家庭。
1308—1320年	继承家学，拜师学习经史等儒家经典，并涉猎神仙方技气功导引等学问。受家庭影响，他开始学习医学经典《黄帝内经》等书，并经常向父亲和师傅请教。
1323年前	学习宋代以来最流行的《和剂局方》。由于古方新病不相合，有时治疗效果并不理想。看到医界一些医生照搬局方治病，心中十分忧虑。
1324—1328年	22～26岁时，得到刘完素、张从正、李杲三家医学之书。经过数年的学习研究和实践，医疗技术有很大提高，很快就成为享誉当时的名医大家，治病用药如神。

---

① 傅仁宇. 审视瑶函 [M]. 清扫叶山房刻本：1.
② 顾锡著. 银海指南 [M]. 松江萃文草堂刻本五云楼藏板，清嘉庆十五年（1810）：2.
③ 李涛，毕华德. 中国眼科学史大纲 [J]. 中华眼科杂志，1956，5：401.

1368年前	校订李东垣撰,罗天益辑录整理,成书于元至元三年(1266)的《东垣试效方》9卷,并锓梓传世。
1368年前后	在苏州胥门外向西20余里的敕山建别墅,并自称敕山老人。
1370年	68岁时,著成眼科著作《原机启微》。
1372年前后	翰林院编修朱右到敕山访问,为倪维德做《敕山老人倪维德传》,被收入明代《国朝献征录》《医史》等著作。
1377年	六月二十日,倪维德75岁寿终。其年七月二十一日,葬于县之至德乡上沙村两重山之下。其子请翰林院学士承旨宋慈为其父倪维德撰写墓碣铭,被收入明代《国朝献征录》《宋文公全集》《医史》等著作。

(任 旭)

主要论著

倪维德撰. 薛己校补. 原机启微. 明嘉靖十一年壬辰(1532)刻本.

倪维德校订. 罗天益编录. 李杲撰. 东垣试效方. 明刻本.

王 履
（1332—1391）

王履，元末明初医学家，为朱丹溪的弟子，著有《医经溯洄集》等书，他除了继承朱丹溪的学说，还对其理论有所发展。尤其对仲景学说有所发明，其学术思想与严谨的治学精神对后世颇有影响。

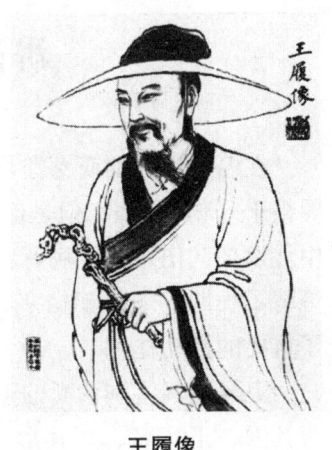

王履像
（杨云清绘）①

王履，字安道，晚年自号畸叟，又号抱独老人。江苏昆山人，元至顺三年（1332）出生。

王履青壮年时代，"笃志问学，博通群籍"，② 精于诗文，但很早就弃儒学医，成为金元四大家之一朱丹溪的高足。王履在朱丹溪的培养下，最终"察毛发，洞五脏""尽得其术"，③ 主张"得其立法之意"，反对"循非踵弊"，指出"凡用药治病，其既效之后，须要明其当然与偶然，则精微之地安有不至者乎！惟其视偶然为当然，所以循非踵弊莫之能悟，而病者不幸矣"。他更运用辨证施治的临床实践来印证补充前人的认识，故多有发明创见，如对张仲景的《伤寒论》，按照"常"与"变"的辨证思想，加以补充修改，丰富了中医理论的内容。

---

① 陈雪楼. 中国历代名医图传 [M]. 南京：江苏科学技术出版社，1987：130.
② 李铭皖，冯桂芬. 重修苏州府志 [M]. 同治元年刻本.
③ 王鸿绪. 明史稿·列传 [M]. 176.

王履所撰写的著作比较丰富，根据史志记载，他曾经撰写了《伤寒立法考》、《医经溯洄集》1卷、《百病勾玄》20卷、《医韵统》100卷等书，但是目前仅存《医经溯洄集》，其余皆散失。

辨论伤寒与温病异同

在温病理论的萌芽阶段，多数医家对于这个新兴的概念并不了解，王履精于《伤寒论》，但是他的思想并不局限在伤寒理论体系中，在临床实践中他发现，伤寒与温病有着巨大的不同，他对于温病理论及其证治的阐述，澄清了长期以来关于伤寒、温病的混乱看法，对后世温病理论的发展起到了重要的推动作用。

王履强调鉴别诊断的重要性，他曾经说："有病因、有病名、有病形，辨其因、正其名、察其形，三者俱当，始可以言治矣。一或未明，而曰不误于人，吾未之信也。且如伤寒，此以病因，而为病名者也。温病热病，此以天时与病形，而为病名者也。"① 这较之前的医家有了很大的进步，之前庞安时、朱肱等人都同样力主两者病名不同，但是仍每每将伤寒、温病混在一起议论，所以仍然分别不清。王履分析了前人寒温不分的原因，是不知道张仲景《伤寒论》的立法本意，他说："夫惟世以温病热病混称伤寒，故每执寒字，以求浮紧之脉，以用温热之药。若此者，因名乱实，而戕人之生，名其可不正乎？"这样，他主张必须从病名、病形等方面把伤寒温病加以区分。

治疗方面，王履也指出两者发病不同、病形不同，所以治疗也必须不同，"伤寒即发于天令寒冷之时，而寒邪在表，闭其腠理，故非辛甘温之剂，不足以散之。此仲景桂枝麻黄等汤之所以必用也。"而温病却与此不同，"温病热病后发于天令暄热之时，怫热自内而达于外，郁其腠理。无寒在表，故非辛凉或苦寒或酸苦之剂，不足以解之，此仲景桂枝麻黄等汤。独治外者之所以不可用，而后人所处水解散、大黄汤、千金汤、防风通圣散之类，兼治内外者之所以可用也。"这样，王履鲜明地提出了治疗温病与

---

① 王履. 医经溯洄集·伤寒温病热病说[M]. 北京：人民卫生出版社，1956.

伤寒的方法必须严格区分，王履的这些论述，为后世温病理论的形成开辟了道路，影响深远。

阐发四气所伤"亢则害　承乃制"的理论内涵

在宋代，因为五运六气学说盛行，因此很多医家陷入了教条之中，往往以为根据气运，即可推断病情的发展。对此，王履持批判的态度，他客观地对这四气进行了分析，提出了辨证求因的方法，分析现有病症，然后推其受病之原，他认为："夫风暑湿寒者，天地之四气也。其伤于人，人岂能于未发病之前，预知其客于何经络、何脏腑、何部分、而成何病乎？及其既发病，然后可以诊候，始知其客于某经络、某脏腑、某部分、成某病耳。"这是一种较为客观的看法，王履认为对于诊病而言，具体的诊断依据远远要比那些根据运气推算的方法更有价值，他说："苟误因病始知病原之理，则于此四伤，不劳余力，自迎刃而解矣。夫洞泄也，疟也，咳与痿厥也，温病也。皆是因其发动之时，形诊昭着，乃逆推之，而知其昔日致病之原，为伤风、伤暑、伤湿、伤寒耳。非是初受伤之时，能预定其今日必为此病也。"

出于对这种繁琐的推断方法的反对，王履还用"亢则害，承乃制"这句话做例子，解释了为何不能拘泥于五运六气的推算。他认为："亢则害，承乃制"这两句话，是说有制之常与无制之变。承，有防止之义，其不亢，则随之而已，故承而不见；既亢，则克服以平之。他说："尝观夫阴阳五行之在天地间也，高者抑之，下者举之，强者折之，弱者济之，盖莫或使然，而自不能不然也。不如是，则高者愈高，下者愈下，强者愈强，弱者愈弱，而乖乱之政日以极矣，天地其能位乎？"所以，王履认为对病因病机的分析必须结合实际，验证于临床，才能得到正确的结论，而那些过于繁琐的根据气运的推论，则"推之愈详。而违经愈远矣"。王履的这些论述，显示了他根植临床实际的学术思想，对后世病因学理论的形成有着重要的意义。

实事求是地探索中医理论

王履研究医学的一个重要特点，就是他从来不盲从于前人，他主张理论结合实际，从实际出发来探讨理论内容，主张"得其立法之意"，反对"循非蹈弊"，所以他继承和发挥了朱丹溪的"阳常有余，阴常不足"的观点，也吸收了刘完素以泻火为主的思想，同时，也对李东垣的学说提出了不少商榷性的意见，这都体现了他的科学的实事求是的学术精神。

比如：王履对以往文献记载的神农尝百草一日遇七十毒的说法有所怀疑，他说："设使其所知，果有待乎必尝，则愈疾之功，非疾不能以知之，其神农众疾俱备，而历试之乎？"他还论述到："况污秽之药，不可尝者，其亦尝乎？且味固可以尝而知，其气、其性、其行经主治，及畏恶反忌之类，亦可以尝而知乎？苟尝其所可尝，而不尝其所不可尝，不可尝者，既可知，而可尝者，亦不必待乎尝之而后知矣。"这些论述都说明王履读书从来不盲从，他会根据自己的思索，结合临床实践，得出自己的见解，甚至会推翻前人错误的论断，这种独立思考的治学精神对后世医家的影响颇大。

绘画不落窠臼　开一代画风

王履在20岁左右，就对绘画产生了浓厚的兴趣，他在《画楷叙》中曾经追述自己这段学画经历："余壮年好画，好求故，求故蓄，蓄故多，多而不厌，犹未足也。复模之习之，以充其所愿欲者。"① 他习画从临摹开始，孜孜以求达30年，在《华山图》的《帙成戏作此自讥》中，他说："余自少喜画山，模拟四五家余卅年。"在习画中，他选择的模拟对象也颇具慧眼，他不追逐元末盛行的文人画和颇具影响的北宋李、郭流派，而独钟已遭冷落的南宋马、夏传统，他在《画楷叙》中就论述了他这么做的原委："夫画多种也，而山水之画为余珍，画家多人也，而马远、夏迕、马麟及二

---

① 王履. 画楷叙. 上海博物馆藏.

夏圭之作为予珍,何也?以言山水软,则天文、地理、人事、与夫禽虫、草木、器用之属之不能无形者,皆于此乎具,以此视诸画风斯在下矣。以言五子之作软,则粗也而不失于俗,细也而不流于媚,有清旷超凡之远韵,无猥暗蒙尘之鄙格,图不盈咫而穷幽极邈之胜已充然矣。故余之珍非珍乎溺也,珍乎其所足珍而不能以不珍耳。"也就是说,他选中马、夏传统,一是其画能为宇宙万物存形,并展示"穷幽极邈之胜",具有以形写神之长处,而其他画派则不及于此;二是马、夏画法无论粗细,均不流于俗媚,其意韵高雅之处丝毫不亚于文人画。可见,王履是在比较了各种当时流行的画派后,看到了马、夏画派之长,而加以选定的,如此认识,颇具见地。当然,这一时期,他只是临摹马、夏之作,尚停留在"师古人"的阶段,因为还没有领略到大自然的真山水,所以"每以不得逼真为恨"。[1]

王履的后期经历,主要是负笈远行,访医秦中,壮游华山,创作《华山图》,在医术上精益求精,在画技方面也发生了重大转变。

洪武初年,王履即离开了江南,来到秦中,主要目的是访医采药,于洪武初年被征为秦王府任良医正。

他在西安寓居年余,见到了一位来自新丰、自称为"丘丈"的长者,老人向他大谈自己华山之游的收获,并邀请王履一起登山。洪武十六年(1383)七月,王履带领书童张一,践约来到新丰,然老人因重病初愈,无法赴行,遂安排外孙沈生陪同,同时华阴地方官又派出两名仆人做向导,七月二十二日,王履一行便开始了攀登华山的壮游。他们先登西峰,然后是南峰,然后是东峰,最后至玉女峰而返,为时三日。王履等华山,首先是对自己意志的一次考验,之后他的精神面貌为之一振;同时,在领略了河山的壮美之后,他在画艺上也出现了重大的飞跃。他游山不忘作画,登山时见到佳景随时写生,并仔细观察分析,往往"坐观不厌,自谓不世奇逢"。通过对景写生和观察思索,他以"实"证"名",深刻体会到对事物的认识不能局限于耳闻,必须亲自考察,亲眼目睹,方能洞悉本质。从此,他对艺术上的源和流的关系感触更深,领悟到现实的山水景色较之绘画作品中的山水,更为生动丰富,只靠模仿前人,是无法达到至高境界的,由此他反省了自己30年的学画的道路,决心"从纸绢相承之故吾"中解脱出

---

[1] 王履.《华山图》诗文跋. 上海博物馆藏.

来,"以造化为师",向大自然学习,从此,他开始自立门户,为后世开一代画风。

王履在绘画上的成就,应该与其医学成就有着密切的关系,自从登华山以后,他彻底改变了以往的画法,从临摹前人画作,改为师法自然,这和他在医学领域,敢于提出前人的不足,甚至推翻前人错误论断,然后结合临床实际,提出新的学术观点是一致的。应该说,这两者是互相影响的,它们共同塑造了王履实事求是的性格,使王履能够从医学和绘画两个领域都有所突破。

王履从华山归来,过渭南,至骊山,后还长安,随即开始了《华山图》的创作,到他返回老家昆山,再三易稿,历时两年余,才全部完成了图及序记诗文。王履晚年病魔缠身,终于不治,于1391年逝于故里,入祀乡贤祠。子伯承、门人许谌,传其医术。

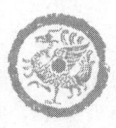

年　　表

　1332 年　　出生于江苏昆山。
青少年时期　从朱丹溪学医。
　约 1352 年　开始学习绘画。
　约 1368 年　被聘用为秦王府良医正。
　1383 年　　登华山赏景临摹。
　1391 年　　去世。

(罗大中)

主要论著

王履. 医经溯洄集. 北京：人民卫生出版社, 1956.

王 纶
（1453—1510）

王纶，明代医学家，亦官亦医典范，史书赞之"朝听民讼，暮疗民疾"。王纶的医道博采诸家之长，提出"外感法仲景，内伤法东垣，热病用河间，杂病用丹溪"，对后世有一定影响。王纶在临床上较多师法朱丹溪，疗效显著，研制著名的"节斋化痰丸"，沿用700余年至今。

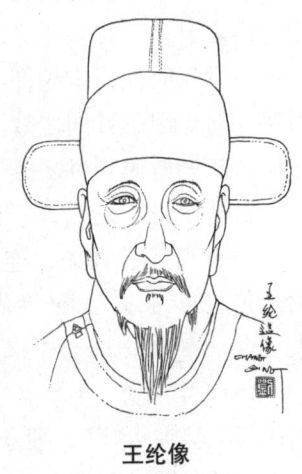

王纶像
（刘长青绘）

王纶，字汝言，别号节斋，浙江慈溪人。远祖居陕西铜川，五代时迁浙江慈溪。20世纪80年代出土的《王纶墓志》，证实他出生于景泰四年癸酉（1453），卒于明正德五年庚午（1510）九月，享年58岁。

王纶自少务为身心经济之学，而尤以喜闻过、罕言利为座右铭。他与人交往，初若落落难合，而表里如一，久而弥笃。青年时期，王纶用功甚勤，"攻苦食淡，鲜尝甘寝，名称籍甚，为邑鸿儒。"成化庚子，他以《诗》领浙江乡荐。第二年会试，莆阳陈学士师召嘉其文，将列峻等，密藏而遗之，后悔不迭。事后，陈师召邀请王纶想弥补一下，王纶不往。自此之后，陈师召更加敬重王纶。王纶的声望愈振，跟他游学过往之人益众。

王纶一直保持书生本色，不管是否居官，耽好读书著文。对天文、地理、阴阳、星术靡不旁究，而尤精于医。他的文章平实雅淡，理明意迭。"所著有《学庸要旨》《节斋杂稿》《礼部要稿》《分守要稿》，藏于家。其承宣、巡抚二稿则已梓于官，而颁之有司矣。"[①]

---

① 王纶［M］//方春阳.中国历代名医碑传集.北京：人民卫生出版社，2009：523.

王纶耿介正直，拒媚流俗，清名甚高。他历官清白，坚守正义。阉宦刘瑾专权之时，牢笼天下之士，只有极少数正义之士远之，王纶即是其中之一。不少人好心相劝，王纶微微一笑，曰：我作了三十年嫠妇，怎么能把清名毁于一旦？万一为彼毒害，两袖清风的我也没有什么遗憾的。此掷地有声之言，令很多正义之士更加钦敬佩。

自青年时代，王纶即心系国计民生。他读书见前代治民之政，乃参以时事，对比因革异同之故。及他登上仕途，更是遍访四方之俗，稽考历朝之制，故能博通当世之务。

自从中进士之后，王纶一直奔走仕途，除了弘治年间守母丧之外，基本上没有离开过官场，连父亡也未能按照惯例解官服丧。他入仕之后，政治地位稳步上升，晚年做到左、右布政使，巡抚湖广，是显赫的封疆大吏。

1510年阴历9月，因操劳政事过度，58岁的王纶"感病已深，虽自素明医药，势弗可疗"，殁于"姑苏舟中，从行惟一仆。"

王纶殁后，"讣闻，上遣官谕祭营葬"，这是专制时代官宦的极高荣誉。御史苏公锡、郡守林公廷榻料理后事。海内士大夫传闻悲痛，莫不相顾叹息，咸谓斯人安可再得？墓志铭所说的"润色王涂，奋庸殚诚"，"劳瘁□事，殒没他乡"，是对王纶为官生涯的公允评价。

王纶葬于慈溪上岙村，即今天宁波江北区慈城镇上岙村。20世纪80年代，王纶的墓志出土，其曰："堂堂令仪，侃侃直声。气刚而大，心忠且清。学探理窟，行协乡评。雄飞世表，高伉物情。润色王涂，奋庸殚诚。靡事不究，靡时敢宁。远猷独觉，大体力争。威不可夺，利莫敢撄。作慙无益，动必有成。旁通医术，匪尚艺精。济物弘多，念切所生。一身存没，四海重轻。有限者年，不朽者名。"①

700余年来，王纶一直是慈溪的骄傲。目前，慈溪孔庙尚有王纶的神主，他还入选孔庙的"名宦乡贤祠"。王纶哲嗣王耕，由监生任巢邑令，方识操履，绰有父风。

王纶除了为官，还兼行医。早年，他遵父贞静之命，与兄王经一起习医，王纶颇获成就。王纶"自秀才时，便存心天下，以为吾即不得致君泽

---

① 王纶［M］//方春阳.中国历代名医碑传集.北京：人民卫生出版社，2009：523.

民，当以医药寿斯世夭札耳！及登第，任历中外，皆得人心；至于人之疢疾，治无不验。古人所谓良相良医，盖兼体之矣"。①

王纶的良相良医，一体兼之的双重身份，雍正《慈溪县志》形象地称为"朝听民讼，暮疗民疾"。他在冗繁政务之余，济世疗民，当属难能可贵。

王纶的学术成就主要是在内伤杂病方面，继承东垣、丹溪之学，并能融会贯通而有所发挥。他不仅善用滋阴降火，而且精娴于甘温除热。其学说对后世有相当影响。薛己正是继承王纶的学术思想，融合李、朱两家之说，为后来的温补学说开创先河。

王纶留给后世四句名言，即："外感法仲景，内伤法东垣，热病用河间，杂病用丹溪。"② 只有博采诸家，才能减少医学流派的门户弊端，这在当时属于凤毛麟角。此说产生较大影响。

另外，王纶留给后世的财富当属创制名方名药——节斋化痰丸，影响深远，从15世纪产生以来，已经流传700余年，不但影响国内，还传到朝鲜。朝鲜许浚《东医宝鉴·内景篇》卷2即引用节斋化痰丸。节斋化痰丸自创制以来，被众多医家采用，并一直沿用到今天。

两部著作　流传较广

在繁忙的政务及医疗之外，王纶研精覃思，著述为志，撰写数部价值很高的著述。其中以《本草集要》和《明医杂著》最为著名。

《本草集要》，是一部较有影响的本草学著作。大约于弘治五年壬子（1492）编撰，十三年庚申（1500）初刊，该书共8卷，分作3部。上部1卷为总论，主要依据《神农本草经》等著作，论述本草大意、汤药丸散剂型、方剂配制分量、用药之法等。中部5卷为分论"取本草及东垣、丹溪诸书，参互考订，删其繁芜，节其要略"，载药545种，分类上采用传统的"草、木、菜、果、谷、石、兽、禽、虫鱼、人"十分法，每药记述七情、

---

① 王纶. 明医杂著·补注《明医杂著》序［M］. 北京：人民卫生出版社，2007：11.
② 王纶. 明医杂著·医论［M］. 北京：人民卫生出版社，2007：1.

性味、升降、有毒无毒、分经、主治、功用、附方等。作者把诸"无知"之物，如草、木、金、石排在前，将"有知"之类列于后，如兽、禽、虫、鱼。最后，才列入"万物之灵"的人。这种"从微到巨，从贱至贵"（李时珍语）的分类，是本草史分类方法的重大进步。下部两卷也是分论，"取药性所治，分为十二门"，即气、血、寒、热、痰、湿、风、燥、疮、毒、妇科、小儿。每门之中又分成二至四类细目，如治痰门内分为治热痰虚痰药、治湿痰行痰药、治寒痰风痰药、消克痰积药共4类，如治气门分为补气清气温凉药、行气散气降气药、温气快气辛热药和破气消积气药4类。每药采用提要式按语，简洁明快。将药物按性能分门别类的方法，发展陶弘景的通用药分类法，对临病用药制方，十分易于检寻。这也是正是王纶的编撰目的，自序称是"止取其要者，以便观览"。由于这种新的分类法简便实用，因此该书一问世，即受到广泛欢迎。

《明医杂著》是综合性医书，乃王纶的代表作。弘治十五年壬戌（1502）撰写。据嘉靖二十八年己酉（1549）薛己补注本序言称"刊行有年"，但此后未见原刻，所见均为薛氏补注本。原作据说分为8卷，而经薛氏整理后则为6卷。他在序言中说"窃以先生引而未发之意，漫为补注，附以治验"，鉴于原书略于诊法，"乃更入滑伯仁先生《诊家枢要》，共6卷，未则续备方饵，以便初学览用"。薛己把《明医杂著》刊入《薛氏医案》丛书，对于他的广泛流传，起着重要作用。《明医杂著》前3卷为医论，分析东垣、丹溪诸家证治方论和内科杂病，包括发热、劳瘵、泄泻、痢疾、疟疾、咳嗽、痰饮、喘胀、气虚血虚、饮食过伤、小便不禁、阳痿、梦遗精滑、暑病，以及妇产、五官疾病的证治；第4卷专论风症；第5卷小儿诸病；末卷为附方。本书对丹溪气、血、痰、郁之说，则具有独到精辟的发挥；在杂病治疗的实践中，尤多效法施用，擅于采取滋阴降火、化痰、解郁、调补气血诸法；还师法丹溪，化裁制订补阴丸、化痰丸（加味化痰丸），并对上述二丸和洁古枳术丸分别进行专题论述。此外，在一些常见病证的介绍中，首先列出通治"主方"，然后又详细论述辨证施治加减方药，极为便于读后掌握运用。本书的一个独到之处是，把病邪根据病情轻重而定名，即"病有感、有伤、有中。感者，在皮毛，为轻；伤者，兼肌肉，稍重；中者，属脏腑，最重"。

博采四家　医道大全

王纶治医,以《内经》为基础,临证治疗则博采诸家之长,而对张仲景、刘河间、李东垣、朱丹溪四家尤为服膺。说"盖医之有《内经》,犹儒道之六经,无所不备;四子之说,则犹《学》《庸》《语》《孟》为六经之阶梯,不可缺一者也",故主张"外感法仲景,内伤法东垣,热病用河间,杂病用丹溪",并作为"医道之大全"。

具体的说,王纶"为伤寒、伤风及寒疫也,则用仲景法",若是"天行温疫、热病……宜用刘河间辛凉、甘苦寒之药以清热解毒"。

王纶赞同李东垣的内伤学说,强调人之一身,脾胃为主。胃司受纳,脾司运化,受纳一运,化生精气,津液上升,糟粕下降,斯无病矣。他认为内伤疾病,多由"饮食不节,起居不时",致脾胃之元气损伤。"胃损则不能纳,脾损则不能化。脾胃俱损,纳化皆难,元气斯弱,百邪易侵",因而罹患疾病。他由衷钦佩地云:"故洁古制枳术之丸,东垣发脾胃之论,后人称为医中王道,厥有旨哉!"

对于朱丹溪之说,王纶最为钦佩,并受到最大影响。他还强调丹溪"集诸儒之大成",此观点对明清医家产生较大影响。他十分赞同朱丹溪的"湿热相火致病甚多",而且认为"人之一身,阴常不足,阳常有余。况节欲者少,过欲者多。精血既亏,相火必旺,火旺则阴愈消,而劳瘵、咳嗽、咯血、吐血等症作矣"。"世之人火旺致病者十居八九,火衰成疾者百无二三"。"故补阴之药,自少至老,不可缺也"。"常补其阴,使阴与阳齐,则水能制火,而水升火降,斯无病矣!"朱丹溪已倡大补阴丸,王氏又立补阴丸,使丹溪之论更加详备。①

在脾胃论治方面,王纶结合东垣、丹溪之学提出脾阴说,这是相当难能可贵的。王氏认为治脾胃须分阴阳气血,反对概用辛温燥热,助火消阴之剂,否则使胃火益旺,脾阴愈伤,清纯中和之气,变为燥热,胃脘干枯,大肠燥结,脾脏渐绝。他认为胃火旺与脾阴虚互为因果,不只胃火旺可伤

---

① 王纶. 明医杂著·补阴丸论 [M]. 北京:人民卫生出版社,2007:14-15.

及脾阴，反之"脾胃阴虚则阳火旺"。这种脾胃阴阳分治的论述，是他的卓见，对后世"脾阴""胃阴"学说的发展具有一定影响。同时，王纶又善于把补阴与调治脾胃融会贯通，熔李、朱两家之长，而得灵活化裁之妙。如他对劳瘵的治疗，在滋阴降火方中，除四物、知、柏、天冬等外，还用白术、陈皮、干姜等品。即使对"病属火"而"大便多燥"的患者，也注意调节饮食，勿令泄泻，认为一旦溏泄，则"寒凉之药难用矣"。所以，当先调理脾胃，俟胃气恢复，然后再用治疗本病之药。

杂病立论　气血痰郁

朱丹溪治病以气血痰郁为纲。朱丹溪保护正气的思想的产生，基于朱丹溪对疾病发生机理的深刻认识。他提出虚证固应扶正，因为邪之生乃因正气之虚。正气主要指气血而言，故他的气血论治偏于补虚。另外，朱丹溪治病尤重痰郁。他认为凡气血怫郁，津液必停滞不化，凝而为痰，痰郁又影响气血调和，故不治痰郁，则气血无以调和，而调理气血又往往是为了治痰郁。还指出百病多有兼痰者，世所不知也。痰之已成，随气升降，无处不到，或贮于肺，或停于胃，或凝滞于一，或聚于肠间，或客于经络四肢等，其为病则为喘咳、爱、泄利、眩晕等。

遍阅朱丹溪著作，并无气血痰郁专论，而是散见于诸书。其中，《金匮钩玄》和《丹溪心法》运用气血痰郁进行治疗，但是未在理论上做出总结。

王纶充分继承朱丹溪的气血痰郁理论，并发展之。王纶在理论上明确提出以气、血、痰、郁为杂病纲领，把四君子及四物汤作为气血论治的代表方。他认为朱丹溪治病，不出乎气、血、痰，故用药之要有三：气用四君子汤，血用四物汤，痰用二陈汤。久病属郁，主治郁之方，曰越鞠丸。盖气、血、痰三病，多有兼郁者，有郁久而生病，或久病而生郁，或误药杂乱而成郁。王纶治病时以郁法多之，气病兼郁，故用四君子汤加开郁药，血病、痰病皆然。"故四法者，治病用药之大要也。"①

王纶对杂病的论治，以气、血、痰、郁立论，认为杂病病机，不外气、

---

① 王纶. 明医杂著·医论[M]. 北京：人民卫生出版社，2007：1.

血、痰诸病，均"以郁法参之"。他认为脾胃为气血之本，"若阳气虚弱而不能生阴血者，宜用六君子汤；阳气虚寒而不能生阴血者，亦用前汤加炮姜；若胃土燥热而不能生阴血者，宜用四物汤；若脾胃虚寒而不能生阴血者，宜用八味丸，其余当更推五脏互相生克而调补之。"①

王纶治疗时，尤多使用滋阴、化痰、解郁、调补气血诸法。例如，他遇到劳役则食少、胸痞、发热、头痛、口渴及吐痰的一位儒者，认为是脾胃气虚而致的血病。儒者不信，顽固服用二陈汤、四物汤、黄柏、知母之类，导致腹痛作呕，脉洪数而无伦次。王纶治疗接手治疗，先以六君子汤加炮姜，痛及呕渐愈，又用补中益气汤，最后痊愈。①

制化痰丸　专攻痰郁

朱丹溪治病以气血痰郁为纲，尤重痰郁。朱丹溪治疗痰证独辟门径，即"善治痰者，不治痰而治气，气顺则一身之津液，亦随气而顺矣"。及"实脾土，燥脾湿，是治其本也"。方剂以二陈汤为主。另外，朱丹溪对于"痰瘀"空前重视，提出"痰瘀并存，痰瘀同治"的理论，即"善治痰者，必先治气，同时也要治血"，从而开创痰瘀致病之说。丹溪对难治痰证认识独到，认为"久得脉涩者，卒难开也，必费调理，痰成块，或吐咯不出，兼气郁者难治，气湿痰热者，难治"（《丹溪心法》）。因为人体无时不处于阳动、阴亏的局面，津液属阴，乃生血之源，病痰者生痰不生血，久得脉涩为阴血亏耗之证，此时若消其痰，则阴越伤，滋其阴则痰越恶，只宜养阴化痰消息调理，绝非一时取快所能奏效，故后主张用六味丸、生脉饮、金水六君煎等治。

在痰的概念上，王纶的《明医杂著》指出："痰者，病名也。人之一身，气血清顺，则津液流通，何痰之有？惟夫气血浊逆，则津液不清，熏蒸成聚而变为痰焉。"② 在病因上，王纶认为痰的生成与气血流行有关，凡情志忧郁、饮食厚味、外感淫邪等都可使气血失常，其关键在于脾肾二脏。

---

① 王纶. 明医杂著·医论 [M]. 北京：人民卫生出版社，2007：3.
② 王纶. 明医杂著·化痰丸论 [M]. 北京：人民卫生出版社，2007：35.

在痰的本质上，他认"痰之本水也，原于肾；痰之动湿也，主于脾"。明代赵献可对此十分赞赏，云："节斋论痰而首揭痰之本于肾，可谓发前人所未发。"（《医贯·卷4》）

痰之为病，变化多端，症状不一，临床上所见的喘咳、恶心呕吐、痞膈壅塞、关格、泄泻、眩晕、怔忡、惊悸等病变均与痰病有关。王纶的治疗思想如下："痰生于脾胃，宜实脾燥湿。又随气而升，宜顺气为先，分导次之。又气升属火，顺气在于降火。热痰则清之，湿痰则燥之，风痰则散之，郁痰则开之，顽痰则软之，食积则消之，在上者吐之，在中者下之。又中气虚者，宜固中气以运痰，若攻之太重，则胃气虚而痰愈甚矣。"① 如"痰在皮里膜外，非姜汁、竹沥不能及；痰在四肢，非竹沥不开；在经络中，亦用竹沥，必佐以姜、韭汁"。"痰在胁下，非白芥子不能达"②。

其中，最难治的是老痰及郁痰。他认为二陈汤只宜于治湿痰、寒痰、痰涎之证。如果因火邪炎上，熏于上焦，肺气被郁，津液随气而升，为火熏蒸凝浊郁结而成者，并非中焦脾胃湿痰、冷痰、痰饮、痰涎之证，所以汤药难治，亦非半夏、茯苓、苍术、枳壳、南星等药所能治也。王纶师法丹溪，化裁制成节斋化痰丸，使对老痰及郁痰的诊治臻于完善，故自制化痰丸，以天门冬、黄芩泻肺火，海粉、芒硝以软坚，瓜蒌润肺消痰，香附开郁降气，连翘开结降火，青黛降郁火，皆不用香燥之剂。

化痰丸药　传7世纪

王纶对痰的认识和治疗全面深刻，最被后人称颂，并一直沿用的方剂是化痰丸。《明医杂著》称为"化痰丸"，后人尊称为"节斋化痰丸"。

节斋化痰丸，专攻老痰及郁痰。方剂组成如下："天门冬_{去心}　黄芩_{酒炒}　海粉、橘红_{各一两}　桔梗、连翘、香附_{杵碎，淡盐水浸，炒，各五钱}　青黛_{另研}　芒硝_{另研，各三钱}　栝蒌仁_{取肉，另研，一两}　上为细末，炼蜜入姜汁少许，和药杵极匀，丸小龙眼大，噙化一丸。或嚼烂，清汤细咽之。或丸如黍米大，

---

① 王纶. 明医杂著·痰饮 [M]. 北京：人民卫生出版社，2007：64.
② 王纶. 明医杂著·痰饮 [M]. 北京：人民卫生出版社，2007：68.

淡姜汤送下、五六十丸。"

在病机病因方面。王纶认为"老痰，饮酒之人多有之"。大率饮酒之人，酒气上升为火，肺与胃脘皆受火邪，故郁滞而成。痰因火动，然就火而论，有湿火、燥火之分。肺火成痰为燥痰，胃火成痰为湿痰，俱宜开郁降火消痰。此方用燥不犯辛燥，用润不犯凝滞。

特别需要指出的是，治疗因膏粱积热的燥痰，才用节斋化痰丸。节斋化痰丸自创制以来，被众多医家采用，并一直沿用到今天。从15世纪产生以来，已经流传700余年。

明代张景岳的《景岳全书·痰饮论列方》，引用众多医家方剂，最后一个即是王纶的节斋化痰丸。

明代徐春甫《古今医统大全》卷43引用王节斋方："老痰丸：清汤送下；或丸如绿豆大，淡姜汤送下50～60丸。各家论述 此方天冬、黄芩泻肺火，海粉、芒硝咸以软坚，瓜蒌润肺消痰，香附、连翘开郁降火，青黛去郁火，故不用辛燥之药。"

明代龚廷贤《万病回春》卷2引用节斋化痰丸。

明代李梴《医学入门》卷5："痰泻，或泻或不泻，或多或少。此因痰留肺中，以致大肠不固。"泻下物如白胶或如蛋白状，泄泻时泻时止、时轻时重，常兼有头晕恶心，胸闷食减，肠鸣，苔微腻，脉弦滑。宜化痰祛湿，用节斋化痰丸。"

明代秦景明撰、清代秦皇士补辑的《症因脉治·咳嗽总论》卷2，治疗肺经咳嗽引用节斋化痰丸。《症因脉治·中风总论》卷1，"内伤痰壅"原文："若见咳嗽喘逆，此肺气受病，当用节斋化痰丸。"

清代尤在泾的《金匮翼》，提出"治痰7法"。其中，对于肺虚阴涸，枯燥日至，气不化而成火，津以结而成痰者，尤在泾选用节斋化痰丸。他认为此方咸苦合用，苦以泄热，咸以软坚，可清化老痰而不伤阴。

清代沈金鳌《沈氏尊生书》卷16，罗列治痰饮方51个，第18个方子即节斋化痰丸。"节斋化痰丸 [郁痰] 天冬 黄芩 橘红 海粉 瓜蒌仁各一两 芒硝盐水炒 香附 桔梗 连翘各五钱 青黛二钱 蜜入姜汁少部，丸茨子大，细嚼一丸，开水下。"

朝鲜许浚《东医宝鉴·内景篇》卷2，也引用节斋化痰丸。

民国时期，何廉臣氏治哮病分肺、胃、督脉三证。对于起于风寒之肺证，用麻黄二陈汤散外邪以豁痰，送下加味紫金丹，通内闭以除哮；审其客寒包火者，用白果定喘汤、调下猴庸二室散。胃证起于痰积者，审其湿痰上泛窒滞中气者，初用者香苏二陈汤，继用三子导痰汤加炙皂角，豁痰利气以燥湿；审其痰火随火升上堕胸膈者，初用竹沥涤痰汤送下节斋化痰丸，以调降痰火；继用费氏鹅梨汤，缓通肺窍，除其积痰。督脉证与肺证常相因，初起用小青龙汤加减，辛散太阳似温肺；继用金匮肾气丸加减，温通肾阳以煦督脉。

1913年，曹炳章在绍兴药界支持下，与何廉臣等志同道合者创设和济药局，考正传讹药品，改革不良炮炙，订正丸散膏丹方书。和济药局曾经印行《痰证膏丸说明书》，在"外感痰"里，第3个方子即是节斋化痰丸。前两个是"除痰二陈丸及和胃二陈丸"，第4个是朱丹溪的"星香导痰丸"，可见节斋化痰丸地位的重要性，可称是治痰的当家药。原文如下："节斋化痰丸（载王节斋《明医杂著》）效用　湿痰、寒痰、痰饮、痰涎，治以二陈为主，若久而不治，两寸坚滑，名曰老痰，根深蒂固，致肺胃两脉伏结，曰结痰。胶黏坚固，消吐不尽，曰顽痰。随火上升，为狂为癫曰火痰。急服此丸，以消之。每用三四钱，奏效甚捷。"方剂组成，与明代一样，没有改变。另外，和济药局经常在《绍兴医药学报》刊登广告。题为"和济药局冬令谈证要药八种"，第3种即是节斋化痰丸，内容与上文一样。

与前面引用的《明医杂著》卷1的'化痰丸论'比较，和济药局的节斋化痰丸的治疗范围有所扩大。原来王纶明确指出，湿痰、寒痰、痰饮、痰涎用二陈汤治疗，节斋化痰丸专治老痰及郁痰。到了民国，曹炳章用节斋化痰丸几乎治疗所有痰症。

现在，上网即可以查到医家使用节斋化痰丸的情况，需要指出的是，节斋化痰丸的主治范围，多写"化肺经燥痰和郁痰，兼化胃经湿痰。"与民国节斋化痰丸相比，范围缩小一些，仍是大于王纶"专治老痰及郁痰"的范围。

年　　表

1453年　出生于浙江慈溪（今宁波江北区慈城镇上岙村）。
1484年　中进士。

1492年　撰《本草集要》。
1502年　撰《明医杂著》。
1510年　逝世。

（曹丽娟）

主要论著

王纶. 本草集要. 明弘治十三年（1500）初刊.
王纶. 明医杂著. 明据嘉靖二十八年己巳（1549）刊.
王纶. 节斋公胎产医案. 清康熙五十年（1711）重刊本，退思堂版.
王纶. 医论问答. 明嘉靖刻本.

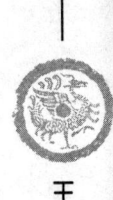

汪 机
(1463—1540)

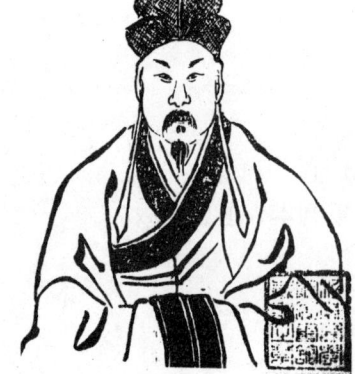

汪机像①

汪机,明代著名医学家,新安医学的先驱和代表。一生究心医学,医德高尚,医术精湛,医著颇丰。在学术上既受金元各家影响,又不拘一格。融朱(丹溪)李(东垣)之学,重视调补气血,用药善遣参芪,注意培元固本,提出新感温病,阐发温病学说,对于气血、营卫的论述等均有独到的见解。汪机是新安温补培元派形成的开创者,首倡营卫阴阳一气论,强调"补气即是补阴"的观点,他提出的"培补元气,营卫一气"的医学思想,奠定了新安医学流派的理论基础。

汪机,字省之,号石山,明徽州祁门(今安徽省祁门县)人,生于明天顺七年(1463)九月十六日。曾居祁门邑城内之石山坞,后迁居祁门朴墅。史载:汪机祖先为越国公华长子、朗州法曹建之后。自其第四代迁居古黟赤山镇,即今祁门县石山,元末由石山迁居石山之南朴墅。"乡人本其所自出,尊之曰石山居士",此亦为世称汪石山的缘由。②曾有人认为汪机出生并居于祁门县城内石山坞(又称南山朴墅),是混淆了概念。

访汪机旧居,从祁门县城内穿关帝庙街到石山坞路,所见汪机旧居原貌无存。在其旧址处,只是一堵后世所建院墙及一座旧房。汪机居住行医的石山坞宅院,当时环境是背山面水,溪水从山上流下,流进菖河,汪机常撑船行走,为两岸居民治病。汪机《石山医案》曾记有"载鹅米返回",

---

① 汪机. 石山医案. 明刻清印本.
② 高尔鑫. 汪石山医学全书·石山医案·石山居士传 [M]. 北京:中国中医药出版社,1999:104.

说明了汪机为菖河两岸百姓治病得到的感谢,特定的环境也为汪机扩大医学影响起到作用。经实地考察,旧居石山坞确名副其实,周边为山坡高起,凹处为房舍。

汪机生活的年代属明代中期。汪机的先祖是隋末曾割据宣、杭、睦、婺、饶五州,建号吴王的汪华,绩溪人。汪华在唐高祖武德年间为王雄诞所败,降唐授总管歙、宣、杭、睦、饶、婺六州军事,歙州刺史,封越国公。后徽州一带姓汪者大多为汪华之后。汪机为汪华长子汪建后裔,汪建之孙汪璹从绩溪移居古黟赤山镇;至元代末期,又有汪新一者复迁至祁门石山之南的朴墅定居,汪机即出生此地。

汪机出身于儒医世家,其父汪渭(字以望)、叔伯汪宦、汪宇习儒而汪宦为名医,这样的家庭出身对汪机的一生产生深远影响。汪机祖父汪伦、父亲汪渭均为名医,据徐春甫《古今医统大全》载,石山的父亲"姓汪氏,名渭,字以望,人称古朴先生,新安祁门人。少习儒业,精医学,存心济物,志不在名,活人甚多"。①《石山居士传》记载他"尝以医活人,至数千指"。

汪机一生行医40余年,医道鸣世。《石山医案》程序称赞说:"盖集古今诸名家之所长,而为一大成也乎。其从事于医,殆四十余年载……从游之士得于目击者,即手录之,以为成法……夫病之见治于石山也,如饥者得食而充,渴者得饮而解,弱者得援之而登巅,危者得扶持之而安。"《明史·李时珍传》赞曰:"吴县张颐、祁门汪机、杞县李可大、常熟缪希雍,皆精通医术,治病多奇中。"②

汪机卒于明嘉靖十八年(1540)十二月四日,《外科理例》嘉靖辛丑五月朔旦桷续题:"先生生天顺癸未九月十六日酉时,殁嘉靖己亥十二月初四日戌时。"可知汪机享年76岁。黄山市新安医学研究中心张贵才《纪念汪机诞辰540周年学术研讨会论文集》云:"卒后葬于祁门青罗寺,现存汪机墓。"③ 据实地考,汪机墓位于祁门县金字牌镇小坞口一间农舍房后山丘上。山坡上显见一座土坟,坐东北朝西南,前半被掘凹,约占地3平方米,周边杂树杂草相间,背后一片松林。据看墓人叙述:墓址曾有青石罗圈,石柱

---

① 徐春甫. 古今医统大全[M]. 1996年中医古籍出版社据明嘉靖三十六年陈长卿刻本影印本.
② 陈邦贤. 二十六史医学史料汇编·明史·李时珍传第187. 中医研究院中国医史文献研究所,1982:340.
③ 张贵才. 黄山市新安医学研究中心. 纪念汪机诞辰540周年学术研讨会论文集.

拱列。墓外围砖墙，嵌有刻字石牌。墓冢后原有鳌鱼顶石碑一块，刻有墓志铭，规模宏大。今仅存一丘黄土和几道石壁。村里一农民家有一块大青石板，上刻有字，为汪机孙代祭奠父母的碑文，字迹虽有磨损但尚清晰，可确定为汪机墓碑之一。

在2000年"千年徽州杰出历史人物"评选中，汪机以其医学大家的身份得以入选仅有30人的徽州千年历史人物。

清廉和谦行新志　弃儒从医术精湛

汪机幼时曾攻举子业，《古今图书集成·医术名流列传九》载："按《祁门县志》汪机幼尝为邑诸生，母病呕，遂究心医学……"① 又据《石山居士传》云"早岁习《春秋》经，补邑庠弟子员，屡试不利"，父亲汪渭开导他，"昔范文正公尝自祷曰不为良相，愿为良医。意谓仕而不至于相，则其泽之所及，顾不若医之博耳。盖翁尝以医活人，至数千指，故以此喻"。汪机省悟，"即弃去科举浮文，肆力医家诸书，参以《周易》及先儒性理奥论而融会于一，皆余医所未闻也。"② 汪机生性恬淡，不喜奢靡，言出必践。粗衣粝食，俭朴一生，而著作颇丰。由举人而从医吴瑞甫是闽南第一人，是名副其实的儒医。石山先生自撰之《石山先生像赞》可为考证汪机的性格提供依据：

"观兹厥像，藐焉寒微，其容和粹，其貌清癯。心存仁术，主好儒书，颠已垂白，手不停披。平居不敢干名而犯义，交际不敢口是而心违。事求免于流俗，礼求和于先儒。谦约节俭，乐易疏愚。不求闻达，甘守穷庐。宁为礼屈，勿为势拘。不知我者，谓我狂妄，其知我者，谓我坦夷。噫，愿我所行，未必尽和于道，然造次克念，唯求无愧于心与！"③

休阳程文杰师周书于率溪书院评价汪机：医以济人为务，居穷不失其自然，处变弗怼于常度。所以为一代之伟人，起四方之敬慕也。

---

① 蒋廷锡，等. 古今图书集成·卷532·医术名流列传9 [M]. 清光绪十年（1884）图书集成印书馆，2a.
② 高尔鑫. 汪石山医学全书·石山医案·石山居士传 [M]. 北京：中国中医药出版社，1999：104.
③ 石山先生自撰《石山先生像赞》.

门生石墅陈桷（惟宜）拜题：舜颜贝齿，玉质丹唇。襟度吞云梦之泽，英迈盖苍梧之云。学足以溯河洛之趣，医足逼岐黄之真……回天之术，曾以极夭札于同仁。

汪机决意清廉自守，不求闻达，甘守穷庐，宁为礼屈，不为势拘。汪机容貌清癯和粹，性情恬淡，生活节俭，不喜奢靡。动法古人，言出未尝不践。平居粗衣粝食，视弃百金如一羽。《献征录》举例说，族人欲立宗祠，筹之工钜，非白金六十斤不可。大家都露难色，汪机立即承担了十分之二，并说：尊祖敬宗又有何吝惜呢！在他的带动下，族人纷纷前去承担，宗祠很快建立起来。汪机家庭和睦，人人快乐，对佃人具有恩赏，并告诫子弟：民有四业，皆不可离义之一字。"心存仁术，主好儒书，颠已垂白，手不停披。平居不敢干名而犯义，交际不敢口是而心违。事求免于流俗，礼求和于先儒。谦约节俭，乐易疏愚。不求闻达，甘守穷庐。宁为礼屈，勿为势拘。"① 汪机的这种品质在当地老百姓中素负盛誉。

汪机在30岁前致力于儒学，追求仕途。在明代凡为生员，其家可免除赋税、劳役，厚利所在，民之所趋。但仕途腐败，生员中勾结攀附，倚势欺人，制造事端。依照汪机的性格，他无法接受生员的现状，因此弃儒成了他的必然。适值母亲生病，更加坚定了他改变追求仕途的决心，在父亲的支持下，决意从医。汪机称自己为"石山居士"，其寓意就是在家中清廉自守。汪机在"自赞像"中称自己"不求闻达，甘守穷庐，宁为礼屈，不为势拘"，生动地展现出他不附权贵，清廉自守的品格。汪机从医以后，如遇权门势要的强势无理，即绝不应诊，正如《汪石山居士传略》说："若王公贵人，稍不为礼，不应也，其自重又如此。"

汪机医德高尚，强调不可轻视人之生死，对重危病人，"竭力治之，至忘寝食"。"遐迩以疾来请者无虚日，居士随请随就。不可起者，直告之不隐；可起者竭力治之，至忘寝食"②（《石山医案·石山居士传》）。明嘉靖年间（1522—1566），县内瘟疫流行，死亡相继，哭声载道，汪机倾囊购药，免费施治，救人不可胜计。他生活简朴，布衣蔬食，甘守穷庐，不求闻达，受到百姓敬仰。

---

① 焦竑编. 献征录·卷78［M］. 上海：上海书店影印本，1987：118.
② 高尔鑫. 汪石山医学全书·石山医案·石山居士传［M］. 北京：中国中医药出版社，1999：104.

汪机一生多以医为业，医术精湛，这与他早年即攻读经史有关。他能宗东垣丹溪之说，也源于父之家传。汪机能够融各家之学说于一体，灵活应用，辨证遣方，随症施治。所以每遇奇症异疾，治之即有奇效。"行医数十年，活人数万计"。

师宗丹溪通易理　折衷诸家著述丰

汪机的医学成就源自于他精读医书，深究医理，潜心撰著上。如《医学原理·自序》载："余幼习举子业，寄名邑庠，后弃儒业医，越二十年，得以医道名世。编订《素问钞》《本草会编》《运气易览》《外科理例》《痘治理辨》《针灸问答》《推求师意》《脉诀刊误》《伤寒选录》等书。"[①]

汪机对朱丹溪的医学思想既有继承又有发展，提倡培元温补，源于丹溪、东垣，而又别于朱、李之学，于新安医学中自成固本培元一派。汪机医学思想产生的大文化背景是新安朱熹理学，小文化背景是金元四大家医学。汪机出生和行医的地方是徽州（又称新安），据康熙《徽州府志》云：徽州是"程朱阙里""理学故乡"，从宋代以后，这一相对封闭的地区历代都十分重视儒学教育，府学、县学、社学发达，书院达54所，汪机从小受到新安理学的教育。汪机"自赞像"说"心存仁术，主好儒书"，早年为儒生，后"弃去科举浮文，肆力医家诸书，参以《周易》及先儒《性理论奥》而融会于一，皆余医所未闻也"。[②] 汪机对《周易》、程朱理学有很深的研究，易学、理学的阴阳学说、太极学说、元气学说是汪机营卫学说、培元学说形成的文化背景。汪机30岁私淑朱丹溪，深受朱丹溪、李东垣学说的影响。以《内经》气血营卫立论，沟通朱丹溪、李东垣之说，将朱丹溪的"阳有余阴不足"比作卫气和营气，又据李东垣《脾胃论》提出调理脾胃培补元气以扶正祛邪。汪机主张滋阴降火，但不拘泥于朱、李，既批评徒泥"养阴"者，又批评东垣的"升阳辛散"观点，进而提出"调养气血，培补元气"的学术观点。其父汪渭说："病当升阳，治法则从东垣；病

---

① 高尔鑫. 汪石山医学全书·医学原理序 [M]. 北京：中国中医药出版社，1999：575.
② 高尔鑫. 汪石山医学全书·石山医案·石山先生像 [M]. 北京：中国中医药出版社，1999：60.

当滋阴,治法则从丹溪。不可南北异宜而不化。"故汪机在实践中辨证论治,从而形成自己"调补气血,固本培元"的医学思想。

汪机学习刻苦,"肆力诸家医书",又能融汇于一。在学术上宗《黄帝内经》《伤寒杂病论》,强调治病以调补气血为主,尤重理气,在此基础上发挥发展为营卫学说。汪机私淑朱丹溪,故学术上兼采东垣、丹溪之说,在继承朱丹溪学术思想的同时,发展了朱氏阴血理论,强调阳气的重要作用,提出"补气即是补阴"和"气虚则诸病由生"两大观点。汪机的学术成就在于他熔朱李学术为一炉,将李东垣的"补土派"和朱丹溪的"滋阴派"的学术思想结合起来,提出"调补气血,固本培元"的医学思想,这一思想贯穿在他的医学活动之中。

汪机学术著作最显著的特点,是善于汇集各家之说,在阐发中医基础理论方面有独到的见解。汪氏一生著述甚丰,传世代表著作有《读素问抄》9卷、《脉诀刊误补注》2卷补录2卷、《运气易览》卷、《针灸问对》3卷、《外科理例》7卷、《痘治理辨》1卷、《石山医案》3卷、《推求师意》2卷,合为《汪石山医书八种》。另有《伤寒选录》8卷、《医读》7卷、《医学原理》13卷等。他的医著充分展示着师宗丹溪、折衷诸家的特色,为后人留下了极其丰富的文献资料。

如《读素问抄》9卷,为汪机在元代滑寿编《素问抄》的基础上校注补充本,首刻于明嘉靖五年(1526)。汪机对滑寿编《素问抄》"喜其删去繁芜,撮其枢要,且所编次各以类从,秩然有序"(自序),认为滑氏所选录的王冰注太简略,不便初学,遂复寻王冰注文参补其间,间附已意,使更完善。

《脉诀刊误补注》为汪机根据元戴起宗的《脉诀刊误》的抄本补订,戴起宗原著《脉诀刊误集解》,主要内容为对托名王叔和的《脉诀》,对照《内经》《难经》《脉经》等医学典著进行考核辨妄。汪机花甲之年,得知歙县石门翰林学士朱升,在南京抄有《脉诀刊误》一书,但"视为秘典,不轻以示人""遂备重资,往返数百里,往拜其门,手录以归"(《脉诀刊误集解·自序》),然后"补其缺而正其讹,又取诸家脉书要语及予(汪机自称)所撰《矫世惑脉论》附录于后,以扩《刊误》未尽之旨"。

《伤寒选录》是汪机壮年读《伤寒论》时对经文及各家论注作的分类选编,晚年交付门人陈桷等逐条补辑反复数过而付印,时已在嘉靖丙申

（1536）三月。该书最大的特色是内容详尽，精心择取前贤的论说，补充了很多新内容，如张仲景书有论无方的条文，汪氏则参考各书之有方者补入方。汪机在书中详加个人注说，以"愚按"标识，这些见解对研究汪氏学术思想具有重要的参考价值。

《针灸问对》为一部穷搜博考《素问》《灵枢》《难经》及后世针灸诸家的针灸集成之作。

《医学原理》是汪机晚年最后完成的临床综合性著作，是汪氏临床体验的总结。汪机对此书特别着意推荐，他认为关于治疗内科杂病、妇科、儿科诸病的经验、理论、得失、心法等等皆汇集于此。

《痘治理辨》成书于嘉靖十年（1531），首刻于嘉靖十三年（1534）。因嘉靖庚寅（1530）冬，痘灾盛行，而死者过半，"遂探索群书，见有论治痘疮者，纂为一编"。① 书以诸家所论列之于前，引魏直《博爱心鉴》之说辨之于后，尤宗魏氏"痘疮皆源于淫火之毒"的观点。

《外科理例》首刻于嘉靖年间祁门朴墅汪宅。书集明中叶以前诸家外科之说，以实例与论理相结合，分为舍脉从证、舍证从脉及治之不应别求其故三例，反映了汪机注重治病求本的学术思想。

《石山医案》虽系汪机门人为汪氏编录，却较深刻地反映汪机的学术经验，为汪机著作中影响较大者，视作汪氏学术思想的代表作。

《推求师意》原为朱丹溪的门人戴思恭所撰，是一部医论医话著作。汪机于歙县名家处获见戴氏之本，抄录整理，门人陈桷、项悌遵嘱协助整理。《四库全书提要》记此书为戴元礼对朱丹溪《金匮钩玄》的校补本，"是编本震亨未尽之意，推求阐发，笔之于书，世无传本……嘉靖中祁门汪机，觏其本于歙县，始录之以归"，所以此书能经汪机整理而传于世。

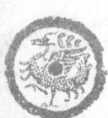

力主营卫重元气　温补培元创新派

"新安"系指今安徽徽州歙县、休宁、绩溪、黟县、祁门、屯溪以及江西婺源等六县一市的古称，新安医学即我国新安地区历代医家及医籍集大

---

① 高尔鑫. 汪石山医学全书·痘治理辨序［M］. 北京：中国中医药出版社，1999：483.

成的地区医学。新安医学肇自东晋，成于北宋，盛于明清。新安医家多受儒学、新安理学、新安朴学的影响，或深研医理，校注医经，师承授受，家传专科；或创新学说，自成流派，撰著医书等。新安医学在中医学发展历史中产生较大的影响。

明代新安医学进入兴盛时期，名医迭出，医籍宏富，取得了许多令世人瞩目的成就。祁门人汪机最具代表性，被誉为明代四大医家之一。汪机师崇金元丹溪、东垣之学，但在学术上尊古而不泥古，在实践中辨证论治，提出了以"调补气血，固本培元"的治疗思想，这使自明以来出现的新安医药范畴的"培元派"进而发展为"固本培元派"。

新安医学兴于宋元，盛于明清。从学术思想看，宋代张杲、元代程宏宾、明代程玠等人，都是法宗仲景；明成化间，休宁程允辑《丹溪心法》，使丹溪学说在新安地区得以广泛传播。迨至明清时期，新安地区出现一批善用温补培元治法的医家，守倡者即为汪机。汪机30岁私淑朱丹溪，深受朱丹溪、李东垣学说的影响。汪机虽主张滋阴降火，但不拘泥于朱、李，既批评朱丹溪徒泥"养阴"者，又批评李东垣的"升阳辛散"观点，汪机在实践中辨证论治，从而形成自己"调补气血，固本培元"的医学思想。汪机重视元气，并首倡营卫阴阳一气论，强调"补气即是补阴"的观点，也是对时医滥用苦寒，常致损人脾胃，克伐真阳的时弊的批判，这一观点奠定了培元派的理论基础。温补培元治法的核心是以参芪为主药，重在补益后天之本脾，兼及先天肾。嗣后其门人弟子承其学说，汪机再传弟子孙一奎，在其基础上，又首倡命门动气学说，使培元派的理论进入了更高层次。他认为命门元气为生生不息之根，三焦为元气之别使，故而重视三焦元气的保护，对后世影响深远。

新安温补培元医家，从明代汪机始，其弟子有程明卿、汪副护、黄古潭，再传弟子孙一奎，明尚有江民莹、江应宿、吴洋、江少微，清有郑重光、程茂先、方肇权、吴澄、汪文绮、程杏轩、吴楚等，这些医家在新安医学乃至中国医学史上占有重要的地位。

中医学术史上曾出现了以江浙医家为代表的"温补"派，对新安"温补培元"医家产生了不同程度的影响，在他们著作皆有大量的体现。但新安医家的"温补培元"在学术上与"温补"派一个重要的不同点，就是"温补"法重肾阴肾阳，重先天之本，用药多在六味、八味之间；新安"温补培元"法却重后天之本脾，兼顾先天之肾，用药多参芪，辅以附子、干姜之品。"培元"是新安医学的一大学术特征，汪机的"调养气血，培补元气"的思想是以其营气论作为理论基础的。汪机首倡"营卫一气"说，认为营与卫，异名而同类，"人体有卫气和营气，卫气为阳，营气为阴，营卫皆一气能化。""分而言之，卫气为阳，营气为阴。合而言之，营阴而不禀卫之阳，莫能营昼利关节矣；卫固阳也，营亦阳也。故曰血之与气，异名而同类。"根据这一思想，汪机在临床上大量运用人参、黄芪以固本培元，"参芪气温，又能补阳，而亦补阴""参芪味甘，甘能生血，非补阳而何？"（《营卫论》）汪机的固本培元的"本元"主要是后天脾胃之本元，脾胃为气血之源，"生命之运动在于气"，人参、黄芪功在补气，"是知人参、黄芪补气，亦补营中之气，补营之气，即补阴也。可见人身之虚，皆阴虚也"。由此可见，汪机的"营气论"的理论基础正是基于"营卫一气"的学说。

汪机生当明中期丹溪学说盛行之时，学术上亦受到朱丹溪思想的影响，朱丹溪弟子戴思恭、王履对其影响很大。但汪机在对丹溪学说有较深认识的同时，看到当时一些株守朱丹溪滋阴论者片面理解朱丹溪的"阳有余阴不足"说，动辄"滋阴降火"而投以黄柏、知母等苦寒之品，甚而"于甘温助阳之药一毫不敢轻用"。面对这一矫过正的时弊，医学界一场新的变革势在必行，也正是这一时代要求而产生了汪机学说。汪机在继承朱丹溪学术思想的同时，针对当时滥用滋阴降火的时弊，对朱丹溪的"阳有余阴不足"之说做了新的阐述，由朱氏的苦寒滋阴过渡为甘温补气，成为明代中后期温补派的先导。汪机的学术思想是把东垣和丹溪的学说融合了，但不自限于升阳辛散和养阴泻火的治则，从而就形成了一个以调养气血、培护元气为主的学术流派培元派。

汪机的营气说和培元固本观点，对其弟子及后世新安医家产生了重要影响。他的学生黄古潭再传于孙一奎，孙氏创"命门动气"之说，将汪机的培元固本，从培固脾胃元气发展到注重命门元气，使培元固本的理论更趋全面和成熟。在中医学术发展的地位上，明清时期祁门汪机、休宁孙一奎、歙县程从周、吴楚、郑重光等继承李杲脾胃学说及朱丹溪的滋阴特点，汇通为温补培元流派。

汪机的学术思想及认识论有以下几方面。

一、倡导营卫一气论

营卫学说肇源于《黄帝内经》，至《伤寒杂病论》有了发展，但自《难经》之后，其说渐隐。汪机私淑丹溪，重视其营卫说，但又变其成规有所发挥。

汪机首倡"营卫一气"说，认为人体有卫气和营气，营气与卫气皆一气所化，异名而同类，"分而言之，卫气为阳，营气为阴。合而言之，营阴而不禀卫之阳，莫能营昼利关节矣；卫固阳也，营亦阳也。故曰血之与气，异名而同类。"①

汪机用日月举例阐明阴阳同一气的道理，营与卫，好比月与日，"天之日月，皆在大气之中。分而言之，日为阳，月为阴；合而言之，月虽阴而不禀日之阳，则不能先照而运行矣。故古人于阴字下加一气字，可见阳固此气，阴宜此气也。故曰阴中有阳，阳中有阴，阴阳同一气也"。汪机还用阴阳互根的认识阐明营卫、气血互相依赖、互为作用的整体关系。"营中亦有一阴一阳。朱子曰：水质阴而性本阳，可见营非纯阴矣"。所以，阴不离阳，阳不离阴，营不离卫，卫不离营。可见，汪机对营卫的认识有自己的独到之处。

汪机的营卫学说，是针对当时滥用滋阴的风气进行纠偏，并提出甘温补气助阳的治疗主张。他将朱丹溪的"阳有余阴不足"说，解释为专论"人之禀赋""而非论治阴虚之病"；然后，说朱丹溪的"阳有余"是指卫气而言，"阴不足"是指营气而言，谓"营者，阴血也；丹溪曰：人身之虚皆阴虚者此也"，这样就把朱丹溪的滋阴说引向了补营说。他用营气说来贯穿朱丹溪的滋阴观和李东垣的补气观，谓"丹溪以补阴为主，固为补营；东垣以补气为主，亦补营也。以营兼血气而然也"。

临证中，汪机以擅用人参、黄芪而著称，是因其经大量临床体会到参芪味甘能生血，气温可补阳，而且是补脾胃的圣药。脾胃无伤，营卫便有所资，元气便有所助。邪可不治自除。汪机把东垣与丹溪学说融合一体，又对丹溪学进一步做了阐发，改变了过去朱丹溪养阴泄火的成规，形成了自己独特的学术思想和临证特色。营卫理论集中地反映了汪机的主要学术思想，他撰著的《营卫论》对后世有很大影响，派生出许多以营卫理论为

---

① 高尔鑫. 汪石山医学全书·石山医案·营卫论 [M]. 北京：中国中医药出版社，1999：66.

思想的伤寒和温病理论，如方有执、叶天士等。

二、首倡新感温病说

温病学说自晋唐时期始已积累了大量治疗经验，宋金元时期，温病逐渐从伤寒学说中摆脱出来。温病学发展到明清时代已逐渐成熟，对温病的认识不断深化，形成一套较完整的温病辨证施治理论与方法，这一时期为温病学的形成阶段。明代著名新安医家汪机在温病理论体系形成中起到了重大作用，首先在温病发病学上明确提出"新感温病说"观点，被认为是这一阶段的奠基人。

汪机将温病分作伏气温病、新感温病、新感引动伏邪三类，明确指出："苟但冬伤于寒，至春而发，不感异气，名曰温病，其病较轻；温病未已，更遇温气，变为温毒，亦可名曰温病，但病较重，此伏气之温病也。又有不因冬伤于寒而病温者，此特春温之气，可名曰春温，如冬之伤寒，秋之伤湿，夏之伤暑相同，此新感之温病也。"汪氏这一观点提出后，中医温病学自此形成了"伏气"和"新感"的概念，并推而论之，伏邪自内而发，或新感外邪引动伏邪所致，以及新感引动伏邪。这一见解对后世温病学的发展有重要影响，把温病学研究推向一个新的阶段。

汪机在《伤寒选录·卷六·温毒》中阐述了"新感温病"说："以次观之，是春之病温有三种不同：有冬伤于寒至春而发为温病者；有温病未已更遇湿气则为温病，与重感温气相杂而为温病者；有不因冬伤于寒，不因更遇温气，只于春时感春温之气而病者。若此三者皆可名为温病，不必各立名色，只要知起病源之不同也。"① 其中温病的第三种"只于感春温之气而病者"，即汪机的"新感温病"说。自汪机明确提出此说后，温病才有"伏气"和"新感"的两种提法，这打破了长期以来认为温病都是伏邪化热的传统观念，使温病学又实现了一次飞跃。这一学说促进了后世温病学家对温病的研究，对后来的吴又可、叶天士、王孟英等人的影响非常大，至清代温病已成为一个完整的学派。

汪机以六经各主症结合脉症论述六经温病的分经用药和重视引经药的使用，补载了大量治温热病的名方、效方，促进了后世医家对温病学的研

---

① 汪石山. 中国古籍孤本大全·伤寒选录. 卷6·温毒 [M]. 北京：中医古籍出版社，1999（据敬贤堂刊本影印）.

究，为明清温病学派的形成、发展、成熟、完善作出了不可替代的贡献。

三、用参芪培补元气说

培元固本是汪机的重要学术思想。在汪机医案中表现最突出的就是其擅用参芪，这是汪机的诊治特色之一。汪机认为，参芪所补之气就是元气，是肾中先天之一气所化。后人把汪机对营卫一气的独特见解及善用参芪的临证方法，称之为"培元"。汪机的"营卫论""培元固本论"是形成他善用参芪的用药特色。

汪机认为：人参、黄芪补气，亦补营之气，补营之气，即补营也，补营即补阴。他在《营卫论》中说："经曰阴不足者补之以味，参芪味甘，甘能生血，非补阴而何？又曰阳不足者温之以气，参芪气温，又能补阳。故仲景曰气虚血弱，以人参补之。可见参、芪不惟补阳，而亦补阴。东垣曰血脱益气，仲景曰阳生阴长，义本诸此。世谓参芪补阳不补阴，特未之考耳。"① 可见，人参、黄芪不仅补阳，也可补阴，这一思想反映在汪机临证治疗中，是他理论与实践的总结。汪机在治疗上以善用参芪著称于医林，尤用于救胃气、调补气血以及配伍上融会贯通，经验宏丰，活人数众。

汪机不仅重视参芪补气作用，而且重视参芪补阴血的意义，这是汪机用参芪的一大特色，亦可反映了汪机辨证应用参芪的思想。对于应用参、芪可能出现的偏颇，汪氏善以灵活的配伍变化来制约。汪机以参芪为剂，又能够根据不同情况，选取不同的配伍，其治疗显著，在《石山医案》中载例很多。汪机又根据营气由脾胃水谷之气所化生，发挥李东垣的脾胃学说，强调了营气与脾胃的关系，他认为"诸病亦多生脾胃"，而参、芪为"补脾胃之圣药"。其强调重视培护元气，擅用甘温之味扶养脾胃而祛除病邪，成为我国明代医界著名的"医之王道者"，乃为一代宗师。

四、治外本内说

汪机精通内、外、妇、儿各科，而以外科造诣颇深。他在《外科理例》一书中指出：外科必本诸内，知乎内以知乎外，治外遗内，所谓不揣其本而济其末。所以他对外科的治疗，主张调补元气，先固根底，不轻用寒凉攻利之剂。

汪机主张从整体出发，"治外必于内，知乎内以求乎外"，在外伤科疾

---

① 高尔鑫. 汪石山医学全书·石山医案·营卫论 [M]. 北京：中国中医药出版社，1999：66.

病治疗中,他重脉理,轻部位。对血症主张补气养血以活血化瘀,对外伤主张健脾培元固肾以治伤。如对痈疽,指出乃由荣气逆于肉理而生,有诸内而后形诸外,故治疗应以内治为主,以外治为辅。对于内治,要先调理元气,固其根本。不要轻用寒凉攻伐之剂,尽可能使痈肿消散于内,避免化脓溃破。又对骨疽,他力主用温补强壮疗法,用补中益气汤以固根本。他还主张内治与外治结合,反对单纯手法和外治;主张平补,反对寒凉。这些独到的见解,对后世外科疾病治疗理论及外科学发展起到推动作用。

承先启后求发展　学术史上展辉煌

汪机是明代四大医学家之一,在历史上的主要功绩是开创了新安医学培元派。他提出的"培补元气""营卫一气"的医学思想,敢于针对当时一些医家临证遣方偏执于滋阴而过于苦寒、伐伤元气的流弊,他既矫《局方》多温燥之偏,又通刘完素寒凉派之变,他持论主朱丹溪养阴说,旁参李东垣陪护脾胃元气,把东垣与丹溪学说融合一体,又对丹溪学说进一步发挥,改变了丹溪养阴泄火的成规,形成了自己独特的学术思想和临证特色。汪机重视脾胃,但又不采用东垣升阳辛散的治则,他强调营卫一气,用朱丹溪的"阳常有余"作卫气而言,将"阴常不足"作营气立论,不仅吸收了东垣的学术精华,而且发展了朱丹溪的"阴常不足"理论。汪机提出"补气即是补阴"和"气虚则诸病由生"两大观点,在中医医论方面有独创价值。汪机创立的"营卫论"之学说集中地反映了的主要学术思想,在新安医学界形成了以调养气血,陪护元气的一种流派,称之为"培元派"。[①] 汪机是"培元派"的开创者,后传之于门人程廷彝、陈桷、周臣、许忠、汪副护、黄古潭、吴洋诸弟子,复经其再传弟子孙一奎,又传其下门人多人。可见汪机这一支源流的门下很多,绵延不绝,影响深远,故后人也有称其"石山医派"。

　　汪机在学术上,既受金、元各家影响,又不拘一格。其著作最显著的特点,是善于汇集各家之说,在阐发中医基础理论方面有独到的见解,由

[①] 吴锦洪. 新安医学流派刍议 [J]. 徽州医学, 1980: 334-342.

此也奠定了汪机一代名医和新安医学奠基人的位置，其有多部医书传世，为后人提供了珍贵的实用参考书。明前期医学上承金元四家之学，又以朱丹溪的滋阴学说最为盛行；后期则风行以孙一奎、赵献可、张介宾、李中梓等为代表的温补学说。汪机所处的时代中期属过渡阶段，汪机的补营培元固本学说，起到了承先启后的重要作用。

汪机的学术思想对后世医学思想的发展起到了推动作用，清代歙县叶天士、江苏吴鞠通等医家学术与之具有渊源。叶天士著《温热论》1卷，创"卫、气、营、血，辨治温病学说"，为医界称道；吴鞠通著《温病条辨》6卷，按三焦立论，阐述温病的病因与证治，并综述温病学的理论与临床经验，方药多采用新安叶天士《临证指南医案》。孙一奎创肾间命门元气学说，将"营卫说"发扬光大，对明清间以薛己、张景岳、赵献可、李中梓为代表的江南温补派的形成和发展，无疑有直接或间接影响。[①]

《四库全书提要》及《明史·李时珍传》载"吴县张颐、祁门汪机、杞县李可大、常熟缪希雍，皆精通医术，治病多奇中"，评价了汪机是当时在全国享有盛名的医生。《明史》记载汪机勤读医书，医术日高，"益研究轩歧家书以治疾，无不奇中"。[②] 明《献征录》赞扬汪机医德医风"随请随就，不可起者直告之，不隐；可起者，竭力治之，至忘寝食。若王公贵人稍不为礼，不应也。其自重又如此，久之求者益众，所应益博，活人至数"。[③]

汪机所开创的培元派，因其把东垣与丹溪学说融合一体，又对丹溪学说进一步发挥，故能将所创立的学说传承下去，其缘由如后世学者云："汪机得元礼之传，他以气血营卫立论，曲意沟通丹溪东垣之说，从治法上更倒向东垣而习用参芪，以他的学说为主导，在明代形成了所谓的新安学派，融汇古今倾向，使各派趋于折衷。"[④]

可以说，自《黄帝内经》以降，首倡"营卫论"者唯汪机，其理论指导为"营卫一气"，而建立在此基础上的实践，即为对参芪的运用，其理论

[①] 吴锦洪. 新安医学培元派的先驱者[J]. 石山医苑，2003，(2)：25.
[②] 续修四库全书，史部，别史类. 见：明史，卷398，310.
[③] 焦竑编. 献征录·卷78. 影印本. 上海：上海书店，1987：3337.
[④] 方爵如. 汪机的学术思想及其在新安医史上的地位. 资料汇编. 安徽省第一次学术讨论会资料汇编，1986，10.

为:"是知人参黄芪补气,亦补营之气,补营之气即补营也,补营即补阴也,可见人身之虚皆阴虚也。《经》曰:阴不足者,补之以味。参芪味甘,甘能生血,非补阴而何? 又曰:阳不足者,温之以气。参芪气温,又能补阳,故仲景曰气虚血弱,以人参补之,可见参芪不惟补阳,而宜补阴。东垣曰血脱益气,仲景曰阳生阴长,本义诸此。世谓参芪补阳不补阴,特未之考耳。"① 汪机在对东垣仲景学说的发挥中,建立了自己的学说,对后世产生很大影响,清叶始产生很多以营卫理论为思想源泉的诸多医家,大大拓展了"杂病法丹溪"的治疗思路,改善了历来在难治病方面治不如法的局面,使明清以来郁于金元四大家的学术空气为之一新,这是明清以至近代中医史上的一大医学思想成就。

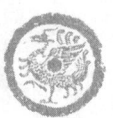

年　表

1463 年	出生。
约 1470—1480 年	读儒家经典,习举子业。
约 1481—1493 年	补邑庠弟子员,屡试不利。
1494 年后	弃儒业医。
1523 年	首刻《补定脉诀勘误》2 卷。
1526 年	首刻《读素问抄》3 卷。
1528 年	撰成《运气易览》3 卷。
1533 年	刊刻《运气易览》刊刻。
1528 年	修改《伤寒选录》8 卷。
1533 年	完成《伤寒选录》8 卷书稿,交门生订辑。
1536 年	《伤寒选录》8 卷定稿。
1531 年	著成《痘治理辨》1 卷。
1534 年	首刻《痘治理辨》1 卷。
1531 年	著成《外科理例》。
1532 年	撰成《针灸问对》3 卷。

---

① 高尔鑫主编. 汪石山医学全书. 北京:中国中医药出版社,1999:66.

1534 年　首刻《推求师意》2 卷。

约 1538 年　著《医学原理》13 卷。

1540 年　去世。

（刘玉玮）

主要论著

汪机. 读素问抄. 明嘉靖三年甲申（1524）至嘉靖五年丙戌（1526）程纪纲程文杰等刻本.

汪机. 脉诀刊误集解. 明嘉靖一年壬午（1522）吴䑛刻本.

汪机. 运气易览. 明嘉靖十二年癸巳（1533）刻本.

汪机. 针灸问对. 明嘉靖十一年壬辰（1532）刻本.

汪机. 外科理例. 明嘉靖二十年辛丑（1541）序刻本.

汪机. 痘治理辨. 明嘉靖十年辛卯（1531）汪氏自刻本.

汪机. 石山医案. 明嘉靖二年癸未（1523）许忠刻本.

汪机. 推求师意. 明嘉靖十三年甲午（1534）陈桷刻本.

汪机. 伤寒选录. 2002 年中医古籍出版社据明万历三年敬贤堂刻本影印中医古籍孤本大全本.

汪机. 医读. 清康熙八年己酉（1669）草墅刻本.

汪机. 医学原理. 明吴继武刻本.

孙一奎
（1522—1619?）

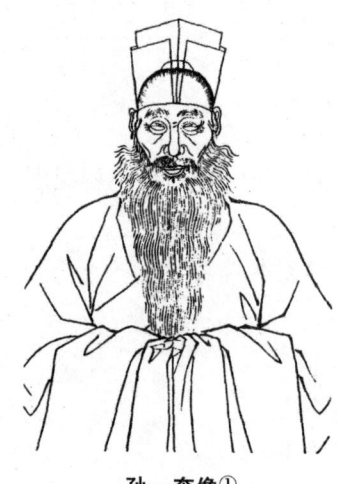

孙一奎像①

孙一奎，明代著名中医学家，明代温补学派的代表人物。其学说源自汪机，为汪机的再传弟子，被称为石山学派发扬光大最有功者。学术上既发扬扶阳抑阴温补的思想，又能广采博收，兼取诸家之长，将李东垣、朱丹溪、薛己、汪机等医家的学术有机地结合应用，不仅在医术上活人无数，而且在医学理论上颇有建树。孙一奎首倡命门为肾间原气、动气，提出火为生生不息之机，气有宗、营卫、元之分的医学理论，形成医学史上独具特点且绵延不绝、影响深远的医学思想，是明代趋向系统和全面时期的主要学术成就之一。

孙一奎，字文垣，号东宿，别号生生子，明代安徽休宁县前坑口人，生活于明代嘉靖至万历年间（1522—1619）。孙一奎家谱虽然尚未见，但据江苏《斜河孙氏宗谱》载"唐田世系图"，记载了孙氏始迁之祖孙万登来唐田之后的世系以及其后人再分散迁徙的状况，"自唐田有迁择富前村、坑口、阳湖、湖稼、小溪者，亦有迁宣门、太平、常州者"，由是"休宁为郡之大邑也，而邑有孙氏者，为邑之著姓也"。② 可见，孙氏逐渐成为安徽休宁新的郡望。现存许多名称"新安""休邑"的孙氏宗谱，都有该族人在休宁分布状况的记录。清《道光休宁县志》"姓氏"卷，"孙氏"载，今坑口、草市、阳湖、溪东、栈山、浯田、梅林、高桥、黄村、汉口、闵口等地孙氏家族皆出此派。③ 明代休

---

① 孙一奎. 赤水玄珠. 明歙县黄鼎刻本清印本西泠吴氏藏板.
② 孙春荣主修. 斜河孙氏宗谱. 16卷. 民国五年（1916）世德堂木活字本. 据孙氏家族网站（http://www.sunshi.name/）.
③ 杨士孝注. 二十六史医家传记新注 [M]. 沈阳：辽宁大学出版社，1986：4.

宁有名医孙一奎，上述记载可为孙一奎家族源流提供一定的依据。

孙一奎出身于儒商家庭，年幼因天资聪慧，其父孙学以儒术起家，为诸生，因屡遭应试劳苦，身体疲惫质差。孙一奎自幼见父身体羸弱，深叹"事亲者不可不知医，何得究竟秘奥，俾葆和吾亲无恙"。①孙一奎自幼好学勤求，看到了父亲苦苦攻读及仕途艰辛而致"体疲惫而弱益甚"，便萌发了"不为良相，便为良医"之念。年龄稍长，父令其随堂兄往返括苍（今浙江丽水）经商，途中遇一精医的道者传其秘藏禁方，试用后多效验，于是怀揣绝技返回休宁禀明父亲，"且告知欲舍业而事方术"。孙父赞许："医何不可为也！良医济施与良相同博比众，又何论良贾。"②自此孙一奎师从汪机弟子黟县黄古潭，"乃发轩岐遗书，以及诸大家载籍，下帷诵读，口玩心惟，无间寒暑"。黄古潭从师汪机，治病每有超见，对孙一奎医学思想与实践影响很大，孙一奎凡遇疑难之症，则持脉案请教于师。因此，孙一奎临床症治学有所得。生活在嘉靖至万历年间的孙一奎，年幼时即观察到先辈"制艺过苦，又屡上棘围罢归，不无怏怏"，②常怀恻隐之心，这种社会悲剧正是他后来"舍业而事方术"的主要原因之一。

孙一奎初学医时，专注苦读医籍，上自轩岐，下涉古今名家。研习3年之后，自念"素居而窥观"，不如"广询而远览"。他感到在徽州偏僻，见识不广，索居窥观无益于广询远览，"明盛多贤，宇宙辽阔……余何卑卑以丘里自隘"。于是决意离家远游，寻师求学，其足迹遍布于江南，"自新都游彭蠡，历庐浮沅湘，探冥秦淮，钓奇于越，卒之淹迹三吴焉。"②所到之地，遇有所长，即往请益；偶遇明哲，则折服其前，"与之谭支顺阑横之秘，叩下遂上争之旨，辨阳入阴入之殊，阐经络和代之异，与夫镵石、跷引、案杌、毒熨之法，今三十年于兹矣。"②孙一奎挟方术游庐山、三吴等地，访问名师，研究医术，遇有所长，即往请益。壮岁患虚损，百治不愈，经"高手指示轩岐要领"，病起后更加激发了学好医学为病人解除痛苦的兴趣，发愤学习民间各种疗法，深入研究医学理论。凡遇明达之士则折服其前，与之探求医理。经过30年的勤求博采，刻苦钻研，其术业已有较高的造诣，使其学验俱丰，名噪当时，为人决死生多能效验，临症投剂屡起沉疴。孙一奎在壮年患虚损证，经"高手指示轩岐要领，"起病后医兴更增，

---

① 韩学杰、张印生. 孙一奎医学全书·赤水玄珠·自序 [M]. 北京：中国中医药出版社，2005：13.

深究医术，虚心求教，学验俱丰，为人治病"决死生多验，诊视鲜戾，投剂靡乖"。医名由是闻达远近，被誉为江南神医。

由于孙一奎的30年挟方术游学行医，医名遍及三吴，官吏缙绅竟忘年与之相交，并捐资助其刊刻《赤水玄珠全集》，其中《孙文垣医案》5卷，不乏其在三吴、新都、宜兴等地治病的医案记载。

休宁县是新安医学的发祥地之一，在明代随着徽商的发展壮大，医学也逐渐发展兴盛，孙一奎即为当时新安名医之一。观其学术思想的主流，孙一奎博采众长，不拘门户，但受刘完素、朱震亨、汪机、薛己影响最大，这与他习医早年的师承不无关系。孙一奎曾随徽州黟人黄古潭先生学习，黄为汪石山的学生，汪又是朱震亨（丹溪）的再传弟子，而朱丹溪受业于罗知悌，得刘守真之传。剖析《孙一奎医案》的用药特点，即发现孙一奎受朱丹溪辨治心法的余泽最丰，即使孙一奎有些学术见解，与朱丹溪有着明显的分歧，也绝不能忽视丹溪之学对他的影响。

孙一奎是汪机的再传弟子，学术上继承其培元法，但面对当时治疗虚证流行使用丹溪滋阴降火法的现状，孙一奎目睹了众多被误治者，而孙一奎本身亦有患虚损证的体验；再者，孙一奎所医治的一批显贵官贾疾患，多以虚证为主，他深感有纠弊的必要。

孙一奎所生活的明清时期正值理学盛行，新安是大理学家朱熹的故乡，因此此地的各学科领域受朱熹理学思想影响尤深。在这种特定的历史条件下，孙一奎自幼读易书，早期就受到易学思想的熏陶，易学兴盛时期，他很必然地选择其思想指导自己的医学活动。他受到《周易》中阳贵阴贱阳为阴主的哲学思想影响，加之师承和临症的体会，促使他扶阳抑阴温补思想的形成，并引进理学太极的观点阐述命门、三焦等历来有争议的医学命题进行阐述，构成了孙一奎独特的学术观点。除行医治病之外，还著述立说，先后撰写了《赤水玄珠》30卷、《医旨绪余》2卷、《孙文垣医案》5卷，后合称为《赤水玄珠全集》，给中医药界后学留下了宝贵的财富。

关于孙一奎的卒年或有疑问，贫于史料。据《新安医学史略》载为明万历四十七年（1619）[①]，据新安医学研究学者云其为"明嘉靖、万历年间

[①] 洪芳度. 新安医学史略［M］. 安徽省歙县印刷厂，1990，119.

（1522—1619）安徽休宁人"。① 孙文垣门人除两个儿子外，尚有余煌、程钤、徐景奇和婺源的汪甘节、潘士梧、查道立等。

精研经典著述丰富 《赤水玄珠全集》颇具风采

孙一奎治学积极，精研经典，勤于临证。明清以来，新安医家在医学经典研究方面成就突出，尤其在《素问》《灵枢》《伤寒论》的研读中发挥灵活。孙一奎是汪机的再传弟子，在医学典籍研读上亦有传承。汪机的营卫学说、温病学说多源自《素问》《灵枢》，是对《黄帝内经》理论的重要发挥，其形成的"培元派"，对浙江的赵献可、张景岳，江苏的李中梓等哲人的学术思想有促进作用，对后来的新安医家吴正伦、汪副护、孙一奎等具有极大影响。孙一奎被称为最发扬光大石山学派者，他创立的肾间原气命门学说，纵论三焦天人君相之火，至是而形成医学史上一自具特点且绵延不绝、影响深远的医学思想。

孙一奎撰述学术著作，论理简明扼要，内容丰富充实，用之行之有效，有"出现见而著医绪，辑试方而成玄珠"的称誉。明万历一年（1573），孙一奎将所撰《赤水玄珠》《医旨绪余》《孙文垣医案》3种医书合集，称《赤水玄珠全集》，又名《孙氏医书三种》。全书共37卷，刊于万历十二年（1584）。现存刻本有明副本、四库全书本、1914年上海著易堂书局铅印本、1986年人民卫生出版社点校本等10多种。本书汇集明代以前诸家之粹，所论精辟，是一部有参考价值的综合性医书。《四库全书提要》称："于寒热虚实表里气血八者，淳淳致意，其辨古今病证名称相混之处，尤为明晰。"《赤水玄珠全集》对后世医学界产生了重要的影响，并给后学医者留下了宝贵的财富。

一、《赤水玄珠》简介

《赤水玄珠》，30卷，为孙氏积30年之经验，参阅经史93种，方书182种编辑而成。全书分风、瘟疫、火热等70余门，每门又分若干病证。本书

---

① 徐建成. 孙一奎"命门"观及治疗经验浅识［C］. 安徽省卫生厅. 新安医学论坛论文汇编，2008：51.

以明证为主，广辑《黄帝内经》及其后170余种医著，结合自己经验，编撰成书，所述包括内、妇、儿、外各科疾病的病因病机、证候表现、治疗方法，处方用药等内容。各证引录《黄帝内经》及各家学说，继之历代诸家辨治经验，间附孙氏见解，后列治法、方药。本书还记载了孙氏所创温补下元的"壮元汤""壮元散"等，反映了孙氏重视温补学说的特点。是书历来为医家称颂，刊行后多次刊刻，并先后东传朝鲜、日本等国。

二、《医旨绪余》简介

《医旨绪余》2卷，计70篇，为孙一奎的医论专辑，为《赤水玄珠》续编。集诸家之说，阐明阴阳、五行之理，分辨脏腑形制，手足经上下，以及宗气、卫气、营气、三焦、包络、命门、相火和经络腧穴配合之义，用易学的原理、理学的观点和医学理论结合起来，提出了新的见解，对疾病诊断及内伤杂病等问题的鉴别诊断和治疗都有自己的体会。

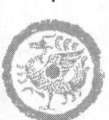

三、《孙文垣医案》简介

《孙文垣医案》又称《孙氏医案》《生生子医案》，5卷，是孙一奎之子孙朋来、孙泰来及门人将孙一奎平素之验案整理选编而成。成书于明万历元年（1573），分《三吴治验》2卷、《新都治验》2卷、《宜兴治验》1卷。《医案》以行医地名命集，以诊治时间为序，总共收载398案。不少病例，疗效卓著，且案中多夹议论，阐发证治，总结了孙氏的临证经验。所载医案以内科杂证、妇女胎前产后诸病为主，并有五官科疾病的验案，对许多奇疾异证治疗有法，疗效突出，颇有参考价值，《孙文垣医案》汇集明代以前诸家之粹，所论精辟，是一部有参考价值的综合性医书。有单行本刊行，如日本有明历三年（1657）刊本、清风月堂左卫门刊本、东佛镇天宝楼刻本。《新安医籍丛刊》有点校本。

四、《痘疹心印》简介

《痘疹心印》，2卷，为孙一奎节录诸家痘疹方书汇编而成，"节录各家成法，参以己意，会而同之"（《痘疹心印·小引》）。成书于明万历丁酉（1597），后并入《赤水玄珠》中痘疹门。

孙一奎的著述既荟萃了前贤各家的精粹，又善于在临床上采用各家之长，他反对标榜门户，恪守一家之言，其学术观点无不包涵着历代前贤的学术精华，是发挥诸家之长，融汇多医派学术思想促其发展的有贡献的医家。

命门-肾间动气说的首倡者
温补学派的理论基础

明清时期新安地区医学发展鼎盛，出现一批善用温补培元治法的医家，他们在长期的临证中总结出固本培元思想，以汪机为倡导者融合东垣和丹溪学说而又有所损益，开创了固本培元派，又称石山学派。汪机医学思想传之于其弟子门人程廷彝、陈桷、黄古潭、吴洋等，复经其再传弟子孙一奎发扬光大，创立肾间原气命门学说，纵论三焦天人君相之火。明代随着温补派的崛起，对命门学说阐发颇多，孙一奎所倡肾间原气命门学说不仅成为该学派力倡温补的理论基础之一，同时也从一个方面将中医基础理论研究引向深入。孙一奎不但学术上继承了丹溪之学，而且受汪机善用参、芪的影响再深，擅长温补，成为明代温补学派的代表医家之一。

孙一奎的学术观点，主要体现在他的命门、三焦、相火等理论阐发中，其学说胎息于《内经》与《难经》，受《易》学影响颇深。①

孙一奎首先提出命门在两肾之间的认识，动摇了《难经》"左肾右命"的千古成见。孙一奎对命门学说的阐发，无论是在医学史或中医理论体系发展过程中，都是有十分重要意义的。命门学说问世后，临床诊治虚损及对于肾阴肾阳的研究，基本有了根据。孙一奎对于"三焦无形"的阐述甚详，据《新安医学史略》载，孙一奎"临床辨治思想与其命门、三焦、相火等理论相互印证，特别重视三焦元气的保护和治疗""凡命门元气不足或相火衰弱即可导致三焦元气不足"。命门与三焦理论的进展，使后世医家认识到以温补鼓舞动气的重要意义，从而推动了临床实践的发展，而孙一奎用加味肾气丸治肾消、自拟"壮元汤"治臌胀等实践可称典范。孙一奎明辨"正火""邪火"，严格地把相火与五志淫火区别开来，批评了朱丹溪"阴常不足阳有余论"，力挽滥用滋阴降火的时弊，使虚损诸疾的治疗原则得到了匡正与补充，而惠泽后世。

---

① 李济仁. 新安名医考 [M]. 合肥：安徽科技出版社，1990：123.

一、论命门动气说

明清时代肾命学说的日臻完善，孙一奎有着不可忽视的重要贡献。明张介宾、赵献可对命门的阐发也为后世所推崇，但都是在孙氏命门说的基础上完成的。明代孙一奎把人身气化的原动力归于命门，创动气命门学说，由是而使气化学说日趋系统完善，成为指导辨证论治的重要理论。孙一奎明确提出"右肾属水"，将命门从右肾中分离出来，动摇了《难经》以降左肾右命门的传统观念，对深入研究命门起了推动作用。孙氏认为命门是肾间动气，而非属相火，是有其深意的。这有利于区别朱丹溪所论的肝肾妄动之相火（淫火），淫火可泻而动气不可伤，所以他又强调说："两肾中间动气，五脏六腑之本，十二经脉之根，谓之阳则可，谓之火则不可。"①

孙一奎的命门动气说，胎息于《难经》的有关论述，特别是受到《易经》哲学思想的影响。孙一奎认为："五行异质，四时异气，皆不能外乎阴阳，阴阳异位，动静异时，皆不能离乎太极。在天地统体一太极；在万物，万物各具一太极。人在大气中，亦万物中一尔，故亦具此太极之理也。"② 在此基础上，形成了自己独特的命门学说，认识到"盖人以气化而成形者，即阴阳而言之"。孙一奎的论点是，首先确认命门并不是一个具有形具有形质的脏器，所以既无动脉之形诊，又无经络之可指。其次是命门的部位，虽有两肾之间，即命门穴所在之处，但它不过为肾间动气之所在，是一种生生不息、造化之机枢而已，"夫二五之精，少合而凝，男女未判，而先生二肾，如豆子果实，出土时两瓣分开，而中间所生之根蒂，内含一点真气，以为生生不息之机，命曰动气，又曰原气，禀于有生之初，从无而有。此原气者，即太极之本体也。"③ 原气是太极之本体，动气为太极之用。孙一奎所指的"太极"是两肾间的命门原气，即动气，属"坎中之阳"，两肾是原气之根本。孙一奎对命门的强调，对临证用药来讲实际上强调补肾阳并以此纠正当时滥用寒凉而损伤肾阳的时弊，这便是他强调肾命

---

① 韩学杰、张印生. 孙一奎医学全书·医旨绪余·卷上·右肾水火辨 [M]. 北京：中国中医药出版社，2005：650.

② 韩学杰、张印生. 孙一奎医学全书·医旨绪余·卷上·太极图抄引 [M]. 北京：中国中医药出版社，2005：647.

③ 韩学杰、张印生. 孙一奎医学全书·医旨绪余·卷上 [M]. 北京：中国中医药出版社，2005：649.

理论的核心。

孙一奎提出命门为肾间动气，属坎中之阳，三焦为元气之别使，动气为生生不息之根，相火有裨助生生不息之功，其论说不仅阐发了《难经》的有关理论，且能自出机杼，并与临床辨证论治相结合，其学术理论和实践经验，对祖国医学做出了重要贡献。

二、右肾属水说

关于命门的属性，孙一奎以前皆据《难经》左肾右命门说，认为右肾属相火，相火即少火，若视肾为水火之脏。而孙一奎据《黄庭经》谓"北方黑色，入通于肾，开窍于二阴，左肾为壬，右肾为癸"，及《素问》云"肾者主蛰，封藏之本，精之处也"，而认为左右二肾同属水。天干配五行，壬、癸皆属水，肾受脏腑之精而藏之，精亦为水，正因为两肾属水并无分别，所以以足少阴之精统而属之，"此二而一，一而二者也"。并且孙一奎认为《难经》仅言"藏精系胞，舍精神，系原气"，并未言命门属火。命门为两肾中间之动气，既非有形质之物，其外亦无经络动脉相系，故不能称其为脏、为腑，肾间动气非水非火，乃是造化之枢纽，阴阳之根蒂，即先天之太极，五行由此而生，脏腑以继而成。强调命门属坎卦，一阳陷于二阴之中，属"坎中之阳"，为生命之本始。也就是说，两肾藏精而皆属于阴，命门为发于两肾的阳气。

三、三焦相火论

对于三焦的认识，孙一奎有专论进行阐述。《难经正义·三焦评》[①]针对马玄台《难经正义》三焦说进行剖析，阐明自己的见解，对后世一直具有影响。所述观点如下：

1. 三焦外有经而内无形。三焦为六腑之一，有布散阳气、通调水道的生理功能。孙一奎宗《难经》三焦无形之说，对三焦有形主其有关问题详加辨析，提出了自己独特的见解。他反对马玄台三焦为有形之体的说法，认为三焦是指上、中、下三个部位而言，三焦只有一个，没有两个，作用虽能普及上、中、下三部脏腑膏肓之间，实无具体形质。[②]认为《内经》虽

[①] 韩学杰、张印生．孙一奎医学全书·医旨绪余·卷上 [M]．北京：中国中医药出版社，2005：651．

[②] 洪芳度．新安医学史略 [M]．安徽省歙县印刷厂，1990，121．

有少阳之络、三焦、少阳之脉等称，似涉三焦有形，但这只是指其经脉而言，不可认为是三焦本腑；而《灵枢·本藏篇》又有"三焦膀胱"的厚、薄、缓、急、直、结、横等状的记载，也似有其形体之谓，但这是由于三焦为中渎之府，膀胱为津之府，渎与津液二者皆为水，而三焦为决渎之官，膀胱之用，以其无形，故附膀胱而称，并非指三焦亦有厚、薄等状。总之，孙认为六脏之中，独三焦无形，故称之为外腑或孤腑。三焦是上、中、下三焦之地位的合称，"外有经而内无形"，故称"外府"；同时，三焦原非五行正腑，不同于其他五脏、五腑的合应，故又称"孤府"。所以孙一奎谓三焦无形，其说甚辩。

2. 三焦为相火，是原气之别使。自《脉诀》"肾与命门，俱出尺部"之始，后世遂有命门、三焦为表里并同属相火之说。孙一奎则反对其说，认为"命门不得为相火，三焦不与命门配"，指出当以"三焦包络皆属相火"为是。孙一奎曾引《难经本旨》之说以论三焦的作用："所谓三焦者，于膈膜脂膏之内，五脏六腑之隙，水谷流化之关，其气隔会于其间，熏蒸膈膜，发达皮肤分肉，运行四旁，曰上中下，各随部分所属而名之。"总之，《难经本旨》所说足以代表孙一奎观点，说明三焦相火为原气之别使，有"裨助生生不息之功。"

3. 三焦为气父，包络为血母。孙一奎谓"三焦为气父，是心主之表；心包络为血母，是三焦之里"。气父、血母是从心、肺而来，因心主血，肺生气，二脏皆属膈上，而三焦，包络皆处膻中，故有此说。手少阳三焦之脉布膻中，散络心包；手厥阴心主之脉出属心包络，下膈历络三焦，因其脉上下交络之故。又二者皆属手经，均属相火，所以以类相从，互为表里。①

四、天人君相之火论

1. 君火与相火。孙一奎认为，君火犹君主，应君之德，虽属火而至尊而无为，惟正火之名；相火犹宰相，奉行君命，守其位而司其职，即君火是主宰，相火是动力。天、人在运动之中，无论缺少哪一方面，则另一方面就不能司主宰功动力之职。君火与相火两个概念是相对而言的，也是相

---

① 韩学杰、张印生. 孙一奎医学全书·孙一奎医学学术思想研究［M］. 北京：中国中医药出版社，2005：852-856.

互依赖而存在和行使其用的。

2. 正火与邪火。孙一奎认为"火为造化生息之机，不能不动，第不可以妄动"；所以火又有正火、邪火之分。其动之有常，即为正火；妄动之火，即为邪火。正火指君、相二火，有定体，有伦序，以裨助生生不息之功；邪火指有从外来的令气之火，有从内而生的五志淫火。凡属正火都是主乎生化的元气，凡属邪火都是有害于元气的贼邪。并指出："若彼肝肾，虽皆有火，乃五志之淫火"，与相火并不相干，也就是说，丹溪所认为的"有余之阳""元气之贼"和"寄于肝肾"，并不是相火，而是邪火。孙一奎之所以不强调相火偏妄，而强调贼邪之火的发生，在意义在于提示人们，人身之阳气，与阴精具有同样重要的地位。

3. 火有定位。孙一奎认为，火"必先有定位，而后可以言变化"，把火分别内外、正邪，认为六气之火为天火、外火，七情所感为人火、内火。心包、三焦相火为正火，肝肾阴火贼火。孙一奎还指出，由于医者不明天火的定位和节序，在临证时，不参考时令节气，而滥用寒凉之剂；不明人火的定位和伦序，妄以命门阳气为相火，动则投以滋阴降火为专剂，故致使虚损病人重笃而亡。孙一奎论火的目的，无非是为了说明命门非相火，而三焦、包络属相火，并以此而纠正滥用寒凉而损伤命门阳气的时弊。故孙一奎关于火的论述，实与其命门、三焦理论，是有着紧密联系的。

孙一奎并非一味的妄补肾阳，他的学术思想建立在辨证论治的基础上，当肾阴不足为疾病的主要病因，并影响整个疾病的进展时，孙一奎则重用滋阴药物。例如肾虚气不归元的眩晕，孙一奎指出："肺出气，肾纳气，今气不归元，是肾之真阴不足，当益肾阴以全其职也。"[1] 孙一奎认为：补肾之法，注重肾阳；阴阳互根，阳中求阴；涵阳为体，滋阴为度。这三方面是相互关联，不可分割的统一整体。[2]

---

[1] 韩学杰、张印生. 孙一奎医学全书·赤水玄珠·眩晕门 [M]. 北京：中国中医药出版社，2005：372.
[2] 魏子孝. 倡命门太极说的孙一奎 [M]. 北京：中国科学技术出版社，1988：76.

辨证论治明证不执方　列方究其辞融其意

孙一奎曾随徽州黟人黄古潭先生学习，孙一奎凡是遇到疑难的病证，都会向他请教。一次，孙一奎的弟弟旅行路上感受热邪，突发左胁痛，痛处皮肤色红而且出现水泡疮，医生断为肝经郁火，用泻肝的常用方剂给他服用，病痛反而加重，孙一奎心中不明，于是前去询问先师黄古潭，先生对他讲明医理，弃苦寒之品不用，以免引起燥邪资生的弊端，而纯用甘寒药物，重用瓜蒌，加粉草、红花，一剂而愈。黄古潭的高超医术，使孙一奎在医理和临证诊疗上受惠不浅。

经过 30 年的勤求博采，刻苦钻研，孙一奎耳目渐广，经验渐丰，其医术已有非常的造诣，临证投剂常常使顽固的疾病治愈，从此医名显赫，名士显宦争相交往。孙一奎治病，首重明证。认为"凡证不拘大小轻重，俱有寒、热、虚、实、表、里、气、血"八个字，且病变多有始同而终异的情况，故治法不可执一而无权变。基于这种指导思想，他指出时医对内伤发热、虚损、血证等滥用苦寒，畏投甘温的偏弊。他十分重视三焦元气的保护和治疗，既反对滥用寒凉，又指出了过用辛热、疏导及渗利之剂的危害。由于三焦为原气之别使，又为"相火之用"，故凡命门原气不足，或相火衰弱，可出现三焦元气不足之证，其病变有气上不纳，水谷不化，清浊不分等情况。在三焦病变中，孙氏对下元虚寒尤为重视。其论气虚中满、肾泄等症，认为都属于下焦元气虚寒。又如癃闭、遗溺、小便失禁诸证，亦或与之有关。同时，对于下消及肾不纳气的治疗，又注意精气同治。

孙一奎对后世临床实践的影响，主要在于辨证论治的深化与医案的示范。孙一奎之著述，反映了他临证辨治的风格，其核心即他的"明证"实际上兼容病、证二义，故其医论在不厌其烦地讲各种病名的含义，以及相关病名分辨，又强调病证不分大小、轻重，必须以"寒热、虚实、表里、气血"八个字明辨证候。明"病"有利于后世对病名的规范化，明"证"使"同病异治，异病同治"的原则更为客观化，这种原则性与灵活性的统一，其临床价值是不言而喻的。"不执方"的主张是强调法的重要，即治有常法而无常方，后世"法随证立，方从法出"的法则即源于此。《孙一奎医案》是孙一奎数十年临床经验的总结，是留给后世最宝贵的财富，在浩瀚的医籍之中，占有突出的位置。其案多议论，详于脉证，明于理法，巧于方药，是临床实践的典范。后世医案荟萃之书常选录之，仅在魏之琇的《续名医类案》中，几乎收载了孙一奎医案总例数之半。所以，后人认为孙一奎又是明代杂病大家，他的治学方法和医学理论、临床实践方面的成就，对后世皆有深远的影响。

孙一奎在临床上精思明证，诊病精确，倡不执方说，治疗疾病多巧发奇中。他在医学理论和临床实践方面的卓越成就，对后世产生极深远的影响。综观其《赤水玄珠全集》，孙一奎既荟萃了前贤各家的精粹，又善于在临床上采用各家之长，从他的学术特点看，很难把他归属于哪一个学派。他是一个积极反对分别学派的学者，在"列张、刘、李、朱、滑六名师小传"中，他根据诸师所处的社会环境不同，对他们的贡献做出了正确的评价，他说："仲景不徒以伤寒擅长，守真不独以治火要誉，戴人不当以攻击蒙讥，东垣不专以内伤树绩，'阳有余阴不足'之谭不可以疵丹溪，而樱宁生之长技，亦将与诸公并称不朽矣。"①

一、温阳药与益气药相伍

孙一奎将疾病的原因大多责于下元不足，真元在命门，命门属阳的一面这"肾间动气"，阳动则生身，为生命之根本动力，所以其培补元气偏重于使用温补法。在处理阴阳失调的具体手段上，强调"扶阳抑阴"，即使是阴阳两虚的病证，也倡温阳补气为先，仿"阳生阴长"之意。孙一奎将汪机参芪用法与薛己温补下元法有机结合，温阳药与益气药同用，常将附子、肉桂与人参、黄芪合方，其创"壮元散""壮元汤"就是大队温阳药与益气药相伍的。温阳在肾，益气在脾，先后天并重，既发展了汪机的学说，又丰富了薛己、李东垣的治法。

在三焦元气中，孙一奎对中下元虚寒尤为重视，或以"壮元方"以温补下元，或以补中益气汤"提补上中二焦元气"。补中益气汤与自创的"壮元方"是孙一奎治疗三焦元气不足的主方，每在临诊时"体察病源"用于诸证。"壮元方"由人参、白术、茯苓、补骨脂、桂心、附子、干姜、砂仁、陈皮等组成，据该方的组成分析，孙一奎从其师祖汪机的人参、黄芪

---

① 韩学杰、张印生. 孙一奎医学全书·医旨绪余·卷上 [M]. 北京：中国中医药出版社，2005.

甘温补脾气，发展为补土而顾及三焦与命门，故有人把他归至"温补派"。但是孙一奎提出三焦元气不足以及命门火衰的治法，有别于温补派的补益脾肾，进一步强调了"培元"的意义。①

二、寒温合宜，用药相得

孙一奎在临床中慎用苦寒药，这也是他强调阳气作用的思想体现，是他喜用温补的一种体现。他认为用寒药下之，则"损脾土而益其疾也"，② 可知其对胃气的重视。

孙一奎在《赤水玄珠》中有"用药寒温合宜论"一节，十分详尽地阐明寒温药配伍得宜，会产生积极的治疗效果。他详列50余种对寒温药合宜相配的治疗功效，如皂角得麝香则通窍，诃子得肉果则止泻，木香得槟榔治后重，泽泻得猪苓则能利水，飧泻得白术则能收湿。孙一奎还指出了时医对于内伤发热、虚损、血证等滥用苦寒、畏投甘温的谬误。在临证用药中，十分重视对三焦元气的保护，并与其三焦、命门理论相印证，认为不惟纯阴苦寒之剂可伤脾胃、耗元气，且"若用香辛散气，燥热伤气，真气耗散，浊气上腾"。③ 又如疏导过剂也可耗损元气，若淡渗过剂，常每致肾气夺伤。由于三焦为原气之别使，又为相火之用，故凡命门原气不足或相火衰弱，可出现三焦元气不足之证，其病变可见气上不纳，水谷不化，清浊不分等情况。根据《难经》理论，孙一奎认为三焦元气之病变当分三部分治，即"上焦主纳而不出，其治有膻中；中焦主腐熟水谷，其治在脐旁；下焦分清泌浊，其治在脐下"。至于三焦脉诊则分属寸、关、尺三部。在三焦之中，孙一奎对上焦虚寒尤为重视，对气虚中满、肾泄等证，都认为是下焦虚寒所致，癃闭、遗尿、小便失禁亦与之有关，对下消、肾不纳气等证则注意精气同治。此外，他对虚损治法，亦有精当之论，于噎膈、反胃二证及辨癫、狂、痫之异治，卓然有识，均值得参考。

三、三焦病变重在下元虚寒

由于三焦为原气之别使，又为"相火之用"，故凡命门原气不足，或相火衰弱，可出现三焦元气不足之证，其病变可见气上不纳、水谷不化、清

---

① 刘惠玲、吴华强、李洪涛，等. 新安温补培元医家及其学术特点[J]. 安徽中医学院学报, 1999, 6.
② 张玉才. 孙一奎学术思想初探[C]. 安徽省第一次学术讨论会资料汇编, 1986, 116.
③ 韩学杰、张印生. 孙一奎医学全书·赤水玄珠·第9卷·气门[M]. 北京：中国中医药出版社, 1999：207.

浊不分等情况。根据《难经》理论，孙一奎《医旨续余》认为三焦元气之病变当分三部分治疗，即"三焦主纳而不出，其治在膻中，中焦主腐熟水谷，其治在脐旁；下焦分清泌浊，其治在脐下"。在三焦病变中，孙一奎对下元虚寒尤为重视。如其论气虚中满，认为属于下焦元气虚寒，不能转运，清气不升，浊气不降所致，虽主见浮肿，清气不升，浊气不降所致，虽证见浮肿，不可徒用通利，当温补下元，同时，对于下消及肾不纳气的治疗，孙一奎则又注意精气同治，充分反映了孙一奎的学术观点和临证施治特点。孙一奎制"壮元汤"，以温补下元，使阳上腾，浊阴自降，谷食化，小便利而肿胀可消，实为脾肾同治之法。至于脾虚所致的"三焦湿胀"，则治以通气生姜丸，"中气虚，心中痞"又用补中益气汤治疗。壮元汤和补中益气汤两方，是孙一奎治疗三焦元气不足的主方，每在临证时"体察病源"而用于诸证。

孙一奎师承刘河间、朱丹溪一脉，而受丹溪影响最深，也反映在其治学上以宋儒理学的思想方法为指导，并有所发挥。孙一奎注重理学研究，并将其运用于医学，而且重视佛、道二教理论。在对待前贤学术思想的继承方面，孙一奎有着严肃的、科学的态度，一向反对恪守一家之言，更不标榜门户。他既善于博采众家之长，又不盲从诸家的偏颇之处。即使对待与他有师承关系的先辈，也毫不例外。孙一奎"阐发《素》《难》之奥秘，猎弋诸先哲之名言，取裁于性灵之独见，列其方而不泥其方，究其辞而融其意"。①

孙一奎的学术思想理论形成有三个渊源：一是孙一奎的从医经历，尤其是三吴行医游历生涯，使他能够将温补学说大量应用于实践，是他能够撰著出《赤水玄珠》概括着丰富医案的著作。二是源自《内经》《难经》学说影响。孙一奎治学，以《灵枢》《素问》为祖。从《赤水玄珠》的体例来看，全书分立70余门，每门、每证凡有《内经》可据者，必以经文为首引；其辨证凡《内经》有原立篇目者，则依其原篇目。他对《难经》的研究也非常重视。其《医旨绪余》对《难经》的部分经文，进行了透彻的阐发；在右肾、命门、三焦等问题上，做了很重要的发挥。尤其《难经》有关命门理论的影响与启发，是其命门学说形成的理论基础，对命门学说

---

① 韩学杰、张印生. 孙一奎医学全书·赤水玄珠·序四 [M]. 北京：中国中医药出版社，1999：6.

的完善有着重要贡献。三是师承关系，作为温补派师祖汪机的再传弟子，世承其师祖学说，推崇参芪用法，又共取薛己治病必求真阴阳之本之说。将汪机参芪用法与薛己温补下元法有机结合，温阳药与益气药同用，既发展了汪机学说，又丰富了薛己、李东垣之治法。正如沈敷甫云：孙一奎"上极《灵》《素》，内景、河、洛、范、易，下参刘、李诸名家，横竖钩贯，得其要领。"①

孙一奎在学术上，融汇儒、释、道三教的理论，但孙一奎所处的时代，正是上至帝王、下至百姓都笃信道教而不能自拔的时代，所以道家对他的影响最深。在他的医学著作中必然要夹杂一些道家理论，如《赤水玄珠·虚怯虚损痨瘵门》中所述的"方外还丹""环丹秘要论"及取"红铅"，取"梅子"等诸法。《四库全书总目提要》批评说："专讲以人补人采炼之法，殊非正道。""遂为全书之大瑕"。另外《孙氏医案》中也有多笔之处，《四库全书总目提要》说："旁文多于正论，亦为冗漫，盖大意主于标榜医名，而不主于发挥医理。"

年　表

1522 年　　　出生于安徽休宁县前坑口。
1543 年前　　随堂兄往返括苍（今浙江丽水）经商。
1552—1573 年　挟方术游学行医。
1573 年　　　撰成医著《赤水玄珠》《孙氏医案》《医旨绪余》。
1574 年　　　在浙江悬壶行医。
1581 年　　　在新安休宁行医，医术称奇。
1584 年　　　刊行《赤水玄珠全集》，又名《孙氏医书三种》。
1597 年　　　撰成《痘疹心印》。
1602 年　　　《痘疹心印》刊行。
约 1619 年　　去世。

（刘玉玮）

---

① 韩学杰、张印生. 孙一奎医学全书·赤水玄珠·序五 [M]. 北京：中国中医药出版社，1999：7.

主要论著

孙一奎. 赤水玄珠. 明歙县黄鼎刻本清印本西泠吴氏藏板.
孙一奎. 医旨绪余. 明万历十八年庚寅（1590）刻本.
孙一奎. 痘疹心印. 明万历三十年壬寅（1602）刻本.
孙一奎. 孙文垣医案. 明万历一年癸酉（1573）序刻本.
孙一奎. 临诊录存医案. 抄本.

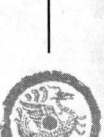

缪希雍
（1546—1627）

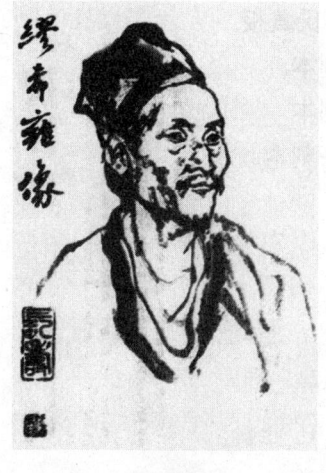

缪希雍，明代中医药学家，毕生致力于中医临床和理论研究，他对中医外感证治有较深研究，在温病理论形成的初期起到一定的推动作用，他在杂病治疗方面也有颇多建树，在本草学领域的研究也成绩丰厚，对推动明代本草学的发展起到较大作用。

缪希雍像
（刘国辉绘）①

缪希雍，字仲淳，号慕台，别号觉休居士。约生于明嘉靖三十五年（1546），卒于天启七年（1627）。明代海虞（今江苏常熟）人，曾侨居浙江长兴，后迁江苏金坛而终，葬于宜兴山中。

缪希雍的父亲叫缪尚志，曾任汉阳通判，在缪希雍8岁时，他的父亲谢世，从此家道中落，生活艰难，这使他和母亲遭遇到了很多不公正的待遇，他说"以是多见愤激碍膺之事十常八九"，这段经历曾使得缪希雍变得玩世不恭，但是，在他母亲的教诲下，缪希雍很快重新走上了读书的正途。在缪希雍17岁时，患疟疾久不愈，他自研《黄帝内经》，有所领悟，自治而瘥。从此，他开始搜集医方，精研药道，遇有会心处，辄札记之，随着时间的推移，缪希雍的医学造诣日深。在自学中医近10年后，缪氏开始了游历的生涯，他的足迹遍及半个中国，除了曾经游历江南地区，他还去过福建、江西、湖北、湖南、山东、北京等地。所到之处他寻师访友，虚心请

---

① 陈雪楼. 中国历代名医图传 [M]. 南京：江苏科学技术出版社，1987：166.

教，无论是"缁流羽客"，还是"樵叟村竖"，缪希雍都与他们坦诚相待，这样大家都将自己的枕中之秘欣然传授，所以缪希雍收获颇丰。

学成之后，缪希雍致力于为百姓治病，医名大盛，一些其他医生无法治愈的疾病，缪希雍诊视以后，"为人疏方，辄奇中"，① 因此颇受时人推重。在结识了东林党人之后，东林诸贤更是将缪希雍视为兄长，东林首领高攀龙的家属患病，皆是缪希雍将其一一治愈，所以缪氏在东林中声望颇高。在与东林诸贤的交往过程中，东林党人开阔的学术思路也深深地影响着缪希雍，这为缪希雍学术思想的提高也起到了推动作用，缪氏开创性地提出外邪从口鼻而入等学说，发温病之先河，实与此不无关系。

虽然缪希雍在壮年时就医名颇盛，但他却以救护生命为使命。缪希雍的名医风范首先表现在他对患者的平等态度上，他无论对待什么阶层的患者，都是认真治疗，"上自明公卿，下至皁田院乞儿，直平等视"，①毫无等级贵贱之分。同时，他还视金钱如粪土，每当听到别人患病严重，他总是"倏然许诺，七尺可捐，千里必赴"。② 缪氏禀性豪爽，"电目戟髯，如世所图羽人剑客，谈古今国事成败，兵家胜负，风发泉涌，大声殷然，欲坏墙屋"。③ 但是，他在诊病的时候却异常得谨慎，"察脉审证，四顾踟蹰，又甚细、甚虚、甚小心"，①正是因为他诊病如此仔细，所以临床疗效极好，"往往生死人"，①更让人称赞的是，缪希雍在将患者挽救过来以后，并不是以此来求得重金报酬，而是"攘臂自快，而不索谢"，①充分体现了缪希雍作为一代名医的高尚品德。

为了使更多的医生能够领会到医道的真谛，缪希雍还在《神农本草经疏》中撰写了"祝医五则"，对医生提出了"业作医师，为人司命，见彼苦恼，当兴悯悲，详检方书，精求药道，谛察深思，务期协中"等要求，这都体现了缪希雍对精神境界的追求。

缪希雍在悬壶济世的同时，还十分重视百姓的生计。万历年间，他向徐贞明提出建设京东水田的想法，后曾亲自参与开发，甚至老母去世都未能返乡见最后一面；当时名臣杨涟官常熟知县，即先向缪氏求教，缪氏推

---

① 缪希雍. 先醒斋医学广笔记·丁元荐序 [M]. 明天启三年（1623）刻本.
② 缪希雍. 本草单方·吴履中序 [M]. 明崇祯六年（1633）华阴堂刻本.
③ 缪希雍. 本草单方·钱谦益序 [M]. 明崇祯六年（1633）华阴堂刻本.

荐亲属毛清开发水利，传授种植经验；他甚至还安排后辈毛晋拜钱谦益为师，建藏书楼，高价收买宋元古本，以印刷出版书籍，很多善本古书因此得以流传，此事在一定程度上推动了当时的文化发展。

正是因为缪希雍心存天下，所以他经常参与东林书院的会讲活动，与高攀龙等东林诸士过从甚密，参与反宦官斗争，抨击朝政。天启中，魏忠贤捕杀东林党人，阉党王绍徽作《点将录》献于魏忠贤，将东林诸贤说成《水浒传》中的晁盖、宋江等108名天罡地煞，称缪氏为神医安道全。此次阉党之祸，缪希雍之友杨涟、缪昌期被迫害冤死于狱中，高攀龙投水自尽。缪希雍为营救东林诸贤，曾策马奔走通报消息，明崇祯六年（1633）华阴堂刻本. 但终究无法挽回局面，最终伤感成疾，于第二年（天启七年，1627）卒于金坛，葬于宜兴山中。

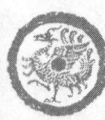

理论研究另辟蹊径　开创温病理论发展之先河

在明末时期，温病理论思想已经开始萌芽，缪希雍对于外感热病证治理论的研究，推动了温病理论的形成，直接影响到了清代温病理论的发展。

首先，缪希雍认为外感病的理论必须发展，不能因循守旧。他在《神农本草经疏》卷2《伤寒古今时地不同　因之六经治法宜异》中，提出《伤寒杂病论》诞生至今，已经过去千余年，"风气浇矣，人物脆矣。况在荆、扬、交、广、梁、益之地，与北土全别，故其药则有时而可改，非违仲景也。实师其意，变而通之，以从其时也。如是则法不穷矣。"① 正是在这种敢于对前人的思想有所质疑的基础上，缪希雍才提出了一些理论创新。

在具体理论上，缪希雍对于邪气侵入人体的途径提出了较新的认识，以往医家多认为，外感病邪侵入人体的途径是从皮毛腠理而入，但是缪希雍则认为口鼻为肺胃之门户，伤寒瘟疫，必经口鼻而入，且发病多在阳明。他说："伤寒、温疫，三阳证中，往往多带阳明者，以手阳明经属大肠，与肺为表里，同开窍于鼻；足阳明经属胃，与脾为表里，同开窍于口。凡邪

---

① 缪希雍. 神农本草经疏·卷2·春温夏热病大法［M］. 明天启五年（1625）毛氏绿君亭刻本.

气之入，必从口鼻，故兼阳明证者独多。"① 这种外邪从口鼻而入的理论，为后世温病学家开辟了新的思路，被广为接受。

同时，缪希雍认为外感伤寒的性质以热证居多，不仅仅是三阳经多为热证，就是由三阳传入三阴者，也有很多热证。由于六经热证易于伤津耗液，继而伤阳致变，所以缪希雍十分重视保护津液，这对后世温病学影响较大。

除了对六经热证进行了深入论述之外，缪希雍还曾阐述春温夏热病的辨治。缪希雍认为冬伤于寒，至春则变为春温，这些患者大都头疼发热，或渴或不渴，三阳证俱，治用辛温，佐以辛寒，以解表邪。太阳宜羌活汤，阳明宜白虎汤，无汗不呕者间用葛根汤；少阳往来寒热等证出现，不可用汗、吐、下三法，只宜用和解之小柴胡汤。渴者，去半夏，加栝楼；耳聋热盛者，去人参，加麦冬、知母、栝楼根；渴亦如之。至夏变为热病，其表证大约与春温相同，但热比于温则邪气更烈，此病解表用白虎汤、竹叶石膏汤。有太阳证则加羌活，有少阳证则加柴胡、黄芩，如发斑则加玄参、栀子、桔梗、鼠黏、连翘、大青、小青和青黛，并须大剂与之。春温、夏热二证，若邪已结内，宜按察病位。若邪结中焦，便硬，用小承气汤、调胃承气汤下之；若邪结下焦，少腹坚痛，始用大承气汤下之。

但是，虽然缪希雍提出了外感温热病的证治内容，可他基本还是在伤寒理论体系中提出这些内容，他所论述的很多内容，其实都是温病，并非冬月正伤寒，这也是他的理论体系中局限的部分。

清透邪热善用白虎　　辛凉清气重用石膏

缪希雍在长期的临床中总结出，外感热病以阳明或兼阳明证者独多，故应注重阳明辨治。缪希雍认为：如果病人自己感觉烦燥，喜就清凉，不喜就热，同时兼口渴，这就是病邪即将传入阳明。而如果患者身热、渴、咽干、鼻干、呕或干呕、舌干、脉洪实，则已经是邪入阳明无疑。对于这些情况，缪希雍善用辛凉、甘寒清气之法，尤擅用石膏。缪希雍认为石膏"禀金水之正，得天地至清至寒之气，故其味辛甘"，《神农本草经疏》辛能

---

① 缪希雍. 神农本草经疏·卷2·春温夏热病大法 [M]. 明天启五年（1625）毛氏绿君亭刻本.

解肌，甘能缓热；大寒而兼辛甘，则能除大热。由于其清肺胃之火，而具清里解表之功，所以在遇有温热之证时每每予以重用。在使用生石膏组成方剂时，缪希雍常采用张仲景的白虎汤、竹叶石膏汤等方，其中以麦冬、竹叶、知母等甘寒之品，助石膏以清热，兼取生津润燥除烦之效，再和粳米、甘草、人参等顾护胃气。但是，在应用竹叶石膏汤治疗温热证的时候，缪希雍却经常去掉温燥的半夏，以防止生热，这说明缪希雍对药物的应用是十分谨慎的。缪希雍使用石膏，多以生用打碎入煎，剂量一般在一两二钱以上，重者一次有达四两者甚至更多。缪希雍曾经说生石膏："起死回生，功同金液。若用鲜少，则难责其功。"① 比如：于润父的夫人在怀孕九个月的时候，患了外感病，出现了头疼、壮热、渴甚、舌苔黑有刺等症状，病情十分危急。缪希雍判断这是阳明证，他先是用井底泥涂抹在孕妇的腹部，同时马上使用了竹叶石膏汤，一日夜共用去生石膏十五两五钱之多，结果一剂即愈，六天后，产一女，母子平安。② 这则医案说明了缪希雍在使用生石膏的时候，胆大心细，在认证明确的情况下，敢投重剂，力挽狂澜。

缪希雍在治疗外感温热病中重用生石膏的经验，开拓了生石膏的应用领域，扩大了生石膏的用量范围，对后世影响颇大，清代一些温病学家继承了缪希雍之思想，比如清代温病学家王孟英，他在治疗温病中也每每以生石膏取效，亦是深受缪氏之影响。清代瘟疫学家余霖，在治疗瘟疫中，也重用生石膏，对于很多重症瘟疫病症，应手取效，可谓深得其真谛。在民国期间，名医张锡纯则一生推广生石膏的使用心得，其使用范围之广、用量之大，都是深得缪希雍的心法。从缪希雍后，生石膏成为治疗外感温热病最重要的药物之一，其中缪希雍功不可没。

杂病重视调脾胃　　阐发脾阴新含义

缪希雍在杂病治疗方面的学术思想也十分丰富，这些思想中，比较突出的是他的脾胃观。他认为，胃气为后天元气，以谷气为本，"先天之气，

---

① 缪希雍. 神农本草经疏·卷4·石膏 [M]. 明天启五年（1625）毛氏绿君亭刻本.
② 缪希雍. 先醒斋医学广笔记·卷1·寒 [M]. 明天启三年（1623）刻本.

纵有未尽，而他脏不至尽伤。独胃气偶有伤败，以至于绝，则速死矣。谷气者，譬国家之饷道也。饷道一绝，则万众立散；胃气一败，则百药难施。"① 在具体的治疗中，缪希雍提出凡是有可能伤及脾胃之气的治疗方法，都要慎用。比如，他说："益阴远苦寒，益阳宜防泄气，祛风勿过燥散，消暑毋轻下通，泻利勿加消导，滞下之忌芒硝、巴豆、牵牛，胎前泄泻之忌当归，产后寒热之忌芩、连、栀子，疗肿痈疽之未溃忌当归，痘疹之不可妄下。其他内外诸病，应投药之中，凡与胃气相违者，概勿使用。"①从这些论述中，我们可以看出，在治疗杂病诸虚证的时候，缪希雍十分重视脾胃之气的重要性，开方调药处处顾护胃气。这是缪希雍学术思想中一个非常重要的方面，其中很多内容值得我们今天深入研究。

缪希雍论治脾胃最突出的贡献，是明确指出了需要阴阳分别调理。在缪希雍之前，金元四大家之一的李东垣也是对脾胃证治做出了巨大的贡献，但是李东垣偏重于脾胃之阳气，以升阳益胃为主旨，其用药偏重于甘温。缪希雍在临床中发现，除了温补脾胃之外，脾胃之阴也必须顾及，尤其是脾阴，前人论及不多，于是缪希雍对此仔细研究，提出了脾阴证治思路。缪希雍认为，如果患者出现饮食不进、食不能消、腹胀、肢痿等证，不能仅仅责之于脾气虚，而其往往是脾阴不足的表现。对于此证，缪希雍常用人参、白扁豆、山药、莲肉、橘红、茯苓、炙甘草、大枣或枣仁、石斛、沙参、麦冬、白芍、砂仁、麦芽等，随宜配伍。同时，在滋补脾阴方面，他主张酸甘柔润，常用石斛、木瓜、牛膝、白芍药、酸枣仁为君，以生地黄、甘枸杞、白茯苓、黄柏为臣，甘草、车前为使。其中以甘凉滋润、酸甘化阴为调理大法。比如，他曾经治疗顾鸣六的孩子，这个孩子只有几岁大，"禀赋素弱""饮食绝不沾唇，父母强之，终日不满稀粥半盂，形体倍削"，缪希雍即判断这是脾虚证，用人参为君，茯苓、山药、橘红、白芍药、莲肉、白扁豆为佐，其中皆是缪希雍用来滋补脾阴之品，结果服用百日以后，这个孩子饮食顿加，半年之后，肌体丰满。对此，缪希雍评价说："世人徒知香燥温补为治脾虚之法，而不知甘寒滋润益阴之有益于脾

---

① 缪希雍. 神农本草经疏·卷1·论治阴阳诸虚病　皆当以保护胃气为急 [M]. 明天启五年（1625）毛氏绿君亭刻本.

也。"① 又比如缪希雍曾治王善长夫人，"产后腿疼，不能行立，久之饮食不进之"，当缪希雍诊治的时候，患者的情况已经比较危急，缪希雍认为，这种情况是："此脾阴不足之候。脾主四肢，阴不足故病下体。向所饮药虽多，皆苦燥之剂，不能益阴。"在这则医案中，缪希雍明确指出了患者的脾阴不足的证候。所用之药，是石斛、木瓜、牛膝、白芍药、酸枣仁为主，生地黄、甘枸杞、白茯苓、黄柏为臣，甘草、车前为使，这些也都是缪希雍用来滋补脾阴的常用药物，结果这位妇女在服用1剂药之后，就开始见效，4剂之后，就痊愈了。这说明缪希雍对脾阴论治的理法方药都论述详尽，同时以此理论指导临床，疗效确定。

缪希雍对于脾阴的论述，丰富了中医的藏象学说，对后世影响颇大，例如清代著名温病学家叶天士，对缪希雍的脾阴学说几乎全盘接受，在临床治疗中采用柔润滋养的方法，并在缪希雍所提出的脾阴的基础上，阐发了胃阴证治，进一步对中医藏象学说予以发展。

通调气机升降　　创立治气三法

在中医的发展历史中，历代医家对气机的升降出入皆非常重视，比如《伤寒杂病论》中的桂枝加桂汤，治疗奔豚之气上冲，即是采用补法来降冲逆之气，而旋覆代赭汤则是用重镇之法降气，这些方法都为后世医家确立了调气的典范。至金元时期，易水张元素则发明《黄帝内经》之义，丰富了药味的升降沉浮理论，而金元四大家之一的李东垣则在此基础上，从脾胃气机的升降角度，对调气理论予以发展。

缪希雍继承这些学术思想，提出气机之升降顺调为治病之枢要，调理气机的升降是治法之大机。他认为："盖气分之病，不出三端。治之之法，及所主之药，皆不可混滥也。误则使病转剧。世多不察，故表出之。"② 所谓三法，即补气、降气调气和破气。气虚宜补之，如人参、黄芪、羊肉、

---

① 缪希雍. 先醒斋医学广笔记·卷3·痧疹续论 [M]. 明天启三年（1623）刻本.
② 缪希雍. 神农本草经疏·卷1·论治吐血三法药各不同 [M]. 明天启五年（1625）毛氏绿君亭刻本.

小麦、糯米之属。气逆宜调，气升宜降，如呕吐、呃逆、咳喘、痰饮、血证等，无论虚实，均有气逆、气升之乱，故降气调气之法，虚实皆可参佐。降气者，即下气也。虚则气升，故法宜降。其药之轻者，如紫苏子、橘皮、麦门冬、枇杷叶、芦根汁、甘蔗；其重者，如番降香、郁金、槟榔之属。调者，和也。逆则宜和，和则调也，其药如木香、沉水香、白豆蔻、缩砂蜜、香附、乌药之属。实则宜破，破者损也，如少壮人暴怒气壅之类，药如青皮、枳实、枳壳、槟榔、厚朴、牵牛等。

三法之中，缪希雍皆能灵活运用，例如补气之法，缪希雍曾经治疗高攀龙的女婿浦生，患嗳气，吃饭的时候，每吃一二口，就嗳气数十口，再饭再嗳，食顷，三四做。缪希雍来给诊断后，说：此气不归元，中焦不运啊，每剂须人参二钱。但是浦生没有相信，服他医快气药愈甚。过了两三个月，缪希雍又来诊断认为这回需要用人参四钱，结果浦生依然不信。再过了两三个月，缪希雍又来诊脉，认为此时气更虚，需要服用人参六钱。此时浦生依然不信。又过了一个月，浦生已经是饮食不下，每次一呕，就觉得冷气如团而出，上下气无法接上，自分必死。

最后，是高攀龙来到浦生的家里，坐镇监督，要浦生喝缪希雍的药。喝了两副，没有什么效果，只是不像喝别人的药那么吐。到第三副喝下去以后，只听见患者心口处突然"如爆一声"，然后上面则嗳气，下面则小便无数，上下像通了一样，然后就开始想喝粥，当粥端上来后，一顿喝了三四碗，喝粥的时候气已经不上逆了。后来，缪希雍给其服用药物时人参的用量递减，在服用了半年以后，这个病就彻底地好了。从这则医案里面我们可以看出，缪希雍对于气虚之证认证准确，用药果断，所以患者得以恢复。

在金元时期，张元素阐明药物的升降沉浮之说，缪希雍继承了这些理论，在临床中尤其注重降气，他认为正气虚的时候，气机易升，所以应该采用降气的方法调理。尤其善用滋润降气之法，调理阴血亏耗，阳气偏亢所致的虚火升浮，他认为，气降则火自降，火降则气归元，阳交于阴，而诸病自已。所以他常用枇杷叶、苏子、麦冬、梨汁、橘皮、芦根、甘蔗汁、枳壳、苏子、石斛、竹茹、白芍、童便、牛膝、酸枣仁等药，滋阴润燥，降气平逆。对于这些药物，缪希雍运用自如，比如其中的枇杷叶，缪希雍认为其禀天地清寒之气，四时不凋，入手太阴、足阳明经。其性凉，善下气，气下则火不上升，而胃自安。对于呕吐不止、妇人产后口干、男子消渴、肺热咳嗽、喘息气急、脚气上冲，皆取其下气之功，气下则火降痰顺，而呕者不呕，渴者不渴，咳者不咳，冲逆者不冲逆矣。

缪希雍还特别擅长使用苏子降气，他认为苏子味辛，温，无毒，主下气，除寒，温中。他曾经用苏子治疗名臣朱国桢之病，当时朱国桢患"膈病"，身体上下如同分开两截，"中痛不能支"，恰巧此时缪希雍以友人的身份来看望他，诊断过后，仅仅开了苏子五钱，结果，服用后病痛立刻就消失了。可见，缪希雍对降气之法的应用已经是炉火纯青，投匕即效。①

独辟蹊径　创立治血三法

缪希雍治疗内科杂症的成就，突出地反映在其对血证的调理方面。他独创治血三法，对后世治血有较大的影响。缪氏认为："盖血为营阴也，有形可见，有色可察，有证可审者也。病既不同，药亦各异。治之之法，要在合宜。倘失其宜，为厉不浅差剧之门，可不谨乎？"② 故而，缪氏创立补血、清血凉血及通血三法。缪希雍认为血虚宜补之，虚则发热、内热，法宜甘寒、甘平、酸寒、酸温，以益荣血。其药为熟地黄、白芍药、牛膝、炙甘草、酸枣仁、龙眼肉、鹿角胶、肉苁蓉、甘枸杞子、甘菊花、人乳等。对于这些药物，缪希雍运用自如，其中他最看重的莫过于酸枣仁，他曾经对好友王肯堂讲过补血当用酸枣仁，令王肯堂颇受启发。在临床中，缪希雍也是经常用酸枣仁来补血，比如，他曾经治疗于中甫夫人，该患者产后气喘，缪希雍先开补气之方，稍微见效，然后变得自汗不停。缪希雍思考再三，认为这是产后阴血暴亡，心主血，故心无所养而病汗。于是，用酸枣仁一两为君，用生地黄、白芍药等药辅助，服用 32 剂的时候，患者还没有任何改变，其家属很惶恐，认为患者是否患了不治之症，缪希雍解释："阴血难成易亏者也，不可责效旦夕。"于是患者坚持服用，服用 42 帖后，

---

① 朱国桢. 涌幢小品·卷25·用时文 [M]. 明天启年朱氏家刻本.
② 缪希雍. 神农本草经疏·卷1·论治吐血三法药各不同 [M]. 明天启五年（1625）毛氏绿君亭刻本.

患者忽得睡，汗渐收，睡到四天四夜之后，一醒霍然，而且"颜色愈常"。①

"血热宜清之、凉之"，热则为痈肿疮疖、为鼻衄、为齿衄、为牙龈肿、为舌上出血、为舌肿、为血崩、为赤淋、为月事先期、为热入血室、为赤游丹、为眼暴赤痛，法宜酸寒、苦寒、咸寒、辛凉，以除实热，其药为童便、牡丹皮、赤芍药、生地黄、黄芩、犀角、地榆、大小蓟、茜草、黄连、山栀、大黄、青黛、天门冬、玄参、荆芥等。缪希雍所用凉血之法，上承河间之学，同时有有所发展，对后世温病理论的形成，有着重要的启发作用，尤其是凉血所用之药，直接被后世温病学家所接受，在卫气营血理论中的血分证治疗中，起到了较大的作用。

"血瘀宜通之"，瘀必发热发黄、作痛作肿，及做块结块癥积，法宜辛温、辛热、辛平、辛寒、甘温以入血通行，佐以咸寒软坚，其药为当归、红花、桃仁、苏木、桂、五灵脂、蒲黄、姜黄、郁金、京三棱、延胡索、花蕊石、没药、干漆、自然铜、韭汁、童便、牡蛎、芒硝等，皆可选用。在临床中，缪希雍善用化瘀之法，有出神入化之妙。例如他曾治疗杨纯父的幼儿，此儿病寒热，情势危急，诸医按照伤寒论治，没有效果。缪希雍认为患儿有内伤，应化瘀治疗。但是杨纯父遍问乳媪及左右，无人知道患儿曾经受伤。最后，是一个从外而来的送柴禾者，他说曾见过患儿在院子中攀爬竹梢，结果竹梢折断，患儿跌落地上。这就验证了缪希雍诊断的瘀血之证，于是，缪希雍果断地开了"活血导滞"之剂，结果"数服而起"。② 在化瘀诸药中，缪希雍对童便的运用也堪称经典，他在治疗血热妄行的病症时，往往让患者在汤剂中兑入童便服用，这种方法简便易行，是缪希雍治疗瘀血诸证时的神来之笔。

精思妙悟　创立吐血三要法

血证为中医之大证，但是缪希雍在临床中发现，多数医生对血证了解不深，治疗方法单一，故他精思妙悟，独创吐血三要法，即宜降气，不宜

---

① 缪希雍. 先醒斋医学广笔记·卷2 [M]. 明天启三年（1623）刻本.
② 缪希雍. 先醒斋医学广笔记·卷3 [M]. 明天启三年（1623）刻本.

降火；宜行血，不宜止血；宜补肝，不宜伐肝。这三法有提纲挈领之妙，丰富了中医血证理论，于临床亦颇多裨益。

缪希雍认为当时的医生治疗血证，有两个误区，一则专用寒凉之药，如芩、连、山栀、黄柏、知母之类，往往伤脾作泄，以致不救；一则专用人参，使热更伤肺，结果导致咳逆更甚。缪希雍认为此时宜降气，不宜降火。由于气有余便是火，气降火即降，火降气亦不上升，血随气行，则无溢出上窍之患矣。反之，如果降火一味用寒凉之剂，则最易伤中，胃气伤则化源告竭，脾气伤则统摄无权，血不归经，则病无愈期。在治疗方面，缪希雍主张用白芍、炙甘草制肝，用枇杷叶、麦冬、薄荷、橘红、贝母清肺，用薏苡仁、怀山药养脾，用韭菜、番降香、真苏子下气，用青蒿、鳖甲、银柴胡、牡丹皮、地骨皮补阴清热，用酸枣仁、白茯神养心，用山茱萸、枸杞子补肾。这些都是缪希雍在临床中总结出来的经验，缪氏自述为"累试累验之方"。① 这种降气以降火的方法，实出自于中医"气为血之帅"的理论，但在气血运行升降方面却颇多创见，这些思路对后世医家多有指导，比如叶天士就对此全盘接收，在其医书《临证指南医案》中亦多处提及，黄元御的降肺气以制心火的理论亦应受此启发。

缪希雍还提出，治疗血证宜行血，不宜止血。缪氏认为，血不能循经络者，是气逆上壅也。但是，血得热则行，得寒则凝，此时不能一味用寒凉之药，否则血不但不能行，反而会凝住，导致出现更大的问题。所以，此时如果能降气行血，则血循经络，不求其止而自止矣。同时，缪希雍也指出了一味止血的后果，他认为，如果强行止之则血凝，血凝必发热恶食，及胸胁痛，病情就会越来越重，这都是在治疗血证的时候需要注意的问题。

缪希雍吐血三要法的第三法是宜补肝，不宜伐肝。缪氏认为，肝为将军之官，主藏血。吐血者，肝失其职也。养肝则肝气平，而血也有所归。伐之则肝虚不能藏血，血愈不止矣。所以缪希雍在临床中非常重视养肝，他常常在六味地黄丸的方子基础上，加入天冬、麦冬、牛膝、鳖甲等药，组成加味六味地黄丸，并以此来滋补肝肾之阴，临床疗效颇佳。

缪希雍所创立的治吐血三要法，是缪希雍医学理论的精华之一，这些方法对后世治疗血证起到了较大的启发作用，比如清代唐宗海在论述血证

---

① 缪希雍. 神农本草经疏·卷1·论治吐血三要 [M]. 明天启五年（1625）毛氏绿君亭刻本.

治疗的时候，很多思路即是受到缪希雍的启发而成。清代温病学家多参悟缪希雍之学，在创立卫气营血理论体系时，其血分证的诊治理论亦有较多参照缪希雍的论述，缪希雍的对于血证的论述，丰富了中医理论体系，是其对中医的重要贡献之一。

广闻博采　整理单方妙剂

缪希雍年轻时曾广为周游，四方求学，丁元荐对此描述到："生平好游，缁流羽客，樵叟村竖，相与垂盼睐，披肝胆"，这显示缪希雍在游历中获得了众多的友谊和信任，因为众人会把自己的经验心得毫无保留地传授给缪希雍，"以故收集秘方甚众"，比如当时无锡有位名医叫司马铭鞠，医术高明，于是缪希雍便虚心前往学习，司马铭鞠也将自己的经验皆传授给了缪希雍，其中很多外科治疗方法，都是在当时极其难得的宝贵经验。比如，有一次江都尹奉麓的儿子患了腿痈，当时这个孩子只有9岁，这个孩子在治疗一个月后，病情越来越重，而尹奉麓的父亲正是患腿痈去世的，所以家里非常紧张，司马铭鞠来了以后，按了患儿的病处，坚硬如石，他说"幸儿气厚，可内消"，[①] 于是开了牛膝、薏苡仁、地榆、生地、鼠黏子、金银花、连翘等药，并且在初期稍微用了泻下之药，患儿服用后，病情稍解，两剂以后，改为加入发汗之药，于是病情进一步缓解，等到数剂以后，才用穿山甲粉末，一半煎药，一半用酒冲服，结果病痛顿消，半个月就下地行走了。对于这种精妙的治疗方式，缪希雍见到以后，都及时地予以记录，并将全部治疗过程收录在自己的书籍中。缪希雍同时还记录了很多司马铭鞠所传授的秘方，这些药方对我们研究明代外科诊治经验有一定价值。

在晚明时期，性病已经日益严重，尤其是梅毒，在沿海地区传播甚广，当时的医生对此缺乏治疗经验。而司马铭鞠对此症颇有心得，于是缪希雍虚心学习，获得了很多治疗经验和方剂，其中很多都有极其重要的价值，比如对于母婴感染的梅毒，前世少有论述，缪希雍却记录到："凡父母正患霉疮时育儿，鲜有免者。"这是对梅毒遗传性的较早的记录。同时缪希雍还

---

① 缪希雍. 先醒斋医学广笔记·卷3·肿毒 [M]. 明天启三年（1623）刻本.

记录了婴儿先天性梅毒的症状:"其证浑身破烂,自顶至踵,两目外几无完肤。日夜号泣,或吐或泻,似疟似惊,变态百出""胎中之毒,彻骨入髓""父母不知,间有他证,别作治疗,十无一生。"① 对于这些记录,缪希雍从不掠人之美,他也都客观地标明这是"马铭鞠传"。

在治疗方面,缪希雍除了总结司马铭鞠的一些验方,同时也将自己的经验予以总结,提出了母子双治之法,要求"母亦随宜用药,加以散毒剂,不住口服"。同时内外结合治疗,在口服药物解毒的同时,还灵活运用外治之法,这些方法,都是临床疗效比较确切之法,值得我们今天进一步研究。

除了在游历中收集到的一些验方之外,缪希雍还博览群书,整理了历代方书中的名方验方,最终成集,名为《本草单方》,在其去世之后,由其弟子们整理出版。

精研本草　参悟药物功用

缪希雍之所以在临床中疗效如神,除了因为他对中医理论有精妙的理解之外,还源于他对药物运用的自如。他精研方书,同时四处游历学习,在实践中也掌握了诸多药物知识,为了将这些知识融会贯通,他还"常检讨《图经》,求其本意,积累既久,恍然有会心处,辄札记之,历三十余年",② 最终撰写了《神农本草经疏》一书。缪希雍自述撰写此书的目的是"聚经以疏义,缘义以致用,参互以尽其长,简悟误以防其失,而复详列病忌药忌,以别其微;条析诸药,应病分门,以究其用;刊定七方十剂,以定其法;阐发五脏苦欲补泻,以畅其神,著论三十余首,以通古今之变"。③ 书中载药凡493味,在每药之下,都分经、疏、主治参互及简误等几项,其中内容十分丰富,是明代本草学的一大成果之一。

《神农本草经疏》之"经"这一部分主要在《神农本草经》的基础上,

---

① 缪希雍. 先醒斋医学广笔记·卷3·肿毒[M]. 明天启三年(1623)刻本.
② 缪希雍. 神农本草经疏·梓行　本草疏　题辞[M]. 明天启五年(1625)毛氏绿君亭刻本.
③ 缪希雍. 神农本草经疏·自序[M]. 明天启五年(1625)毛氏绿君亭刻本.

记录了药物的性味及主治等内容，这部分内容基本以《神农本草经》为蓝本撰写。在"疏"这部分中，缪希雍阐述了药物气味性的来源及其关系，缪希雍认为："夫物之生也，必禀乎天；其成也，必资乎地。天布令，主发生，寒热温凉，四时之气行焉，阳也；地凝质，主成物，酸苦辛咸甘淡，五行之味滋焉，阴也。"《神农本草经》一书主要论述了药物的主治功用，但是对药物的性味归经等理论内容阐发甚简，缪希雍结合前人的经验，从天人相应的角度出发，重新整理和阐发了药物性味归经的来源及其关系，这是对本草理论的一次系统的整理，对于后世本草理论的发展有着深远的影响。比如在论述人参这味药的时候，缪希雍写到："人参得土中清阳之气，禀春升少阳之令而生。故味甘微寒尔而毒。气味均齐，不厚不薄，升多于降。洁古谓：其气味俱薄，浮而升，阳中之阳也。又曰，阳中微阴，盖亦指其生长真元之气而言欤！《神农》：微寒，《别录》：微温，二义相蒙，事鲜解者。盖微寒者，春之寒也；微温者，亦春之温也。《神农》直指所禀，故曰微寒；《别录》兼言功用，故又曰：微温。既云微矣，寒不甚寒，则近于温；温不甚温，则近于寒。故知寒温虽别，言微则一也。以言乎天，则得其生生升发之气；以言乎地，则得其清阳至和之精。状类人形，上应瑶光，故能回阳气于垂绝，却虚邪于俄顷，功魁群草，力等九丹矣。"[1]——（《神农本草经疏》卷6 人参）从这段论述我们可以看到，缪希雍在总结前人的基础上，对药性味归经的来源既关系做了详尽的讨论，所以他说："物有味，必有气，有气斯有性，自然之道也。"这些论述明确了药物气、味、性的区别和联系，是明代本草学的一大成绩。

因为缪希雍临床实践经验丰富，所以他对药物功用有较深的参悟，在"疏"中，缪希雍在中医理论的指导下，论述了药物的治疗机理，比如同样在论述人参时，缪希雍写到："胸胁逆满者，气不归元也，得补则气实而归元也。脾胃俱虚，则物停滞而邪客之，故霍乱吐逆也。补助脾胃之元气，则二证自除。调中者，脾治中焦，脾得补则中自调矣。消渴者，津液不足之候也。气回则津液生，津液生则渴自止矣。通血脉者，血不自行，气壮则行，故通血脉。破坚积者，真气不足则不能健行而磨物，日积月类遂成坚积。譬夫磨管纳物无力则不转，不转则停积矣。脾主消化，真阳之气回

---

[1] 缪希雍. 神农本草经疏·卷6·人参 [M]. 明天启五年（1625）毛氏绿君亭刻本.

则脾强而能消，何坚积之不磨哉？令人不忘者，心主记，脾主思。心脾二脏之精气满，则能虑而不忘矣。久服轻身延年者，纯阳则充举，气积则身轻，五脏皆实，延年可知矣。"这些内容分析翔实，论述清晰，是对药物药理作用的一次详尽的阐述，后世医家在分析药物的药性时，多会对此加以参考。

在《神农本草经疏》的"主治参互"这部分中，缪希雍结合自己的临床经验，论述了药物之间的协同作用，因为中药在方剂中历来是协同起效，不同的药物配合，会产生不同的效果，治疗不同的病证，缪希雍此次对这部分内容做了详尽的总结，这是对本草理论的一大贡献，其内容丰富翔实，切合实际。这些内容对后世影响较大，比如清代的《得配本草》一书就是明显受此影响而成。

缪希雍认为药物皆有其偏性，虽然我们可以用其偏性来治病，但是如果运用不当，这些偏性也会对我们有所伤害，他曾经论述到："用违其性之宜，贼偏重之害，势所必至。故凡有益于阳虚者，必不利乎阴；有利于阴虚者，必不利乎阳，能治燥者，必不宜于湿；能治湿者，必不宜于燥。能破散者，不可以治虚，能收敛者，不可以治实。升不可以止升，降不可以疗降。寒有知而不宜于热，热有时而不宜于寒"，"故作'简误'，以防其失"。① 缪希雍所撰的这部分内容，是对中医本草理论的突出贡献，在此之前，医家对药物的副作用认识不足，所以在用药过程中会有所偏颇，缪希雍此次明确指出了药物运用不当会造成伤害，这在本草学发展史上是一次创举，直到今天仍然有着积极的现实意义。

缪希雍对于本草学的另外一大贡献，是他整理了药物的炮制方法，这部分内容被收录在《先醒斋医学广笔记》一书的卷之四中，名为"炮炙大法"。因为缪希雍长期在民间行医，期间交往了很多工作在临床一线的民间医生，他们在药物的炮制方面有着许多独到的经验，缪希雍在精研古书的同时，也积极向这些民间人士学习，所以掌握了大量的药物炮制经验。"炮炙大法"按药物类别，分为水部、火部、土部、金部、石部、草部、木部、果部、米谷部、菜部、人部、兽部、禽部和虫鱼部共14部，载药439种。其中简明扼要叙述了每味药的炮制方法，也包括各药的出处、采集、优劣

---

① 缪希雍. 神农本草经疏·卷1·药性简误指归 [M]. 明天启五年（1625）毛氏绿君亭刻本.

鉴别、炮制辅料、炮制过程、储藏方法等，对部分药物还阐述了炮制前后药性的变化和不同治疗效果。在"用药凡例"中，缪氏还对药物的炮制原则、煎药、都药的方法都进行了较为详细的说明。在此之前，中医论述药物炮制的专著只有一部《雷公炮炙论》。缪希雍对于炮制的论述，是中医本草学的又一次进步，对后世影响深远，在清代，药物的炮制技术的繁荣，与缪希雍的这次总结有着直接的关系，到今天为止，我们在研究传统的中药药物炮制理论的时候，缪希雍的论述仍然是重要的参考文献。

心怀苍生　豪情长留青史

缪希雍在治病救人的同时，也心怀天下苍生，希望能在其他方面也为百姓做事。明末朝廷昏庸，宦官当道，所以一些有识之士总是不得重用。缪希雍对此忧心忡忡，在与这些知识分子的交流中，常常表现出对天下事的担忧。

当时江南的知识分子团体以东林党人为主，缪希雍与其主要成员如高攀龙、钱谦益等关系密切，他们经常在一起谈论时事，抨击时弊，而缪希雍的高尚情怀也令这些人无比钦佩。比如，高攀龙在《高子遗书》的《缪仲淳六十序》中，他叙述了和缪希雍相识的过程："余年二十五而友于丁子长孺，一日，长孺谓予曰：'今海内有奇士缪仲淳者，子知之乎？'余曰：'未也。'曰：'其人孝于亲，信于朋友，尘芥视利，邱山视义，苟义所在，即水火鹜赴之。'余叹曰：'世有斯人乎？'越三年，忽遇于内弟王兴甫所，欢相持曰：'此为仲淳矣。'当是时，兴甫得异疾，勺水不下嗌，诸医望而走，一息未绝耳，仲淳为去其胁膈中滞如铁石如拳者二，兴甫立起。肃衣冠，陈酒肴，拜仲淳。余惊曰：'闻君高义，不闻君良于医如是。'仲淳笑曰：'吾少也病，而习之颇得古人微处，语世人，世人不解也。'是日，与仲淳酒间谈说古今事，绝不及医，仲淳无所不妙解，而后，益信长孺言，知仲淳果天下奇士也。"[①]

除了与东林党人一起抒发忧国之情外，缪希雍还从东林党的交往中获

---

① 高攀龙. 高子遗书 [M]. 清光绪二年刻本.

得了诸多启发。

东林党是一个学术思想非常活跃的团体,东林书院的教学活动,主要采用明代盛行的会讲方式。为开阔大家的眼界,东林书院也聘请各领域学有专长的学者来讲学,这种会讲,使得当时东林书院成为了一个学术思想异常活跃的地方,各种思潮在此汇集,而缪希雍与诸多的东林党人探讨学术思想,让他得以保持与当时全国最前沿的知识分子团体的交流互动,这使得他的学术思维保持活跃状态,也能够从更多的角度思考医学理论的发展。纵观缪希雍的学术思想,他提倡外邪从口鼻而入,倡滋养脾胃之阴的凉润之法等,这些都是对中医理论的发展,而这些发展都需要突破以往的樊篱另辟蹊径,缪希雍的这种勇于突破的创新精神,应该说是与其经常保持与东林党人的思想互动相关。

但是,随着东林党人与朝廷宦官集团的关系的恶化,诸多东林党人被罢免,政治抱负难以实施,这也让缪希雍感到气愤难平,在天启六年(1626),魏忠贤更是对东林党人痛下杀手,诸多东林党的首领被捕杀。而缪希雍也深受牵连,被迫隐姓埋名,隐居在宜兴,由于同志凋零,最终伤感成疾,于1627年,缪希雍去世于宜兴。缪希雍去世后,他的朋友为其办理了丧葬后世,钱谦益曾记载到:"当诸公结交之日。缪仲淳以布衣称长兄,仲淳殁,润甫经纪其后事,恤其寡媵,奋身为之。"① 最终缪希雍被安葬在宜兴的山中。

缪希雍在中医外感热病证治方面提出颇多创建,为后世的温病理论开拓了新的思路,他在杂病方面的学术思想也读后世有巨大影响,尤其是其对于脾阴的论述,对中医脏象理论有所发展,贡献颇大,他对于本草的研究,更是明代本草学的重要成绩之一,在中医发展历史上,缪希雍是一位功不可没的重要医家。

缪希雍亲炙门人为李枝(季虬),继承缪氏之学的有顾澄先、庄继光(敛之)、康浤(文初)、周维墀(仲甫)、徐鹏(仲鹏)、张应遴(选卿)、荣之迁、马瑞伯等。

---

① 钱谦益. 牧斋初学集[M]. 上海:上海古籍出版社,2009.

年　表

1553 年　　出生。
1561 年　　父亲去世。
1570 年　　患疟疾，自疗而愈。
1587 年　　结识丁元荐。
1590 年　　缪希雍与高攀龙相识。
1592 年　　缪希雍迁居宜兴。
1611 年　　庄敛之结识缪希雍。
1612 年　　高攀龙为缪希雍六十寿写祝文。
1621 年　　缪希雍定居金坛。
1622 年　　朱国桢为缪希雍撰写七十寿祝文。
1623 年　　《先醒斋医学广笔记》刊行。
1625 年　　撰写《神农本草经疏》的刊行题辞。
1627 年　　去世，享年 74 岁。

（罗大中）

主要论著

缪希雍. 先醒斋医学广笔记. 明天启三年（1623）刻本.

缪希雍. 神农本草经疏. 明天启五年（1625）毛氏绿君亭刻本.

缪希雍. 本草单方. 明崇祯六年（1633）华阴堂刻本.

吴 昆
(约 1552—1620)

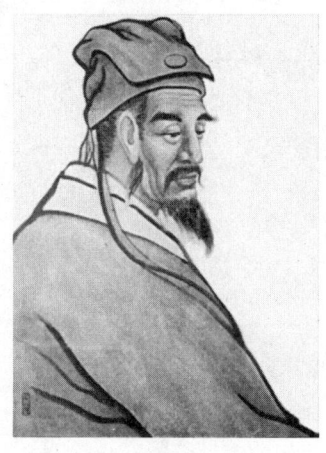

吴昆像①

吴昆，明代著名医家、医学理论家。早期弃儒从医、悬壶济世，师从余午亭，精审脉法，通晓针灸方药，"所至声名籍籍，活人无论数计"。吴昆学术造诣深，不仅在《素问》研究、方剂学研究方面具有突出的成就，又有大量医学著作流传于世，医学代表著作有《黄帝内经素问吴注》《脉语》《医方考》《针方六解》等。其诸多著作中，不仅可见其知识的渊博，更见其谦逊、勤奋、严谨的治学态度。结合自己丰富的临证经验，摒弃空谈、突破前人，重考证以校注经文之讹疑，参临床以阐发经旨之奥蕴。在中医理、法、方药及针灸等方面为丰富和发展新安医学，为祖国医学做出重要贡献。吴昆不愧为是明代集理论、方剂、针灸于一身的卓然大家。

吴昆，字山甫，号鹤皋山人，因其洞参岐黄奥旨，又因其医技精湛，活人无数，人称"参黄子"。② 安徽歙县澄塘人。吴昆生平里籍正史并无记载，吴昆生卒无确考，约1552—1620年。③ 出身儒门，祖父元昌、父之韬，"俱修德而隐者"。家中藏书甚为丰富，对《黄帝内经》颇多研究。叔祖吴正伦，为明代隆庆至万历间名医，曾治愈神宗朱翊钧疾病，以及穆宗朱载后贵妃之疾病而名闻朝野，后遭太医妒忌，饮毒酒而亡。堂叔吴行简，俱当地名医，15岁考举人未中，"投举子笔，专岐黄业"，家藏医书颇丰。吴

---

① 见安徽中医药大学新安医学文化馆展陈。
② 张莉，姚素琴. 新安名医吴家世考辨 [J]. 中华医史杂志，2000，30（3）：158.
③ 李经纬，林昭庚. 中国医学通史 [M]. 北京：人民卫生出版社，2000：566.

昆自幼聪明、勤奋好学，受家庭之熏陶常浏览医书。吴昆"日夕取诸家言遍读之"，时益加收藏，累积古今之书数万卷，其中医书甚多。吴昆熟读六籍文章，15岁时，已开始接触医学，通读《素问》《灵枢》《难经》《甲乙》《脉经》《伤寒论》等经典，精晓刘河间、李东垣、朱丹溪等诸贤医籍，为其日后行医、著书打下了良好的医学基础。

25岁时，举业不第，乡里长者劝其"古人不得志于时，多为医以济世"。由此专心于岐黄医事。随邑人余午亭习医，据吴氏著作中记载，为师教导主要从临证看病切脉，处方用药上，传授心得秘诀。3年后学有所成，听师指点，游历天下，访有道之士为师，不下72人，故有"七十二师"之说。上承祖传师教，下采民间精华，融百家于一炉，医技大有长进，在各地行医享有盛誉。[①] 3年后，游学于江浙、湖北、河南、河北等地，负笈万里，就"有道者为师"，故称有"七十二师"。余勉其出游。遍历三吴、江浙、荆襄、燕赵等地，师医道贤于己者，由是医学大进，兼之热心治病救人，声名很快传播开来。谦虚好学的品质，丰富了吴昆的人生阅历，开阔了医学视野。他注意吸收不同流派的医学经验及秘传，同时，广交朋友，拓宽了思维空间。

吴昆老师余午亭，明代歙县人。余午亭因堂兄余傅山之影响，研究医学，未尝一日废学。行医数十载，救人无数，人称"新安余氏医学世家"，曾和吴正伦创办"内科"，著有《诸症析疑》4卷，为内科之经典作品，另有《余午亭医案》《医宗脉要》等。

吴昆33岁时，为传授医学，带徒弟3人，方元振、汪跃德及侄孙吴子湛，并著成《医方考》6卷。起因于"世医昧于上古经论，不达于中古之方"，不明方义与方证关系，不明药物升降浮沉之性，以及宣、通、补泻、轻、重、滑、涩、燥、温之法，反正类从之理，而盲目执方用药疗病，危害性极大，于是选取古今良医之方700余首，"揆之于经，酌以正见，订之于证，发其微义"。同年，又将所读过有关诊病切脉的医书要点，摘抄为语录，重点注释或述之师传心得，著成《脉语》二篇。

吴昆43岁时对《素问》进行全文注释，著成《素问吴注》（自序作

①李济仁，童小林，胡剑北. 吴昆和《素问吴注》[J]. 安徽中医学院学报，1987，6（3）：22.

《内经吴注》）24卷。① 从该书参校友人名单推测，此时期吴昆可能在太医院里教授《素问》，整理者有太学生8人，太医院医生1人，儒生3人，礼部儒生3人，庠生6人，居士1人，共计21人。此书可能是吴氏授课讲稿，由众人整理收集而成。著述的动机自序曰："隋有全元起，唐有王冰，宋有林亿，尝崛起而训是经，是庶几昧爽之启明哉，待旦者较然睹矣，独其为象，小明则彰，大明则隐，谓之揭日月而行未也"，于是，"居常瞢度有熊，日术其旨而讨论之"，"不揣管陋，释以一得之言"，在王冰24卷本基础上，参考宋臣林亿新校正语、师传心得，发挥自己对文字音训、释义特长，进行了整理注释，使《素问》读起来通畅，文义明白，转难为易。从写序时间上推论，他对此书研究很早就开始，原因有二：一是祖父擅长《黄帝内经》研究，有家学庭训的治学传统。二是《医方考》对病证机理、方药注释，均显示他对《黄帝内经》研究功力。随着临证经验的积累，学识日丰，对以往针砭治验不能尽得其中之奥旨者，经过30年不断探讨，始破迷津，医学思想进入成熟期。

吴昆67岁时，带生徒23人（包括侄孙吴象先），将自己在针灸方面的研究心得，结合历代经典论述，医家歌赋，写成《针方六集》6卷，旨在羽翼明刊《铜人腧穴针图经》的学习使用。在编纂此书之前，吴氏订校滑寿《明堂图四幅》（又作《正伏侧人脏腑明堂图》）。据马继兴先生考证，此图重刻在明代万历五年（1577）。它不同于《铜人腧穴针灸图经》《针灸大成》之铜人图，是学习针灸学的重要文献，故一并收入此书卷首"神照集"中，形成该书图文并茂的著述特点。

吴昆读书著述涉及正史、野史、笔记小说、易学、数术、运气等多方面，这是吴昆著作中能多角度阐述医学理论的关键。如以《易经》水火既济，九六阴阳解释《内经》阴阳，以《尚论》释五行原委，以《史记》《北齐书》《魏志》《南唐史》《太平御览》《泊宅编》《遁斋闻览》《内则》等野史笔记医药内容，增添到《医方考》里，为生动全面的认识中医应用于实践提供了诸多思路。另据丹波元坚《医籍考》"亡名氏鹤山人传"分析，吴昆还著有《十三科证治》《参黄》《砭炳考》《药纂》等书，惜今

---

① 余瀛鳌，李经纬. 中医文献辞典［M］. 北京：北京科技出版社，2000：324.

已佚。①

精晓诸贤医籍　著书立说广博

吴昆一生勤奋，著述甚多。在游历各地拜师学技期间，校注整理了滑寿的《明堂图四幅》。33岁时，选取古今良方700余首，"揆之于经，酌以正见，订之于证，发其微义"（《医方考》自序），著成《医方考》6卷，开方剂学之先河，是明代重要的方剂学著作之一，也是我国首部注释医方的专著。其临床实用价值享誉国内外，对后世影响也较大，清汪昂仿吴氏遗意而扩充之，撰《医方集解》。清代吴仪洛又取吴、汪所辑而增改，为《成方切用》。杨守敬《日本访书志》盛推本书为"医家巨擘"。

吴昆同年著成《脉语》2卷，在医学史上属首次论述并规范了医案的完整格式，反映出明代医家临证经验之丰富以及追求实用的价值取向。② 随着医学知识的厚实积累，临证实践经验之丰富，43岁时才慎重地将《黄帝内经素问》的校注训释付诸于行动，著成《素问吴注》，是吴昆一生中最有代表性的著述。清代汪昂《素灵类纂约注凡例》对此有高度的评价，认为"《素问吴注》间有阐发，补前注所未备"。《安徽通志艺文考稿》中言其"深入显出，治《内经》者，皆当读之"。吴昆67岁时，将自己临床心得，结合历代医家实践经验，著成《针方六集》，此书强调针药并用，应用价值较大。以上著作均流传于世，影响广泛而深远。

据《医方考》附载"亡名氏鹤皋人传"分析，吴昆还著有《十三科证治》《参黄论》《砭焫芮考》《药纂》等书，已佚。综上可见，吴昆可谓是明代集理论、方剂、针灸于一身的卓然大家。③

吴昆的著作，自明代万历年以来，距今已500余年，影响较大，流传较广的著作主要有：《素问吴注》《医方考》《脉语》《针方六集》4种，其余著作流传少。现将四种医著版本状况做如下介绍。

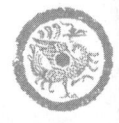

---

① 郭君双. 吴昆生平著作考[J]. 中医文献杂志，1999，4：10.
② 李经纬. 中国医学百科全书·医学史[M]. 上海：上海科学技术出版社，1987：16.
③ 王乐匋. 新安医籍考[M]. 合肥：安徽科学技术出版社，1999：25.

一、《医方考》6卷附《脉语》2卷

二书是同年同时所刊，据《中国中医古籍总目》介绍存世21种版本，其中明刻13种，抄本2种，日本刊本5种，民国排印本2种。另据三木荣《朝鲜医学史》、崔秀汉《朝鲜医籍通考》记载，《医方考》《脉语》均有朝鲜刻本存世，年代未详。

归纳上述版本：早期刊本有2种，来源明显不同。①万历十四年亮明斋刊本，保存有江东之、方时化序，无汪道昆序（明代史学家），参校者6人：友人黄基、蒋中谷，门人方元振、汪跃德、汪总，从侄吴子湛。依此分析，此本当为其弟子、亲属所授亲传之本，为善本无疑。②万历十四年友益斋本，有汪道昆、江东之、方时化序，参校者为同乡方处厚所为。由于汪序最早，是研究吴昆生平重要文字依据，故版本价值、文献价值均应受到重视。日本刊本基本属于一种流传系统，即日本元和五年梅寿本，其余为此本翻本，抄本状况未及考察。《中国医学大成》本，据曹炳章序云"每书必选精刊、初印、足本，其他亦多为明刻精本、家藏孤本"，此本应为精善之本，其中保留诸本脱落的方名一处。

二、《黄帝内经素问吴注》24卷

《中国中医古籍总目》载有今存世14种版本，此书虽然版本多，但彼此差异不大。清代刊本多沿习明代几种刊本特点，该书早期刊本系统有二：①万历三十七年石室本，保留吴序、张元裕序，但目录有脱，参校人名单有脱。吴昆书成以后（1594），未能刊刻，但在歙县曾有流传，尤为喜欢岐黄医术者所看重，故在万历己酉（1609），由张元裕氏写序刊行，以清除后学对《素问》学习上的"迷醒之疾"。据自序、张序以及书口作"内经吴注"等特征，均符合万历三十七年刻本鉴定。万历刻本属此系统，行款相同，然脱张序。②光绪二十年程梁本，是程氏购得万历原版书而重刻，此本有多处与石室本系统有异，但目录、校阅人名完整，似明代另一版本系统。

三、《针方六集》6卷

《针方六集》成书于明万历四十六年（1618），是一部汇集前人针灸理论和实践的针灸专著。程处士（程标）为感谢吴昆治愈疾病之恩而开刊此书，今传世仅有二种本子：①明刊本。北大藏本，无牌记，卷首有自序，正文首行下有"古歙鹤皋吴昆述，海阳玉阉程标梓"。明堂经穴总图二幅，各为五个半版版面（均有书口象鼻）接续而成，书口刻工姓名为"黄鼎"。重庆图书馆所藏惜未能见到。②抄本。删去所有图谱，误字较多，此本抄自明代程标本。明刊本的版本价值在于反映明代安徽地区雕版工艺，采用拼版雕刻印刷技法，人体绘画按5：1比例。由于木雕艺术自清代雍正以后才采用7：1人体绘画比例，故吴氏明堂图谱具有极高的文献价值。《针方六集》全书共分6集，第一集为《神照集》，主要介绍经络、腧穴、骨度分寸等内容，该集附图相当全面，计有30多幅；第二集为《开蒙集》，论及五门八法，注窦太师《标幽赋》，还有六十六穴日时主治穴、《难经》五门主治、十二经为病补母泻子成法等内容；第三集为《尊经集》，摘录《灵枢》《素问》《难经》等有关经典著作中的针灸论述148条；第四集为《旁通集》，论述针药及针刺手法等；第五集为《纷署集》，共收录腧穴641个（包括双穴在内），列举了腧穴的主治作用，并按照头、背腰、耳、颈、肩、胸腹、四肢等各部排列，形式基本与《针灸甲乙经》相似；第六集为《兼罗集》，收辑了大量的针灸歌赋，如《玉龙歌》《天元太乙歌》等。吴氏对针灸和药物的作用也详加比较，一方面强调"是药之多不如针之寡也"，认为药品繁而不简，不如九针方便；一方面又强调"针不难泻实而难补虚"，认为针刺偏于泻实，在补虚方面当以药物为长说明吴氏在针刺与方药的比较是有自己见解的，他倡用针刺泻实，用甘药补虚。在针药比较和运用方面创造了不少新的方法，突出了针灸治疗方法与方药治疗方面的共通性，为研究针灸与方药在治疗上的关联做出了有益的贡献。综上可见，《针方六集》在总结前贤针灸理论的同时，汇聚了吴昆自己的临证经验和见解，是针灸学发展史上的又一重要专著。该书内容详尽，资料丰富，是明代以来研习针灸者的重要参考书之一。

据丹波元坚《医籍考》"亡名氏鹤皋山人传"分析，吴氏还著有《十三科证治》《参黄论》《砭鹄考》《药纂》等书，惜今未能见到。从吴氏已出版传世的医著中看，这些作品完全是可能的事，如《医方考》对贝母、柴胡、杏仁、糯米、醇酒、橄榄、白曲、麦芽、山楂、淡豆豉、麝香、枳枸子、乌梅、香薷、云母等药物所做的考证，以及分析方剂组成的药理作用，显示了吴氏对药物研究的功力，著有《药纂》是十分自然的事。再如该书论病说因，涉及伤寒、内科、外科（痔漏、痈疡）、耳鼻咽喉眼、妇人、小儿、痘疹、养生等临床各科范围，因医生精通十三科乃是明代任用医生的标准，故著此书不是难事。再则，《针方六集》是专论针刺、灸艾之文，而吴氏以综合医学的观点，认识微针之奥，精专于砭鹜文集研究，笔触所及而著有《鹜考》。

学识渊博而谦逊　　治学严谨兼创新

吴昆弃儒从医、悬壶济世的同时，能够著书立说、流传于世，不仅可见其谦逊、勤奋、严谨的治学态度和渊博知识的学术功底，更重要的是，对后人来说从其著作中能够看出他理论密切联系实际，摒弃空谈，突破前人，多有发挥的可贵创新精神，深为后人所推崇。所以后人对他"在医理、经旨上每多发明，当推冠首"① 的评价中肯贴切，恰如其分。

中医古籍，特别是早期的一些重要典籍，由于历史、学术发展及认识水平等诸多原因，与诸文史古籍的某些特点颇有相似之处，即具有多学科知识结合或混合的特点，《素问》便是如此。它是以医学内容为主体，蕴涵着众多学科如哲学、社会科学、天文、地理、术数、气象、物候、历法、音律等"百科全书"式的鸿篇巨制。吴昆对此深有体会，认为其"上穷天纪，下极地理，中悉人事，行之万世不殆"（《素问吴注》序）。因此对《素问》的校注训解，如果没有丰厚的医学知识、广博的传统文化素养，以及卓越的驾驭知识的智慧和本领，是无法担当校注《素问》这一难度极大之重任的。从吴昆所著《素问吴注》以及《医方考》中所引证的大量文献资料，也可看出他是一位博览群书、学识渊博的大医学家、大学问家。如他在《医方考》中引用了《周礼》《内经》《商书》《太平御览》《魏志》《本事方》等文献，在《素问吴注》中引用了《易经》《山海经》《尚书》《论语》《甲乙经》《诗经》《伤寒杂病论》等 30 多种文献。程梁序曰："尝考《内经》一书，著者十有余家，其中理解明晰者，均难出于吴君鹤皋之右矣。"没有渊博的学识、扎实的学术功底，吴昆是很难著成《素问吴注》的。据此而论，吴昆知识广博是毋庸置疑的。但《素问吴注》序中吴昆言"不揣管陋，释以一得之言，署曰《内经吴注》"。"业成欲悬书国门，以博

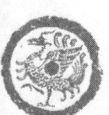

---

① 张其柽. 新安医家研究《内经》概要 [J]. 安徽中医学院学报, 1990, 9 (4): 18.

弹射，徒以云山木石之夫，无能千金礼士，职是焰然斯道也。"《脉语》序中亦言："是以人为试耳，世之疲癃生理残障，将安赖之，于是以孤陋之闻，集成语录二篇，以告同志，虽未敢以为可传。然杨园之道，倚于亩丘，是亦行远升高之一助云尔。"足见吴昆之谦逊。

《素问吴注》是吴昆以王冰24卷本为底本，参考宋臣林亿"新校正"，以自身深厚的儒学功底，进行整理、注释而成。他崇尚《素问》，谓"《内经》（按：实指《素问》）象日，《灵枢》象月"，认为全元起、王冰、林亿"尝崛起而训是经"，但"小明则彰，大明则隐，谓之揭日月而未行也"，于是"居常晷度有熊，日求其旨而讨论之"。吴氏对《素问》进行的校注共4867条，其中校改（凡吴氏移动、径改原文，是他以特有的方式对原文进行校勘。有人对此褒贬不一，见仁见智，但所改所移之处，真知灼见者不乏其例。本文对其所改所移之处特以"校改"类之名之）原文258条，注释4366条，注音243处。如果没有严谨的治学态度，是不可能付出如此大量艰辛工作的。如对《疟论》篇"夫病刻疟皆生于风，其蓄作有时何也"之注云："病刻，亦疟也。""旧注病刻，老也。予著《医方考》时犹从之，今觉非矣。"其严谨治学态度可见一斑。他为了著成《医方考》，选取良方700余首，"揆之于经，酌以心见，订之于证，发其微义""考其方药，考其见证，考其名义，考其事迹，考其变通，考其得失，考其所以然之故，匪徒苟然志方而已"（《医方考》序）。吴昆在校注经典时，并不墨守成规、囿于古注，常能利用临证医学家的优势，结合临床实际，以临证实例"补前注所未备"而突破前人。如对《五脏生成篇》"诊病之始，五决为纪，与之其始，先建其母"中的"先建其母"，历来解释颇有争议。对此处之"母"，王冰解释为五气，张介宾认为是指病因，马莳认为是五脏相乘之气。吴昆则能从临证实践出发，认为"母，应时之胃气也。如春脉微弦，夏脉微钩，长夏脉微，秋脉微毛，冬脉微石，谓之中和而有胃气。土为万物之母，故谓之母也。"吴昆之注可谓独具风采而且切合临床实际，既洞彻其理论内涵，于临床实践也有重要的实用价值。诸如此类，在《素问吴注》中类则不鲜。吴昆理论之所以能够突破创新，有所阐发，皆源于他在临床实践中"不胶陈迹"的创新意识。他尝曰："以古方治今病，虽出入而通其全，不然，是以结绳治季世也，去治远矣。"所以"每诊疾，金曰易平，山人（吴昆别号，下同）曰此在死例；金曰难痊，山人曰此可生也。卒不逾山人所云"(《鹤皋山人传》)。正是因为吴昆在行医过程中不是执古方以待病，而是诊候以裁方，以证设法，以证处方，一切医疗行为从实际出发的态度，成为他积累宝贵临床实践经验的思想基础。所以他在校注《素问》时不仅运用了以经释经的传统模式，而且能在创新意识的指导下，运用自己十分丰富的临证经验，对不合临床实践的原文或前人训解，能予以果断的校改和批判，为后世治经树立了理论联系实践的典范。

深究《内经》辨证理法　针药结合阐发医理

　　针灸与药物是中医治疗的重要手段。但由于种种原因，人们往往重方药而轻针灸。吴昆在深入研究《黄帝内经》的基础上，对针灸与药物两种疗法进行比较，在《针方六集·旁通集》中系统地阐发了"针药二途，理无二致"的观点。吴昆主张针药同理，指出，药物有气有味，有厚有薄，有升有降；而针刺有浮有沉，有疾有徐，有动有静，有进有退，此异途而同理。药有入肝、入心、入脾、入肺、入肾之殊，有为木、为火、为土、为金、为水之异；而针有刺皮、刺脉、刺肉、刺筋、刺骨之殊，有取井、取荥、取输、取经、取合之异，此异途而同理。因此，"针药二途，理无二致"。用不同针刺手法可达到药物阴阳升降作用的效果，取井荥输经合，刺皮脉肉筋骨与药物酸、苦、甘、辛、咸分别治疗五脏疾病的机理是一致的。

　　吴昆把针刺手法与方药作用形象地进行了分析。他说："动退空歇迎夺右，皆泻也，犹方之青龙、白虎、陷胸、承气，有泻而无补也。推纳进搓随济左，皆补也，犹方之益气、养荣、八珍、十全，有补而无泻也。"吴昆还从审气、保元、方药配伍、炮炙与穴位配合、取法与刺法、用药剂型与用针刺法、用方大小与刺穴多少等方面进行比较，说明针药同理。用药必须审气，辛热、辛温、辛凉，气之殊也；用针亦必须审气，经气、邪气、谷气，气之殊也。"病态千端，候气施治"，"药家必审而用之""针家必审而用之""用药以元气为重，不可损伤""用针亦以元神为重，不可轻坏""方必君臣佐使，药必精良炮炙""穴有阴阳配合，则君臣佐使也；穴得其正，则精良也；刺合于法，则炮炙也。""药有轻剂、重剂、平剂、调剂，因病而为之轻重也；针有巨刺、缪刺、微刺、分刺，亦因病而为之浅深也。""药有小方（一药主一病）不足以去病，故立重方。重方者，二方、三方合而一之也，此犹合纵连横，用众之兵也。针有特刺（一穴主一病）不足以去病，故主群刺。群刺者，原、别（络）、根、结，合而刺之也。"虽然针药治病同理，但是，二者各有长短。对此，吴昆也予以客观、公正的评价。他说："败血积于肠胃，留于血室，血病于内者，必攻而去之，药之所长，针不得而先之也。败血畜于经隧，结于诸络，血病于外者，必刺而去之，针之所长，药不得而先之也。"吴昆这种事实求是的科学态度，对于我们扬长避短，合理施用针药，具有一定的指导作用。

既然针灸与方药治病机理相同，那么在临证时，就可以根据疾病的具体情况，结合针药之长短，当针则针，当药则药，当针药配合则针药兼施，辨证论治。吴昆还在《针方六集》卷2的《八法针方》、卷四的《揆八法》中，总结出针药兼施的范例。

对于冲脉、足太阴脾经、阴维脉、足阳明胃经和手厥阴心包经的病症，宜刺公孙、内关二穴，使经气通行，三焦快然，疾去内和，并可配用泻心、凉膈、大小陷胸、调胃承气诸方治疗。对于带脉、足少阳胆经、阳维脉和手少阳三焦经的病症，宜刺足临泣、外关二穴，使表里皆和，营卫流畅，并可配用三化、双解、大小柴胡、通圣、温胆诸方治疗。对于督脉、足太阳膀胱经、阳跷脉和手太阳小肠经的病症，宜刺后溪、申脉二穴，使经气通行，上下交通，并可配用麻黄、桂枝、葛根、青龙诸方治疗。对于任脉、手太阴肺经、阴跷脉和足少阴肾经的病症，宜刺列缺、照海二穴，使经气通行，四脉通调，并可配用三黄、二母、二冬、犀薄甘桔诸方治疗。

在《针方六集》卷2中，吴昆根据《内经》《难经》的五输理论，将脏腑辨证与经络辨证有机结合，演绎成五脏六腑十二经脉的五输主病，即按五脏六腑十二经脉分别取五输穴的五门主治说。这里的"五门"，指十二经的井荥输经合穴，因其流注气血，开合如门户而名。对五门主治的原理，吴昆还根据五行学说进行了阐发。他说："以上五门主治，古针方也。盖以阳井金，阴井木，所以主治心下满者，金病则责郁，木病则不得条达，故令心下满也。阳荥水，阴荥火，水病则阴亏，火病则益炽，故令身热。阳俞木，阴俞土，木主筋，筋根于节，土主肉，肉附于体，故令体重节痛。阳经火，阴经金，火乘于金则病喘咳，金火相战，金胜则寒，火胜则热，故主喘嗽寒热。阳合土，阴合水，水败则火失其制，而作气逆；土败则水失其防,而作洞泄,故主气逆而泄,此五门主治之义也。"

《金针赋》始载于徐凤的《针灸大全》,其中提出了烧山火、透天凉、青龙摆尾、白虎摇头等复合针刺手法,对后世影响较大。吴昆认为《金针赋》虽不失为关于针刺手法的重要文献,但亦存在谬失之处。李东垣著《内外伤辨》,救认证之谬,丹溪作《局方发挥》,救用方之失,吴氏仿之,著"修《金针赋》",附于《针方六集·旁通集》。"修《金针赋》"的目的是对其中缺乏理论依据,与临床实际不符之处予以修正。对全赋大多数合理的部分,吴昆予以肯定,并为之作注或批曰:"此妙。"由于吴昆等医家对《金针赋》的修正与完善,使《金针赋》中烧山火、青龙摆尾等传统针刺手法得以继承并广泛运用,而补泻分男女、早晚、上下不同等缺乏理论依据的不合理部分得以摒弃,促进了刺法的学术发展。

年　　表

1552 年　　出生于安徽歙县。
1567 年　　从师余午亭始学医。
1577 年　　举业不第,专心于岐黄医事。
1584 年　　著成《医方考》6 卷,《脉语》2 篇。
1587 年　　带徒弟 3 人,传授医学。
1595 年　　著成《素问吴注》24 卷。
1618 年　　带生徒 23 人,著成《针方六集》6 卷。
约 1620 年　去世。

(刘玉玮)

主要论著

吴昆. 黄帝内经素问吴注. 明万历三十七年己酉(1609)石室刻本.
吴昆. 医方考. 明万历十二年甲申(1584)崇善堂刻本.
吴昆. 针方六集. 明万历四十六年戊午(1618)程标刻本.

聂 尚 恒
（约 1567～1572—?）

聂尚恒，明朝著名医家。一生为官，然耽嗜岐黄，兼研医药。于儿科痘、痧，痢疾等证治，尤有心得，发人所未发。其博取精研，深思悟透，不胶古方，不拘成说，临证明察秋毫，辨证的确，注重调理气血，顾护脾胃，熔寒温清补治法于一炉。

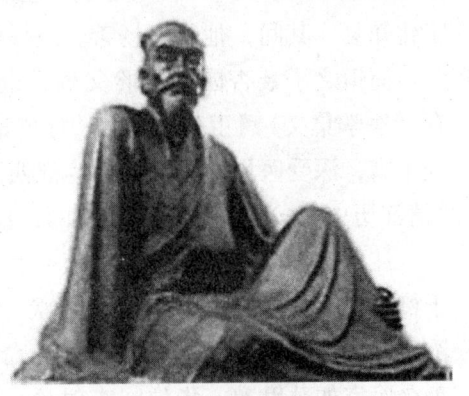

聂尚恒像①

聂尚恒，字惟贞，号久吾，生卒年不详。明朝隆庆末年（1567—1572）出生于江西清江永泰镇大观桥。在他为官的一生中，耽嗜岐黄、究心医药，精察病情，医名噪于赣闽两省。然而，清代御医朱纯嘏于《痘疹定论》中有言："惜当时（尚恒）以儒臣显，不列名于医林。"② 因此，他的医学贡献几乎湮没无闻。

尚恒之父聂素贵，少时曾入赘姐家李氏，从其姓。天资聪颖，以孝悌闻名。曾读陈白沙先生集，认为为学之道，须从静中养，遂师从吉安罗文恭先生，潜心理学。后授大仓司训，力主实践而戒浮侈，为众士所心悦诚服，遂升六合谕。其间，清廉耿介，多为善政，渐以名显，于是复姓聂。③

尚恒少时曾随父任大仓，曾师事王龙溪、王荆石两先生，大见称赏。明万历十年乡试中举，然六上春官不第。明万历中由乡荐为庐陵教谕，适逢吉安王南塘先生联白鹭青原智庚会，尚恒喜甚，乃入会复受理学，三历

---

① 樟树药都公园聂尚恒石雕坐像。
② 朱纯嘏. 痘疹定论［M］. 清乾隆三十四年己丑（1769）沈大成刻本.
③ 陈锡麟. 新淦县志·卷8·儒业［M］. 同治十二年刊本.

寒暑不辍，益扩前所未闻。尚恒后升抚宁（今河北抚宁县）知县，山海关计破外寇侵袭而立战功。他扶民惩恶，正气浩然，革除因签军而致百姓家破之旧条议，又推却归还貂客参贩的规例钱财，因而深受黎民爱戴，同时也遭奸佞妒嫉，得罪当事权贵，遂南下而改任福州教授，后升福建汀州府宁化知县。其间，他惩恶扬善，筑堤便民，卓有政声。①

尚恒之子聂杏园，幼聆父训，秉承家学，弃仕途而终生专力于医，著有《医学集义》《卫生一助》《疔疮论》《咽喉说》等书。其医理渊博，经验丰富，深受医界之景仰，成为江西清初一代名医。江西《清江县志》载："清江历史上父子相传卓有成就的，首推明代聂尚恒、聂杏园父子。"②

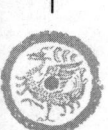

江西省樟树市药都公园，塑有聂尚恒的铜像，并有碑文。药都公园位于樟树市城市中心，呈不规则形状，南边与药都大道紧邻。公园药都特色浓厚，东门是以"泽泻神曲"中药命名的牌坊门，园中桥梁壁上饰以历代著名医家如孙思邈、华佗、李时珍、侯逢丙等的头像浮雕，栩栩如生。公园北边，即为医家塑像群，其中有葛洪、李时珍、黄石屏等人，聂尚恒位列其中，掩映在绿树丛中，尚有很多铜像的碑文，字迹剥落不可辨认。此塑像为一坐像，约高1.2m，底座约高半米。聂尚恒戴帽，长髯，右手撑地，右脚平躺于地，左脚支起，左手搭于左脚脚踝处，身体略向右前方，目光远视，神态安详，其衣褶纹理清晰可见。据樟树市史志办资料，此塑像群2004年由湖北省美术学院承建。底座嵌有碑文，上书："聂尚恒，明代妇幼科专家。字惟贞，号久吾，清江大观桥（今樟树市永泰镇大观桥）人。明万历任福建宁化县令，以为政清廉、医理精通而闻名。著有《医学汇函》《医学源流》等。其高尚的医德、高超的医术和精深的医理，在中国医药学史上写下了光辉的一页。"

聂尚恒一生究心医术，博览方书，精察病情，写下了《活幼心法》《医学汇函》《奇效医述》等多部著作，尤其在儿科痘疹和治痢方面，发前人所未发，成效卓著。

聂尚恒的《活幼心法》一书约刊于明万历四十四年（1616），由于刊本繁多，书名多变，造成了很多混乱，其实存在很多的同书异名现象。根据

---

① 陈锡麟. 新淦县志·卷8·宦业 [M]. 同治十二年刊本.
② 江西省清江县志编纂委员会. 清江县志 [M]. 上海：上海古籍出版社，1982：530.

内容对比，《活幼心法》又名《活幼心法大全》《痘疹活幼心法全书》《痘疹活幼至宝》《慈幼金针》《痘暗秘旨》《痘科良方》《痘门方旨》《活幼心法摘抄》《痘科定论》《清江聂氏痘科八卷》等。此外，《活幼心法》与《痘疹慈航》一书的关系在《续修四库全书总目提要》中辨析得非常清楚。《痘疹慈航》成书早于《活幼心法》，后者其实为前者的后定本。"是书（《活幼心法》）与之（《痘疹慈航》）大同小异，乃康熙中东吴周京两鄢所编，评语甚详……其与痘疹慈航异者，卷一总论，彼书仅有四则，此增辨虚实寒热之异，晰气血盈亏消息之理二条；末论杂证，多有增入，盖为后定之本。书名之异，当因彼书重痘疹，此则兼载杂证，故以活幼统之也。"①聂氏在儿科痘疹方面颇有心得，自成一家，其治痘以培元为先，解毒为后。力避前人苦寒直折的流弊。"后来治痘以气血为主者多宗其说，固自成一家之言也。"现存有《活幼心法》1862年敦厚堂刊本、宏道堂刻本、1931年无锡日升山房刻本。

聂尚恒著作中的很大一部分，均辑入了《医学汇函》，如《历代医学姓氏》《运气》《导引》等约成书于明万历四十四年（1616），辑入其卷1；《八十一难经图解》约成书于明万历四十年（1612），辑入其卷2；《医学源流》《本草总括分类》约成书于明万历四十四年（1616），辑入《医学汇函》之卷12、卷13。《医学汇函》又称《聂尚恒医学汇函》《医学类函》，现存明崇祯跃剑山房刻本、明末带月楼刻本。1999年华夏出版社曾出影印本：《中国本草全书》第66卷，收录其卷12、卷13。

《奇效医述》一书，刊于万历四十四年（1616），为聂氏退归后，总结为官过程中的病案，收案例40余则，多为聂氏治其姻戚僚友，家人仆妇所获验者。每案备述其首尾曲折、因机证治，案后附原用方药及剂量、炮制、服法等，颇为详备可信。1984年，中国古籍出版社将《奇效医述》日本万治四年（1661）松梅轩翻刻本影印付梓，重新问世。

因此，可知聂尚恒的著作主要有《活幼心法》《奇效医述》《医学汇函》三部。

---

① 中国科学院图书馆. 续修四库全书总目提要（稿本）[M]. 影印本. 山东：齐鲁书社，2009：10-465.

活幼心法 痘疹全书

张赞臣《中国历代医学史略》说，痘疹之名，在古代医籍中没有记载，也没有"痘"这个字。痘疹之病盛于宋，当时诊治皆宗钱仲阳、陈文中两家，钱用凉药，陈偏温补，直到元代朱震亨才用解毒、发表、和中，三法兼用。但是，朱震亨的治法仍不完备。聂尚恒的《活幼心法》和魏桂岩的《博爱心鉴》刊出后，治疗痘疹才有了一定的"标准途辙可循"。痘疹是儿科中两种重要的病症，为害广而烈。前代医家痘疹不分，或痘详而疹略。聂尚恒兼顾了两者，论述颇详。《活幼心法》一书，上卷重点讨论痘症，对于痘症的病源、气血盈亏消长的机理、虚实寒热之异、炮制用药之法，痘症初期的顺证和变证的治法和方药，痘症出齐后灌脓数日内的顺证和变证的治疗和方药，痘症浆足回水至结痂还原数日内的顺证和变证的治法方论以及痘症夹斑丹、夹麻疹、倒靥、痒、痛、内胀、发疔、发痈、臭烂、衄血、水泡、口疮、咽喉、失声、呛水、小便不利等危急病证的治疗方法做了详细的论述，发前人所未发；下卷除附"痘症或问六条""治痘医案十一条"外，着重介绍麻疹、惊风、吐泻、疳、痢等多种杂症的辨证治疗，尤其是对麻疹各期证候的描述尤为详细，所拟治则、方药至今仍在临床使用。

一、治痘以培元为先，解毒为后

聂尚恒《活幼心法》汇集了历代医家所长，并对诸家治痘法之优弊进行比较，然后提出了自己的见解。他认为，刘河间用寒凉药、钱乙用解毒法、张洁古和王海藏泻心火为治，均有不足之处，尚恒继承宋代陈文中温补之治，提出痘疮治疗以补益气血为主，并结合小儿体质强弱，灵活用药，顾护脾胃，尤其是对痘疹出不快或颜色不红活，或痘色白而顶陷、当灌脓不灌脓或当结痂不结痂者，当速用温补，扶胃气、助气血，用参、芪、归、术等药，若力不及，即加入木香、丁香、桂附之药，但不可加入芩、连、翘、蒡等寒凉药物而损伤气血。书中再三告诫，痘已出及结痂前，禁忌一切清心火之药。该书为后世儿科医家所重视，在痘疹专著中影响较大，清代儿科医家朱纯嘏称该书是"集痘疹之大成，开幼科之法眼"。

有一次，尚恒的次女6岁出痘，发热甚缓，至二日，面与手微有痘影数点，至第四日痘影仍是数点且带白色，但困倦嗜卧，不思饮食。尚恒认为，若痘疮轻少，不满百粒，当精神清爽，饮食如常，今困倦嗜卧，不思饮食而痘影淡白，当为"血气虚弱，送毒气不出故也"，于是以温中益气汤托之，服一剂而皮下红点隐隐，服二剂而痘出大半，一日一夜，连服四剂而遍身出齐。尚恒为何如此辨证呢？原来，此女未出痘数日前曾患发热呕吐稍伤胃气，"是以血气弱而送痘不出，必待温中托里而后痘出也。"有一婢女与尚恒之女症状相同，然其数月前曾经出赤痘，遍体稠密，其父母误认为已经出痘，遂只以莴菜汤及粥食与之，至第六日忽然变症，痰涌直视，须臾即死，"此痘不出而内攻之祸"。尚恒于是叹曰："治痘于当出不出之时，若不能察其虚实而逐之出外，其不测之变甚可畏也。"此即用温补法治愈痘疹的一个鲜明的例子，不独如此，尚恒在痘疹治疗过程中，能够明察虚实，灵活运用各种治疗方法，均收到了满意的效果。①

二、治痧发人所未发，疗效卓著

尚恒对于痘疹和麻疹两种病症的异同点，从形、因、证、治方面做了深入的比较："痧疹形如沙，痘疹形如豆，皆象其形而名之也。痧痘俱胎毒而痘出五脏，脏属阴，阴主闭藏，其毒深而难散；痧出六腑，腑属阳，阳主发散，其毒浅而易散；脏阴多虚寒，故痘可温补，腑阳多实热，故痧宜解散。"② 尚恒从阴阳属性上对痘、痧两种病做了区分，从而提出了截然不同的治疗方法，在此基础上，尚恒提出了麻疹四忌：

一忌荤腥生冷风寒。聂尚恒云："出痧疹时，大忌食荤腥，食生冷，冒犯风寒，皆能使皮肤闭塞，毒气抑郁而内攻也。"忌食荤腥、生冷，是因为患者患麻疹后，抵抗力下降，其消化机能也随之减弱，油腻生冷食物除容易导致消化不良，更主要的是能引起一些过敏反应，同时也影响疹子的向外透发。在寒温调摄方面，麻疹患者最忌冒犯风寒，一旦禁忌调护失宜，汗出当风，便易发生种种变证。

二忌骤用寒凉。聂尚恒云："初发热时，最忌骤用寒凉，以冰毒使毒气抑遏不得出，则成内攻之患。"麻疹过程中出现发热的确是一种正常的病理反应，若骤用苦寒药以清热，"恐不足以解外热，而适足以阻内热，使不得

---

① 聂尚恒. 痘疹活幼心法·治痘医案十一条 [M]. 清乾隆四十六年辛丑（1781）芸生堂刻本.
② 聂尚恒. 痘疹活幼心法·卷8·痧疹 [M]. 清乾隆四十六年辛丑（1781）芸生堂刻本.

出也"。麻疹出疹期，热势一般都较高，并多有口渴、烦躁、身热等症状出现，只要没有神昏、抽搐、腹胀、便秘、喘满等危险的症状，待疹子出齐之后，其热便会逐渐下降以至消失，故有"麻属火候，出自六腑，先动阳分，其发热必大"和"麻非热不出"的说法。

三忌误用辛热。麻疹过程中有出现不发热的情况，无论是哪一种因素引起不发热者，均不宜轻易选用辛热助阳药，因此，尚恒指出"初发热时，最忌误用辛热以助毒，如桂枝、麻黄、羌活、苍术、丁香、肉桂、砂仁之类，能使毒壅蔽而不得出，亦致内攻之患。即有痧麻初起，四肢逆冷，乃火极似水之故，不可妄投热药，痧现自然渐和"。此外，他亦反对"天气大寒，宜用辛热，如桂枝汤之类发之"的治痧主张，认为："天气大寒，只宜置之燠室，谨避风寒可也。且天气虽寒，而人身之热毒未必减也，而多用辛热，岂理也哉？"可见，力戒辛热助火的治痧主张。

四忌用补涩。对于麻疹过程中的泻泄，很多医家认为不可止，如元代朱丹溪云："利不必止，毒以利松。"明代徐谦云："疹家不忌泻，泻则阳明之邪热得解，是以表里分消之义。"清代张璐云："泄泻为麻疹之常候，热邪得以开泄也。"聂尚恒在深研前代医籍和继承前代医家治麻经验的基础上，提出了相同的看法："麻出之时，多有自利不止者，其毒亦因利而散，此殊无妨。如泄利过甚，则以加味四苓散与之。切忌用参术诃蔻补涩之药以图速止，重则令腹胀喘满而不可救，轻则变为休息痢缠绵不已也。"这是他对麻疹初期和出疹期症见泄泻所提出的用药原则。在麻疹后期，聂尚恒也认为："痧后泻黄红色，乃内有伏热，加木通、车前子、黄芩可也，记之记之。"麻疹过程中出现泄泻，并不防碍疹子的透发，一般情况下，也不会造成液竭阳脱。相反，泻利还可以清除肠内障碍物，有利于邪毒的排除，从而减轻内热。

在麻疹治法方面，聂尚恒提出"惟在宣发其毒，以尽出之于外""初发热时必当发表，见形即宜清凉，其用药最忌酸敛、温补、燥热"。由此，他根据麻疹病程初、中、晚的不同，提出了许多实用的方剂，如：初发热欲出未出之时宜用宣毒发表汤（升麻、白粉葛、防风、桔梗、荆芥、薄荷、甘草、牛蒡子、连翘、前胡、枳壳、木通、淡竹叶），痧麻已见形一二日内宜服解毒快斑汤（连翘、牛蒡子、荆芥、防风、蝉蜕、山楂肉、归尾、生地、桔梗、黄芩、川芎、干葛、紫草），痧疹已出而红肿大甚宜用化毒清表汤（牛蒡、连翘、天花粉、地骨皮、黄连、黄芩、山栀、知母、干葛、玄参、桔梗、前胡、木通、甘草、薄荷、防风）等，切合临床实用，颇具价值。①

奇效医述　临证医案

《奇效医述》2卷共收验案43则，其中内科29例、妇科9例、儿科5例。他常以"达则为良相，不达则为良医"自勉，在为官之余，博览医书数十年，并乐于治病救人，由此记下了这部临床医案。凡患疾而以躯命来托者，聂尚恒"不论亲疏贵贱，皆尽心为之调治，是以每每取效，而其效又多奇也"。何以能获奇效？聂尚恒自陈："凡病有易治者，皆求治于时医，不求余治也。其有病危难治，时医束手者，然后求救于予。余不计其危而治之，十尝活其八九，与寻常功效不同，此其所以奇也。"② 这也是《奇效医述》书名的来历，由此可见聂尚恒高超的医术和高尚的医德。

一、注重气机，调理气血

《奇效医述》所载43则验案中，众多处方都用了调气之品，或直投木香、香附、枳实、厚朴、玄胡索、郁金等药以顺气、理气，或间用三棱、莪术、川芎、当归等药以破血行气。由于尚恒所诊治的患者，多有日久痼疾，以致气血怫郁，痰湿滞留，脏腑气机不得调达，升降枢纽难以转输。故他在治疗过程中，非常注重气机畅达，将调理气血作为治病的关键。如"治妇人痰气成痞得效述"一案中，患者"晚间发热，天明复止；饮食少进，烦躁不安，肉削骨露"，聂尚恒先用芩、连等苦寒药投之，发现"脉又停歇"，乃不治之症，后根据患者自述"晚间发热，右胁一团先热，遂致偏身发热"，于是乃悟："此必郁气郁痰，结成痞块，胸膈壅滞，遂致燥热气结脉结"，遂投以磨痞丸攻之。方中三棱、莪术、香附、木香、玄胡索、青皮、连翘等均为破气、行气、散结之品，众药共用，以散结消痞，从而获

---

① 聂尚恒. 痘疹活幼心法·卷8·痧疹［M］. 清乾隆四十六年辛丑（1781）芸生堂刻本.
② 聂尚恒. 奇效医述·奇效医述小引［M］. 日本宽文一年辛丑（1661）松梅轩刻本.

效。总之，只有通畅气机，才能拔病根，拯危困，"而致之安全也"。①

二、注重脾胃，顾护后天

尚恒临证，尤其重视脾胃的作用，概脾胃为人体后天之本，脾胃之气尚在，便有一分生机。聂尚恒明此，于治疗之中，每能顾护脾胃，喜投建中温下之品，以葆人身立命之根基。如"治妇人气血大虚连年血崩用补得效述"一案中，聂尚恒认为："崩者，取象于山，土虚不固然后山崩，岂有土实固而山反崩者乎？今之血崩不止者，必竟是血崩大虚耳，且血气相依附，气虚甚则降令多，升令少，是以不能摄血，致令血不归经而妄走下，今不惟当大补血而尤当大补气也。"将"血崩"之因归之于"土虚不固"，乃投以大补脾胃之药如人参、黄芪、白术、干姜等，配合补肾之品如川故纸、川巴戟、锁阳、肉苁蓉、制仙茅、附子、鹿角胶等，共成脾肾气血大补之剂。患者"服完一料而神气爽健，服完二料而身体复旧，病根悉除"。②

三、审因明证，辨证的确

在《奇效医述》所述医案中，聂尚恒常常于真假寒热虚实中辨析的确，治病屡见奇效。凡述一案，必精考脉症，审证求因，据证立法，依法处方，故治病即使体虚之妇、幼、老人，确有实证者，亦可用清下，虽见外感、燥热、顽痰、积滞等实象，确属虚证者，也须用补；而对于寒热虚实夹杂的疑难之病，聂尚恒熔寒温清补之法于一炉，或寒温两用，或先清后补，或先补后清，效如桴鼓。

如"治小儿热泻似虚用清凉得效述"一案，患儿"其泄频数而急滑似虚"，然用"苏散药"不效，用"分利药"又不效，且详问下"知其病因于受暑气也"，用益元散少止，然患儿仍"神气困倦""眼皮垂而哭声不出"，聂尚恒认为"但得泄止才可望苏"，拟用茵陈车前益元散止泄而解。③

另如"治妇人血虚夜胀用补得效述"一案，毛具次夫人因"胸腹胀气上冲不能卧"渐次加重，尚恒初投以调气药，然病情不增不减，后思其病作于夜间而日间不胀，此必血虚之故。于是用四物汤等补血药数剂而其病

---

① 聂尚恒. 奇效医述·治妇人痰气成痞得效述 [M]. 日本宽文一年辛丑（1661）松梅轩刻本.
② 聂尚恒. 奇效医述·治妇人气血大虚连年血崩用补得效述 [M]. 日本宽文一年辛丑（1661）松梅轩刻本.
③ 聂尚恒. 奇效医述·治小儿热泻似虚用清凉得效述 [M]. 日本宽文一年辛丑（1661）松梅轩刻本.

减半，察其脉弱，不仅血虚，而气亦虚，于是用八物汤加二陈服10余剂而痊安。聂尚恒对于患者出现的胸腹胀气之实象，能够敏锐地洞察其病因乃血虚之故，于是投以补法而解，尤见其辨证之准确。①

又如"治强壮内伤挟外感温寒两用得效述"一案，患者禀气素旺，有内伤，感寒身发大热，用发汗药大汗后，身热头痛愈，停二三时后，复发热烦躁，此为内伤病发，于是投以补中益气汤（人参五分，黄芪生用），服一剂而烦热又除。然过一日后，烦热又大作。聂尚恒诊其六脉洪数，认为患者禀气旺盛，原有内热，其内伤得补而邪热亦得助，因此用大剂寒凉药而安。先发中补后清，熔融寒温治法于一炉，由此可见尚恒灵活的临床辨证能力。②

四、治疗痢疾，独具慧眼

聂尚恒在《奇效医述·治痢奇妙屡得神效述》有言："予治此病，初时亦依古法，或下或利小便，殊觉其未效也。经验既多，渐悟病机，不依古法，而自制方药，随试辄效。"可见，聂尚恒在痢疾治疗方面，颇具心得，自制方药，独具慧眼。

在《奇效医述》中，涉及痢疾治疗的病案有三，如"治小儿积痢危困得效述"一案中，患儿因食成积，水泄脓血，饮食少进，睡不闭目，指纹过命关。先予清热消积，后予人参麦门冬而愈。再如"治伤食感寒泄利先清后补得效述"，卢陵县令忽患伤寒泄利，未经发汗，入里郁为湿热，又内伤饮食，脾胃不和，是以作泄不止，先清解，后健脾而安。又如"治热泻身痛用清凉得效述"，其婿患痢服药而安，后忽患水泻，遍身骨节痛甚如刀刻，予茵陈、车前、益元散而泻痛虽止，里急后重复发，大便频数涩滞犹甚，用治痢奇方加大黄而安，后觉脾胃弱，服参苓白术散而愈。治痢三案，治法上都有一个共同特点：先清后补，所治痢疾，都以湿热痢为主，多为湿热疫毒壅结肠中的急性痢疾。

聂尚恒根据刘河间"行血则便脓自愈，气调则后重自除"，拟定了清热化湿、调气行血的原则，自制治痢三方，此三方均由刘河间的芍药散加减

---

① 聂尚恒. 奇效医述·治妇人血虚夜胀用补得效述 [M]. 日本宽文一年辛丑（1661）松梅轩刻本.
② 聂尚恒. 奇效医述·治强壮内伤挟外感温寒两用得效述 [M]. 日本宽文一年辛丑（1661）松梅轩刻本.

变换而成。

发病初期宜用第 1 方,证属湿热实证,症见下痢或红或白,或红白相兼,里急后重,身热腹痛。药用"川黄连去芦一钱二分,条实黄芩一钱二分,大白芍生用一钱二分,陈枳壳去穰炒八分,炒厚朴去皮姜汁拌八分,山楂净肉一钱二分,坚槟榔八分,厚青皮去穰八分,当归五分,桃仁炒去皮尖,研碎如粉一钱,地榆五分,酒红花三分,南木香二分,甘草五分,用水二碗,煎一碗,去滓空心服。单白无红者去地榆、桃仁,加去白陈皮四分,木香三分,滞涩甚者加酒炒大黄二钱"。

发病 10 日半月者宜用第 2 方,邪势日减,正气渐衰,故其药减量。药用"黄连、条芩、大白芍三味酒炒各六分,生用各四分,山楂肉一钱,制厚朴四分,陈皮四分,青皮四分,槟榔四分,当归五分,地榆五分,桃仁粉六分,红花三分,南木香二分,甘草炙三分,生二分"。

发病一月余宜用第 3 方,邪恋正衰,脾胃虚弱而虚滑者,故佐以益气健脾,方用"黄芩、川连各酒炒六分,大白芍六分,制陈皮三分,制厚朴三分,南木香三分,地榆四分醋炒,红花二分,当归五分,人参五分,白术土炒、炙草各五分,以上三方有胎妇人服之去红花、桃仁、槟榔"。①

聂尚恒根据正邪的进退,以时间辨证为重点,这是其治痢特色之一;在用药上,与刘河间相比,他更加重视活血祛瘀药的应用,在调气行血的芍药汤的基础上,加入活血祛瘀的药物如地榆、红花、桃仁,将行气与活血祛瘀有机地结合起来,并且根据病情的初、中、末期,抓住邪热日减、正气日衰的病理特点,除日渐减轻清热理气活血药,加益气健脾药外,并注意同一药物生炒的不同应用。如初期多生用,以增清热之功,中期多生炒同用,以调寒热之性,末期多炒用,以缓苦寒伤胃之弊。

此外,聂尚恒倡导治痢四忌,一忌温补:"痢之为病,由湿热蕴积胶滞于肠胃之中,清邪热,解内毒,行滞血则其病速除,若用参术等温补,则热愈盛、气愈滞,久之元气衰,毒气炽,至于不可救疗者,此初投温补之过也。"

二忌大下:"痢因邪热胶滞肠胃而成,与沟渠壅塞相似,惟用药磨刮疏通则愈。若用承气大下之,譬如以清水汤壅塞之渠,壅塞必不可去也,徒伤胃气损元气而已。正气伤损而邪气不除,强壮者尤可,怯弱者必危矣。"

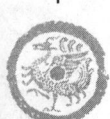

① 聂尚恒. 奇效医述·治痢奇妙屡得神效述 [M]. 日本宽文一年辛丑(1661)松梅轩刻本.

三忌发汗:"痢有身发寒热,头痛目眩者,此非外感,乃内毒熏蒸,自内达外,虽有表症,实非表邪也。若发汗则耗其正气,而邪气得肆,且风剂最热,愈助热邪,表虚于外,邪炽于内,鲜不毙矣。"

四忌分利小便:"利小便者,治水泄之良方也,以之治痢则乖。痢因邪热胶滞津液枯涩而成,若用五苓等剂分利其水,则津液愈枯滞涩已甚。遂至缠绵不愈,则分利之为害也。若清热导滞则痢自愈,而小便自利,安用分利为哉。"

由此可知,聂尚恒治痢,独有心得,其宝贵的经验源于丰富的临床实践,是不断探索,不断创新的结果。①

五、重药物炮制及煎服法

《奇效医述》所载45方中,每方配伍精当,且每味药物在不同的方中都有不同的炮制方法和入药要求,同时有详细的煎服方法,炮制的功效,人所共知,然而,很多医家往往于细微处忽视之,这也是带来临床功效低下的根本原因。从聂尚恒治病的制方中随处可见,不同的疾病,不同的症状,对药物的加工炮制也不同,这对于当今具有非常大的启示。

如治一饮酒咳嗽吐痰带血案中,知母、黄柏用青盐、酒炒,丹皮、生地用酒洗,黄芩、黄连用酒炒,天花粉用酒蒸,天冬用蜂蜜拌蒸,香附用童便炒;再如治郁热胁痛案中黄连用姜汁炒,大黄用酒炒,莪术用醋炒,胆草用酒洗炒;在鼻衄年久渐深渐危案中,怀生地先用水洗净晒干,再浸一时,生用和砂锅炒熟各半等。

历代重炮制者,不胜枚举,同仁堂古训"炮制虽繁,必不敢省人工;品味虽贵,必不敢减物力",由此美名远扬;江西建昌帮倡导:"炮制虽繁,必不得省工夫;辅料虽贵,必不得短斤两""谨伺水火不失其度,炮炙精细逞其巧妙",药物炮制别具一格。炮制,减毒、增效、改变药性、便于服用、贮藏以及改变药物归经部位,灵活地适应着临床的需要,同时使制方效果增强。例如用酒炒药物,可使药物运行周身,直达病所;童便炮制药物,可使药增强补中益气,壮元阳,行血、活血,祛瘀生新等作用;醋炒药物,可引药物入肝经,直达肝经病所;蜜制药物,可增强药物滋养、润燥、解毒的功效……可见炮制作用之大。同时,聂尚恒对于药物的入药部

---

① 聂尚恒.痘疹活幼心法·治痢奇方妙论[M].清乾隆四十六年辛丑(1781)芸生堂刻本.

位，也有非常严格的要求。如陈皮要去白，连翘去蒂心，五味子去蒂心，牡丹皮去骨，黄连、柴胡、元参、前胡去芦，莲子去心皮，贝母去心等。这对后人用药，都具有很大的教育意义。

重视煎服方法是聂尚恒治病疗效好的又一个特点，每一处方都不厌其烦地嘱咐病人，加多少水，煎到什么程度，怎样服法，有什么反应等。如治感寒停食胸腹痛案，用发散兼消导方，要求加水一碗半，煎至八分，趁热服，寒气在内不必发汗，服头一煎或吐出宿食，其痛立止更妙，仍煎渣再服之则安。或不吐，痛亦渐止。煎渣服之，或未痊愈，寒气必重，宜依此方再服。不同的煎服法对于处方疗效，影响也是很大的。由此可看出尚恒医德的高尚，治病的严谨。①

医学汇函　采撷前贤

聂尚恒的《医学汇函》共13卷并卷首1卷。卷首列先天图、后天图、天地人物相应图、明堂仰图、明堂伏图、明堂脏腑图，次述释方、音字、医学姓氏、历代医林人物简介以及导引、运气、医学或问等；卷1为《王叔和脉诀》，卷2为《八十一难经图解》，约成书于明万历四十年（1612），为图解《黄帝八十一难经》，每难下加注加图，凡2卷，卷1为1～31难，卷2为32～81难，《中国医籍大辞典》称其"注解多随文敷衍，少有新意"。《医学汇函》卷3～11为临证各科，分列脉证、病证、病理、治法及方剂，中列中风、伤寒、痰饮等130余种病症，间附聂氏医案；卷12～13为《本草总括分类》，首为总括，阐述本草温、凉、寒、热、酸、苦、辛、甘、咸、淡之性味，升降浮沉之药性，分经报使之归经，君臣佐使之配伍，以及7方10剂，炮制、畏恶、禁避等。其中卷12分治风、热、燥4门，卷13前部分为治寒、疮2门，以上6门记述药物558种，每药项下述性味、主治及炮制方法等，中部为食治门，以米谷、菜、兽、禽、虫鱼6部述及可食之品194种，包括性味、功用、宜忌、配伍及煮食法等。

---

① 聂尚恒. 奇效医述·治感寒停食胸腹痛甚得效述 [M]. 日本宽文一年辛丑（1661）松梅轩刻本.

博取精研 不拘成说

聂尚恒在他的《奇效医述》小引中写道："余究于斯术数十年来，博取而精研之，深思而透悟之，自觉有入于神妙者。因病制方、不胶于古方；得心应手，不拘成说……因取前医而效，效而奇者，详述而录之。"① 他不仅言如此，行亦如此，将此精神贯穿于整个行医历程中。

一、博取精研，深思悟透

尚恒倡导"博取精研，深思悟透"，非常善于撷采众长，涉猎各家，为我所用，如此才能"入于神妙"。他的临床医案，可以一证。这部肘后医案，内容上穷《内》《难》《本草》《伤寒》，下逮刘、李、张、朱诸子学说，参证历代典籍及名家经验，加以综合分析，灵活运用。同时，他非常注重临床疗效，对于每一医案，均精研深思，所述医案，均具其首尾，尽其曲折，既不讳言失治误治，又能直抒个人之见，将病因、病程、用药、服法、炮制及药后效果——备录，令人阅后大为叹服。在"博"的基础上，聂尚恒提倡"深思而悟透"，并非重复罗列前人之说，而是广开思路，使心灵悟彻而获良效。如"治劳伤感寒先发后补得效述"一案中，患者"劳倦出汗""洗浴感寒"，前医用发散、清解药导致病重，聂尚恒诊其脉"虚弱欲绝"，认为"外感已净，内虚已极"，于是投以补中益气汤而精神顿起。第二日，患者又一次晚间洗浴感寒。尚恒深思："昨因内虚而用补得安，今又感寒，补之不可，发之不可，将奈之何？"于是设一法，"将加减参苏饮补中益气汤各制一剂，各用瓦罐煎熟，先用参苏饮热服发其汗，略停一时，俟其身热退，才用补中益气汤温服补之"，乃得安。②

聂尚恒对于纷繁的临床病证，常常博取精研，深思彻悟，机敏灵活，这正是他良好临床效果的来源。

二、不胶古方，不拘成说

聂尚恒师古，但从不拘泥古人的一治一法，更不杂袭前医的一方一证，

---

① 聂尚恒. 奇效医述·奇效医述小引 [M]. 日本宽文一年辛丑（1661）松梅轩刻本.
② 聂尚恒. 奇效医述·治劳伤感寒先发后补得效述 [M]. 日本宽文一年辛丑（1661）松梅轩刻本.

而是遵医旨，据临证，敢立新见，刻意发明，真正做到了"因病制方，不胶于古方，得心应手，不拘于成说"，如"治妇人虚寒痰病用补得效述"一案中，尚恒同僚骆公之妇"自家来京路途受寒，患痰咳两月余，日间饮食少进，晚间咳尤甚，痰凝胸膈作热，终夜不得卧"，前医多用清热化痰行气之剂而不效。尚恒深思而悟：其病乃"肺虚受寒而咳，其胸膈夜间作热者，虚痰凝而气不流通，非内热也，此当补肺而去其寒邪则咳自止，彼清热行气是谓虚虚大误也"。于是，痛陈前人之误："举世治咳惟知清肺，不知补肺。"于是制用补肺涤寒药2剂，渐获安。病妇此后，屡次发作变化，尚恒始终抓住其"六脉微弱"的特点，不离"补法"，最终以"姜附"等峻补药而获全效。尚恒许多诊断和治疗观点的产生，正是建立在这种好古不泥古、不拘成说的治学方法基础上。①

三、发微创新，辨伤寒瘟疫

尚恒认为，伤寒、瘟疫本是两大疾病，其因、机、证、治有异，张仲景治伤寒之法，不得套用治瘟疫。在病因病机上，他在《奇效医述·治瘟疫方法》中明确指出，瘟疫乃"瘴气传染流行"所致，"疫瘴皆悍烈之气，似伤寒而非伤寒也。俗人不知辨白，混以伤寒名之，俗医亦以治伤寒方药混治，误亦甚矣。"在治法上，尚恒详辨虚实之异，提出：在表者可"发汗以散之"，但反对"大汗"之法，认为"然大汗则恐正气反虚而邪气亦难除也"。在里者"可用药从容解散"，反对"大下"之法，认为"若大下之，则恐胃气伤而元气反虚"；若察气怯弱者，"当兼用人参入清解药中扶其元气"。由此根据病程深浅的不同，拟出初病一二日发汗方、发汗后清解方以及三黄石膏汤（石膏、黄芩、黄连、黄柏、麻黄、栀子、淡豉）三方，其中三黄石膏汤，用于壮实热盛者，是清邪解毒、治疗瘟疫之专方。②

聂尚恒论瘟疫，虽然不及吴又可等人阐述系统，方药也简略，然而，却能够发微创新，辨伤寒瘟疫之异，早于《温疫论》20余年提出瘟疫"似伤寒而非伤寒，为"悍烈之气"等观点，在治法上，辨析虚实之异，力避"大汗""大下""寒药直折"的严重后果，却也开人耳目，启示后学，其功不可泯。

---

① 聂尚恒. 奇效医述·治妇人虚寒痰病用补得效述 [M]. 日本宽文一年辛丑（1661）松梅轩刻本.
② 聂尚恒. 奇效医述·治瘟疫方法 [M]. 日本宽文一年辛丑（1661）松梅轩刻本.

纵观聂尚恒的一生，其儒术政声，掩盖了他的医名。然而今天，当我们翻开他的著作，挖掘其宝贵的医学财富时，却不得不为其精湛的医术和高尚的医德所叹服。他的一生，治学严谨、敢于创新，取得了诸多的成就，是我国医学史上不可多得的一位良医。

年　表

约 1567—1572 年　出生于江西清江永泰镇大观桥。
1582 年　参加乡试中举人，任庐陵教谕。
1592 年　在京会试，落第。
1603 年　又一次北上会试。
1611 年　授福庠（福州教授）。
1612 年　出任福建汀州府宁化县令。
1616 年　《奇效医述》《活幼心法》。
1628 年　《医学汇函》刊行。

（邱　功）

主要论著

聂尚恒. 奇效医述. 日本宽文元年辛丑（1661）松梅轩刻本.
聂尚恒. 痘疹活幼心法. 清乾隆四十六年辛丑（1781）芸生堂刻本.
聂尚恒. 医学汇函. 明带月楼刻本.

喻 昌
(1585—1664)

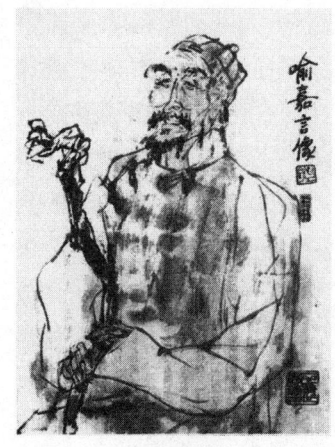

喻昌像

（王孟奇绘）①

喻昌，明末清初医家。一生自儒而禅，自禅而医，致力于中医临床和理论研究。对于伤寒、温病研究独有体会，倡导三纲，错简重订，并在《伤寒论》的基础上发展出伏气温病理论，遵古而不泥古，继承创新。强调辨证论治，倡导诊治规范，临床经验丰富。其所创大气论、秋燥论以及杂病证治法则尤为后世称许，其独有的佛医思想对后世影响深远。

喻昌，字嘉言，1585年生于江西新建县喻家村（今新建县朱坊大队喻家村），一生经历了"自儒而禅，自禅而医"的曲折历程，晚年客居江苏常熟，别号西昌老人（新建又名西昌）。喻昌自幼聪慧过人，诸子百家无不通览，诗文俱佳，才辩纵横，性格不羁。他和所有的读书人一样，希望通过科举实现自己的人生抱负，年少时即与江西临川才子陈际泰、艾南英等相交甚厚，他与江苏名流钱谦益的深厚友谊也传为史上佳话。然而，科举之路于他并不顺利。直至崇祯三年（1630），喻昌45岁时才中副榜，并进京参加会试落第。在京三年上书言事不得志后，返回故里。此时明朝政府风雨飘摇，1644年清军入关后，他毅然摒弃了清朝政府的征诏，往来靖安间，以行医为业，"户外之履常满焉"。顺治初，喻昌来到了南昌百福寺，披剃为僧，青灯黄卷，学佛参禅。顺治中，应钱谦益之邀，蓄发侨居江苏常熟，从此行医救世、宣讲医理，"治疗多奇中"，医名卓著，冠绝一时，成为明

---

① 陈雪楼. 中国历代名医图传 [M]. 南京：江苏科学技术出版社，1987：188.

末清初历史上的一代名医,与张璐、吴谦等齐名。①

相传喻昌少时曾遇一异人,授以秘方,兼擅黄白术(道教炼丹术)。② 无论传奇真假,喻昌少时接触道教的轨迹可见一斑。古时道医不分,且喻昌博览群书,自小究心医学,或许与此相关。他多承《内经》《伤寒论》之学,胆识超人,敢于创新,由此形成了独特的医学思想,影响后世绵延数代直至今日。他的一生,求真务实,对病人高度负责,对疾病深研精究,常常出奇制胜,药到病除,实不愧为苍生大医!曲折的人生经历,让他的医学思想饱受儒、道、佛的浸染,尤见与佛理相参,别具一格。喻昌晚年客居常熟时,还开设讲坛,广收门徒,被称作"医圣"。

喻昌无子嗣,仅有一姐,出嫁于靖安县舒门,③ 其所著医书文稿多藏于其甥家。喻昌弟子徐彬,字忠可,浙江嘉兴人。著有《伤寒一百一十三方发明》及《金匮要略论注》,其说皆本于昌。①再传弟子舒诏,字驰远,进贤人,著有《伤寒集注》《伤寒六经定法》等。

喻昌逝于常熟,"年八十余与国手李元兆对弈三昼夜,敛手而逝。"②死后,其甥赴常熟扶柩而归,初停于靖安萧寺。雍正十二年(1735),由曹必聘与众医移于南昌百福寺(今江西南昌绳金塔千佛寺位置),葬于徐孺子墓旁,并在寺旁建喻先生祠以纪念,同时立塑像和画像以祀,以喻征士配徐高士,皆为德高望重的"乡贤"。④百福寺僧达慧曾藏有一副喻氏画像,戴笠、着履,飘然有凌云之慨,上有翁方纲题词:"医国藏高手,床头寓意篇。成名宁在艺,蜕蝉或疑仙。真像留荒寺,遗骸表古阡,行人识征士,展拜礼加虔。"⑤ 十年浩劫,喻昌墓惨遭破坏。1986 年,中华全国中医药学会江西分会、江西新建县人民政府营葬其衣冠冢于新建西山万寿宫之西,供人们瞻仰礼拜。

关于喻昌的卒年,争论较多,笔者持 1664 年之说。所持依据为《江城旧事》记载:"新建喻嘉言殁于钱牧斋家,牧斋以坐化龛奉之。"钱谦益卒于 1664 年,喻昌卒年应在其前,否则无法为其奉龛,且《常熟县志》亦记

---

① 赵尔巽等. 清史稿·列传第 289 [M]. 民国十六年(1927)铅印本. 2b.
② 佚名. 牧斋遗事 [M]. 民国六年(1917)铅印本. 4b-6b.
③ 赵公辅. 靖安县志 [M]. 明嘉靖四十四年乙丑(1565)刻本.
④ 蒋士铨. 忠雅堂文集·卷 11 [M]. 清嘉庆刻本. 26a.
⑤ 徐友南. 明末清初名医——喻嘉言 [J]. 江西中医药, 1959, (7): 封底.

载其卒年为 80 余岁，两相印证，应为 1664 年。此外，另有一说，喻昌卒于 1682 年以后，享年 98 岁。所持依据为《握灵本草》中王序："是编也，始于丙申（1656），迄于壬戌（1682）。凡四易稿而成……是编初成，西昌嘉言喻先生适馆余舍，曾以示先生，先生喟然曰：雷桐不作，斯道晦塞久矣！君其手握灵珠，以烛照千古乎。"①《握灵本草》脱稿于 1682 年，推算其卒年为 97 岁。然而《握灵本草》四易其稿，自 1656—1682 长达 26 年之中，究竟何时示喻阅读？是编"初成"出示先生，而非"终成"之时，可见此说不妥。

关于喻昌的姓氏，《牧斋遗事》中曾提："嘉言本姓朱，江西人，明之宗室也。鼎革后，讳其姓，加朱以捺为余，后又易木以刖为俞。"认为喻昌为明朝宗室，其姓氏由"朱"改"喻"。后人多持"宁王朱权后裔"之说，并将其"弃儒逃禅"经历与之相连。然而，考查喻昌在明崇祯中所中副榜，即以"喻"为姓，其 1643 年所作的《寓意草》中，其姓亦冠以"喻"，此时，明朝尚未灭亡，缘何避讳？可见牧斋所言存疑。笔者深入喻昌故里新建县朱坊大队喻家村实地访查，得知其族谱"文革"后重修，上载其家世。村内新修喻氏宗祠，中立喻昌排位。另据新建县人民医院医生熊振敏 1982 年实地探访资料显示，原排位上书"栗树支十三代名医喻公嘉言之位"（"文革"间被毁）。② 可见，其为"喻"氏后裔无疑。在抵抗异族入侵的明末清初，嘉言改姓之说，反映了那个时代知识分子的普遍心态：反清复明，拒与清廷合作。

钱谦益曾作诗一首赠喻昌，生动地体现了喻昌的风骨和传奇人生：

"公车不就幅巾征，有道通儒梵行僧。习观湛如盈室水，炼身枯比一枝藤。尝来草别君臣药，拈出花传佛祖灯。莫谓石城难遁迹，千秋高获是良朋。"③

---

① 王翃. 握灵本草. 自序 [M]. 清康熙二十二年癸亥（1683）刻本.
② 熊振敏. 嘉言先生姓氏辨 [J]. 江西中医药，1983，(2)：19-24.
③ 钱谦益. 牧斋有学集 [M]. 清康熙二十四年（1685）刻本.

"寓意"苍生大医　治疗效如桴鼓

喻昌一生，致力于中医临床，医术精湛，同时不断总结理论成果和临床经验，形成了丰富的著作。

崇祯癸未（1643）末，明朝灭亡的前一年，喻昌从京返家后的第10年，《寓意草》刊行。这是一部重要的临床医案著作，记录了喻昌治疗以内科杂病为主的疑难医案66例。当时的谏议大夫胡卣臣与喻昌过从甚密，不仅对喻昌的医案进行了"参定"，而且为其书确定了书名。① 同时又为《寓意草》中多数医案撰写了评按60则，少则数语点睛，多则侃侃而论，多有见地，妙语连珠。这部临床医案方药独特，治疗多奇，不仅对当时医家影响很大，即使在今天也具有非常重要的临床参考价值。据《全国中医图书联合目录》记载，此后，《寓意草》以单行本和《喻氏医书三种》丛书本两种形式广泛流传，各种版本约在70种左右，足以表明喻昌之学的影响力。

一、先议病，后用药，定议病式

《寓意草》开篇，喻昌就提出了"先议病后用药"的观点。他认为"治病必先识病，识病然后议药，药者所以胜病者也"。他深入剖析了重药不重识病的现象和弊端，指出"医学愈荒，遂成一议药不议病之世界，其夭枉不可胜悼"，只有"议病精详，病经议明，则有是病，即有是药"，①才能解决实际问题。从而，喻昌与门人议定了详细的议病格式。"议病"的传统虽然自古有之，明清以降尤为重视，然而这是自第一部医案：淳于意《诊籍》以来的病案书写的一次全面的规范和改进。

根据喻昌的议病式，不难总结出一套规范的病案书写格式。

1. 患者一般情况：如①就诊者——"某人"；②就诊时间——"某年某月"。③就诊地——"某地"。④年龄——"年纪若干"。

2. 病程经过：如病程长短，治疗情况——"病始何日""初服何药""次后再服何药""某药稍效""某药不效"等。②

---

① 喻昌. 寓意草·先议病后用药［M］. 明崇祯十六年癸未（1643）刻本.
② 喻昌. 寓意草·与门人定议病式［M］. 明崇祯十六年癸未（1643）刻本.

3. 四诊资料：如①望诊："色之黑白、枯润若何"；②闻诊："声之清浊、长短若何"；③问诊："时下昼夜孰重？寒热孰多？饮食、喜恶多寡，二便滑涩有无"；④切诊："脉之三部九候，何候独异？二十四脉中何脉独见？何脉兼见？"；①

4. 辨证结果："其症或内伤，或外感，或兼内外，或不内外，依经断为何病？其标本先后何在？"①

5. 治法："汗、吐、下、和、寒、温、补、泻何施？"①

6. 用方："其药宜用七方中何方？十剂中何剂？五气中何气？五味中何味？以何汤名为加减和合"。①

7. 预后："刻效于何时？"①

喻昌的议病式，对于今天的中医病案书写格式仍旧具有借鉴和参考价值，已初步具备现代病历的框架，条理清晰，较之前"名家医案，但泛言某病用某药者亦极有发明"，② 足见其创新性。喻昌反复"议病"的模式，较现代"议病"来说，又具有更加丰富的中医学内涵，如重视运气、四时对疾病的影响，即因时治宜；重视"高卑燥湿五方异宜"，即因地治宜；重视"人之形志苦乐者"，以辨"七情劳逸"即内伤因素的影响等，这些都是不可丢弃的中医辨证论治的宝贵财富。

二、效法《伤寒》，灵活化裁

喻昌历来推崇《伤寒论》，于《寓意草》中可见一斑。其所述医案中有处方的30余则，而经方就达到了11则。喻昌常常引用仲景之言来阐发病理，分析病情，但同时又不拘泥于仲景之方，灵活化裁，效如桴鼓。

如治疗儿科发热，喻昌提出"开门逐盗"的治疗方法，就是效法仲景原有桂枝法主太阳中风、筋急背强之症，力避一见发惊即投金石之误。他认为小儿不耐伤寒，初传太阳一经，早已身强汗多，筋脉牵动，人事昏沉，所以凡治小儿之热，应当驱邪出表，而不应当固其入里。

喻昌虽善用经方，然而临证时能真正将张仲景思想融会贯通，灵活化裁，而不仅仅拘泥于张仲景言论。如"治伤寒坏症两腰偻废奇验"张令施乃弟案，患者两腰偻废，卧床彻夜痛叫，百治不效，历时已久。喻昌究其

---

① 喻昌. 寓意草·与门人定议病式 [M]. 明崇祯十六年癸未（1643）刻本.
② 纪昀等. 四库全书总目提要·卷104 [M]. 清同治七年（1808）刻本. 45b.

病机关键，为"热邪深入两腰，血脉久闭，不能复出，止有攻散一法"。"然邪入既久，正气全虚，攻之必不应"，① 如是虚实夹杂、攻补掣肘。喻昌由此想到张仲景附子泻心汤，该方虽所主为痞证，与此案全不相关，然亦为针对虚实寒热错杂之症而设，二者大有相通之处。于是取该方附子、大黄寒热补泻同用之义，选经方桃核承气汤，同时合入大剂肉桂、附子。一方面以桃核承气汤攻散腰中血结，另一方面又以肉桂、附子温补下元、鼓舞生气，补泻结合，服之2剂即起，再以丸方缓服，旬余痊安。

由此可见，喻昌对于经方的使用已臻出神入化之境！

三、崇土为先，善用人参

喻昌在《寓意草》中，常常采用取像比类的方法，阐发病机，别开生面，尤其体现在对脾胃与人体关系的阐述上，由此可见喻昌崇土为先的医学思想。他将脾阳比类于天日，强调建运脾阳的重要性："一者脾中之阳气旺，如天青日朗，而龙雷潜伏也；一者脾中之阳气旺，而胸中窒塞之阴气，如太空不留纤翳也；一者脾中之阳气旺，而饮食运化精微，复生其下竭之血也。况乎地气必先蒸土为湿，然后上升为云。若土燥而不湿，地气于中隔绝矣，天气不常清乎！"②

喻昌认为"天包地外，地处天中，以生以长，以收以藏，玄穹不尸其功，而功归后土，故土膏一动，百草莫不蕃茂，土气一收，万物莫不归根"。③ 将脾胃与中土相类比，提出培土生气的重要性。

对于中脘的重要性，喻昌又提出"人虽一胃，而有三脘之分：上脘象天，清气居多；下脘象地，浊气居多；而其能升清降浊者，全赖中脘为之运用，一如天地定位，不可无人焉参赞之也。"④ 认为胃有上、中、下三脘，将人体胃之三脘与自然界天地人相比类，并进一步以天地的升清降浊之理来论述病机，阐发了中脘作为升降之枢的重要性。

在崇土为先思想的影响下，喻昌尤其重视人参的运用，列专章予以阐述。对于当时众医不敢用参所存的偏见，喻昌常常力排众议，使病人起死回生。如"治王岵翁公祖病中垂危之症"案中，喻昌诊为虚风之候。当时

---

① 喻昌. 寓意草·治伤寒坏症两腰偻废奇验 [M]. 明崇祯十六年癸未（1643）刻本.
② 喻昌. 寓意草·答门人问州守钱希声先生吐血治法 [M]. 明崇祯十六年癸未（1643）刻本.
③ 喻昌. 寓意草·详述陆平叔伤寒危证治验并释门人之疑 [M]. 明崇祯十六年癸未（1643）刻本.
④ 喻昌. 寓意草·推原陆中尊疟患病机及善后法 [M]. 明崇祯十六年癸未（1643）刻本.

多数医家反对使用人参，喻昌力排众议坚持应用，予人参、茯苓、麦冬、木瓜、甘草平调2日，康复如初。后来患者再病，喻昌认为："胃风久炽，津液干槁，真火内燔"，仍辨证使用知母、人参、甘草，日进二剂自安。①

不仅如此，喻昌将人参广泛地运用于伤寒、温病、痢疾、内伤杂病等。对于伤寒无补法的偏见，喻昌认为伤寒病用人参有扶正祛邪之功，认为"汗、和药中兼用人参，从古至今，不曾伤人性命"②。同时，他指出肺热、肺燥、咳嗽失血不可用参，用参则火愈旺，阴愈亏，或喘满不息，或移于大肠为疡；肝火上炎，头目晕暗不可用参，用则肝火暴盛而致厥癫；经闭汗出，似虚而实，不可用参，用则其血枯热炽。

喻昌运用人参的经验，对于现代滥用人参调养身体的人，也具有重要的现实意义。

四、危急缓治，屡见奇功

喻昌对于危急重症的治疗，提出了著名的"缓治法"，他认为，用缓治法，一来可以用药探病；二来可以避其锋芒，因部分危重患者正气消残，难以耐受峻剂克伐，仅能缓缓图治，否则会徒损真气，反而加重疾病的恶化；三是部分危急重症脾胃衰弱，难以运化药食，只能少量缓进，以图胃气的复生；四是孕妇患急重症，用峻烈之剂恐碍胎，用缓治则可能病去胎安。缓治法的应用，喻氏多以汤、膏、丸、散并用或药物与食疗并举，其独具慧眼，另辟蹊径，常常起死回生于瞬息之间，不能不令人称奇。

如治袁仲卿小男惊风一例，其症"昏迷不醒，胸高三寸，颈软，头往侧倒，气已垂绝……诊其脉，止存蛛丝，过指全无"，似属绝症无治，但喻氏从"其实跌仆水中，感受寒冷湿之气"推断"为外感发热之病，其食物在胃中者，因而不化，当比夹食伤寒例，用五积散治之"当愈。他医误用镇惊清热，反致昏迷胸高，颈项后仰，鼻如烟煤，脉微如丝，因此从夹食伤寒转变为里寒证。喻氏以身热无汗，胸高而气不逼，断定鼻有煤烟不过是大肠燥结之症，并非肺绝，再从鼻准微润佐证肺胃之气尚存，可以救治。于是先用理中汤温中助阳而运转前药，热退后，用玄明粉开大肠之燥结，

---

① 喻昌. 寓意草·直叙王岵翁公祖病中垂危复安始末 [M]. 明崇祯十六年癸未（1643）刻本.
② 喻昌. 寓意草·论治伤寒药中宜用人参之法以解世俗之惑 [M]. 明崇祯十六年癸未（1643）刻本.

继以生津药频灌，一日而苏，绝处逢生。①

喻昌的《寓意草》留给了我们宝贵的临床诊疗财富，此处无法一一赅括，它不愧为临床和理论相结合的杏林佳作。

"尚论"伤寒温病　影响绵延后世

喻昌另一部重要的著作《尚论篇》汇集了喻昌研究《伤寒论》的心得和体会。书分为《尚论张仲景伤寒论三百九十七法》4卷（附卷首1卷）和《伤寒尚论后篇》四卷。对于伤寒、温病的研究，继承而创新，影响绵延后世。

一、错简重订，三纲鼎立

喻昌倡导错简重订，重新编次《伤寒论》，倡三纲鼎立之论，编排上以纲统法，类证汇聚，法证相应，其学术思想对后世影响很大。

《伤寒论》自诞生之日起，研究者不胜枚举，西晋时期，王叔和编次整理了原书，使之得以保存；唐代孙思邈创造了"方证同条，比类相附"的研究方法，开方证分析的先河；金代成无己首创以注释方法研究《伤寒论》。明清时期是《伤寒论》学派形成、争鸣激烈的时期，最有影响的有"错简重订""维护旧论""辨证论治"三大流派，喻昌则是继方有执以后"错简重订"派的代表人物。

在他的这部著作中，执方有执之说，认为《伤寒论》经过王叔和整理后，编次错乱，已失去了本来面目，因此需要重新编订次序。他赞赏方有执删去叔和《伤寒例》"大得尊经之旨"，改订《太阳篇》"卓识超越前人"，同时对林亿、成无己的校注大加反对。他承袭方有执重订《伤寒论》，但其改订的方法，较方氏又有所不同，在前人的基础上，提出三纲鼎立之说。喻昌以冬伤于寒，春伤于温，夏秋伤于暑为主病之大纲。四序之中，又以冬伤于寒为大纲。伤寒六经之中，以太阳为大纲。太阳经中又以风伤卫、寒伤营、风寒两伤营卫的三纲学说作为太阳经的大纲，并遵循仲景立桂枝汤、麻黄汤、大青龙汤，鼎足三纲，三法分治三证。他以三纲分统太

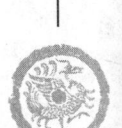

---

① 喻昌. 寓意草·辨袁仲卿小男死证再生奇验并详海门人 [M]. 明崇祯十六年癸未（1643）刻本.

阳经的上、中、下篇，把条文分类再编，而后"举三百九十七法分隶于大纲之下"，各条文之首均冠以法，法下又分列诸方证，诸方证的组合则突出病因病机的演变及内在联系。除太阳病外，均以证候编次，如阳明病分上中下三篇，上篇阐明了太阳阳明之证候，中篇阐明了正阳阳明之证候，下篇则阐明了少阳阳明之证候；少阴病分前后二篇，以热证、寒证归类编次；少阳病、太阳病、厥阴病虽不分篇，但在具体的编次中，仍以不同证候进行编次。这种类证汇聚的方法，以证统方，注重证候的病机辨析，对于不同证候的鉴别和临床治疗具有重要的意义。

喻昌继承了成无己注释研究伤寒论的方法，但同时又不拘泥前人的注释内容，根据个人临床经验，多有发挥，同时在注解方法上，在脉、证、治中将同类相互比较，辨证严谨，同中求异，异中求同，以达到相对鉴别，知常达变的目的。

喻氏伤寒三纲学说这一规范化辨证纲领的提出，使得后世如张璐、吴仪洛、周扬俊、沈明宗等人，均宗其法，对伤寒论做进一步发挥和补充，其他如其门人徐忠可、再传弟子舒驰远等人更是对他推崇备至。但亦不乏非议者，柯琴称其三纲鼎立之说巧言簧簧，为郑声乱雅乐也。尤在泾批评三纲理论过于机械刻板，不采三纲之说，只以大纲大法，贯串经文。然而喻昌新理论的提出，自成一派，正体现了他锐意改革，不拘成说的创新思想，对于《伤寒论》的临床使用和辨证施治具有非常重要的意义。

二、温病三纲，养阴大法

喻昌《尚论后编》对于《伤寒论》中的温病内容进行了深入的探讨，对于温病理论的发展功不可没。

喻昌从《伤寒论》中获得启示，认为温病受邪，有清、浊二种分别从口鼻进入："人之鼻气通于天，故阳中雾露之邪者为清邪，从鼻息而上入于阳。""人之口气通于地，故阴中水土之邪者为饮食浊味，从口舌而下入于阴。"认为"瘟疫之邪则直行中道，流布于三焦"。[①] 温病从口鼻而入的观点在缪希雍时就已提出，从而打破了几千年来邪从皮毛而入的樊篱。吴有性在此基础上首次指出"温疫之为病，非风、非寒、非暑、非湿，乃天地间别有一种异气所感"。喻昌在两位医家的基础上做了衍生和发展。在治疗

---

① 喻昌. 尚论篇·卷首 [M]. 清乾隆二十八年（1763）刻本.

方法上，喻昌提出了"未病前，先饮芳香正气药，则邪不能入，此为上也。邪既入，急以逐秽为第一义，上焦如雾，升而逐之，兼以解毒；中焦如沤，疏而逐之，兼以解毒；下焦如渎，决而逐之，兼以解毒"的瘟疫治疗方法。① 这对后世温病学家，尤其温疫学派有一定的影响。在此理论的指导下，逐步形成了逐秽解毒、芳香化湿等重要的治疗方法。喻昌提出三焦论治的方法，也同时为后世吴鞠通创三焦辨证开了先河。

喻昌对于温病的研究是在《伤寒论》的框架中提出的，他认为"仲景书详于治伤寒，略于治温"，治疗温病的"法度俱错出于治伤寒中"；认为"寒病之伤人什之三，温病之伤人什之七"，说明温病的证治比伤寒的证治更为重要，从而提出了著名的温病三纲，其一为"冬伤于寒，春必病温"，其二为"冬不藏精，春必病温"，其三为"既冬伤于寒，又冬不藏精，至春月同时病发"，② 可以看出喻昌主要探讨的是伏气温病的因机证治。

关于伏气温病的记载最早见于《素问·生气通天论》"冬伤于寒，春必病温"。《伤寒论》则有进一步论述："太阳病，发热而渴，不恶寒者，为温病。"然而，此时的温病尚没有脱离伤寒的治疗范畴，许多医家认为用伤寒法完全可以治疗温病，不必另起炉灶。直至晋代王叔和提出："中而即病者，名曰伤寒；不即病者，寒毒藏于肌肤，至春病为温病。"强调了两者病机的不同，这就在一定程度上为温病学的发展争得了一席之地。这种束缚的突破，正是在伏气温病学说不断被提出中实现的。叔和以后的其他医家沿着这个思路不断前进，喻昌就是其中的代表者。首先，喻昌认为温病的病因是外感风寒之邪，其病机是冬月感寒邪后，藏于体内，至春月而发。其发病及传变方式有三种：其一是"冬伤于寒，藏于肌肤，感春月之温气而始发"。传变从阳明胃开始，而外达太阳，而且太阳、阳明二经是邪之居所。其二是"冬不藏精者，阴分受邪，少阴肾经主之"，传变从少阴肾开始。其三是冬伤于寒，兼冬不藏精，表现为太阳少阴两感，其传变"从太阳少阴中，二日传阳明、太阴，三日传少阴、厥阴，则脏腑之邪交炽，又俟六日即死矣"。在这样的病因病机和发病规律下，温病表现为三种类型：一是实证，即冬伤于寒者，表现为有大热而不恶寒。二是虚证，即冬不藏

---

① 喻昌. 尚论篇·卷首 [M]. 清乾隆二十八年（1763）刻本.
② 喻昌. 尚论篇·尚论后篇·尚论春三月温症大意 [M]. 清乾隆二十八年（1763）刻本.

精者，表现为发热之初"多兼微寒""及至大热灼肌，多不恶渴""其发热，皆从骨内郁蒸而出，皮间未热，而耳轮上下已热矣"，可见此发热属于阴虚阳盛而热。三是虚实夹杂证，即冬伤于寒，兼冬不藏精者，表现为表寒里热证。三类不同的温病治疗方法上也是迥异，冬伤于寒者，法当治里为主，解肌兼之，使郁热从外泄，即清热解郁之法；冬不藏精者，强调用"附子、细辛以匡麻黄"之温经散邪之法；冬不藏精，又冬伤于寒者，治疗时强调要分清主次，阴盛阳微者以温为主，阳盛阴微者以下为主；阴阳错杂者，温下两有所碍，则参伍以调其偏胜。①

喻昌对于温病的研究，为伏气温病建立了较为完整的体系，但仍未在病因上与伤寒进行区分，但它的迅速发展却催生着后世的新感温病理论的诞生。

喻昌在治疗温病时，十分注重滋阴，这对后世的温病学治疗方法也是影响深远。他认为春温病由于热邪久伏体内"真阴为热邪久耗，无以制亢阳而燎原不熄也。以故病温之人，邪退而阴气犹存一线者，方可得生，然多骨瘦皮干，津枯肉烁。经年善调，始复未病之体"，②足见滋阴的重要性。救阴之法，喻昌尤其突出了一不可过汗、二急当用下的思想，这与后世"救阴不在血，而在津与汗"的思想是一致的。在热邪溃退，阴液耗伤之时，喻昌强调不宜过早使用补药，主张只须生津即可，认为"生津液即是补虚""如麦冬、生地黄、人参、梨汁之属，皆为治法"。③

喻昌存阴的治疗方法对后世温病学派影响尤其大。清代的叶天士曾受其影响，根据温病伤阴的病证特点，将养阴法分为益胃津与滋肾液两大法。喻昌对温热的治疗强调用甘寒用以救胃阴而制亢阳，对此，吴鞠通也曾予以充分的肯定。

今天，当我们重新审视喻昌伏气温病学说，虽然也有些不尽完备和偏颇之处，但它对于温病学整个理论体系的形成发挥了重要的作用。

---

① 喻昌. 尚论篇·卷1 [M]. 清乾隆二十八年（1763）刻本.
② 喻昌. 尚论篇·尚论后篇·尚论春三月温症大意 [M]. 清乾隆二十八年（1763）刻本.
③ 喻昌. 寓意草·辨王玉原伤寒后余热并永定善后要法 [M]. 明崇祯十六年癸未（1643）刻本.

医门证治法律　佛医泽被后世

喻昌学佛 10 年，这段经历曾深刻地影响了他的医学思想和道德情操，这从他晚年的另一部著作《医门法律》中可见一斑。

《医门法律》刊行于清顺治十五年（1658），此时喻昌已经 74 岁高龄了。喻昌所处时代，是个战争、瘟疫遍地的乱世，在他的医疗实践中发现一些医生"不明辨阴阳逆从，指标为本，指本为标，指似标者为标，似本者为本，迷乱经常，倒施针药"，往往"轻病重治，重病轻治，颠倒误人"，甚至"治病不明脏腑经络，开口动手便错"。① 这些严重弊端喻昌深恶痛绝，佛教慈悲普度精神难以实施，他精思熟虑仿照佛教戒律为医门立法，以《内经》《伤寒论》等为依据，诞生了这部医学规范。《四库全书总目提要》卷104《子部·医家类二》云："《医门法律》……，又取风寒暑湿燥火六气及诸杂证，分门著论。次法，次律。法者，治疗之术，运用之机。律者，明著医之所失，而判定其罪，如折狱然。……昌此书乃专为庸医误人而作，其分别疑似既深明毫厘，千里之谬，使临证者不敢轻尝；其抉摘瑕疵，并使执不寒、不热、不补、不泻之方，苟且依违，迁延致变者，皆无所遁其情状，亦可谓思患预防，深得利人之术者矣。"② 尤见喻昌的仁爱博大情怀。

一、佛医论

喻昌深受佛教思想影响，结合佛教的"五蕴学说"，对病因学说加以拓展，提出"四大归阴说"。佛教的"五蕴"又称五阴、五众、五聚，其中的"蕴"在汉时译为阴。"五阴"即色受想行识，具体说来，色蕴即一切色法之类聚，属于物质现象，受蕴即苦、乐、舍、眼触等到所生之诸受，想蕴指眼触等所生之诸想。行蕴指除色、受、想、识外的一切有为法，亦即意志与心之作用。识蕴，即眼识等诸识之各类聚，"受、想、行、识"则属于精神现象。佛教理论把"人"抽象为"五阴"之和合，所以人是物质现象与精神现象的统一，身与心的统一。同时，佛教理论中又把四大即"风、

---

① 喻昌. 医门法律·卷1 [M]. 清顺治十五年戊戌（1658）刻本.
② 纪昀等. 四库全书总目提要·卷104 [M]. 清同治七年（1868）刻本. 45b.

火、地、水"当成是构成一切事物的基本因素。中国传统的病因病理学说都以阴阳五行理论为基础,其中阴阳是核心,"木火土金水"五行是构成人体的要素。佛教传入中国之后,佛学理论中的"五蕴"学说很快就对中医病因学说产生了不小的影响。佛教认为若四大失调即会致病,喻昌结合佛教理论,提出"四百四病,皆为阴病"的观点,认为"夫水火木金土,在天成象,在地成形,原不独畸于阴。然而五行皆附地而起,水附于地,而水中有火,火中有风,人所以假合成身,身所以相因致病,率禀四者"。将五行作为有形之物,将其与佛教理论中的"五蕴"相比照,即色蕴。将"五行说"与"四大说"相联系,然而,喻昌认为五行中的金有其独特之处,"金性坚刚,不受和合,故四大惟金不与"。由此,将佛教理论中的四大与传统中医的阴阳五行学说相结合,使两者合二而一,成为佛医理论之基础,同时,特别注意到金与气不易结合之情况,将金排除在外,从而使佛医理论更为合理。

喻昌的"四大失调,导致成病,四百四病,皆为阴矣"之观点的创立,意义重大。在他之前的诸医家对阴病认识不足,"《内经》凡言阴病,但启其端,弗竟其说",而朱丹溪、节斋(即明代王纶)等人"多主贵阴贱阳"以致"畸重乎阴,畸非至理"更加导致对于阴病的认识与诊治的偏差。喻昌以自然间之地震作比,认为"天原不混于地,乃地气加天而混之耳",他深受佛学中的劫厄成毁理论影响,认为自然的异常灾害是地之浊阴之气包于天之阳气,而人体中情况与之相似,阴盛必致阳微,提出"每见病者,阴邪横发,上干清道,必显畏寒腹痛,下利上呕,自汗淋漓,肉瞤筋惕等症,即忙把住关门,行真武坐镇之法,不使龙雷升腾霄汉"之一类辨证施治之治验,治疗阴盛阳虚所致病证。①

喻昌在继承中国传统医学的七情致病的基础上,结合佛教特别是禅宗的"安心"说,借以告诫医门同道在诊治外因致病的同时,不可忽视精神因素所致的疾病。喻昌强调"可见心为五脏六腑之大主,而总统魂魄,兼赅志意。故忧动于心则肺应,思动于心则脾应,怒动于心则肝应,恐动于心则肾应,此所以以五志惟心所使也",②因此,对于五志失调所致的疾病,

---

① 喻昌. 医门法律·卷2·中寒门·阴病论 [M]. 清顺治十五年戊戌(1658)刻本.
② 喻昌. 医门法律·卷1·附申治伤寒不可犯六经之禁 [M]. 清顺治十五年戊戌(1658)刻本.

希望病者能"从事空王，消除积恨可也"。此处空王即指释迦牟尼。喻昌10年禅修经历，让他认识到佛门修行对于情志的调节作用，因此希望病家皈依佛门，通过长时间的修行来调节心态，消除积恨。①

此外，喻昌还从佛门素食中获得启示，在注重精神调养的同时，强调病家饮食的配合，强调饮食的清淡茹蔬，不主张饮食五味偏胜。在外感初愈后病家的饮食，喻氏特别提醒，此时病家元气已虚，然邪热未净。这时若补虚，则热不可除；若除热，则身虚不能胜任。如果采用一半补虚，一半除热，终属模糊，难得要领。对此，喻氏提出："前哲有鉴于此，宁食淡茹蔬，使体暂虚，而邪易出，乃为贵耳！"如果反而"急于用肥甘之味以补之，目下虽精彩健旺可喜，不思油腻阻滞经络，邪热不能外出，久久充养完固，愈无出期矣"。对于无病养老者的进食，喻氏同样主张清淡饮食。②

由此可见，喻昌佛医思想独树一帜，在中国医学史上有着一定的地位与影响。

二、秋燥论

喻昌对于《内经》《伤寒论》等钻研颇深，他从《内经》病机19条中获得启示，认为病机19条中独遗燥气，明确指出"秋伤于湿"乃"秋伤于燥"之误，同时他认为《内经》19条中的"诸气贲郁，皆属于肺"和"诸痿喘呕"均指燥气伤肺而言。喻昌详论病机，说明了秋伤于燥、燥则伤肺以及肺燥而致上部病变的道理，遵古而不泥古，是对《内经》病机理论的进一步发展。从此"秋燥"一词在传统医学上成为一种独立的病名，并为后世治燥开启了法门。

喻昌论述秋燥，重点是叙述温燥，属于温病的范畴。他在《内经》"燥胜则干"法则指导下，经过长期观察，认识到燥邪最易伤津而化热化火的本质。他将燥分为内燥和外燥。外燥是指秋天气候干燥，感受邪气而致，内燥指热病后期伤阴化燥，或经误治，过下、过汗、或过服温燥苦寒药，或病者吐泻、出汗、出血过多等。此外，燥病又有表里气血之分，有燥于外而皮肤披揭者，有燥于内而精血枯涸者，有燥于津液而荣卫气衰者，肉烁而皮着于骨者。喻昌对于燥病的认识可谓深刻而入微。

---

① 喻昌. 医门法律·卷6·虚劳门·虚劳脉论 [M]. 清顺治十五年戊戌（1658）刻本.
② 喻昌. 寓意草·辨王玉原伤寒后余热并永定善后要法 [M]. 明崇祯十六年癸未（1643）刻本.

在治燥方法上，喻昌本《内经》"燥化于火，热反胜火，治以辛凉"，用辛凉甘润法。立清燥救肺汤，清燥润肺，益气养阴，用于燥热伤肺，头痛身热，干咳无痰，气逆而喘，咽干鼻燥，舌红无苔或胸胁肋痛等，该方由桑叶、石膏、甘草、人参、胡麻仁、真阿胶、麦门冬、杏仁、枇杷叶等组成，以君臣组配相契，是一张治燥的良方，至今在临床上仍广泛使用。除此以外，喻昌还主张中焦燥证治在通润，用元戎四物汤、东垣润肠丸；下焦燥证治在精血，用大补地黄丸、大补阴丸，还专立治燥禁律五条，以戒后学。喻氏论燥，辨证立法，条清理晰，当可为治燥之典范，医中之楷模。

喻昌的秋燥论对后世影响很大，如清代叶天士、吴鞠通从中受到启发，发展衍生出凉燥的理法证治以及秋燥三焦分治的理论，使后人们对燥病的整体能有较客观而全面的认识，使燥病的辨证臻于完备。①

三、唯气论

喻昌在《医门法律》中提出了"惟气以成形，气聚则形存，气散则形亡"的唯气观，贯穿于他的整个学术之中。

他受《内经》"大气举之"的启示，以自然界的大气取象比类，专作《大气论》，指出："身形之中有营气，有卫气，有宗气，有脏腑之气，有经络之气，各为区分。其所以统摄营卫脏腑经络，而令充周无间，环流不息，通体节节皆灵者，全赖胸中大气为之主持。"由此提出了胸中大气为诸气之主的鲜明观点。胃气虽为人体后天之本，但仍要靠胸中天真灌注周身。若劳倦伤其大气、宗气，则胸中之气衰少，胃中谷气不盛，"胸中为生死第一关"。对于胸中大气的病机及治则，如果胸痹心痛气短，喻昌创辛温通阳之法，主张用薤白、白酒为君；如果胸中之阳不亏，可损其有余，则用枳术汤。这在中国医学史上很有影响，其后如近代张锡纯之议"大气下陷"病证等，都十分明显地受到喻昌的影响。②

此外，喻昌还探讨了营卫之气，认为"营卫为人身之先务"，而"胸中之阳如天之有日，其关系营卫纳谷之道最为扼要"，③突出了营卫功能需要

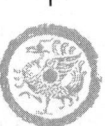

---

① 喻昌. 医门法律·卷4·伤燥门·秋燥论 [M]. 清顺治十五年戊戌（1658）刻本.
② 喻昌. 医门法律·卷1·一明胸中大气之法 [M]. 清顺治十五年戊戌（1658）刻本.
③ 喻昌. 医门法律·卷2·比类《金匮》胃寒四则 [M]. 清顺治十五年戊戌（1658）刻本.

胸中之阳不断温煦。此外，喻昌还提到了卫（气）、营（血）的深浅问题，为温病学派的卫气营血辨证做了先导。

喻昌对于气的重视，也体现在他的治疗法则上。他提出了著名的治气三源："一曰肺气，肺气清则周身之气肃然下行；……一曰胃气，胃气和则胸中之气亦易下行；……一曰膀胱之气，膀胱之气旺，则能吸引胸中之气下行。"① 这与胸中大气理论也是一脉相承的。

生民切要　治痘专家

1664 年，喻昌《痘疹生民切要》刊行，这是一部治疗儿科痘疹的专著，分上下 2 卷，全面记载了儿科痘疹辨证论治的主要方法。

一、痘疹病因

喻昌开篇列有《痘疹原委》，分析多种原因可引起痘疹，如外感伤寒、时气传染、伤食发热呕吐，甚至因跌仆惊恐蓄血而得，具有传染性。发作严重时除发疹外还可表现为惊搐、咽喉痛、腹痛，甚至烦躁狂闷昏睡。或自汗，或下利，或发热，或不发热，证候多端。

痘疹初起时应辨别内外因致病。如痘初起，欲出而未出，抽搐，是外感寒邪，因而发心热；如痘欲出而未出，吐利，是中焦停痰或有宿食。②

二、痘疹辨治

喻昌对于痘疹提出了辨表里虚实、三阴三阳的辨证方法。

1. 辨表里虚实

如果痘疹从内出外，寒在表，热在里。红活凸绽为表实，可顺其发展不必用药。若初起之时，外感风寒，内受郁热，毒气不能发散，凝结于皮肤，无汗而光，睡卧不宁，为表实兼热，宜四物十神汤透汗解肌，透肌散以和气；如果疹子不起，面白唇红，舌黑汗透毛端，则气血不足，这时就需判断其发热情况。若微发热用葱白汤少许即能壮气而痘自出。若至五六日疹子仍出不快，六七日疹子出水但无脓，辨为虚症而寒，宜人参养荣汤

---

① 喻昌. 寓意草·详辩谏议胡老先生痰饮小恙并答明问 [M]. 明崇祯十六年癸未（1643）刻本.
② 喻昌. 痘疹生民切要·上卷·痘疹原委 [M]. 清乾隆三十七年壬辰（1772）刻本.

倍参、芪以实表。

如果痘从内出外,能食不泻吐,为里实,可顺其发展而不必用药。若初起饮食不节,外感风寒,内受郁热,舌黑唇焦,目翻气促,言语不清,人事不省,壮热烦渴,则里实而热,急宜服四物十神汤出大汗泄其热,同时以解肌化毒汤解其毒,水调六一散通其滞,石膏汤下其滞;若痘初起,腹痛,呕逆,泄泻,不食,烦躁不渴,则里虚而寒,宜藿香正气饮,和中安胃;痘疹初起,能食而不呕泻,微渴而汗,面色红活,则表里俱实,可顺其发展而不必用药;若舌黑唇焦,心烦目闭,语乱昏沉,则为里实之过,宜四物十神汤先取汗解表,又透肌散连进二三服以解毒,这样才能退热,清身心;若痘初起,意识清楚,微热,舌不白,唇不裂,饮食少进,不烦渴,面色白,微利而呕,则表里俱虚,宜用八物汤加升麻、干葛、白芷、黄芪、人参以助其里;若乳食不进,自利不渴,多睡心清,则里虚太过;若不大热,面皎白,目清不闭,皮不肿而多汗,唇微焦,舌微白,则表虚之过,宜服四君子汤、保元汤。

2. 辨三阴三阳

若"足胫冷,腹虚胀,尿清色,面皎白,乳食呕,目睛青,脉微沉",则为三阴症,应予异功散、调中汤或人参白术散;若"足胫热,两腮红,大便闭,小便涩,渴不止,气上促,脉洪散,以上七症,不宜服热药。若如蚕种,如糠秕,地枯赤,火热不退,宜解表取汗"。此为三阳症,方用连翘升麻饮、解毒丸、犀角地黄汤、宣花散、地黄膏、黄柏膏、猪心龙脑膏、玉露散、栀子麦冬汤、紫草汤、清脾散、犀角汤。①

此外,喻昌还探讨了痘疹和伤寒的区别,认为"伤寒从表入里,一二日宜发表而散,三四日宜和解而痊,五六日便实,方可议下,故伤寒先治表而后治里;痘疹从里出表,一二日毒气内壅,宜托里以解表;二三日内有宿食,以致胃烂成斑,宜急下以和中,故痘疹先治里后治表"。②

三、痘疹预防

喻昌对于痘疹强调预防,提出"避风寒、节饮食、戒嗜欲"的预防措

---

① 喻昌. 痘疹生民切要·上卷 [M]. 清乾隆三十七年壬辰(1772)刻本.
② 喻昌. 痘疹生民切要·上卷·辨痘疹与伤寒相似治法与伤寒不同者何 [M]. 清乾隆三十七年壬辰(1772)刻本.

施，并创立预防汤，以山楂、生地为君，当归、木通、牛蒡、茯苓为佐，预防痘疹感染。

由此可见，喻昌《痘疹生民切要》详细探讨了痘疹的病因、辨证、治疗、预防等方面，对于儿科痘疹的临床证治意义重大。①

急危救困　古道热肠

大凡一位大医的诞生，莫不与崇高的精神境界相关。对于人类的大爱，超越了狭隘的自我，以病人利益为一切，救死扶伤，无论富贵贫贱，视同一等，喻昌就是这样的一位医生。在他的《寓意草》自序中，这样写道："昌于此道无他长，但自少至老，耳目所及之病，无不静气微心，呼噏与会，始化我身为病身。负影只立，而呻吟愁毒，恍惚而来，既化我心为病心。苟见其生，实欲其可，而头脑骨髓，捐之不惜。倘病多委折，治少精详，蚤已内照。他病未瘥，我身先瘁，渊明所谓斯情无假，以故不能广及。然求诚一念，多于生死轮上，寂寂披回。"② 病人愁苦，视同己出，没有如此崇高的大爱境界，何以致此？《大学》曾云："古之欲明明德于天下者，先治其国。欲治其国者，先齐其家。欲齐其家者，先修其身。欲修其身者，先正其心。欲正其心者，先诚其意。欲诚其意者，先致其知。致知在格物。物格而后知至，知至而后意诚，意诚而后心正，心正而后身修，身修而后家齐，家齐而后国治，国治而后天下平。"古之修身、齐家、治国、平天下，格物致知，正心求诚，正是喻昌毕生所追求的。喻昌曾长期受佛门熏陶，对佛教戒律能够严格奉持。脱离僧团后，喻氏以行医为业，治病救人，佛门戒律时时在心，强调要以律戒医，认为"医为人之司命，先奉大戒为入门，后乃尽破微细诸惑，始具活人手眼，而成为大医。何可妄作聪明，草菅人命哉"？由此，喻昌进一步指出，做医生一定要选取明良之辈，其德能仁恕博爱，其智能宣畅曲解，能知天地神祇之次，能明性命吉凶之数，处虚实之分，定顺逆之节，原疾病之轻重，而量药剂之多少，贯微洞幽，不失细少。而对于那些违背医德之辈，应当借

---

① 喻昌. 痘疹生民切要·上卷·预防调理［M］. 清乾隆三十七年壬辰刻本.
② 喻昌. 寓意草·自序［M］. 明崇祯十六年癸未（1643）刻本.

鉴佛门规制，要其脱离医界，自责自讼，深刻反省，改过自新，重新执业。喻昌希望这样，可汰除庸混之辈，确保行医者之纯洁医德。①

喻昌并非以此自矜，在他的临床病案中时时可见一个果敢创新、格物求知、自信坦诚、仁爱博大的大医形象，如亲自守护、煎汤喂药之事，数不胜数。他以无限的大爱，救护生灵，对于贫苦人，尤其爱护有加。他常把炼丹术炼得的银子放在旁边，诊病的时候，如果看到穷人，他就偷偷地放在装药的包里一些，"或三星，或四五星"，然后告诉患者："归家须自检点，乃可煮也。"穷人回家以后，一打开药包，看到银子，喜出望外，常常没吃上药，病就好了大半。②

喻昌曾说："吾执方以疗人功在一时，吾著书以教人功在万里"。晚年，他开设讲坛，将自己所学传给后学、循循善诱、释难解疑，使福泽广施，绵延不绝。

胡卣臣曾这样赞颂喻昌："每与嘉言接谭，如见刘颍川兄弟，使人神思清发。或体气偶有未佳，则陈琳一檄、枚氏《七发》、少陵五言诗、辋川几重图无不备矣。观此论，至明至正，至精至微，愧无马迁笔为作仓公传也。"③ 连用典故，一气呵成，足见喻昌高尚杰出的人格魅力。

年　表

1585 年　生于江西新建。
1630 年　中副榜。
1633 年　离开京城。
1643 年　作《寓意草》。清顺治初，出家（披剃为僧），后蓄发侨居江苏常熟。
1648 年　《尚论篇》刊行。
1658 年　《医门法律》刊行。

---

① 喻昌. 医门法律·卷1·申明仲景律书 [M]. 清顺治十五年戊戌（1658）刻本.
② 蔡冠洛. 清代七百名人传·第四编·学术艺事 [M]. 上海：世界书局，1937：591.
③ 喻昌. 寓意草·详辩谏议胡老先生痰饮小恙并答明问 [M]. 明崇祯十六年癸未（1643）刻本.

1664年　卒于常熟。《痘疹生民切要》刊行。
1734年　康熙间，初由外甥将遗骸运回，寄于靖安萧寺，后由曹必聘与众医移于南昌百福寺，葬于徐孺子墓旁，并立祠以纪念。
1739年　《尚论后篇》刊行。

(邱　功)

主要论著

喻昌. 寓意草. 明崇祯十六年癸未（1643）刻本.
喻昌. 尚论篇. 清乾隆二十八年（1763）刻本.
喻昌. 医门法律. 清顺治十五年戊戌（1658）刻本.
喻昌. 痘疹生民切要. 清乾隆三十七年壬辰（1772）刻本.
喻昌. 喻选古方试验. 清道光十八年戊戌（1828）刻本.

张 璐
(1617—1699?)

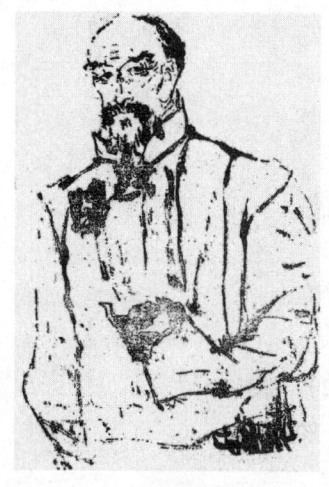

张璐像
（王孟奇绘）①

张璐，中医学家，与吴谦、喻昌齐名，被誉为"清初三大医家"。自学成才，毕生致力于中医理论研究和临床实践，学验俱丰，著述颇多，在外感伤寒及温热病方面精论甚多，于内、外、妇、儿、眼科俱见擅长，其中尤以内科为专擅。他强调在辨证论治中应重视不同体质的观点对临床具有重要的指导意义，在用白芥子敷贴冬病夏治的方法治疗哮喘病方面具有重要的价值，在金针拨障术治疗白内障及配眼镜法等眼科医疗技术方面居于国内领先水平，在妇科理论方面提出"产后三冲、三急、三审"，有独到的见解。

张璐，字路玉，晚年自号石顽老人，明万历四十五年（1617）出生于江苏长洲（今江苏苏州市），祖籍昆山（今江苏昆山）。

张璐出生在江苏长洲一个较有名望的家族。祖父张少峰在明代做廉访使，家境尚好，故幼年时受到良好的教育。叔叔张振德军中作战勇猛忠烈，受到熹宗嘉奖，赐封光禄卿，追谥烈愍公。张璐自幼聪颖好学，少时读书，博贯儒业，旁通医术。他在15岁时就对岐黄之学有着浓厚的兴趣，在学习儒学的同时，勤于研究医学，诚如他在《千金方衍义·序》中所言："余自束发授书以来，留心是道。"

张璐本欲攻举子业，步入仕途，曾在明崇祯年间参加科举考试。但是时值明末，朝纲混乱，战争频仍，国势倾危，自叹"余自惭固陋，乏经国

---

① 陈雪楼. 中国历代名医图传 [M]. 南京：江苏科学技术出版社，1987：196.

济世之略,生遭世变,琐尾流离",①特别是明崇祯十七年(清顺治元年,1644),李自成的农民起义军攻克北京,大明王朝宣告灭亡,40天后,清兵南下并迅速摧毁了起义军的大顺政权以及江南的明朝残余势力,从此开始了清王朝对中国的统治。出于汉人"一臣不侍二主"传统观念的影响,张璐弃绝科举,转而专心于性命之学。

甲申事变同年,张璐28岁,为避战乱,他迁居"灵威丈人之故墟"(今苏州洞庭西山林屋洞一带)。西山(今江苏省苏州市吴中区金庭镇)地处苏州西南百里,是太湖中的一座孤岛,林屋洞是道教圣地,被尊为"天下第九洞天"。张璐身居林屋洞一带达15年之久,常常感叹于"甲申世变,黎庶奔亡……茕茕孑遗,托迹灵威丈人之故墟,赖有医药、种树之书,消磨岁月,因循十有余载。身同鲍系,聊以著书自娱"。②在林屋洞一带隐居期间,他一方面搜览阅读了大量医学及农学著作,另一方面对方药也做了长期的考察与验证。他"专心医业之书。自岐黄迄近代方法,无不搜览,金石鸟兽草木,一切必辨其宜。澄思妄言,终日不寝食,求析其得心应手……"。③张璐在西山生活了15年,至顺治十六年(1659)43岁时离开西山,复归故园。其间他整理了大量医学笔记,名之曰《医归》。张璐在林屋洞隐居的15年,广积博览,受道教清静无为思想的影响,在西山安于贫道,专注求学,注重积累与实践的精神品质为日后的厚积薄发奠定了坚实的基础。

顺治十六年,张璐回到苏州城。明末清初的苏州,伴随资本主义萌芽发展,逐渐成为江南经济的中心,经济的繁荣促进了文化的交流和发展。同时,由于传统文化以及科举制度的逐渐衰落,许多攻读儒学的文人不满清朝统治开始隐迹医林,使当时学医之人的文化素质与理论水平普遍提高。张璐此时正是处在吴中医学的中兴之纪,苏州一带人才济济,名医云集,张璐回到苏州以后便能与这些医家广泛交游,如当时名医叶阳生、程郊倩、李修之、沈朗仲、马元仪、郑月山、汪缵公等,都与他有过往来切磋,他们之间的学术交流在很大程度上促进了当时吴中地区医学的发展进步。

---

① 张璐. 孙真人千金方衍义序[M]//张璐. 千金方衍义. 北京:中国中医药出版社,1995:6.
② 张璐. 医通自序[M]//张璐. 张氏医通. 北京:中国中医药出版社,1995.
③ 张大受. 张氏医通序[M]//张璐. 张氏医通. 北京:中国中医药出版社,1995.

在长期的理论研究与临床实践基础上，张璐开始对多年的医学经验进行总结。他将《医归》的内容进一步整理，考虑到其中"多数未惬，难以示人"，于是仅取《伤寒缵论》《伤寒绪论》各2卷准备出版，并过娄东（今江苏太仓）请同年胡周鼐为之作序。清康熙六年（1667），张璐的《伤寒缵论》《伤寒绪论》刊行，同时其长子张登《伤寒舌鉴》1卷、次子张倬《伤寒兼证析义》1卷并行问世，受到同道的一致好评。二十八年，张璐鉴于医界流弊陋习，异端玄说，著成脉学专著《诊宗三昧》，寓意以三昧之水涤除尘见之意。三十四年，已是79岁的张璐迎来了其医学生涯的顶峰，代表他学术思想的综合性医学著作《医通》以及药学专著《本经逢源》刊行于世。三十七年十一月，张璐已是82岁高龄，此时完成了《千金方衍义》的编撰工作，但成书不久后就过世了，因而未及刊行。

关于张璐的卒年，考证多种资料，未发现有确切的记载，说法并不统一。张璐在为《孙真人千金方衍义》写的自序中说道："康熙岁次戊寅十一月既望八十二老人石顽张璐路玉序"，可见张璐在康熙三十七年十一月时仍在世；而在他的侄子张大受为《医通》作序时的时间为康熙三十八年岁次己卯仲冬月朔（1699年11月），此时序中即称"先伯父石顽先生"，说明张璐在此之前已经去世，因此我们推断张璐的卒年当在1698年11月到1699年11月之间。

张璐的弟弟有汝瑚、曾余。汝瑚于清康熙三十二年（1693）为《医通》作序。曾余在《医通》卷三痞满案中曾被提及，"家弟曾余，虽列贤书（举人），最留心于医理。弟妇郑氏，乃世传女科中山之女，昆弟俱为时医。"可见，张璐的同辈中都是业儒兼习医，具有良好的家学氛围。张璐妇人是同县顾氏，内侄顾惠古也以行医为业，曾向张璐借得《痘疹》一册，由于久未归还而致遗失。张璐有四子：张登、张倬、张以柔、张讷。长子张登，字诞先，业医，著有《伤寒舌鉴》1卷。次子张倬，字飞畴，业医，著有《伤寒兼证析义》1卷，并补辑了《医归》中遗失的《目科治例》的内容。张登与张倬共同参订了张璐的《伤寒缵论》并《伤寒绪论》。三子以柔，字安世，监生，儒且通医，撰《痘学心传》一篇，弥补《医归》中缺失的遗憾，康熙四十四年四月（1705）圣祖南巡路过当地，以柔向康熙皇帝呈上父亲张璐的遗书，皇帝非常满意，命太医院校勘，置之南薰殿。四子张讷，字逊言，与其兄并见于《医通》参订者之列。张璐之侄张大受，字日容，康熙四十八年进士，因居吴郡之干将门（又名匠门），故以自号，人称匠门先生，康熙三十八年曾为《医通》作序。

"医门十戒"传后世　大医精诚为师表

孙思邈在《大医精诚》中开宗明义地指出，为医者必须具有高尚的医德和精湛的医术，自古大医之所以盛名于世，也是具备了以上两个要素才成为医门表率。张璐是一位自学成才的吴中杰出医家，他医德高尚，治学严谨，博贯古今，故能在医学上取得巨大的成就，被后世誉为清初三大医家之一，这与他高度自律的品行是分不开的。

张璐在"石顽老人医门十戒"中提出十大诫言与忠告，正是他一生高尚的医德思想和科学精神的写照。他提出：为医者，一戒熏犹时习，主张为医者应该正派本分，不能沾染弄虚作假的陋习；二戒任性偏执，不能固执己见；三戒恃才妄作，要求作为医生应当谦虚谨慎，不能恃才傲物；四戒同流合污，认为医生是治病救人的高尚职业，需要医术精湛方能胜任，因此必须时刻进取，而不可沦为碌碌无为之流；五戒因名误实，认为诊断应明确，避免医疗失误；六戒师事异端，尊重实事求是的科学学风，反对异端学说；七戒贵贱混治，强调体质学说在辨证论治中的重要意义；八戒贫富移心，指出行医之人对贫富之家应一视同仁，以济世救人为己任；九戒乘危苟取，切忌在病家危难之时乘机敲诈钱财；十戒诋毁同道，认为同行应该互相学习切磋而不能诋毁诽谤同道而抬高自己。无论是在学习医术还是在培养医德方面，张璐都谨遵以上原则，这对他能够成为一位德艺双馨的大医具有十分重要的意义。

张璐治学态度严谨，在他编著《医通》之时，"颖秃半床，稿凡十易"是他认真工作的真实写照，编写工作中他参考的书目达130余种，引证古代医论98家，并邀请当时的名医沈朗仲、尤生洲、马元仪等及其门人参加校阅，足见其治学之严谨。从《医通》收载的张璐医案来看，其中大多姓名俱全，个别没有记载姓名的也都如实注出，而且症候翔实，方论剖析精当，记载清晰明了，其工作认真的态度由此可见一斑。

张璐作为一位名医，对于同道他也总是本着以诚相待、谨慎谦和、互相切磋、共同提高的原则，对年长之人恭敬，对有学之人师事，对骄傲之人逊让，对不及之人荐拔，在同时代医生中具有很高的威望。

悬壶济世成良医　著书立说传美名

张璐是一位临床大家，他年幼时即对岐黄之术有浓厚的兴趣，隐居洞庭西山后更是潜心医学，在广泛搜集医药书籍的同时，坚持临证。从《医通》中收载的张璐100多个医案来看，张璐在临床方面具有很高的造诣。周中孚对张璐在临床医技方面评价甚高，认为他"察脉辨证，补虚祛实，应如鼓桴，故能运天时于指掌，决生死于须臾"。[1] 比如医案中记载，张璐治疗叶天士的表兄汪五符的夏月伤食，当时在场的名医包括叶天士的父亲叶阳生、云间的沈明生、歙县名医程郊倩。叶阳生认为此病为伤暑，主张处方香薷饮；沈明生认为虽虚而证属大热，建议用人参白虎汤；程郊倩诊断为阳欲亡脱，拟用人参附子汤。三方各持己见，不能定夺，便向张璐取证。张璐为其诊断后认为伤食，果断采用凉膈散清火通便，疾病得愈，由此可以看出张璐的医德和医术都是深得诸位名医信任的。

历代名医都将著书立说视为传承医术的千秋大业，而张璐的许多学术思想和临床经验也是通过他的著作得以体现和流传下来的。张璐一生可谓勤于著述，著作等身，他的医学著作，主张博通，条理清晰，持论平实，不标新立异。张璐的医学著作有6部，即《伤寒缵论》《伤寒绪论》《诊宗三昧》《医通》《本经逢源》《千金方衍义》，分别为伤寒、脉诊、杂病、药物、方剂专著。后人常将《伤寒缵论》《伤寒绪论》《诊宗三昧》与张登所撰《伤寒舌鉴》、张倬所撰《伤寒兼证析义》合刊，名之《伤寒大成》。

张璐自幼研读伤寒，深感诸家对伤寒理解纷繁混乱，他认为："仲景书不可以不释，不释则世久而失传；尤不可以多释，多释则辞繁而意乱。"因而励志钻研伤寒30年不辍，博采众长，贯以己意，编纂而成《伤寒缵论》《伤寒绪论》各2卷并刊行。他指出："缵者，祖仲景之文；绪者，理诸家

---

[1] 周中孚. 郑堂读书记·卷43 [M]. 刻本. 吴兴刘氏嘉业堂，清同治八年（1869）：32a.

之纷纭而清出之,以翼仲景之法,汇明其源流而后仲景之文。"① 在编次方面,《伤寒缵论》采用喻昌《尚论篇》及各家之注,参以作者己见而重新编排,对其认为王叔和编纂失序处一一重编。鉴于《伤寒论》原书残佚既多,证治不全,故广泛搜集前人的方论以补充之,由是而成《伤寒绪论》。

张璐认为,人身有疾病,都可以从脉络上体现出来,所以治病尤其要重视测脉,因而著《诊宗三昧》1卷共12篇专论脉理。该书首先批评某些"入门宗派不慎,未免流入异端"的情况,并指出"吾当以三昧水涤除尘见",《郑堂读书记》评论本书堪称"与李氏《濒湖脉学》同一精密之作"。

《医通》是张璐的代表作,共16卷。本书是一部综合性医书,系作者考古验今撰写而成。全书内容以内科杂病为主,兼论其他学科,分门分证,引用历代医家文献,结合自身临证经验加以阐述。凡是古来相传之说,稍有晦滞者,皆削而不录;言辞不畅着,多加润色发挥。该书的编撰源自作者有感于"诸家各殊,恒不能一""医书愈多,医学愈晦",因此自28岁隐居林屋洞即开始着手撰写本书,43岁赋归故园乃初稿辑成,因名《医归》。但由于目科、痘疹二部分内容遗失,并"自惭多所未惬,难以示人",而搁置未刊行。晚年再次检点,才命次子飞畴补《目科治例》,三子以柔参入《痘疹心传》,成为全篇,更名《医通》。由于与当时广为流传的《韩氏医通》有别,又称《张氏医通》。《医通》刊行以来,流传极广,目前国内存有十几种版本。

《本经逢源》是一部药学专著,共4卷。张璐注疏《神农本草经》之大意,分类取材《本草纲目》为主,对《本经》所列药物适当删节与补充,凡药物性味功效、治法、真伪优劣鉴别都明确而扼要地做了叙述,如对"秋石"鉴别,显示出当时对某些有机物与无机盐的性质已有相当的了解。全书共收集药物700余味,分列32部,论述多结合自身临床经验,其中不乏独到见解,以发明性味、辨别功过为特色。《郑堂读书记》如是评论本书:"学医者观之左右逢源,不逾《本经》绳墨,足以为上工也。"

《千金方衍义》是古代唯一完整阐发《千金方》的著作,共30卷。张璐认为"继长沙而起者,惟孙真人《千金方》可与仲圣诸书颉颃上下",因而汇取旧刻善本,参互考订,逐一发明,对其中所载方剂注释衍义,特别

---

① 张璐. 伤寒缵绪二论自序 [M] // 张璐. 伤寒缵论. 北京:中国中医药出版社,1995.

对于立方治则中的"反用、激用"之法深入探讨，详细解说。对于用药之过于峻利者，则又斟酌于南北风气、禀赋强弱而定剂量。诚如席世臣在序言中所言："是书之作，实足以发朦振聩，必传于后无疑矣。"

此外，张璐还著有《伤寒证治》《石顽老人脉证详辨》《三家舌辨》《医通祖方》《麻疹秘传》《师利心》等著作，在诊断、养生等方面有自己的见解。张璐之学，融汇诸家之长，伤寒虽宗方有执、喻嘉言，又不囿于一家之学而忽视对温病的研究；杂病取法朱丹溪、薛立斋、张景岳、王肯堂诸家，又能独守一家之樊篱。无论治疗外感和内伤杂病，都既能追本溯源，又能深入发挥。同为清代名医的周学海自言"于清一代名医，服膺张璐、叶桂两家。证治每取璐说，盖其学颇与相近"。①

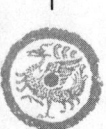

精伤寒　重温病　创见颇多

张璐十分精通伤寒研究，他曾说"余自幼迄今，遍读伤寒书"，学习中他博采众长，融合自己的临床心得，著成《伤寒缵论》《伤寒绪论》二书。张璐研究伤寒，取法方有执、喻嘉言，特别是受喻嘉言《尚论篇》影响较大，在编次《伤寒缵论》方面采用喻昌《尚论篇》及各家之注，参以作者己见而重新编排，同时又不满足于方有执、喻嘉言关于风伤卫、寒伤营、风寒两伤营卫的"三纲鼎立"学说，而是在其基础上把太阳病分为"风伤卫、寒伤营、营卫俱伤、风伤卫犯本、寒伤营犯本、寒伤营坏证、营卫俱伤坏证、火逆证"八个类型进一步加以阐发，使辨证更加条理清晰。

张璐在温病研究方面也有一定见解。首先，他在《伤寒缵论·温热》中论述了不能将伤寒病与温热病混谈，以致蒙昧千古，因而将温热诸条另析专篇，以使学者重视。其次在病机方面，他认为"伤寒自气分而传入血分，温热由血分而发出气分，不可以此而碍彼也"，故治疗温热病"大忌发汗""必用辛凉以化在表之热，苦寒以泄在里之热，内气一通，自能作汗"。对于热伤胃汁，火迫心包，热毒亢盛者，当以凉膈、双解、承气、解毒诸方攻之，"用法不竣，投剂不猛，必不应手"，这些观点对于吴中温病学说

---

① 赵尔巽等. 清史稿·列传第289 [M]. 民国十六年（1927）铅印本. 3a.

的形成和发展具有一定的贡献。

张璐对温疫的诊治意见体现在《张石顽上仁渊祖道台时疫大义》，其中既秉承了吴又可《温疫论》的学术思想，又结合自己的临证经验而有所创见和发挥。他认为"时疫之邪，皆从湿土郁蒸而发""大抵伤寒之邪，由表传里；温热之邪，自里达表；疫疠之邪，自阳明中道随表里虚实而发，不循经络传次也。""外解无如香豉、葱白、连翘、薄荷之属；内清无如滑石、芩、连、山栀、人中黄之属""衄血下血，则宜犀角、丹皮；发斑咽痛，则宜犀角、牛蒡；烦渴多汗，则宜知母、石膏……而香豉、人中黄，尤为时疫之专药"。可见张璐对外感时疫病因病机已有一定认识，特别是其在临床用药方面以清热为主，对于后世温病的辨证论治用药具有指导意义。

擅内科　崇温补　内病外治有特色

清代前中期，一些医家在学术上仍受温补学派的影响，张璐的医学观点接近于薛己、张介宾二家，其方药主治多本于《薛氏医案》和《景岳全书》，明显受温补学派的影响。他倡导补脾顾其肾，先天温后天，温肾不废脾，后天充先天，用药多以温养补虚为主。张璐是清初温补派医学大家，自张景岳以后，可谓首屈一指。

在治疗杂病方面，张璐则以《内经》《金匮要略》的经文为依据，效仿薛立斋、张景岳、王肯堂等医家，结合自己的临床实践经验，逐步形成了自己的诊疗特色和擅长治疗的疾病，张璐在此基础上编纂了其学术思想的代表作《医通》。对于血证证治，条分缕析，章法严谨，从治则、方药到善后调理，都提出了不少新颖独到的见解。对于痢疾，强调"五审"，首先应当察色之显晦，以验虚实寒热，对于阳虚不能制阴的血痢，提出了温理气化的治法。治疗虚劳，主张以甘温平补为主，再量病情，灵活用药，元气未漓，宜破瘀行血，然后缓中补虚而收工。对于噎嗝的治疗，择善而从，自成一家，以六君子汤为主方，随寒热痰瘀等不同表现而加减化裁。内病外治，更是张璐医说的一大特色，如对于哮喘，主张采用冬病夏治的方法，用白芥子涂法外敷。对于积聚，用阿魏膏熨贴。这种冬病夏治、内病外治的疗法，时至今日仍具有重要的临床意义和实用价值。以上这些都充分展示了张璐在内科临床方面的丰富经验。

眼科有绝技　妇科倡新论

张璐在《张氏医通·七窍门》中，列有"金针开内障论造金针法"一节，详细讨论了圆翳内障（白内障）的成因、症状、针拨内障的适应症与具体操作方法，介绍不同形状的金针、拨障时的注意问题及并发症处理等。书中还专门列出制造金针一节，介绍金针的大小、粗细、刚柔等内容，同时附有治疗成功与失败的7则病案。此外，张璐还创造了"过梁针"的手法，对配眼镜法也有论述，这些都说明张璐在眼科方面也颇有见地。

张氏虽不以妇科为专擅，但却不失为大家。《张氏医通·妇人门》中，对妇科疾病诊断之细，不亚于前人，且多创见，其中尤以论产后"三冲""三急""三审"最为精要，切合临床实际，他指出，产后易出现冲心、冲肺、冲胃，呕吐、盗汗、泄泻这三种急症最常见，因此对产后要注意"审少腹痛与不痛，审大便通与不通，审乳汁下与不下"。这一理论的提出不仅丰富和充实了妇科理论，在指导妇科临床实践方面，至今仍不失其临床实用价值。

薪火相传　学高为师

在临证与著书之余，张璐还十分注重学术传承，培养了一批较有成就的学生，其中包括他的四个儿子以及江南诸多医家。如前所述，张璐有四子，对医学均有涉猎，并见于《医通》参订者之列。张氏医家中两代业医，他们父子相继，便于对一些问题进行深入探讨与钻研，极利于医学专门化。他们的著作常是父子齐心协力始克完成，因此这些著作大都有专门性、独特性和权威性的特征，切于实用，也易于得到公认。

张璐门人颇多，除私淑弟子外，从学门人有郭友三、王舜年、施元倩、黄二乾、邹恒友、汪楚文、邹鹤坡、袁觐宸、黄采芝、朱丹臣等十余人，再门人有丁振公、丁绣原、王禹九等。张璐在培养后学方面秉承了一贯的勤勉严谨的态度，他甚至在年逾古稀，行走不便之时，仍"趺坐绳床"，手提面命，为弟子答疑解惑，孜孜以求，诲人不倦。

张璐的著作刊刻以后流传极广，影响很大。张璐去世以后，康熙四十四年四月，康熙圣祖南巡至苏州，张璐之子张以柔将《医通》呈给皇上，深得皇上喜爱，立即"寻命医院校勘，置之南薰殿"。[①] 御前儒医张叡奉旨查看后向上进摺，认为"此书各卷，全是原于《内经》，可比《证治准绳》"，于是奉旨即发裕德堂，另为装订。此书一经刊行，影响极大，许多习医之人都将其置于案头以备随时检阅，更于康熙年间东传日本，受到日本诸多医家的推崇，对中医学发展产生了深远的影响。后世私淑张璐的人非常多，诚如《慎斋遗书·提要》中所言："自明以来，江南言医者，类宗周慎斋……雍正以后，变而宗张路玉。"

张璐是一位自学成才的杰出医家，其严谨勤奋的治学态度、高尚的医德师德、深厚的文化底蕴、宽广的胸襟都是促进其在学术上取得辉煌的成就的重要因素，而他的学养风范也足以为后世敬仰。

年　　表

1617 年　　出生于江苏长洲（今苏州市）。
1644 年　　躲避战乱，隐居洞庭西山林屋洞，行医著书。
1659 年　　回到苏州行医。
1667 年　　《伤寒缵论》《伤寒绪论》问世。
1689 年　　著成《诊宗三昧》。
1695 年　　《张氏医通》《本经逢原》刊行。
1698 年　　编撰完成《千金方衍义》。
1698—1699 年？　辞世，享年 82 岁

（侯如艳）

---

① 朱彝尊. 张氏医通序 [M] // 张璐. 张氏医通. 北京：中国中医药出版社，1995.

主要论著

张璐. 伤寒缵论. 清康熙六年丁未（1667）刻本.
张璐. 伤寒绪论. 清康熙六年丁未（1667）刻本.
张璐. 石顽老人诊宗三昧. 清康熙四年（1665）刻本.
张璐. 本经逢原. 清康熙三十四年乙亥（1695）长洲张氏隽永堂.
张璐. 千金方衍义. 清康熙三十七年戊寅（1698）刻本.
张璐. 医通. 清康熙四十八年己丑（1709）宝翰楼刻本.

祁 坤
(1610—1690)

祁坤,清初外科医生,顺治及康熙两朝入宫为御医,并被提升为太医院院判。他撰写《外科大成》,重视外科诸证的内治法,详论外科诸疾的辨证与治疗。祁坤首次记载锁肛痔及截肠症等疾病,创制凉血地黄汤等经典名方。其孙祁宏源以《外科大成》改编为蓝本,编成官修《医宗金鉴·外科心法要诀》。

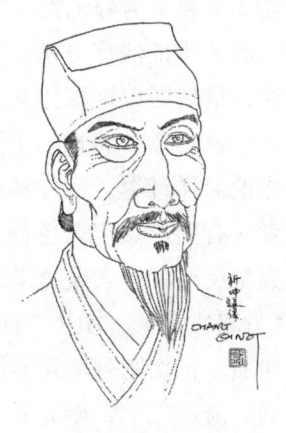

祁坤像
(刘长青绘)

祁坤,字广生,号愧庵,别号生阳子,浙江山阴(今浙江绍兴)人。祁坤约生于明万历三十八年(1610),卒于清康熙二十九年(1690),享年约80岁。祁坤家世业儒,自幼聪明、思维敏捷,悟性颇高。后拜戴望之为师。戴望之以儒兼医,医道高明,为使祁坤专心于医学,谆谆告诫说:"先正有言,不为良相,则为良医。"在戴氏教导下,祁坤"遂奋志攻苦,一切桐君之所秘,雷公之所传,琼函宝笈,靡不搜采"。梅花香自苦寒来,终于学有所成。对外科造诣较深,并名闻遐迩。顺治年间被征召为御医,入宫服务。由于祁坤谨慎自重,临证治疗奏效甚多,康熙皇帝特别嘉许祁坤,提升为太医院院判。

顺治庚子(1660)春,祁坤母亲鲁氏去世,他回家丁忧。祁坤业医后,深感前人的外科著述难以令人满意。《外科大成·自叙》认为:"大约内科一门,前贤之论似详且尽,而外科诸书,或博而寡要,或隐而未备,鹤长凫短,豕腹龙头,心窃疑之。"于是充分利用丁忧假期,殚精采掇,参考《素问》及《灵枢》奥旨,搜集古今名医确论,并对"重者删之,缺者补之，讹者正之，乱者绪之。于康熙四年乙巳（1665），撰成《外科大成》4卷，部类32个。详述病因、症候、诊治、方药、预后等。卷1为总论部，列述痈疽原委、症治、脉法、经络，以及针、砭、灸、烙等各种使用方法。论症治，则总述认症始末、施治次第等要诀，以及肿疡及溃疡的应用方药。卷2至卷4为分治部，依人体部位分类，系统阐述各种疮疡以及头面等部位小疵的辨证治疗方法，又详述不分部位的大毒和小疵，以及小儿诸疮等治法，最后殿以炼取诸药之法。

该书章节编排，重点突出，眉目清晰。祁氏说："大约内科一门，前贤之论似详且尽，而外科诸书，或博而寡要，或隐而未备""有主症而不言脉者，有图形象定名色而不分穴次者，有辨大毒而忽小疴者，有小毒反详而大毒反略者。紊乱无次，未可枚举。"于是，对外科诸疾详加考究，编成《外科大成》。书中"首列六脉，则邪正虚实若眉分。次列三因，则病源若犀照。再次则列阴阳善恶、生死顺逆之诀，辨之则吉凶立判，再次则列肿疡、溃疡二治，则先后治法、内外诸方无不具矣"。①

该书特点是"辨证辨名从博，虽微疵悉备而不遗；用药用方从约，在单刀直入以取效"。其中辨证辨名从广博，即微疵也列入不遗；用药、用方从简约，有效的单方，以及独悟之心法、不传之秘方都和盘托出，为外科不可多得名著。《郑堂读书记》以为此书意义清晰，用辞明确，一字一句都加解释，连疮疡也无不记载，方法相当齐备。此外，祁坤还著有《内科证治粗评》，今已失传。

为把诊治经验传给后代，祁坤以《外科大成》作为课本，教授孙辈，"发疑问难，校雠折衷。"祁坤对孙辈要求甚严，"隆寒盛暑，常丙夜，乃命就寝。在直庐，或中夜有得，必索火记之。"在祁坤的孙辈中，因长孙过世较早，幼孙祁国兴考上进士，乃心王事，无法继成家业。只有排行中间的祁宏源尚堪培养。祁坤对祁宏源说："嗣我家学人，其惟汝乎？"祁宏源"惟恐不克仰承，用是黾勉，不敢自逸"，终于承继祖业。乾隆四年（1739），太医院判吴谦等受命编纂《医宗金鉴》，因祁宏源出身于外科世家，征其参与编撰该书之外科专题。祁宏源以《外科大成》为基础，撰成《外科心法要诀》16卷。直至1911年，《医宗金鉴》一直是太医院的教材，

---

① 祁坤. 外科大成 [M]. 上海：科技卫生出版社，1958：1.

同样的,《外科心法要诀》也是如此。溯本求源,完全可以说,祁坤为清代中医外科学做出突出贡献。

重视外科的内治法

在内外科的关系上,祁坤批评"重内而轻外"的弊端,认为这是舍本从末,主张内科与外科并重。有时,外科疾病比内科疾病更难医治。具体到外科来说,亦应该内治与外治并重。及某些外科疾病要从内科寻找病因,甚至需要内治与外治互相配合。这样的观点,比片面注重内科或外科,更加全面客观。祁坤说:"医自轩、岐创始,原无内外科之分。盖缘本于运气之有司天,则有主客加临之迁迭,脏腑之有虚实。则有淫胜郁复之乘变;用药之有气味,则有逆从反正之权衡,是医者一也。至唐宋间,分立一十三科,意在学难尽述,使人各治一种,如水陆之殊途矣。疮疡……似治外较难于治内耶。近之世重内而轻外者,由近之医,弃内而治外,是舍本而从末也。"鉴于当时习外科者,临证时多以外治法为主,甚而轻视脉理,忽视内治法在外科临床中的重要意义,故编成《外科大成》一书。

唐宋以后,由于解剖学欠发达,麻醉、消毒、止血技术的不足,均限制外科手术的进一步发展。另外,外科医生大多数文化水平不高,技术水平多取决于经验,有较大风险。因此,外科手术疗法从隋唐高峰状态逐渐下降,但外科的内治法却从宋代开始有较快发展,主要体现在内治理论有所创新。

明代陈实功注重全面掌握外科理论和技能,在学术思想上,陈氏兼顾内外,较重外治。内治贵在灵活运用消、托、补三大治则,外治讲究刀针手法,后人称其为"正宗派"。陈氏重视医学理论修养,强调治外症必本诸于内的学说,其内治多取东垣、丹溪诸家之法,最重气血。而脾胃乃气血生化之源,故陈氏十分注重调理脾胃。对于外治,陈氏主张革新,强调"开户逐贼"及"使毒外出为第一",常用刀针和腐蚀药物清除坏死组织,以扩创引流,使毒外泄。

在学术上,祁坤较多承继明代陈实功,也属"正宗派"。祁坤重视外科的内治法。他认为人是有机整体,内外高度统一。比如,外科疮疡痈疽,虽然发于皮肉，但是仍为内脏及气血阴阳失调所致。他说："凡背疽属阴者，皆由脏腑先坏。而内毒不得发，越于外也。"既然如此，当然在治疗时重视疏通气血及调理脾胃，还直接引用朱丹溪观点进行阐述。"阿胶饮、牛胶丸，属金属土，补肺气实大肠，壮胃止泻。黄蜡丸入大肠有补。"

祁坤认为气血亏损是痈疽形成之源。《外科大成·痈疽之源》云："气宿于经络，与血俱涩而不行，壅结为痈疽。不言热之所作而后成痈者，为由七情内郁而成，或兼竭力房劳，阴虚所致。又云：形乐志苦，病生于内，此由内伤，故曰内因。然内伤之因，则五脏受之。其见症疮多坚硬，根蒂深固，二便不调，饮食少进，外软内坚，平陷无脓，表实里虚，毒多难出，治宜托里以培其本。禁用驱热、拔毒、汗下之剂"。① 所以治疗时，不可忽视整体的内治方法，正如祁氏所说："疮疡虽曰外科，而基本必根于内。"同时，外治着眼于防止外邪内陷，"燄肿在外，宜先托里，恐邪入内。"② "辨内陷：始则高肿，至十数日内外忽平塌者，此内攻之候也，急宜托里。"③

祁坤认为脾胃不和是痈疽形成的另一个根源，《外科大成·痈疽之源》道："经云：膏粱之变，足生大疔。又曰：荣气不从，逆于肉理，乃生痈肿。荣气，胃气也，盖饮食入胃，先输于脾而朝于肺腑百脉。次及于皮毛，先行阳道，下归脏腑，而气口成寸矣。夫膏粱之变者，则荣气太过，不能走空窍而行皮毛，反行阴道，逆于腠理而生痈肿，此肌肉实滞而然也。饮食之亏者，则荣气不及，不能走空窍而充皮毛，短而不盈，凝于腠理，而生痈肿，此肌肉虚涩而然也。或兼房劳不节者，则肾水亏损，肾水亏损则反从湿化而上行，其疮多生于胸背。"

祁坤十分重视内治法的辨证论治，尤其重视虚实辨证。在《外科大成》专列"虚实症治法"。他认为肿溃诸症，须辨虚实，随行补泻。若或稍差，关系甚大。假如肿起坚硬脓稠者，疮疽之实也。肿下软慢脓稀者，疮疽之虚也。泻利肠鸣、食少呕吐、手足并冷、脉弱皮寒、小便自利。或小便时难，大便滑利。声音不出，精神不爽者，悉脏腑之虚也。大便硬、小便涩、

---

① 祁坤. 外科大成 [M]. 上海：科技卫生出版社，1958：8.
② 祁坤. 外科大成 [M]. 上海：科技卫生出版社，1958：6.
③ 祁坤. 外科大成 [M]. 上海：科技卫生出版社，1958：44.

饮食如故、肠满胀闷、肢节疼痛、口苦咽干、烦渴身热、脉大神昏者，悉脏腑之实也。脓水清稀、疮口不合、聚肿不赤、肌寒肉冷、自汗色脱者，气血之虚也。肿高色赤、寒热疼痛、脓稠壮热、头目昏重者，气血之实也。头痛鼻塞、目赤心惊、喉舌生疮、烦渴饮冷、睡语切牙者，上实也。精滑便利、腰脚沉重、睡卧不宁者，下虚也。肩项不便、四肢沉重、目视不正、睛不了了、食不知味、音嘶声败、四肢浮肿者，真气虚也。肿痛甚、日久不溃、寒热往来、二便淋秘、心神烦闷者，邪气虚也。又曰：真气夺则虚，邪气盛则实。诸痒为虚，诸痛为实。脉微细软者为虚，洪大而数者为实也。脉症俱虚，虚则补之。和其气，托里也。脉症俱实，实则泻之。导其气，疏利也。脉症俱缓，缓则治本。用平和之药，徐治之也。主治之法，如肿高痛者，神授卫生散解之，次用托里消毒散。漫肿微痛者，用托里散。如不应，加姜桂。最后他进行总结："殊不究疮疡之作，缘阴阳已亏。脓血既泻，元气已惫。斯时也，不行温补，将何以恃？书云：才得肿痛，参之脉症，见有虚弱，便与滋补。气血无亏，可保终吉，此古今不易之确论也。"

　　同时，祁坤也非常重视内治法的标本兼治。《外科大成》专列"标本"一节。他认为症之有标本，如五运为本，六气为标；五脏为本，六腑为标；初病为本，传病为标；元气为本，病气为标。治宜本而标之，如有呕吐、泄泻、食少、不寐等症，宜先治之。所谓内症愈而外症易瘥，是标而本之也，仍兼外治。标使治宜，如肿疡初起，审症处方，必以一药为标使。"

　　目前，多数人对宋代以后的外科重视内治法持否定态度。其实，这种观点亦有偏颇之处。外科治疗不是孤立存在，而是有机与内治相联系。根据病情轻重可有所偏重，或以内治为主或以外治为主，又可单独采用内治或外治，又可同时内外兼治。如疾病发于肌表，毒气没有入内，只采用外治即能奏效。如疾病虽发于肌表，但病根于内，就必须采用内外兼治。《外科大成》云："医痔者，先服凉血解毒药三四剂，如凉血地黄汤、通圣散之类。次服槐角地榆丸及脏连丸半斤，消内毒以断其根。"

　　祁坤重视内治法，其实，他的外治技术也非常出色。例如，他切开脓肿进行引流，"针锋随经络之横竖，不则难于收口；刀口宜下取，便于出脓。"在切开后，"随以绵纸捻蘸玄珠膏度之，使脓会齐，三二时取出，捻则脓水速干矣。"这种引流技术达到清以前的最高水平。同时，引流条及油膏的使用与现代基本相同。

在《外科大成》的"总论"部分，第11个子部是"针砭灸烙烘照蒸拔等法"，可见祁坤也高度重视外治法。他开门见山指出："疽之发也，所患者惟内攻与外溃耳，盖毒不能外发，势必内攻。急宜护膜以托里，不能中出，势必旁溃，必外兼针灸等法以提其毒。此外科之首务也。"

以疏通为内治原则

中医外科疾病虽然绝大多数发生于体表，但与脏腑有联系。外科疾病由气血凝滞，经络阻塞，营卫不从，脏腑失和，并作用于体表并形成病变，可见，"不通"是外科疾病形成的最终原因。《灵枢经·痈疽第八十一》云："寒邪客于经脉之中则血泣，血泣则不通，不通则卫气归之，不得复反，故痈肿。"气血是人体生命活动的基本物质，其之所以能维持人体正常的生理功能，关键在于通畅，一旦凝滞，则发生病变。无论采取何种治疗方法，通法的作用在于疏通局部凝滞之气血和阻塞之经络，调和阴阳偏盛偏衰的状况而使之达到平衡，扶助不足之阴阳气血而使其畅达。临床应用通法时的原则是：祛邪不伤正，扶正防壅滞，调和达平衡。

祁坤把疏通作为他的外科治疗原则，专门列"论治"一节。《外科大成·论治》云："是以疮疡惟在闭而不结，通而不泻为规。"

疏通的治疗原则主要包括消、托、补三大方法。宋代，外科内治形成"内消"（用消散药平复未化脓的肿疡）、"托里"（用扶助正气药托毒外出，以防毒邪内陷）等法，采用早期药物治疗防止化脓或深入发展。至清初，外科内治方法不断完善。在辨证论治原则的指导下，内治法逐渐形成消、托、补三个方法。消法是一切肿疡初起的治法总则，若疮形已成，则不可概用内消之法，以免养痈成患致使毒不散伤口不收。托法是用补养气血及解毒排脓的药物，扶助正气，托毒外出，以免毒邪内陷。"言补者，治虚之法也，经云，虚者补之"，就是用补养的药物，恢复其正气，助养其新生，使疮口早日愈合。

祁坤对这三种办法并重，尤其注重内消和内托法，并作为治疗痈和疽的最主要方法，这是他的一大治疗特色，对后世影响较大。他认为治痈以寒，是为内消；治疽以热，是为内托。内消内托，乃正治从治之义。"托里荣卫汤，欲作脓者。托里消毒散，脓成不溃者。八珍汤，宜分始末，攻补随时。药之对症。无不愈也。"

祁坤《外科大成》专列"内消内托法"进行阐述。内消的原则是：消者，减也，于初起红肿结聚之际，施行气、活血、解毒消肿之剂。必分之以虚实，如脉症俱实者。汗利之，脉症俱虚者。滋补之，次分部位。佐以引经消毒之药，使气血各得其常，则可内消也。再如热渴便闭，是邪在里，则疏导之。寒热痛，是邪在表，则发散之。若无表里症，是邪在经，则和解之。

内托的原则是：托者，起也。已成之时，不能突起，亦难溃脓，或坚肿不赤，或不痛大痛，或得脓根散，或脓少脓清，或疮口不合者，皆气血虚也主以大补，佐以活血祛毒之品。或加以芳香，行其郁滞，或加以温热，御其风寒，如托里消毒散，随时加减之，候脓出肿消腐净，用参、耆、归、术、大补之，甚加附子，使气血滋茂，则新肉易生，是为内托。

消与托的区别是，通常是先用消法，病情向深发展，无法使用消法，再采用托法。《外科大成·下部后》："已成不得内消者，托里消毒散加穿山甲、皂角刺。"《外科大成·鱼肚发》："服败毒药不消，十全大补东加桔梗、桂枝托之。"《外科大成·痈疽之源》："毒多难出，治宜托里以培其本。"

《外科大成》记载很多内消和内托的方剂。内消活雪汤是治发背，并五脏内痈、尻臀诸肿及大小肠痈。另外，肛门脏毒初起，但未出脓，坚硬疼痛不可忍者也可服用。内消散治痈疽、发背、对口、疔疮、乳花。总之，百种无名肿毒一切歹疮，此药能令内消，化毒为黑水，从小便而出，势大者虽未全愈，亦可转重就轻，移深居浅。《外科大成·下部后》认为："已成欲作脓者，托里羌活汤，痛甚者神授卫生散，大势已退，托里消毒散。"

补法也是祁坤常用的方法。他在《外科大成·虚实症治法》云："大凡怯弱之人，不必分其肿溃。惟宜先补胃气，或疑参满中，或泥于气质素实，或为有痰勿服补剂。"他把补法分为两种，即温补与大补。《外科大成·痈疽之源》："其形坚硬如石，或皮不变色，或捻之不痛，治宜温补以回其阳。"《外科大成·痈疽之脉》："肿疡为气实气滞，溃疡为血虚，为脉病相应。虚，举之迟大，按之松，脉状无涯类谷空，莫把（芤）虚为一例，芤来浮大似慈葱，肿疡宜内托，溃疡宜大补。"

除了消、托、补三大方法外，祁坤还使用其他方法。

如外感客邪，应该发汗，荣卫一通，邪气自去。如冬月寒致腠理，必用辛温之剂以托之，如托里温中汤、绀珠丹之类。另外，他也采用助表法，只是不以取汗为功，为蟾酥、朱砂、雄黄等解毒之类，乃取汗之峻剂也。他强调：疮家虽不疼痛，不可发汗，汗之则痓，为无表症也，即有表症，然亦不可大汗，大汗则表虚不脓，后必难治，汗出不利小便，汗止则阳气复，小便自利。

再者，他在治疗肿疡时，若见邪气在里的五实，通常采用寒凉药攻之，如内疏黄连汤之类，之后，再以托里排脓之药补之。

他在治疗溃疡时，虽有口干便闭等症，由内亡津液所致，必脉细而数，口和而干，食少喜热，乃虚火也，惟补气血，养津液，健脾胃，则二便自和，庶无变症。如小便闭，虽肿疡时，不必猪苓、泽泻以导水，唯用参、耆、归、芍及托里消毒散消息之，自效。

他认为疗疮疡面赤的原因是火郁。采用三种方法治疗：发之，见风脉风症者；散之，大便燥急者；润之，郁冒者。若已经昏迷，俱宜汗之。以上四种之症，慎不可下。

痔漏治疗成就突出

在清代，祁坤诊治痔疮的学术水平较为突出。

首次记载锁肛痔的临床表现及预后，"锁肛痔，肛门内外如竹节锁紧，形如海蜇，里急后重，便粪细而带匾，时流臭水，此无治法，"[1] 还指出："痔有三不医，为番花痔、锁肛痔、脏痈痔也"，这些认识在当时确属先进。

对痔漏的描述全面。赵真子家传24痔被《外科大成》全面继承，至今对中医仍有借鉴意义。赵真子家传痔漏的24痔，具现代医学痔特征的有番（翻）花痔、莲花痔、重叠痔、悬胆痔、内外痔、内痔、血剑痔、气壮痔、沿肠痔、雌雄痔、牛奶痔、鸡冠痔、鸡心痔、鼠尾痔等14种。《外科大

---

[1] 祁坤. 外科大成 [M]. 上海：科技卫生出版社，1958：146.

成·下部后》记载8种漏："漏有八：肾俞漏，生肾俞穴，瓜穰漏，形如出水西瓜穰之类，肾囊漏，漏管通于囊也，缠肠漏，为其管盘绕于肛门也，屈曲漏，为其管曲屈不直，难以下药至底也，窜臀漏、蜂窝漏，二症若皮硬色黑，必内有重管，虽以挂线，依次穿治，未免为多事，通肠瘘，惟以此漏用挂线易于除根。"

《外科大成》记述痔瘘的病因与病机如下："予阅内经惟云：因而饱食，筋脉横解，肠澼为痔，盖为饱食则伤脾土，脾土伤则不能荣养肺金，肺金失养，则肝木无制，而生心火，侮肺金克脾土，于是可所胜而侮所不胜也，然饱食而成此症者，必有其因，其因惟何，盖因饱食之后，或暴怒，或努力，或枯坐，或酒色妇人或产难，小儿或夜啼等因，致使气血纵横，经络交错，流注肛门而成此痔矣。"

祁坤对痔瘘分类、病因病机和辨证施治有系统论述，充分反映清初诊治痔疮的学术水平，他主张采用内服、外洗、枯痔、闭管、收口等方法综合治疗。

肛漏的药物疗法共有四种：

第一种是凉血地黄汤。凉血地黄汤主治"痔疮肿痛出血"，功能是清热解毒凉血，化瘀润燥除湿，药用黄连、黄芩、升麻清热解毒，生地、地榆、槐角、荆芥凉血止血，赤芍、归尾活血，花粉清热生津，枳壳行气，甘草和中。

第二种是内消退管丸。内消退管丸又名血竭内消丸，能退管收口，不需外治，其药物组成是蜂房、刺猬皮、血竭、象牙、僵蚕、蝉蜕、木香、火硝、乳香、没药10味药物，制作方法是黄蜡熬黑，待温后将共为末的前10味药加入搅匀，制成梧桐子大小的药丸，每服3钱，日3次，用酒送下，连服7日，此时脓水增多，减量至每日1服，约15天后，毒将尽。

第三种是养生丹。养生丹的药物组成为母猪大肠、朴硝、象牙、刺猬皮、麝香、猪悬蹄甲、穿山甲、乳香、没药、雄黄、地榆、大黄、青盐、白芷、明矾、小活龟、蜂房、黄牛角腮、朴硝、槐花、黄蜡、自然铜22味药，制作方法是上药共为末，炼蜜为丸，每服3钱，日2次，老酒送服，连续15天，可见管出，30天左右可以痊愈，不用生肌药物。

第四种是猬皮象龙丸，猬皮象龙丸的药物组成为水银、雌黄、雄黄、矿石、禹余粮、明矾6味药，配刺猬皮、山甲、象牙、血竭、乳香、没药猪悬蹄7味药，制作方法是将前6味药为末，放入阳城罐内，密封，文火烧至三炷香的时间，用水擦罐底，至温度降至正常，目的是去除其中的火毒，次日取出后与后7味药共为细末，用黄蜡熔化后，制成绿豆大小的药丸，每次50丸，每日3次，用槐花汤送服，具有"退管内消，不需挂线"的作用。

外治方法共有7种：

内痔枯痔法。第一步是口服加纳肛法，对于不能脱出的内痔，可先内服翻痔散1剂，配合外用唤痔散，可使内痔翻出，翻痔散的药物组成为生枳壳3钱，陈皮1钱，共2味，唤痔散的药物组成为生草乌尖、刺猬皮、枯矾、白盐、麝香、冰片及葱汁7味，用葱汁将前药细末调匀后，送入肛门内，即可使内痔翻出；第二步是如圣散外涂法，将翻出的内痔洗净，用唾液调制如圣散，敷在痔体上，每日五六次，直至痔的颜色变成紫黑色为止，如圣散可治疗内外诸痔，7日自落，其药物组成为鸡粪（晒干）、雌黄、雄黄、明矾、皮硝、胆矾、乳香、没药、冰片9味，前6味为末，放入银制的容器内，盖上，火煅出青烟为度，取出，再加后3味，共为细末，放入瓷罐内，密封，用时取出，以唾液调后敷在痔体上，第三步是猪蹄汤外洗法，用猪蹄煎汤，每日洗三四次，直至创口愈合，第四步是生肌散收口法，7日，痔自行脱落，略用生肌散，二三日即可收口，待创口收完，口服收肛散1剂，自行收入，生肌散详见挂线疗法。

外痔点痔法。外痔点痔运用的药物与内痔治疗不同，而是采用二仙丹或玉红散。二仙丹又名赛金散，将金脚砒、白矾2味药制法同如圣散，再加焙蝎尾、生草乌，共为细末，用法同如圣散。玉红散的药物组成是灵药、雄黄、白丁香、蟾酥、乳香、没药6味，矸为细末，瓷罐收藏，用法同如圣散。二者的异同点在于均可治疗外痔，后者还可用于去除瘘口腐肉。

内外痔结扎法。第一步是采用枯痔法。第二步是：待痔翻出时，用药线结扎，药线的组成包括鲜芫花根、雷丸、蟾酥、草乌4味药煎汤，用生丝放入药汁内浸、晒，反复数次，若无漏管，则根据痔的特点不同，运用不同的方法收口，如牛奶痔，则点万忆膏1～2次即可。万忆膏即五灰淋汁。若是鸡冠痔，则用外敷粉霜1次即可。第三步：口服苦参丸，《外科大成》提到头大根小者，使用该法；头小根大者，用枯药枯之。痔脱落后，再治漏。若漏有瘘口，可用钉药；若漏通肠，可用挂线方法。另外，无痔有漏者，因肛门边先结肿硬，半年或一年，作痛出脓，先通肠而后外溃，必有附管，治疗现取管，后挂线，才能保证效果。

肛漏药钉退管法。若漏管与肛门直肠没有关联，称为外漏，此时可以用退管锭子。第一步：制作退管锭子和生肌药钉。退管锭子药物的组成是：灵药、白丁香、雄黄、轻粉、蟾酥、乳香、没药、麝香、蛴螬9味药，将前9味药共为细末，米饭调和后，制成像灯草粗细长约2寸的长条，阴干，成为药钉，诸疮瘘皆用。生肌药钉的药物组成是：珍珠、象牙、龙骨、儿茶、花蕊石、血竭、轻粉、白芷、白蔹、朱砂、冰片10味药。制作方法同退管锭子。第二步：用时将退管锭子穿入漏管，一般需要二三次，即可将坚硬的漏管蚀出，注意不要穿透直肠，否则还需要挂线疗法，即"如追透通肠，亦可穿线"。第三步：漏疮去后，用生肌药钉插入创口，逐渐收口。插药钉的注意事项如下：在插药钉时，不要插到漏管的底部，即"如孔深一寸，插药七八分为度""孔大加数插之"。早晚插药2次，连续3～4天。至7日后，患处四边，裂开大缝，即涂玉红膏。再7日，自落。落后仍涂玉红膏，至四边内外无黑腐时，换成生肌散，若脓稠糊时，用珍珠散收口，不可贴膏药，恐其呼脓，收口必缓。同时，内服蜡黄丸，以干其脓。

肛漏挂线疗法。挂线疗法目前是中医治疗肛漏的特色疗法，应用广泛，但今天多用橡皮筋替代药线或药钉，究竟是向前发展，还是失去优势，值得进一步研究。所用药线同痔结扎法，用药线将漏管挂开后，进行如下处理，外用生肌散。其药物组成是：炉甘石、木香、降香、乳香、没药、血竭、儿茶、黄柏、黄连、白芷、白蔹、龙骨、冰片、麝香、赤石脂、黄丹、海螵蛸17味药。共为末，外用，具有长肉收口的作用。珍珠散也具有与生肌散同样的功效，其药物组成是珍珠、石膏、赤石脂、轻粉、白龙骨、冰片、孩儿骨和象牙8味，具有长肉生肌收口的作用。一般情况下，口服蜡矾丸或琥珀丸即可，蜡矾丸的药物组成为黄蜡、白矾2味，具有在漏孔穿开后干脓收口的作用；琥珀丸的药物组成为白矾、象牙、血竭、乳香、没药、麝香、蜂巢7味，黄蜡熔化而成，若脓水不绝，可口服黄芪六一散，其药物组成是黄芪、甘草节2味，服10多剂后可脓水自干，《外科大成》提到，多孔者，只先治一孔，隔几日再治一孔，如线落口开，敷生肌散。

肛漏熏洗法。熏洗法用于治疗痔之肿痛出血和漏毒肿痛，共有两个方子，第一个是熏洗方，药物组成为地骨皮、槐花、韭菜根、朴硝、白矾、苏叶、葱头7味药，水煎沸后，倒入筒内，令患者坐在上面，四周遮盖，尽量不要透出药气，先熏后洗，待痔出黄水最好。第二个是熏洗痔漏方，药物组成为瓦松、马兜铃、皮硝、文蛤、莲房、蜂房、山桃树根7味，用法同上。

肛漏栓剂塞肛法。塞肛法用于治疗内痔肿痛及脏头收入，伴有疼痛，具有止痛收功。其药物为内塞散，又名龙射丸。药物组成为牛黄、天竺黄、轻粉、乳香、没药、薄荷叶、冰片7味药，共为细末，加地龙捣烂为丸，制成如枣核大小，外裹冰片。平卧时，塞入肛内1丸，7次即可，可以使痔疮除根不发。

年　表

1610年　　出生于浙江绍兴。
顺治朝时　被征召为御医，入皇宫服务。
康熙时　　康熙帝特别嘉许，赏赐优厚，并擢升为太医院判。因母亲鲁氏去世，回家丁忧。
1665年　　《外科大成》崇文堂首刊本印行。
约1690年　去世。

（曹丽娟）

主要论著

祁坤．外科大成．清康熙函三堂木刻本．

柯 琴

（约 17 世纪中叶—18 世纪前叶）

柯琴，具体生卒年不详，生活年代大约为明后期至清康熙中期。早年曾为庠生，后弃举业，立志于医。生前不以医自鸣，志高淡泊。对《伤寒论》尤为精研，著有《伤寒论注》《伤寒论翼》《伤寒附翼》三种，合为《伤寒来苏集》。在《伤寒来苏集》中，柯氏对《伤寒论》条文重加编订，提出"以证类方"的思想，强调仲景之六经，可为百病立法，无论伤寒，还是杂病皆可凭六经辨证加以诊疗，是清代伤寒三大家之一。

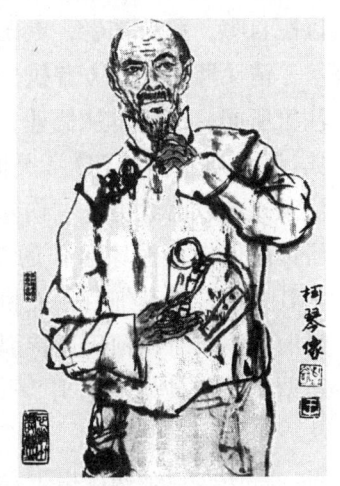

柯琴像

（王孟奇绘）①

柯琴，生卒年不详，生活年代约在明朝后期至清康熙中前期，② 字韵

---

① 陈雪楼. 中国历代名医图传［M］. 南京：江苏科学技术出版社，1987：198.
② 关于柯琴生平，资料文献收载不多，主要见于光绪《慈溪县志》《清史稿》及一些医书序文。曹炳章编《中国医学大成》时，曾撰有"《伤寒来苏集》提要"一篇，考证《来苏集》原刻本包括《伤寒论注》《伤寒论翼》《伤寒附翼》三种。其中《伤寒论注》《伤寒论翼》中皆有柯韵伯原序。此外，曹氏另藏有慈溪冯明五乾隆甲申年（1764）抄本，该本有同邑冯纶明五自序、虞山友人季诺楚重序、同邑孙金砺介夫拜题三篇序文，为原刻本所无。在《伤寒论注》柯氏自序末题有己酉初夏，《伤寒论翼》自序末题有甲寅春。皆只书甲子，未见年号。这或许反映了明遗民对清廷正统性的态度，但却给判定两篇序文的年代造成了一定的困难。因为干支己酉、甲寅在康熙、雍正两朝皆有，但时间上相差了 60 年。清代罗美辑《古今名医方论》时，收录柯韵伯之说甚多（罗美，字生，号东逸。歙县人，生卒年不详。康熙间以名儒而兼习医学）。《古今名医方论》成书于康熙十四年乙卯（1675），在此之前柯琴应已有医著问世。故而《伤寒论注》自序中己酉、《伤寒论翼》自序中甲寅应皆指康熙朝，即分别为 1669 年、1674 年。依据此可初步判断柯琴的生活年代约在明朝后期（1644 年明亡）至清康熙朝（1662—1722）中前期（1674 年之后）。

伯，号似峰。好学博闻，能文工诗，同辈皆以大器期之。① 浙江慈溪人（今属余姚县）。鼎革后，焚弃举业。家境贫，游吴，后迁寓吴之虞山（今江苏常熟市西北）。② 矢志岐黄之学，博览群书，勤于思考，会悟通彻。于是闭户著书，成《内经合璧》《仲景伤寒论注》《伤寒附翼》等书。柯琴生前不以医自鸣，鲜有知者，更无盛名。

　　清康熙初年，方有执、喻昌的伤寒学说盛极一时③，但柯琴却不受伤寒注家所囿。柯氏本从儒业，秉承明末清初求实务本的朴学学风，喜穷究经典。④ 他研习《素问》《灵枢》《伤寒论》有年，反对方有执、喻昌等前代注家人各以己意更定《伤寒论》，认为此举皆有背于仲景原旨。柯氏在充分研读前代伤寒医家著作的基础上，别出心裁，对仲景方书采取分编汇论，挈其大纲，详其细目，证目类聚，方随附之的编排方法。同时，在考订仲景旧本编次时，柯氏还特别强调辨析和阐发《伤寒论》的辨证法要，即其所谓"不失仲景心法耳"⑤，别有见地提出"原夫仲景之六经，为百病立法，不专为伤寒一科。伤寒、杂病。治无二理，咸归六经之节制"⑥ 的观点。将伤寒与杂病统摄于六经之下合而参之，即"正以合中见泾渭之清浊，此扼要法也"⑦。并且，柯氏还反对自许叔微起所创立的桂枝、麻黄、大青龙三纲鼎立之说，他指出应当因证合脉，有是证即用其药，唯重辨证论治，不强调时令用药。不过柯氏在理解《伤寒》条文上，也有值得商榷处，如

---

① 冯可镛等. 慈溪县志·卷34［M］. 刻本. 清光绪二十五年（1894）.
② 赵尔巽等. 清史稿·卷502［M］. 北京：中华书局，1977：13873.
③ 喻昌（1585—1664），字嘉言，新建人。晚年应钱谦益之约，常居于常熟。
④ 据冯氏甲申抄本冯序云柯氏"为吾慈庠彦，不得志于时，遂栖息虞山"，可知柯氏曾为县学生员。
⑤ 柯琴. 伤寒来苏全集·伤寒论注·凡例［M］//续修四库全书·子部·医家类·第986册. 上海：上海古籍出版社，2002：6.［《续修四库全书》收录的《伤寒来苏全集》本影印湖北省图书馆藏清乾隆乙亥年（1755）马中骅博古堂刻本，其中《伤寒论注》4卷、《伤寒附翼》2卷、《伤寒论翼》2卷，合为《伤寒来苏集》8卷］
⑥ 柯琴. 伤寒来苏全集·伤寒论翼·自序［M］//续修四库全书·子部·医家类·第986册. 上海：上海古籍出版社，2002：208.
⑦ 柯琴. 伤寒来苏全集·伤寒论翼·卷上·全论大法第一［M］//续修四库全书·子部·医家类·第986册. 上海：上海古籍出版社，2002：200.

主张以心为"太阳"就受后人诟病。① 另外，柯氏不以自汗无汗为重，持以恶风与脉浮为主，也不足为凭。毕竟有汗用桂枝、无汗用麻黄已成为中医临床的常规。② 这或许是习儒者在注释医书和阐发医理时，常会出现的通病之一。

柯氏的注释之说虽未必一定是仲景的原义，但却积极推动了《伤寒论》学术的发展，其所著《伤寒来苏集》一书，对后学理解和进一步阐发《伤寒论》中的相关内容大有裨益。尤其柯氏将杂病、伤寒统而治之的见解大大丰富了《伤寒论》应用范围，实为古为今用的极好例证。柯氏之学经后学散播，逐渐广为世人所知，后世医家也多有赞誉，被誉为清代注释《伤寒论》的三大家之一。

纵观柯氏一生，其人安贫求道。生于慈水，最后以一介布衣的身份卒于虞山。

注疏之风与注家心法

清初之际，江南吴中地区可谓是全国医学学术之中心，一批儒者纷纷钻研医典。③ 同时，因受清代朴学之风盛行的影响，钻研医术的儒者往往崇古究经，著书传道，尤其着力于对《内经》《伤寒论》《金匮要略》等医学经典进行注释和发挥。他们一方面主张要恢复经典原貌，以摆脱宋明注家之窠臼。另一方面，由于无法取得文献证据，这些儒医对医经的编次、注释工作其实很难真正做到恢复历史原貌。他们对医经的编次、注释不可视为简单的文献整理，而是带有明显古为今用的诠释意义，这一点也基本继承了宋明儒学的治学传统。

柯琴以注释《伤寒论》而闻名，对前代注家的不同观点敢于争鸣。柯氏认为当世《伤寒论》"经叔和编次，已失仲景原貌。仲景之文遗失者多，

---

① 如《伤寒论翼·太阳病解》云："仲景以心为太阳，故得外统一身之气血，内行五脏六腑之经隧。"
② 蔡定芳编. 中医与科学——姜春华医学全集［M］. 上海：上海科学技术出版社，2009：407.
③ 明清之际，诸如张志聪、高世栻、汪昂、柯琴等人，皆以儒生身份习医，并著书传道。习儒者常研习医学经典，重视医理阐发，与当时多讲临床经验的世医偏重所有不同。

叔和之文附会者亦多矣"①。但其实他自己也清楚，在没有更直接文献参照的情况下，且不说恢复汉代仲景《伤寒论》历史原貌，即使是还原宋以前《伤寒论》的本子，恐怕也难以实现。因此柯氏之论更多是为自己重新编订《伤寒论》的条文次序找学理上的依据和合法性，避免可能遇到批评或指责。更进一步说，在缺乏文献证据的前提下，历代《伤寒论》注家们多凭对文本的辨析和研习心得，来试图接近仲景之原义。正所谓，倚仗自家心法来体悟仲景精义，从而在学术传承上树立正统和权威。自家心法的高低则全凭自己多年的功夫和积累的能力，这一切又须符合儒学的价值观，正如柯琴在《伤寒论注》的序文中所言："常谓胸中有万卷书，笔底无半点尘者，始可著书；胸中无半点尘，目中无半点尘者，才许作古书注疏。夫著书固难，而注疏更难。……读是书者，必凝神定志。慧眼静观，逐条细勘。逐句研审，何者为仲景言，何者是叔和笔，其间若脱落、若倒句，与讹字、衍文，须一一指破，顿令作者真面目见于语言文字间。"只有正心才能法正，法正则言顺，这一类注家心法就是习儒者注疏《伤寒论》一书最重要的体认。

自宋以后，历代注家们一方面不断探求仲景原义，另一方面又不断为后世立法。注家们在追本溯源的同时，无法摆脱古为今用的思想，为《伤寒论》垒砌起层层砖瓦，逐成大厦之势②，这可视为中国医学的诠释学传统。正是在这种对经典的不断诠释，中国传统医学才有了渐变式的革命。以柯氏《伤寒来苏集》为例，其特别提到"自叔和编次伤寒、杂病，分为两书，然本论中杂病留而未去者尚多，虽有伤寒论之专名，终不失杂病合论之根蒂也。名不副实，并相淆混，而旁门歧路，莫知所从，岂非叔和之谬以祸之欤？夫仲景之言六经为百病之法，不专为伤寒一科，伤寒、杂病，治无二理，咸归六经之节制"③。这段话主要阐发了"伤寒六经统百病，为百病之法"的思想，而这一思想对伤寒学术的内在发展确有直接的推动。

---

① 柯琴.伤寒来苏全集·伤寒论注·自序 [M]//续修四库全书·子部·医家类·第986册.上海：上海古籍出版社，2002：4.
② 细究柯琴思想的形成，亦是如此，如柯琴正是在熟读前代注家林亿的倡和之说、成无己程德斋附会之言以及王安道对此问题的辩驳后，才敢于质疑"三百九十七之法"。
③ 柯琴.伤寒来苏全集·伤寒论注·自序 [M]//续修四库全书·子部·医家类·第986册.上海：上海古籍出版社，2002：4-5.

当这样的推动积累到一个数量时，完全就能致使传统医学范畴内的渐变式革命。

从中国医学的发展看，对奉为圭臬的经典医学著作进行注释，应该是中国医学学术传承与变革的主要方式。随着经典医书注释文本的不断涌现，这些带有解释性的著作连同经典本身共同形成了一个以经典为核心的著作群，承载着巨量的医学知识。同时，这样的著作群也成为后学研习传统医学时必须跨越的壁垒。需要注意的是，在这些包括着经文和注文的大量文献中，既有历代注家共同的理解和宝贵体悟，也有互相间的冲突与矛盾，以及一些注解不清的混沌。

《伤寒论来苏集》的成书与体例

在柯琴之前，仲景之《伤寒论》历经宋元明三代注释，可谓名家辈出，学说纷呈。但柯琴却能在此基础上，苦心孤诣、破旧立新，实为不易。柯氏工于文辞，故而行文疏畅、条理分明、辨析明了，其对《内经》《伤寒论》皆下过苦功专研，可惜其所著《内经合璧》一书已佚。① 柯琴传世著作大多是对于《伤寒论》的注释、阐述和发挥，主要有《伤寒论注》4卷、《伤寒论翼》2卷、《伤寒附翼》2卷。后世将此三书合订刊印，名曰《伤寒论注来苏集》。"来苏"两字可能系借用《尚书》"后来其苏"一语，意指此书能辟妄正谬，昌明原旨，比犹厥者复苏。

柯氏在《伤寒论注》4卷中，② 主要依照《内经》观点，注解《伤寒论》原文。并将《伤寒论》原文，依据六经方证，分立篇目，重加编次而成。首卷先立总纲一篇，汇集了《伤寒论》中具有概括性及代表性的条文，

---

① 《伤寒来苏集》自序言"康熙丙午秋（1666），校正《内经》始成"。《清史稿》柯琴传云"著《内经合璧》，多所校正，书佚不传"。
② 《伤寒论注》成书于康熙八年己酉（1669），马氏绥福堂刻本录有岭南卫廷璞序、乾隆乙亥昆山70老人马中骅序、张机原序、柯琴韵伯自序4篇。马氏本对《伤寒论注》原文颇多窜改。这一点从冯明五乾隆甲申年（1764）钞本的序文中也能了解，冯序曰："中骅复窃韵伯书而接踵于后，始以伪酿成讹，旋且以讹迷于伪……至此坊集忽觏，乍喜此书大行，披阅之余，转憾此书反复晦。谨记抄录原稿，质证同志，敢谓辟异端而卫正道耶！"故一般以清嘉庆年间吴省兰辑《艺海珠尘》丛书收录的《伤寒论注》本为佳。

分别予以注释，使人开卷便知伤寒脉证得失之大局。其次，依六经之序分述各经之脉证。各经之中，亦先立总纲，意在使人读此便知本经之脉证大略，然后以方代证编排注释。每一个大类证下，又列出与主方相关的加减方证、变证、坏证、疑似证等。柯氏这种编排方法的好处是可使人知其方即明其证，便于学习者理解掌握，切于临床运用。如《伤寒论注》桂枝汤证上云"此条是桂枝本证，辨症为主，合此症即用此汤，不必问其为伤寒、中风、杂病也。今人凿分风、寒，不知辨症，故仲景佳方置之疑窟"，柯氏在此处强调的是但凡见病患出现桂枝汤证的症状，即用其方药，无须再辨风、寒之别。此法简易明了，逐渐为后世临床医家所推崇。

《伤寒论翼》一书分2卷，14篇。① 全书主要阐发柯氏对外感热病及仲景六经病的认识。上卷各篇分别为《全论大法》《六经正义》《合并启微》《风寒辨惑》《温暑指归》《痉湿异同》《平脉准绳》，主要对伤寒学说中的理论问题，展开论述，强调"仲景之六经，为百病立法，不专为伤寒一科"，开杂病、伤寒统治之风气，至此《伤寒论》才真正被后世医家尊崇为"医门之规绳，治病之宗本"。下卷为《六经病解》6篇、《制方大法》1篇。《六经病解》分别论述六经病提纲、证候型、病机及诊疗方法，其间参以证与证、病与病之间的鉴别，《制方大法》专门讨论《伤寒论》制方遣药的方法与原则。此书可谓羽翼仲景《伤寒》之作。

而柯琴所著《伤寒附翼》2卷，则为论方专书。该书结合病因、病机及脉证剖析《伤寒论》诸方，取分经论方之法，每经诸方之前均列总论。对每一方，除分别列述其组方意义和使用原则外，也会兼谈柯氏自己的见解。

另外，柯琴还著有《伤寒晰疑》4卷，今藏中国中医科学院图书馆。②

---

① 《伤寒论翼》成书于清康熙十三年甲寅（1674）。曹炳章刊印《伤寒来苏集》时，曾用其收藏的慈溪冯明五乾隆甲申年（1764）钞本来对校马氏绥福堂刻本。见曹炳章. 医学大成（第7册）[M]. 上海：上海科学技术出版社，1990. 此本的《伤寒论翼》中有同邑冯纶明五自序、虞山友人季诺楚重序、同邑孙金砺介夫拜题三篇序文。
② 中医科学院所藏《伤寒晰疑》4卷为清嘉庆丙子（1816）白鹿山房刻本。见薛清录. 中国中医古籍总目 [M]. 上海：上海辞书出版社，2007.

《伤寒论来苏集》的学术成就

柯氏以注释《伤寒论》而闻名,其学术观点集中体现于《伤寒来苏集》一书中。柯氏对《伤寒论》的解读既有继承前代医家之处,又有发挥的地方。为了能更好地了解柯氏的学术观点与思想,现将柯琴《伤寒来苏集》一书的创见概括如下:

一、对传世《伤寒论》的经文内容、次序、篇目提出质疑

柯氏首先质疑王叔和对《伤寒论》经文的篡改。《伤寒论注》自序云:"《伤寒论》一书,经叔和编次,已非仲景之书。仲景之文遗失者多,叔和之文附会者亦多矣。"但质疑叔和篡改经文并非柯琴首次提出,自明代医家王安道开始,就曾提出"错简"之说。其次,柯琴对397法之说也持质疑态度,认为拘泥于固定数目的做法不妥。《伤寒论注》自序云:"如三百九十七法之言,既不见于仲景之序文。又不见于叔和之序例,林氏倡于前,成氏程氏和于后,其不足取信,王安道已辨之矣。而继起者,犹琐于数目,即丝毫不差,亦何补于古人,何功于后学哉?"

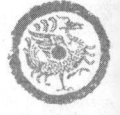

针对以上问题,柯氏重新注释并编订《伤寒论》条文。《伤寒论注》自序云:"以《伤寒》为世所甚重,故将仲景书校正而注疏之,分篇汇论,挈其大纲,详其细目,证因类聚,方随附之,倒句讹字,悉为改正,异端邪说,一切辨明。岐伯、仲景之隐旨,发挥本论各条之下,集成一帙,名《论注》。"另外,柯琴在注释各篇前,撰写了带有导读性质的总纲。正如《伤寒论注》凡例云:"起手先立总纲一篇,令人开卷便知伤寒家脉症得失之大局矣。每经各立总纲一篇,读此便知本经之脉症大略矣。每篇各标一症为题,看题便知此方之脉证治法矣。"柯琴通过这些具体的"破立之法",从而达到重新阐发和诠释《伤寒论》的目的,也为自己立论的合法性和合理性奠定了基础。

二、反对三纲鼎立之说

自许叔微创桂枝、麻黄、大青龙三纲鼎立之说,后经方有执等人的附和,已成为当时的定见。而柯琴却力批此说,其《伤寒论注》自序云:"大青龙汤,仲景为伤寒中风无汗而兼烦躁者设,即加味麻黄汤耳。而谓其伤寒见风，又谓之伤风见寒，因其麻黄汤主寒伤营，治营病而卫不病；桂枝汤主风伤卫，治卫病而营不病；大青龙主风寒两伤营卫，治营卫俱病。三方割据瓜分。太阳之主寒多风少、风多寒少，种种蛇足，羽翼青龙，曲成三纲鼎立之说。"在对大青龙汤证的注释中，柯氏进一步强调此观点，指出："大青龙症之不明于世者，许叔微始作之俑也。其言曰'桂枝治中风，麻黄治伤寒，大青龙治中风见寒脉、伤寒见风脉，三者如鼎立'。此三大纲所由来乎？愚谓先以脉论，夫中风脉浮紧，伤寒脉浮缓，是仲景互文见意处。言中风脉多缓，然亦有脉紧者；伤寒脉紧，然亦有脉缓者。盖中风伤寒，各有浅深，或因人之强弱而异，或因地之高下、时之乖和而殊。症固不可拘，脉亦不可执。"① 从伤寒学术史的角度看，三纲鼎立之说显然是后学构建之论，柯氏的分析可谓切中其要害。

三、主张仲景《伤寒论》为百病立法，不专独为伤寒一科

自宋元以来，一般医家往往会认为《伤寒论》是治疗外感热病之专书，《金匮要略》则为治疗杂病的要书，而柯氏却提出《伤寒论》应为百病之法门。《伤寒论翼》自序云："原夫仲景之六经，为百病立法，不专为伤寒一科。伤寒、杂病治无二理，咸归六经之节制。六经各有伤寒，非伤寒中独有六经也。治伤寒者，但拘伤寒，不究其中有杂病之理。治杂病者，以《伤寒论》为无关于杂病，而置之不问。将参赞化育之书，悉归狐疑之域。愚甚为斯道忧之，于仲景书究心有年，愧未深悉。然稍见此中微理，敢略陈固陋，名曰《伤寒论翼》。不兼杂病者，恐人未知原文合论之旨，以杂病为不足观耳。其当与否，自有能辨之者。"同时，柯琴在《伤寒论翼·全论大法第一》中，进一步强调了这一观点，指出："按仲景自序言作《伤寒杂病论》合十六卷，则伤寒杂病，未尝分两书也。凡条中不冠伤寒者，即与杂病同义。如太阳之头项强痛，阳明之胃实，少阳之口苦、咽干、目眩，太阴之腹满吐利，少阴之欲寐，厥阴之消渴、气上撞心等症，是六经之为病，不是六经之伤寒，乃是六经分司诸病之提纲，非专为伤寒一症立法也。"②

---

① 柯琴. 伤寒来苏全集［M］//续修四库全书·子部·医家类·第986册. 上海：上海古籍出版社，2002：45.

② 柯琴. 伤寒来苏全集［M］//续修四库全书·子部·医家类·第986册. 上海：上海古籍出版社，2002：209.

这一观点明显是柯琴在释读《伤寒论》时的创见，自此无论杂病、外感等一切病症，皆可依《伤寒论》而治之，突破了前人使用《伤寒论》的局限。

四、依据"以方类证、方以类从"的原则重新组织《伤寒论》

就经方分类而言，唐代孙思邈可谓首开"方证同条，比类相附"之例，将经方与具体病相类而从。之后金代成无己《药方论》使用"大、缓、急、奇、偶、复"七方之制和君臣佐使的概念，对《伤寒论》进行了简单分类和解释，并以常用之方为例说明，开创了解释《伤寒论》医方的先河。后世医家对《伤寒论》医方的分析和研究，多受此类解释的影响，并常常加以补充和发挥。柯琴在释读《伤寒论》原著的基础上，综合分析前人的研究得失，认为经方当以六经为统纲，但对六经的认识，柯琴却独有发明。其在《伤寒论翼·六经正义第二》云"夫仲景之六经，是分六区地面，所该虽以脉为经络，而不专在经络上立说。"[1]

此外，柯琴所持"以方类证、方以类从"的原则在《伤寒来苏集·凡例》中得到了较为详细的论述，其云："起手先立总纲一篇，令人开卷便知伤寒家脉证得失之大局矣；每经各立总纲一篇，读此便知本经之脉证大略矣；每篇各标一证为题，看题便知此方之脉证治法矣。"又云"是编以证为主，故汇集六经诸论，各以类从。其症是某经所重者，分列某经，如桂枝、麻黄等证列太阳，栀子、承气等证列阳明之类。其有变证化方，如从桂枝证更变加减者，即附桂枝证后；从麻黄证更变加减者，附麻黄证后"。同时，柯琴在太阳病篇里，汇列了桂枝汤证、麻黄汤证、葛根汤证、大青龙汤证、五苓散证、十枣汤证、陷胸汤证、泻心汤证、抵当汤证、火逆诸证、痉湿暑证等11大证类；阳明病篇里，汇列了栀子汤证、瓜蒂散证、茵陈汤证、承气汤证等5大证类。每大证类下，汇列了有关方证、变证、坏证及疑似证等。诸如此类的排，皆是为了突出方证的归属关系。对临证而言，条理明晰，大大增加使用时的便利性。

虽然柯琴主张"六经类方"，但也认为"方各有经，而用不可拘，是仲景法也"。在此处，柯琴显然认为六经虽各有主治方剂，但究其用法应以所

---

[1] 柯琴. 伤寒来苏全集 [M]// 续修四库全书·子部·医家类·第986册. 上海：上海古籍出版社，2002：212.

见之证候为据，不能为六经分类所局限。例如：麻黄汤、桂枝汤为太阳所设，而阳明之伤寒、中风亦用之，真武汤为少阴水气设，而阳明之小便不利者亦宜之等。柯氏曾批评"后人论方不论证，故反以仲景方为难用"的观点，认为在临证中只要见到合适病证，便可以使用相适宜的方剂，或以全方取胜，或以加减奏功。如柯琴在《伤寒论翼·制方大法第七》所云"四逆为太阴主方，而诸经可以互用。在太阴本经，固本以逐邪也；用于少阴，温土以制水也；用于厥阴，和土以生木也；用于太阳，益火以扶元阳也；唯阳明胃实，少阳相火，非所宜耳"①，正是此理。

柯琴这些别具一论的见解，从一个新的角度诠释了《伤寒论》的文本意义，无疑扩大了经方的使用范围。其学说经后学宣扬和传播，对清以后伤寒学术的发展影响甚大。

柯琴生前既非名士，又不以医自鸣。志高淡泊，不得志于时，隐于虞山。虽与当时虞山名医季楚重、新安医家罗东逸等互有往来②，但很长一段时间内，其著作多以抄本形式流传。部分内容也曾收录于别家医书中，如柯琴好友罗东逸在《古今医方论》，就采录柯琴论述甚多。③ 直至昆山马中骅于乾隆二十年乙亥（1755）才首次将柯氏医书校对考证后刊刻印刷，柯氏医书才得以广为流传，另有清嘉庆年间吴省兰辑《艺海珠尘》丛书本为佳。之后，绍兴任越庵更将柯琴所撰《伤寒论翼》予以删订，成《伤寒法祖》④一书。该书对《伤寒论》的分经、立论悉遵柯氏原著，注释部分则融入了前人见解。书成后，影响甚大，柯琴也声名鹊起。后世医家对柯琴多有赞许，《伤寒来苏集》一书可谓清代伤寒学术的经典著作。柯琴本人也被后世医家推崇为清代注释《伤寒论》的三大家之一。柯琴著作后流传至日本，对古方派大家吉益东洞"方证相对"之说的确立可能有潜移默化的影响。⑤

---

① 柯琴. 伤寒来苏全集［M］//续修四库全书·子部·医家类·第986册. 上海：上海古籍出版社，2002：248.
② 季楚重曾为《伤寒论注》写序，而罗东逸在其《古今名医方论》中采柯琴之说甚多。又因他们所居之地相近，活动年代重合，故推测柯氏与此两人可能皆有往来。
③ 罗美《古今名医方论》载方137首，引柯氏之论69首。《删补名医方论》选柯氏方论53首。
④ 该书刊印于清道光二年（1822）。
⑤ 俞雪如. 柯琴"以方名证"思想对吉益东洞"方证相对"之说的影响［J］. 上海中医药大学学报，2001，15（2）：12-14.

年　表

明朝后期　出生于浙江慈溪。中年栖息于虞山。
1666 年　写成《内经合璧》，未刊印，已佚。
1669 年　写成《仲景伤寒论注》4 卷。
1674 年　写成《伤寒论翼》2 卷。
清康熙朝中期　病故于江苏常熟。

（胡颖翀）

主要论著

柯琴. 伤寒来苏集（伤寒论注 4 卷、附翼 2 卷、论翼 2 卷）. 清乾隆二十年（1755）"博古堂"刻本，马中骅校刊.

柯琴. 伤寒晰疑. 清嘉庆二十一年（1816）白鹿山房刻本.

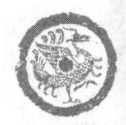

薛　雪
（1681—1770）

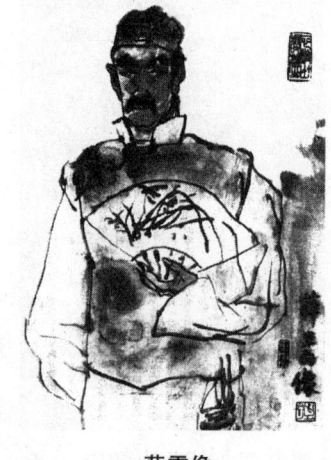

薛雪像

（王孟奇绘）①

薛雪（1681—1770），清代苏州名医，以儒医闻名于世，是吴中医派的代表医家之一，精研医学经典，对《内经》多有阐发。精通临证各科，指出湿热病为感受湿热之邪而致，不同于一般的温热病，完善了温病的学说体系。除医学成就外，薛氏于诗文、《易》理、书画等方面都有一定的造诣，是一位才华横溢的名士。

薛雪，字生白，自号一瓢②，又号槐云道人、磨剑道人，晚年自署牧牛老朽。③清代吴县人（今江苏苏州），郡望河东（今山西省夏县一带）。薛雪生卒年以李念莪《校刊内经知要》薛序题记为据，其云"乾隆甲申（1764）夏日，牧牛老朽薛雪书，时年八十又四"，可推知薛氏生于清康熙二十年（1681）。另据《吴医汇讲》所收《日记杂记》云其年九十而殁。可推其卒于清乾隆三十五年（1770），享年90岁。

---

① 陈雪楼. 中国历代名医图传［M］. 南京：江苏科学技术出版社，1987：210.
② 唐大烈纂辑. 吴医汇讲［M］. 上海：上海科学技术出版社，1983：14. "一瓢"之别号出自《墨林今话》卷1，其云"偶遇异僧，身挂一瓢……以瓢盛酒容一斤。僧尽三十六瓢，生白仅饮一瓢。因此自号为一瓢"。见清代蒋宝龄撰，蒋茝生续. 墨林今话［M］. 清代传记丛刊·艺林类九. 台湾：明文书局，1985：58.
③ 李念莪辑注. 内经知要·薛序［M］. 北京：人民卫生出版社，1963：2.

薛雪出身诗书人家，其父不详。曾祖薛虞卿乃明代大画家文征明的外孙。① 早年攻读儒学经典，工于诗文，曾学诗于同郡的著名诗人及诗学家叶燮。② 其人博学多通，能书善画，精拳术，善养生。③ 一生为人虚怀若谷，豪迈而淡泊。在乾隆元年，曾被举荐为清廷博学鸿词科的候选人，但未曾征考。④ 因母亲多病，薛氏逐而研读《内经》，探究医理。后得王子接、周杨俊等吴中儒医的指授和影响⑤，在医学技艺上逐渐成熟。薛氏临证常有独见，尤对湿热之证治有卓见，为清一代温热学大家。

---

① 沈德潜《归愚文钞·卷八》周伯上十八学士图记云："前明神宗朝，广文先生薛虞卿益命，周伯上廷策写，唐文皇十八学士图，仿内府所藏本也。……虞卿文侍诏外孙，工八法，此册尤生平所注意者，顿挫波磔，几欲上掩待诏。盖薛氏世宝也。曾孙雪，与予善，故出而观之。雪亦能书。"引《清代诗文集汇编》编纂委员会. 沈德潜诗文全集［M］. 文献丛刊·清代诗文集汇编·第234册. 上海：上海古籍出版社，2011：501.《清代诗文集汇编》所收《归愚文钞》为20卷本，另有12卷本，见于沈德潜著，潘务正等校点. 沈德潜诗文集［M］. 明清别集丛刊. 人民文学出版社，2011：1726. 沈德潜（1673—1769），字确士，号归愚，长洲（今江苏苏州）人，清代诗人，与薛雪皆为叶燮门人，沈氏年长于薛，乾隆四年（1739）中进士，历任翰林院编修、侍讲学士、礼部侍郎等职.
②《国朝耆献类征初编》卷482云："生白学诗于叶横山，宗法特正。"引李桓. 国朝耆献类征初编·卷64［M］. 清代传记丛刊·综录类七. 台湾：明文书局，1985：513. 叶燮（1627—1703），字星期，号已畦。康熙朝进士，清初著名文学理论批评家，晚年居吴县之横山，世称横山先生。其文不蹈袭前人，能自立言。论诗以杜甫、韩愈、苏轼为宗，著有《原诗》《已畦诗文集》等.
③ 赵尔巽等. 清史稿·卷502［M］. 北京：中华书局，1977. 但未见薛氏本人谈论拳术方面的资料.
④ 博学鸿词科简称词科，是清代科举考试中制科的一种。清代共举行过两次，分别为清初康熙十七年（1678）和乾隆元年（1736）。对薛雪征鸿博一事，不同文献的记载略有出入，如《吴医汇讲》云"两征鸿博，不就"，《虞初广志》云"以博学鸿词自荐，不起"，民国撰修的《清史稿》云"举鸿博，未遇"。结合《国朝耆献类征初编》《国朝画识》《鹤征录》等文献分析，薛雪征鸿博的情况可能是薛雪曾受举荐，后因家中母亲年高多病，不便离家赴考而推辞.
⑤ 王子接（1658—1732），字晋三，清太仓人，后迁居苏州。少年业儒，于制举之余，从事于医，研寻古训。对仲景医书，钻研尤深，著有《绛雪园古方选注》三卷。周杨俊（17世纪后至18世纪初），字禹载，清初苏州人。少功举子业，屡试不售，逐揣摩岐黄之术，辑注有《温热暑疫全书》4卷，《伤寒论三注》16卷。薛雪与王子接、周杨俊的关系在后者出版的医著中有所体现，如《绛雪园古方选注》（见曹炳章. 中国医学大成续集. 第14册［M］. 上海：上海科技技术出版社，2000），寒剂篇页首可见古吴王子接晋三注，薛雪生白校字样。《温热暑疫全书》（清康熙十八年刻本，收录于《续修四库全书·子部·医家类》）扉页也题有"薛雪生白、吴正功重校"字样.

薛氏生前"不屑以医自见，故无成书"①，传世的薛氏医书除《医经原旨》6卷外，其余大都为身后刊印②，而这些薛氏身后刊刻的医书，内容多为门人或后人平日记录或传抄所得。从刊印出版的《医经原旨》序言中，不难发现薛氏本人对经典的重视。除对《内经》进行"广集诸家之说而注文"外，薛氏对另一部儒学经典《易经》也有特别的偏好，并著有《周易粹义》5卷。③《四库全书总目提要》云："该书采诸说，融成已意，仿《朱子论孟》之例，皆不载所引姓名，诠释颇为简明，而大抵墨守宋学也。"有1974年文海出版社之清代稿本百种汇刊的4卷本，1997年齐鲁出版社出版的四库全书存目丛书"经部四一"的5卷本。

薛雪除以医名闻达外，另有一层重要的身份，即富有诗名的名士。薛雪曾游于横山叶先生之门，自少已工于诗④，与沈德潜、沈岩同出叶燮之门。沈德潜对其诗颇为推崇。薛雪成名后，曾自筹资刊印《一瓢诗话》《一瓢诗存》6卷等，同门师兄沈德潜为《一瓢斋诗存》亲自作序，称其诗"绔丽者本飞卿，镂烧荒幻者本昌谷，平易者本乐天、东坡，而最上者则又闯入盛唐壶奥"。⑤从薛雪生平经历可见，他是一位集诗人、儒者、文人、医者多重身份于一身的清代名士。

薛雪家居苏州南园俞家桥，为其所居题名"扫叶庄"。沈德潜曾作《扫叶庄记》，全文如下：

"扫叶庄在郡城南园，薛征君一瓢著书所也。地在俞家桥沿流，面城，树木蓊郁，落叶封径，行人迷迹，宛如空林。呼童缚帚扫除，静中得忙。久矣，成课业矣。昔有元时俞叟石铜隐居，注《易》于此，故桥以俞名。俞《易》理取诸程、象数取诸邵，为诸子《本义》后一书。予尝读其《南园易图》云：姬孔在心，眼前皆《易》，碧绿青黄，满园太极。以其随在感触，超乎迹象也。今一瓢注《易》，又能补俞《易》所未及，屡定屡更，芟

---

① 唐大烈纂辑．吴医汇讲·卷2 [M]．上海：上海科学技术出版社，1983：14．
② 《医经原旨》初刻于清高宗乾隆十九年（1754）．俞志高认为"无成书"是指不刊印自著医书，而该书属于注释《内经》的著作，非自著医书．引俞志高．薛生白 [M]//秦文斌．吴中十大名医．南京：江苏科学技术出版社，1993：109-123．
③ 薛雪．周易粹义 [M]//续修四库全书·经部·第41册．齐鲁出版社，1997：311-441．
④ 参冯金伯．国朝画识·卷10．清道光十一年（1831）刻本．
⑤ 薛雪．一瓢斋诗存．沈归愚序 [M]//续修四库全书·卷1423·集部·别集类．上海：上海古籍出版社，2002：275-276．

汰疵类，与扫除落叶相似，则以扫叶颜其庄者，意或在于斯矣。"抑闻韦左司寄友诗云：欲持一瓢酒，远慰风雨夕，落叶满空山，何处寻行迹。取夫人工，不与一归。自然扫者，从人；不扫者，从天也。扫与不扫之间，一瓢试更参之。"①

其子薛子中立（字不倚）、孙薛寿鱼均传医业②，族孙承基，字公望，亦以医名③，曾孙东来，名启潜，自应枚，住瓣莲巷，即承祖业。④学医于薛雪的吴诸生中，医名最甚者，首推邵登瀛，字步青，有《四时病机》流传于世。⑤

儒医背景与医学技艺

薛雪原习儒典，兼习诗文，后因其母多病，遵循孝道，而逐攻医术。正是凭借原先的儒学功底，薛雪才能迅速地在医学上有所斩获。从学医经历看，薛雪当时并未拜于医学名家门下，基本上是通过研读《素问》《伤寒论》等历代医学典籍逐渐成为一位儒医。在此过程中，当时的几位吴中儒医应曾指点或影响过他。另外，他与当时吴中一些医家也有过交往，如徐赤、徐灵胎、何王模等。⑥将薛雪归为儒医的原因主要有二：一、由于薛氏学医前所持的儒者及文人身份。二、因为薛氏秉承儒学思想和文本研读方法，完成医学知识的积累。

薛雪的儒医身份决定了他本人格外重视《内经》等医学经典，以深究医

---

① 《归愚文钞》卷9，扫叶庄记. 见《清代诗文集汇编》编纂委员会. 沈德潜诗文全集[M]. 文献丛刊·清代诗文集汇编·第234册. 上海：上海古籍出版社，2011：514-515.
② 《归愚文钞》卷9，南郭宴集记. 见《清代诗文集汇编》编纂委员会. 沈德潜诗文全集[M]. 文献丛刊·清代诗文集汇编·第234册. 上海：上海古籍出版社，2011：509.
③ 李铭皖，冯桂芬纂修. 同治苏州府志（三）·卷110[M]//中国地方志集成·江苏府县志辑成·第9册. 南京：江苏古籍出版社，1991：765-766.
④ 唐大烈纂辑. 吴医汇讲·卷2[M]. 上海：上海科学技术出版社，1983：14.
⑤ 李铭皖，冯桂芬纂修. 同治苏州府志（三）·卷110[M]//中国地方志集成·江苏府县志辑成·第9册. 南京：江苏古籍出版社，1991：767.
⑥ 薛雪与这些医家的交往有诗文，以及书册前的序文为证。

学之根本为治学之首要。对《内经》详加注解的方式基本秉承儒学治经注经的传统。注释医学经典，通常需要深厚的儒学根基和经学修养，而这往往也是儒医所具备的。薛雪不仅熟读医典，还对儒学经典《易经》情有独钟，这可能与当时乾嘉考据学派中的吴派领袖惠栋善治《周易》略有关系。①

《医经原旨》与《周易粹义》采取的注释方法极为相似，两书都采撷诸说，时出己意。对原先经典中的篇章都有所编改，删繁存要。更重要的一点是两书释文简明达意，颇有宋儒之风。薛雪自认两书之间有着相合互用的联系，如《日记杂讲》云："在《易》先天图，乾在上在南，后天图，乾在下在西北，与《内经》之旨正合，体用互呈，生成共著。"② 这种以易入医的观念完全遵循了自宋代之后儒者治医的传统，而这种重视经典医籍、注释经典的行为本身也为明清儒医增强了医者身份的权威性和合法性。在诊病疗病的过程中，医技逐渐完善的薛雪声名大振，医名直追同乡医学大家叶天士。③

叶桂较薛雪年长15岁，成名较早。叶氏出生于世医之家，早年亡父后，曾向多位医家拜师求医。当然这种学徒生活无疑操劳而辛苦，但这也让叶氏有了大量直面患者和实践医术的机会。在叶氏的世医身份与薛雪儒医身份的背后隐藏着两种不同价值观念与文化观念，这似乎决定了叶天士与薛雪之间医学思想和观念间的差异和冲突。④ 正如薛雪与叶天士之间平素不能和的传闻在民间一直为人们津津乐道，虽然这些故事多出于民间笔记医话，臆想的成分颇多，不可为信史⑤，但乡巷之言或许多少折射出两人间的竞争与分歧。需要强调的是除去成长背景与身份不同外，两人在医术上其实各有心得，互有相补。薛氏精于医理，而叶氏则长于时病。

---

① 参见费振钟. 中国人的身体与疾病——医学的修辞及叙事 [M]. 上海：上海书店出版社，2009：250-259.
② 薛雪. 日记杂讲 [M] // 唐大烈纂辑. 吴医汇讲. 上海：上海科学技术出版社，1983：14-16.
③ 叶天士（1667—1746），名桂，号香岩，别号南阳先生。江苏吴县（今苏州市）人，清代吴中医学大家，温病学说的创立者之一。
④《苏州府志》云："雪生平与叶桂不相能，自各其所居曰扫叶庄以寓意，然每见叶处方而善，未尝不击节也。"见李铭皖，冯桂芬纂修. 同治苏州府志·卷110 [M]. 南京：江苏古籍出版社，1991：766.
⑤ 金庆江先生考证叶天士故宅只有种福、眉寿两堂，而无"踏雪斋"。俞志高对"扫叶庄"名称由来有详细考订，认为非讥讽叶天士之举，这些都证明"庄斋之说"是没有确凿根据的。见秦文斌主编. 吴中十大名医 [M]. 南京：江苏科学技术出版社，1993：111.

医学著作与成就

薛雪精于医理，主要的传世医著有《医经原旨》6卷。① 该书将《内经》原文摘要归为9类，分别是摄生、阴阳、藏象、脉色、经络、标本、气味、论治、疾病。参酌各家注文，约取景岳居多，结合己见予以撰注，行文简明而义理突出，后其孙薛寿鱼递送唐大烈薛氏《日讲杂记》8则。《日讲杂记》行文精短，寥寥数句，主要讲述了易学与医学相合、治大疫需配合运气之说、五窍合五行、俞昌之误、阿胶无须炒用、伤寒脉象以及以妇人脉别妊胎之男女等内容。

此外，薛雪生前无医案刊行，其医案多散于诸门人之手，以抄本形式流传。经后世学者收集整理刊印后得以流传，目前传世的薛氏医案主要有吴子音纂辑，清道光辛卯十一年（1831）刊行的《三家医案合刻》中有《薛生白医案》1卷，此卷为吴郡朱氏残抄本及同里沈子莲溪抄本相合而成，但医案仅有73则。② 裘吉生编撰《珍本医书集成》时收录《扫叶庄医案》4卷，但裘氏对其底本及来源交代并不清楚③。民国陆士谔整理编印《薛生白医案》一本，此本实为三家刻本中的薛氏医案，但陆氏重新以病证分类，并在此书后附叶天士医案④，其中以《三家医案合刻》本最为可靠。此外还有未曾出版，为史常永先生私人所藏的本子，为嘉庆十一年（1806）朱润转录本《扫叶庄医案》1卷。⑤ 此本极可能是目前所能见到薛雪医案的最早版本⑥，薛氏医案以杂病为主，涉及内外妇儿各科，用药轻灵，重于三焦辨证，文辞典雅。

至于薛雪是否是温热学派重要著作《湿热论》的作者，历来有学者争

---

① 薛雪. 医经原旨［M］. 上海：上海中医学院出版社，1992.《医经原旨》最早刻本为清乾隆年间"宁郡简香斋本"。
② 吴子音. 三家医案合刻［M］. 清道光十一年（1831）.
③ 裘吉生. 珍本医书集成［M］. 上海：上海世界书局，1936.
④ 陆士谔编印. 薛生白医案［M］. 石印本. 上海：上海广文书局，1921.
⑤ 史常永. 薛生白医案最早传抄本——兼及《碎玉篇》［J］. 中医文献杂志，1997（4）：19-20.
⑥ 因未亲见此书，待后考。

论不一，既有持肯定者，也有持怀疑者。① 目前所能见到最初的两个刻本分别为刻于清嘉庆十四年（1809）的徐行《医学蒙求》卷2的"一瓢湿热论"和舒松摩《医师秘笈》卷2最后所附刊"薛生白湿热条辨35条"。②《医学蒙求》本卷前有薛雪自序、徐行湿热论序。此本条文数亦为35条。在徐行序文中，对此书来历有所论及③，这也成为一部分学者判断的依据。④ 而持质疑态度的学者主要是原因与《湿热论》内容相似的条文也见于陈平伯著《温热病指南集》一书中⑤，此书凡3篇，依次为"温热病大意""风温症条例"12条、"湿温症条例"31条。正是这31条"湿温症条例"中的部分内容与薛雪著《湿热论》相近，成为后世质疑的由来。近来杨杏林在整理上海地区未刊中医药抄本时发现，抄本《医约》的第三部分（未录篇名）中有相似于《温热病指南集》的内容。全文除温热大意、风温症条例（风温提纲1条，风温症治11条）、湿温症条例（湿温提纲1条、湿温症治20条）外，另有白衣居士序和沈之炜跋各一篇。杨氏从《医约》序文中判断，改抄本不晚于乾隆二十七年（1762），序文中陈氏自称该书为

---

① 该书约成于乾隆十九年（1754）以前。历来对该书非否为薛雪所作，有不少质疑，如王孟英在《温热经纬》中就曾存疑，《清史稿》亦云"世传《湿温篇》，为学者所宗，或曰非雪作"。而持肯定者有清末无锡王泰林，其谓"一瓢先生湿热论，独具卓识"。另外该书书名也屡有变动，如徐行《医学蒙求》中称"湿热论"，舒松摩《医师秘笈》中称"湿热条辨"，王孟英《温热经纬》中称"湿热病篇"，《陈修园医书》中也称"湿热条辨"。从其内容看，称《湿热论》可能更为妥当。诸本在内容上互用增删，且编次各异。
② 舒松摩《医师秘笈》初刻于乾隆四十二年（1777），目前所能找到的最早刻本为清嘉庆十七年（1812）写韵楼刻本，藏于苏州中医图书馆。见张志斌. 《湿热论》存世疑问的文献学研究［J］. 山东中医药大学学报，2006，30（6）：464-467.
③《医学蒙求》徐行序云："征君薛一瓢先生，吴医中巨擘也。著有《湿热论》，皆亲疗愈，历有成效，随时登录者。简编无多，其于湿热二者，感受之轻重浅深，治之表里先后，条分缕析，可谓深切著明者矣。吾师正功吴先生，校订未梓。"见徐行. 医学蒙求［M］. 刻本. 清嘉庆十四年（1809）.
④ 据张志斌考证，徐行《医学蒙求》中收录《湿热论》1卷，其书作者确为薛雪，该书约撰于1731—1756年间，为最早收录《湿热论》的刻本，共有条文35条。而王孟英《温热经纬》所载薛雪《湿热条辨》条文46条，其中所补11条出自陈平伯《温热病指南集》，乃陈氏补撰之文，非薛氏原著所有。
⑤ 陈平伯，字祖恭，自号白衣居士，为世医出身，籍贯吴县甪直。《温热病指南集》现存最早的刻本为清嘉庆十四年（1809）刻本，藏于山东省图书馆。见刘玉玮. 《温热病指南集》版本考述［J］. 中华医史杂志，2006，36（3）：148-151.

《温热论条例》，也称为《温热指南》。[1] 其中湿温证治20条的行文简约，与《湿热论》篇条文差异较大，初步判断此抄本年代早于《湿热论》初刻本的刊印时间。

从目前掌握的材料看，《湿热论》一书流传过程可能为薛雪口述《湿热论》篇在先。在刊刻成书前，书中内容或已在吴中地区小范围内散播。陈平伯著《温热论条例》之初，对薛书应略有采纳，行文粗简。至《温热论条例》（即《温热病指南集》）刊刻时，湿温症条例中湿温症治的条文已从原来20条增至31条，并掺入部分《湿热论》篇的条文。这或是陈氏后人所为，也不排除书商所为。至王孟英编撰《温热经纬》时，王氏仅获薛氏《湿热条辨》，未见徐行序文，加之参考诸书皆非精善本，故而惑之。最后王孟英在"究难考实"的心态下，只能将《医师秘笈》所附薛氏"湿热条辨三十五条"与陈平伯《温热病指南集》中"湿温症治三十一条"除去重复之数，重新编订，总成46条经文。其中所补入的11条应为陈氏己说，非薛氏原文。[2]

薛氏在《湿热病篇》一文中对湿温病做了较为系统的阐述，指出湿温病为感受湿热之邪所致，不独与伤寒不同，且与单感温邪为病的温热大异，"热为天之气，湿为地之气，热得湿而愈炽，湿的热而愈横"才造成了湿温病病程缠绵，锢结难解的病变特点。

总体来说，薛雪的医学思想基本延续了吴中医派的传统，对温病学说的发展有一定贡献。区分了温病病原的"温热"与"湿热"，指出"夫热为天之气，湿为地之气。热得湿而愈炽，湿得热而愈横。湿热两分，其病轻而缓；湿热两合，其病重而速"[3] 。突出了湿邪与热邪相合为病的特点，抓住了湿热二邪轻重不同的要害，并结合脏腑、三焦、表里等辨证方法，条分缕析，对湿热病的各种证型与临床变化、以及湿热病的侵犯途径都进

---

[1] 杨杏林.《医约》及陈平伯生平、著述考［G］//医家传记研究的继承与创新学术研讨会论文集，北京：中国中医科学院，2010：112-114.

[2] 此问题的讨论涉及知识史和书籍史两方面。当时吴中地区是温病学派的学术中心，医家之间各种讨论和交流不可避免，互相间的影响或交锋也是常事（未必直接），薛雪对温热病机理的阐述很可能早已通过口述或抄本形式散播之，这可视为知识层面的影响和传播。此外，从医家口述，到抄本流传，再到定本刊刻、发售散布，其过程存在诸多变数，皆可影响最终刊刻医书的面貌，这其实是书籍史研究的范畴。以上两方面皆有深入探讨的价值。

[3] 薛雪. 温热条辨［M］//宋乃光等编. 温病八大名著. 北京：中国中医药出版社，2005：167-185.

行了归纳,较好解决了湿热病的病证辨析。并且薛氏十分重视脾胃盛衰在湿热病发病过程中的作用,指出脾虚湿盛是湿热病产生的内因条件。

薛雪在提出"湿热"概念的背后,或许也是意欲表明他与叶天士在学术道统上的差异。在其注释《内经》和阐述医理时,薛氏常有意识地将儒学与易学之理融入到对医学的解释体系中,这也是明清儒医与世医之间的一个较为显著的差别。至于临证遣药施治,薛氏大致不离苦辛寒佐以淡渗为总则,用药着眼于"气化"和"清热"。方药轻灵通达,重行气以祛湿,清热以祛邪。观之其法,与叶氏相去不远。这些内容都成为后世治疗湿热病的总体法则,影响可谓深远。

诗文与交友

薛雪除了以医名闻世外,也以诗文见长,在诗文创作上有不小成就,所著诗文甚富。传世诗集中以《一瓢斋诗话》(有丁福保辑入《清诗话》本)1卷、《一瓢斋诗存》6卷最为人熟知。① 薛雪的诗文基本遵循了其师叶燮所倡导的诗歌理论。② 强调诗人之有胸襟、有人品、并有感有为而作,旨在加强诗作思想内容的深度和广度。③

薛雪工于诗文,精于医术,生性豪放。喜与当时吴中社会文化精英交往,常会宴请当时文人学术,饮酒赋诗。④ 与忘年好友、清初文学家袁枚交

---

① 薛雪. 一瓢诗话 [M]//王夫之等. 清诗话(下册). 北京:中华书局,1963:675-716.
② 薛氏常云"百师横山先生海余曰:作诗有三字,曰情、曰埋、曰事。余服膺至今,时理会者。"见王夫之等. 清诗话(下册). 北京:中华书局,1963:685.
③ 王英志. 薛雪《一瓢诗话》初探 [J]. 学术月刊,1980 (2):52-58.
④《随园诗话》卷3云:"乾隆辛未,予在吴门。五月十四日,薛一瓢招宴水南园。座中叶定湖长杨、虞东皋景星、许竹素廷铢、李客山果、汪山樵俊、俞赋拙来求,皆科目耆英,最少者亦过花甲;惟余才三十六岁,得遇此会。是夕大雨,未到者沈归愚宗伯、谢淞洲征士而已。叶年八十五,诗云:'潇潇风雨满池塘,白发清尊扫叶庄。不有忘形到尔汝,那能举座尽文章。轩窗远度云峰影,几席平分水竹光。最是葵榴好时节,醉吟相赏昼方长。'虞八十有三,句云:'人座古风堪远俗,到门新雨欲催诗。'俞六十有九,句云:"社开今栗里,树老古南园。'次月,一瓢再招同人相会,则余归白下,竹素还太仓,客山死矣。主人之孙寿鱼赋云:'照眼芙蕖半开落,满堂名士各西东。'"见袁枚. 随园诗话·上册·卷3 [M]. 北京:人民文学出版社,1982:91-92.

往更是颇深，屡次亲为其诊疾。袁枚也是对他称赞有加，① 这在袁枚的《小仓山房诗集》中多有反映，如"薛一瓢镌铜杖字曰铜婢属予为歌"（卷16）、"病中谢薛一瓢"（卷7）、"寄征士薛一瓢"（卷13）、"病起赠薛一瓢"（卷17）等诗篇都记载了袁枚与薛雪之间的交往。袁枚对薛雪为人及医术都极为推重，薛氏故去后，袁枚曾作"祭薛一瓢文"哀悼。②

此外薛氏还曾与徐大椿在太湖洞庭山相逢，并有东山逢徐灵胎诗文为证，其诗云："相逢东峰下，想看鬓欲霜，年华共流转，意气独飞扬。四座惊瞻顾，连城且蕴藏，如余空说剑，无路扫欃枪。"③ 此外，薛氏与青浦何氏世医何王模也有交往，并曾互相寄赠诗文。④

年　表

1681年　出生于吴郡（今苏州）。
1736年　推辞博学鸿词科举荐。
1746年　撰《周易粹义》5卷。
1747年　与同门沈德潜等人聚二弃草堂，拜先师叶横山之位。
1751年　于南园设宴，召集诸耆英，吟咏诗文集，编成《旧雨集》1卷。
1752年　为徐赤《伤寒论集注》撰序文。
1754年　刊印《医经原旨》6卷。
1756年　逃禅退院，不提医道。
1763年　袁枚病起，赠薛诗。

---

① 袁枚（1716—1797），字子才，号简斋。钱塘（今浙江杭州）人，清代诗人、诗论家、思想家。乾隆十三年（1748）辞官，定居江宁（今江苏南京市），筑室小仓山隋氏废园，改名随园，世人称随园先生。
② 见袁枚著，周本淳标校. 小仓山房文集（全四册）·卷14 [M]. 上海：上海古籍出版社，1988：1433-1435.
③ 薛雪. 一瓢斋诗存 [M]. 沈归愚序//续修四库全书·卷1423·集部·别集类 [M]. 上海古籍出版社，2002：286.
④ 何长治撰《香雪轩记》、何王模著《萍香诗钞》中有《寄怀薛一瓢征君》一首。见秦文斌主编. 吴中十大名医 [M]. 南京：江苏科学技术出版社，1993：122-123.《香雪轩记》《萍香诗钞》原本为何时希私人收藏。

1764年　为李念莪《校刊内经知要》撰序文。
1770年　卒于苏州。

（胡颖翀）

主要论著

薛雪. 周易粹义. 清乾隆十一年（1746）薛氏手稿本.
薛雪. 医经原旨. 清乾隆十九年（1754）薛氏扫叶庄刻本.
薛雪. 日讲杂记//唐大烈. 吴医汇讲·卷2. 清乾隆五十七年（1792）吴门唐氏问心草堂刻本.
薛雪. 一瓢斋诗存、抱珠轩诗存、折桂山房诗存. 清乾隆年间（1736—1795）扫叶村庄刻本//续修四库全书·卷1423·集部·别集类［M］. 上海古籍出版社，2002：227-299.
薛雪. 一瓢斋诗话. 清乾隆间扫叶村庄刻本.
薛雪. 湿热论//徐行. 医学蒙求·卷2. 清嘉庆十四年（1809）五柳居刻本.
薛雪. 薛氏医案//吴子音. 三家医案合刻. 清道光十一年（1831）吴氏贮春仙馆刻本.
薛雪. 薛生白医案. 石印本，上海广文书局，1921.
薛雪. 扫叶庄医案//裘吉生. 珍本医书集成. 上海世界书局，1936.

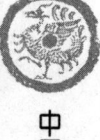

王 维 德
(1669—1749)

王维德,中医外科学家。他毕生从事中医临床和外科理论研究,通晓内、外、妇、儿各科,尤擅外科,著有《外科证治全生集》等著作。他对外科阴症的诊治有独到见解,创立开腠散寒,温通气血新法;创用阳和汤、犀黄丸、小金丹等名方,主张凡疽"以消为贵,以托为畏",反对滥用刀针,并禁用蚀药,弥补了外科阴症治疗理论和方法的不足,是中医外科全生派的创始人。王维德的学术思想对清代及近代中医外科学发展产生了深远的影响,在中医外科学术史上占有重要地位。

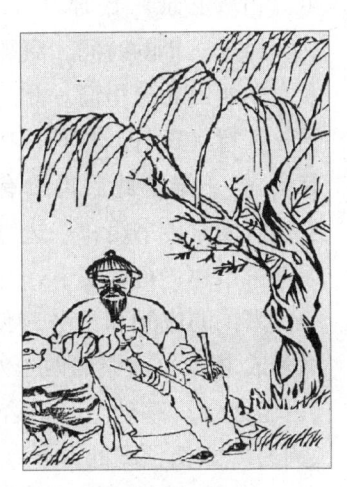

王维德像①

王维德,字洪绪,又字林洪、澹然,别号林屋山人、林屋散人,又号洞庭山人、定定子,江苏省吴县(现为苏州吴中区)西山镇慈里村人。他出生于清康熙八年(1669)太湖西山岛慈里村一个世医家庭,②曾祖王若谷精通医学各科,对外科痈疽治疗有独到经验,并以多年"临危救活之方,大患初起立消之药,一一笔之于书,为传家珍宝。"③

王维德幼年家境富裕,祖业丰隆,虽然早年丧母,但他聪颖好学,自幼受家庭熏陶,博学多识,凡医书经典、各科方书无不研读,并旁涉阴阳、术数之学,博览经史子集,具有较高文化素养。

他对史志地理、阴阳学十分留意,20岁就开始实地考察西山的山水地理、文化古迹、物产风俗等。23岁时其父去世,同年,他的长子王其龙出

---

① 王维德. 永宁通书·天集. 光绪十二年扫叶山房木刻本.
② 苏州市吴中区西山镇编纂委员会. 西山镇志[M]. 苏州:苏州大学出版社,2001:261-262.
③ 胡晓峰整理. 王维德. 外科证治全生集[M]. 北京:人民卫生出版社,2006:9.

生。因家业逐渐衰败，生活日渐艰辛，他从26岁开始占卜卖卦，以补家用。王维德31岁时离开西山岛，外出游历，辗转颠沛行走于江浙地区。此间王维德拜浙江新安术数家杨广含先生为师，得其传授真诀，并获得杨广含先生《占验必录》数册。①

经过三年的时间，康熙四十一年（1702）二月，王维德34岁时回到家乡太湖西山岛慈里湾。此时其妻已逝，长子王其龙（云客）已经11岁，次子王其章（琢轩）8岁。三子琢如，是其妻在他外出远游次年所生，也2岁有余。② 王维德此后再没有离开家乡远游，他一边以自己的学识，教育儿子，研读家传书籍；一边继承家传医学，开始悬壶济世，诊病救人。他每天垂帘市肆，行医卖卜，远近闻名。

繁忙的应酬和诊务，使他渴望"异日返故山，结庐林屋，尽谢人事，聿著成书"。③ 清康熙四十八年（1709），王维德41岁时，他在杨广含所授《占验必录》基础上，结合自己十余年占验经历，增益删杂，编辑撰写了《周易》六爻预测的占卜专书14卷，书成名为《卜筮正宗》，刊刻成册。

王维德不仅精通《周易》卦理，对术数之学、驱吉避凶堪舆学也深有研究。清康熙五十年（1711）夏，43岁的王维德，荟萃诸书，潜心参究，"将洪范诸家之旨，兼采《三台正宗》等书"，④ 结合家传秘本《阳宅》1卷，撰写《永宁通书》3卷，版刻于凤梧楼。此时他的两个儿子，20岁的长子王其龙、17岁的次子王其章已经能参与校订工作。⑤

王维德自幼就经常游访西山名胜，成年以后，自称林屋山人，经常利用诊余和闲暇时间，带着儿子们遍访当地山水名胜。经过20余年辛勤努力和实地考察，又经过5年的考证和编撰，康熙五十二年（1713）王维德45岁时，在西山岛完成了西山地理志《林屋民风》5册12卷的编撰。他根据蔡昇《太湖志》、王鏊《震泽编》、翁澍《具区志》，结合自己多年的实地考察，修订错误之处，删除繁复，参考野史和别集，补充遗漏。

王维德中年以后，专心致力于临床医疗和医学研究。他医术精湛，通

---

① 孙正治注译. 王维德. 卜筮正宗 [M]. 北京：北京理工大学出版社，2008：3.
② 孙正治注译. 王维德. 卜筮正宗 [M]. 北京：北京理工大学出版社，2008：21.
③ 孙正治注译. 王维德. 卜筮正宗·凡例 [M]. 北京：北京理工大学出版社，2008：3.
④ 王洪绪原著. 李非白话注释. 永宁通书·自序 [M]. 北京：华龄出版社，2007：3.
⑤ 王维德. 林屋民风 [M]. 江苏广陵古籍（凤梧楼藏版）刻印社据康熙原刻本影印，1989：目录.

晓内、外、妇、儿各科，长期在江南水乡行医，使他对当地常见病痈疽之证，有精深研究，医名享誉姑苏洞庭。经过40多年临症医疗，王维德荟集祖传效验方，结合自己多年亲治验方，著成《外科证治全生集》，又名《外科全生集》，书成秘藏于家。乾隆二年（1737），三子琢如参加科举考试，与宋邦绥同年取得进士功名。宋邦绥取得进士后，在翰林院任职，琢如请其为王维德《外科证治全生集》作序，乾隆五年（1740）刊行。[①] 长子王其龙和两个孙子王三锡（功纯）、王三才（功一）都参加了校定工作。同年还有他的《外科证治全生择要诸方》和《选方拔萃》两部医书，为王洪绪原著，后人编辑刻本。乾隆十四年（1749），王维德去世，享年81岁。

广学博识　精通周易与堪舆学

王洪绪自幼广学博识，读书广泛。他精通《易经》六爻预测之学，对《内经》阴阳理论有深入研究，《易经》《内经》阴阳理论是他的学术启源。宋邦绥云："林屋先生，博古君子也。于阴阳造化之理，默契其蕴。所著《永宁通书》《卜筮正宗》《林屋民风》等集，久已风行海内，为当代名公巨卿所赏鉴。"[②] 他不仅在医学上有所建树，而且在《易经》预测学、风水堪舆学研究、地方地理志等方面也有很大成就。

王维德青年时期曾游历江南3年，回到家乡以后，他每天垂帘市肆，行医卖卜，成为远近闻名的先生。繁忙的应酬和诊务，使他积累了丰富的实践经验。清康熙四十八年（1709），王维德在《占验必录》基础上，结合自己十余年占验经历，编辑撰写了《周易》六爻预测的占卜专书14卷，书成名为《卜筮正宗》，刊刻成册。此书澄清了六爻占卜法在两千多年的传承中的种种迷误，使理论和方法更加易于理解和应用。此书流传甚广，对卜筮学发展具有重要影响作用，是六爻预测学的集大成著作，至今仍被研究周易卜筮者所重视，近年有刊印本出版，王维德也因此被誉为明清周易大家。

王维德有好善之德，以卜筮为至诚之道，所以断吉凶，决犹疑，辨阴

---

① 方春阳. 中国历代名医碑传集［M］. 北京：人民卫生出版社，2009：826.
② 胡晓峰整理. 王维德. 外科证治全生集［M］. 北京：人民卫生出版社，2006：9.

阳，察变化之玄机。他不以占卜为牟利的手段，提出问卜者不诚不格，占卜者妄断不灵。他在《卜筮正宗·卜筮格言》中批评了一些以占卜为手段，谋取不当之财的卜筮者和庸医，并表明自己以诚占卜，不与之同流合污的立场。他说："乃有丧心之辈，勾通僧尼道观，讲定年规节礼，三七二八常例，妄断求利。看卜者之贫富，为判断之多寡，妄断某寺某观礼忏几部，某庵某庙诵经几日。卜者心慌意乱，无不依从。在富者费用尤易，其贫者至于典衣揭债，弃产卖物，一时有手足无措之苦，以冀其病之痊。可究竟礼忏未完，而病者已死；诵经甫毕，而病者告殂，则何意哉？此串通僧道之害也。更有初学医生，脉理未谙，嘱令引荐，令卜医者指明住处，姓名祷告。因而荐举不知卜者所得，不过年规节礼之微，而病者顿遭庸医杀人之害，此串通医生之祸也。二者郡城恶套，处处皆然。予垂帘街前，遂有若辈来相蛊惑，予誓绝之。一一照卦细断，无不响应。此非课学之精，实无妄断之失也。"① 由于他自26岁开始卖卦为生，直至终生，占卜经验十分丰富，享誉当时。《卜筮正宗》原序云："林屋王山人垂帘于吴郡治之东偏，与余居密迩，有疑则往叩焉，素验不爽，如烛照数计，远近咸颂之为神。"②

王维德不仅精通《周易》卦理，对术数之学、驱吉避凶堪舆学深有研究，清康熙五十年（1711）夏，王维德"将洪范诸家之旨，兼采《三台正宗》等书"，③结合家传秘本《阳宅》1卷，撰写《永宁通书》3卷，版刻于凤梧楼。《永宁通书》是地理堪舆学即风水学中一部影响极大的名著，该书重点是预测人生中常见的婚、葬、住、行及建造墓穴和住宅等方面，实用性极强，至今已有多种版本出版，农家历、万年历吉凶宜忌的编纂即可以此为依据。

西山岛的林屋山是中国道教圣地，被称为第九洞天。王维德受道教文化影响，崇尚自然，自幼就经常游访西山名胜；康熙五十二年（1713）王维德根据自己多年考察的记载，在西山岛完成了西山地理志《林屋民风》5册12卷的编撰。该书对太湖西山地区山水名胜、风土人情、名贤节烈都有记述，是了解清代太湖西山及太湖历史文化、山水人文的重要文献。《林屋

---

① 孙正治注译. 王维德. 卜筮正宗 [M]. 北京：北京理工大学出版社，2008：3.
② 孙正治注译. 王维德. 卜筮正宗·凡例 [M]. 北京：北京理工大学出版社，2008：1.
③ 王洪绪原著. 李非白话注释. 永宁通书·自序 [M]. 北京：华龄出版社，2007：3.

民风》署名"布衣王维德"著，书前有姑苏郡守长沙陈鹏年序及叶淳渊序，并由其子王其龙、王其章校订，① 由凤梧楼刊刻印刷。《四库全书总目提要》收录了他的著作《林屋民风》。② 由于他在易经研究、地方史地研究和医学等方面的成就，他的事迹被收入《苏州府志》③ 《吴县志》④ 中，《清史稿》⑤ 也为他立传。

继承家学　仁心济世誉重江南

王维德生活在清代康乾盛世，社会稳定，医学家能安心治学，研究医理。他长期生活的苏州，名医辈出，是清代医学最活跃的地区，温病学派和温补学派的代表人物大都出自于此。王维德家学渊源深厚，曾祖王若谷是著名的江南名医。王维德自幼受家庭熏陶，继承家传医学，青年时期就开始行医，通晓内、外、妇、儿各科，有丰富的临床经验。长期在江南水乡行医，使他对当地常见的外科痈疽、喉病，有精深研究，当地百姓遇到奇险危症，常请他诊视救治。

王维德长期在民间行医，医名远播，誉重医林，病人遍布太湖之滨。他辨证准确，治病博采众长，不拘一法，救治病人，取得了良好效果。一位无锡村妇，五月的一个下午，腹饥，正准备吃饭，忽然喉痛难以下咽。当地的医生开了射干、赤芍、连翘、茯苓、花粉、牛蒡等药煎服，谁知病人服药后痰涎壅盛，响若鼾声。病家情急之中，赶紧请来王维德。王维德见病人痰塞满口，难以进药。一问病人疾病骤起，又服了辛凉药物，就知病属阴寒之症。王维德就从病人家养的白鹅身上拔了一根鹅羽，蘸桐油少许，以鹅羽入喉一卷，痰随羽出，随后病人吐出一升多痰涎黏液。这时王维德开出肉桂、炮姜、生甘草各五分，入碗内，以开水冲浸，碗放在热汤锅里，以匙取药与病人。病人咽了一口，就说好了。再连服3～4口，一会

---

① 王维德. 林屋民风. 江苏广陵古籍（凤梧楼藏版）刻印社据康熙原刻本影印，1989：目录.
② 纪昀等. 四库全书总目提要·卷76·史部. 广东广东书局刻本，清同治七年（1808）：36.
③ 李铭皖，冯桂芬等纂修. 苏州府志 [M]. 艺术卷110，刻本，光绪九年（1883）：20.
④ 曹台源. 吴县志·卷75·上 [M]. 铅印本，民国二十二年（1933）：386.
⑤ 赵尔巽等. 清史稿·列传第289 [M]. 民国十六年（1927）铅印本. 8.

儿，病人起来说饿了，王维德嘱咐病人最好吃粥。①

南濠一位工匠，半夜来请治疗喉症，王维德问病情，他已不能回答。家人代言，昨晚吃晚饭时还好好的，饭后唱歌作乐，睡着后忽然喉痛憋醒。王维德将炙附子一小块放在病人舌上，嘱其咽津数口，很快痊愈。②

《外科证治全生集》收录了他治疗15种疾病的25个典型医案，病人不仅有来自南濠、枫镇、木渎镇、洞庭、山塘、兴邑等苏州和吴县周边地区，还有无锡、宜兴、常熟、福建等地病人，慕名前来求医就诊。治疗的疾病不仅有外科、喉科、内科疾病，还有痘疹等病。王洪绪一生淡薄功名，终生在民间行医，以洞庭布衣、林屋山人自称。

王维德长期在民间行医，积累了丰富的经验，他以自己一家4代医疗实践为依据，荟集祖传效验方，结合自己40多年临症医疗亲治验方，著成《外科证治全生集》，又名《外科全生集》，书成秘藏于家。他在自序中说："特以祖遗之秘，自己临证，并药到病愈之方，精制药石之法，和盘托出，尽登是集，并序而梓之。以质诸世之留心救人者，依方修合，依法法制，依症用药，庶免枉死。"③ 乾隆五年（1740）王洪绪72岁时，其书刊印出版，他的长子王其龙、其孙王三锡（字功纯）、王三才（功一）参加了校订。④

另外还有《外科证治全生择要诸方》不分卷，为王洪绪原著，潘霨选编，被收入《灵芝益寿草》，刊于清光绪十一年（1885）。另有《选方拔萃》不分卷，约成书于清乾隆五年（1740），为后人所纂集，仅存清光绪十八年（1892）竹攸山人刻本。此书实际为一本外、产、儿及杂症经验汇编书籍，有方有论，所载方药精当，许多都是传世名方，至今仍在临床使用。

王维德以自家治疗外科阴疽的丰富实践为依据，创立了外科开腠散寒、温通祛毒理论，并将祖传秘方毫无保留的呈现给社会。如黄钺所说："是编乃林屋散人出其家传枕中秘，不为自私自利之谋，而亟亟焉以济人为急务。

---

① 马培之评. 潘器之编. 陶阶臣批. 王洪绪原著. 外科症治全生集［M］. 北京：中国中医药出版社，1996：7.
② 马培之评. 潘器之编. 陶阶臣批. 王洪绪原著. 外科症治全生集［M］. 北京：中国中医药出版社，1996：48.
③ 胡晓峰整理. 王维德. 外科证治全生集［M］. 北京：人民卫生出版社，2006：9.
④ 王洪绪. 外科证治全生集［M］. 常州蒋氏刻本，清同治八年（1869）：扉页.

呕出心肝，尽情昭揭。"① 王维德以其治疗外科阴疽症的丰富实践和治疗理念，既树立了外病内外兼治传统，又多启迪后来之学者，使中医外科学术风采别致。

创立新法　补外科阴症之不足

王维德所处的时代、地域和学术风气，是造就他创立新说、自立外科新派的因缘。明末清初，瘟疫猖獗，大量医疗实践，促使医学家不断认识新病种，创造新的理论和方法。秉承金元以来医学争鸣的学术风气，新的医学学派不断崛起。温病学派和中医温补学派的出现，对中医理论发展有着重要影响，也给中医外科学术发展带来了契机，中医外科学术出现了自立新说，学派争鸣的新局面。徐灵胎云："从来外科必须传授，成名家者另有奇方秘法，或各有专长之症，每试必效，非若内科多读古书，可以对症用药。"②

王维德生活在清代康乾盛世，社会稳定，医学家能安心治学，研究医理。他长期生活的苏州，名医辈出，是清代医学思想最活跃的地区，温病学派和温补学派的代表人物大都出自于此。王氏家学渊源深厚，长期在江南行医，有丰富的外科临症经验。由于当时外科手术技术的不完善，以及消毒、止血、麻醉止痛技术的不成熟，使用刀针手术给病人带来的痛苦和危险难以避免。加上自古疡科痈疽联称，而治法处方实际是痈多疽少，外科治疗"独无消疽之方"。有些医家，一见外症，不分痈疽阴阳虚实，一概使用清凉解毒之剂，或用刀针及升降二丹。一旦遇到阴疽症，往往造成外科坏症、变证，因此当时外科痈疽的死亡率很高。

王维德研究《易经》《内经》多年，继承了《内经》阴阳辨证的思维方式，明确提出以阴阳为纲、务审病因的外科辨证诊治范式，批评了不辨证，仅凭经投药的临床思维方式。他以痈疽统括外科阳证和阴证，把外科

---

① 马培之评. 潘器之编. 陶阶臣批. 王洪绪原著. 外科症治全生集［M］. 北京：中国中医药出版社，1996：5.
② 陈实功. 徐灵胎评. 外科正宗［M］. 北京：学苑出版社，1997：1.

疾病分为阳证门、阴证门及有阴有阳门，以阴阳辨痈疽之别，以赤白明阴阳之著，提纲挈领的说明了痈与疽的性质；并分别对其病机、症候和治疗进行了阐发，对阴疽证做了理法方药系统总结，改变了外科文献对阳症痈症论述繁多，对阴症疽症略论不足的状况。后人评价："余阅外科书多矣。而求其剖析阴阳，辨理寒热，简明切要者，莫如此书。"① 他在阴阳辨证的基础上，创立了阴疽治疗理论和新方。

自古中医外科痈疽联称，论述辨证治法则痈多疽少。王维德在外科阴疽辨证论治理论和实践方面，有重要创新。"林屋散人悯人之混称痈疽，不知痈之与疽，治法大相悬殊，此辨析痈是痈，疽是疽，于古方书未备而独得行之秘授者，一一出方济世，不使后人以讹传讹。"② 王维德总结阴疽辨证施治，核心在于独特的阴疽鉴别诊断及治疗，他对阴疽的病因、病机、病证及发展演变的治疗等方面都进行了系统论述。

《外科证治全生集》集中反映了他的医学思想。全书1卷，分为论证、治法、医方、杂证、制药和医案6部分。论证总论痈疽辨证要点及各部位病名，治法先论外科疾病23种治法，次按人身上中下三部论述常见外科病的治疗医方；医方列外科医方75首，杂证论述内、妇、儿等杂证医方48个，制药记载了203种外科常用药物的功效和炮制加工方法；医案部分收录王氏治疗15种疾病的25个临床医案，对疡科辨证与治疗有独到见解。书中提出外科阴疽开腠理、散寒凝，温补气血的治疗大法，所载的阳和汤、西黄丸、醒消丸、小金丹、子龙丸等经验方，对治疗外科阴疽有较好功效，迄今仍为临床所喜用。全书简明实用，故自乾隆以来，多次刊刻，是流传最广的外科文献之一，也是中医外科学代表之作。③

一、阴疽辨证与诊断

王维德重视望诊和触诊，提出以红白两色分辨阴阳，以疼痛软硬辨别虚实及不同病名。王氏曰："阴毒之证，皮色皆同，然有肿有不肿，有痛有不痛，有坚硬难移，有柔软如绵，不可不为之辨。夫肿而不坚，痛而难忍，

---

① 马培之评. 潘器之编. 陶阶臣批. 王洪绪原著. 外科症治全生集 [M]. 北京：中国中医药出版社，1996：4.
② 马培之评. 潘器之编. 陶阶臣批. 王洪绪原著. 外科症治全生集 [M]. 北京：中国中医药出版社，1996：6.
③ 任旭. 王维德生平及医学著作 [J]. 中医文献杂志，2011：1：45.

流注也。肿而坚硬微痛，贴骨、鹤膝、横痃、骨槽等类是也……无论平塌大小，毒发五脏，皆曰阴疽"①。王氏临证时往往在局部皮色皆白前提下，详审发病的部位、形态、质地、痛否及患处的软硬度先进行辨病，区分阴疽不同疾患，又借"尽属阴疽"一语与色红阳实痈证相鉴别。

他对阴疽的整个发病病程，在不同的阶段体现出不同的临床特点详细阐述。初期由于气血不足，正气无力抗邪外出，邪毒入里，往往表现为全身症状不明显，患处皮色不明、根脚散漫；中期，由于邪毒久陷于里，正气不能奋起驱邪外出，毒邪与气血相互交结，局部变生痰瘀等新的病理产物，此时全身症状依旧不甚明显，局部仍表现为形阔平塌，疼痛不剧；后期，邪毒深居于体内，久病耗伤人体正气，津血亏虚。此时，疽或溃烂或不溃烂，或流毒水，病往往难治。

二、阴疽治疗原则

他根据"毒既是寒"的病机，提出开腠理，散寒凝，温补气血的阴疽治疗大法。他指出："毒之化必由脓，脓之来必由气血，气血之化必由温。"② 温通祛毒的方法早在宋代赵佶《圣济总录》就有记载："痈疽皆热气所作，今寒气为梗，故凝结不化，其毒内着，结硬为石，治宜温其经络，使热气得通，其毒外泄。"③ 王维德在此基础上创立了方药，明确指出：初起毒陷阴分，非阳和通腠，不能解其寒凝。已溃而阴血干枯，非滋阴温畅，不能厚其脓浆。血虚不能化毒者，尤宜温补排脓。开腠而不兼温补，气血虚寒，不能成脓。滋补而不兼开腠，仅能补其虚弱，则寒凝之毒，无路消退。滋补而不兼温暖，则血凝气滞，难以酿脓。他认为阴疽初起，以消为主，如用托法，易溃成患，溃后用托，则疮口难收难敛，提出"以消为贵，以托为畏"。王氏的理论继承完善了前人之说，使外科阴证理论独成体系，而被历代疡医所推崇。

王维德治疗阴疽尤其重视保护胃气，他说："盖脾胃有关生死，故首贵止痛，次宜健脾，痛止则恶气自化，脾健则肌肉内生。"《外科证治全生集》中收录了十全大补汤、六味地黄汤、加味四物汤、四物保元汤等内科补益

---

① 马培之评. 潘器之编. 陶阶臣批. 王洪绪原著. 外科症治全生集 [M]. 北京：中国中医药出版社，1996：6-7.
② 胡晓峰整理. 王维德. 外科证治全生集 [M]. 北京：人民卫生出版社，2006：9.
③ 宋代赵佶. 圣济总录 [M]. 北京：人民卫生出版社，1962：2167.

之方。他治病重视阴阳虚实辨证，并不是只用温补，他说："既是寒疽，酷暑仍宜温暖，如生热毒，严冬尤喜寒凉。"①

三、创立新的治法和方剂

外科的消、托、补法，宋代外科文献已有记载，而明代以来对托法、补法的研究更加深入。明代《外科理列》明确提出："内托以补药为主，活血祛邪之药为臣，或以芳香之药行其郁滞，或加温热之药御其风寒。"② 王维德在此基础上，结合自己的实践，创立了初期开腠散寒，已溃温补排脓，兼通腠理的阴疽治疗原则。通腠理与温补气血在阴疽治疗中相辅相成，缺一不可，他说："治之法，非麻黄不能开其腠理，非肉桂、炮姜不能解其寒凝。此三味虽酷暑，不可缺一也。腠理一开，寒凝一解，气血乃行，毒亦随之消矣。"③ 这正是王维德所创阳和丸的方解。王维德突破了外科消法的成规，创立阳和系列方药，治疗阴证；使用醒消丸、苏麝丸以治阳证，丰富了外科治疗方法。

重视实践　遣方用药内外并重

王维德十分重视民间医疗经验的总结，善于博采众长。外科临症经验，虽寥寥数语，却把外科临症处方用药的独到经验点明，开启读者诊治思路。如王维德在《外科证治全生集》大痈溃后治法中云："凡大痈溃后，世人往投炙芪、炙草，或用半炙半生。殊不知托里散内用人参者，并非以参补虚，不过以参助芪，添其托毒之力，却无补毒之害。而炙芪止（只）补气，不能托毒，炙草止（只）补中，而不解毒。倘毒气未尽，误投炙芪、炙草，或用保元、十全等汤，致毒反得补助，毒攻内腑则如何？"④ 在《外科证治全生集》制药一节，他以自己组方用药经验，对200余味外科常用中药的

---

① 马培之评. 潘器之编. 陶阶臣批. 王洪绪原著. 外科症治全生集 [M]. 北京：中国中医药出版社，1996：1.
② 汪机. 外科理列 [M] // 胡晓峰主编. 中医外科伤科名著集成. 北京：华夏出版社，1997：166.
③ 马培之评. 潘器之编. 陶阶臣批. 王洪绪原著. 外科症治全生集 [M]. 北京：中国中医药出版社，1996：7.
④ 胡晓峰整理. 王维德. 外科证治全生集 [M]. 北京：人民卫生出版社，2006：4.

性味、颜色、归经、炮制、功效、主治、禁忌都进行了阐释，言简意赅，重点突出。如：黄芪"炙为补气药，生有托毒功"，① 牛蒡子"混名气杀医生草，生捣涂消一切痈毒，涂软一切坚肛；入烂孔，拔毒生肌；入膏煎贴痈疖，煎汤洗杨梅疮等毒"。②

王维德主张医学传承，要重视临床实践经验的积累。他说："千学不如一见，是以从师习医，必经师率视证，见广识多，遇证始无疑惑。"③ 他不仅重视成功经验积累，还注意从失败的医案中总结教训。《外科证治全生集》记载了25个病案，都是他亲自经手诊治。其中有4个外科阴疽死亡病案，他都实事求是地详细记述，对致死原因加以分析。4例不治病例的死因，2例是因患者不尊医嘱，不能忌口而致，2例是由于误治而致。其一"因患者服凉剂过多，导致饮食不进"；其二不能忌口，贪食凉粉冷水油面，次日二便皆闭而致；其三患者有病乱投医，请王维德看过之后，另请苏州城内、城外三四位名医，改用攻托清凉之药，连治五日，病者神昏而致；其四病人阴疽已经被医家开刀，而生变证，就诊时已现危相。这些病例记载和分析，反映了他客观、务实、严谨的治学态度。

王维德长期在民间行医，以治疗外科疾病为专长。在医疗实践中，他除了善于用内服药物治疗，也重视局部治疗，并善于使用民间简便灵的外用药物和方法。《外科证治全生集》74个药方中，有42个外用药方，占57%，使用外治方法治疗病种涉及外科、口腔、耳鼻喉、肛肠、皮肤、创伤、痘疹、性病等不同疾病。他记载的各种外用药物的剂型有丸、散、膏、丹、锭、药捻、水剂等，还有炼制、贮藏方法、给药途径和使用方法。如使用方法有：以笔蘸药圈患处，吹药入孔、吹药入耳，插入疗孔、外贴膏药，外敷药膏、外撒药粉，油纸膏贴，绵纸卷药为条塞入漏管，吹散入喉，吹擦牙龈，刺舌出血撒药，蘸药点眼，药物涂舌等。值得一提，书中跌打骨断方，有"断骨处用竹片绑扎，七日痊愈"④ 的记载，反映出王维德在临床也使用小夹板固定骨折外伤。这些记载反映了他重视医学实践的实证精神，非编纂之书可比。

---

① 胡晓峰整理. 王维德. 外科证治全生集 [M]. 北京：人民卫生出版社，2006：65.
② 胡晓峰整理. 王维德. 外科证治全生集 [M]. 北京：人民卫生出版社，2006：71.
③ 胡晓峰整理. 王维德. 外科证治全生集 [M]. 北京：人民卫生出版社，2006：90.
④ 胡晓峰整理. 王维德. 外科证治全生集 [M]. 北京：人民卫生出版社，2006：57.

自成一派　批判时弊立论纠偏

明清时代中医外科进入全面发展时期，名家辈出，著作如林，学术争鸣出现了外科正宗、全生、心得三大学派。医学学派的产生与当时的社会环境、医疗现状及时弊密切相关，"学术争鸣从来就是催生医学流派的时代因素"。[①] 中医外科自 1617 年至 1805 年不到 200 年的时间里，先后出现的正宗、全生、心得三个外科学派，反映了中医外科学术传承、发展和创新的阶段性，三个外科学派的学术思想，代表了明清时期中医外科学术发展的主流。中医学术在纠偏正弊，学术争鸣，创立新说的过程中不断发展。

历代医家立论纠偏正弊，目的是为了警示世人。他们必然旗帜鲜明，语言犀利，重点突出，唯恐言之不明，辨之乏力，难免有偏激之词。明代以来，《外科正宗》对古代外科学的全面继承和总结，受到外科业界的推崇，外科刀针在外科疾病中被普遍使用。当时民间书坊翻印外科文献，多为正宗之学，然而刀针用之不当，会给病人带来危害。王维德对外科阴症提出："唯疔用刺，此外概不轻用刀针，并禁用升降二丹"[②] 的主张，同时明清时期崛起的温病学派，使用寒凉药物治疗急性热性传染病，对外科治疗也有影响，以致"世人但知一概清火解毒"。而外科在阴症理论和治疗方面上的不足，更加重了不辨阴阳，频繁使用寒凉药物，误治病人的情况。王洪绪受温补学派的影响，在阴疽治疗方面反对"妄行清解，反伤胃气"的做法。

王维德承前启后，继承了陈实功等外科先贤阴阳辨证的学术思想，以《内经》阴阳为纲，把复杂的外科疾病归纳为阴阳两类，作为辨证论治依据。他对外科阴疽明确提出温通祛毒，强调顾护胃气，反对使用攻伐寒凉；创用麻黄、肉桂、炮姜为主药的阳和剂，开腠散寒，温通祛毒治疗外科阴症，创造了许多临床有效方药，丰富了外科治疗理论和实践。同时他对当时民间一些外科医生，治病不辨阴阳虚实，仅凭经治疗，滥用刀针、蚀药

---

① 张存悌. 中医火神派探讨 [M]. 北京：人民卫生出版社，2007：2.
② 胡晓峰整理. 王维德. 外科证治全生集 [M]. 北京：人民卫生出版社，2006：16.

和寒凉之药，而使病人因误治而毙命的弊端，加以批评，明确提出痈疽分别两治，"消疽之方，惟以温补兼托为法"，① 他认为"红痈乃阳实之证，白疽证乃阴寒之证，气血寒而血凝，非阳和通腠理何能解其寒凝"。①他强调要在阴疽初起之时，主张"以消为贵，以托为畏"。

直接师承其学术者有其子琢如、其孙谋。此外根据《外科证治全生集》同治八年常州蒋氏刻4卷本，其长子王其龙、孙王三锡、王三才参加了《外科证治全生集》的校订工作。

王维德创立的外科阴症的辨证论治理论，与他所具有的批判性思维密切相关。王维德以批判性思维方式，审视当时外科流行的诊疗技术和时弊，反对不明医理，以人试药，循经投药。反对不辨阴阳，一概使用清凉消散药物；批评滥用刀针和蚀药；在此基础上，创立了外科新的治法和新方。

《外科证治全生集》乾隆五年（1740）刊行之初，并没有受到医界重视，早期版本也仅有乾隆五年初刻本和乾隆十四年长沙经济堂刻本。嘉庆五年刻本现已无存。道光年间"是书流传已百余年，而疡医都若未见"。①道光二十年（1840）以后，该书受到医界重视，仅道光年间就有6种刻本刊行。清代后期王维德对外科学术影响深远，私淑其学术思想者，代有传人，逐渐形成了以王维德《外科证治全生集》为代表的外科全生派。

王维德是一位具有批判式思维的医学家，其学术思想的形成，与易经、道家思想以及金元以来医学界学术争鸣密切相关。他强调外科内治，并没有因循守旧，而是在继承的基础上，有所创新。王维德对中医学术的主要贡献：提出以阴阳虚实为纲的外科辨证理论；全面总结了家传几世治疗阴疽的经验，形成理法方药自成体系的阴疽治疗理论和方药；创立治疗外科阴症开腠散寒，温通祛毒新说；临床上应用麻黄、肉桂、炮姜为主药的阳和剂，丰富了外科治疗理论和实践；纠正了外科辨证论治中重视阳症、轻视阴症的片面性，弥补了外科阴疽之方不足的缺陷，创造了许多临床有效方药。他提出的的阴疽诊断治疗原则，受到医界广泛认可。他以治法的改变，遂创立明清外科第二大学派全生派，与明代陈实功的正宗派和清代后期高秉钧的心得派并立，促进了中医外科的学术争鸣学术发展。

《续修四库全书总目提要》指出："清代治外科者，徐氏最有名而未有

---

① 胡晓峰整理. 王维德. 外科证治全生集［M］. 北京：人民卫生出版社，2006：15.

自著专书，维德宗旨以之相同，戒用刀针，慎用托补。其精言曰：以消为贵，以托为畏。尤致辨痈疽二证之异同，分为一阳一阴，治法迥别。制阳和汤、阳和解凝膏以治阴证，醒消丸、苏麝丸以治阳证，备前人所未及，选方治药，悉治验心得。……论皆平实，于近代外科中最为简明纯粹之书。"① 王洪绪成为外科全生派创始人，是他勤于思考，善于学习，勇于实践，汲取前人经验所得。他的医学思想无论当时还是现在，对外科都具有启发和指导意义。阳和汤至今仍然在外科广泛应用，治疗骨髓炎、淋巴结核、血栓性脉管炎等属于外科阴症者。② 同时还被用于内科一些虚寒疾患，后世医家马培之称赞："此方治阴疽，无出其右，用之得当，应手而愈。"③ 王洪绪作为外科全生派理论和学派奠基人，其著作和医方，对中医学术有不朽贡献。

年　　表

1669年　出生在江苏省吴县太湖西山岛慈里村一个世医家庭。

1688年　给自己的一生占过一卦预测卦。他41岁编写的《卜筮正宗》"辟《易林补遗》终身大小限之谬"一篇中，对自占的终身成败卦进行了详细记载，并以问答形式，说明自己前半生经历对这一卦内容的印证情况。

1691年　丧父。同年长子出生，名其龙，字云客。

1693年　他喜欢地方历史文化，尤其关注洞庭西山的地理、历史、名胜、古迹、人物、物产、风俗，并开始实地考察洞庭西山的山水地理，民俗风情。

1694年　得次子，名其章，字琢轩。家业逐渐衰败，生活日渐艰辛，王维德不得不卖卜为生。

1697年　又得一子，次年夭折。

---

① 方春阳. 中国历代名医碑传集 [M]. 北京：人民卫生出版社，2009：826.
② 王小平. 王维德 [M]//秦文斌. 吴中十大名医. 南京：江苏科学技术出版社，1993：157.
③ 马培之评. 潘器之编. 陶阶臣批. 王洪绪原著. 外科症治全生集 [M]. 北京：中国中医药出版社，1996：100.

1699年	夫妻远别,王维德离开家乡,外出谋生。这期间他与浙江新安术数家杨广含先生认识,得其传授真诀,并获得杨广含先生数册《占验必录》(1699—1702)。
1700年	远游在外,其妻在家又生一子,字琢如。
1702年	2月,回到家乡,其妻已经故去。
1704年	在家乡一边垂帘卖卜,一边著书立说,同时继承了家传医学,开始在市肆坐诊治病救人。
1709年	在杨广含所授《占验必录》基础上,结合自己占验经历,增益删杂,编辑撰写了《周易》六爻预测的占卜专书14卷,书成名为《卜筮正宗》,刊刻成册。
1711年	夏,荟萃诸书,潜心参究,"将洪范诸家之旨,兼采《三台正宗》等书",结合家传秘本"阳宅一卷",撰写《永宁通书》3卷,版刻于凤梧楼,其子王其龙、王其章参与校定。
1713年	在西山岛完成了西山地理志《林屋民风》12卷的编撰。《林屋民风》署名"布衣王维德"著,并由其子王其龙、王其章校订。
1704年以后	致力于临床医学,以治病救人为主业。经过几十年的临床实践,到乾隆初年,他在太湖一带成为远近闻名的医生,尤以疡科为精。荟集祖传效验方及其自己40余年亲治验方,完成医学著作《外科证治全生集》的编撰。
1737年	三子琢如参加科举考试,取得进士名。
1740年	《外科证治全生集》由宋邦绥作序,刊行于世。同年72岁的王维德还编辑了2本著作。其一《外科证治全生择要诸方》不分卷,王洪绪原著,潘霨选编,刊于清光绪十一年(1885)。其二《选方拔萃》不分卷。书中选王氏家制方,分门别类载痈疽总论、疔疮论、妇人临产论、外治各法及方剂等(清光绪十八年(1892)竹攸山人刻本),这两部书流传很少。
1749年	逝世,享年81岁。

(任 旭)

主要论著

王维德. 外科证治全生集. 清乾隆五年（1740）刻本.

王洪绪. 外科证治全生择要诸方. 潘霨选编//灵芝益寿草. 清光绪十一年（1885）桂垣书局刻本.

王维德. 选方拔萃. 清光绪十八年（1892）竹攸山人刻本.

吴仪洛
(1704—1766)

吴仪洛，清代医药学家。出生于官商家庭，自幼随张履祥习举业，崇尚"程朱理学"，并旁览医籍，曾为乾隆初诸生（秀才），后专研岐黄。家中藏书甚富而潜心研究，成年后游历鄂、粤、燕、赵等地，广搜博采，征文考献；又赴"天一阁"苦读科举、史志、医籍，历时5年，学业益精。行医数十年，著述颇丰。对本草、方药及伤寒温病阐述蕴义，多有发挥。

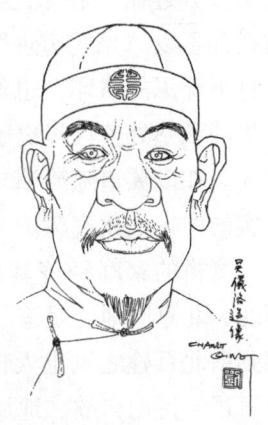

吴仪洛像

（刘长青绘）

吴仪洛，字遵程，清代康熙四十三年（1704）生于浙江省海盐县澉浦镇北大街吴家大院一户殷实的官商家庭之中。

澉浦镇（又称澉水），在浙江省海盐县城南20余公里的钱塘江杭州湾出海口之北岸，它地处长江三角洲的太湖流域，属明代沿海军事要地之一。为抗击倭寇海上侵袭骚扰，自明代永乐十六年（1418）起，澉浦镇即已建成墙高二丈四尺五寸，四周河道环绕，南北宽、东西狭长的长方形砖石城镇；至嘉靖三十三年（1554），由时任海盐知县郑茂加修敌台16座，陆路城门4座，水城门1座，而逐渐形成一座完整的、且易守难攻的坚固城池。① 城池内商贾林立，市景繁茂，云集着往来于沪、杭、徽、赣等地，贩卖盐、茶、棉、粮及丝绸等物资的各类商人。

吴仪洛之祖辈大多为仕宦或商贾，故家境颇为宽裕，虽安居于江南沿海小镇，然而其家中藏书甚为丰富，而且不乏为海内稀见之古籍。良好的书香家庭氛围，使吴仪洛自幼就得到文化启蒙。在少年时代，他私淑于浙

---

① 方溶. 澉水新志·地理［M］. 民国二十四年（1935）铅印本.

江桐乡张履祥先生。张先生为当地酷爱宋代"程朱之学"的饱学之士，他著有《杨园集萃》，一生以教书育人为业，"虽盛夏，必衣冠端坐，如对宾客"，①可见其师道威仪非同常人。他教课授业严肃认真，并要求学生为人行事务必遵循"程朱之学"，即"居敬穷理，躬行实践为本"①的宗旨。张履祥凡事以"格物穷理""躬行实践"的谆谆教诲，不仅给幼小的吴仪洛心灵打下深深的烙印，也给他成人后的立身处世思想奠定了基础。吴氏在张先生的私塾处苦读经史子集与诸子百家，终于在清雍正二年（1724）考取秀才。在以冀追随族辈求取功名的同时，也为他日后成为一代名医打下了坚实的中华文化底蕴。

宽裕的家庭经济基础，使吴仪洛成年后又有条件游历于湖北、广东、河北、北京等地，足迹踏遍大江南北。广泛的出外交游，吴氏不仅接触了解到南北百姓之风土人情、风俗习惯及文化差异，同时亦对天下四海之经史著述、诗词典故、地域风俗、医理方药或奇闻轶事等广收博采，征文考献。丰富的社会阅历与广博的文化知识，使吴氏酷爱研读各类书籍，促其学业益精。

大约在清雍正十年（1732），吴仪洛来到浙江宁波明代兵部右侍郎范钦建造的"天一阁"，并留居于"天一阁"研读各类经史典籍达5年之久。吴氏力学砥行，不遗余力地潜心研究科举、方志、医药等书籍，以惊人的记忆而过目不忘。然时至中年，因其所追随的"格物穷理"治学、为人理念，终究与朝廷的四书五经八股文或帖括遗风格格不入，故屡次赴考功名而名落孙山，于是他终于彻底放弃日夜追求的功名仕途，而披览家藏医书，究心轩岐、仲景之学，以济世医人。

乾隆初年，为改变居住环境，拓宽学识视野，吴仪洛举家从偏于沿海一隅的海盐澉水，移居于交通便利、商业茂盛、文化繁荣的硖川（今海宁市硖石镇）。②此后，吴氏就定居在海宁硖石的利济堂。他资助贫病，力拯危疾，秉持"格物穷理"、实事求是的行医准则，在行医诊病之暇，著书立说，嘉惠后学，并先后著述完成"医学十种"丛书，其中包括存世的《本草从新》《成方切用》《伤寒分经》，以及散佚的《一源必彻》《四证须详》

---

① 王德浩. 硖川续志·卷7·耆旧·张履祥 [M]. 清嘉庆十七年（1812）刻本.
② 朱昌燕. 硖石吴氏宗谱·序 [M]. 民国十九年（1930）刻本.

《杂证条律》《女科宜今》《周易识》《春秋传义》等，数十年后终成当地名医而名噪于医界。

1766年，吴仪洛病逝于海宁硖石的居住处利济堂，享年六十有三（虚岁）。据《硖川续志》载录，他生有一子，名"有榆，字苍培，至性恳挚，事父不违……著有《居易居诗文集》"。①另据清代王彬修、徐用仪纂，光绪三年刊刻的《海盐县志·人物传》记载，吴氏有一弟子，名"许栽，字培之，国学生。人品高洁，专精医学，所辨《伤寒分经》，实得仲景遗法。每有患症，他人束手无策者，投以药剂，活全不少。著有《古今名方摘要歌》《劳倦内伤论》《医案赏奇》《痢症述》《金匮述》等书"。实可惜许栽所撰之书，全已散佚。

崇尚"程朱理学" 注重"躬行实践"

吴仪洛自幼深受桐乡张履祥先生的教诲，并追随着张先生的行事与治学理念，崇尚宋代的"程朱理学"。"程朱理学"的主张之一是"格物穷理"。所谓"格物穷理"，就是指若要认识事物的原理就必须与事物相接触；换句话说，也就是运用接触自然界的具体事物，来进一步认识其客观发展规律的一种哲学思想，因而在他后来的医学生涯及其著书立说中，极力推崇"格物穷理"之理念，遵循着理论联系实际，不尚空谈的治学态度。他不仅严以律己，并且对自己的儿子及弟子的行事处世亦曾有严格的要求。这种严谨的治学理念，为他日后成为一代名医奠定了良好的基石。他说："医学之要莫先于明理，其次则在辨证，其次则在用药。理不明，证于何辨？证不辨，药于何用？"他认为作为一名医生，在为病人治病之先，首先要了解病症的病因病机，寒热虚实，然后才能辨证下药。更何况著书立说，教谕后人，更得经过自己亲身实践或临床验证之后，方能著书立说以传后人，这就充分体现了吴仪洛一生秉持"格物穷理，躬身实践"的行医处事风格。他针对汪昂之《本草备要》中的"不临证而专信前人，杂揉诸说，

---

① 王德浩. 硖川续志·卷7·耆旧·吴仪洛[M]. 清嘉庆十七年（1812）刻本.

无所折衷，未免有承误之失"① 而提出批评。他认为：无论著书或诊病，倘若过于相信前人所言而一味传抄或转用，必导致以讹传讹而贻害后人。因此，吴氏强调说："拙著《医学十种》……于经义病情，必斟酌群言而期于至当也。"①。"若不明其受病之由与用方之所以能治其病之故，而概执方以治之，其不致于误世殃人者几希？"② 由此看出，吴氏在论述疾病的证治法则、四诊合参方面，还是尽力做到分析病因源委，言出必有依据，然后酌情处方，即"必斟酌群言而期于至当"，强调中医理论务必与临证实践相联系的治学态度。

重视药性理论　列述药物精义

本草类著作，自《神农本草经》以降，代有医家增订相传。然而对于"药性主治，诸家析言者少，统言者多。如治痰之药，有治湿痰者，有治燥痰者，诸书第以除痰概之；头痛之药，有治内伤头痛者，有治外感头痛者，诸书惟言治头痛而已。此皆相反之证，未可混施"。③ 吴仪洛在多年的临证实践应用中，深感前贤《本草》诸书，大多以经释经，或承袭前人诸说，而少有经自己临床亲历或验证者。唯《本草纲目》集前贤本草之大成，"其征据赅洽，良足补《尔雅》《诗疏》之缺"，④ 然而又因卷帙浩繁，不易检索，若就此提供给临证医生选用，就颇难择善而从。他认为"注本草者，当先注明其所以主治之由，与所以当用之理"，③选药务以实用为宗旨，而对药性理论研究，亦应与临床应用相联系。因此，吴仪洛在《本草从新·药性总义》中说："凡寒热温凉，气也；酸苦甘辛咸，味也。气为阳，味为阴，气厚者为纯阳，薄为阳中之阴；味厚者为纯阴，薄为阴中之阳。"借此说明不同的药物，其气味有厚薄，寒热有偏盛，药材品质不同，其功效亦异。但对于同一种药物而言，气味阴阳并非孤立，需要依据其不同部位，综合分析。因此吴氏又进一步指出："凡根之在土中者，半身以上则上

---

① 吴仪洛. 本草从新·原序 [M]. 清乾隆二十二年（1757）刻本.
② 吴仪洛. 成方切用·凡例 [M]. 清乾隆二十六年（1761）硖川利济堂刻本.
③ 吴仪洛. 本草从新·凡例 [M]. 清乾隆二十二年（1757）校刻本.
④ 吴仪洛. 本草从新·原序 [M]. 清乾隆二十二年（1757）校刻本.

升,半身以下则下降,虽一药而根梢各别。"① 吴氏的这一说法,明确了同类药材的不同功效,为总结药性功能提出了较全面的理论基础。

在用药法象方面,吴氏根据《黄帝内经》五色入五脏的理论,结合自己的临证经验与学术见解,提出以形、色、性、味来区分用药,他说:"凡色青、味酸、气臊者,性属木者,皆入肝胆;色黄、味甘、气香,性属土者,皆入脾胃。"又说:"凡药各有形性气质。其入诸经,有因形相类者,有因性相从者,有因气相求者,有因质相同者。"吴氏用药物的形色概述其所主治的人体部位与体表内外,以药物之性味来详述其所主治的脏腑经络与气血津液,其立论依据较之《内经》与诸家论述则更为详尽。诸如"质轻入心肺,质重入肝肾;中空者发表,内实者入里,为枝者达四肢"。又如"薄荷茎方中空能发表,大黄内实质坚能攻里,桂枝横行而达四肢;桔梗色白而入肺,丹参色赤而入心,地黄色黑而入肾,党参色黄而入脾"①等。吴仪洛的上述见解,则是为了更进一步地说明,凡属药物,其质量轻虚者皆浮而升,重实者皆沉而降。气厚味薄者浮而升,味厚气薄者沉而降。吴仪洛以药物气味之厚薄,来比照天地阴阳之象;以气味之性能,比照四时万物变化之象,从而研得比前人更为详尽,更适合临证应用的药性"升降"等基本理论,不仅为后人的临证遣方用药提供了理论依据,甚至至今仍为医家临证所不废。

评《备要》之不足　注重药物鉴别与炮制

汪昂《本草备要》一书,撰于清代康熙初年。该书共载药475种,并按李时珍《本草纲目》编例,分草、木、果、谷菜、金石水土、禽兽、鳞介、鱼虫、人等9部。每于药名之下,以小字简述其主治功效、性味归经、药材形态、加工炮制等,后以"昂按"阐述其个人见解。由于汪昂之著作文字简洁,内容丰富,而颇适合当时习医者研读应用。

吴仪洛针对汪昂《本草备要》一书,起初亦颇为赏识,但在赞其"卷帙不繁而采辑甚广"的同时,仍找出该书"不(经)临证而专信前人,杂

---

① 吴仪洛. 本草从新·药性总义 [M]. 清乾隆二十二年(1757)校刻本.

糅诸说，无所折衷，未免有承误之失，独惜其本非岐黄家"① 等瑕疵而予以评述。他注重的是，凡是著书立说，其立论依据务必要经过自己的亲身实践，而汪氏著作缺少的恰好就是这一方面。于是，他尊李氏《纲目》为依据，参照汪氏《备要》的主要内容与编述体例，谓之"因仍者半，增改者半，旁掇旧文，参以涉历"，①针对性地选择720余种临床常用之道地中药，在强调并增述自己临证用药经验的基础上，对汪氏《备要》予以补注增订，以完善药学理论而不致贻误后人。

吴氏还十分重视道地药材之鉴别，针对当时"肆中柴胡，夹杂白头翁、小前胡、远志苗、丹参于内""如花草子伪沙苑蒺藜，香栾伪枳实、枳壳之类"，数百年来居然从无一人奋起指摘，因此吴氏在他的《本草从新·凡例》中郑重指出"假药不可不辨"。然而他也很自谦地表明自己对药物的考伪辨讹知识知之不多，故仅将他个人所知的近40种容易以假乱真的药物予以客观介绍，他说："汪氏《备要》之作，汇集群言，厥功甚伟，而辨讹考异，非其所长，亦此书之缺陷也。洛识学浅陋，兹所重订，凡素所涉历而知之真者，已谨为订正，余则姑仍其旧。"② 反映了吴仪洛实事求是的治学态度。

对于药物炮制，历代医家在本草专著中多有论述，然而历经数百年之变迁，其方法也多变异。吴仪洛目睹"今肆中熟地黄用煮，菟丝饼加面之类，制治乖方，短不可用"，认为"药品修治，必须如法"，③ 于是在其著述中例举200余种药物的炮制方法，予以详解。举如需要去除非药用部分的，分去芦、去皮、去毛、去枝节、去须根、去心皮、去核、去皮尖、去瓤、去刺、去头足翅、去头尾皮骨等。需要浸泡后应用于临床的，有酒浸、蜜水浸、泔浸、甘草水浸、醋浸、浆水浸、童便浸、盐水浸等。需要切制粉碎的，包括切片、剉细、粉碎、捣碎、水飞、酒飞、研细、细研水飞等。

在药物的具体炮炙上，吴氏根据自己的临证应用体会，又详列出清炒、药汁炒、清蒸、酒蒸、湿纸煨、灰火煨、面裹煨、明煅、暗煅、煅淬、酒浸焙、水浸焙、曝晒、火炮、去油制霜、干馏、发酵、发芽等；甚至同一

---

① 吴仪洛. 本草从新·原序 [M]. 清乾隆二十二年（1757）校刻本.
② 吴仪洛. 本草从新·跋 [M]. 清乾隆二十二年（1757）校刻本.
③ 吴仪洛. 本草从新·凡例 [M]. 清乾隆二十二年（1757）校刻本.

味药物，倘若运用不同的炮灸方法，就可以治疗不同的证候。如黄连"治心火，生用；肝胆火，猪胆汁炒；上焦火，酒炒；中焦火，姜汁炒；下焦火，盐水炒（或童便炒）；食积火，黄土炒；湿热在气分，吴萸汤炒；在血分，醋炒"。① 又如牛膝"酒蒸，甘酸而温，益肝肾，强筋骨，治腰膝骨痛，足痿筋挛，阴痿，久疟；生用散恶血，破症结，治心腹诸痛，淋痛尿血……"② 等。吴氏认为：若想引药入经，使药效直达病所，必须采用不同的炮制方法，他说：香附"生则上行胸膈，外达皮肤；熟则下走肝肾，旁彻腰膝；童便浸炒、盐水浸炒，则入血分；青盐炒则入肾；酒浸炒则行经络；醋浸炒则消积聚，且敛其散；蜜水炒，制其燥性；姜汁炒则化痰饮；炒黑又能止血"。③

上述论述，都是吴仪洛从临床实际出发，结合中医基本理论，将性味归经、阴阳五行、升降沉浮等药性理论应用于炮制实践，来阐述炮制原理的。书中汇集了大量古代炮制文献记述，详细介绍药物的炮制方法，炮制原理，质量工艺及炮制禁忌等。其理论虽不属于吴氏之独创，但面对"康乾盛世"时期的药商为谋取利益，简化药物炮灸工艺而重新予以提出，实属难能可贵。这部分内容，既反映了吴仪洛通过长期的临证实践，于本草学所做出的一大贡献，也总结归纳了清以前我国中药炮制的总体水平，是值得后人进行必要的深入研究和整理的历史遗产。

演绎成方　注重实效

吴仪洛在长期的临证实践中，深感中药方剂乃系医生用来治病的圭臬。处方的准确与否，不仅反映出临床的治疗效果，也关系到病人的生命与健康。然而自"仲景以后，方书充栋"，而研究、推敲方剂之所以有效，探讨病症与方剂对应关系的方剂专著，则仅见于成无己《伤寒明理论》，其后就是明代吴鹤皋的《医方考》，清代汪昂在《医方考》的基础上又加以增辑，

---

① 吴仪洛. 本草从新·卷1 [M]. 清乾隆二十二年（1757）校刻本.
② 吴仪洛. 本草从新·卷3 [M]. 清乾隆二十二年（1757）校刻本.
③ 吴仪洛. 本草从新·卷2 [M]. 清乾隆二十二年（1757）校刻本.

撰成《医方集解》，书中阐经析方计800首。吴仪洛认为前人的注释虽见仁见智，然仍不够完备，他针对成氏论注的仲景方，虽然"使观者知其端绪，渐得解会，但循文训释，仲景之良法精义，不能尽彻"。《医方考》固然"因病分门，词旨明爽，海内盛行"，① 但"门分七十，则嫌其多；方凡七百首，每证不过数方，则嫌其少，如五积散、逍遥散皆不入选，不无缺略"。②《医方集解》则又"硕论名言，采搜甚富，然不能无承讹袭衍之说，且于新方总未采录，均未可以语全书也"。有鉴于此，吴仪洛于是在《医方考》《医方集解》的基础上进行增改，得古今良方1300余首，谓之《成方切用》。吴氏的这部方剂专著不仅在采方数量上超过前者，同时在内容上也以求其全，在方剂注释上力求"禀诸经以观其合，订之证以发其微"。①然对方剂的选择，吴氏却自行确定了两个标准，一是"切于时用"，选方尤重于切合当时百姓的禀赋与体质；二是"切于病情"，即切合疾病的标本虚实缓急。这是因为吴仪洛曾目睹当时的个别医生，不顾病人体质禀赋，不辨经方、时方，遇症一统混用的现象，而指出的一条切实可行的治病选方路径。

中医学历来主张，凡治病者，必求其本，或本于阴，或本于阳，或求阴阳平衡。"若不明辨阴阳逆从，指标为本，指本为标；指似标者为标，似本者为本，迷乱经常，倒施针药，则杀人如麻矣"。③ 吴仪洛在《成方切用》中首先以《内经·阴阳应象大论》基本理论作为自己临证制方的总则，强调了明察阴阳标本是准确用方的一个重要前提。他在运用望闻问切四诊手段详求证因的同时，既要想到脉证合一，更要考虑到病人的体质与禀赋。他说："迩来风气寝薄，人之禀受远不及古，故方有宜古不宜今者。"①他认为在张仲景时代，处方剂量是以两来计，到了宋元时期，李东垣、朱丹溪不过以钱计，现如今人们的元气、禀赋大不如古人，所以临证施治要多用温补调养，少用寒凉克伐，所以他大胆提出"古方不宜今用"的学术见解。他在治疗一阴虚发热病人时，"见其大热面赤，口渴烦躁"，诸医主张以通用发散之剂治之。吴氏谓：阴虚内耗阴液，虚阳上浮则见面赤口渴，此时

---

① 吴仪洛. 成方切用·序 [M]. 清乾隆二十六年（1761）硖川利济堂刻本.
② 吴仪洛. 成方切用·凡例 [M]. 清乾隆二十六年（1761）硖川利济堂刻本.
③ 吴仪洛. 成方切用·卷首 [M]. 清乾隆二十六年（1761）硖川利济堂刻本.

若以发散则必导致死亡，故选用六味地黄汤一大剂，大补肾阴，引火归源而治愈。他还进一步指出：病人"如下部恶寒足冷，上部渴甚躁极，或饮而反吐，即加肉桂、五味，甚则加附子，冷饮，以此活人多矣"。①吴氏针对阴虚至极，导致阴液耗损之上热下寒、虚阳上浮之假热症，采用引火归源或热药冷服的方法来调整其阴阳，不仅完善了朱丹溪在阴虚发热病症治疗上的未尽之旨，也足以反映吴氏圆机活法的遣方用药与通权达变的行医风格。

处方化裁　强调审证求因

《成方切用》是吴仪洛临证择方选药的经验之作。其实在此之前，他早已有《本草从新》刊刻问世，可以说吴氏是在深谙药性的基础上，编撰了《成方切用》。所以吴氏在临证实践中，能依据患者不同的症状表现而对方中药物灵活加减，并举一反三地化裁应用处方等行医风格。举如论泻痢里急后重一症，他说："有因火热者，有因气滞者，有因积滞者，有气虚者，有血虚者，当分证论治。"②。既强调临证辨证之重要，又提示处方施治的随机应变。在辨明症状病因，以及处方施治的同时，吴氏还往往告诫后人他为何如此用方的道理。如在用四物汤治疗妇人经色紫黑时指出："紫者气之热，黑则热之甚也。今人见紫黑作痛成块，率指为风冷乘之，而用温热之剂，祸不旋踵矣。经曰：亢则害，承乃制。热极则兼水化，所以热则紫，甚则黑也。若曰风冷，必须外得，设或有之，十不一二也。《玉机微义》曰：寒则凝而不行，既行而紫黑，故知非寒也。"③吴氏的上述论述，既告诫后人审证求因之重要，又纠正了前人"凡见妇人经色紫黑，皆以为寒"的错误见解。

对于"阴盛格阳，阳盛格阴"之难辨病症，吴氏则以聊聊数语使人茅塞顿开。如"盖阴盛极而格阳于外，外热而内寒；阳盛极而格阴于外，外

---

① 吴仪洛. 成方切用·卷1上·治气门 [M]. 清乾隆二十六年（1761）硤川利济堂刻本.
② 吴仪洛. 成方切用·卷4上·攻下门·木香槟榔丸 [M]. 清乾隆二十六年（1761）硤川利济堂刻本.
③ 吴仪洛. 成方切用·卷1下·理血门·四物汤 [M]. 清乾隆二十六年（1761）硤川利济堂刻本.

冷而内热。《经》所谓重阴必阳，重阳必阴，重寒则热，重热则寒是也。当于小便分之，便清者，外虽燥热，而中必寒；便赤者，外虽厥冷，而内实热。再看口中燥润，及舌苔浅深"等一语中的，使人一目了然。

对不同体质，不同禀赋的人，若患同样的病症，吴氏认为其治疗亦应有所区别。如"动而伤暑，热而伤气，辛苦之人多得之，宜人参白虎汤；静而伤暑，湿胜审重，安乐之人多得之，宜苍术白虎汤"。①

临床应用各类方剂，虽宜圆机活法，随证化裁，也可以一方治疗多种疾病，但病证的主要基本证候，则应与原方主治一致，不能发生原则上的改变，这就是方剂灵活运用，或一方多用的核心。吴仪洛既执持组方规范，又审合时宜地加减应用，其实质就是掌握了"执持"与"圆活"的两个关键环节，其目的无非冀望于"用方者能切于病情也"。

崇尚喻昌伏气学说　分经梳理伤寒理论

张仲景之《伤寒论》成书于东汉末年。自汉、晋以降，历代医家对其注、疏、编、释者不计其数。然而吴氏却对晋代王叔和编述之《伤寒论》力诋其非，谓其"次第编述，潦草糊涂，加以妄入序例，谬戾滋多"。由于吴仪洛一开始就对王叔和之《伤寒论》不甚信任，故对后世之林亿、成无己、庞安常、朱肱、许叔微、韩祗和、王履、王肯堂、张景岳等英贤前辈所注释之"伤寒"注本，认为他们不能追溯仲景之渊源，大多以论注论，望文生义，"莫能舍叔和之疆畛""不免有承讹袭陋"② 之嫌，他说"仲景书　语可当千百言，每令人阐发不尽，读者须沉潜反复，必于言外透出神髓，斯为能读仲景书耳"。③ 认为唯有明代方有执之《伤寒论条辨》能"澄几研理，卓识超越前人"；清代喻嘉言之《尚论篇》"编次则纲举目张，阐发则独开生面"。④ 他尤其推崇喻嘉言《尚论篇》伤寒外感热病中的温病伏

---

① 吴仪洛. 成方切用·卷8下·泻火门·白虎汤［M］. 清乾隆二十六年（1761）硖川利济堂刻本.
② 吴仪洛. 伤寒分经·序［M］. 清乾隆三十一年（1766）硖川利济堂刻本.
③ 吴仪洛. 伤寒分经·凡例［M］. 清乾隆三十一年（1766）硖川利济堂刻本.
④ 吴仪洛. 成方切用·卷4上·攻下门·木香槟榔丸［M］. 清乾隆二十六年（1761）硖川利济堂刻本.

气学说，能将《伤寒论》之397法分隶于大纲之下，极得分经之妙，所以把自己所著，命名为《伤寒分经》，一仿喻氏《尚论篇》之编述体例而分经论注。吴氏的著述特点，是将《伤寒论》的条文，逐句加上串解文字，并添括号以示区别；对喻氏不够详尽或欠妥之处，则稍加更易，其目的乃使条文的词语连贯通畅，条文的含义得到阐发。通过这样的注疏，便于初习者理解、掌握原文精神，可作为学习《伤寒论》入门参考书。后来陈修园在著《伤寒论浅注》时，亦采用了这一方法。

由于吴仪洛在学术上过于崇尚喻氏"以冬月伤寒为大纲，至伤寒六经中，又以太阳一经为大纲，而太阳经中，又以风伤卫、寒伤营、风寒两伤营卫为大纲"等"三纲鼎立"之温热病理论，所以在他的《伤寒分经》著作中，一味追随喻氏见解，而缺少自己对伤寒外感热病和温病理论方面的引申与发挥。即便如此，吴氏在治疗伤寒热病的同时，仍然呼吁世之医者，务必认识到"古今元气不同，南北秉受各异，其间有宜师其意而遵用其法，有宜师其意而不尽泥其方"，① 也就是"古方不宜今用"，择方当切于病情，切于时用的一贯学术见解。

综上所述，生活在清代"康乾盛世"的吴仪洛，在中国医学发展过程中虽算不上一代大家，但他的突出成就，在于他所倡导的实事求是、"格物穷理"和医学理论务必与临床实践相联系的治学态度，以及主张药物炮制务必到位，治病处方切于实用等学术见解，在当时颇有创新。他的这些见解，对后世中医本草学药物修治理论，及方剂在临床的具体应用等，起到了承前启后的指导作用。他所追求并遵循的"格物穷理、躬行实践"，注重理论与实践结合的著述学风及行医风格，至今仍为我们所遵守的行为准则。然而，吴仪洛的不足之处，在于他对促进伤寒、温病学理论的发展方面，却作用甚微。即便如此，吴仪洛留给我们的三部医药学著作，是我国中医药文化历史遗产的重要组成部分之一，因此，他仍然不失为清代的一位著名医药学家，这是毋庸置疑的。

---

① 吴仪洛.伤寒分经·跋 [M].清乾隆三十一年（1766）硖川利济堂刻本.

年　　表

1704 年　出生于浙江省海盐县澉浦镇北大街吴家大院。
约 1711 年　私塾于浙江桐乡张履祥先生。
1724 年　考取秀才，并游历于湖北、广东、河北、北京等地。
1731 年　赴浙江宁波"天一阁"研读科举、方志、医药书籍，历时5年。
约 1738 年　举家从海盐澉浦迁移海宁硖川居住，并开始行医。
1757 年　著成《本草从新》。
1761 年　著成《成方切用》。
1766 年　著成〈伤寒分经〉。
1766 年　病逝于浙江海宁硖川（今浙江省海宁市硖石镇）。

（朱定华）

主要论著

吴仪洛. 本草从新. 清乾隆二十二年（1757）校刻本.
吴仪洛. 成方切用. 清乾隆二十六年（1761）硖川利济堂刻本.
吴仪洛. 伤寒分经. 清乾隆三十一年（1766）硖川利济堂刻本.

尤 怡
（？—1749）

尤怡，清代医家，认真研读经典，对仲景学术独有心得，博涉历代名著，晚年医术精湛，治病多收奇效，与叶天士、徐灵胎齐名。著《伤寒贯珠集》，反对"三纲鼎立"学说，创立新的伤寒证候分类法。另有《金匮要略心典》《医学读书记》《金匮翼》《静香楼医案》等医著及《北田诗稿》(《北田吟稿》)等诗文。

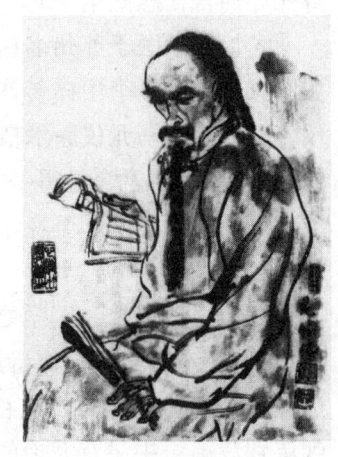

尤怡像
（王孟奇绘）①

尤怡，字在京，又字在泾，号拙吾，晚号饲鹤山人，又作饲鹤散人。清朝康熙至乾隆年间江苏省长洲（今苏州市）人，生年难以确考，卒于乾隆十四年己巳（1749）。

尤怡出身于平民，排行第三。其父曾有田千亩，生活富足，而由于其兄受"非辜之累"，卖田殆尽。至兄弟析产时，尤怡只得田30亩，后来又"以事弃去"，而成赤贫之家。某年除夕之夜，全家无米成炊，尤怡眼看娇妻幼儿枯居一室，待至灯油耗半，无奈走出家门，卖字佛寺，至晨光初透，才得数十钱，易米负薪而归。

尤怡自幼聪颖好学，攻读儒书，渐及成年，博涉医学，广读《内经》《伤寒论》《金匮要略》及历代医学名著，精研深思，颇多心得。而业医之初，不名于时，门庭冷落，收入不敷家用，其妻贤能勤巧，以针线手工辅佐家计，凌冬严寒之夜，鸡鸣数遍，刀尺仍不离手，终于积劳成疾，英年

① 陈雪楼. 中国历代名医图传 [M]. 南京：江苏科学技术出版社，1987：207.

早逝。尤怡时时悼念亡妻，20年不蓄妻妾，曾为诗曰："明月流素影，照我室中帏。清光缺复满，佳人难再期。宝镜不复开，玉琴生网丝。翩翩双黄鸟，巢我庭树枝。雄衔原上草，雌啄泽间泥。辛苦被流涎，一旦伤其雌。身死亦何言，悲此巢中儿。"① 情思婉切深挚，缠绵不尽！

尤怡曾学医于苏州名医马元仪，而其师承关系，可溯至明代著名温补派医家李中梓，李中梓传沈朗仲、尤乘、华藻等，沈朗仲传马元仪，马元仪传尤在泾。马元仪医术精湛，品德高尚，从学者众，而对尤怡格外器重，曾对其妻说："吾今日得一人，胜得千万人矣！"尤怡得马氏之薪传，学术成就终在其师之上。至晚年，理论精熟，医术益精，治病多中肯綮而获奇效，医名大噪。

尤怡博学多才，医学之外，犹工书法，善诗文。撰文绝类明代文人唐荆川（1507—1561）；作诗虽不求人知，而"重其诗者，谓得唐诗三昧，远近无异词"②。曾与好友结社论诗。清代诗人沈德潜（1673—1769）在《国朝诗别裁集》中录有尤怡的《杂感》（3首）及《山居杂兴》《刘东郊归自关中述华山之游为作诗纪之》《宝剑》《秋晚登楼》《馆娃宫》《白秋海棠》9首诗，幽雅的诗韵透发着清高、静远和凄美，据载曾有诗集《北田吟稿》（《北田诗稿》）刊行。

尤怡家境贫寒，中年丧妻，命运多舛，而能安身立命，性情沉静，力戒躁进，淡于名利，不齿仕途，颇有《内经》所言"高下不相慕"之圣人古风。晚年携家移居花溪，隐士般度过了4个春秋。平日诊病之暇，读书灌花，饲鹤观鱼，自适幽闲恬淡之意。清乾隆十四年（1749）患病，而忌医绝食，坦然待尽。临终前一日，索要纸笔，为同社诗友留诗一首："椰瓢松尘有前缘，交好于今三十年，曲水传觞宜有后，旗亭书壁猥于前。病来希逸春无分，老至渊明酒已捐，此后音上都隔断，新诗那得到重泉。"③ 虽是绝笔，而笔锋苍劲，不异平时。

尤怡之子图南、召南，侄东屏、惕峰，孙世楠等，皆承其业④。

---

① 沈德潜. 钦定国朝诗别裁集·卷29 [M]. 刻本. 乾隆二十六年（1761）：11a.
② 沈德潜. 钦定国朝诗别裁集·卷29 [M]. 刻本. 乾隆二十六年（1761）：11b.
③ 尤世楠. 先大夫尤在泾家传//孙中堂主编. 尤在泾医学全书. 北京：中国中医药出版社，1999：319.
④ 徐凌云，高荣林. 典要仲景学说的尤怡 [M]. 北京：中国科学技术出版社，1989：2.

尤怡生活于清朝康熙至乾隆年间，适逢清王朝的鼎盛时代。当时许多医学家致力于古典医籍的整理、注释和研究工作，对清朝以前的医学知识进行了比较系统的总结，为医学的进一步发展创造了有利条件。

尤怡少年习儒，长而兼及医学，曾师承清初名医马元仪，尽得其传，历数十年精研覃思，终成名家，成就卓著。

尤怡学习刻苦，稍有闲暇，则手不释卷。他首先潜心于中医经典著作，对《黄帝内经》《伤寒论》《金匮要略》等，反复研读，"不啻升堂而入其室"。如治《金匮要略》，历时10年之久，深得仲景杂病心法。尤怡在深得经典奥旨的基础上，力求学贯百家，融汇众长，以为自己所用。观《金匮翼》和《医学读书记》2书，除采撷《内经》《伤寒论》《金匮要略》《难经》《甲乙经》《脉经》《肘后备急方》《诸病源候论》《备急千金要方》《千金翼方》《外台秘要》《太平圣惠方》《苏沈良方》《小儿药证直诀》《和剂局方》《类证活人书》《普济方》《本事方》《三因方》《杨氏家藏方》《百一选方》《济生方》《简易方》《直指方》《集验方》等宋前古籍之外，还博及刘完素、张子和、朱丹溪、李东垣、罗天益、王好古、危亦林、葛可久、戴原礼、王履、楼英、王纶、韩矛、薛己、龚廷贤、李时珍、王肯堂、梁希雍、张景岳、李中梓、吴又可、喻昌、高鼓峰多家之学，初步统计，共多达70余家。

尤怡一生勤于著述，笔耕不息，先后撰《伤寒贯珠集》8卷、《金匮要略心典》3卷、《医学读书记》4卷、《金匮翼》8卷，并留下医案多篇，被柳宝诒选编为《静香楼医案》2卷。

《伤寒贯珠集》，尤怡撰成于清雍正七年（1729），将自己研究《伤寒论》的心得集于一书。他在应用六经辨病框架的基础上，对六经病的证候类型进行深入分析，理清主次、轻重、缓急，以治法统领证候，对《伤寒论》各篇条文，进行了重新编次和诠释。太阳病篇统以正治法、权变法、斡旋法、救逆法、类病法等5法，阳明病篇统以正治法、明辨法、杂治法等三法，少阳病篇统以正治法、权变法、刺法等三法，太阴病篇有解表、温里及先里后表法，少阴病篇、厥阴病篇亦各有温、清诸法。诸法如珠，贯通于全书，故取名为《伤寒贯珠集》。

张仲景的《金匮要略》是尤怡重点研究的经典著作。他将平日反复研读《金匮要略》的心得，随时写下读书笔记，日积月累而篇幅渐宏。清雍正四年（1726），尤怡抱病家居，借暇将笔记加以整理，并作补注，历时3年，于1729年撰成研究专著3卷。尤怡认为"以吾心求古人之心，而得其典要"①，故将研究《金匮要略》的专著名为《金匮要略心典》（简称《金匮心典》）。《金匮心典》删去了《金匮要略》中后人续入的"食疗及食物禁忌"，校正了原文中部分传写讹误，摘引了前人的精辟注释，还表述了自己的研究见解，颇被后世医家所推重，学术影响深远，现代中医药院校使用的《金匮要略》教材仍然多采其说。

《医学读书记》，是尤怡博览医籍的心得杂记。尤怡自道："予自弱冠，即喜博涉医学，自轩岐以迄近代诸书，搜览之下，凡有所得，或信或疑，辄笔诸简，虽所见未广，而日月既多，卷帙遂成。"②《医学读书记》分"卷上""卷中""卷下"和"续记"。卷上对《内经》中的一些疑难问题，详加校勘考证，并予注释诠解，均先引原文，后述己见，言辞简练，蕴义精要；卷中为读研《伤寒论》的笔记，对《伤寒贯珠集》未能表达的内容又加以补充和发挥；卷下为阅读张景岳、喻昌、柯琴等多家医书的杂记，对各家论说之得失进行了评述，论述精当，平正通达。《医学读书记》清嘉庆十九年（1814）初刊本有徐大椿叙称："尤君在泾，读书好古士也。而肆其力于医，于轩岐以下诸书，靡昕夕寒暑，穿穴几遍，而以己意条贯之。其间凡有所得，笔之于书，日月既多，卷帙略定。"③徐大椿叙于清乾隆四年（1739），可知该书至迟在1739年已经成书。

《金匮翼》8卷，初刊于乾隆三十三年（1768），是尤怡为补充《金匮心典》、辅翼《金匮要略》而编撰的内科杂病著作，该书汇集各家精辟之论，博采古今有效之方，参以本人经验而成。全书分列48门，每门先述统论，然后分述证候、治法、方剂、药物，最后加注按语，多有卓见，是内科临床有价值的参考书籍。

尤怡不仅医学理论造诣很深，而且临床经验十分丰富，所记医案具有

---

① 尤怡.金匮要略心典·自序［M］//孙中堂主编.尤在泾医学全书.北京：中国中医药出版社，1999：95.

② 尤怡.医学读书记·跋［M］//孙中堂主编.尤在泾医学全书.北京：中国中医药出版社，1999：354.

③ 尤怡.医学读书记·徐序［M］//孙中堂主编.尤在泾医学全书.北京：中国中医药出版社，1999：323.

重要参考价值。但清代光绪以前所见刊行者，仅有《医学读书记》中的"附静香楼医案三十一条"，而大量医案则传抄私藏于民间。咸丰中，江阴柳宝诒得同邑张氏所藏抄本，重予抄录，"复就其中选粹者，得之十五"，分别摘录，加以评按，分为上下 2 卷，名以《静香楼医案》，于清光绪三十年（1904）刊行。《静香楼医案》共收医案 208 例，以疾病分为 52 门，论病平易近情，绝不泛引古书，立方妥帖易使，从不蹈袭成方，柳宝诒赞曰："此案不第为治病之良规，并可为读古之心法已。"①

尤怡不仅善用浅易的语言讲述古籍深奥的道理，而且尊古不唯古，崇经不唯经，敢于质疑，善于创新。如《素问·六元正纪大论》分列 60 年运气变化、病治之纪、统论六气司天在泉之政，尤怡对此提出不同看法，认为一年之间，九州之内，东南、西北有旱干与淫雨之异，西北、东南而有焦槁与大水之殊，并举宋朝元丰四年，岁在辛酉，涸流之纪，而河决大水为例，佐证过于机械的运气推演，往往与实际不能相符。

尤怡少年习儒，精通文史，小学功底深厚，在训诂学方面已有一定成就。如《内经》云："教圣人传精神，服天气，而通神明。"尤怡指出："传"，当作"专"，言精神专一，则清静弗扰，犹苍天之气，"予未知精神如何而传也"②。又如《内经》云"解脉令人腰痛，病而引肩，目䀮䀮然，时遗溲"；又云："解脉令人腰痛如引带，常如折腰状，善怒。"尤怡根据《内经》文中独遗带脉，而重出解脉，按曰："带脉起于少腹之侧，季胁之下，环身一周，如束带然。则此所谓腰痛如引带，常如折腰状者，自是带脉为病。云解脉者，传写之误也。"②尤怡还考证了《伤寒论》《金匮要略》简误错文多条。如《金匮要略》第 1 条"上工治未病"节，前人注释皆随文敷衍，而尤怡指出："酸入肝，焦苦入心，甘入脾。脾能伤肾，肾气微弱，则水不行，水不行权，心火气盛则伤肺，肺被伤，则金气不行，金气不行，则肝气盛，则肝自愈。此治肝补脾之要妙也"一段，疑非张仲景原文，类后人谬添注脚，编书者误收之也，后世医家对此说多所赞赏并采纳。

尤怡虽为一方名医，但不恃医技营略财物；虽才高学富，而不以才学

---

① 尤怡. 静香楼医案·柳序 [M]//孙中堂主编. 尤在泾医学全书. 北京：中国中医药出版社，1999：361.
② 尤怡. 医学读书记 [M]//孙中堂主编. 尤在泾医学全书. 北京：中国中医药出版社，1999：329.

自命不凡。他安贫乐道，无欲无求，与当代不学无术又常为一物未能占有而孜孜汲汲者比，显得何其伟大！兹录尤怡诗作3首，并附孙中堂教授评按，以示前贤高风亮节，而期今日学界引为圭臬：

"春至阳气动，轻波殷方鼓。晴川泛朝光，草树沐新雨。农人负耒出，操作及童竖。有生宁不劳？俯仰各有取。曰余本拙懒，逝将事农圃。所急在治生，岂伊慕高古。贫贱惜筋力，忧伤亦何补。"① 评按：新雨初晴，和风朗日，水泛春光，树披嫩绿；布衣草鞋，躬耕田野，虽有衣食之急，劳作之苦，亦不乏怡然之情，恬适之乐。

"驽马策蹇足，驰望昆仑丘。自非千里姿，焉得追骅骝。斥鷃翔数仞，黄鹄四海游。岂不愿高举，羽翼非所俦。慎尔失故步，踬蹶乃贻羞。天分固有定，躁进非良谋。"② 评按：心非无大志也，然自忖才力有所不及，时运有所不济，虽有鸿鹄之志，又恐贻笑他人，故宁愿乐天知命而慎守之。

"晨起草木湿，林霏散清曙。始知东峰云，夜作涧上雨。光风叶上泛，新泉草下注。群乌林际鸣，游鱼水面聚。万物各有分，劳生转多慕。倖中成虚名，多为来者误。君看区中缘，扰扰曷有数。"③ 评按：睹外物而触动内心，谓芸芸世间，得无尽有定数耶？与其名利场中驰竞趋求，不如顺应天然，恬淡自适。

认为《伤寒论》为伤寒杂病全书

《伤寒论》是中医学中成功运用辨证论治法则的第1部专书。据张仲景自序书名《伤寒杂病论》，书即成不久，便因战乱散失，至晋朝王叔和氏整理编次，而为《伤寒论》。其中的杂病部分，至宋林亿等校书时，始见摘要，校订为《金匮要略》一书，这样外感病和内科杂病分为2书。历来研究《伤寒论》者，对六经是否统括杂病，《伤寒论》是否可称全书颇有争议。

---

① 沈德潜. 钦定国朝诗别裁集·卷29 [M]. 刻本. 乾隆二十六年（1761）：11b.
② 沈德潜. 钦定国朝诗别裁集·卷29 [M]. 刻本. 乾隆二十六年（1761）：11a.
③ 沈德潜. 钦定国朝诗别裁集·卷29 [M]. 刻本. 乾隆二十六年（1761）：12b.

受柯琴"六经为百病而设"观点的影响，尤怡主张《伤寒论》是包括伤寒和杂病内容的全书。他在注《伤寒论》小建中汤条"伤寒二三日，心中悸而烦"时说："仲景御变之治如法，谁谓《伤寒》非全书哉？"① 他编次《伤寒贯珠集》，则将《伤寒论》与部分《金匮要略》内容纳人，如将痉、湿、暍等5条纳入太阳类病法中。又如，尤怡注"脏结"证，则谓："脏结之证，不特伤寒，即杂病亦有之。"② 尤怡《伤寒论》为治病之全书的观点，还反映在他自己的临床实践之中，其《静香楼医案》多有以《伤寒论》方治疗内伤杂病的验案。尤怡以脏腑、经络、气化来解释伤寒六经辨证的机理。如太阳病提纲，尤怡注云："太阳居三阳之表，而其脉上额交巅，入络脑，还出别下项，故其初病无论中风、伤寒，其脉证皆如是也。"③ 阳明病提纲，尤怡注云："胃者，汇也，水谷之海，为阳明之府也。胃家实者，邪热入胃，与糟粕相结而成实，非胃气自盛也。"④ 尤怡以脏腑经络气化学说来探讨六经的实质，赋予新义。"《伤寒论》为治病之全书说"融脏腑、经络、气化为一体，统外感病与内伤杂病并治，突出了辨证论治在《伤寒论》研究中的地位，对辨证论治的应用大有裨益。

认为六经俱可直接感受寒邪

尤怡认为，人体感受风寒之邪，一般的规律序是先由太阳经，传入阳明经，再入少阳经，以次传入太阴经、少阴经和厥阴经。但风寒之邪，非仅直中太阳一经，六经皆可直接受邪而为病。他认为《伤寒论》"阳明病，脉浮而紧，咽燥口苦，腹满而喘，发热汗出，不恶寒，反恶热，身重"，是邪中阳明；"少阳中风，两耳无所闻，目赤，胸中满而烦者"，是邪中少阳。不单阳明、少阳阳经有病邪直中者，即三阴经亦有这种情况，如《伤寒论》："少阴病，始得之，反发热，脉沉者，麻黄附子细辛汤主之"，是少阴经初受寒邪之症。太阴中风，四肢烦疼，阳微阴涩而长者，为太阴初受风

---

① 尤怡. 伤寒贯珠集 [M] // 孙中堂主编. 尤在泾医学全书. 北京：中国中医药出版社，1999：21.
② 尤怡. 伤寒贯珠集 [M] // 孙中堂主编. 尤在泾医学全书. 北京：中国中医药出版社，1999：29.
③ 尤怡. 伤寒贯珠集 [M] // 孙中堂主编. 尤在泾医学全书. 北京：中国中医药出版社，1999：9.
④ 尤怡. 伤寒贯珠集 [M] // 孙中堂主编. 尤在泾医学全书. 北京：中国中医药出版社，1999：49.

邪之症。厥阴中风，脉微浮为欲愈，不浮为未愈，是厥阴初受风邪之脉。这3种情况又与寒邪直中三阴不同，彼为病在脏，此则病在经。因此，六经都能感受外邪，未必皆从太阳一经传入，即从太阳经传入者，亦未必循经递进而传。

尤怡在《医学读书记》"卷中"首次提出了"寒邪六经俱受不必定自太阳"①的学术见解。这一见解符合《伤寒论》原义，同时也与临床实际相吻合，受到后世医家的重视。

反对"三纲鼎立"学说

随着《伤寒论》的广泛传播，研究者日众，明清时期出现了伤寒学派的学术争鸣。方有执、喻嘉言提出《伤寒论》"三纲鼎立"学说，认为四时外感总以伤寒为纲，伤寒以太阳病为纲，太阳病以"风伤卫、寒伤营、风寒两伤营卫"为大纲。他们将太阳病证候分为"风伤卫""寒伤营""风寒两伤营卫"3类，分别以麻黄汤、桂枝汤、大青龙汤作为治疗主方。而尤怡认为"三纲鼎立"学说曲解了仲景原意，对此提出了尖锐的批评。他在《伤寒贯珠集·太阳权变法·大青龙汤脉证二条》的注文中，斥责方有执、喻嘉言"炫新说而变旧章"，并进一步指出："以愚观之，桂枝主风伤卫则是，麻黄主寒伤营则非，盖有卫病而营不病者，未有营病而卫不病者。"②《医学读书记》专列"风寒营卫之辨"，指出："仲景卫强营弱之说，不过发明所以发热、汗出之故。后人不察，遂有风并于卫，卫实而营虚，寒中于营，营实而卫虚之辨。不知邪气之来，自皮毛而至肌肉，无论中风、伤寒，未有不及于卫者，甚者乃并伤于营耳！"①因而主张运用麻黄汤、桂枝汤的关键指征分别是有汗、无汗，临床辨证不必执营卫之孰虚、孰实。他在大青龙汤方证中还提出"中风而或表实亦用麻黄，伤寒而或表虚亦用桂枝"，说明了麻黄汤、桂枝汤的适应症。

"三纲鼎立"学说的实质，是对太阳病证候的一种分类方法，尤怡反对

---

① 尤怡. 医学读书记 [M]//孙中堂主编. 尤在泾医学全书. 北京：中国中医药出版社，1999：334.
② 尤怡. 伤寒贯珠集 [M]//孙中堂主编. 尤在泾医学全书. 北京：中国中医药出版社，1999：18.

"三纲鼎立"学说,旨在创立一种新的伤寒病证候分类法。

创立新的伤寒证候分类法

尤怡的《伤寒贯珠集》是研究《伤寒论》的重要著作。他在保持《伤寒论》各篇完整性的同时,将各篇内的原文次序打乱,以六经为纲,以治法为目,以法统方,重整编次,使纲目清晰,方法备举。他在《伤寒贯珠集》卷1中说:"夫振裘者必挈其领,整网者必提其纲。不知出此,而徒事区别,纵极清楚,亦何适于用哉!"以治法统贯伤寒,则比如百个轮珠,个个在手。

太阳病头绪繁多,治法庞杂,方证之间的联系不宜明辨。尤怡通过比较和分析,将太阳篇所述证候分为5类,分别以"正治法""权变法""斡旋法""救逆法""类病法"作为证候类别的名称,即所谓"以法类证"。

"正治法"涉及《伤寒论》原文32条,包括桂枝汤证、麻黄汤证、葛根汤证、黄芩汤证、白虎汤证。尤怡将此类证候视为"太阳本病",即一般体质患者伤寒太阳病的基本证候。"权变法"涉及《伤寒论》原文23条,包括用小建中汤证、炙甘草汤证、大青龙汤证、小青龙汤证、十枣汤证、五苓散证、四逆汤证、调胃承气汤证等。此类证候是特殊体质或基础病证等导致的伴发证候(人体正虚,或素有痰饮、痞气、咽燥、淋、疮、汗、衄诸病,以及适逢房室、金刃、产后、亡血之后),不适于汗、清等"正治法"。"斡旋法"涉及《伤寒论》原文31条,包括真武汤证、白虎加人参汤证、甘草干姜汤证、芍药甘草汤证、桂枝甘草汤证、桂枝加附子汤证、新加汤证、苓桂甘枣汤证、麻杏石甘汤证、旋覆代赭汤证、苓桂术甘汤证、茯苓甘草汤证、桃核承气汤证、抵当汤丸证等。此类证候是病程中出现的发黄、蓄血、伤阳等并发症,不能再用正治之法。"救逆法"涉及《伤寒论》原文63条,包括陷胸汤证、文蛤散证、白散证、泻心汤证、栀子豉汤证、葛根芩连汤证、救逆汤证等。此类证候是太阳病误治导致的结胸、痞满、挟热下利、烦躁、惊狂等,当属于医源性证候。"类病法"是指对风温、温病、风湿、中湿、湿温、中暍、霍乱等伤寒类似病初始证候的治法,此类证候包括桂枝加葛根汤证、桂枝附子汤证、甘草附子汤证、四逆加人参汤证、理中丸证、瓜蒂散证等,此为大阳类病法,共涉及《伤寒论》原文33条。《伤寒贯珠集》通过以"正治法""权变法""斡旋法""救逆法""类病法"5法对太阳病篇进行分类研究,基本上明确了伤寒太阳病的基本证候、伴发证候、并发证候、医源性证候、类似病证候,纲举目张,主次了然,对把握太阳病的实质大有裨益。

尤怡将阳明篇分为"正治法""明辨法""杂治法"。他认为,"胃家实"为阳明正病,而腑病多于经病。阳明经病有传经和自受之别,腑病有宜清、直下、宜温之异,"胃家实"的"正治法",包括调胃承气汤证、小承气汤证、大承气汤证、白虎加人参汤证、吴茱萸汤证,涉及《伤寒论》原文49条。尤怡认为,阳明病有经腑相连、虚实交错、不可下或不可大下之证,对脉实、潮热、转矢气、小便少等临床表现必须明辨,适时灵活使用蜜煎导法、猪胆汁导法和麻子仁丸等外导润下,称此类为"明辨法",涉及《伤寒论》原文24条。另外,阳明病可有发黄、蓄血等证候,实非"胃家实"可比,当予茵陈蒿汤、栀子柏皮汤、麻黄连轺赤小豆汤、抵当汤等散之、下之,此为"杂治法",涉及《伤寒论》原文计9条。

尤怡将少阳篇分为"正治法""权变法""刺法"。他认为少阳居表里之间,当肓膜之处,外不及于皮肤,内不及于脏腑,治有汗、吐、下三戒,惟小柴胡汤一方和解表里,为少阳正治法,涉及《伤寒论》原文16条。少阳病有兼太阳、阳明者,治疗应予权变,或和解兼汗,或和解兼下,用柴胡桂枝汤、柴胡加桂枝汤、柴胡加芒硝汤、大柴胡汤等,此为少阳权变法,涉及《伤寒论》原文4条。至于胁满等合并之症,当用少阳刺法,刺期门、大椎、肺俞、肝俞诸穴,涉及《伤寒论》原文4条。

尤怡认为,太阴属土,在脏为脾,在气为湿。伤寒传经之热,或直中之寒,入而与湿相搏,则为腹满吐利等症。但寒热不同,则有肢冷肢温、脉迟脉数、口渴与不渴的不同。他将太阴篇统以"温里""解表""先里后表"三法:太阴脏病,用温里法,寒邪直中用四逆辈,腹满时痛用桂枝加芍药汤,大实痛用桂枝加大黄汤;太阴经病,用解表法,与桂枝汤发汗;经脏俱病,先温里后解表,温里用四逆汤,解表用桂枝汤。

尤怡将少阴篇分为"清法""急下法""温法"。他认为少阴经为太阳之里,居厥阴、太阴之间,故少阴病可由太阳传入,或寒邪直中,并可有兼厥阴、太阴之不同。直中之寒,久可化热,传经之热,极亦生寒。《伤寒贯珠集》"少阴篇"首列"清法"，包括黄连阿胶汤证、四逆散证、猪肤汤证、苦酒汤证、甘草汤证、桔梗汤证、半夏散及汤证等；次列"急下法"，系少阴三急下证，用大承气汤，急下存阴；次列"温法"，经病用麻黄附子细辛汤、麻黄附子甘草汤；少阴中寒，用真武汤、附子汤、通脉四逆汤、白通加猪胆汁汤等方；最后列少阴生死之辨，明确欲解、可治、不可治、死证，及少阴汗下之禁。

尤怡认为厥阴为阴之尽、脏之极，阴极必反阳，故厥阴生死在于厥热进退。他将"厥阴篇"分为"清法""温法"：厥阴有热，虑其伤阴，必以清法，用白头翁汤、栀子豉汤、麻黄升麻汤；厥明有寒，虑其伤阳，必用温法，主以乌梅丸、吴茱萸汤、当归四逆加吴茱萸生姜汤、四逆汤、通脉四逆汤、干姜黄芩黄连人参汤等方。

尤怡以治法对伤寒证候的分类，便于认识伤寒各类证候的本质，对于理解伤寒病程的阶段传变规律，灵活掌握方药的应用指证，落实临床辨证论治原则，很有启发意义。

临证经验举隅

尤怡的临证经验，集中体现在《金匮翼》和《静香楼医案》之中，略举中风、痰饮、血证，以供临床借鉴和参考。

一、中风

关于中风的病因病机，有真正风和类中风2种不同的说法。尤怡认为，中风病的病因，有外感之风，也有内伤之风，外风和内风往往相因为病。但无论外感还是内伤，中风的根本病机必定在肝。他根据《内经》"风气通于肝"和"诸风掉眩，皆属于肝"的理论，指出如无肝风内动，则外邪和痰火食气等病因只能发为其他病症，不会变为突然昏倒、偏枯、口眼歪斜等中风病症，"中风之病，其本在肝"的认识，发前人之所未发，对临床治疗有指导意义，被后世医家所推重。

尤怡以病情轻重，将中风分为中络、中经、中腑、中脏等不同类型：病在肌肤为中络，可仅见口眼歪斜，容易医治；病连筋骨为中经，多于仆倒以后，见手足不遂，身体重痛；中腑者，卒中昏厥，语言错乱；中脏者，唇缓、失音、耳聋、目瞀、遗尿、声鼾等。中经、中腑的鉴别要点在于神清与否，神清识人者属中经，神昏不识人者属中腑。他还指出，中风病还有脏病连经者，亦有脏腑经络齐病者，临病当详察细辨。

尤怡总结临床经验和体会，提出治疗中风八法：

1. 开关法。卒然中风，口噤目张，两手握固，是由于痰壅气塞所致，此为闭证。应先以嗜鼻、揩齿、探吐等以开噤，是为开关法，方用圣济白矾散、本事急救稀涎散、本事胜金丸。

2. 固脱法。卒然中风，见目合、口开、遗尿、自汗者，总属脱证，当急予固脱，方用参附汤，有痰者加竹沥水。

3. 泄大邪法。中风有贼风邪气中人所致者，治宜疏散风邪，俟大邪既泄，然后从而调之。体质壮实者，宜用小续命汤和三化汤攻泄大邪；气弱无力者，可选用荆芥散等平和之剂。

4. 转大气法。《内经》云："大气一转，邪气乃散。"尤怡认为，气厥固宜理气，即真中风邪，亦以理气为先，方用严氏八味顺气散和良方匀气散。

5. 逐痰涎法。中风病，风痰往往相因为患，治宜攻逐痰涎。风痰舌强不能言者，方用涤痰汤；风痰口噤不开而舌謇者，方用清心散。

6. 除热风法。尤怡遵《内经》"风淫于内，治以甘凉"之训，认为内风热化之证，不可治风，唯宜治热，热去而风自消，方用外台竹沥或地黄煎。

7. 通窍隧法。风邪与痰相搏，闭其经隧，则神昏暴不知人事，脉伏不见。应急以香药通其窍隧，方用苏合香丸、至宝丹之属。

8. 灸腧穴法。灸腧穴能散邪气，通表里，通引绝阳之气。中腑者，可灸百会、肩髃、曲池、风市、足三里、绝骨；中脏者，可灸百会、大椎、风池、肩井、曲池、间使、足三里；中经络者，可灸听会、地仓；中风暴厥脱证，可急大灸神阙、丹田。

尤怡所论中风病机和治疗中风八法，具有开创性，尤其辨别闭证、脱证，而治以开窍、固脱之法，至今仍发挥着临床指导作用。

二、痰饮

尤怡认为，三焦水道不调，气道闭塞，是滋生痰饮的关键病机所在，而宣通气脉则为治疗痰饮之首务。人体气血，得温则可宣通，所以病痰饮

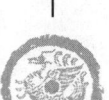

者，当以温药和之。而痰饮为病，变幻百态，要根据具体情况，施以攻逐、消导、调和、温运、清凉、润泽之法。

1. 攻痰。对于坚僻之顽痰，必须用攻逐之法，以求"决而去之"。代表方礞石滚痰丸，由青礞石、沉香、大黄、黄芩4味组成，服后可使痰积恶物从大便而下。如尤怡治疗癫狂病属于痰热相结在肝胆包络之间者，投礞石滚痰丸则便下胶痰即愈。

2. 逐饮。水饮停聚，当用控涎丹、十枣汤之类，逐而去之。控涎丹由甘遂、大戟、白芥子组成，十枣汤以芫花、甘遂、大戟、大枣组成，都是逐饮之峻剂。

3. 消导。凡痰饮未盛，或虽盛而未至坚顽者，不可用攻逐之法，可使用消导之剂。消者，损而尽之；导者，引而去之。消法治痰积未深，脾胃不和，以二陈汤为主。二陈汤主治痰饮为患，或呕逆恶心，或头眩心悸，或中脘不快，或过食生冷，或饮酒过度，脾胃不和，为痰饮之轻症。导法用于痰结已盛，而未至坚顽者，以半夏丸（制半夏、陈皮、赤茯苓、桔梗、枳壳、瓜蒌仁、黄连、黄芩、栀子、贝母、苏子、桑皮、杏仁、芒硝、木香、甘草）为代表方剂，主治痰结在胸膈，咯吐不出，满闷作痛，或胁下痛，寒热，咳嗽气急，皆为痰结之症。

4. 调和。痰饮证往往虚实夹杂，以正虚为主者，寓攻于补，使正气复而痰不滋生，用六君子汤。以人参、白术、茯苓、甘草，补脾肺之气，用陈皮、半夏轻化痰饮；以痰饮为主者，寓补于攻，以橘皮汤为代表方剂，在二陈汤的基础上，加人参以培补脾肺之气，助以桔梗之升、旋覆花之降，并以青皮、枳壳斡旋其气机，使清气得升，浊痰因降，再用细辛温化之。

5. 温运。《金匮翼》卷2说："夫痰即水也，其本在肾；痰即液也，其本在脾。在肾者，气虚水泛；在脾者，土虚不化。"补益脾肾，是治疗痰饮的求本之法。肾虚者，咳喘多痰涎，面色㿠白，下肢浮肿，足冷至膝，脉沉迟，方用济生肾气丸（熟地、山药、山萸肉、牡丹皮、泽泻、茯苓、肉桂、附子、车前子、牛膝）；脾虚者，咳喘痰涎，面色萎黄，气短乏力，纳谷不馨，腹胀便溏，脉沉弦，方用苓桂术甘汤（茯苓、桂枝、白术、甘草）、千金半夏汤（白术、半夏、生姜、茯苓、人参、桂心、甘草、附子）和本事神术丸（茅山苍术、生芝麻、大枣）。

6. 清凉。因痰生热，或因热生痰，痰热交结，相助为虐，则见咽喉干燥，或塞或壅，头目昏重，咳吐黏稠黄痰，不易咯出，面目赤热等症。《金匮翼》卷2指出，痰热交结，欲去其痰，必先清其热。方用洁古小黄丸（南星、半夏、黄芩），以黄芩为君，南星、半夏为臣，清热与祛痰之药并用。

7. 润泽。阴虚痰火之证，不可以燥夺，当主以润法，方用杏仁煎，由杏仁、生姜汁、白蜜、饴糖、桑白皮、贝母、木通、紫菀、五味子10味组成，清润濡泽，突出了甘润生津，养阴润燥的特点，药味轻灵，濡润而不助邪，清火而不伤中，颇为灵妙。

三、血证

尤怡治疗吐血、衄血、咳血、下血、尿血、妇人崩中等血证，均重视辨证论治，然而从其论述和医案中，仍可看出祛除瘀血、调理脾胃是他治疗血证的突出特点。

1. 祛除瘀血。《金匮翼》卷2指出："去者自去，生者自生，人易知也。瘀者未去，则新者不守，人未易知也。细心体验自见。"治疗血证，尤怡主张以祛除瘀血为先务。凡呕血、吐血，多有瘀血停于胸膈，应当先消而去之。如是蓄热吐血，口鼻皆出，势如涌泉，膈上热，胸中满痛，精神不倦，脉洪大有力，或出血紫黑成块者，须用生地黄、赤芍、茜草根、牡丹皮、三制大黄、滑石、桃仁泥之类，从大便导而下之。凡瘀血不尽者，虽正气已虚，亦不可骤补，治疗仍应以祛瘀血为主。他喜用小蓟炭、三七、藕汁、荆芥炭、山楂炭、制大黄、血余炭等止血而不留瘀者一二味，掺用于祛瘀活血药间，很少用收涩止血之品。血动多由热迫，故尤怡祛除瘀血，用药偏凉，每选生地黄、赤芍、丹皮等凉血清热之品。凡血从上溢者，是血逆而上行，每用牛膝、童便之属，引而下之。

2. 调理脾胃。脾胃气虚，不能固护阴血，可致阳虚失血之症。世医以甘温之药能动血之故，虽遇当用而不敢用者颇多。《金匮翼》卷2说："荣气出于中焦，是以脾胃为统血之司，而甘温气味，有固血之用也。"凡中虚出血，血色不甚鲜红，或紫或黑，是为中阳虚败所致，多无热证，而外常见虚冷之状，或见恶心、呕吐等，法当温中，方用理中汤加南木香，或用甘草干姜汤、黄土汤等。

年　　表

1726年　抱病家居，借暇整理、补注平日研究《金匮要略》的笔记。
1729年　撰成《伤寒贯珠集》。
1729年　撰成《金匮要略心典》。
1814年　《医学读书记》刊行（该书至迟1739年撰成）。
1768年　《金匮翼》刊行。
1904年　《静香楼医案》刊行。
1749年　卒。

（王振瑞）

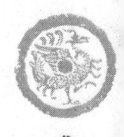

主要论著

尤怡. 伤寒贯珠集. 清嘉庆十五年（1810）朱陶性活字本.
尤怡. 金匮要略心典. 雍正十年（1732）遂初堂刻本.
尤怡. 医学读书记. 清光绪十四年（1888）朱氏刻槐庐丛书本.
尤怡. 金匮翼. 清嘉庆十八年（1813）赵亮彩刻本.
尤怡. 静香楼医案. 清光绪三十年（1904）上海文瑞楼石印本.

何梦瑶

(1692—1764)

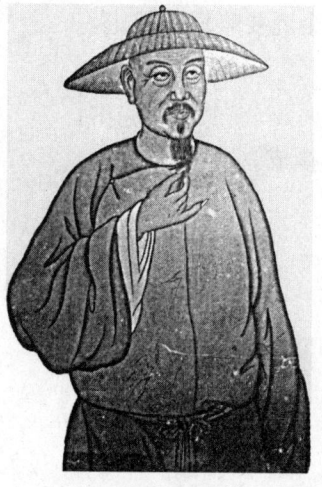

何梦瑶像①

何梦瑶，清代医家。何梦瑶学识渊博，通诗文、音律、算术、历法，尤精于医学。38岁中进士，历任县官、州官。任职期间常为人治病，离职归乡后，悬壶自给，抱济世利民之心，并热心于医学教育，以医学家终其一生，深为人们称颂。何梦瑶集数年理论探讨及临证经验，著有《医碥》《伤寒论近言》《妇科辑要》《痘疹辑要》《乐只堂人子须知韵语》《针灸吹云集》等。何梦瑶医学宗王肯堂，《医碥》为其代表，以临证医学为主，对岭南医学的发展有重要贡献。②

何梦瑶，字报之，号西池，晚年自号研农，南海云津堡（今南海县西樵区崇北乡下坊村）人。其生卒年以何梦瑶家乡地方志即道光《南海县志》为准，生于清康熙三十一年（1692），卒于清乾隆二十九年（1764），享年72岁。③

何梦瑶自幼聪颖，10岁能文，13岁工诗，即应童子试。及长，博学多才，旁通百家。擅于诗韵，通晓音律。扬州学者汀落对他在算术、历法方面的深厚造诣有着极高的评价，称："近世为此学者知有法，不知法之所以然，知之者惟梦瑶也。"何梦瑶不仅对文史、音律、算术、历法等有研究，而且对医学颇感兴趣，素日喜诵岐黄家言，认为"虽小道，亦道也"。④

---

① 原广州中医药大学博物馆郑洪教授提供，画像原藏于广州市博物馆。
② 吕平波. 何梦瑶对气血生成来源的学术见解 [J]. 中医研究, 2001, 14（4）: 4.
③ 刘小斌. 广东中医育英才 [M]. 广州: 广东省卫生厅, 1988: 20-24.
④ 王崇存. 岭南医家何梦瑶《伤寒论近言》残本整理及相关研究 [D]. 广州: 广州中医药大学, 2008: 34.

"纵论古今世事，烛屡跋不肯休"，常与朋友"极论西历、平弧、三角、八线等法"，说明何梦瑶对西方科学和文化亦有研究。清康熙六十年（1721），何梦瑶时年29岁，遇长州天牧惠士奇督学广东，驻羊城九曜官署（旧址在今广州教育路南方戏院），检考郡邑诸生，对何梦瑶甚为器重，认何梦瑶为入室弟子。何氏亲受其业，与劳考兴、吴世忠、罗天尺、苏珥、陈世和、陈海六、吴秋等一时并起，故有"惠门八子"之称。清雍正二年（1724），大学使惠士奇再督粤学，考举优行，特免何梦瑶检试，且曰："何生文行并优，吾所素悉"，并赞誉其为"南海明珠"。①

清雍正八年（1730），何梦瑶上京会及第，获进士衔，先调往广西任职，官历广西义宁、阳朔、岑溪、思恩县宰和奉天辽阳州牧。何梦瑶为官谨慎，治狱明敏，革除宿弊，有"神君"之称。

何梦瑶成长于草药生长丰富的西樵山下，先辈和近邻多是医药世家，年轻时便有志于医学研究。为官后，一边勤政，一边奔走于民间，查方问病，替民解困，在临床中积累了大量的医药知识和医疗技能。

何梦瑶为官廉正，两袖清风，常"不名一钱""贫不能具舟车"，虽居官位，却不热心做官，自愿为老百姓治病。在当县宰时，他"风益烟江，霜轮沙碛"，行走于民间，不断为人治病，而且疗效显著。如当思恩县疠疫流行时，"西池广施方药，饮者辄起，制府策公，下其方于郡邑，存活甚众"。在何梦瑶看来"富贵利达，朝荣夕萎；著述行世，可以不朽"。故若论何梦瑶一生之功绩，当在医而不在于政。何梦瑶58岁时弃官自辽阳归里，以医为生，"悬壶自给"，并收徒带教，培养了不少有名望的医生。师承其医术的，有南海郭元峰、新会陈国栋、郁南庞遇圣、钟时炯、番禺潘湛深、中山黄培芳等，其子何之蛟，亦以医名于世，何梦瑶家族传至九代，至今仍有人行医。同时，何梦瑶先后担任广州粤秀书院、越华书院肇庆端溪书院院长等职务，潜心学术，授徒讲学，于清乾隆十五年（1750）出任广州粤秀书院院长，乾隆十八年（1753）出任肇庆端庆书院院长，后又任广州越华书院院长。他泛览群书，学识渊博，以经学教弟子，并积极热心从事医学教育。② 仅乾

---

① 沈英森. 岭南中医［M］. 广州：广东人民出版社，2000：289-301.
② 游明.《菊（匊）芳园诗钞》校注［D］. 广西：广西大学，2007：8.

隆十七年（1752），就有47人求学于何梦瑶门下。①

何梦瑶一生著述甚丰。医学著作有《医碥》《人子须知》《三科辑要》《伤寒论近言》《追痨仙方》《神效脚气方》等。民国七年（1918），两广图书馆汇集何梦瑶六部医著为《医方全书》共12册，第1至7册内科《医碥》，第8册《幼科良方》，第9册《妇科良方》《追痨仙方》，第10册《痘疹良方》，第11至12册《神效脚气方》。全书首有两广图书馆主人序言："何公报之为粤东医界古今第一国手，其所著医书，悉根据南方之地势，南方人之体质，调剂与北方不同，立方与北带亦异，故南带之人民效用其方法，无不百发百中，服其剂无不奏效如神。"②

诗文方面有《菊芳园诗钞》《庄子敬》《皇极经世易知》《庚和录》《胡金竹梅花四体诗笺》《大沙古迹诗》《紫棉楼乐府》等，数学方面有《算迪》《三角辑要》等，医学方面有《医碥》《伤寒论近言》《妇科辑要》《痘疹辑要》《幼科辑要》《本草韵语》《针灸吹云集》《神效脚气秘方》《乐只堂人子须知韵语》等书。③ 此外，他还训释了蔡元定的《律吕新书》一书。④

纵观何梦瑶毕生的成就与贡献，对后世影响最大的还是医学。由于他生性颖悟，聪明好学，兼之涉猎极广，故其对医学方面的知识相当丰富，其著述几乎包含了内、外、妇、儿各科。

针砭时弊　著述《医碥》

清乾隆十六年（1751），何梦瑶著《医碥》，全书贯串着何梦瑶的独特见解及丰富经验，集中体现了何梦瑶的学术思想和特点。

何梦瑶的医学思想主要宗于明代著名医家王肯堂。他极力推崇王氏，几乎把王氏当作自己的楷模，亦步亦趋学着他。何梦瑶认为，他和王肯堂

---

① 王崇存. 岭南医家何梦瑶《伤寒论近言》残本整理及相关研究 [D]. 广州：广州中医药大学，2008：34.
② 沈英森. 岭南中医 [M]. 广州：广东人民出版社，2000：17-18.
③ 沈英森. 岭南中医 [M]. 广州：广东人民出版社，2000：289-301.
④ 黄惠贤. 二十五史人名大辞典·下册 [M]. 郑州：中州古籍出版社，1997：715.

"有灵犀一点通",他们的相通之处,不仅在于他俩的社会经历、嗜好相类似(都是进士,博通百家兼研歧黄,平生无他嗜好,均好著书),而且更重要的,在于他们的思想相类似,即"无所偏倚"。无论是从事政务或著书立说,都秉持这种观点。王肯堂采取无所偏倚的态度,采撷明代以前医学之精华,辑成《证治准绳》。何梦瑶对此书极为推崇,誉之为"近代书之冠"。① 不仅自己习诵,而且还"虑其奥博难读",恐"读者卒未易得其指归"。

何梦瑶撰著《医碥》有两方面的原因,一方面继承了王氏的学术主张,另一方面又针对当时医家偏于温补的流弊,如《医碥·凡例》说:"河间言暑火,乃与仲景论伤寒对讲;丹溪言阴虚,乃与东垣论阳虚对讲。皆以补前人所未备,非偏执也。后人动以刘、朱偏用寒凉,矫以温补,立论过当,遂开酷烈之门。今日桂、附之毒,等于刀锯。梦瑶目睹时弊,不得不救正其失。初非偏执,读者幸勿以辞害意。"何梦瑶这种不问流派、取长补短、兼容并蓄、承前启后的学术风格,十分令人钦佩。《医碥》以王肯堂《证治准绳》为蓝本,既有继承又有发展,"芟其繁芜,疏其湮郁,参以己见,渤为一书。"《医碥》共7卷,前4卷为杂症,卷5为诊法,后两卷为诸方,以为《证治准绳》之羽翼。此书是何梦瑶的医学代表作,命名为《医碥》,有两个含义:一是所谓"碥",即将登车的履石,作者想让初学者借此以登,如履"碥石";二是针对当时在医学领域上有一股偏温补之风,含有针砭时医弊病之意。其自序曰:"方今《景岳全书》盛行,桂、附之烈,等于昆冈,子作焦头烂额客数矣。人咸谓子非医病,实医医。是书出,其时医之药石欤。碥当作砭。"②

总之,何梦瑶的医学思想主要体现于他的著作《医碥》之中。该书是以临床医学为主,深入浅出,在普及基础上提高的医学专著,在清代医学中占据一席之地,是研究清代医学及何梦瑶医学思想的重要著作之一。此书时人评价颇高,潘湛深说:"其根究病源,常有深透数重之见,其辨论杂证,更有不遗毫末之思,洵足见触类旁通,无法不备矣。"辛昌五认为:"其书文约而意赅,深入显(原文如此)出,当与《准绳》并传无疑,盖其足以行远也。"的确,该书自问世以来,先后曾刊刻数版,影响较大。日本丹波元胤把此书收入《中国医籍考》中,在20世纪80年代还被列为国

---

① 何梦瑶. 医碥 [M]. 北京:中国中医药出版社,2009:辛序.
② 刘小斌. 广东中医育英才 [M]. 广州:广东省卫生厅,1988:20-24.

家卫生部重点校勘整理书目之一,重新整理出版。

发皇古义 阐发医理

何梦瑶广泛涉猎前代医籍,汲取其中的精华,经过提炼与升华,加上自己的思考与实践,对中医的脏腑、五行、先后天、脉理、气血、四诊、厥逆等问题进行了深入的阐述,形成了独特的学术思想。

1. 脏腑

何梦瑶学术上重视中医基础理论,《医碥》开篇首论脏腑,用简括之笔叙述了五脏六腑的生理功能及其解剖位置,所述具体清楚且基本准确,在二三百年前能做如此描述,实属难得。如"肝叶中有胆,胆中有汁""胃之下口连小肠。……小肠之下口,左接大肠"等。

对于有争议的问题,何梦瑶能够提出自己的见解。如针对三焦是否有形,他同意张景岳的意见,认为三焦即腔子,并进一步阐释说:"三焦既为腔子,则为有形。有形则有经脉,凡腔子中之经脉,但不分地立名,难于指称,故将其与各脏腑络系者,分属所系脏腑,名曰某脏某腑经脉,而以其所系属者名三焦经脉。"

2. 五脏与五行

除了对脏腑经络解剖位置的明确阐发,何梦瑶对五脏与五行的关系、五脏之间互相关联性的认识,论述非常精辟,为历代医家少有。究竟是五行配五脏还是五脏配五行?一般以五行配五脏指导脏腑,历代医书首论阴阳五行,然后将五脏归属于五行之中,即使是现今中医基础理论教材亦先论五行学说,然后再述脏腑学说,用五行归类五脏。而何梦瑶提出"五脏配五行八卦说",认为心、肺、脾、肝、肾为五脏,五脏配五行八卦(阴阳),心肺位居膈上,心属火于卦为离,肺位尤高故属乾金,肝肾位下,肝于象为木,肾为黄泉之分,属坎水,脾脏居中,为上下升降之枢纽。肾水上升,由肝木之汲引;心火下降,由肺金之敛抑;脾为行运其气于上下左右,尤土之布化于四时,此乃五脏配五行之关系。①

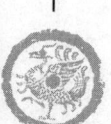

---

① 政协广东省委员会办公厅,政协广东省委员会文化和文史资料委员会,广东省中医药学会. 岭南中医药名家(一)[M]. 广东:广东科技出版社,2010:62.

何梦瑶还从生理上论述了五脏生克的相互关系。首先，他继承了"亢则害，承乃治"等经典学说，也同意赵养葵《医贯》"水能克火又能养火，金能生水，水亦能生金"等五脏互相影响的观点。在此基础上，他进一步阐发："予谓五脏无一脏无血液，是皆有水也；无一脏无气，是皆有火也；无一脏不发生，是皆有土也。知五脏各具五行，则其互相关涉之故，愈推愈觉无穷，而生克之妙，不愈可见哉？"这种观点与当代医家邓铁涛所提的"五脏相关"学说有异曲同工之妙。①

3. 先天与后天

何梦瑶对人体中水与火的关系以及先后天的关系也有独到的见解，他说："男女媾精以成胎，精即水也，精中之气即火也，水火精气妙合而凝，是为胎元。"说明了水火在生殖生理上的意义。又说："人身中润泽之气即水也，温暖之气即火也。一有偏胜，其致自饮食者，调之甚易；其禀于胎气者，治之甚难，故先天为重。然不以畏难而废治，全赖饮食以救弊补偏，故后天为要也。"在脏腑学说中，何梦瑶特别强调脾胃在人体的后天培养之功，先天之水火赖此滋养以生生不息，认为人体的病变，是由于脾失其职所致。在治疗上，亦认为补脾优于补肾，老人小儿犹是。

《医碥》对医学基本理论的介绍中提到"总之人身中润泽之气即水也，温暖之气即火也，一有偏胜，其致自饮食者，调之甚易；其禀于胎气者，治之甚难。故先天为重，然不以畏难而废治，全赖饮食以救弊补偏，故后天为要也"。②

4. 脉宗《内经》

何梦瑶论脉之形体、行动，纲举目张。将脉之形体以长短、大小、虚实、缓紧为纲，以禀赋、时令、主病为目，从而使脉理清晰明了，易于理解把握，并指出长短以纵言，大小以广言，虚实以蕴积言，缓紧以张弛言，使学者对指下难明之脉象可以有所把握。而脉之行动则以浮沉、迟数、滑涩为纲，以禀赋、时令、主病为目。论脉之歇止，以人步行做比喻，生动形象。论脉之配四时五脏，详释脉义，灵活求之。论述脉无胃气则死，解

---

① 杨英豪，魏群，李华. 羽翼《准绳》针砭时医——简评何梦瑶之《医碥》[J]. 河南中医，1999，19（5）：20-21.
② 刘小斌. 广东中医育英才 [M]. 广州：广东省卫生厅，1988：20-24.

释脉象"为何春夏以克我者言，秋冬却以我克者言？"认为是"互文以见例也"，虽言简意赅，却使人疑窦冰释，茅塞顿开。他论述25种脉象主病，条目分明，详略得当。且其重视实践，不泥古人，敢于指出《内经》中的错误，这种实事求是的态度是难能可贵的。①

5. 论气血生成来源

历代医家认为气的生成来源有三个途径，即：肾中的精气，化生于饮食物的水谷精微之气和自然界吸入的清气。认为血液的生成来源主要有三个途径，分别是：脾胃是气血生化之源，精血同源，津血同源。而何梦瑶则认为除了脾、胃和肾之外，血液的化生也离不开心火的重要作用。且血液也是先天生成，而不仅仅是气。对于"气即火也，血即水也"做了进一步阐明，认为气血只是水火的重要组成部分，气与火、血与水之间并不是等同关系，而是包含与被包含的关系。他对气血生成来源的认识，不但丰富了中医气血学说，而且也是对中医学的一个贡献。②

6. 论四诊

何梦瑶的《医碥·四诊》及《四诊韵语》（即《乐只堂人子须知韵语》卷1），对四诊有详细的阐述。如《四诊韵语》首列十二经脉歌，次及四诊心法撮要、辨阴证阳证要诀，对脉诊、望色、察面、五官、唇、齿、辨舌、闻声及问诊等分别予以论述，且介绍了八脉要诀、小儿诸诊歌及奇经八脉图歌等，内容多以韵语加注的形式阐述。③

7. 论火

何梦瑶宗河间、丹溪，陈述误用桂、附之害。认为凡病多属火，而大端不一。不仅将火分为实火和虚火，而且针对当时景岳之说盛行，医者动用桂、附，杀人如麻，进一步将虚火分为可用温热和宜用甘寒两种，对于内寒外热，下寒上热者，可用桂、附引火归元，若水涸火炎之证，上下皆热，则不宜使用桂、附。④ 但是，何梦瑶所谓"凡病多火"并非传统意义上所讲的实火和虚火，而是赋予火以广泛的内涵，如"丹溪谓气有余便是火，

---

① 马小兰. 浅论何梦瑶《医碥》之脉学成就 [J]. 中华医史杂志, 2001, 31 (4): 224-226.
② 吕平波. 何梦瑶对气血生成来源的学术见解 [J]. 中医研究, 2001, 14; (4) 4-5.
③ 李经纬，程之范. 中医诊断学的发展 [M] // 中国医学百科全书编辑委员会. 中国医学百科全书·76·医学史. 上海：上海科学技术出版社, 1987: 38-39.
④ 李安民. 清代名医何梦瑶的医学成就 [J]. 中医杂志, 1998, 39 (11): 649-650.

此一火也，治宜清凉；气不足以郁而成火，东垣所谓阳虚发热也，又一火也，治宜甘温以补其气，少加甘寒以泻其火；外感暑热燥气，增助内气成热，此一火也，治宜辛润清凉……"对于火、热与气的关系，何梦瑶认为"热生于火，火本于气"。发热一由"气乖"，二由"气郁"。气乖，即气的运行机制有违正常规律；气郁，则是气的正常功能被遏制。何梦瑶还认为热分脏腑、经络、三焦、昼夜血气、虚实等，并详加论述。他论火热，层层展开，先论火，后论发热，再论发热之治疗方药。论治火热，既有标本之别，又有攻补之分，极大地丰富和发展了火热证辨治的内容。他还阐发了河间、丹溪关于火热的论述，云："河间言暑火，乃与仲景论伤寒对讲；丹溪言阴虚，乃与东垣论阳虚对讲。皆以补前人所未备，非偏执也。"(《医碥》凡例)何梦瑶的这段立论，应该是对河间、丹溪之学比较恰当的评价。由于受地理环境影响，致使岭南人"凡病多火"，并指出热火气同源共辙，互为因果。针对这样的环境和体质，在论治上切不可滥用温补和肆意攻伐，而应该根据具体情况分别施治。① 何梦瑶关于火证的论述，从归类到病因病机，从分型到立法用药，十分系统、全面，而且经受了临床实践的检验，至今还有临床实用价值。②

8. 论厥逆异同

何梦瑶明仲景与《内经》之别，"盖仲景但就伤寒言……盖主外邪言，不论寒热证，皆手足冷者也。《内经》则指内伤言，以上盛下虚，气血逆冲而上，暴仆卒倒者为厥逆，又分热厥者手足热，寒厥者手足寒，其不同如此。"③

善治热病　治疫有功

岭南地卑土薄，气候炎热，春夏淫雨，秋冬无雪。岭南地区火热为病非常广泛，既有外感者，亦有内伤者。何梦瑶生于广东，久居南方。在长

---

① 张志斌. 何梦瑶《医碥》的岭南特色 [J]. 广西中医药，1989，12（5）：35-36.
② 徐复霖. 从《医碥》看何梦瑶的学术经验 [J]. 新中医，1980.（2）：13-16.
③ 杨英豪，魏群，李华. 羽翼《准绳》针砭时医——简评何梦瑶之《医碥》[J]. 河南中医，1999，19（5）：20-21.

期的医疗实践中,他仔细观察研究热带、亚热带地理气候条件,重视人体病变与其身处环境的关系,研究时病发生与传变的规律,阐明了自己对温疟、风温、温毒、瘟疫的理解,并且通过对它们分别进行定义以示区别。何梦瑶认为:风温即春温,风木为春气,故又名风温耳;温疟,则是温病之往来寒热如疟者,如伤寒之有少阳证也;温毒,则是温病之甚者;瘟疫,乃天行之病气。此四者,皆与冬伤于寒无涉。

1. 四时外感热病

何梦瑶著《伤寒论近言》,认为伤寒当分为直中寒证、传经热证两种。其理论依据则引王叔和序例:"阴阳大论云:春气温和,夏气暑热,秋气清凉,冬气冷冽,此则四时正气之序也。冬时严寒,万类深藏,君子固密,则不伤于寒,触冒之者,乃名伤寒耳。其伤于四时之气,皆能为病,以伤寒为毒者,以其最成杀厉之气也。中而即病者,名曰伤寒。不即病者,寒毒藏于肌肤,至春变为温病,至夏变为暑病。暑病热极,重于温也。"

2. 各种内伤温热病

何梦瑶在内伤发热方面赞同朱丹溪"气有余便是火"的观点,同时又认可李东垣"五脏有邪,各有身热,其状各异"说法,提出热分脏腑经络、热分三焦、热分昼夜气血、热分虚实,根据病位不同可分别选用泻白散、凉膈散、白虎汤、地骨皮散、黄芩一物煎、丹溪清金丸、黄连泻心汤、导赤散之类治之。治疗火热诸证用药,何梦瑶对肺脏较为重视,认为肺主气,气有余便是火,可用黄芩一物煎、丹溪清金丸泻肺中血分之火,以泻白散泻肺中气分之火。这些治疗原则,尤其适于南方温病的客观实际。

关于温热病的病因,他认为"感温气者自病温,感热气者自病热",明确指出温病之气感,"自是温暑之气,于伏寒无涉",在感邪性质上将温病与伤寒区分开来。

关于温热病的发病机理,长期以来,人们多尊奉"春夏多温热病,皆由冬时触寒所致"的理论,这种"伏寒说"阻碍了温病学的进一步发展。对此,何梦瑶从理论上加以深刻分析,并予以纠正。他认为《内经》"冬伤于寒,春必病温"之"寒"字当从"肾"字解,乃由冬季不重视生活起居保养,致阴精亏损,正不胜邪,在春夏感受温热之气则发为温病。进一步从体质因素的角度阐发了温病发病的内在条件,其重视体质的认识,已超越了前人将体质因素局限于"伏气论"的认识水平。①

3. 瘟疫传染病

据史料记载，清初南方诸省曾暴发几次大的瘟疫。何梦瑶生当其时，对瘟疫之研究，实为重要之课题。《医碥》赵林临序曰："然其在思恩也，疠疫流行，西池广施方药，饮者辄起。"证明何梦瑶治疫成绩卓著。

发热是传染病主要特点，何梦瑶在广西思恩县有亲自参加防治瘟疫传染病的医疗实践，认为瘟疫不同于伤寒，是特异的致病物质侵袭人体而致病。他说："瘟疫非伤寒也，世医误以为伤寒矣。伤寒感天地之常气，此感天地之厉气也。邪自口鼻入，内不客脏腑，外不客经，舍于伏脊之内，去表不远，附近于胃，乃表里分界，是为半表半里，《针经》所谓横连膜原是也。"

他在疫区诊治瘟疫病的过程中，对瘟疫病的汗、斑、苔、脉的变化及临床意义都作了详尽的研究和记载。在治疗方面，何梦瑶主张勿汗，勿下，立法应重在"逐邪"。他详细介绍了瘟疫病的汗法、下法、下后变证、兼证、妇人小儿瘟疫、瘟疫后遗症，对如何使用白虎、举斑、黄龙等汤证，从临床症状、辨证要点到立法用药都作了分析和阐述，其中有许多内容至今仍有价值，确实是经验阅历之谈。②他也对瘟疫病变过程中汗、斑、苔、脉的变化及临床意义，均作了详尽的论述。治疗瘟疫以逐邪为主，并运用舌苔的变化来指导辨证用药，丰富了温病学说的内容。同时，对于瘟疫与伤寒的鉴别，以及瘟疫的辨证、治法、立方、用药都作了详细的论述。③何梦瑶瘟疫之论，继承吴又可而又有所发展，对温病学说有一定的贡献，值得重视和钻研。

内科疑难　长于杂证

对于内科疑难杂证如脚气病、痨病、中湿、虚损、痰病、痹证、喘证、郁证、头痛等的辨治，何梦瑶积累了十分丰富的经验。

---

① 沈英森. 岭南中医 [M]. 广州：广东人民出版社，2000：289-301.
② 刘小斌. 广东中医育英才 [M]. 广州：广东省卫生厅，1988：20-24.
③ 徐复霖. 从《医碥》看何梦瑶的学术经验 [J]. 新中医，1980，(2)：13-16.

1. 脚气病

脚气为南人常见的险证之一，而又未见专书。何梦瑶校辑《神效脚气方》4卷，书中认为，脚气的病因为湿邪，湿邪入里则气血壅滞不行；江东岭南瘴毒脚气，以至痰壅语涩，变成水气，有阴阳干湿之异证。病连五脏而以肝、肾、脾为主，甚则上冲攻心。辨证以足肿与否分干、湿脚气，治以宣壅逐湿为主，辅以外治法。治法固多，唯孙思邈云不得大补，亦不得大泻。以风引汤方，治脚气痹挛，风毒攻注，腰脚疼痛；用牛膝汤方，治脚气手足缓弱，腰膝痹痛，上热下冷，或心闷，或呕逆。

2. 痨病

肺痨病本属传染病，因风、劳、蛊、膈为内科四大证，故列于此。何梦瑶辑录《追痨仙方》上下2卷，论述了痨瘵五传诸证、治法方药等。

3. 中湿

何梦瑶久居广东、广西两地，基于岭南土薄地卑、气候潮湿、濒海炎热、人多湿病的特点，对冒雨卧湿、岚瘴熏蒸之外感湿病和脾虚而致的内伤湿病，做了精湛的论述。

他把湿邪分为内外两种，外湿得之于"冒雨卧湿，岚障熏蒸"，并认识到"雨露伤上，止犯皮毛""泥水伤下，侵及骨肉"，但二者皆自外入，其病机为湿邪阻滞气血。轻者为痹为痿，重者"逆人攻心，则昏迷沉重矣"。内湿多为饮食所致，由于饮食不节、饥饱不匀致脾失健运而生内湿，病自内发。内外湿在病变过程中常相互关联，互相转化。

至于湿邪致病的特点，何梦瑶认为：不论内外湿邪，致病皆缓慢，且其致病"上下中外，无处不到"。此外，何梦瑶还指出湿邪致病的季节性，湿邪易与他邪相合为患及湿性重浊等特点。

同时，他还指出湿邪致病的临床表现为："在上则头重，胸满呕吐；在中则腹胀痞塞；在下则足胫浮肿；在外则身体重、骨节痛。"对湿证的脏腑归属则认为："湿痰属脾，脉缓面黄，肢体重，倦弱嗜卧，腹胀食不消，泻泄，关节不利，或作肿块，麻木不仁……"论及湿证的脉诊，他又说"湿脉必缓，兼浮为在表，兼沉为在里，兼弦为风湿，兼数为热湿，兼迟为寒湿"，等等，颇具概括性。

何梦瑶治湿病，以理脾祛湿、利小便为原则，常用除湿汤为主，随证加减。并主张治湿"当分部位为治，随所兼寒热温凉以用药，又须察其为何脏之邪"，即结合部位、兼化、脏腑等辨证施治，组方遣药，药物则"通用苍术、茯苓、猪苓、木通、木瓜、石斛，湿病在上，加防风；在中，倍苍术；在两臂，加桑枝、灵仙；在周身，加羌活、乌药；在足，加牛膝、萆薢、防己；湿而兼血虚，必加当归；寒湿者，加虎骨、官桂等，并归纳出宣散表湿法、蠲痹通络法、燥湿化浊法等11种治法。

4. 虚损病

虚损一证，四海皆有，但岭南人多习惯夜睡早起，劳心伤神，天长日久，乃至阴液亏损，损及脏腑，与其他地方有所不同。何梦瑶不仅长于外感温热病证，对于内伤杂病，同样潜心究察，立论得当，内容丰富，其对虚损的分析，是很有见地的。何谓虚损？何梦瑶认为："虚者血气不足，久则肌肤脏腑亦渐消损，故曰虚损。"虚损如何形成？何梦瑶认为"关乎五脏""责之于脾""肾为最重"，与劳力、劳心、劳房有关。这对虚损的病机，说到了关键之处，非常切合临床实际。劳者，久为病苦，不得安息，如劳苦不息者然。他将慢性消耗虚损性疾病的治疗，归纳为"五藏之伤，肾为最重"，须分气血阴阳，所谓阴阳，皆指肾言。在治疗上，多用血肉有情之品，养身中形质。然后根据五脏气血、阴阳虚损的程度而辨证施治。阳虚者，肾中之火虚也，脉右尺必弱，八味丸主之；阴虚者，肾中之水虚也，脉必细数，六味丸主之。何梦瑶还善用滋阴降火、填精养血诸法，认为虚损之疾，百脉空虚，非黏腻之物填之不能实，非滋润之物濡之不能润。久病虚寒者，力荐温补之功，或加煎膏剂，或食物疗法，或脏器疗法等等，显见何梦瑶对虚损病有丰富的临证经验。①

尤其可贵的是，何梦瑶辨证虚损，注意虚实夹杂的情况，这对后世研究虚证特别是老年虚证具有启发意义。如他说："虚劳之证，大抵心下引胁痛，盖滞气不散，新血不行也，尤宜用膏子加韭汁、桃仁泥。如欲行瘀血，加入醋制大黄末、玄明粉之属；欲行痰，加入竹沥之属。"

5. 痰病

何梦瑶认为痰病的形成与气失和平有关，热煎寒凝，痰饮始成。痰之根源，本于脾肾。根据痰在身体的不同部位，列举痰之表现：痰在身，习习如卧芒刺，如虫行，或走注疼痛，或燥痒，搔之则瘾疹随生；痰在皮毛，烘热，

---

① 刘小斌. 广东中医育英才 [M]. 广州：广东省卫生厅，1988：20-24.

色如锦斑；痰在头，偏头风，雷头风，头眩；痰在额，额闷痛，眉棱痒痛；痰在目，目晕，眼蠕动，如姜蜇胶黏痒涩，目中时出火星，眼前如见白气，或见两月交辉，或见金光数道，或眼前黑暗，或眼皮下烟灰黑色……

辨别痰之形征，首分寒热，再分脏腑。对于"辨痰之法，以黄稠为热，以稀白为寒"之说，何梦瑶认为："此特言其大概，不必拘泥。"还需看时间的长短并结合脉象，方可无谬。他还认为：痰之成因不同，所侵犯的脏腑也不一，大抵遵循"同气相求"的原则，根据其表象而分为五脏。痰之病机复杂，表现多样，"大抵稀白吐疏者必属寒，而初感咳嗽吐痰频急者，虽稀白亦当属热，乃由于火势迫逼之故也。"

关于痰之辨证，他从脏腑角度分辨疾病，将其分为风痰（肝）、热痰（心）、湿痰（脾）、气痰（肺）、寒痰（肾）等证型，"当痰饮变生诸症，不当为诸症牵掣，当以治痰为先"，实为临证之龟鉴。

关于治痰，当首辨寒热。① 在治疗上，主要遵循两个原则：治痰先治气，分清标本缓急。何梦瑶宗朱丹溪、戴原礼之说，强调："法在平调其气，善治痰者，不治痰而治气，气顺则一身之津液随之而顺也。"但是，临证时需分清气虚或气滞，此治法实乃"气能行津"理论的具体应用，而且他认为清热祛寒也为调气法之属。痰为标，致痰者为本，治病故当求本，但须分缓急，急则先治其标。此外，对于痰证的护理调摄亦有论及。

总之，何梦瑶对痰饮的论述颇多独到之处，尤其他提出的"白痰"不独主寒，也主热的观点，实发前贤之未发。其辨痰治痰之法，对于痰饮病证的诊断和治疗具有积极的临床指导意义。②

6. 痹证

何梦瑶在认同"风寒湿三气杂至，合而为痹"的同时，也提出：风即寒也。虽曰风寒湿，实寒湿二者足以尽之。气为寒湿所闭，气盛而寒湿微者，则走注而不甚痛；若气盛而寒湿亦盛者，则不甚流走而痛剧；气弱而寒湿甚者，则着而不行，亦不甚痛，或但麻木也。

7. 喘证

何梦瑶认为喘有虚实之分，实喘有由于外感者，六淫外邪壅闭肺气，

---

① 李安民. 清代名医何梦瑶的医学成就 [J]. 中医杂志, 1998, 39 (11)：649-650.
② 王淑玲, 洪素兰. 何梦瑶辨痰治痰要旨 [J]. 中国医药学报, 1998, 13 (5)：14-15.

以致胸满上喘也。有由于内伤者，七情五志之动火，酒食痰湿之郁热，上壅于肺而喘也。又有一等火郁甚者，其上溃作喘，与诸实喘无异，而阳气内郁之极，不能郁达，以致四肢厥逆，六脉伏涩。虚喘有由于阳虚者，虚则不能运行下降，而但浮越于上也；有由于阴虚者，肝肾阴虚则虚火上炎，乃真元耗损，命门之火自下上冲也。

何梦瑶认为"喘为气有余"，非肺气有余也，气盛当认作气衰，有余当认作不足。肺气果盛，当清肃下行而不喘，以火入于肺，肺气衰乃喘耳。故盛者非肺气盛也，乃火邪盛也。故泻之以苦寒，非泻肺气也，泻肺中之火，即所以补肺气也。

关于"新旧病分虚实"，何梦瑶认为：新病亦有虚者，如其人本虚，而忽感风寒，是新病亦有虚也。久病亦有实者，如其人痰塞肺窍，久而不开，喘何由除？是久病亦有实也。

8. 郁证

郁者，滞而不通之义。百病皆生于郁，人若气血流通，病安从作？治法：《经》言木郁达之，火郁发之，土郁夺之，金郁泄之，水郁折之。既往训解者多以吐训"达"，以汗训"发"，以下训"夺"，以解表利小便训"泄"，以制其横逆训"折"。何梦瑶认为大体如此，不必拘泥。究其原因，木郁，即肝气不舒，达取通畅之意，凡能达此目的之法均可，不仅升提向上可以达之，而发汗向外，甚至泻夺向下，都为达之法，其余解释皆可仿此。

9. 头痛

何梦瑶强调要以经络辨证为主，主要通过其他临床表现并结合经络的循行部位进行辨证。头痛一证，三阳俱有之。其中阳明头痛，当额而连目；少阳头痛，多在两角；而太阳头痛，则巅、额、脑、后项俱痛。三阴之中，太阴、少阴无此证。厥阴脉与督脉会于巅项，故可兼有头痛，但无身热，与三阳经之头痛不同。

诊治妇儿　别有特色

何梦瑶对妇科和儿科疾病的诊治颇具特色，体现在他的《妇科辑要》和《婴科辑要》《痘科辑要》等著作之中。

1. 妇科

何梦瑶撰著《妇科辑要》，又名《妇科良方》，分为经期、胎前、临产、产后、乳证、前阴诸证、种子论、诸方八门，先简述理论，然后分证细述，最后汇集前人所用方剂，简洁明了，易于掌握。

何梦瑶妇科学术经验，渊源于明代王肯堂《证治准绳·女科》，如：在妊娠诊断方面，学习王氏《准绳》中所载，用当归、川芎验胎孕之有无；又认为妊娠期间应以清热养阴血为主，产后应辨证用药，虚者补之，实者泻之，种子不能概用补法，重在使阴阳调和，水火相济。对妇科疾病的诊治，何梦瑶立论大多比较平正。

他善于根据经、脉及腹痛的性质辨证，认为妇科病多与情志相关，立论突出岭南特色。

2. 儿科痘疹

何梦瑶编撰《婴科辑要》和《痘科辑要》，又名《幼科良方》《痘科良方》。书中论及拭口，何梦瑶在《婴科辑要》中云："初生即用软棉裹指，拭尽口中不洁，继以胭脂蘸茶，清擦口舌齿颊间，可免一切口病。古谓儿在胎中，口含血饼，需取之，恐咽下秽污之毒，入于命门，为痘疮之根。非也。……惟产时污血流入儿口，则有之矣。继用甘草煎浓汁棉蘸，令儿吮之，可解胎毒。胎热者，以黄连汁滴儿口。"《痘科辑要》则描述了儿科水痘的发病过程及各种并发症。

重视药物　研制医方

何梦瑶在治疗各科疾病的同时，还总结自《神农本草经》以来的中药理论并予以归纳，同时非常重视服药的方法，并编写药性歌诀以授徒。其《人子须知》一书的卷3为本草，按目录分类为草部、木部、果部、谷部、菜部、金石部、虫介部，计收316种中药与食物，每一种药物以歌诀方式表述。

何梦瑶在收录前人方剂同时，也自拟有效方子，如久痢与鸦胆丸，曰："久痢而元气虚弱，湿痰败浊，色尘腐，如屋漏水。中原盖屋用泥，故漏水尘浊晦黑。或证转虚寒，色如鱼脑、如鼻涕、如胶冻，或脏腑败坏，如死

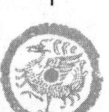

猪肝鸡肝。"所记载的似是西医之阿米巴痢疾，在岭南一带比较多见。

伤寒学术　阐发有为

何梦瑶的《伤寒论近言》一书也是其医学著作中颇具代表性的一部。该书不分卷，因未曾公开发行，故流传不广，研究者更少，现在可搜集到的部分内容载于民国十六年（1927）广东中医药专门学校出版的《中医杂志》第3、4、5、6期。① 《伤寒论近言》与《医碥》的关系，从两书所载的内容看，《伤寒论近言》中的许多内容在《医碥》中都有相近的论述，但是比较零散，这大概与《医碥》主要是论述内科杂病的病证方治有关。而《伤寒论近言》则是何梦瑶专门研究《伤寒论》并阐述其伤寒思想的一部专著，两者之间类似《伤寒论》与《金匮要略》的关系。②

何梦瑶的伤寒思想主要有以下几个方面。

1. 论体质

何梦瑶认为：人的体质不同，则伤寒之后的证型也不相同。若其人平日虚寒，阳气衰微，不能捍卫乎外，寒邪得以直入，深中脏腑，此是阴寒之证；若其人平素壮实，或虽虚而有火，寒邪虽厉，内之阳气足以拒之，深入不能，止伤其外，皮肤受寒，则阴凝之气足以闭固腠理，而本身之阳气，不能发泄于外，是以郁而为热。

2. 论伤寒六经次第

伤寒六经，包括足经和手经，只言足经，是因足经长远，可以概括手经。

六经次第原是从其行于躯壳之浅深分，华佗、程郊倩亦持此观点。至于传经的次序，只是大概而已，不可拘泥。治疗时，亦当遵循这一原则：但见某经脉证，即治某经，斯为活法。

---

① 王崇存. 岭南医家何梦瑶《伤寒论近言》残本整理及相关研究［D］. 广州：广州中医药大学，2008：35.
② 王崇存. 岭南医家何梦瑶《伤寒论近言》残本整理及相关研究［D］. 广州：广州中医药大学，2008：37-38.

3. 论六经经病腑病

六经皆有经病和腑病。人体外为经络，内为脏腑，表里界分，故六经皆当如阳明分经别腑之法。即六经不仅指经络言，亦指脏腑言。生理如此，病理亦然。然邪在阳经，多止于经而不入腑者，故腑证略举而不多及。邪在阴经，已搏于里，邪气内攻，势必连脏，少有止在于经者。故三阴篇经证，亦略举而不多及。盖一则表证多，一则里证多也。

4. 论伤寒治疗大法

伤寒的治疗大法为"祛邪"。在经者，贼在外，开前门以逐之；在腑者，贼入里，开后门以逐之。赖有前后门可开，故易为力也。如在太阳经者，可汗而散也；在膀胱腑，可利而泄也。在阳明经者，可汗而解也；在胃腑，可下而夺也。

5. 辨麻黄与桂枝的使用

若风寒之邪仅伤卫分，邪在浅表，腠理虽闭而不固，故有汗，用桂枝即可；若风寒伤及营分，邪已入里，不特闭而且固矣，故无汗，此时需用麻黄。二者区别在于：桂枝发汗力小，且加芍药以缓解；麻黄发汗力大，且加桂枝以助其发汗之力。

6. 风邪亦分阴阳

风邪之分阴阳，以其所处季节而定。冬月之风，与寒同属阴邪；而春之温风，夏之暑风，则与热同，为阳邪。故治疗风温当用辛凉之药，而不宜用桂枝等辛热之品。何梦瑶认为：风为阳邪，言风为卫分之邪；寒为阴邪，言寒为营分之邪。阳以卫言，阴以营言，非谓风为阳，寒为阴也。风寒皆能伤卫，皆能伤营，必强为分别，谓风伤卫而未及于营，尚通；谓寒伤营而无与于卫，则卫居营外，未有不由外而能及内者也。故对前人之说，不可轻信，亦不可拘泥字面意思，当于实际相参方可。

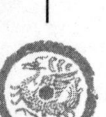

课徒授学　桃李成蹊

1750年，何梦瑶自辽阳弃官归乡，于羊城遇学友罗天尺，已发白齿豁，两人共话前尘，恍然若梦。何梦瑶已无意官场，即入主广州粤秀书院、越华书院及肇庆端溪书，从事医学工作。

在广西思恩县当县官时，何梦瑶自编《四诊》医学教材，给当地人授课，"辑以教邑医"，以提高地方医学的诊疗技能，后来经过修改，附进《医碥》，即书中的卷5。①

他门徒甚众，分布范围很广，医术影响深远。以下略举几人为例：

陈国栋，字一隅，新会人，精于医，幼师南海何梦瑶。梦瑶深于医，国栋衍其传，由是活人甚众。②

郁南庞遇圣再传钟时炯，两人为该县名医（《旧西宁县志·卷23》）。③

私淑弟子，番禺后学潘湛森。④

粤东白云寺僧、中山黄培芳（何梦瑶：《神效脚气方·黄跋》）。③

受业门人番禺崔锟士、广府陈简在等47人。⑤

何梦瑶之子何之蛟、曾孙何清臣，其家族传至九代，至今仍有人行医。

由此可见，何梦瑶精湛的医术除传给自己的后代外，还传授给其他人，为医学教育事业做出了自己的贡献。③

精通数学　工于诗文

何梦瑶是一位博学的大家，他不仅精通医理，颇多建树，在数学及诗词歌赋、音律等方面也取得了不俗的成就。

1. 通数学

何梦瑶有关数学的著作有《算迪》和《三角辑要》。清代雍正年间（约1723—1735），何梦瑶在《算迪》一书中提出了流量为过水断面上平均流速乘以过水断面积的计算方法等，反映了中国古代在工程实践、水力学计算和水力机械的使用上有较高的水平。⑥

---

① 何梦瑶. 医碥 [M]. 北京：中国中医药出版社，2009：凡例.
② 戴肇辰，史证纂修. 广州府志 [M]. 刻本. 广东：1879，卷139：17b.
③ 沈英森. 岭南中医 [M]. 广州：广东人民出版社，2000：289-301.
④ 何梦瑶. 三科辑要 [M]. 刻本. 广东：1895，序.
⑤ 何梦瑶. 匊芳园诗钞 [M]. 刻本. 广东：1772，目次.
⑥ 中国农业百科全书总编辑委员会水利卷编辑委会. 水利科学 [M]//中国农业百科全书编辑部. 中国农业百科全书·水利卷·下. 北京：农业出版社，1986：698-700.

2. 精诗文

《清史稿·何梦瑶传》云："惠士奇视学广东，一以通经、学古为教。梦瑶与同里劳孝舆、吴世忠，顺德罗天尺、苏珥、陈世和、陈海六，番禺吴秋，一时并起，有'惠门八子'之目。"何梦瑶在"八子"中诗名最著，早年曾与罗天尺、苏珥结"南香诗社"，称盛一时。余七人诗歌成就均不高。①

何梦瑶晚年与杭世骏交厚，诗歌唱酬，杭世骏称他的诗"节安以雅，辞丽以则，杂曼倩之诙嘲，兼灵均之哀怨"（《国朝岭海诗钞》引）。他著有《匊芳园诗钞》8卷，其诗歌对民生疾苦有所反映，如雍正五年（1727）广东歉收，他有《丁未纪事》诗描写灾年惨状。何梦瑶诗风格清新明快，语言通俗易懂，如《珠江竹枝词》："看月谁人得月多？湾船齐唱浪花歌。花田一片光如雪，照见卖花人过河。"诗中的浪花歌即咸水歌。花田一带种素馨、茉莉为多，一望雪白，故有花光照人之说。②

乾隆四年（1739），何梦瑶在广西岑溪有"南楼远眺"诗一首："凭栏恰值落花旬，尔许风光入眼新，粉社绿沉烟树影，花洲红散绮罗春。野余牧犊眠青草，溪簇行鳞上翠掖，东望平桥风絮晚，趁墟无限醉归人。"③ 时粤西地处荒僻，何梦瑶远眺田园树影，青草翠蒙，借大自然风光表达了他的为官意愿及东望思乡的情怀。

年　　表

1692 年　出生于南海云津堡（今南海县西樵区崇北乡下坊村）。
1701 年　10 岁能文。
1704 年　13 岁工诗，应童子试。
1705—1720 年　及长，博学多识，通晓文史、音律、算术、历法，精于医道。
1721 年　入于著名学者惠士奇之门，成为"惠门八子"之一。

---

① 傅璇琮，许逸民，王学泰等. 中国诗学大辞典［M］. 杭州：浙江教育出版社，1999：725-726.
② 马良春，李福田. 中国文学大辞典·第5卷［M］. 天津：天津人民出版社，1991：3021-3022.
③ 何梦瑶. 岑溪县志［M］. 台北：台北成文出版社，1976：11.

1724 年	大学使惠士奇再督粤学，赞誉何梦瑶为"南海明珠"。
1729 年	拔贡生，领乡荐，并撰成《三角辑要》一书。
1730 年	中进士，此后官历广西义宁、阳朔、岑溪、思恩县宰及奉天辽阳州牧。
1738 年	为南海名医郭元峰鉴定《脉如》。
1750 年以前	撰成《菊芳园诗钞》。
1750 年	自辽阳弃官归粤，出任广州粤秀书院院长。
1751 年	撰成《医碥》7 卷。
1753 年	出任肇庆端溪书院院长，继而又任广州越华书院院长，并撰成《算迪》一书。
1763 年	著《皇极经世易知》。
1764 年	卒，享年 72 岁。

（张丽君　肖永芝）

主要论著

何梦瑶. 医碥. 清乾隆年间同文堂刊本.

何梦瑶. 乐只堂人子须知韵语. 清光绪十一年（1885）佛山华文局刊本.

何梦瑶. 三科辑要. 清光绪二十一年（1895）广州拾芥园藏板刊本.

何梦瑶. 伤寒论近言. 载于民国十六年（1927）广东中医药专门学校出版的《中医杂志》第 3、4、5、6 期.

何梦瑶. 医方全书. 1918 年广东两广图书局铅印本.

何梦瑶. 神效脚气方. 1918 年广东两广图书局铅印本.

何梦瑶. 追痨仙方. 1918 年广东两广图书局铅印本.

黄 元 御
（1705—1758）

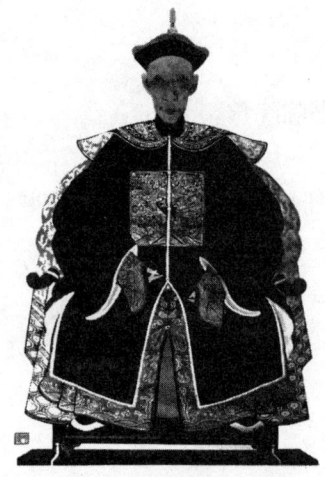

黄元御像①

黄元御，清代医家。聪明颖悟，博极群书，宗黄帝、岐伯、秦越人、张仲景，著有《素灵微蕴》《伤寒悬解》《金匮悬解》《长沙药解》《玉楸药解》《伤寒说意》《四圣心源》《四圣悬枢》《难经悬解》《灵枢悬解》《素问悬解》等医书11种，另有《周易悬解》《道德经悬解》行世。创中气升降之说，以之解释人体生理及诸般病证，并据之立法治疗。又重扶阳抑阴，其注重中气与扶阳紧密结合，试图建构一个完整的理法方药体系，对于中医学的发展具有重要的启迪作用。

黄元御，名玉路，字元御，一字坤载，号研农，另号玉楸子，清代医家，山东省昌邑县人（今山东省昌邑市黄家辛戈村），生于1705年，卒于1758年。

康熙四十四年（1705）九月十八日下午5时，黄元御出生于山东省昌邑县城西郊黄家辛戈村。

黄元御出身书香门弟，其11世祖黄福历事洪武、建文、永乐、洪熙、宣德、正统六朝，建树甚丰。黄元御自幼聪慧过人，并拜金乡县知县于子蘧为师学习，"诸子百家之论，率皆过目而冰销，入耳而瓦解"。② 黄元御努力学习，是欲效仿先祖，入仕途以治国安邦。但黄元御的科举之途并不顺利，黄元御在考中庠生之后，直到30岁一直未能考中举人。黄元御本欲一

---

① 王伟波提供，现藏昌邑市博物馆.
② 黄元御. 黄元御医书十一种：中册［M］. 北京：人民卫生出版社，1996：288.

直苦读以致仕，但在 30 岁时偶患目疾，彻底改变了黄元御一生的道路。

1734 年，黄元御 30 岁。是年八月，黄元御患目疾，"左目红涩，三日后白睛如血，周外肿起，渐裹黑珠"，① 因时医误治，终致左目失明，脾阳大亏。黄元御幼承家学，自幼聪慧，本欲"奋志青云"，进取于仕途，左目失明后，不得以"委弃试帖"。黄元御悲痛之余，发愤学医。黄元御学医自张仲景《伤寒论》始。黄元御历时 3 年，"博搜笺注，倾沥群言。纵观近古伤寒数十百种"，② 但于张仲景之学不得其门而入，"犹尔茫若，仰钻莫从，废卷长嘘"。② 但黄元御并未放弃，"此心未已，又复摊卷淫思"，② 日夜苦读。

1737 年春，经过 3 年的苦读积淀，"时风静月白，夜凉如水，素影半床。清梦一肱，华胥初回，恍然解矣"，② 黄元御对张仲景之学忽有所悟，明白前人注《伤寒》之不足，本欲注解《伤寒论》，但因"腹稿荒残，零落不追"，② 只得作罢。

1740 年，黄元御习医已 8 年。8 年来，黄元御杜门谢客，馨心渺虑，穷习岐黄之术。除研读张仲景之书外，黄元御对黄帝、岐伯、秦越人之书亦加研读，并有所悟。此年 9 月 28 日，黄元御将数年所积资料加以整理，撰成《素灵微蕴》4 卷 26 篇，阐发《内经》微旨，扶阳抑阴之思想已成。《素灵微蕴》成书后，医士文人对其既有赞扬，亦有发对，甚者谓其"不急之务，虚亘岁月"，③ 黄元御于是又作《柂元赋》以解嘲。

1745—1748 年 3 年间，黄元御反复研读张仲景《金匮玉函要略》，苦读历代注家之书，但仍然不解张仲景之旨，故谓"仲景先师，忧念元元，意济后来，知其解者，旦暮俟之。千百年来，竟索解人不得，此真欲广文通恨事已"。④

1748 年，黄元御南赴江淮，因事滞留阳邱，寄宿在刘氏荒斋。此地风景甚好，"北枕长河，南居崇山，修树迷空，杂花布地。爱此佳景"，② 黄元御于是有著书之意，自春暮开始，成于秋始，于七月初三著成《伤寒悬解》。黄元御著成《伤寒悬解》后，体会到著述环境极为重要，所以他在自序中提及，吕不韦被放逐巴蜀，才写成《吕览》；周文王被囚禁羑里，才著

---

① 黄元御. 黄元御医书十一种：下册 [M]. 北京：人民卫生出版社，1996：324-325.
② 黄元御. 黄元御医书十一种：中册 [M]. 北京：人民卫生出版社，1996：6.
③ 黄元御. 黄元御医书十一种：下册 [M]. 北京：人民卫生出版社，1996：329.
④ 黄元御. 黄元御医书十一种：中册 [M]. 北京：人民卫生出版社，1996：288.

成《周易》。正是因为阳邱刘氏荒斋的条件极好，所以才能著成《伤寒悬解》。因此，虽然著成《伤寒悬解》后，心枯神疲，但黄元御未暇休整，又复"凝思眇虑"，开始诠释《金匮玉函要略》。

黄元御研读《金匮》已有3年之久，但始终觉得"真宰恍惚，未得其联"。[1] 黄元御自幼聪慧，"百家诸子之论，率皆过目而冰销，入耳而瓦解"，[1]即使是《南华》《太玄》等书，也未曾"闭结不解"，[1]不知缘何于《金匮》一书始终不得其要。黄元御从七月三日开始撰写《金匮悬解》，不意仅用时月余，于八月末即撰成《金匮悬解》。黄元御甚感惊奇，所以在《金匮悬解》自序中写道："向解《伤寒》，心枯神疲，几于白凤朝飞，彩毫夜去，讵以强弩之末，竟尔羽没石开，是亦千古之奇。"[1] 黄元御认为"《金匮》之书，言显而理晦，非精于《灵》《素》之理者，不能解《金匮》之言"[2]，而其对《内经》潜心钻研，又写有《素灵微蕴》，平素对《金匮要略》始终穷思，故而能一时间豁然贯通。

1749年春，黄元御草创《四圣悬枢》，分析了温疫痘疹之义。黄元御认为"医有黄帝、岐伯、越人、仲景，四圣之事，争光日月，人亡代革，薪火无传。玉楸子悯后世作者不其其意，即解《伤寒》《金匮》，乃于己巳二月作《四圣心源》，解内外百病，原始要终，以继先圣之业"[3]。因此，黄元御在1749年二月开始著述《四圣心源》，以其"四圣"心法的理解为基，系统阐述自己对临床病证及治法方药的体会。但黄元御只勾勒出了大体的轮廓，未及详述，但因他事而辍笔，以待他日。

1750年二月，黄元御对其家族的变迁进行了考证，写就《迁徙渊源》一文。其后，黄元御旅居济南，与申士秀相逢研论。申士秀看过《金匮悬解》后，评价很高，为其撰写《金匮悬解后叙》。黄元御自觉《伤寒悬解》一书未能尽悉张仲景之意，所以在旅居济南时，又写了数篇《伤寒说意》，意欲通过说意传神，而不是逐条注释的方式，来更好表述其对张仲景之意的理解。

1750年四月，黄元御北上至北京。时乾隆皇帝患病，久治不愈，经他

---

[1] 黄元御. 黄元御医书十一种：中册 [M]. 北京：人民卫生出版社，1996：288.
[2] 黄元御. 黄元御医书十一种：中册 [M]. 北京：人民卫生出版社，1996：289.
[3] 黄元御. 黄元御医书十一种：下册 [M]. 北京：人民卫生出版社，1996：3.

人推荐，由黄元御诊治，效果甚佳。因此，乾隆御赐"妙悟岐黄"匾额，悬挂于太医院。①

是年十一月，黄元御又南赴清江。

1751年二月，乾隆帝南巡，黄元御随驾至武林（今杭州）。四月，黄元御从杭州回到清江河院署，开始研习以前所作《四圣心源》草稿。经过研习，《四圣心源》大部分已经定稿，但仍有部分内容未能最终定稿。

1751年六月，黄元御又前往江都（今江苏扬州）。在江都期间，黄元御在以前工作的基础上完成了《伤寒说意》一书。六月末，黄元御从江都又回到清江河院署，开始整理删定《四圣悬枢》。八月十五日，黄元御自北上帝都，再次客居京华。这年秋天，黄元御又南浮江淮，客居阳邱。

一直以来，黄元御都想辨章本草，但苦于事务繁忙，未暇事之。黄元御客居阳邱后，开始对张仲景用药进行思考，计划撰写《长沙药解》，但思虑未熟，未能行笔。

从1749年二月开始构思撰写《四圣心源》到1752年，已过去了3年。3年间，黄元御始终在构思、撰写《四圣心源》。到了1752年十月，黄元御写完《天人解》，至此，《四圣心源》终成全本。如果说《伤寒悬解》《伤寒说意》《金匮悬解》《素问悬解》《灵枢悬解》《难经悬解》等书是黄元御对四圣，即黄帝、岐伯、秦越人、张仲景著作的阐释的话，那么《四圣心源》就是黄元御对四圣关于医学认识的自我认识的系统表述。在这本书里，黄元御系统论述了其对临床各种病证的认识，也是黄元御医学体悟的集中表述。

1753年二月，天气转暖后，黄元御开始撰写《长沙药解》。黄元御选择了张仲景《伤寒论》和《金匮要略》中所用的162种药物进行注释，每药之下，先明其气味归经，药效功用，再附以张仲景相应方剂，并对方剂所

---

① 据《黄元御家谱》、黄元御著作自序以及民间传说来看，黄元御确实为乾隆皇帝诊过病，而且疗效甚佳。因此，乾隆皇帝1751年南巡时，黄元御随驾南下。至于黄元御为乾隆诊病的确切时间以及由何人举荐，并无确切记载。但据刘奎《松峰说疫》所记，刘奎曾请教黄元御，而且黄元御南游时，多次寄宿刘氏荒斋及清江河院署。刘奎系乾隆朝刘统勋之侄，而刘统勋系河运官员，由此推测，黄元御为乾隆诊病，很可能是刘统勋举荐。至于时间，从黄元御自序来看，1750年四月，黄元御首次提及北上帝都，次年，即1751年即随驾南下。所以，黄元御为乾隆帝诊病的时间当是1750年四月之后，很可能，黄元御从济南北上帝都，即是因刘统勋举荐之故。

治病证进行了阐释。黄元御在撰述《长沙药解》的过程中，感慨良多，所以他在完成《长沙药解》后，在自序中写道："停笔怆怀，中宵而叹，公孙悼倍偏枯之药，以起死人，其药不灵。何则？人已死也。然以治偏枯，则其药灵。偏枯者，半死半生也。偏枯之人而使之不枯，是半死之人而使之不死也，则谓公孙悼之药有起死人也可。今以起死人之药而治偏枯，其药亦不灵，非药之不灵，人之不解也。噫！前古圣人，尝草木而作经，后古圣人，依感复而立法，欲以生人，而后世乃以之杀人，由其不解人理，不解物性也。"① 所以，黄元御以解药性为目的，结合其多年来的体会撰成了《长沙药解》。

1753年五月，黄元御对《伤寒悬解》进行了修订，再于七月修订了《金匮悬解》，又于八月开始修订《温疫痘疹》，于九月十七日修订完毕。《温疫痘疹》修订完后，《四圣悬枢》已成定本。此时，正值秋季，天气萧肃，黄元御客居他乡，顾景伤情，于是取出以前所著《四圣心源》加以润色。

1754年正月，黄元御虽在京城为官，但并不得意。1750年，黄元御在济南与申士秀交谈后，为了进一步阐明张仲景《伤寒论》之意，曾草成《伤寒说意》数篇。1751年六月，黄元御随乾隆皇帝南下，在江都（今江苏扬州）仓促之间完成了《伤寒说意》的书稿。稿成已3年，黄元御开始修定《伤寒说意》，对张仲景《伤寒论》的理解更加深刻。历时2个月，至三月，《伤寒说意》定稿成书。《伤寒说意》定稿后，黄元御甚感欣慰，自谓"仲景之意得矣，仆之得意，不可言也"。② 五月，黄元御又开始修订《素灵微蕴》这本最早著成的著作。因《长沙药解》只对张仲景《伤寒论》及《金匮要略》的药物做了阐释，而张仲景没有使用的药物则散见于后世本草。黄元御认为"数百千载，狂生下士，昧昧用之，以毒兆民"，③ 于是对张仲景之后的药物进行了阐释，并于八月撰成《玉楸药解》。黄元御花费1年时间对《伤寒说意》《素灵微蕴》进行了修订，并新撰成《玉楸药解》。此时，黄元御共著书8部。

---

① 黄元御. 黄元御医书十一种：下册 [M]. 北京：人民卫生出版社，1996：338.
② 黄元御. 黄元御医书十一种：中册 [M]. 北京：人民卫生出版社，1996：532.
③ 黄元御. 黄元御医书十一种：下册 [M]. 北京：人民卫生出版社，1996：549.

黄元御成书8部后，将书授予门人毕武龄。毕武龄学习年余，医术大进，黄元御谓其"真与扁、仓并驾"。毕武龄通过学习黄元御著作，已得前圣心传，为了进一步研习古圣先贤之旨，于是恳请黄元御注释《素问》和《灵枢》。此时，黄元御已50岁，因30岁时偶患目疾，过服寒凉，致使中气虚衰，再加之历年来，抑郁不得志，故而精力衰乏，自觉老矣，"萧萧古寺，落落荒斋，感岁月之已晚，伤春秋之欲暮"，① 所以不愿再行著述。

1755年春天，黄元御门人毕武龄再次恳请黄元御，"医尊四圣，自今日始，仲景二注已成，岐黄扁鹊之书，迄无解者，三圣之灵，未无遗恨。过此以往，来者诵法新书，心开目明，而不解先圣古义，又将恨无终穷也。"①当时时值二月，天气开始回暖，门柳绽金，庭兰孕玉，但黄元御心绪低落，烦忧难解，于是开始笺释《素问》。是年十一月，黄元御终于注成《素问悬解》。完成《素问悬解》之后，黄元御虽然体衰力乏，但却倍感充实和快慰，其不欲再行著述的思想也有所转变。黄元御在《素问悬解》自序中写道："嗟乎，以东海顽人，远宾上国，研田为农，农牧民城作君，流连尺素，爱惜分阴。春雪才收，秋露忽零，星斗屡易，弦望几更。悠而陇阴促节，急景催年，冰澌长河，霜结修檐。岁凛凛以愁暮，心恨恨而哀离，夜耿耿而永怀，昼营营而遥思。此亦羁客迁人骚牢悱怨之极，慨诚足悲忧不可说也。无何稿脱书清，事竣业就，遂作岐伯之高弟，黄帝之功臣。是即拥旄万里之荣，面南百城之乐也，贫而暴富，莫加于此矣。"② 可见，黄元御已经准备将四圣之书悉加注释。因此，其在1756年相继对《灵枢》和《难经》做了阐释。

1756年正月，黄元御时与澹明居士谈论百家之言，其间论及《道德经》。黄元御自觉《道德经》玄几奥窈，计划先解《灵枢》，待《灵枢悬解》完成后，再解《道德经》。而澹明居士喜好虚玄之学，尤其喜好《道德经》，所以请黄元御先解《道德经》，再诠释《灵枢》。

黄元御幼承家学，自小攻读诸子百家之言，又聪慧过人，"百家诸子之论，率皆过目而冰消，入耳而瓦解"。③ 自幼所学对于黄元御学医及医学观

---

① 黄元御. 黄元御医书十一种：上册 [M]. 北京：人民卫生出版社，1996：8.
② 黄元御. 黄元御医书十一种：上册 [M]. 北京：人民卫生出版社，1996：9.
③ 黄元御. 黄元御医书十一种：中册 [M]. 北京：人民卫生出版社，1996：288.

点的形成有着潜移默化的影响。黄元御在《素灵微蕴》中曾引庚桑子之语"草郁则为腐，树郁则为蠹，人郁则为病"，① 这与黄元御"阳性动而阴性止，动则运而止则郁，阳盛而生病者千百之一，阴盛而生病者尽人皆是"①的观点是一脉相承的，所以黄元御对《道德经》有着很深的理解。于是，黄元御搜研前人著述，参以己见，于二月一日开始作《道德悬解》，历时20日而成。

《道德经悬解》著成后，黄元御未暇休整，于二月二十五日开始撰写《灵枢悬解》。《灵枢经》宋朝时自朝鲜归于国内，自史崧刊刻之后，鲜有整理，错讹甚多，所以黄元御正其错乱，阐发幽微，于五月二日著成《灵枢悬解》。

黄元御尊崇四圣，认为黄帝岐伯之后，秦越人扁鹊所著《难经》甚为重要，不可不解，故于五月十六日开始撰注《难经悬解》，于五月二十二日成书。

黄元御平素喜好易理，曾研习10余年不解。1756年三月，黄元御与元览处士谈论《易经》颇有所得，于是在完成《道德经悬解》和《灵枢悬解》后，于六月中旬开始撰写《周易悬解》。黄元御不仅喜读《易经》，《易经》的相关理论也深深地影响着黄元御医学观点的形成。例如在《素灵微蕴·胎化解》一节中，黄元御引用"《易》谓乾道成男，坤道成女者，以坤体而得乾爻则成男，以乾体而得坤爻而成女，非秉父气则成男，秉母气则成女也"② 来解释男女性别的形成原因。黄元御在《周易悬解》自序中描述了自己撰述《周易悬解》的过程，"尔时，剪烛夜研，辟户晨推。每讶心开，恒惊须断。迄于三灵之感，一线幽通。太璞既雕，大圜亦破。乃知圣经渊妙以至于此。水尽山穷，别开天地。往于故纸堆中求之，宜其不得也。"③ 显然，黄元御撰述《周易悬解》的过程是很艰辛的，但其收获也是丰硕的。

黄元御在撰述完《周易悬解》后，对自己一生的著述进行了整理，选集其著作之序言，以及诗词文章和医话等，集成一集，名《玉楸子堂稿》。

---

① 黄元御. 黄元御医书十一种：下册 [M]. 北京：人民卫生出版社，1996：263.
② 黄元御. 黄元御医书十一种：下册 [M]. 北京：人民卫生出版社，1996：260.
③ 王伟波. 昌邑著述考 [M]. 北京：中国文史出版社，2009：3.

乾隆二十三年（1758）九月十七日晚9时，时年54岁的黄元御在经历了20余年的悲痛、苦读和游历后，为后人留下14部著作（《玉楸子堂稿》已散佚），近200万字后，于昌邑城里南隅寓所去世，葬于昌邑城西郊黄家辛郭村南黄元御祖茔。①

扶阳抑阴

金代刘完素创"火热论"，认为诸病因火所致者多。其后，朱丹溪倡"阳常有余，阴常不足"之论。张介宾早年私淑朱丹溪，及年长学丰，认为刘河间、朱丹溪观点均有偏颇，主张阴阳互根。黄元御则力辟其说，主张扶阳抑阴，认为"阳性动而阴性止，动则运而止则郁，阳盛而生病者千百之一，阴盛而生病者尽人皆是"。② 黄元御认为阳衰则水寒，阳衰则土湿，土湿则壅塞木气，从而形成了阳衰、水寒、土湿、木郁的观点。黄元御在《四圣心源》中论述了其对67种病证的认识，其中多从阳衰、水寒、土湿、木郁立论，反复阐发扶阳抑阴的观点。

黄元御之所以形成扶阳抑阴的观点应当有两方面的原因：其一，后世医家因循刘完素、朱丹溪的观点，对前人之论，不加辨析，临床多有因此而偾事者，黄元御即深受其害。黄元御30岁时偶患目疾，经时医反复误治，终致左目失明。黄元御幼承家学，聪慧过人，本欲"奋志青云"，却因左目失明，自此与仕途无涉。除左目失明外，黄元御患目疾后，因过服寒凉，

---

① 对于黄元御何时从北京回到山东昌邑，没有确切记载。据黄元御第6代传人孙洽熙先生说，其随黄元御第5代传人麻瑞亭先生学医时，曾听其讲过其业师黄元御第4代传人李鼎臣讲过一些关于黄元御的事迹。其中提及：黄元御晚年时，沈阳一王爷之子病，求乾隆帝委派太医往诊，乾隆帝命黄元御往诊。黄元御未见患者，闻患者之声，即谓："无须诊视，其肺已腐烂不堪，无药可医，惜哉！"王爷遂手刃其子，其肺果烂。黄元御见之大惊，乞归。至京后，黄元御即上书乾隆帝乞归故里休养。黄元御归于故里后，即卧病在床，谓其子："为父已胆破神伤，医药无及，尚有百日阳寿，速请好友故旧一诀。"百日后，黄元御即辞世。此虽系口口相授，没有文字记载，但说者系黄元御一脉相承之传人（黄元御传于昭，再传李福坦，再传李登坪，再传李鼎臣，再传麻瑞亭，再传孙洽熙），故可信度较高。据此，黄元御当是1758年5月间从京城因病归于山东昌邑。具体详见：黄元御. 黄元御医学全书［M］. 孙洽熙，整理. 北京：中国中医药出版社，1997：344-345.
② 黄元御. 黄元御医书十一种：下册［M］. 北京：人民卫生出版社，1996：263.

致脾阳大亏，数年之内，屡病中虚。这无疑给平素"中外条固，夙无苛殃"①的黄元御留下了深刻的印象，也在一定程度上影响了黄元御扶阳抑阴观点的形成，其在《长沙药解》和《玉楸药解》中对菊花、青葙子、谷精草等治目之药的砭斥即是明证。其二，黄元御学医自张仲景《伤寒论》学起。虽然张仲景有三承气、白虎汤等以辛凉、咸寒为法者，但总体而言，张仲景之方以偏温者居多，这对初学医的黄元御来说，无疑也产生了很大的影响。

黄元御认为"阳性动而阴性止，动则运而止则郁；阳盛而生病者千百之一，阴盛而生病者尽人皆是"，②又认为"人之衰也，火渐衰而水渐长，燥日减而湿日增，阳不胜阴，自然之理。……扶阳抑阴为不易之道"。③阳衰则水寒、土湿，寒湿壅塞，则木气郁滞，所以黄元御临证多从阳衰、水寒、土湿、木郁立论。例如劳伤一病，黄元御认为"木火之生长全赖脾土之升，脾土左升，木生于东而火长于南，……脾土不升，木火失生长之政，一阳沦陷，肾气斯亡，则下寒而病阳虚"，④这与一般认为的劳伤有五脏及气血阴阳别有明显差异。再如噎膈，黄元御认为是"阳衰土湿，上下窍俱闭也。……中气虚败，湿土湮塞，则肝脾遏陷，下窍闭涩而不出；肺胃冲逆，则上窍梗阻而不纳，是故便结而溺癃，饮碍而食格也"⑤，这与一般认为噎膈是痰湿瘀血和阴虚枯燥、关门不开的认识有明显的差别。又如中风，黄元御认为"中风者，土湿阳衰，四支失秉，而外感风邪者也。……阳亏土湿，中气不能四达，四支经络凝涩不运，……土湿之故，原于水寒，寒水侮土，土败不能行气于四支，一当七情内伤，八风外袭，则病中风"，⑥这与一般认为的中风责之于火、热、痰、虚、瘀有明显的不同。又如肺痈，医家多从湿热壅盛、化腐成脓立论，而黄元御则认为"肺痈者，湿热之郁蒸也。阳衰土湿，肺胃不降，气滞痰生，胸膈瘀塞；湿郁为热，

---

① 黄元御. 黄元御医书十一种：下册 [M]. 北京：人民卫生出版社，1996：324.
② 黄元御. 黄元御医书十一种：下册 [M]. 北京：人民卫生出版社，1996：263.
③ 黄元御. 黄元御医书十一种：下册 [M]. 北京：人民卫生出版社，1996：386.
④ 黄元御. 黄元御医书十一种：下册 [M]. 北京：人民卫生出版社，1996：63-64.
⑤ 黄元御. 黄元御医书十一种：下册 [M]. 北京：人民卫生出版社，1996：81.
⑥ 黄元御. 黄元御医书十一种：下册 [M]. 北京：人民卫生出版社，1996：106.

淫泆薰蒸，浊瘀臭败，腐而为脓"。① 显然，黄元御虽然也承认前人湿热壅盛，化腐成脓的论点，但其认为热因湿郁而化，而湿则由阳衰所致，故究其根由，总在阳衰。又如便血一症，黄元御认为"水土寒湿，木郁风动之故"，② 而木郁风动则由寒湿壅滞所致，故其根由仍是阳衰而水湿内生。

由上述所举的例证，可以看出，对于临床诸般病证的认识，黄元御多从阳衰，致水寒、土湿，土湿又致木气郁滞来立论，充分体现了其扶阳抑阴的观点。黄元御还在《素灵微蕴》中收录了其所治病案10余则，并结合具体病例阐述了阳衰、水寒、土湿、木郁学术观点在临床实践中的应用。

黄元御扶阳抑阴的学术观点，还体现在其对药物功效的认识上。例如地黄条："人之衰也，火渐消而水渐长，燥日减而湿日增，阳不胜阴，自然之理。阳旺则壮，阴旺则病，……阳纯则仙，阴纯则鬼。抑阴扶阳，不易之道。"③ 再如附子条："火不胜水，自然之理，所恃者，壮盛之时生土以制之。至其渐衰，母虚子弱，火土俱亏，土无制水之权，而火处必败之势。寒水上凌、遂得灭火而侮土。火复而土苏则生，火灭而土崩则死。人之死也，死于火土两败而水胜也。是以附子、真武、四逆诸方、悉火土双补以胜寒水。"④ 黄元御喜用甘草、干姜、桂枝、茯苓、半夏等药。《四圣心源》收载黄元御自拟方140首，有107方用甘草，78方用茯苓，70方用桂枝，39方用干姜，从药物使用频次上也间接反映了黄元御扶阳抑阴的学术观点。

此外，黄元御扶阳抑阴的观点还体现在其对苦寒药的慎用和批驳上。例如知母一药，黄元御认为"知母苦寒之性，专清心肺而除烦躁，仲景用之，以泻上焦之热也。甚败脾胃而泻大肠，火衰土湿，大便不实者忌之。后世庸工，以此统治内伤诸病，滋水灭火，误人性命，至今未绝"。⑤ 又如黄柏一药，黄元御认为"黄柏苦寒迅利，疏肝脾而泻湿热，清膀胱而排瘀浊，殊有捷效。最泻肝肾脾胃之阳，后世庸工，以此为滋阴补水之剂，著书立说，传流不息，误人多矣"。⑥ 又如天冬一药，黄元御认为"其性寒滑

---

① 黄元御. 黄元御医书十一种：下册 [M]. 北京：人民卫生出版社，1996：89.
② 黄元御. 黄元御医书十一种：下册 [M]. 北京：人民卫生出版社，1996：76.
③ 黄元御. 黄元御医书十一种：下册 [M]. 北京：人民卫生出版社，1996：386.
④ 黄元御. 黄元御医书十一种：下册 [M]. 北京：人民卫生出版社，1996：454.
⑤ 黄元御. 黄元御医书十一种：下册 [M]. 北京：人民卫生出版社，1996：431-432.
⑥ 黄元御. 黄元御医书十一种：下册 [M]. 北京：人民卫生出版社，1996：393.

湿润，最败脾胃而泻大肠，阳亏阴旺，土湿便滑者，宜切忌之。久服不已，阳败土崩，无有不死。后世庸工，以此杀人，不可胜数"。①

如果说，黄元御对这些苦寒药的认识只是要慎用的话，那么其对菊花、青葙子、谷精草、密蒙花、蔓荆子等治清利头目之药的论述，则纯粹是批驳。例如菊花一药，黄元御认为"菊花清利头目，治头目疼痛、眩晕之证。庸工凡治头目，无不用之，今古相承，不见其效。不知头目眩晕，由湿盛上逆，浊气充塞，相火失根，升浮旋转而成。愚妄以为头风，而用发散之药，此千试不灵之方也"。②再如青葙子一药，黄元御认为"清肝泻热，明目驱风，治眼病赤肿，红翳青盲。此庸工习用之药"。②又如谷精草一药，黄元御认为"谷精草苦温发散，庸工治头痛目翳之证，谓其能愈头风，愚妄极矣"。③又如密蒙花一药，黄元御认为"密蒙花清肝明目，不解眼病根源，浪用一切清凉发散之药，百治不得一效，此庸工之所以庸也"。④又如蔓荆子一药，黄元御认为"头目疼痛，乃胆胃逆升，浊气上壅所致，庸医以为头风，而用蔓荆子发散之药，不通极矣！诸家本草，皆出下士之手，此等妄言，不胜其数"。④在黄元御看来，目病的发病机理是："阴暗而阳明，夜晦而昼光，自然之理也。后世庸工无知妄作，补阴泄阳，避明趋暗，其轻者遂为盲瞽之子，其重者况成夭枉之民，愚谬之恶，决海难流也。"⑤所以，上述一般认为具有清利头目作用的药物都与其所认为的目病发病机理不同，而庸医不研求古人经旨，因循守旧，妄用寒凉，所以屡用不效，反致偾事。

中气升降学说

"中气"一词，始见于《灵枢·口问》篇，与"上气""下气"同论。该篇还提及了"中气"病变的症状为"溲便之为变，肠为之苦鸣"。虽然该篇未对"中气"进行明确的界定，但从其与"上气""下气"同论，可知

---

① 黄元御. 黄元御医书十一种：下册 [M]. 北京：人民卫生出版社，1996：427.
② 黄元御. 黄元御医书十一种：下册 [M]. 北京：人民卫生出版社，1996：479.
③ 黄元御. 黄元御医书十一种：下册 [M]. 北京：人民卫生出版社，1996：480.
④ 黄元御. 黄元御医书十一种：下册 [M]. 北京：人民卫生出版社，1996：494.
⑤ 黄元御. 黄元御医书十一种：下册 [M]. 北京：人民卫生出版社，1996：123-124.

此中气显然不是脾胃之气。

张仲景立有大建中汤、小建中汤两方，尤其是小建中汤一方，有健中气、和营卫、燮阴阳、调升降，治寒热的作用，但张仲景也未明言中气为何。金元之际，李东垣倡脾胃元气不足，立法补中益气，但其意偏于脾气。明代吴坤更是明言"中气者，脾胃之气"。① 自此，学者多认为中气即脾胃之气。

对于中气，黄元御有其独特的观点。黄元御认为"人之初生，先结祖气，……运动左旋而化己土，右旋而化戊土，脾胃生焉。己土东升，则化乙木，南升则化丁火；戊土西降，则化辛金，北降则化癸水，于是四象全而五行备"，② 即人体脏腑的生成，是由祖气化生脾胃中气，再由脾胃中气化生其他四脏。黄元御又认为"中气在二土之交"，"戊土之交，是谓中气"。③ 显然，在黄元御看来，中气是不同于脾胃之气的，但又与脾胃之气有着密切的关系。

黄元御认为中气通过左旋右转上升下降的运动化生了人体脏腑，那么人体诸般病证就都可以以中气升降来加以解释，也可以通过调整中气升降来进行治疗。例如他在《四圣心源》劳伤解中提到："脾为己土，以太阴而主升；胃为戊土，以阳明而主降。升降之权，则在阴阳之交，是谓中气。胃主受盛，脾主消化，中气旺则胃降而善纳，脾升而善磨，水谷腐熟，精气滋生，所以无病。"④ 这是他对人之正常生理的认识。同时，他还提到"四维之病，悉因于中气。中气者，和济水火之机，升降金木之轴，……人之衰老病死，莫不出于此"，⑤ 这是他对人体病理的概括。所以，他治病主张顾护中气，升清降浊为主。他在论述多种疾病的病机中，提出阳衰、水寒、土湿、木郁的论点，其基本点也无不系于中气升降。纵观黄元御立论遣药之所以偏于温通阳、燥湿健脾、柔肝解郁，喜用人参、茯苓、半夏、白术、白芍、桂枝、附子、干姜等，正是他所倡导的"泄水补火，扶阳抑

---

① 刘国晖. 黄坤载《四圣心源》中气学说探讨［J］. 四川中医，1987（1）：7-8.
② 黄元御. 黄元御医书十一种：下册［M］. 北京：人民卫生出版社，1996：349.
③ 黄元御. 黄元御医书十一种：下册［M］. 北京：人民卫生出版社，1996：62.
④ 黄元御. 黄元御医书十一种：下册［M］. 北京：人民卫生出版社，1996：61.
⑤ 黄元御. 黄元御医书十一种：下册［M］. 北京：人民卫生出版社，1996：61-62.

阴，使中气轮转，清浊复位，却病延年之法，莫妙于此"。①

例如黄元御治钱叔玉吐血一案即充分体现了调整中气升降以治疗疾病的观点："钱叔玉，初秋农事过劳，痰嗽唾血，紫黑成块，一吐数碗，吐之不及，上溢鼻孔。肌肤生麻，头痛寒热，渴燥食减，出汗遗精，惊恐善忘，通夜不瞑，胸腹滞痛，气逆作喘。朝夕倚枕侧坐，身欹血遂上涌。天寒风冷，或饮食稍凉，吐血更甚。右脚热肿作痛，大便溏滑"。② 黄元御认为"此缘中焦阳败，水陷火飞，肺主气，肝主血，而气根于心，血原于肾。《管子》：南方曰日，其气为热，热生火与气。北方曰月，其气为寒，寒生水与血。心火清降，则化肺气，肾水温升，则化肝血。血升而化火，故水不下注，气降而化水，故火不上炎。气降而不至于陷泄者，血温而升之也，血升而不至于逆流者，气清而降之也，水木不能温升，则下病遗泄，火金不能清降，则上病吐血"。③ 对于钱叔玉的吐血之病，黄元御认为："法宜补中而燥土，升陷而降逆。阳回湿去，谷神来苏，中枢已运，四维自旋，随推而转，因荡而还，水火金木，皆得其处而安其常。然后阴营其藏，阳固其府，气充而不盈，血满而不溢，鳞飞羽伏，各复其太和之天已。"④ 所以，黄元御处以茯苓、甘草、半夏、干姜、丹皮、牡蛎、桂枝、白芍等药，以燥土降逆，温中清上，月余即愈。

此外，需要指出的是，黄元御扶阳抑阴与中气升降的学术观点是紧密结合在一起的，其所谓扶阳，即重在扶中阳，故多用培土健中之法，即使用温阳补火之法了，也是温中焦脾胃之阳，而少及下焦，同时再佐以利水祛湿及条达肝气之法。黄元御在《四圣心源》收载自拟方140首，有107方用甘草，78方用茯苓，70方用桂枝，39方用干姜，即充分体现了扶阳抑阴和中气升降观点的结合。黄元御认为甘草一药"气、色、臭、味，中止和平，有土德焉，故走中宫而入脾胃，……备冲和之正味，秉淳厚之良资，入金木两家之界，归水火二气之间，培植中州，养育四旁，交媾精神之妙药，调济气血之灵丹"，⑤ 并进一步指出"脾胃者，精神气血之中皇，凡调

---

① 黄元御. 黄元御医书十一种：下册 [M]. 北京：人民卫生出版社，1996：61.
② 黄元御. 黄元御医书十一种：下册 [M]. 北京：人民卫生出版社，1996：293.
③ 黄元御. 黄元御医书十一种：下册 [M]. 北京：人民卫生出版社，1996：294.
④ 黄元御. 黄元御医书十一种：下册 [M]. 北京：人民卫生出版社，1996：295.
⑤ 黄元御. 黄元御医书十一种：下册 [M]. 北京：人民卫生出版社，1996：349.

剂气血，交媾精神，非脾胃不能，非甘草不可也"。① 对于干姜一药，黄元御认为"干姜温中散寒，运其轮毂"，其"燥热之性甚与寒湿相宜，而健运之力又能助其推迁，复其旋转之旧"。② 黄元御用桂枝，主要取其条达肝气以解木郁，"桂枝渐散发舒，性与肝合，得之藏气条达，经血流畅"，且"既能降逆，亦能升陷"。③

基于"中气升降"的理论创新

从相关论述来看，黄元御对中气的的认识显然与一般的认识有别。黄元御认为"人之初生，先结祖气，……运动左旋而化己土，右旋而化戊土，脾胃生焉。己土东升，则化乙木，南升则化丁火；戊土西降，则化辛金，北降则化癸水，于是四象全而五行备"④"人与天地相参也。阴阳肇基，爰有祖气，祖气者，人身之太极也。祖气发凝，美恶攸分，清浊纯杂，是不一致，厚薄完缺，亦非同伦，后日之灵蠢寿夭，贵贱贫富，悉于此判，所谓命秉于生初也。祖气之内，含抱阴阳，阴阳之间，是谓中气。中者，土也，土分戊己，中气左旋，则为己土，中气右转则为戊土。戊土为胃，己土为脾""己土上行，阴升而化阳，阳升于左，则为肝，升于上，则为心。戊土下行，阳降而化阴，阴降于右，则为肺，降于下，则为肾。肝属木而心属火，肺属金而肾属水。是人之五行也"。⑤ 显然，在黄元御看来，人体脏腑的生成是由祖气化生中气，中气再通过左右旋转运动化生脾、胃、肝、肺、心、肾。

在黄元御看来，来源于祖气的中气的运动化生了人体，那么人体的一切生理病理变化，就都可以从中气来加以解释（具体论述，详见上文）。既然人体的一切都可以用中气升降的理论加以解释，那么可以治疗人体疾病的药物自然也可以用中气升降来解释。所以，黄元御在《长沙药解》和

---

① 黄元御. 黄元御医书十一种：下册 [M]. 北京：人民卫生出版社，1996：349.
② 黄元御. 黄元御医书十一种：下册 [M]. 北京：人民卫生出版社，1996：362.
③ 黄元御. 黄元御医书十一种：下册 [M]. 北京：人民卫生出版社，1996：402.
④ 黄元御. 黄元御医书十一种：下册 [M]. 北京：人民卫生出版社，1996：349.
⑤ 黄元御. 黄元御医书十一种：下册 [M]. 北京：人民卫生出版社，1996：27.

《玉楸药解》中对药物进行分类进，就采用了以中气升降理论为基础的分类方式，即将药物分为土、木、金、水、火5类。

从表面来看，这种分类方式似乎就是按五行分类，或是通过五行与脏腑的配属来进行的脏腑分类，并无太多新义。但是，如果仔细分析黄元御对一些药物的论述之后，就可以发现，黄元御通过这种分类方式所要表述的意思并不是简单的脏腑用药分类，而是对药物功效的一种新的认识，是黄元御中气升降理论在药物功效认识上的延伸。

例如甘草，历来或取其清热解毒之用，或取其甘温补中之效，但多用其调和诸药。虽然甘草有甘温补中的作用，但临床实际应用来看，很少医家将其作为补益脾胃的首选药物。但黄元御极为重视甘草，《四圣心源》列方140首，其中107方用甘草，足见黄元御对甘草之重视。最能体现黄元御对甘草重视的不是其对甘草的应用频率，而是其对甘草功效的认识和阐发。黄元御在《长沙药解》中将甘草置于诸药之首。黄元御认为："人之初生，先结祖气，两仪不分，四象未兆，混沌莫名，是曰先天。祖气运动，左旋而化己土，右转而化戊土，脾胃生焉。己土东升，则化乙木，南升则化丁火，戊土西降，则化辛金，北降则化癸水，于是四象全而五行备。……土得四气之中，四色之正，四臭之和，四味之平，甘草气、色、臭、味，中正和平，有土德焉，故走中宫而入脾胃。"[①] 黄元御将甘草的功效总结为"备冲和之正味，秉淳厚之良资，入金木两家之界，归水火二气之间，培植中州，养育四旁，交媾精神之妙药，调济气血之灵丹"，[②] 并进一步指出"脾胃者，精神气血之中皇，凡调剂气血，交媾精神，非脾胃不能，非甘草不可也"。[①] 前人认为甘草味甘壅滞，中满之病不宜，而黄元御则认为"肝脾之病，善于下陷，入肝脾者，宜佐以升达之味，肺胃之病，善于上逆，入肺胃者，宜辅以降敛之品。呕吐者，肺胃之上逆也，滞气不能上宣，则痞闷于心胸，泄利者，肝脾之下陷也，滞气不得下达，则胀满于腹胁，悉缘于中气之虚也。上逆者，养中补土，益以达郁而升陷，则呕吐与胀满之家，未始不宜甘草。前人中满与呕家之忌甘草者，非通论"。[①]

从上述内容来看，黄元御从气、色、臭、味等出发，结合其对甘草功

---

① 黄元御. 黄元御医书十一种：下册 [M]. 北京：人民卫生出版社，1996：349.
② 黄元御. 黄元御医书十一种：下册 [M]. 北京：人民卫生出版社，1996：347.

效和脾胃生理病理的认识，运用性味、归经，以及"法象"药理等药性理论，认为甘草走中宫入脾胃，这些认识并没有超出前人。但黄元御认为脾胃中气运动演生其他脏腑，而甘草为脾胃之药，故可治疗人体诸般疾病，认为"凡调剂气血，并媾精神，非脾胃不能，非甘草不可也"，这显然与传统对甘草的认识不相符。这一认识显然不是依据传统的性味、归经等药性理论，而是其"中气升降"脏腑气机运动理论在药物认识上的延伸。

显然，黄元御是在建构一个以中气升降为核心的理论体系。黄元御认为中气左旋右转，上下升降化生了人体脏腑，但他在论述诸般病证的病机时，又是从阳衰、水寒、土湿、木郁立论，最终形成了扶阳抑阴的观点，而其扶阳的关键又在中气，使得扶阳抑阴与中气升降紧密结合在一起。既然中气是先于脏腑的，那么其病变机理及治疗方药就应当有别于脏腑，有别于阴阳、寒热、燥湿。显然，黄元御的理论认识和具体应用之间存在一定的差别，这就使得黄元御试图建构新的理论体系的想法最终未能完成。

年　表

1705 年　九月十八日下午五时，生于山东省昌邑县城西郊黄家辛戈村。

1734 年　八月，患目疾，因"误药粗工"，致左目失明，于是"委弃试帖"，转而学医。

1737 年　是年仲春，黄元御学医已数年，欲笺疏《伤寒论》，但因"腹稿荒残，零落不追"，只得作罢。

1740 年　将 3 年来所积资料加以整理，于是年九月二十八日撰成《素录微蕴》4 卷，计 26 篇。

1745 年　此后 3 年，研读仲景《金匮玉函要略》，历阅注家之书，然不解张仲景之旨。

1746 年　十一月二十四日上午，黄父黄钟去世。

1748 年　因事滞留阳邱，宿于刘氏荒斋。自春暮开始，于七月初三著成《伤寒悬解》。《伤寒悬解》书成后，又于八月末撰成《金匮悬解》。

1749 年　春初，草创《四圣悬枢》，析温疫痘疹之义。二月，作《四圣心源》，创辟大略，但因事辍笔。

1750年	二月初,考写《迁徙渊源》。春,旅居济南,历下申士秀为其撰写《金匮悬解后叙》,并草成《伤寒说意》数篇。四月,北游帝城为乾隆帝诊病。乾隆帝病愈,御赐"妙悟岐黄"匾额。十一月终,又南赴清江。
1751年	二月,乾隆帝南巡,随驾武林(今杭州)。四月回清江河院署,研习《四圣心源》草稿,十得其九,但未竟全功。六月,客处江都(今江苏扬州),续成《伤寒说意》一书。六月末,于回清江河院署,笔削《四圣悬枢》。八月十五日,自南方返京,再次客居北京。秋,又南浮江淮,客阳邱,欲作《长沙药解》,但思虑未熟而搁笔。
1752年	十月,作《天人解》,加以前旧作,终成《四圣心源》。
1753年	二月,作《长沙药解》,五月删定《伤寒悬解》,七月笔削《金匮悬解》,八月修《温疫痘疹》,成于九月十七日,其间于九月十一日作《四圣心源自序》。《四圣悬枢》成书后,时值秋季,天气萧肃,客居他乡,顾景伤情,遂取《四圣心源》旧本,加以润色。
1754年	正月,虽久宦京华,但不得志,因而删定《伤寒说意》,是年三月,《伤寒说意》成书。五月,《素灵微蕴》成书。六月,因《长沙药解》只及张仲景之药,而张仲景未用之药散于后世本草,"数百千载,狂生下士,昧昧用之,以毒兆民",于是复作《玉楸药解》,至八月癸丑成书。八月甲寅,撰《玉楸药解自叙》。此时,著书8部。
1755年	二月,开始撰写《素问悬解》,十一月书成。
1756年	正月,时与澹明居士谈论百家之言,其间论及《道德经》。二月,欲先解《灵枢》待其完成后,再解《道德经》。澹明居士请先解《道德经》,于是于二月一日开始作《道德悬解》,历时20日而成。《道德经解》成后,于二月二十五日开始撰写《灵枢悬解》,五月二日书成。五月十六日,始创《难经悬解》,五月二十二日书成。是年三月,与元览处士谈论《易经》颇有所得,于六月中撰写《周易悬解》。在撰述完《周易悬解》后,对自己一生的著述进行了整理,选集其著作之序言,以及诗词文章和医话等,集成一集,名《玉楸子堂稿》。

1758年　九月十七日晚九时，于昌邑城里南隅寓所去世，葬于昌邑城西郊黄家辛郭村南黄元御祖茔。

（张海鹏）

主要论著

黄元御. 伤寒悬解. 长沙徐受衡福州刻本. 乾隆十三年（1748）.
黄元御. 金匮悬解. 申士秀精抄本. 乾隆十三年（1748）.
黄元御. 四圣心源. 道光二十二年赵氏刻本. 乾隆十七年（1752）.
黄元御. 四圣悬枢. 长沙徐受衡福州刻本. 乾隆十八年（1753）.
黄元御. 长沙药解. 道光十二年张琦刻本. 乾隆十八年（1753）.
黄元御. 伤寒说意. 毕武龄精抄本. 乾隆十九年（1754）.
黄元御. 素灵微蕴. 道光十二年张琦刻本. 乾隆十九年（1754）.
黄元御. 玉楸药解. 长沙徐受衡福州刻本. 乾隆十九年（1754）.
黄元御. 素问悬解. 冯承熙刻本. 乾隆二十年（1755）.
黄元御. 灵枢悬解. 冯承熙刻本. 乾隆二十一年（1756）.
黄元御. 难经悬解. 冯承熙刻本. 乾隆二十一年（1756）.

郑梅涧
（1727—1787）

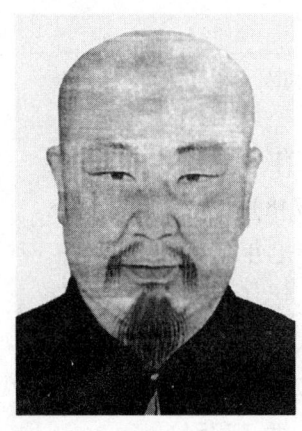

郑梅涧像①

郑梅涧，清代著名喉科医家。郑梅涧自幼得父传授喉科，后继承家学，自立行医，医技日精。郑梅涧精于喉科，擅长以汤药和针灸法治疗咽喉疾病。他临床经验丰富，常能救危起死，求治者盈门。乾隆年间，郑梅涧根据江西黄明生授徒秘本，参以个人多年临证经验增删修订，并经莫逆之交方成培整理，撰成《重楼玉钥》2卷。郑梅涧在《重楼玉钥》中所记载的临床经验方治在民间广为传抄，凡遇喉症，按方投药，无不灵验。尤其所创喉科名方"养阴清肺汤"，切要实用，流传较广。郑氏后裔以喉科擅名者甚多，子承瀚、承洛，皆继其业，续有著述。郑梅涧父子皆幼承庭训，且广博群书，旁通内、幼诸科。郑梅涧学术上注重实践，讲究实用；互相研讨，敢于创新，成为我国医学史上著名的喉科医家。郑氏喉科成为中医喉科重要的学术流派，影响很大。

郑梅涧，（1727—1787）名宏纲，字纪元，梅涧系其号，晚号雪萼山人，生于清雍正五年，卒于乾隆五十二年，安徽歙县郑村人。郑梅涧出生于一个世医之家，世居安徽歙县白里（郑村），自21世纪郑祖赤山公于明季嘉靖间以内科为业闻名乡里以来，代有医人，其子郑国器，孙郑士衷，曾孙郑以相、郑以显皆晓内科之业，而从事喉科还是从第25代郑于丰、郑于蕃开始。先祖郑赤山自明代嘉靖年间（1532）即以行医名闻远近，据郑枢扶《重楼玉钥续编·自叙》称："先高祖赤山公，瀚七代祖也，性好堪

---

① 歙县郑村332号南园郑梅涧故居内，正厅挂着郑氏二十六世祖郑梅涧画像。

舆，精研岐黄，渊源已久，代不乏人。"① 这说明郑氏家传医学源于郑赤山，且传至郑枢扶代有传人。又据《明处士郑赤山君克深墓志铭》载：君姓郑，讳思穆，字克深……性无系吝，好周人急……君生弘治癸亥年八月二十六日巳时。此墓志铭示郑赤山生于明代弘治癸亥年（1503），结合郑枢扶之序，其"精研岐黄"青囊济世的年代，约为明代嘉靖初年。

在郑梅涧的父亲郑于丰以前的五世（郑赤山、郑德孚、郑国器、郑士寰、郑以显）皆"精研岐黄"，以大方脉（内科杂病）服务于乡里，历约200年时间。据郑枢扶《重楼玉钥续编·自叙》记载，清康熙五十年（1711）于丰、于蕃兄弟随父客商江西南丰，因父病阴结，延当地名医福建人黄明生诊治，黄先生一诊而瘳。见其治病轻以药石，重以针灸，随手疾除，兄生叹曰："是区区者，天下之公物也，吾焉取私诸身，既戒于前，何背于后耶。"② 于蕃曰："今恳先生之秘，实存济人之念，如能广以济人，即先生自济也，先生何乐不为。"（同上）先祖郑以显携于丰、于蕃二子求道于闽人黄明生，并立下誓言：今肯先生之秘者，实存济人之念耳！正是这份济人救世之心，打动了黄先师，使他破门规，出其书（即《喉科三十六症》）上下两卷与于丰、于蕃兄弟读之，外参治法口授，将祖传喉科医术传于他姓。郑氏兄弟谨以受教，越三载告归，命子侄辈悉心研究，凡患喉症，依法治之，无不神验。郑氏恪守誓言，历代注重医德医风，不忘惠泽世人。清康熙六十年（1721）于丰、于蕃兄弟分家，于丰之宅名曰"南园"，后人称为"南园喉科"，于蕃之宅名曰"西园"，后人称之为"西园喉科"。医术上，兄弟俩常互相交流，切磋共进，共同发展郑氏喉业。③

郑梅涧父行医居住处名南园，其父于丰一生行医，常在萧、沛间治病。郑梅涧幼承家学，随父行医，以喉科著称，俗有"南园喉科"之称。1747年，郑梅涧41岁时新建"郑瞻麓堂"，位于歙县郑村。行医居住，今存故居即此。郑瞻麓堂"享德引年"大厅为其行医处，"十琴轩"即郑梅涧撰《重楼玉钥》书室。1890年郑氏后人镌《十琴轩黄山印册》，亦在此。

郑氏喉科肇始于于丰、于蕃兄弟。二人早年在江西经商，受黄明生秘

---

① 郑瀚. 重楼玉钥续编·自叙［M］//裘庆元. 三三医书·93. 1924年杭州三三医社铅印本：1.
② 郑瀚. 重楼玉钥续编·序［M］//裘庆元. 三三医书·93. 1924年杭州三三医社铅印本：1.
③ 郑园. 西园故事［M］. 黄山市：新安医学研究，2009，（9）：3, 22.

传，后历代相传为业，至今已九代。郑梅涧父子皆幼承庭训，且广博群书，旁通内、幼诸科。学术上注重实践，讲究实用；互相研讨，敢于创新，终成我国医学史上著名的喉科医家。

郑梅涧在家传的基础上，"喉风三十六症"以一方统治之，强调针药合用，且详于针略于药，首次将针灸用于喉科，但后世多取其方，而忽略其针刺治疗喉症经验。尤其是郑枢扶立养阴清润法，制养阴清肺汤治疗喉白一症，为今日抗白喉合剂祖方，而发明的忌表药为后世《白喉忌表抉微》渊源。

清雍正五年三月十五日酉时，郑梅涧出生于"南园"郑梅涧喉科之家，为郑于丰第五子。梅涧幼承家学，益精喉科，擅用汤药、针刺治疗喉症，救危起死，求治者踵门。见有垂危者，郑梅涧刺其颈，出血如墨，豁然大愈。在歙县一带影响很大，无论远近无不知之。他在家传《喉口三十六症》的基础上加以整理补充，于清乾隆三十三年（1768）前著成《重楼玉钥》。清乾隆四十年（1775）以后，歙县、徽州等地流行白喉，为害匪浅，无经验可寻，郑梅涧对症治疗，积累了初步的经验，并口授其子，为其子创养阴清肺法奠定基础。郑梅涧兼通内科、儿科，其儿科受业于《幼幼集成》著者陈飞霞，著有《痘疹正传》《捷（改竹字头）余医语》等书。郑梅涧父子一生著述丰富，郑梅涧著有《重楼玉钥》《痘疹正传》《箑余医语》等书；其子郑枢扶著有《喉白阐微》《重楼玉钥续编》《咽喉辨证》《痘科辨证》等书，其中《重楼玉钥》《喉白阐微》影响最大。《歙县志》载：郑于丰子宏纲，字梅涧，习喉医益精，救危起死，求治者踵门，人称南园喉科，著《重楼玉钥》行世。孙承瀚字枢扶，兼精幼科。①

郑梅涧有一帧精致的自题画像，传了丁孙，由丁时代久远，其画像藏于家中而不为人识，至郑景岐祖父时方对此像颇感兴趣，经认真考究发现这就是其师祖郑梅涧的画像。其理由是画中人立于山涧之上，下为涧水，其手执一束梅花，这正好表示"梅涧"二字。实际上，在画像的上方有一段诗文，用小楷书写，字迹秀丽，内容多涉及佛学，诗文中也有"梅涧"二字，诗文属有郑梅涧的印章，可谓自题，可见画像主人为郑梅涧无疑。该画像一直保存到郑景岐一代，著名医史学家、喉科专家耿鉴庭曾亲睹过，

---

① 歙县志・卷10・人物志・方技［M］. 民国二十六年旅沪同乡会印版，11.

惜"文革"十年浩劫被毁，幸而有复制之照片，遗容赖以保存。

据现存于郑梅涧后人手抄家族世系表载，郑梅涧于清乾隆五十二年（1785）四月二十二日，于郑村南园病逝。

郑梅涧之长子郑承翰，清乾隆十一年（1746）三月十九日生，字若溪，号枢扶，枢扶幼承庭训，喜医学，通喉科，未冠时，从绩溪北乡曹素峰先生游，遍历楚、豫、江、浙、会稽、苏、杨间，获异人传方，往往辄效。清乾隆五十七年（1792）曾在汉口掌管郑梅涧油行等商业，其后自汉口归故里，见小儿喉白一症发病五七日而死者不计其数，医者皆不治，因而与三弟既均朝夕讨论，恍然而得之，认为其病为伤燥与疫气所感，创养阴清肺法，于清乾隆六十年（1795）左右整理其父《重楼玉钥》，并加按语与注文，补入首创的养阴清肺汤。其后于清嘉庆二年（1797）著成《喉白阐微》，清嘉庆九年（1804）著成《重楼玉钥续编》，其外尚有《咽喉辨证》《痘科辨证》等。

清嘉庆八年（1813），三月十六日，65岁的郑枢扶病死于郑村南园。

郑梅涧父子所著《重楼玉钥》秘本，偶有外传，送至更相传抄，流传社会，以至后人刻印多种版本，对喉科学术的发展起到一定的作用。

幼承庭训传家学　师承治学创新见

郑梅涧出生于新安歙县（今安徽歙县）郑村，属安徽皖南徽州地区，此地山清水秀，人杰地灵，文风昌盛，生养了一批批贤人望族。自宋迄清，新安地区有影响的医家达800余人，医著有800余部。明初以来，新安医学日渐发达，医家辈出，撰著医著凛然成风。

郑梅涧出身于世医之家，先祖郑赤山精医学。其父郑于丰，字绥年，号讱斋，其叔父郑于蕃，号仰山，二兄弟均继承家学，精通医术。后二兄弟又在江西从师于黄明生先生学习喉科，并从黄明生先生处得喉科秘籍善本，得到喉科治验秘授，从此二人专业于喉科，一源双流，并医名渐盛。因郑于丰住宅名南园，世称"南园喉科"，郑于蕃居住郑村之西，世称"西园喉科"。自此其后裔均继承喉科家学，以喉科名世。新安郑氏喉科自明季内科迄今500年15世，代有传人。

郑梅涧自幼便在其父影响下学习喉科，不断掌握了喉科理论要领以及治疗喉科疾病的经验。此后继承父业，在当地以治疗喉科疾病著称，尤其是能取家学之精华，在此基础上发扬创新，故使理论得到创新发展。郑梅涧成为著称于世的郑氏南园喉科，亦以郑梅涧最著名。他受徽州医学影响，将家传喉科及自己的理论经验加以总结，根据江西黄明生授徒秘本增订成书，并经莫逆之交方成培整理，撰成喉科医著《重楼玉钥》2卷。

郑梅涧与方成培交好，在学术传承上得到互帮互学。① 方成培，字仰松，号岫云。安徽歙县横山人，生于清雍正末，清嘉庆十二年（1808）前后卒。方成培出生在一个儒、医家庭，医学传承当在三世以上。童年就在父兄指导下闭户习医，博览群书，广泛投师。少沉默颖慧，龄即能文，因体弱善病，习医与道家引导之术，精古文词诗戏曲，著有《白蛇传》一戏，家喻户晓，且工书画篆刻，方成培精岐黄，研讨《内经》，考究四家所编执，颇具卓识。方成培与郑氏喉科来往较多，与郑梅涧相交结识融洽，郑梅涧将家传喉科秘术悉数传给方成培。郑梅涧与方成培友好，二人常在一起论医，郑梅涧授以家传喉本，并口授用针之奥。方成培读郑家之书，常作眉批，并参加枢抉编纂《重楼玉钥续编》的部分工作，如"统论""论喉痹"等篇检索摘录古籍中有关喉科的文献。《续编》刊本，裘吉生编入《三三医书》，刊于1924年，该书对喉症的色脉、辨证、用药加减均慎重详细的加以阐述，以补诸贤之未备。② 郑梅涧所著《重楼玉钥》中收载方成培家藏秘方"秘授甘露饮"等方剂。方成培于乾隆戊子（1768）为《重楼玉钥》作序，序云："吾乡郑梅涧先生，性好岐黄家言，其先世得喉科秘授，故于此尤精，远近无不知之，救危起死，不可胜数。余常见有垂毙者，先生刺其颈，出血如墨，豁然大愈。其妙如此，而未尝受人丝粟之报，唯以利人为急。"③ 此段话不仅介绍了郑梅涧的医术，而且对他的医德行为做了高度赞扬，从这段话，让我们知道郑梅涧治病救人不求回报的医疗事迹。方成培在《重楼玉钥》序中的陈述，也为我们对书成后郑梅涧不为名利的珍藏经历提供了信息："先生秘惜此书，又恐人乘危邀利，故未尝授人。余

---

① 郑日新. 方成培与郑氏喉科［J］. 北京：中华医史杂志，1994，3，13.
② 郑瀚. 重楼玉钥续编·序［M］//裘庆元. 三三医书·93. 1924年杭州三三医社铅印本：1.
③ 郑梅涧. 重楼玉钥·序［M］//郭君双整理. 中医临床必读丛书·重楼玉钥. 北京：人民卫生出版社，2006：2，43，46.

幸得阅一二，故喜而叙之。"① 由此我们更加看到郑梅涧良好的医德品质，撰著《重楼玉钥》的治病救人、弘扬医学的良好动机，如方成培序中结论：夫天下重器尊生者，不以身易，而是书之泽，利济无穷，则其贵重宜何如也。

郑梅涧后世收有郑梅涧手写本《灵药秘方》为家中世传秘本，为《灵药秘方》的最早版本，虽年湮代远，兵连祸结，写本在历代先辈的精心呵护下，仍保存完好。写本1卷，载方61首。卷首为蒲东师成子序言和方成培序言。写本从头至尾均为郑梅涧一人亲笔抄写，行书字体，流畅飘逸，且有郑梅涧的朱笔点校和墨笔眉批。

郑梅涧喉科自于丰、于蕃兄弟受黄先生秘传之后，并将其秘术传于后世，至今已9代。郑梅涧自幼从父学医，苦读黄先生秘本《喉口三十六症》，并广阅医书，不断实践，在继承家传经验基础上，加以总结创新，从而确定了郑梅涧喉科的地位。郑梅涧不仅精喉科，还兼通内、幼诸科。郑梅涧从郑赤山始以精内科而著称，其内科有一定的家传渊源，而儿科则受业于著名儿科医家陈复正，这为他以后治疗小儿喉白等难危症奠定了基础。方成培（《重楼玉钥·序一》）评论他：性好岐黄家，其先世得喉科秘授，故于此尤精，远近无不知之，救危起殆，不可胜数。余常见有垂毙者，先生刺其颈出血如墨，豁然大愈，其妙如此，而未尝受人丝粟之报，惟以利人为急。

郑枢扶幼承庭训，耳染目睹，稍通喉科，未冠时又从绩溪北乡曹素峰先生游历四方，获异人传方，用以治病，常常奏效，与弟既均常在一起朝夕研医，揣摩其父的治疗经验，整理其父的口授，在郑梅涧对白喉认识的基础上有了新的创见。守先（《喉白阐微·序一》）评：郑子若溪，聪明好学士也，潜心医道有年矣，其于喉证尤究心焉，盖喉科乃其家传；然其书特言实证而未及于虚也。

郑梅涧喉科师承授受如下表：

南园：郑于丰—梅涧 ┌ 枢扶
　　　　　　　　　└ 既均—钟寿—大樽—沛—墨西—景岐—日新

---

① 郑梅涧. 重楼玉钥·序 [M]//郭君双整理. 中医临床必读丛书·重楼玉钥. 北京：人民卫生出版社，2006：2, 43, 46.

西园：郑于蕃—宏绩—{雪渔—麝—妻许梅涧—永杓—纂饮—渭占—铎
承海

但是郑梅涧不以家传为观止，广览群书，在临床实践中，敢于突破家传。如上卷末附有"梅涧医语""论喉间发白症"，该症在喉科三十六症中没有论述，清乾隆四十年前无是症。郑梅涧在实践中认识到此症属少阴一经，热邪伏其间，盗其肺金之母气，故喉间发白，突破了喉风三十六症风邪为患的病因，但在治疗上仍承家传紫正地黄汤为主方，因症无风邪，故方中茜草、紫荆皮二味破肝血之燥热药减去，以此治疗10余例皆获效。郑梅涧子枢扶又在其父论治喉白经验上，广泛地进行临床验证，并与三弟既均其同研讨，在病因病机上有新的创新，首次认识到该病为伤燥及感疫气，其发病为水虚则金不润而燥，治疗最忌发散，又忌苦寒，当以养阴清润为主，进一步明确了水不足而金燥的病机。在方药上不仅用紫地汤去荆皮、茜草，且改赤芍为白芍，再去荆芥、桔梗、防风之忌药及细辛，加麦冬、贝母、玄参等清润肺燥之药合生地、薄荷、丹皮、甘草，组成养阴清肺汤。可见，郑枢扶学承家业，但不拘家传，为治疗喉白创出新途径。

博学广求兼收并蓄　　择要从善集人之长

喉科虽小，但精喉科还需有内、外、幼诸科的基础。郑海涧幼承家学，谙熟祖传秘本《喉口三十六症》，博及内、儿等科，为日后治疗小儿白喉创造了先决条件。在治学上他博学穷源，不拘家传，勤奋诚笃，上溯《内经》《难经》《本草纲目》《外台秘要》《千金方》，下至《针灸大成》《医宗金鉴》。其《重楼玉钥》卷下针灸部分的专论，不仅对各家著述中用针灸治喉疾内容兼收并蓄，博采众长，且能从众家之论择要从善。如任脉凡24穴，而在喉科有的只璇玑、天突、廉泉、承浆4穴，其他穴位郑梅涧梅涧皆不做论述。在郑梅涧所载的73个喉科常用穴主治作用，针灸法中，广征博引，择其精华。如承浆"千金方云：小儿唇紧灸三壮"，"百症赋云"：泻牙痛而移，"通元赋云：治项'头强'。"廉泉穴"百证赋云：兼刺中冲穴，堪攻舌下肿痛"。足三里"千金云：灸二百壮至五百壮""华伦云：疗五劳七伤，赢瘦虚乏，瘀血乳痛""外台明堂云：人处三十已外，若不灸三里，令气上冲目，使眼无光""大乙歌云：兼二间治邪疼头痛，并喉痹，小便不利等症"。① 从上述几个例子，我们不难看出，郑梅涧学有渊源，论有古训，对其穴位的主治作用、针灸法皆加详述，汇众家之长。从其所论73个穴中，引医书达40余部，其中有一些现在已不常见或佚亡，如《乾坤生意》《天星秘诀》等。

郑枢扶幼承庭训，稍通喉科，为了学有所成，不囿家学，未冠时就从绩溪北乡曹素峰先生游学四方，旁及地理诸学，中年时又经商兼医于汉口，历游时他遍访各师，常遇异人，得秘传之方，治病常获全效，因而集众家之长于一身。他学业上刻苦钻研，精益求精，因小儿喉白一证，五七日而死者，不可胜计，于是，枢扶与既均三弟朝夕讨论，揣摩其父医语，明其金被火烁，水失其源为白喉之病理。这种家传相授，兄弟其研医学而有重大创见的治学方法，在中国医学史上堪称集思广益之典范。可见，博学广求，集众家之长，实乃枢扶医学成就一大治学经验。

据《重楼玉钥·原叙》载："吾乡郑梅涧先生，性好岐黄家言，其先世得喉科秘授，故于此尤精，远近无不知之，救危起死，不可胜数。余常见有垂毙者，先生刺其颈，出血如墨，豁然大愈，其妙如此，而未尝受人丝粟之报，惟以利人为急。"② 由此可知，郑氏既是著名喉科医家，又擅用针刺治疗喉病，且医德高尚，扶危救厄，不受他人恩报，是一位深受百姓尊爱的民间医生。郑梅涧对医德修养颇重视，他有一枚印章，为椭圆、阳文篆书；文曰"一腔浑是活人心"于处方笺上作"起首"之用。一以自勉，医者应以一心救人，以病人为重；一则告诫子孙，不得求名邀利。此印郑梅涧后代延用之，至今仍保存完好。

郑氏家系医商一体家族，商人重实用的风格无疑对医家治学产生十分重要的影响。郑梅涧父子所著《重楼玉钥》《喉白阐微》等书，注重简明，讲求实用，不好空谈。《重楼玉钥》全书只有2卷，不足3万字；《喉白阐微》全书不分卷，不足2万字。《重楼玉钥》上卷所载喉科三十六症，每症开头皆编成四句歌诀，就可以运用自如，在临床收到很好的疗效。如驴嘴

---

① 郑梅涧. 重楼玉钥·卷下［M］//郭君双整理. 中医临床必读丛书·重楼玉钥. 北京：人民卫生出版社，2006：2.
② 续修四库全书编委会. 续修四库全书. 1018. 子部. 医家类［M］. 上海：上海古籍出版社，2002：419.

风：驴嘴风生在下唇，逐时肿大不堪论，更加作痛如刀刺，敷药频施效自神。歌诀把驴嘴风的发病部位、证状以治疗用方简明扼要表述出来。该书卷下专论针灸，其中对喉风针诀、行针手法、补泻要诀、针灸禁忌、十四经要穴等皆用歌诀概括，简明扼要，读起来朗朗上口。如针法主治歌：火针主刺周身病，淫邪溢于肌体中，为风为火关节痹，关节一利大气通。

书中所载内容力求实用，如三十六症后，列明所用方药、制作、炮炙、注意事项、使用方法，学者有按图索骥之例。郑枢扶《喉白阐微》也是这样，全书皆用短小精悍的医话编撰成，寥寥数言把喉白的杂说、燥证、肺燥论、证治、兼证、主方以及方药组成制作方法皆论述精晰，且循循诱导，简便实用。其后还附有医案二则、喉白的禁宜药物，便于临床，不致误用。

总之，郑梅涧父子这一治学风格与新安医家陈嘉谟、程钟龄、汪昂等编撰小型实用医著，利于学习的思想是一致的，反映了新安医家共同的治学特点。

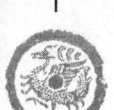

《重楼玉钥》推发展　传承喉科出硕果

喉科疾病在中医临床中有悠久的历史，春秋战国时期，《黄帝内经》已认识到人的五官不是孤立的，指出喉为肺系。汉代华佗曾用大蒜、白矾治愈咽部重患病人。《金匮要略》中对"妇人咽中如有炙脔"即后世所称梅核气，用半夏厚朴汤治疗，此法被沿用至今。晋代《针灸甲乙经》已有五官科的针灸疗法。宋代的《咽喉脉症通论》是最早的一本咽喉科专著。到了元代，喉科已被列为独立一科。明代《普济方》咽喉门收集前人治验空前丰富。至清代喉科专著约有60多种，其中疫喉专著有50种，将喉科发展推向高潮。

《重楼玉钥》为清代郑梅涧撰于1768年，在众多喉科专著中，称之为我国最为重要的古代喉科症治专著，不仅因为是清代关于喉科症治的早期著作，更主要的是其书在喉症的病因病机、病名、症状、治法、方药、禁忌、辨别，以及针灸原理及治法等，全面地撰述了喉科疾病的理法方药。该书是记载白喉病证治十分重要的文献。书中对白喉的病理有独到的见解，指出白喉属少阴一经，邪伏其间，盗其肺金之母气，故"喉间发白"，为创制"养阴清肺汤"奠定了理论基础。《重楼玉钥》是郑梅涧根据江西黄明生授徒秘本，参以自己临床经验增订而成，约撰于乾隆年间。该书撰成后，经人辗转传抄，于1838年岁次由津门冯相棻刊行，现存初刻本为清道光十九年乙亥（1839）苏城喜墨斋刻本谦吉堂藏板。

《重楼玉钥》又名《重楼玉钥喉科指南》《喉科指南》，它虽文字不多，但全书内容明晰，针对性强，可为喉科症治的专著。其学术内容与学术特色，对指导当时咽喉病症的治疗，具有理论与实践经验的指导作用，因而受到医家的欢迎与广泛运用。

《重楼玉钥》分上、下二卷，上卷首列咽喉说，喉科总论，以明确咽喉的解剖部位及其在生理的重要性，次论喉科疾患的诊断与预后，再次详论各种喉病的症状和治疗，收载关于治喉症的内服方药24个，咽喉局部吹药28方，熏、含化、外敷药6方。下卷专论喉科的针灸疗法，分39小节阐述治疗喉风的方法原则及穴位，如喉风针诀、针法主治歌、针禁忌法、禁针穴歌、诸症针刺要穴等有关喉科针灸方面的论述，其中所记证候，如白缠风，类似白喉，所用方剂，如养阴清肺汤，以养阴清热为特点，这在白喉抗毒素血消问世之前，为治疗白喉的有效方剂，具有科学价值。其用针灸配合治疗疾病，亦为特点之一。[①]《重楼玉钥》在学术与临床实践上主要有四方面的贡献。

一、喉症病因说

《重楼玉钥》指出咽喉是呼吸、消化之门户，咽喉病症外因为风寒暑湿燥火之六气，内为喜怒忧思悲恐惊之七情，"一有风邪热毒，蕴积于内，传到经络，结于三焦，气凝血滞，不得舒畅，故令咽喉诸症种种而发"，[②] 对咽喉诸风病机及症治提出独到秘诀，"喉主天气，属肺金，其变动为燥，燥则塞而闭；咽主地气，属脾土，其变动为湿，湿则肿而胀，皆火郁上焦，致痰涎气血结聚于咽喉。肿达于外，麻痒且痛而紧，是为缠喉风，红肿于两旁兼闭塞，是为喉痹"，所以天行、七情、寒邪、饮食失当致喉痹说，始终为郑氏喉科病因病机说的核心内容。

---

① 李天禾等. 历代名医传略 [M]. 黑龙江科学技术出版社，1985：185-186.
② 郑梅涧. 重楼玉钥 [M]//郭君双整理. 中医临床必读丛书·重楼玉钥. 北京：人民卫生出版社，2006：2，43，46.

二、喉症治则说

郑梅涧辨析咽喉诸症多是火热证，具有虚实之别。临床上宜根据病情分别采取内服、外治等法，治方则以紫地汤化裁，并灵活配用针灸、吹喉药、噙化、外敷及刀刺放血等法，体现了郑氏辨证、用方和治法的独到之处，深受后世医家重视。针对喉痹实证病位在"上"在"表"，其疾病发展的趋势宜向"下"入"里"的特点，郑梅涧提出"拦定风热""气血并治"的治则。在卷上指出：热重者，令去内热，用药取病归上，拦定风热，使其攻上不下，诚为善治者。在用药原则上，喉症初起，以紫正散、地黄散合服勿离，其药乃气血并治，能理气散血，逐风痰。"拦定风热""气血并治"为郑梅涧治喉症治则的首创，其重要意义在于郑氏对阻止疾病传变规律的重视。

三、喉症"开风路针"学说

《重楼玉钥》卷下全面阐述针刺治疗喉风证，为治疗喉症疾病提供了多种治疗渠道和经验，而对于喉风症运用的针刺法突出了用针的机理。喉风针诀节曰："喉风诸症，皆由肺胃脏腑深受风邪，郁热风火相搏，致气血闭涩，凝滞不能流行，而风痰得以上攻，结成种种热毒。故宜以针法开导经络，使气血通利，风痰自解，热邪外出，……"[①] 由此提出"气针诚为诸药之先锋，乃喉风之妙诀"。如治疗斗底风，用开风路针，因为喉风均是风邪，针刺相关穴位，开其风壅之路，使风邪外出。"开风路针"学说指导针刺临症的准确快捷，阐明了"气针诚为诸药之先锋"的理论。这对后世临床针灸治疗喉科疾病提供了途径，直至现代仍具有实践意义。

四、对方剂学的新贡献

《重楼玉钥》归纳收载关于治喉症的内服方药24个，咽喉局部吹药28方，熏、含化、外敷药6方。在介绍各方的同时，对用药特点、用药原则、用药禁忌、用药方法介绍亦十分详尽。特别是对方药的创新，体现出郑氏喉科的遣方用药的独到。在白喉症治上，郑梅涧创养阴清肺兼辛凉而散的治疗法则，他提出白喉"症属少阴一经，热邪伏其间，盗其肺金之母气"，这一理论为其后创制的"养阴清肺汤"奠定了理论基础。1795年，郑梅涧

---

① 郑梅涧. 重楼玉钥 [M]//郭君双整理. 中医临床必读丛书·重楼玉钥. 北京：人民卫生出版社，2006：2，43，46.

长子郑承瀚在其父理论实践基础上，创制了"养阴清肺汤"用于喉间发白症（白喉）。① 这是郑梅涧喉症方剂理论的发展，并使郑氏喉科在喉科症治如白喉症等创用一系列新方。养阴清肺汤至今仍应用于临床各科。

须予提出的是，《重楼玉钥》不仅仅是郑梅涧一人的杰作，书中的"枢扶氏曰"指的是郑梅涧长子郑承瀚的言论，是他汇集其父郑梅涧医论医方，完成《重楼玉钥》，后又编《重楼玉钥续编》补充前编之不足。为《重楼玉钥》作序者方成培，他与郑承瀚一起将郑梅涧的喉科秘籍整理成《重楼玉钥》一书，并附有自己的医方，如"此环山方子岫云秘传之仙方"。

《重楼玉钥》是郑梅涧父子吸收前人秘传和治疗咽喉实践经验，经世代传承，不断创新而形成的喉科专著。书中记载了郑氏喉科三代医家的学术思想和喉症诊疗经验，涉及了中医治疗喉症的理法方药各个方面，又设专卷阐述针法治疗喉症症治，因此，此书即是我国喉科史上第一部学术经验趋于系统、全面的喉科症治专著，又是第一部中医喉科针灸专著。

郑梅涧是郑氏南园喉科中最著名者，其家从先祖知医，从郑梅涧始得喉科秘传，精专喉科，临症经验丰富。在此之前，中医喉科尚缺乏系统专著，于是撰写《重楼玉钥》，其可贵之处是凝聚了前人的喉科症治经验，结合郑氏几代的经验心得，全书论述喉症病机、辨证论治、预后、治法、针灸等，十分系统全面，可谓一书在手，方法全有。此书一经问世，则纷纷被医家采纳，其中的选方用药被广泛用于喉症治疗，特别是当时对人侵害最重的流行性传染病白喉，应用了书中所创之"养阴清肺汤"，解救了众多被传染病侵害、困扰的民众。郑梅涧的喉科症治功效影响不断扩大，成为郑氏喉科最具代表者。

此书突出以症创方，因症施治，辨证准确，药到病除，受到广大后学者的效仿运用，争相传抄选用。道教学说《黄庭经》谓咽喉为"十二重楼"，《重楼玉钥》之"重楼"喻咽喉危急重症如重楼之门被锁闭，而"玉钥"喻本书的治则治法就像一把宝贵的钥匙，能把咽喉危急重症这扇紧闭的大门开启，使生命得到复苏。可见撰著者对治好喉症的用心良苦。全书收载的关于治喉症的内服方药24个，咽喉局部吹药28方，熏、含化、外敷

---

① 郑梅涧. 重楼玉钥 [M]//郭君双整理. 中医临床必读丛书·重楼玉钥. 北京：人民卫生出版社，2006：2，43，46.

药6方，均为撰著者精心选择，从实践中检验而来，其中有不少方为撰著者独创，如"养阴清肺汤"，治白喉症的系列方"两富汤、两仪膏、甘露饮"等，并一针见血的地指明：白喉"证治总不外乎辛凉养阴清润，若稍兼疏表，不惟不效，且反增剧。……"这一辨证论治理论对指导治疗传染疾病具有重要意义与积极作用，这也是《重楼玉钥》能受到后世医家学者广泛赞誉的重要原因。

《重楼玉钥》在中医古代喉科专著中，可谓最具盛名，全书辨证明晰精要，选方和作者个人制方切合病情，并具实效，故而在喉科史上流传颇广，以至于现代仍在不断翻印，成为研究和学习喉科理论的必读之书。《重楼玉钥》前后时代中医喉科医著的状况也是丰富的，体现出中医喉科历史的发展。而仔细阅读中国古代喉科著作，可以看到郑氏喉科，无论在临症实践上还是在著书立说上，都称得上独占鳌头。直至现代，郑氏喉科第13世传人郑景岐，仍是从事喉科医疗，并对郑氏喉科著作，特别是《重楼玉钥》《重楼玉钥续编》等进行校勘整理，并存世有《景岐医案》数十卷。

郑梅涧是站立在我国喉科症治史上的一个标志，标志着喉科完整理论性著作形成，对后世喉科临证提供了宝贵的借鉴。《重楼玉钥》一书，不仅集清以前中医喉科学之精华，进一步补充和发展了中医喉科学（包括耳、鼻、口腔）的理论，而且在白缠风（类似白喉）的诊治上，独辟蹊径，另树一帜，开创了以中医药治疗白喉病之先河，不愧为祖国医学宝库中的一颗瑰宝。①

年　　表

1727年　出生于安徽歙县郑村南园。
1740年　承家学习喉科秘术。
1745年　娶妻。
1746年　生长子承瀚。
1755年　生三子承洛。

---

① 朱自强. 试论郑梅涧对中医喉科学的贡献［J］. 江西中医药，1990，（3）：6.

1757年　与方成培交往甚密，授以家传喉本。
1767年　父亡。
1767年　与兄弟郑于蕃分家，建立南园。
1768年　著成《重楼玉钥》。
1776年　擅治流行病白喉。
1780年　著成《痘疹正传》《箑余医语》。
1787年　病逝。

（刘玉玮）

主要论著

郑梅涧. 重楼玉钥. 清道光十九年乙亥（1839）苏城喜墨斋刻本谦吉堂藏板.

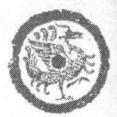

余 霖
(1725—?)

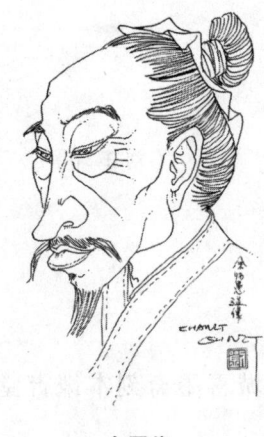

余霖像
（刘长青绘）

余霖，字师愚，清代著名医学家。因受刘河间、吴又可的温热学说影响，对温疫学的源流进行了探讨，指出疫证是邪热在胃，治宜清热解毒，不可表散与攻下，其所倡导"非石膏不足以治热疫"之说，丰富和发展了疫证治法。临证主张重用石膏，并自创用治外感热病重症、气血双清之名方清瘟败毒饮，使疫证的治疗别开生面。临证30年，经验丰富，疗效卓著，名扬医林。著有《疫疹一得》2卷（1794），着重论述疫证证治，为一部辨治温疫病的重要专著。

余霖约生于清雍正三年（1725），① 祖籍江苏常州，幼年移居安徽桐城。② 少

---

① 余霖的生卒年，目前学界笼统指为清代雍正至乾隆年间（1723—1795）人。笔者注意到，撰于公元1794年（乾隆五十九年甲寅）的《疫疹一得》"蔡曾源序"中，明确提到余氏"今年且将七十矣"，据此推算，余霖约生于1725年（雍正三年乙巳）。其卒年当在1794年《疫疹一得》书成后，具体仍待考。

② 余霖里籍目前学界有分歧，主要说法有两种：一说常州（今属江苏）人，一说桐城（今安徽桐城）人。笔者按：《疫疹一得·自序》及各卷前题辞，余氏均自称为"桐溪人"。遍查《中国历史地图集》，"桐溪"向为浙江钱塘江中游一段的代称，与江苏与安徽均无涉，不知是否另为史籍不载的区域性小地名？笔者曾赴常州调研，考之土著常州老人及地方地名文献，常州均无"桐溪"小地名。《清史稿》载余氏为安徽桐城人，考《疫疹一得》诸序，与余霖亲有交往者均视其为桐城人，如桐城人张若淳（字圣泉，又字寿雪，康、雍、乾三朝重臣张廷玉第七子。贡生。官工部侍郎、兵部尚书、刑部尚书。卒赠太子太保，谥勤恪）在序末自署为余氏"同乡"，且与余氏为姻亲；与余氏为忘年交、有20余年交谊的蔡曾源在序文中亦称余氏为桐城人。尤需注意的是，桐城人吴贻咏（1734—1805。字惠连，号种芝，安徽桐城人。乾隆五十八年癸丑会元，官吏部主事。有《芸晖馆诗集》）在序文中曾回忆道，当年他应童子试时，是与余霖一起赴郡城的，并在客邸促膝谈心，这至少证明余霖的青少年时期即已在桐城度过。这些为余书作序者均为当时的朝廷权贵，行事谨严，所言定然不虚。但持余霖为常州人者亦有明确证据，即道光八年戊子（1828）庄锦在《疫疹一得》刊行时，在所作序中称余霖为"乡前辈"，而序末庄氏自署为毗陵人，查毗陵为今江苏常州的古称，这就意味着庄氏视余霖为常州人。要解决上述的诸种矛盾，笔者认为比较合理的推论是，余霖的祖籍或出生地为常州，而余氏本人约幼年时期即移居桐城。

习儒，博览群籍，然屡试不第，遂弃儒攻医，博览医书。余氏所处的18世纪，是疫病在中国较为流行的时代。有资料显示，在1700—1800年的百年间，约有近40场疫病在中国各地流行。① 乾隆二十九年（1764），余霖旅居今河南开封一带，其父偶染时疫，为群医所误治，以致不救。余氏奔丧回里，查看医方，总不外治伤寒汗、吐、下三法，因抱恨不已，思治疫证的有效之法并将公之于世，以释隐憾。此后，即侧重于疫证的研究，熟研本草，并参合五运六气之说，"而后恍然有悟，独于疫疹一门，神而明之，实能辟前人之所未见未闻者。"② 在《疫疹一得·自序》中余氏曾回忆道，当他读到本草书中有关石膏性寒，大清胃热；味淡而薄，能表肌热；体沉而降，能泄实热的论述时，顿时恍然大悟，领会到非石膏不足以治热疫，遂用石膏重剂试治温疫，取得良效。乾隆三十三年（1768）桐城疫证流行，他临证每每投石膏重剂亦获显效。临证30年间，余霖对石膏的应用无不得心应手，后并创制以石膏为主药的治疫名方清瘟败毒饮，屡起疫病中之危难重证。

余霖约于乾隆三十九年（1774）客居北京行医。乾隆四十九年（1784）余氏友人吴贻咏至京，见是时余氏医名已大盛，其车马仆从甚盛，自王公以下达官贵人无不降身相延。乾隆五十八年（1793）春夏间京师多疫，医者治以张介宾法多不效，用吴又可法亦不尽验，余氏仍以大剂石膏治之而多愈，效其法者亦救活了许多疫证患者。时鸿胪冯星实姬人患疫，呼吸将绝，余氏投以石膏重剂而治愈。大学士纪昀目击其事，故录载于所撰之《阅微草堂笔记》一书中，③ 其后《清史稿》《续修四库全书总目提要》均

---

① [美] W.H.麦克尼尔. 瘟疫与人：传染病对人类历史的冲击 [M]. 杨玉龄译. 台北：天下远见出版股份有限公司，1998：342-361.
② 余霖. 疫疹一得·蔡曾源序 [M]. 道光八年戊子（1828）七月新刊，延庆堂庄宅藏板.
③ 纪昀. 阅微草堂笔记·卷18·姑妄听之四载此事道："乾隆癸丑春夏间，京中多疫。以张景岳法治之，十死八九；以吴又可法治之，亦不甚验。有桐城一医，以重剂石膏治冯鸿胪星实之姬人，见者骇异。然呼吸将绝，应手辄痊。踵其法者，活人无算。有一剂用至八两，一人服至四斤者。虽刘守真之《原病式》、张子和之《儒门事亲》，专用寒凉，亦未敢至是，实自古所未闻矣。考喜用石膏，莫过于明缪仲淳（原注：名希雍，天、崇间人，与张景岳同时，而所传各别），本非中道，故王懋竑《白田集》有《石膏论》一篇，力辩其非，不知何以取效如此。此亦五运六气适值是年，未可执为定例也。"见阅微草堂笔记·卷18·姑妄听之四. 道光十三年癸巳（1833）刊本。

引其事。余霖晚年将自己30年刻苦钻研医术的成果和临床经验进行了系统总结，于乾隆五十九年（1794）著成《疫疹一得》一书行世。

余霖所著《疫疹一得》2卷，卷上论疫疹病源，诊治要点，疫疹52种常见症状辨析，尤详于疫疹之危重症候；卷下概述疫疹瘥后诸症的治疗、斑疹形色的鉴别和疫疹诸方析义，后附余氏治疗疫疹疑难危重之证11例验案。书中介绍了自制清瘟败毒饮一方，方由白虎汤、黄连解毒汤、犀角地黄汤等古方加减化裁而成，组成有石膏、黄连、犀角、黄芩、丹皮、栀子、赤芍、连翘、元参、生地、知母、桔梗、竹叶、甘草诸品，以石膏为君。根据疫疹不同的病状，石膏、生地、犀角、黄连等主药用量分为大、中、小三种剂量，遇重证，石膏有累积用至七八斤者，并介绍了50余种随证加减之法。本书是在刘河间、吴又可的温热学说基础上，通过长期大量的临床实践而总结出来的，它不仅是一部辨治温疫病的重要专著，而且对于温病学的充实和发展都具有很大的影响和贡献。现存初刻本及其他清刻本、清抄本等，新中国成立后有影印本。

总结诊治经验　　发展疫证学说

余霖在长期的医疗实践中，对于疫证的辨证施治积累了丰富的经验。他认为疫证乃运气之淫热邪毒从口鼻入侵于胃，敷布于十二经脉所致，临床以疫疹、头痛、汗出、呕恶、下利为常见症状，治疗必用石膏之剂清瘟败毒，平息诸经之热，尤为疫证的治疗开拓了一个新的境地。

1. 疫证的病因病机

余霖认为疫证发病与运气有关，并由乎大毒淫热，侵犯及胃，布散十二经所致。天之五运六气是疫证发病的外部条件，他说："原夫致此之由，总不外乎气运。人身一小天地，天地有如是之疠气，人即有如是之疠疾。"[1] 即天之六气在发病当年当月，正是火热淫气当令，疫证发于此时，疫邪当属火热，刘河间正是在此基础上提出了清热解毒之法以治热病的高明见解。而无形之大毒淫热是疫证发病的内在根源，所谓："瘟既曰毒，其

---

[1] 余霖. 疫疹一得·论疫疹因乎气运［M］. 道光八年戊子（1828）七月新刊，延庆堂庄宅藏板.

为火也明矣……火者，疹之根；疹者，火之苗。"①

对于疫证的病机，余氏认为主要是由于胃虚而感受四时不正之疠气。对疠气的传入途径，余氏基本上接受了吴又可"邪从口鼻而入"的观点，但认为吴氏所言邪不在胃而传于膜原的看法似有语病，他说："疫疹者，四时不正之疫气。夫疠气，乃无形之毒，胃虚者感而受之。"①胃虚而热毒深入，邪气就会遍传十二经，可出现各种全身症状，且迟至四五日仍不透发。如果胃本不虚，偶染疠气，不能入胃，才转而进入膜原，且一日即发。总之，对于疫证发病的机制，余氏既重视火毒疠气，又强调胃气的盛衰，在分析吴又可邪伏膜原之说的基础上，突出了与胃及十二经的关系。余氏对疫证病因病机的认识，对其治疗法则、处方选药均有很直接的影响。

2. 疫证的辨证

疫证与伤寒之辨，吴又可、薛雪等虽都曾有过论述，但每遇临证仍易混淆，余霖在《疫疹一得·疫与伤寒似同而异》中指出温疫与伤寒除了病因上的不同，而且在症状上亦似同实异，并且从寒热先后，头痛轻重，呕吐、自利时胁痛、耳聋、腹满等伴随症状有无，以及是否发斑与出汗等方面列举了具体的鉴别方法。

余氏在疫证中重视对疫疹的辨识，且经验丰富，别具卓识。他以形状及色泽为要点，具体根据疫疹形体的浮、松、紧、束以及色泽的淡红、深红、艳红、紫赤等种种不同，以判断血之活滞、毒之轻重、热之在表在里，来确定治疗和预后。他在《疫疹一得》卷下"疫疹之形""疫疹之色"诸节中，均逐次列有具体用药，可谓条分缕析，搜罗评备，若非学验俱丰者，是很难做到的。

3. 疫证的治疗

疫证之治，前代刘河间清热解毒、吴又可不可妄自汗下、冯兆张斑疹不可妄为发表等论均为余霖首肯。他曾甚为赞赏清代医家熊恁昭在其《热疫志验》中首用败毒散、继用清心凉膈散以治胸膈六经邪热的方法，并加以仿效改进："予今采用其法，减去硝黄，以疫乃无形之毒，难以当其猛

---

① 余霖. 疫疹一得·疫疹案[M]. 道光八年戊子（1828）七月新刊，延庆堂庄宅藏板.

烈；重用石膏，直入戊己，先捣其窠巢之害，而十二经之患自易平矣。"①

然而，余霖治疫最为擅用的是他所创制的清瘟败毒饮一方，认为一切火热表里俱盛，见狂躁烦心、口干咽痛、大热干呕、错语不眠、吐血衄血、热盛发斑等症，不论始终，均可以此方为主随证加减。方中以重用石膏为其特点，余药均为清热解毒之剂。疫疹虽出于胃，亦受诸经之火相助，故重用石膏，直入胃经，使其敷布于十二经，退其淫热；佐以黄连、犀角、黄芩，泄心肺火于上焦；丹皮、栀子、赤芍泄肝经之火；连翘、玄参解浮游之火；生地、知母抑阳扶阴，泄其亢甚之火而救欲绝之水；桔梗、竹叶载药上行，使甘草和胃。诸药合用，既清胃热，又泻上下内外之火，使胃与十二经之火得以平息。

临证应用，又须重加减化裁。其中石膏等主药用量，在疫症初起，恶寒发热，头痛如劈，烦躁谵妄，身热肢冷，舌刺唇焦，上呕下泄等情形下，可视脉象定剂量大小：六脉沉细而数，用大剂；沉而数者，用中剂；浮大而数者，用小剂。若有斑出，又用大青叶与升麻引毒外透，内化外解，降浊升清。至于妊娠及产后患疫证，可无需虑及产后之虚及禁用寒凉之说，亦不必顾及胎儿，总以清除疫邪为第一要旨，邪去正气方可得复，胎儿自安。总之，余氏强调疫证一病，既不可表，又不可下，更不能妄用温补扶阳，总以祛除无形热毒疫邪为要。

有胆有识　治疫卓然一家

余霖熟谙疫证原委，久经临床，其治疫胆识非凡。他始终以清热解毒的经验方清瘟败毒饮化裁，且剂量特重，可谓卓然一家。史载他30年来，自南而北，屡起危证，活人无算，洵非虚语。他自己曾在"祁某病疫发斑紫黑相间"案后感慨道："瘟毒发斑，疫症之最重者，然有必活之方（笔者按：此指清瘟败毒饮），无如医家不敢用，病家不敢服，甚至铺家不敢卖，有此三不敢，疫疹之死于误者，不知凡几，可胜叹哉！令郎之症，蒙相信之深，邀予诊治，予用大剂连投十五帖，今已全安。计用石膏六斤有零，

---

① 余霖. 疫疹一得·疫疹穷源［M］. 道光八年戊子（1828）七月新刊，延庆堂庄宅藏板.

犀角七两有零，黄连六两有零，此前人之所未有，后人之所未见，故笔之于书，以征奇效。"①

需要注意的是，余霖虽以重用大剂石膏驰名，但也并非一味寒凉，也十分重视对人体阳气及阴液的维护。吴贻咏经目击观察后曾指出："夫师愚无必用石膏之意，而有必用石膏之症。观入秋数月以来，未尝轻用凉剂，其意亦可见矣。乃谤之者谓师愚非石膏不立剂，是诬人。"①就是说，不是余氏有非用石膏的偏好，而是"有是症即用是药""有是症即用是量"。而一旦秋凉，凉剂的应用自然就慎重了。因此，我们对余霖学识证治要避免做出片面理解。

在《清史稿》"列传第289"中，余霖并传于"吴有性传"后。吴、余二人所处时代疫证流行情况不同，所治温疫病证类型稍异。吴氏之温疫属湿热之性，故易阻碍病机，疏利分消自然为法；而余氏之疫疹则侧重于热毒疫邪，故以清热解毒为治，正如清代王学权在《重庆堂随笔》中所说："盖师愚所论者，暑热为病……又可所论者，湿温为病……清邪乃无形之燥火，故宜清而不宜下；浊邪乃有形之湿秽，故宜下而不宜清。二公皆卓识，可为治疫两大法门。"②《续修四库全书总目提要》对此亦评曰："前人论吴又可之达原饮，专宜于治湿温；窃谓是书之清瘟败毒饮，专宜于治淫热。二者得失，亦复相等，要之皆近代治疫家之能自立一帜者。"③ 在中国古代疫病治疗史上，不乏用药自成一家的名医，如庞安时之圣散子、李东垣之普济消毒饮、吴又可之达原饮、杨栗山之升降散、叶天士之甘露消毒丹等，虽彼此之用药相去甚远，但当其时均济人无数，可以说实事求是、富有创新精神是他们成功的基本要素。

余霖的学术思想及其成就，是其长期勤奋精研，理论联系实践的总结，也是他勇于实践、敢于创新的结果，故与"祖述宪章，人云亦云"者不同，可谓异峰突起。清代温病大家王士雄在《温热经纬》一书中不仅多所采取余霖疫病证治内容，并且誉其为"独识淫热之疫，别开生面，洵补昔贤之未备，堪为仲景之功臣"。④ 余氏的这些学术成就，不仅在当时对温疫病的

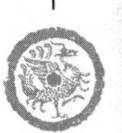

---

① 余霖. 疫疹一得·疫疹穷源 [M]. 道光八年戊子（1828）七月新刊, 延庆堂庄宅藏板.
② 王学权. 重庆堂随笔·卷下 [M]. 施仁潮、蔡定芳点注. 南京：江苏科技出版社, 1986：79.
③ 刘时觉编注. 四库及续修四库医书总目·疫疹一得 [M]. 北京：中国中医药出版社, 2005：268.
④ 王孟英. 温热经纬·余师愚疫病篇 [M]. 见王孟英医学全书本. 北京：中国中医药出版社, 1999：88.

辨证施治做出了重要贡献，对温病学派的形成产生了一定的影响，即使对当今临床有关急性传染病的治疗，仍然具有一定的指导意义和较高的参考价值。

年　　表

约1725年　出生。祖籍江苏常州。
约1736年　移居安徽桐城。
约1755年　30岁前后弃儒攻医。
1764年　旅居今河南开封一带，其父偶染时疫，为群医所误，因思治疫疹效法。
1768年　桐城疫疹流行，余氏认为非石膏不足以取效，临证每每投之而获显效。
1774年　客居北京，与蔡曾源相识，订忘年之交。
1777年　治愈蔡曾源沉疴。
1784年　余氏友吴贻咏至京，见是时余氏医名已大盛。
1792年　夏五月，蔡曾源谒选入京，其家人半染疫，经余氏治疗霍然而愈。
1793年　春夏间京师多疫，冯星实鸿胪姬人患疫，余氏投以石膏重剂而治愈。
1794年　吴贻咏寓青岩，距余氏居处甚近，二人晨夕过从。《疫疹一得》书成，余氏自序，并有蔡曾源、张若淳与吴贻咏等人之序。

（廖　果）

主要论著

余霖. 疫疹一得. 清道光八年戊子（1828）七月新刊，延庆堂庄宅藏板.

章 楠
（约 1758～1767—?）

章楠，清末中医学家，是温病学的重要代表人物。最为推崇张仲景和叶天士，继续完善温病学的理论和实践。王孟英的《温热经纬》即以他的《医门棒喝》为蓝本。另外，章楠整理《内经》和《伤寒论》，成绩较为突出。

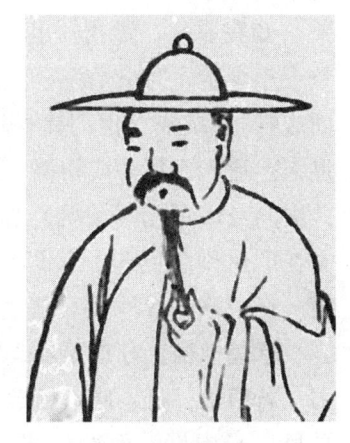

章楠像①

章楠，字虚谷，浙江会稽（今绍兴）人，《清史稿》有传。根据其自叙和著述年代推算，约生于乾隆中后期，略晚于吴鞠通。吴鞠通生于清乾隆二十三年（1758），卒于道光十六年（1836）。笔者根据史料推断，章氏应生于1758年至1767年之间。由于《医门棒喝》的2集《伤寒论本旨》成书于道光十五年（1835），故章氏当卒于1835年之后。至于准确的生卒年份，期待新的资料出现，才能最后确定。

章楠幼年羸弱多病，故留意医学。长大后，游学广东、河北、江苏、北京等地，转益多师。十年时间，学问没有本质提升，仍处于积累阶段。后读叶天士医案顿悟，略窥医理之奥，才见诸医意旨。此后更加刻苦钻研，经过约30年的潜心向学，深刻理解《内经》和《伤寒论》，并融汇贯通诸家，终成一家之言。同时代的绍兴名医田晋元称章楠"夙具灵根，具大魄，能悟天下妙理者"。②

他认为刘河间、张洁古、李东垣及朱丹溪，或论外邪，或论内伤，或

---

① 章楠. 医门棒喝初集·卷1·自题 [M]. 清道光九年（1829）刻本.
② 续修四库全书总目提要 [M]. 北京：中华书局，1993：196.

主补气，或主滋阴，只是阐发部分经义，故各有一偏。至于张景岳，立论主于扶阳，也属一偏。后世学者应该从流溯源，知其理之所归，倘执其偏，不免互相抵牾。章氏自号斋名为知非轩，笃信孟子"尽信书不如无书"，敢于独立思考，以为"医理渊微，愈辨驳则愈明显"，① 常常发表不同意见，谓"知我罪我，皆我师也"。② 对别人的评述言之有据，且长短不袒。经过数十年奔走，"向因多究心医理，阅历既久，偶有一得之愚，笔诸简端，积而成帙"，撰成《医门棒喝》4卷，探讨有争议的重要医学问题，以之警醒世人。道光五年写成初稿，道光八年（1828）重游广东，对旧稿加以整理，并由同乡田晋元（雪帆）加以评点。于次年由浙江海宁人应秋泉、纪树馥等在广州刻版问世，是即《医门棒喝》初集。另外，还有《医门棒喝二集·伤寒论本旨》及《医门棒喝三集·灵素节注类编》。

章楠性格，狂放不羁，特立独行，名士风范。其自评："若曰儒，未读书；若曰道，丹不晓；若曰释，勿面壁。胡为孑然而独立？不解世务人情，耳目口鼻虚设。面冷如冰，心肠火热。却怕荤腥，喜尝墨汁。似呆非呆，若痴若兀。原来一无所用，权且取名'弃物'。嘻！这样酒囊饭袋，还要丹青涂抹，雪泥鸿爪。偶留刹那，变幻无踪，故云色即是空，谁知空里有色。咄！休说撞着云开和尚，一棒打杀与狗子吃。"② 章楠的友人对此也有深刻体会。田乐川谓"章子性恬淡，不屑奔竞形势，向游于粤，当道多折节交之，章子遇之泊如。其待人宽恕，行事磊落，未尝稍有苟且"。② 史善长谓其"性淡泊，不为利动，不为势摄。"③

章楠对待病人也是如此，认为医者只负部分责任，不能无原则承担一切。这个观点确属超前，利于正确处理医患关系。"有延先生诊病，待者磨黑未竟，疾书方，掷笔起，主人趋而尾其后，问病轻重及饮食所宜，匆匆数语登舆逝矣。有服先生方而效者十二三，服之不效者亦十二三，服之而危且殆，至不救者十三四。有人因之询先生，漫曰：彼本不治之证，余药冀生之命不济！"③ 对待医疗的无效问题，从不掩饰，光明磊落。他的医案有成功者，对无效者也翔实记录。对痘证初起者诊之较少，也不讳

---

① 章楠. 医门棒喝二集·卷1·自序［M］. 北京：中医古籍出版社，1987：9.
② 章楠. 医门棒喝初集·卷1·自题［M］. 北京：中医古籍出版社，1987：14.
③ 章楠. 医门棒喝初集·卷1·史序［M］. 北京：中医古籍出版社，1987：7.

言，因痘证初起者多在儿科医处诊治，转其处所诊之小儿，多为他医治之无效者。

章楠学医，没有师承，自学成才。最初学医，不得其门而入，后读叶天士医案受到启发，他认为叶氏能够"熔铸百家，汇归经义，与千百年前仲景心心相印"。故一生推崇叶天士，另外，也受到薛生白的深刻影响。与当时浙东医家相比，章楠博取诸家，更为可取。"清中叶以前，浙东诸医多源于张氏，楠自序服应叶氏最切，谓读其医案，乃窥医理之奥，而见诸家之醇疵，两不可掩。其名所著曰《棒喝》者，谓取解黏去缚之意。是其于论医宗旨，先后宾有变迁，故统全书观之，亦非纯于叶派，视王士雄等专奉一家为依归者，殆有间耳。"①

探医至理　立意高远

章楠共有三部著作，皆汲汲于求索医之至理。"向因多究心医理，阅历既久，偶有一得之愚，笔诸简端，积而成帙。"他认为："天地之大，事物之变，莫可涯涘。究之一理而已。见其理，则触处皆通；昧其理，则动多窒碍。而理之切于身心性命者，自格致诚正外，莫重于医，以其保卫性命者也。"①提出"非格致诚正之功，不能通医之理"。①章楠尊《灵》《素》，发明天人合一之理，以卫身心性命，为医经之源。还认为仲景绍圣轩岐、本《灵》《素》，作《伤寒杂病论》为方书之祖，其最服膺的是叶天士，赞美叶氏"临证之顷，随病设施，揭其理蕴而因时制宜，无法不备。如造化生物，无迹可求，各得自然之用，与千百年前之仲景心心相印而得其真传"。①因此，章楠认为学医之方法，于诸家之说"要在读者因流溯源，知其理之所归"，①当"舍其短而用其长，随时取益，变化无方而理无不合矣"。①欲通医之理，先需主要明白以下道理：

通阴阳之理。《易》曰："一阴一阳之为道。"阴阳学说是中医学的基础，如何认识阴阳关系，是阐释及运用中医之理的基础和关键。章氏认为天地人身变化，都本乎阴阳太极。自然界的六气，名虽有六，实则只是阴

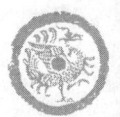

① 章楠. 医门棒喝·卷1·自序［M］. 北京：中医古籍出版社，1987：9.

阳二气的进退而已。他用《周易》卦象的阴阳爻的变化结合时令节气，解释六气流行的特性和发病机理。如解释《内经》"先夏至日为病温，后夏至日为病暑"，指出前者是有火无湿，后者是火湿相合。又如驳"秋之前半截伤湿，后半截伤燥"为臆说，也是从阴阳进退消长之理来分析。他说立秋后"火力微，则水不能沸，而湿气遂收。然火力虽弱，阳焰犹存，则反化燥，故秋为燥金主令"。① 根据他的主张，秋当主燥，但立秋后，湿土司令尚有一月，因此，如按节气与六气相配则似不符，但如按阴阳进退之理，以审气候，则若合符节。另外，章楠将阴阳关系表述为"夫阳昌阴随，为造化自然之道。故阳能帅阴，而阴赖阳之煦通以生长；阴能和阳，而阳藉阴之翕合以固密。此阴阳自然之性能，所以经言阳强不能密，阴气乃绝；阴平阳秘，精神乃治也"。② 因此，临床所见病证，或当扶阳，或当抑阴，唯随宜而施，不能执一定之法。

通医易之理。中医思维方式与《易经》互相统一，所以许多医家对医易之理都有相当深刻的认识。章楠即是其中之一，他常常引《易》论医，见《医门棒喝》的《医本于易论》及《论易理》《太极五行发挥》诸篇。他说："诗、书、春秋，论世间事迹，褒君子，贬小人，以明治乱之所由，原非论阴阳之理者。《易》象表阴阳进退消长之理，儒者用喻世事治乱事之道……故易为大道之源，医理、儒理俱在其中，《易·辞》为儒者之言，可用治世，不可治病也。"另外，"概医明大道之一截，易明大道之全体，医书岂真与易书比哉？医经与易经，体同而用异，拙集屡申其义矣。即将先天后天打作两橛，遂有一橛截全体之见，而不识其体用所在也。圣人韦编读易，不闻读医，假年学易，不闻学医，盖以此也。圣人为治世之大道，不为治病之小道，故言某未达不敢当。然道之用有大小，而其体一也。其所系之重，犹先于大道，何故？盖有性命而后有道德功业。保性命者，医道也。其理与《易经》同出阴阳太极之源，故体同而用异也。"③

辨证论治之理。张仲景是辨证论治的创导者和实践者，但明确提出"辨证论治"一词的第一人是章楠。"辨证论治"最早见于《医门棒喝》卷

---

① 章楠. 医门棒喝·卷3·素问辨疑 [M]. 北京：中医古籍出版社，1987：102.
② 章楠. 医门棒喝·卷3·平心论 [M]. 北京：中医古籍出版社，1987：146.
③ 章楠. 医门棒喝·卷3·论易理 [M]. 北京：中医古籍出版社，1987：133.

3 "论景岳书"，针对张景岳治疗伤寒及瘟疫没有辨证，而是全部采用补法而用到的。原文是："凡治伤寒、瘟疫，宜温补者，为其寒邪凝滞，阳不胜阴，非温不能行，非温不能复也。竟将伤寒、瘟疫同作一病而用补法，无怪世俗之不分邪正，但云补正即可去邪也。即此数则观之，可知景岳先生不明六气变化之理，辨证论治，岂能善哉？"另外，在本书其他章节也有类似论述。例如："理有一定而法无定，法有定而方无定，方有定而病无定也。"① 赞赏张仲景有是证用是药，必详辨脉和证而后始立一方，又反复辨其疑似异同，则方药随宜变换。"治病制方固难，而辨证尤难也。"② 认为后世医家则不然，不详脉证，但题病名，如云伤寒者用某方，伤暑者用某方，兼某病用某方，导致后学不知辨证，记诵方歌若干，每临一病，遍试其方，如此，能幸中者鲜矣。导致的后果是，"既以诸家之书，辞义浅近而易读，则反以圣经为宜古不宜今，终身不曾寓目而亦终身称为医者""医道如斯，亦可谓扫地矣。"②故章楠提倡"每临一病，胸无成竹，惟审其虚实、阴阳、表里、寒热，设法制方，求其合病而止；药虽不同，古方法度，自然合古。如叶氏医案之所以为传仲景心印者，正因其善能变化而无丝毫执滞，仍不出圣道法度故也。学者必由是而学也，方为医道正宗，否则尽是旁门左道"。②同时，在其他著作也有类似论述。他提出"后汉张仲景发明灵素之旨，著《伤寒杂病论》，辨证制方，为万世规则，故称继述之圣也"。③

制方之理。《内经》有七方之制，曰大、小、缓、急、奇、偶、复；徐之才推广其义，设为十剂，曰宣、通、补、泻、轻、重、滑、涩、燥、湿。章楠指出，方药治病的奥秘在于以药之偏救病之偏，以药之性适人之表里、阴阳、虚实、寒热。"要妙者，药性气味也；配合制度，实不外阴阳五行之理耳。"④ "夫人禀阴阳五行之气以生，气有偏驳则病，药得阴阳五行之偏，是故以偏治偏，必归于平而后病愈。"④ "无不以药性气味之阴阳，合乎人身表里阴阳虚实寒热者，是故投无不效，而七方十剂之法，亦尽具于中。"④详辨感病之因、人之体质、药性气味，方药随宜变换，则制方之理得矣。

---

① 章楠. 医门棒喝初集·卷1 [M]. 北京：中医古籍出版社，1987：15.
② 章楠. 医门棒喝·卷3·平心论 [M]. 北京：中医古籍出版社，1987：146.
③ 章楠. 伤寒论本旨·自序 [M]. 清聚文堂刻本.
④ 章楠. 医门棒喝·卷2·方制要妙论 [M]. 北京：中医古籍出版社，1987：62.

尊崇《内经》 探本穷源

　　章氏著作均题名《医门棒喝》，分为初集、二集及三集。《伤寒论本旨》的自序说："是故《灵》《素》首明天人合一之理，辨阴阳六气变化之道，人身经络脏腑气血盈虚以及致病之由，治疗之法，反复详明。"后来，又节注《内经》，信古而不泥守，述而有作，还《内经》以本来面目。可见他非常尊崇《内经》，认为是医经之源，所论皆本《内经》而发。他以阴阳五行为纲，突出天人合一，探求医学本源。由于立足高人一筹，所论深入浅出，左右逢源。章氏认为，《内经》是"圣人阐明生死之理之书，称为《内经》者，盖以性命为内为重，事物为外为轻之意也。""明阴阳造化之源流，天人合一之至理，大无不包，细无不贯"。人生于天地之中。与天地万物同根，故禀天地阴阳之所取生；五脏具五行之性，五行又各有阴阳。人的一切生理活动和病理变化，皆系阴阳、五行之气在不断运动变化之结果。而"详究天地阴阳、所以死之理"，也就是为了"详明所以生、所以死之理"。目的是能明乎此理，即能"操造化之柄，而补天地之缺失"，用以"斡旋人身阴阳、气血生化之源，以救其病而保其生"。

　　强调正气为本，阐发邪正虚实关系。章氏认为："人之寿夭不齐者，由禀赋之厚薄。"其所以致病者，则由外感六气，则一身阴阳气血，和平调达，自鲜患病之苦。然"一身气血，随心所使，心定神安，气血自固，虽有外邪，亦莫能伤。故经曰：'恬澹虚无，真气从之；精神内守，病安从来'。虚者，虚其心，则神自清；夫者，夫其欲，则精自固。天真之气，从之生长，而精神固守于内，何病之有"。强调"正气存内，邪不可干"。至于内伤杂证"凡七情妄动而伤本元者，为虚；饮食不调而有积滞者，为实。阴阳根于肾元，气血生自脾胃，其伤气血者调补脾胃尚易，伤阴阳者培其肾元为难。其有阴阳虽伤而脾胃尚强者，调理得宜，犹可带病延年；而脾胃先败者，则终归不起。故曰：'有胃气则生，无胃气则死'。从这里可以看出，作者强调正气为本，其先天，落实在禀赋上，于解释生理有指导作用；在后天，突出"精神内守"和"脾胃为本"的思想，对病原体理、治则有现实意义。

章氏详论虚实治则。邪气盛则实,精气夺则虚,为治疗大纲。因为区分虚实,辨之最难,也产生多种观点。主泻者曰:邪盛当泻。主补者曰:精夺当补。各执一见,借口文饰,以致精之训,酿莫大之害。因此,必须善于观察虚实之缓急有无也。章氏认为,实而误补,固必增邪,犹可解救,其祸小;虚而误攻,元所忽去,莫可换回,其祸大。此虚实之缓急,不可不察也。所谓有无者,察邪气之有无也。凡风、寒、暑、湿、燥、火皆为邪。邪之在表在里,在腑在脏,必有所居,求得其本,则直取之,此所谓有,有则邪之实也。若无六气之邪,而病出三阴,则唯情欲以伤内,劳倦以伤外,非邪似邪,非实似实,此所谓元,无则病在元气也。

合参《伤寒》和《金匮》。《内经》是基础理论著作,章氏认为"其发明《内经》至理,辨别阴阳、虚实、表里、寒热精细周至者,唯仲景一人而已"。章氏注《内经》既为"防病全生"之目的,而张仲景书就是"指撰用《素问》《九卷》《八十一难》《阴阳大论》"等,以"演其所知"的临床医典。两者有机结合,才能相得益彰。作者不满某些注家抛开《内经》研究张仲景:"是仲景又为方脉祖圣,而传轩岐之道者。故《内经》立七方之剂,而仲景因方以广其法……后世注《内经》之体,焉达仲景之用。"并在《外感内伤总论》指出:对于外感六淫,"仲景分六经证治,以辨阴阳、表里、虚实、寒热。此《伤寒论》一书首当体究者也""若夫内伤杂证,仲景《金匮要略》已明大纲"。故此,章氏在注释中,每以仲景论著来印证经义,发挥经旨。兹略举一例于下:在《热病论》"伤寒一日,巨阳受之"一段经文后,注文有曰:"然经此明其常理如此,而邪之传变无定。因不可执日数而治。所以仲景著论,要必先辨脉证,知其邪在何经何腑,或虚或实,随宜施治"。

体究伤寒 发展温病

章楠认为汉唐以后《内经》不被重视,"自汉唐以后,气化渐衰,方书日富;方书日富,则圣道日晦。降及近世,习医者几不知有圣经理法,民之死于病者少,死于药者多,故有不中为中医之说,良可慨也。人生天地气交之中,若鱼之在水,气和则养人,气乖则病人。是故《灵素》首明天人合一之理，辨阴阳六气，变化之道，人身经络藏府气血盈虚，以及致病之由，治疗之法，反复说明。"

《伤寒杂病论》也一样被冷落，"惟上古气质浑楼，外邪病多而宜砭石，世情欲日滋禀赋薄弱，必需汤药而经法未备。后汉张仲景发明灵素之旨，著《伤寒杂病论》，辨证制方，为万世规则，故称继述之圣也。以其辞简义深，理法微妙，读者难以领会，历来注解甚多，各具己见，参差不一，学者如涉海问津莫知畔岸，欲求简明切当者，以余寡闻而未之观，因不揣固陋重为编注，寻绎其脉络，而为次序，闻采诸说，辨别义理，证其讹谬，以期合乎意指，爰名之曰《伤寒论本旨》。于中大纲精义详申于后，就正有道。"

1835 年，章楠撰《伤寒论本旨》9 卷，或称《活人新书》，内容以阐释《伤寒论》及发挥温病学说为主。鉴于《伤寒论》辞简义深，理法微妙，参考方有执《伤寒论条辨》重编。以风伤卫、寒伤营、风寒两伤营卫为纲，阐述各经病证。对张仲景原文分条析义，按六经深浅层次。根据脉证，重为编订，详加解释；其伤寒温病掺杂者，分别选辨订正；书中还以临床心得，撰《伤寒热病辨》，提出先分病后辨证，足资临床取法。

清代康、雍、乾、嘉之世，温疫流行，对人民生命健康危害极大。医家积极投入救治，积累很多方药，也推动温病学说的不断发展，并成为中医学的热门领域，与伤寒论成抗衡之势。温病学说由明末吴又可倡言于前，复经清叶天士、薛生白、吴鞠通、戴麟郊等人阐发于后，已初步形成辨证论治的完整体系。

叶桂是温病学的奠基人之一。清代乾隆以后，江南出现一批研究温病著称的学者，他们总结前人的经验并开拓创新，开创治疗温病的新途径。叶天士的《温热论》是温病学的奠基之作，他首先提出"温邪上受，首先犯肺，逆传心包"的论点，概括温病发展和传变途径，成为认识外感温病总纲；还根据温病病变的发展，分为卫、气、营、血四个阶段，作为辨证施治纲领；在诊断上发展察舌、验齿、辨斑疹、辨白疹等方法。章氏推崇叶天士，每用其医理阐释《伤寒论》要旨，并博采众说："辨别义理，证其讹谬，以期合乎意旨。"[①] 故以"本旨"为书名。章楠高度评价《温热论》，

---

① 章楠. 伤寒论本旨·自序 [M]. 清聚文堂刻本.

说它不仅是后学指南,而且弥补张仲景书之残缺,其功劳很大。

章氏早年受叶天士及薛生白的温病学说影响很大,因此在《医门棒喝》二集中曾经以这两家学说为主,进行整理和发扬。后来王孟英编纂《温热经纬》,即以此书为依据。章氏对温病颇有心得,他认为张仲景《伤寒论》原有论治温热病各条混入仍掺混不分。如尤氏《贯珠集》将治温热之黄芩、白虎列入伤寒正治,实属失察。在此之前,吴又可见到伤寒温病牵混之害,撰著《瘟疫论》以辨别之。但他不辨伏气为病的道理,又混指一切温病为瘟疫。吴鞠通通则将风温、瘟疫并为一类,不分轻重浅深,其冬伤寒、春病温的伏气一证,亦不分析论列。针对这种情况,章楠将温病按照春温、风温、暑温、瘟疫分列证治。对于伏气,他认为根据《内经》经文四时都有伏气之邪发病,因此他是主张有伏气的,但建议改称"伏邪"。章楠对暑邪的性质,总结为"暑因湿火郁蒸而气浊,由口鼻吸受,蓄于膜原,流传三焦,必归脾胃。治法不独异于伤寒,亦与温热迥别"的系统认识。

《伤寒论本旨》的篇目依方有执之说,删去王叔和撰例,辨脉、平脉亦不列专篇,而择其关于本论者,列于各病证条下。其间择诸家之说,自为之释,于温热暑湿,论之尤详。第6卷列"外感温热证治"篇,将叶氏《温热论治》收入。又注释《湿热条辨》(旧题薛雪撰)作为暑病治法,以补充《伤寒论》的某些不足之处。第8卷为脉证合参,乃摘录《辨脉》《平脉》之文,加之注释。第9卷为仲景原方,全择王子接注,间有自加案语。又注释《叶天士外感温热论》,作为外感温病治法;注释《温热条辨》,作为暑病的治法,以补《伤寒论》之不足。由于《伤寒本旨》,在温病下全录叶氏、薛氏之书,自加注释,元和陆懋修讥之,谓天士之温,本非张仲景之温;虚欲之温,又非叶天士之温。盖犹未融贯众说,以归于壹是也。

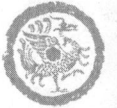

《医门棒喝》 警医名篇

章楠是中医史少有的批评家,抨击偏颇之论,力护《内经》及《伤寒论》的正统地位。这些真知灼见,发前人未发,言常人未言。其思路绵密细致,行文恣肆透彻,剀切陈明,反复详辨,必期理明义尽而后止,这种执着求索的精神值得学习。"特以向来未明之义,各相抵牾,而滋流弊之害者，举其百中一二，如后条例所云，论其大略。并《内经》所列六气历来注疏有未尽当者，据理辨之，就正有道，以为保卫性命一助。爰名之为《医门棒喝》，聊取解黏去缚，俾洞见本源之意耳。"另外，"医门之书，除圣经外，其自古称大家者，人莫不信奉，而鲜知其弊。兹以管窥所及，表其一二。以大家之论，尚不可固执偏从，况其余诸书，岂可尽信。明者当知所择矣。"章楠纯粹是从学术出发，不是为了沽名钓誉，"又与时人辨驳不休，将以沽名欤？求胜欤？答曰，皆非也。"甚至为了卫道，大义凛然，把名声置之度外，"吾尽吾心，知我罪我，皆我师也。"

再者，章楠也针对当时的不良医疗风气进行抨击。他认为医理微妙，非优秀之人不能通之。"然理之微妙，通乎造化；事之重大，关乎性命。非有聪明特达之资不能悟其理，非有沉潜力学之功不能精其术，非有仁慈恻隐之心不能善其用，非有不伎不求之量不能行其道，然则医岂易言哉！若无实学而幸窃虚名者，是造孽也，非行道也。"庸医盛行，民命危殆。"偶婴疾病，性命付诸医手，听其所为，莫能裁主，及至危殆，则平日营求自待者，毫无所用，束手待毙，徒深悲泣，诚可怜也。"

很多医者不学无术，视民命为儿戏，"其业医者，不肯究心圣经理法，陋习相沿，不识阴阳虚实，通套一方，混治诸病，而谓道止如是，名为仁术，不知杀人于冥冥中。以他人身命，作自己生涯，试一扪心，果能安乎？夫医之杀人，固非有心，而不自量学术，即与有心杀人何异？每见有自医自病而戕其命者，何莫非冥报之速也，可不畏哉！"多数医者把医视为谋生之术，而非仁术。"世上谋生之术亦多矣，何必据仁术之名，而蹈不仁之实乎。"《医门棒喝》的写作宗旨是揭示医界之弊。《医门棒喝·医病须知》指出治病最忌杂乱无序，"医理深微，病情变幻，苟非深思力学，阅历有年，莫能辨析明确。辨不明，则意见不定。见不定，则用药尝试，而能拯危济急难矣。若更议论纷纷，异说杂进，病家惶惑无主。当服之药，反不敢服；不当服者，乱投杂试。虽有善者，救药不遑，焉能救病？及至败事，互相嫁罪。"

家属及患者必须临病不慌，而不能病急乱投医。选定良医之后，家属及患者须专任医者，"平日辨别医之优劣，劣者勿用，免致掣肘。优者笃信不疑，专任不贰，则彼方能致力。是故详慎在选医之时，不在临病之际。或不知选医，而但临病详慎。"还不能"见峻猛之药，畏不敢用；平淡之药,以为稳当,屡服不疑。殊不知病至危笃,非峻猛之药不疗。药证不合,虽平淡之品,亦能害人。即使药证相对,或病重药轻,未见即效,而反致疑,别进他取消以误事;或病轻药重,则病未退而正先伤,变幻诸证以致危……而临病惑于杂论,似乎详慎,而不知害之大也"。

点评诸医 最见功力

点评诸医得失,是《医门棒喝》的最大亮点。章楠认为医理甚微,医书甚夥,或不研求至理,徒执纸上陈言,而不如其弊。孟子所谓尽信书,则不如无书。故倡导良好的研求辨驳学见。"医理渊微,愈辨驳则愈明显。"①

刘河间开金元热病治疗先河,历代敬仰,但是,"河间论六气皆从火化,原为至理。因从火化,故以凉泻主治。然此止可论六气之邪,未可论病。以人体质不一,受邪虽同而病变不同。若谓六气皆从火化,六气之病概用凉药,则误矣。或不明六气变化之理,又见妄用凉药为害,遂谓河间之论非是,而不自知昧理,各相抵牾,其弊更多也。"

朱丹溪的"阳常有余,阴常不足"对后代影响很大,它引《内经》"一水不胜二火"为理论依据,实则《内经》是论阴阳偏胜之病,非论阴阳之理,君火相火实即火之体用。张景岳与朱丹溪针锋相对,提出"阳常不足,阴常有余",章楠认为两家各有一偏。因为归根结底,六气皆阴阳所化,不能执枝叶之短长,即谓根本之有余不足。

张介宾十分重视温补真阴真阳,后世称其为温补派的代表。又由于其创立左右归丸、左右归饮诸方剂,方中喜用熟地,后世又称其"张熟地"。张氏之学引起后世医家的非议,如章楠即是其中一位。他认为张氏之学概论温补,有矫枉过正之失,"谓世间火少水多,乃云阳常不足,阴常有余,引大《易》《丹书》之言作证,既未确切,亦属一偏之言。诵其书者,多引易说论医,不知乖僻之害,而与丹溪冰炭相反,眩惑后学,无所适从。要知两家各有见解,不过发明一节经义,而非全经之理,不可不知也。"

---

① 章楠.医门棒喝二集·卷1·自序[M].北京:中医古籍出版社,1987:9.

李东垣与张景岳的争论，非水火相容，而是各论一面。章楠指出："东垣言相火元气之贼，景岳非之，言相火元气之本。后学惑之，莫知谁是。而不知东垣论其变，景岳道其常，各有至理，不可相非也。"

吴又可的《瘟疫论》功不可没，但混指一切温病为瘟疫，"吴又可见伤寒温病多牵混之害，乃著《瘟疫论》，以辨异伤寒。虽能自立主见，独开生面，多有发明。而不体究经旨，不辨伏气为病之理，直辟经文，混指一切温病为瘟疫，遂使浅学将风温暑温等尽作瘟疫而治，病轻药重，为害甚多。"

吴鞠通《温病条辨》的"宗叶氏之意，从河间分三焦立法，引《经》正名，分晰伤寒温病之异，多有发明"。另外，《温病条辨》"论药性气味功能，甚为精细。其卷后论泻白散之弊尤确，余亦屡见有混用桑皮，反引外邪入阴，咳嗽不已者。地骨皮亦然，临证者，不可不审也"。吴氏将风温瘟疫混淆，"又将风温瘟疫并为一类，不分邪之轻重，病之浅深。反谓吴又可之论未善，而不自知牵混之误。其冬伤寒、春病温之伏气一证，亦不分晰论列。更将《素问》秋伤于湿之'湿'字，臆解穿凿，大乖义理。余皆评而辨之，以俟高明鉴定。"

康熙年间，上元戴麟郊推广吴又可之论，著《广瘟疫论》，辨析虽较又可为详，但亦未将风温暑湿春温等分清，而概称为时行瘟疫。既云时行，则仍如又可之混指一切温病为瘟疫矣。且言大青龙、九味羌活等汤，皆古治瘟病之方。按青龙汤，辛温药多，石膏甚少，实为风寒闭塞营卫、阳郁内扰而设，为发汗之猛剂。若温病热从内发，或蕴于膜原，岂可用麻黄桂枝，大发其表乎！至九味羌活汤，于发表药中，杂以生地，若有表邪，反使引入血分。若其阴虚，则苍芷防细辛等，一派燥烈辛散，反伤其阴。此方之杂而不精，每见世俗混用，致害者多矣。是《广瘟疫论》，亦未辨别尽善也。惟吴门叶天士先生念论风温二十则，分营卫气血，传变治法，最为精当。薛生白先生《温热条辨》三十五则，论治甚详。实皆超迈前古，可为后世法程，学者宜究心焉。

绍兴名医何廉臣十分欣赏章楠，赞道："吾乡章虚谷先生，精研医学，博通古今，一以张长沙叶长洲为宗，古方书如伤寒金匮，今方书如临证指南，专心玩索，竭力表彰，尊之为后汉前清两大医圣，可谓得其正宗矣。宜乎盛行一时，享大名於粤浙之间。予尤爱其论河间、东垣、丹溪、景岳、又可诸家之得失，语多心得，非任意率评者比，足与徐洄溪《医学源流论》并传不配。而论鞠通之《温病条辨》，诋其温瘟之牵混，秋伤湿之穿凿，选其辨药性之精细，泻白散之流弊，尤为先得我心，殊深钦佩。"①

年　　表

约 1758—1767 年　出生于浙江绍兴。
　　1797 年左右　广州行医。
　　1823 年　自粤回到绍兴，收孙廷钲为徒。
　　1829 年　为《医门棒喝》撰"自题"及为小影题赞。
　　1833 年　《医门棒喝》刊行。
　　1834 年　为《灵素节注类编》作序。
　　1835 年　为《伤寒论本旨》撰序。

（曹丽娟）

主要论著

章楠. 医门棒喝. 清道光九年（1829）刻本.
章楠. 灵素节注类编. 1834 年撰.
章楠. 伤寒论本旨. 清聚文堂刻本.

---

① 何廉臣. 补刻真本吴批《医门棒喝》叙, 章楠, 医门棒喝, 孙廷钲震远参订. 粤东省城西湖街正文堂, 1919.

何书田
(1774—1837)

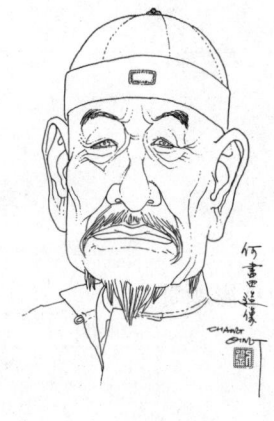

何书田像
（刘长青绘）

何书田，清嘉庆道光间吴下名医，何氏医学世家第 23 代传人，诗人，在吴下士大夫中诗名卓著。中年由儒而医，既为良医，又存经世之志。拟定"林文忠戒烟丸"，为林则徐戒除鸦片提供医药支撑。这是医家济世情怀的典范，林则徐赞为"谈史有怀经世略，检方常著活人书"。

何书田（1774—1837），名其伟，字韦人。初自号书田，晚号竹簳山人，又号韦翁。江苏青浦人。乾隆三十九年甲午生，道光十七年丁酉卒，享年 64 岁。

何书田"初为诸生，专于字，工古今体诗"，是嘉道间有名的诗文家，其诗文的受业师是庄师洛。何书田之所以出类拔萃，除了超常天分外，还与其师为宿儒硕学有极大关系。《簳山草堂续稿·序》云："其所师友，如（王）述庵先生、王君惕甫，皆宿儒硕学。"清代乾隆五十九年（1794）春，都察院右副都御史兼著名学者的王昶辞呈，举家南归，回到青浦朱家角，开始招徒授业，何书田即是其高足。王昶十分欣赏何书田的才华，赞其"人才难得"。

另外，何书田在云间书院读书时，王惕甫担任书院主持。王惕甫是乾隆举人，诗文清瘦，与法式善、张部陶辈相唱和，有《渊雅堂集》。王惕甫短小精悍，善诗古文。乾隆戊申召试举人，屡试未售，终于江阴教谕。王惕甫性傲简，时人谓："君有诗识无诗才，汪端光有诗笔无诗胆，其兼之者故有人在。"①

清嘉庆间,王昶为了表彰乡贤,发起辑校刊刻《陈忠裕公全集》和《夏节愍全集》。郭麐序云:"韦人表章先哲,既刻陈夏二公之集,以示来者。"庄师洛与弟子何书田共同担任编辑,最后由王昶审核。

何书田的一举成名,是因为参与刊刻陈子龙及夏完淳二公的文集。陈子龙是明末官员及文学家,南直隶松江华亭人,崇祯十年中进士,曾任绍兴推官,论功擢兵科给事中。清兵陷南京,他和太湖民众武装联络,开展抗清活动。事败后被捕,投水殉国。陈子龙诗歌成就较高,诗风或悲壮苍凉,充满民族气节;或典雅华丽,或合二种风格于一体。陈子龙擅长七律、七言歌行及七绝,被公认为"明诗殿军"。陈子龙亦工词,为婉约词名家、云间词派盟主,被后代众多著名词评家誉为"明代第一词人"。

夏完淳原名复,字存古,明松江府华亭县(现上海市松江)人,明末著名诗人,抗清少年英雄。夏允彝之哲嗣,7岁能诗文,14岁即从父及陈子龙参加抗清活动。事败被捕下狱,赋绝命诗,临刑神色不变。著有《南冠草》《续幸存录》等。

朱绶在《长歌奉呈书田先生》云:"往读陈夏二公集,海内知有何书田。"陈夏二公是松江的骄傲。何书田在《书夏节愍集后》说:"国朝定鼎容顽民,吾乡抗节夏与陈。"可见,何书田无限敬仰陈夏二公,于是有意模仿,形成自我品格。

参与刊刻陈子龙及夏完淳文集,是何书田的首次经世之举,后来多次辅助官府赈灾,更是他日后辅佐林则徐戒烟的伏笔。当然,何书田所受先祖及父亲的影响也不容忽视。向迪琮的《医世家何书田之医迹与行谊》说:"其父元长生平行侠仗义,未尝事居积,身后萧然少余蓄。"

何氏世医始自南宋,至书田为23世。何书田7次应举,未能中式,以秀才终老。父亲何元长先生卒后,家族生计陷于困窘。为了挑起家族生活重担,也为嗣承家学,何书田开始潜心于医。后来,医术精湛,起疾如神,名满大江南北,经何书田诊治的名公巨卿及诗文书画家,不计其数。

尽管何书田诗名和医名均誉满江南,但是,何书田经常感觉有所缺陷,因为诗"尚不足以尽君,而况以医乎哉"!故常经常自言自语:"方伎成名,

---

① 小横香室主人编. 清朝野史大观(下)[M]. 上海:上海文艺出版社,1990:136.

岂先志哉？"①

如果机遇降临，何书田的经世之志才能得以实现，他的豪气千丈的大丈夫气概方能尽显，因为他"不仅以医名者，伉爽尚气节"。②何书田晚年治愈林则徐的软脚病，又与林则徐以诗唱和（见《祖联四话》）。不久，再治愈林则徐夫人的肝泻病（见《竹簳山人医案》），与林氏的交谊更深一层。

林则徐是近代中国的开篇巨人，他戒除鸦片流传青史，也家喻户晓，可是，背后的医药支撑却少人知晓。何书田以医药配合林则徐戒除鸦片，撰戒烟书，制定林文忠戒烟丸，实现自己夙志。戒烟书多次重印，戒烟丸疗效卓著，且无副作用，成为近代最为著名的戒烟方药之一。林则徐赞许何书田"谈史有怀经世略，检方常著活人书"。

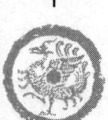

一生诗人半生医

诗是何书田的主业，他一生为诗人，诗名远播。林则徐题诗赞之："菊井活人真寿客，簳山编集老诗豪。"另外，何书田逝世后，林则徐以诗凭吊："先生精医不言医，酒酣耳热好论诗。"何书田也对自己的诗歌成就引以为豪，自撰挽联云："诗或可传，稍得乾坤清气，行无足述，一听乡党公评。"朱绶《长歌奉呈书田先生》云："君不说医只说诗。"

尽管何书田后半生以医为业，写诗数量有所减少，但他从未停止过创作，共有4种诗集，分别是《簳山草堂小稿》4卷、《簳山草堂续稿》2卷、《簳山草堂三稿》2卷、《姑存草》11册。另外，还有一种诗文集，名《病余稿》1册。

《簳山草堂小稿》4卷，收诗自嘉庆丙辰迄乙亥［即嘉庆元年（1796）至嘉庆二十年（1815）］，凡20年。此稿由何书田师王惕甫定稿，王惕甫高评此书："足下天机清妙，故下笔多俊脱之趣，他日学养兼到，自可小小名家。"友人钦善也赞道："今集之得四百余首，渊然俊洁，刊行于世。"何书田自序："余非诗人，而学为诗，且靦然刻以问世。"

---

① 何时希. 清代名医何书田年谱（1829—1833）［J］. 山东中医学院学报，1984，3.
② 青浦县志·文苑传青［M］. 上海：上海人民出版社，1990：169.

《斅山草堂续稿》2卷，收诗自嘉庆乙亥（1815），迄道光丙戌（1826），凡12年。由何书田友人郭麐定稿。郭麐认为，与《斅山草堂小稿》相比，《斅山草堂续稿》"刊落词华，而归诸真实者"。何书田自序："将及十载，所存诗仅90余首。设此数载中，勿牵于物情，专其心，壹其气，以上追古作者之遗轨而进于道焉，固刻初稿时之雅愿也。"

《斅山草堂三稿》2卷，收诗自道光丁亥（1827），迄道光乙未（1835），凡9年，有道光丙申（1836）刊本。

《姑存草》11册，抄本，系以上三部诗稿的余诗，均为手稿。

《病余稿》1册，抄本，系道光丙申（1836）、丁酉（1837）二年的诗文原稿。

何书田工古今体诗，诗学陆游。姚椿为何书田撰《墓志铭》，其云："山人诗学宋陆游。"去世前一年，何书田自撰《添岁记》，序云："曾诵放翁诗云：'老人畏添岁，每叹时序速'，爰作《添岁记》。"

爱国情怀是何书田与陆游诗歌的共同特征。何书田对陆游的爱国情怀深为敬慕，在南宋后期"暖风燕得游人醉，便把杭州作汴州"的浮靡世风及诗风中，陆游的强烈爱国情怀，无异于黄钟大吕，正如梁启超所言："诗界千年靡靡风，兵魂消尽国魂空。集中什九从军乐，亘古男儿一放翁。"① 陆游成为爱国诗人的优秀代表，感动过无数诗人，方文、汪琬、王苹、徐钫、冯廷櫆及王霖等竞相摹仿。《红楼梦》第四十八回，香菱也摘抄陆诗，可见影响之大，旧社会无数客堂、书房和花园挂的陆游诗联更是例证。何书田不但在诗的写作上学陆游，更是被陆游的英雄气概所熏陶。在他人生最后几年，愤恨帝国主义压迫，痛心国势衰弱，积极辅佐林则徐戒烟，投身近代的民族战争。

陆诗的语言不尚粉饰奇险，追求明白如话和自然精练，用闲适细腻笔触描绘日常生活的隽永韵味。何书田尽得此中精髓，胞弟何其超评为"信口成篇，不拘于体格也"。晚年，何书田的精神面貌和人生态度趋于理性、沉稳和淡泊，形成"不以物喜，不以己悲"的至高境界。在诗的风格上，近似陶渊明，《自题斅山草堂图》即是其中的代表。"隐不必深山，居不必华怀屋。一邱一壑间，结庐愿已足。郡北有斅山，厥土产美竹，超出九峰

---

① 梁启超. 读陆放翁集 http://www.tspoem.cn/menu/zpxx/jd/si/lqc.html.

外，巍然自孤卓。缅想谢逸人，累世此韬伏。居民多耆寿，风气沿古朴。后有笱隐生，亦居山之麓，幼梦得喻糜，文辞遂善属。世远迹已湮，吊古偶怅触。余祖萍香翁，移家继高躅。面山构草堂，地偏绝尘俗，山花幽可寻，山泉清可掬，山鸟晓同吟，山云暮同宿，韵事皆天然，一一娱心目。迄今廿余载，流见更谁续。幸存数卷书，子孙尚能读。朝夕坐堂中，消受清净福。有山无用买，镇日恣游瞩；有屋无待僦，数间堪聚族；佳客常过从，一樽共倾醁。时或发浩歌，逸响应空。惟愁风雨侵，年深就颓剥。仲仁为绘图，烟霞收尺幅。题诗念后来，珍此硕人轴。"

何书田中年由儒而医，克绍箕裘，后半生以医为业，成为嘉庆道光间吴下名医之冠。50岁时，何书田的功名之念殆尽，安于业医，至此年行医18载，诊治数万人。

何书田共有四种诗赋体的医学著作，即《医学妙谛》《何氏药性赋》《汤方简歌》及《四言脉诀》。

《医学妙谛》是后人更改的名字，广泛流传，原名《杂症总诀》，却少为人知。《医学妙谛·序》云："青浦何书田先生，本儒者，精于轩岐，手著《医学妙谛》一书，分门别款，计七十六章，每章弓《内经》《灵枢》《素问》及诸名家各种方书，论证根柢、精审不磨之言为宗旨焉。病因治法编为七言歌括，词意秩然有序。后列各症条款，应用方药，加之参论，朗若列眉，为家塾读本也。"

民国越医三杰何廉臣、裘吉生及曹炳章皆对《医学妙谛》情有独钟，可见其价值的非同寻常。何廉臣生前重订《医学妙谛》上卷，在重订过程中，他发现上海著名妇科蔡氏世家即源自何书田，并撰文介绍。另外，何廉臣在《重订广温热论·验方妙用》引用何书田验方"参燕异功煎"，方子出自《医学妙谛》，组方如下：潞党参一钱，光燕条八分，生晒术五分，浙茯苓一钱，炙甘草、新会白各八分。①

裘吉生把《医学妙谛》收入《三三医书》第2册。在"提要"里，他指出："青浦何书田先生《医学妙谛》三卷，久为医学界所搜觅而不可得之书也。虽前年本社刊有社友何廉臣君重订本，然既不能全部杀青，如神龙之见首不见尾，尤未能存其原体，若庐山之已非真面目也，读者难免遗憾。

---

① 何廉臣. 重订广温热论·验方妙用［M］. 福州：福建科学技术出版社，2010：160.

裘君吉生前以他书与何氏交换,得录原本,藏诸筐中,今趁此刊行,以慰众望,想同志中亦必以先睹为快焉。至本书内容之分门别章,朗若列眉,无俟再赘。"

曹炳章也十分赞赏《医学妙谛》,并指出何书田学术思想的源流,"何公法从叶派,善能变化,著有《医药妙谛》三卷。其自著方,皆从经验发明,叙病源病状,亦据实际,治虚痨各法,颇得叶氏心法,言简意赅,切合实用。(炳章)拟刊入《续编医学大成》中。"[1]

《四言脉诀》《何氏药性赋》及《汤方简歌》,被收入《何书田医著四种》。《四言脉诀》共462句,开篇云:"脉为血脉,百骸贯通,大会之地,寸口朝宗。诊人之脉,令仰其掌,掌后高骨,是名关上。关前为阳,关后为阴。阳寸阴尺,先后推寻。"由此可见,此书明白如话,非常适宜初学者。

《何氏药性赋》被收入《何书田医著四种》,介绍中药350味,按药性分寒性、热性、平性及温性4种。开篇云:"人参益元气以和中,肺寒可服;生津液而止渴,热嗽须防。"

《汤方简歌》被收入《何书田医著四种》,是七言体的著作。全文先是诸方歌括。后有"六陈歌、十八反歌、十九畏歌、孕妇禁有歌、诸经泻火药品歌及引经报使药例"。开篇云:"六味地黄萸熟泽,茯苓丹皮怀山药。"

何书田的诗人身份决定他的医学创作也离不开诗体,例如他以诗体写作医论,见于《簳山草堂续稿》。医论名为《论医四首》,序云:"余自丙寅,继世业为医,迄今癸未,已十有八年,所经诊无虚数万人。技非十全,而谬岁时誉,可惧也。书此示及门人诸子,作医必有恒,服药必三世。古语人习闻,此义当深味,操术关死生,贱役实重寄。空诵轩岐书,安得仓扁秘,神明在三指,安危争一剂。虚实稍混淆,人命等儿戏,所以慎身者,勿就瞽医试。治病与作文,其道本一贯,病者文之题,切脉腠理现,见到无游移,方成贵果断。某经宜某药,一丝不可乱。心灵手乃敏,法熟用益便,随证有新获,岂为证所难。不见古文家,万篇属万变。变化未易言,病根识宜确,人身诸疾苦,端赖手一搦,所恨脉理微,意会口难告,吾父殆医圣,望之已先觉,闻声后审证,片言定祸福。至今簳山下,可花满林

---

[1] 陆以湉. 冷庐医话·补编·医范 [M]. 北京:人民军医出版社,2010:569.

馥，极成盛难继，勉哉箕裘学。幼学壮无闻，平生技止此，幸无苟得心，千金视敝屣。规矩传高曾，清白遗小子，肯坠货取术，致我家声浼，贫赢倍相怜，贵贱岂异视，常恐毫厘失，九生一或死，愿人长康寿，勿取各有喜。"

此序朗朗上口，即是何书田本人高尚医德的生动写照，也是何氏世医之所以传世 20 余代的精辟剖析。在古代专制社会，视医为小道，鄙医为贱计。由于医者地位卑下，故医卜星相得以并列。不可否认的是，多数人学医的动机是觅食膏粱。相比之下，世医的传承严格规范，加上金字招牌的巨大影响力，使世医素质较高，是古代中医的中坚力量。

何书田哲嗣何鸿舫经常把此序写入扇面馈送宾朋，同时，何书田的友人钦善也非常欣赏此序，赞道："江南北之喜为诗者多矣，夫人能为诗而诗衰；羡为医者多矣，夫人能为医而医绝。知二技之以神悟者，皆在可解不可解之间。读卷中论医诸作，以情情通性命，可见其灵气孤行之大概矣。"

何书田以诗入医，是杏林的奇葩。其师王惕甫盛赞何书田的亦诗亦医，"夫医，术之有济于时者也；诗，言之有传于后者也。有济于时，有传于后，士之愿毕矣。虽埋没于蓬蒿之间，钟鼎奚慊焉。书田终岁仆仆应人求请，良不得已。所可自慰者，庶几在是。"① 友人钦善更是仰慕不已："江南北之喜为诗者多矣，夫人能为诗而诗衰；羡为医者多矣，夫人能为医而医绝。知二技之以神悟者，皆在可解不可解之间。"① 姚椿与何书田交往 30 余年，后期才深刻认识到何氏亦诗亦医的难能可贵，"韦人世授诗学，其始不欲以术艺名。既家益困，乃舍文技而从事于医，顾其间恒有所抑郁。夫诗之道广矣，人欲通治乱，理性情，其事尤于诗为近。苟非和平之心，中正之识，则鲜有克与于此。而韦人独能兼之，可不谓难与？抑韦人尤笃内行，敦伦纪，朋友之诺，虽微必贱……近乃益知其所以然。"①

何氏世家 23 代传人

何氏医学传承八百年，是中医发展史上的亮丽佳话。何氏世医始于南

---

① 何时希. 清代名医何书田年谱（1829—1833）[J]. 山东中医学院学报，1984，3.

宋，开山之祖是何彦猷，仕儒而通医，官至大理寺丞，因力辩岳飞冤狱而被贬官。南宋绍兴十一年（1141）何彦猷至京口（今江苏镇江）十字街行医，从此开始江南何氏的医家生涯。何氏世医代代相传，历元、明、清三朝代，绵延840年之久。何氏20世孙何王模从奉贤迁至青浦竿山，为竿山氏族谱始祖。王模字铁山，号萍香，生于康熙四十二年（1704），殁于乾隆四十八年（1783）。竿山子孙大部承继祖业，且医术高明。

在840余年期间，何氏医学名医辈出，在方志、家谱里，有传记者，约350人，包括太医院院使、御医等职，医学声名驰誉大江南北。其中最著名的医家是第6代何渊、17代何汝阌、19代何嗣宗、22代何元长、第23代何书田、24代何鸿舫等，他们对温热病、膨胀、虚劳、吐血、妇科病等均有系统而独到的理论和经验，为祖国医学留下宝贵遗产。1933年9月，陆士谔在《士谔医话》盛赞："吾邑国医迭著名手，如何元长、何古心、何书田、何鸿舫，一姓之中，一百五十年间，连产四人，俱享盛名。何氏而后，继之者陈莲舫、赖嵩籁。陈氏奉清庭五次征召，医林尤推为殊荣，而吾外祖父徐公山涛，前辈沈君菊人，及吾师唐纯斋先生，则别树一帜，为医界中学者派。何书田名其伟，居北山下，工诗，家世能医，书田益精其业，名满大江南北。侯官林文忠公则徐抚苏时，得软脚病，书田治之获痊，赠以联云：'菊井活人真寿客，簳山编集志诗豪'，由是投分甚密，而书田介节自持，未尝干以私，人皆重之。"

奉贤（今上海市奉贤县）的何廉家族在明清两代即名人辈出。元末，何廉官至雷州府判。其弟何广因精通法律，参定律令有功，明初升任陕西按察副使。何广的族子何天祥官医学教谕，为一代名医。何天祥之后24代行医，且代有名医行世，其中著名的有他的重孙何澄、曾孙何严。何严官至太医院院判，何严的儿子何全，精通医术，奉召授御医，掌太压院正使，留侍内廷，有功，御赐建立俊士坊。何全的儿子何凤春，官太医院御医；孙子何九经，官御医，封迪功郎。何九经的孙子何十翼，也是一代名医，曾官景、楚两府良医正。何十翼的儿子何从政，为太医院医士。何从政的孙子何汝国，是清初上海名医。何汝国的孙子何炫，是康熙三十年（1691）岁贡生，著名医学家，他不但医术高明，还著有《何氏虚劳心传》《何嗣宗医案》《何氏伤寒纂要》《伤寒本义》《金匮要略本义》及《保产全书》等医学专著，还有诗集《怡云诗稿》。

何炫的儿子何王模，得家传医术，名噪江浙。何王模工诗，有《倚南轩集》4卷、《萍香诗草》2卷等。何王模的儿子何云翔，为太学生，医承世业。何云翔的儿子何世仁，为国子监生，候选布政司理问，精医术，善治伤寒，有《伤寒类辨》2卷，《重固三何医案》《治病要言》《篯山草堂医案》16卷、《何元长先生医案》2卷、《福泉山房医案》10卷。

何世仁的儿子何书田，更是何氏世医家族的翘楚。医学著述宏富，主要有《医学妙谛》3卷（原名《杂症歌诀》）、《何氏药性赋》《何氏四言脉诀》《杂症总括》《医大史传》《医学源流论》《竹篯山人医案》《世济堂医案》及《篯山医案择效》等。何书田撰写戒鸦片的《救迷良方》，在民间广为流传。何书田的弟弟何其章、何其超及何其瑞皆是一代名医，何书田的儿子何昌福、何鸿舫也都精通医术。何昌福初习儒，后承家学，代父诊疗，著有《壶春丹房医案》《论病条辨》等医学专著。何鸿舫是太学生，工诗能画，擅书法，医道高明。何其超的儿子何昌梓，工诗精医，著有《香雪轩医案》《烬余诗草》等。何昌梓的儿子何寿彭，精医，著有《医镜》3卷。何昌福的儿子何运亨，是太学生，医术高超。何运亨著有《温热暑疫节要》《瘟疫编诀》《何八愚医案》等。何鸿舫的儿子何振宇及何振实，也都精通医术。

目前，上海青浦区档案馆为何氏世医设立专门展区，题目是"12世纪南宋时期何氏八百年"，与何书田有关系的档案是《救速良方》书稿及以十八味药组成的戒烟药丸。

作为清嘉庆道光间吴下名医之冠，何书田的医疗成就除了戒烟方药之外，最为医林称道的是具有传奇色彩的"徐何遍症"，见《墨余录》和《对山医话·补编》。"苏城徐秉楠，青浦何书田，皆精轩岐术，名重一时。时金阊刘氏饶于财，而仅有一子，春患伤寒，势已危，群医束手，遂以重金延二人。"

徐秉楠先至，在诊视过程中，先阐发医理，后来才说到患者的病情，"今诊少君之症，为两感伤寒。两感者，如太阳受之，即与少阴俱病，以一脏一腑，同受其邪，表症里症，一齐举发。两邪相迫，阴阳皆病。"最后下结论："察其形症，变在旦夕，虽和缓复生，能措手乎？"

不久之后，何书田至，徐秉楠退入夹室。何氏诊断为少阳厥阴俱病，确是危症。但是，敢于担当的何书田决心救之，"然医家必于绝处求生，方切脉时,两手虽奄奄欲绝,而阳明胃脉,一线尚在。因思得一线之脉,即有一线之机,反复研求,惟有轻可去实一法,以轻清之品,或可宣其肺气,冀得津液求复,神志略清,可再图别策。"并嘱咐"天寅卯之交有微汗,则可望生机,否则势无及矣"。

当时,徐秉楠独坐室中,派仆人前往打探,拿到何氏所开方子观看,乃大笑说:"是方能愈是病耶?果然,可将我招牌去,终身不谈医道矣。"徐言被何的仆人窃闻,自然传给何氏。何氏气盛,决定戏耍徐氏一番,于是对刘氏曰:"闻徐先生亦在此,甚善。今晚虽不及相见,明日立方必与共,千万为我留。"徐秉楠已知这局输定了,本欲辞归,可是刘氏苦苦挽留,最后只好留下。病人服药后,至四鼓,果得汗,形色略安。天未明,何氏又来复诊,喜形于色曰:"尺脉已起,可望生矣。但必留徐先生,余为郎君疗此病,徐若去,余亦去耳。"刘氏为了儿子的病情,只得唯唯诺诺。

徐秉楠悉病有转机,无以自容,急欲辞归。刘曰:"何曾有言,先生去彼必不留,儿命悬于先生,惟先生怜之,虽日费千金,亦不吝。"徐氏知前言之失,只能默然无语。

何氏为了戏耍徐氏,便十分殷勤救治,一日登岸数次。不数日,病者已起坐进粥。何氏对刘氏曰:"今病已愈,我将返棹。徐先生已屈留多日,谅亦欲归。但前有招牌一说,或余便道往取,或彼自行送来,乞代一询。"何氏戏耍告成,愉悦返家。

不料,何氏归家,却没有那么舒心。他的一个侄子也患上伤寒,病甚危剧,举家皇皇。何氏赶紧诊治,说与我刚刚诊治的病人一模一样,有何难哉!于是依前处方,结果却气绝身亡。至此,何氏悲叹曰:"今日始知死生在命,非药之功,医之能也。"于是致函给徐秉楠,自陈其事并请罪。由此闭门谢客,不言医者数年。

作者用名医相轻的事实,警示医者厚道待人,不能自大轻狂。这个带有传奇色彩的故事或者事实,充分说明何书田的医药成就及其影响。只有名人才被用来作为主角进行记录或者撰述,从而引起世人对医药问题的高度重视和深入思考。

名臣良医金兰谊

何书田的友人皆是饱学之士。经学家及诗文家有王惕甫、吴谷人、阮元、秦赢、石温玉、姚椿、郭磨、张祥河、龚自珍及朱缓等，金石、书法及画家有王艇、梁山舟、汪西郎、王椒畦、改琦、江玩、钱泳、钱侗及冯承辉等，另外，还有许多官僚也是他的师友或病家。《青浦县志·文苑传》云："医能世其传（自南宋以来，传到他为二十三代的世医），名满江、浙。林文忠则徐、姚椿皆深重之，谓其不仅以医名者。"何书田弟子陈松在《医学妙谛·例言》卷上称赞他"起疾如神，为嘉、道间吴下名医之冠"。

林则徐与何书田的定交，始于道光十二年（1832），据何书田的《添岁记》载："十二月，林少穆中丞以夫人患肝疾，遣辕弁持束见招者三，意甚真挚，不获辞，风雪中飞耀而往。"林公子导入内室后，见林夫人卧床呻吟，腹作痛而泄泻不禁。何书田诊其脉，六部俱沉，左关微弦，右关尺细濡无力。就症而论，乃太阴脾土失司，肝木乘之为患，而下无命火，又不克熏蒸水谷，堤溃而痛且泻，理固然也，非大剂温补不可。然后开方，不多日，即全瘳矣。

1832年12月望后，林则徐又招何书田覆诊。逗留旬日，把酒杨叙，承垂询东南利害，山人尽意以对，林则徐极为满意，遂定金兰之谊。在四昼夜之间，何书田撰《东南利害策十三道》，进呈林则徐。后来，林则徐举而行之者九，并手书楹联相赠，即"读史有怀经史略，捡方常著活人书"。同时，还赠书籍及笔墨。林何二人的交谊"其淡如水"，毫无官僚气和市侩气的俗套。据梁拱辰《楹联四话》记载："青浦何书田茂才居北竿山下，工诗，家世医，书田尤精其术，名满大江南北。侯官林则徐抚吴时，得软脚病，何治之获痊。林赠以联曰：'菊井活人真寿客，竿山编集老诗豪。'由是投分甚密。"

第二次林则徐赠何书田楹联，是为何书田六十岁祝寿，惜已散失。林何二人是以病家与医家的关系开始，而后则诗酒留连，进而以政治、经济及民生商榷，此时即肝胆相照，非泛泛之交。当时，林则徐的驻地在苏州，何家在青浦县重固镇，相距数百里，但二人会面频繁。据何书田《添岁记》

记载：道光十三年癸巳（1833）春，林则徐因结儿女亲家，邀请何书田去苏州官署同贺并叙旧，此次会面长达10日。另外，据何书田《簳山草堂三稿》记载，"三月望前，风雨不止，留节署者五六日，闷甚。同门杨芸士以且住为佳，四字见慰，即事口占一律遣。"此次会面，何书田完成《救迷良方》。

林则徐写给何书田的题辞、对联、匾额、信札等，估计不下数十件，但历经灾劫，遗存很少。癸巳（1833）仲夏，林则徐书"必有余庆"四字楼匾，上有"竹堂"白文、"林则徐"白文、"江左中皿"朱文三印。同年夏日又书"荷薪堂"三字堂匾。另有序文一篇及悼一章，见于《青浦县志》和《何书田年谱》。

何书田去世之后，林则徐十分哀痛，写诗哀悼老友，并撰序云："戊戌（1838年，即何书田谢世之次年）孟秋既望，晤省木姚君于武昌舟中（按：林则徐于1837年，始知书田先生于去冬返道山，以墓文见示，赋此寄悼）。"原诗如下："先生精医不言医，酒酣耳热好论诗，小沧浪馆昔联艺，题笺斗韵相娱嬉。韶华弹指阅五载，我历荆襄青鬓改；别来未寄尺素书，只道灵光岿然在，今逢姚令共泛舟，始知君作蓉城游。欲摇黄鹤一凭吊，楚天木落空悲秋，惟君推解遍乡里，鸿雁哀鸣少流徙。清门累世泽孔长，何况克家多令子，云旗摇扬泖水东，簳山之色长葱茏，岂徒方技足千古，盛世应归文苑中。"七言长古，悼念友情，令人动容。

从1832年12月诊病开始，到何书田谢世，两人共有9次见面之多。身为江苏省巡抚，结交日诊百余病人的名医，拨冗诗酒相会，其投契自是不言而喻。陆士谔《医林逸史》褒赞林则徐："以焚烧英商鸦片烟二万箱一案，名传中外。"还认为林则徐与何书田的金兰之谊是传世佳话，"文忠名臣，书田良医，极相得也。"

戒毒功绩彪青史

戒毒是中国近代史的重要主题之一。在林则徐毕生事业中，禁止鸦片也是他的最大成就，使他成为最伟大的民族英雄之一，被长久崇敬和怀念，著名的缅怀诗句有"长忆林公勋业在，救迷良药吐奇葩"。由此可见，林则徐戒毒的功劳，取决于戒毒方药的卓著疗效。这里所指的"救迷良药"，即出自江南名医何书田之手。

1838年9月，林则徐上《筹议严禁鸦片章程折》，其中的"鸦片流毒天下，若犹泄泄之，是使数十年后，中原几无可以御敌之兵，且无可以充饷之银"，成为中国近代史的标志性口号，奏折的最后部分是推荐的"戒烟方"。

林则徐说："臣十余年来，目击鸦片烟流毒无穷，心焉如捣。久经采访各种医方，配制药料，于禁戒吸烟之时，即施药以疗之。就中历试历验者，计有丸方两种、饮方两种，谨缮加单，恭呈御览，可否颁行各省，以资疗治。"①

禁止鸦片进口，不许国人种植，严禁人民吸食，是政府的行为。作为名医如何为戒烟提供技术支撑，也是非常重要的使命。众所周知，染上烟毒，戒除甚难。何书田素存经世之志，又恫瘝在抱。于是据医经，考药性，参古法，辑验方，辑成《救迷良方》，此书影响极大。据不完全统计，有湖北省初刻本、广东省再刻本、道光三刻本、光绪十三年（1887）重古庐何氏第四次刻本、陈修园10种、52种、70种、72种刻本、排印本和石印本，等等。《救迷良方》风行数百年，拯救不可数计的吸毒者。

《救迷良方》自序："盖痛夫有生之难，而致死之甚易也。知其难而爱之保之，尚不免疾厄而夭折，况明明导以速死之路，而甘心蹈之，至丧生斩嗣而弗顾，不痛之尤痛哉。今者鸦片之流毒，遍海内矣。嗜之而死，虽亿兆人奚足恤。然岂无将死未死，忽蟠然悔惧，求延残息于顷刻者，是不可不有以苏之，我欲生即生，良方具在焉。若朝既欲生，夕又忘死，一念为人，而一念为鬼，则亦未如之何也已。道光十三年（1833）癸巳季春月望日，闽中大君子（指林则徐）命竹簳山人（指何书田）书于苏抚节署平政堂之西廨。"此序古茂简洁，掷地有声，是何书田恫瘝情怀的生动体现。

关于毒瘾的形成机制，何书田认为"烟乃有气无形之物，随呼吸而渐积五脏之内，而鸦片其味涩，故滞；其性热，故毒；其色青黑故入肝肾；其臭香，故走而不守，一吸而入肉筋骨髓之内，一呼而出又达于皮毛毫发之杪。故一入五脏，则遍体上下内外无处不到。观有瘾之人，烟才下咽，

---

① 何书田著，何时希校编. 何书田医著四种·救迷良方 [M]. 上海：学林出版社，1984：78.

则自顶至踵，其舒畅有不可言语形容者，此其明验也。始则由渐而常，继则由常而熟。及其熟也，脏腑赖烟而后快，精神赖烟而后爽，耳目手足赖烟而后安。一旦无烟浸润其间，则肾先苦之，肾苦则呵欠颇颇。肝因困乏，肝困则涕泪涟涟。脾亦生痰矣。盖脾主信，脾之感也。如此则五脏交相困矣。五脏交困，众体无所秉令，轻则一身痿软，重则诸疾蜂起，则又何病之不作哉！嗟夫，此之所谓瘾也。即知所以起瘾之由，故知所以用药之法，其法变食为吞，在瘾之轻者，及体之壮者，即无法无方亦不难戒。今专为受瘾重，体气弱者立法。"①

他创立戒毒的主方是"忌酸丸"，即断瘾丸，若方中所用烟灰与味酸食物同食，则有副作用，故以"忌酸"为名，使人有知避忌。组方为生洋参、白术、当归、黄柏、川连、炙黄芪、炙甘草、陈皮、柴胡、沉香、木香、天麻、升麻、附子及烟灰等十八味，面糊为丸，如梧桐子大。何书田措方以烟灰为君，附子为用，取其走而不守，能通行十二经；佐以柴胡、升麻、沉香，直通上下表里，顷刻而能遍于周身。辅助方为"补正丸"，即把忌酸丸去掉烟灰、由附子、木香及黄芪组成。制法是面糊为丸，如梧桐子大。两方的服法是递减递增法，即服忌酸丸三五日后，"每日按减1粒，加入补正丸2粒，挫次减却，纯服补正丸。旬日半月，烟瘾净尽，肠胃为清虚之府矣。"此种方法，比一次戒除的所谓"酩酊法"（适宜年轻体壮者），对虚体年老之人，尤为相宜。

林则徐戒毒永彪史册，何书田辅佐戒毒，也是名垂青史。这也印证医非小道，乃大道也。尤其是在近代中国，戒毒已远非医学问题，更是社会问题，或者关系到民族存亡的战略问题时，医学及医生的重要性更能突显出来。

年　　表

1774年　出生于当时隶属江苏，今天隶属上海的青浦。
1800年　乡试，大病，几乎丧命。
1807年　始以医为业。

---

① 何书田著，何时希校编. 何书田医著四种·救迷良方 [M]. 上海：学林出版社，1984：58.

1808年　《夏节愍集》刊成，撰诗及跋。
1816年　为郡守疗病，获赠"廿世家传"匾。
1832年　为林则徐夫人治病，与之定交。
1833年　在林则徐抚署中，撰成与国计民生有关的《救迷良方》。
1837年　去世。

（曹丽娟）

主要论著

何书田. 何书田医著四种. 上海：学林出版社，1984.
何书田. 杂症歌括. 上海：学林出版社，1984.
何书田. 救迷良方∥增辑陈修园医书70种，民国广益书局出版，1916.
何书田. 何书田医案. 上海：上海科学技术出版社，2010.

林 珮 琴

(1772—1839)

林珮琴，字云和，号羲桐，清代江苏丹阳人。嘉庆十二年（1808）恩科举人，博学通医，虽自称"生平本不业医"，但是诊治病人颇多，堪为儒医代表。他融会贯通《灵枢》《素问》《难经》诸书而不泥古。晚年请病人归还药方，选择其中重要的立为医案，题为《类证治裁》，凡8卷并附外科。林氏医术精湛，通治各科，尤以擅长治疗温病著称。

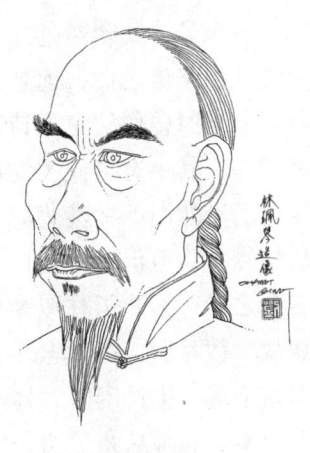

林珮琴像
（刘长青绘）

丹阳，位于江苏省南部、长江下游，东邻武进市，南毗金坛市，西北与丹徒县交界，东北濒长江夹江，与扬中市隔江相望。考丹阳名，可追溯到秦汉时期。秦初，行郡县制，在今安徽当涂东北一带置丹杨县，设治所于今小丹阳镇。《晋志》载："丹杨以山多赤柳，故名。"

丹阳历史久远，位居要塞，且人文荟萃，代有英杰涌现，三国吴大帝孙权与南朝齐高帝萧道成、梁武帝萧衍均出自丹阳。自三国以来，丹阳曾出过宰相27人，皇太后、皇后5人；唐至清代出状元2人，进士231人。近现代也有教育家马相伯，佛学家吕澂，语言学家吕叔湘，史学家唐邦治，数学家华罗庚，早年追随孙中山先生革命的林立山，北京大学教授林镕等。乾隆壬辰（1772）十月初六亥时，一代儒医林珮琴亦诞生于此。

林珮琴，字云和，号羲桐，又号韵簾，江苏丹阳后松卜村（今江苏省丹阳市延陵镇联兴村）人，林芳公21世孙。先祖林芳，字逢春，祖籍福建莆田，宋德祐二年任镇江路丹阳县令，后定居于此。林芳长子伯一居于城邑，次子伯二定居南郊松卜（今延陵），自此福建林氏在丹阳繁衍生息。林姓是丹阳的名门望族，文人学士，英才辈出。林珮琴祖名志开，父名翠岩，字启文，邑庠生，为当时之鸿儒，生有四子：珮瑞、珮琴、珮兰、珮璜，珮琴为次子，其母邹氏，其家族中兄、弟、子、侄、孙等数十人，皆功名之士。

林珮琴自幼聪颖过人，师从张斐园先生。乾隆戊申（1788），父亲翠岩公遵从祖父母之命，远赴武都（今甘肃文县北）看望叔祖养三公，16岁的林珮琴当时曾作"忆亲诗"一首转达父亲翠岩公对祖父母的思念之情和一片孝心，其中有"秦关雪尽增春水，汉塞天低望白云"①之句，翠岩公归来见诗后潸然泪下，甚为感怀和欣慰。是年冬，翠岩公不慎落水感寒染疾，病情笃重，但仍一心惦记祖父志开公之病，常为其父伏地祈祷至深夜，翠岩公之孝行为儿子林珮琴树立了良好的榜样。第二年秋天翠岩公反发热疾病故，数月后，祖父志开公亦卒。不久，林珮琴之兄林珮瑞亦病卒，自此家道中落，生计困窘。林珮琴和他的叔父纫秋公、季父钧磻公、从叔西珍公原本一起师从张斐园先生，而此时家里连作为学费的"修脯"都拿不出。林珮琴唯恐叔祖升儒公为一家人的生计担忧，带领着几位叔父到邻村授课，小小年纪就担起了生活的重任，显现了独立自强、勇于担当、富于责任感的性格。

出身书香门第的林珮琴，饱受家庭熏陶，勤奋好学，无论八股、古文、骈体、诗词，莫不娴熟精纯，其墨艺脍炙人口，蜚声士林，为时人所称道。20岁时（1792），胡希吕学院岁试，林珮琴以第二名考取秀才入县庠（县学），嘉庆戊辰（1808）恩科，又考取举人，中式经魁，文名满大江南北，时年36岁。次年赴京都参加会试，由于清末官场黑暗，进士名额已被权贵内定忿而弃考。林氏痛恨清政治腐败，怒曰："古之学者，不为儒，便为医，不为良相，便为良医。"② 遂自此潜心医道。其实，早在少年时，祖父志开公就曾亲手抄录方书给林珮琴，嘱其日后习此，可以救世。林珮琴读后深有感悟，之后又遍览了《灵枢》《素问》等经典医籍，迫于生计，他只能一面教学，一面研究医学。白天教授生徒，晚上则在灯下钻研医书，历数十年，常常看至灯油燃尽，他的艰苦努力为日后以医济世打下了良好的

---

① 林珮琴. 类证治裁 [M]. 北京：人民卫生出版社，2000：11.
② 陈利仁，殷文治. 林佩琴与《类证治裁》[J]. 上海中医药杂志，1988，8：45.

基础。

己巳年（1809）入京会试未中，林珮琴很快返家，因有人讹传其途中被盗匪抢劫，致使其母邹氏夫人大忧一场。子曰："父母在，不远游，游必有方。"孝顺的林珮琴决意在母亲去世前，不再参加会试，不再出门远行。丙子年（1816）八月母亲去世，珮琴的长子林舫漴也于一月前病故。道光甲申年（1824），儿子伟堂和女儿也相继故去，林珮琴极为感伤，常常自言自语，万念俱灰。

清道光六年丙戌（1826），林珮琴55岁，应亲友之愿北上入都预挑选，据《林氏宗谱》林珮琴年表记载，其于"道光丙戌楝选知县，例授文林郎"①。其实林珮琴壮年中举，己巳会试未果后，已对仕途淡漠，再次入都，只是不忍违背家人的希望，已经远不是自己的本意了。当时他勉赴京师，仓促间起程，行至固安，过桑乾（今永定河），正赶上大风雪，心中无限感慨而作"客路吟"，谓此生不宜再为慕虚名而渡河北上。

林氏虽然不以医为专业，但是诊治病人颇多，仅其所著《类证治裁》一书中所附病案即有近500例。林珮琴医术精湛，数十年来，屡救奇、急、重症病人。看到本非绝症而被延误致死者，他十分惋惜痛恨，久久不能释怀，慨叹当时有些医者"学殖荒芜，心思肤浅，甚则治温疫以伤寒法，治血枯以通瘀法，与夫喜行温补，不顾留邪，动辄攻消，不知扶正，轻者重，重者死矣"。②他经常对子女们说自己想改变这种现象。丙戌年（1826）从京都返回后，他开始着手向患者们搜辑经他诊治所服药方，选择其中重要的立为医案，案前列证论，题名为《类证治裁》。林珮琴在自序中言明，该书编名《治裁》，意为愿与有志医学者共裁之。此书虽主要为临床内科学，也兼及妇科、儿科、外科、五官科、传染病等，分编讨究，叙证多宗经立论，酌古用方，间有治案，附于证后，十分切合实用。

丙申（1836）夏天，林珮琴突发热疾，病情笃重，险些危及生命，冬天又开始咳喘，精神大衰，显不如前，唯独视力尚好，作小行楷无须眼镜。他十分庆幸地说这是老天助他完成此书，从此更是惜时如金，为尽快完成书稿竟三年未曾下楼，每日由其曾孙送饭。林珮琴故居旧址即在丹阳市后

---

① 据丹阳氏字号《林氏宗谱》，1950年续修。
② 林珮琴. 类证治裁［M］. 北京：人民卫生出版社，2000：11.

松卜村，紧邻其五世孙林高君夫妇的住所，现为一处二层三间砖木结构小楼，已年久破败，但仍使人不禁遥想林珮琴当年在楼上奋笔疾书的情景。

己亥（1839）春，由于著书过度辛劳，林珮琴咳喘益剧，自知不起，而《类证治裁》一书尚未完成，他深以为憾。实际上，此时林氏已撰写了近30万字，分为8卷，列证110余例，就内科而言已基本完备。林珮琴在病床上自制书序及凡例，令儿子林芝本抄录，自谓如春蚕到死丝方尽也，可敬可叹！清道光十九年己亥（1839）六月十六日卯时，一代儒医林珮琴病卒，享寿六十有八。

林珮琴之子芝本，字笃石，本业儒，并未随父亲学医。林珮琴逝后，求医者仍接踵而来，不得已，林芝本按照《类证治裁》书中治法以应求者，所投方药均获效验。自此林芝本开始攻读医书，继承父业，著有"舌色辨""生死辨"篇，附于《类证治裁》书后。他当年命五子抄写的《类证治裁》原抄本书末尚附有其所作"生死续辨"篇，为其他版本之未见，十分珍贵。林芝本在该抄本序言中称，《类证治裁》一书于咸丰元年付之剞劂，八月告成，印制500部，流传广远。该版原存在家，咸丰六年，太平天国时毁于战火。当时林芝本只身避难至崇明，欲阅此书，已不可得。后来听闻虹桥龚友棠家藏有此书，芝本担心父亲林珮琴倾尽一生心血的著作就此淹没，特赶至虹桥借阅，并命子5人，分工抄录。后来该抄本由林珮琴五世孙林高君（已故）保存，林高君（又称高钧）18岁即任教师，自华东革命人民大学毕业后，到宜兴县搞土改，"文革"时遭人陷害，被辞退工作。由于高君通医，回家后村里人常找他看病，他就在村中行医，救治过很多人。他生前把《类证治裁》放在床头，经常翻看研读。"文革"期间，林家几大柜子的书悉被烧毁，唯该原抄本被林高君拼命抢回，被村中人看作疯子。从此他性情大变，不再给村人看病，几年间整夜失眠而早逝。1980年代曾有人愿出当时可买下六栋房子的高价，想买下这套抄本，而家境并不富裕的林氏后人却不为所动，坚决捍卫这份先辈留下的宝贵遗产。

林珮琴才华出众，诗文并茂，还著有《来燕草堂四书文》500余篇，《来燕草堂古文》2卷，《高卧楼古今体诗》2卷，《百鸟诗》1卷，还有《百花吟》《咏史诗》诸集，惜多失传，仅丹阳《曲阿诗综》一书中尚保留有林珮琴所作诗4首，应是其唯一留存的文学作品，颇为珍贵，从中或可略窥这位儒医的文采和情怀。

林珮琴娶妻薛氏,生有三男一女,长子伟堂,次子舫湴,三子芝本,女一字眭,除芝本学医外,余者皆早卒。孙五人,崧庆、崧屏、崧福、崧庚、崧屏,皆业儒。据林氏宗谱记载,林珮琴逝后葬于东库山村(今属江苏省镇江市)双珠山(现称双山)下,并未按常例与族人葬在松卜村附近的祖坟。因路途远,林家后人自新中国成立后就没有去过,已无人识路,只有林高君在笔记中按前人描述记录的路线,也较为混乱。

笔者曾按照林氏宗谱的记载和林高君的笔记,寻访到林珮琴的墓碑遗址。令人遗憾的是,由于1980年代长山采石场(现已关闭)的开山采石,林珮琴的墓碑已被破坏,据附近车家边村的90高龄王家才老人介绍,年少时在山上曾见过山腰处的两座大墓,位于杨家山和双山之间的山腰处,背靠着长山,仿佛坐在一把太师椅上,视野开阔,远眺长江,风景秀丽,与林氏宗谱及家族中流传的描述十分一致。

宗经不泥　博采众长　推陈出新　擅治温病

林珮琴儒学功底深厚,博通经史,自少壮时喜读方书,研习医学颇有见地。他极为尊崇经典,主张博采众长,尤为强调学习《内经》的重要性,认为学医若不先窥《内经》奥旨,则皆为无本之学也。且"由有明迄今,诸名家亦无不根柢经旨,发挥心得,以著于篇。学者研经,旁及诸家,泛览沉酣,深造自得,久之源流条贯,自然胸有主裁。第学不博无以通其变,思不精无以烛其微,惟博也故腕妙于应,而生面别开;惟精也故悟彻于元,而重关直辟"(《类证治裁·自序》)。林氏在《类证治裁》开篇即旗帜鲜明地指出,学医首务必须钻研经典、博览群书,精于思悟。

他融会贯通《灵枢》《素问》《难经》《伤寒论》诸书,在其医著《类证治裁》中,每一病证之首均引经据典,博采历代名家有关论述精华,列纲分目,层层推勘,阐明病因病机与辨证要点。继而参酌古今,介绍各病证的治则与用方,每篇的论述中做到论理则集百家所言,论病则理法方药俱全,并附有临床验案以印证。真正做到发皇古义,旁及百家,广征博引,诸如"经言""仲景云"之词,《金匮》《伤寒》《活人》《脉经》《肘后方》《千金方》《集验方》、许学士、孙真人、东垣、景岳之名频见纸端,所载信息量之大是一般医书难以相比的。

虽然强调"宗经",但林珮琴并不泥古,对于后世医家的学术观点择善而从,他著书取材相当审慎,撷精汲华,务切实用,且善推陈出新,颇多自己独到的见解,极大地丰富了《类证治裁》的内容。其在自序中云:"乃知执一者拘,多歧者泛,师心者愎,随俗者庸……必吻合而后已。"[①]表明了他实事求是、勇于坚持真理、严谨务实而不失变通的治学精神。如其书中指出"时疫证,张景岳既失之温补,吴又可又只主急下,《张氏医通》揭明地气郁蒸一义,最宜参究。"[②]在胃脘痛脉案中,林珮琴提出蚕豆之香能开脾,而不拘泥古人"诸豆皆闭气"的认识,经实践验证得出结论。又在诸虫论治篇有所发挥,言诸虫皆能杀人,惟肺虫蚀肺,令人痒咳,至咯血声嘶,最为难治。他在当时的条件下,已认识到肺痨是由于痨虫以蚀肺的形式损伤机体,确是难能可贵。

医术精湛的林珮琴,通治各科,尤以擅疗温病著称。他不仅推崇张仲景、刘河间、李东垣、朱丹溪,而且十分佩服叶天士,对叶氏的《临证指南医案》研索甚深,多所取法。尤其在清末,温病学派已初步形成,而温病学派名家叶天士也是江苏人,林珮琴身处其时其地,大量汲取了叶氏治疗温病的心法精华。其引用或总结叶氏之说,不胜枚举。如其在温证篇敷陈《温热论》,又在中风篇阐述叶氏观点,谓内风乃身中阳气变化,肝为风脏,因血液衰耗,水不涵木,肝阳偏亢,内风时起。暑证篇则列叶香岩宗河间三焦立法,在上以辛凉清解(如竹叶、连翘、杏仁、薄荷、栀皮、郁金、沙参、鲜荷叶),在中以辛苦宣通(如半夏泻心汤之类),在下以温行寒性、质重开下(如桂苓甘露饮之属)等等。他对温病论治十分重视,强调言明若不遵循卫气营血缓急之法,动手便错。他阐幽发微,论理透彻,颇有见地,指出若邪入心包,宜芳香辟秽,宣神明之窍,驱痰热之结,因为热气熏蒸,弥漫无形,若药味重浊,则直走肠胃,全与病相隔矣。在其温病治案中,更可见其辨证精微,用药轻灵的特点,堪为效法。

---

① 林珮琴. 类证治裁 [M]. 北京:人民卫生出版社,2000:11.
② 林珮琴. 类证治裁 [M]. 北京:人民卫生出版社,2000:15.

倡导脏腑辨证　分型精细创新多

识证、辨证的重要性，是林珮琴临证极为强调的，他指出："司命之难也在识证；识证之难也在辨证。识其为阴为阳，为虚为实，为六淫，为七情，而不同揣合也；辨其在经在络，在腑在脏，在营卫，在筋骨，而非关臆度也。"① 认为能否正确识别证候乃是决定施治成败的首要关键，临床诊治只有对证候进行精当的辨识，才能准确处方下药，使药证合拍，吻合无间，从而达到药到病除的目的。因此林氏对《类证治裁》中所载诸病证，均根据其病因、病机、病位、脉候等详加识辨。

脏腑辨证是林氏主要的辨证模式和鲜明诊疗特色，他一改羁拌局部之旧观，深入辨识脏腑病机，进而细致分型，在前人辨证的基础上更加明朗、系统，且自己在诊疗过程中身体力行，广泛应用。有研究者统计，《类证治裁》所载病证中涉及到脏腑辨证者96种，使用率高达89.7%。② 全书既有以单一脏腑辨证，也有以多脏腑辨证来分析病机或规范证型者，还有大量脏腑兼病的证型。除胃外，其他腑病辨证均逊于脏病辨证。就脏腑辨证分型而言也是如此，总体上看，林珮琴的脏腑辨证主要是以五脏辨证为主。

这种辨证模式简明扼要，将复杂病证归于脏腑，提出治疗总纲，清晰明了，便于习者掌握运用。如胃脘痛与心痛之鉴别，林珮琴指出，胃脘痛症与心痛相似。但胃脘痛见胃经本病，如胀满、呕逆不食、便难、面浮、肢倦，与心痛专在心包络有别，明确了胃脘痛病在胃，而心痛病在心包络，时至今日，这一结论仍为临床医师所重视。再如，分析淋浊时，林氏指出，肾有两窍，一溺窍，一精窍。淋出溺窍，病在肝脾，浊出精窍，病在心肾。明确了淋从肝脾辨，浊由心肾治，从而为临床辨证提供了依据。

对于脏腑辨证，林氏分型极为精细，除传统分型外，还增加了许多新的证型。如其对肺系病证的分型包括肺经风热、肺经火毒、湿热伤肺、燥邪犯肺、暑邪伤肺、风寒伤肺、湿邪犯肺、温邪犯肺、虫啮肺、肺火盛、

---

① 林珮琴. 类证治裁 [M]. 北京：人民卫生出版社，2000：11.
② 王秀兰等.《类证治裁》与脏腑辨证 [J]. 江苏中医药，2006，27（4）：16.

肺气虚、肺阴虚、肺气不降、败血冲肺、痰火伤肺、血热郁肺等。另外，他在每个病证的附方中还做了更为细致的划分，如咳嗽论治篇所附方剂就分为：固卫、清痰、火嗽、补脾、泻肺、补阳、养血、久嗽、肺咳、心咳、肝咳、肾咳、胃咳、胆咳、三焦咳、补气、壮水、补阳、行水、润燥、豁痰、风嗽、寒嗽、寒包热、哑嗽、火郁等数十种，令人叹为观止。又如肾系辨证，则包括肾阴虚、肾阳虚、肾虚水泛、肾气虚、肾气不固、肾水火俱虚、肾精亏、肾经火毒、肾气上逆、肾亏火燥、肾虚风袭、冷食伤肾等。林氏辨证分型之详明细密，证型之丰富，就其时而言，无出其右者。虽分型丰富，但他绝不是简单地进行证候的罗列和理论的堆积，而是源流条贯，分门别类，辨证缜密，言简法备。

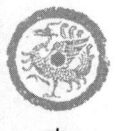

严谨务实　致力医学普及与应用

　　林珮琴治学为文极为严谨，不仅教授生徒、批点作业一丝不苟，做文章尤为苦心融炼，反复修改，每成文章，如不满意都要舍弃重写，数次不厌。古代名医的医案，往往身后由弟子后人等搜集整理，因此颇多不足之处，有的疗效并未可知，有的为文多讹，有的本非佳案，有的甚至还有错误，而《类证治裁》所列医案，却不同一般。林珮琴平生为人诊治颇众，晚年令就医者还所服方，择其要者，著为医案，所辑医案都是经过精心挑选的验案，完全可以垂诸后世供人借鉴。对于前人的一些不同的学术观点，他不是采取人云亦云，随波逐流，也不是采取简单的否定和驳斥，而是纳入书中存疑待考，或起到百家争鸣的作用。并善于将前人的经验与自己的体会相结合，融会贯通，去粗取精，坚持严谨作风：一法未合，虽古法宜裁，一方未纯，虽古方宜裁；必吻合而后已。

　　他十分重视临床成功与教训的积累和思悟，医术精益求精。如其在治疗一女子血枯经闭兼有发热的案例中，在他人误治的基础上，予以活血通经、益气养阴法治疗，两个月后，患者诸证皆平，月经已通，但逾月后，患者忽然腰腹疼痛，并下一儿头已损半的死胎。按理此为林珮琴辨证准确，方证合拍，使瘀血去，新血生，经遂通，但他仍回顾和总结自己在诊治中的不足，并深深自咎临证未审其母舌青黑与否，险些致误，这种善于总结和实事求是、严谨的治学精神令人钦佩和学习。

所著《类证治裁》一书,旁引上自《内经》《难经》《神农本草经》诸经典,下迄明清各名家,以内科杂病为主,内容兼及妇、儿、骨、外、五官等临床各科常见病证,从理法方药各方面系统论述了百余种疾病的临床诊治,收集经方、验方和自拟方近千个,附临证验案 480 余例,集内科证治之大成,堪称"临床各科实用手册"。

林珮琴把融会贯通的经旨,用简练明晰的语言表达出来,化深奥为平易,十分便于学习和领会,表明其著书立说的初衷更侧重医学的普及与运用。正如他对侄儿林植本所言:"著书贵适于用,吾年老,且用吾术生人固不尽。吾书成,庶救时之心与无终极耳。"又曰:"近世名家著述,其号为集大成者,卷帙繁富,学者恒惮于诵习。又或主辨析名理治法,弗取其备,中材之士,亦无由就,人一证而悟其全。吾书务言简意赅,使人开卷了然而已。"[1] 充分体现了他仁爱、务实的精神。

其子林芝本原非学医,但在林珮琴去世后,面对仍接踵而至的求医者,依照父亲书中成法来应对求治者,竟然所投方药均能奏效,足见该书极强的临床实用性,实现了林珮琴著书之初衷。该书曾被多次翻刻,民国时期浙江中医学校被选作教材,直至今日,仍是一部具有很高实用价值的临床参考书。可以说,林珮琴为祖国医学的普及与应用做出了重要贡献。

孝爱仁慈　淡泊耿直　济时为心　儒医典范

林珮琴自幼受家庭教育熏陶,对长辈极为孝顺,尤其父亲翠岩公的言传身教,令年少的林珮琴早早就能体恤长辈的心意,16 岁时就曾作"忆亲诗"一首转达父亲翠岩公对祖父母的思念之情。17 岁时,在家中经济状况极为艰难的情况下,主动为长辈分忧,带领叔父们一起到邻村教书以贴补家用,勇敢地承担起生活的重任。

林珮琴为人忠厚淳朴,年少时就不好戏弄。一次在私塾被人惹恼,回家后仍面红耳赤,怒形于色。父亲教之曰:"君子所以学,为能变化气质,

---

[1] 林珮琴. 类证治裁 [M]. 北京:人民卫生出版社,2000:7.

汝坐不解此语耳。"① 林珮琴谨记长辈教诲，终身不敢忘，其子林芝本在传略中特别记录了此事。己巳年（1809）会试无果，壮年中举的林珮琴原本仕途还大有希望，因恐母忧，孝顺的林珮琴却决意母亲在世时不再出门远行，直至母亲丙子年（1816）去世，未再参加会试，其拳拳孝心、不慕荣利之操守着实令人感动。

林珮琴性情颇为淡泊，而略带倔强。他常独坐家中沉潜于书史，生活极为简单，每日亲自打扫房间，几席纤尘不染。由于为人低调，虽医术高明，游迹所至，竟有主宾数年不知其能医者。然在乡里居住日久，屡起沉疴而医名远扬，求医者络绎不绝，林珮琴则慨然以济世救人为己任，对贫苦百姓尽心医治，乐效其术，然却不媚权贵，性情倔强。如其侄林植本在《类证治裁》序言中云："羸童贫叟，匍匐偕臻，靡不乐效其术，乃至富家大族，介其所亲，延缘造请，辄十不一二应。曰：彼岂借仆生之者。其不屑于应酬如此。"这种性格似乎也遗传给了他的子孙后代，五世孙林高君及妻子李晓玉舍命保护医书，不受钱财诱惑的感人事迹颇显其先祖遗风。

古语云："物以类聚，人以群分"，从其结交的朋友身上或可见林珮琴性情之一斑。吉钟颖（1767—1849），字秋丞，号实轩，又号芎畦，清乾隆甲寅（1794）恩科顺天举人，嘉庆十年（1805）乙丑科会试登彭浚榜进士，钦点即用知县，历任湖北应城县、南漳县知县，鹤峰州知州，四川会理州知州等，在任期间廉洁奉公，颇得民意。去任之日，士民环拜，车不得行。吉氏与林珮琴素号神交，对林氏评价颇高，他在《类证治裁》序中言，林氏不仅墨艺脍炙人口，尤精岐黄家言，融会贯通诸经典而不拘泥，著作之暇，以济时为心，当时的士大夫皆礼敬之，且赞林珮琴乃盛德君子，一望皆知，果然是神交。从吉氏这样一位才子廉吏的评价可以想见林珮琴的性情为人和精神风貌。其友苏州府事桂超万在序中也提到与林珮琴同举戊辰乡试，定交于京师之时，对林珮琴的性情也有"直外方内"的印象。

为在有生之年完成《类证治裁》一书，林珮琴拖着衰老病弱的身体奋力著书，本就深居简出的他，为争取时间，倔强地三年未曾下楼，吃饭则由其曾孙送上楼去。此外，林家的祖坟在丹阳后松卜村西的挡风丘，林家人多葬于此，家族中仅林珮琴一人葬到距离后松卜村几十里的镇江东库山

---

① 林珮琴. 类证治裁［M］. 北京：人民卫生出版社，2000：13.

村的双山下，他选择墓地位置的缘由虽已不得而知，但其与众不同的个性显露无疑。

　　综观林珮琴的一生，自幼接受儒家礼教，但却性情淡泊，不慕荣利，痛恨朝廷的黑暗腐败，在"不为良相，便为良医"的思想影响下，以济世苍生为己任，虽非专门行医，却活人甚众，医术精湛，学验俱丰。他渊博的学识、飞扬的文采、孝爱仁慈的品德、淡泊中略带倔强的性情展现出一代儒医的风范。且在垂暮之年，林珮琴以老病之躯，毅然拿起笔，怀着对苍生百姓的仁爱救济之情，倾尽生命最后的力量，著成《类证治裁》一书，并由其后人们倾力保存下来，着实可歌可泣！该书抉英撷华，阐幽发微，务求实用，是林氏留给后世不朽的宝贵遗产，这不禁令人想起他对侄子林植本说的话："著书贵适于用，吾年老，且用吾术生人固不尽，吾书成，庶救时之心与无终极耳。"① 呜呼，良医虽逝，大爱永存。

年　　表

1772 年	十月初六亥时，出生于江苏丹阳后松卜村。
1788 年	为颂扬父亲侍亲至孝，作忆亲诗一首。秋，父翠岩公染疾病故，数月后，祖父志开公病故。同年，兄长辑五病故。家境困窘。
1789 年	迫于生计，与叔父们到邻村授课。
约 1792 年	参加胡希吕学院岁试，以第二名考入县学。
1808 年	逢恩科乡试，中式经魁，例授文林郎。
1809 年	入京会试无果，归乡授课之余以医济世。
1816 年	次子舫湉卒，母邹氏亦卒。
1824 年	长子伟堂、女儿、三妹相继病殁，尝独居自言循省，万念俱尽。
1826 年	北上入都预挑选。自中都归，令就医者归还所服方，着手撰写《类证治裁》。

---

① 林珮琴. 类证治裁［M］. 北京：人民卫生出版社，2000：7.

1836年 夏时患热疾几殆,冬月复病咳喘,精神大衰,唯眼独明。
1839年 咳喘增剧,自知不起,在病榻上自制书序及凡例,命子芝本抄录。同年,六月十六日卯时,病逝,享年68岁。

(李 君)

主要论著

林珮琴. 类证治裁(8卷). 咸丰元年(1851)刻本,丹阳林研经堂藏板.

费伯雄
(1800—1879)

费伯雄,清代医学家,孟河医派奠基人。费伯雄生长于世医家庭,其祖父、父亲皆以医名,传至伯雄已历7世,医术益精,以擅长治疗虚劳而驰誉江南。咸同间,名播大江南北,世人谓"清末江南诸医,以伯雄为最著"。费氏主张"和治""缓治",师古而不泥,临证常以平淡之法而获效。主要存世医著有《医醇賸义》《医方论》《费氏食养三种》《怪疾奇方》,并审定《咽喉脉证通论》,批注《医学心悟》《医方集解》《温热经纬》三书。费伯雄博学通儒,人称以名士为名医者,尚存《留云山馆文钞》《留云山馆诗钞》《留云山馆诗余》等文学著作。

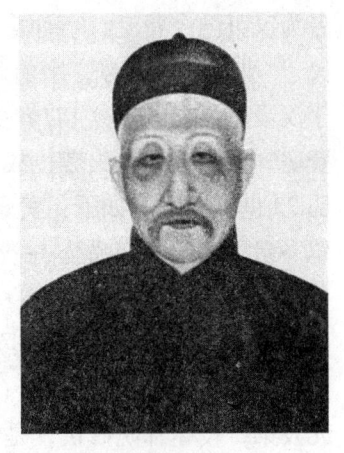

费伯雄像①

费伯雄,字晋卿,号砚云子,清嘉庆五年庚申(1800)正月出生于江苏省武进县孟河镇的一个世医之家。

孟河,古称南兰陵,南朝宋置南陵郡,位于现江苏省常州市新北区。孟河,原是唐朝元和年间由常州刺史孟简主持开通的武进县内的一条运河,全长41里,是京口(镇江)至江阴间连接南运河与长江之间的水上大动脉,镇乃因河而得名。孟河地处经济文化繁荣发展的长江流域,又是"吴文化"的核心地带,经济和文化的繁荣促进了医学的发展,在"不为良相,即为良医"的思想指导下,孟河镇以儒从医者甚众,或承其家学,或受于师门,得天独厚的地域环境与社会文化氛围对费伯雄的医学生涯起到了重要的作用。

---

① 费伯雄后人费季翔老先生提供。

费伯雄为费氏第22世孙，孟河费氏第7代医。孟河费氏一脉，源远流长，据史料及费伯雄6世孙安徽中医药大学费季翔教授所藏之家谱简表记载，费氏先祖乃鲁大夫季友，山东琅琊人，因功而封费姓。秦项之际，为避战乱，费氏一支遂避于吴兴郡，其子孙亦散居江南。① 其后见于史料所载者为汉萧邑令费泛，字仲虑，后封为梁（诸侯国）相，謇谔质直，遗爱于民。② 费泛长子费凤，字伯萧，汉堂邑令，生于汉安帝永初五年（111），卒于汉灵帝熹平六年（177）九月；次子费政，九江太守。③ 费凤一支递传至费聪，中间数十世失考，故孟河费氏一脉，便以费聪为第一世，至伯雄已历22世，其世序如下：费聪→费聚→费端→费极→费冕→费簧→费兴→费罩→费周→费华→费宏→费诠→费卫→费莱→费希邑→费尚有→费天佑→费宗岳→费德贤→费国祚→费文纪→费伯雄。

　　11世费宏，字子充，号健斋，一号鹅湖，晚号湖东野老，江西广信府铅山县人，明成化十九年（1483），年16，举乡荐；二十三年，20岁，状元及第，授翰林院修撰，是明代最年轻的状元，嘉靖三年（1524）为首辅，加少师，兼太子太师、吏部尚书、谨身殿大学士，嘉靖十四年（1535）以劳卒于任上，终年68岁，赠太保，谥文宪，著有《明太保费文宪公文集》《宸章集录》等。其堂弟费寀，官至礼部尚书，其妻与宁王妃为姐妹，著有《明少保费文通公文集》及《铅山县志》12卷。④

　　16世费尚有，字文明，生于明隆庆六年壬申（1572），卒于清康熙元年（1662），明天启六年（1626）为避东林与阉党之争，自镇江丹徒迁居孟河，隐于岐黄，以医世其家，开创了孟河费氏的医学生涯。20世费岳瞻，字晓峰，伯雄祖父，精于医，诸子世其业。21世费文纪，号云庵，伯雄之父，年20为医，至74卒，尐以医名于时。

　　费伯雄系费氏22世，自幼聪明异常，4岁能诵古诗，6岁入塾读书，7岁即以"帘卷玉钩钩"巧对"门关金锁锁"而惊其师友，时人皆以神童目之，稍长以天文、六壬、技击、诗酒琴书冠于郡邑。⑤ 费氏幼习举子业，补

---

① 洪适. 隶释·卷第11·梁相费汎碑 [M]. 刻本. 皖南：洪氏晦木斋，清同治十年（1871）.
② 洪适. 隶释·卷第9·堂邑令费凤碑 [M]. 刻本. 皖南：洪氏晦木斋，清同治十年（1871）.
③ 洪适. 隶释·卷第9·费凤别碑 [M]. 刻本. 皖南：洪氏晦木斋，清同治十年（1871）.
④ 张廷玉. 明史·卷193·列传第81·费宏 [M]. 北京：中华书局，1974：5101-5110.
⑤ 费绳甫. 先大父晋卿公轶事记 [M] // 费伯雄. 费氏全集. 铅印本. 常州：孟河费氏，1912.

明经，但不久即舍弃科举而专心于医学。费伯雄少时即常浏览《素问》《灵枢》《难经》《甲乙》《脉经》《伤寒论》等经典医书，精晓刘河间、李东垣、朱丹溪等诸贤医籍，为其日后行医、著书打下了良好的基础。因受家庭熏陶，自幼随祖父和父亲学医，道光三年（1823）前，又常得名医王九峰的指点，悬壶不久，即以擅长治疗虚劳而驰誉江南。

清道光十二年（1832）七月，费伯雄与蒋汉儒（马培之的父亲。马培之13岁父亲去世后，随母姓马）及蒋的弟弟同赴苏州参加科举考试，与印墅吴南耀受知于时任江苏巡抚林则徐，费氏为林则徐家人治病，取得了很好的疗效，深得林则徐赏识。① 后经林则徐推荐，道光年间曾两度应召入宫治病，第一次治愈道光朝皇太后的肺痈，获道光皇帝赐赏匾额，称其"是活国手"，第二次又治愈了道光皇帝的失音症，道光皇帝赐联一副曰"着手成春，万家生佛；婆心济世，一路福星"，② 遂医名日盛。

至咸丰、同治年间，费伯雄已名播大江南北，每日"诣诊者踵相接，所居遂成繁盛之区"。③ 咸丰元年（1851）太平天国运动爆发，初期费伯雄仍生活在孟河，曾以养心平肝之剂为江苏督学李联绣调治，李氏赠诗《访费晋卿明经（伯雄）于武进之河庄即赠》，载《好云楼初集》一书，费氏著作《医醇賸义》卷首亦收录。④ 咸丰六年（1856），清军江南大营主帅向荣咯血于丹阳，其帮办江南提督张国梁（又名嘉祥）特来孟河请费伯雄去丹阳医治，费伯雄手到病除，向荣愈后赠"费氏神方"匾额一块及三品顶戴。⑤ 咸丰七年（1860）冬天，为避太平天国战乱，费氏举家迁于江苏泰兴五圩里。同治三年（1864），太平天国运动结束，费氏迁回孟河。回到孟河后，费伯雄年事虽高仍应诊不辍，接治的病人不乏翁同龢、孙诒经、左宗棠、吴大廷等达官显宦，如同治十一年（1872），为翁同龢及其侄翁曾源（同治二年状元）诊病；⑥ 光绪二年（1876），为吴大廷（咸丰五年举人，

447

费伯雄

---

① 常州市卫生志编纂委员会. 常州市卫生志 [M]. 常州：常州市卫生局，1989：394.
② 李云. 中医人名辞典 [M]. 北京：国际文化出版公司，1988：676.
③ 赵尔巽. 清史稿·卷520·列传289·费伯雄 [M]. 北京：中华书局，1977：13883.
④ 费伯雄. 医醇賸义 [M]. 北京：人民卫生出版社，2006：11.
⑤ 翁同龢著，陈义杰点校. 翁同龢日记·第2册 [M]. 北京：中华书局，1989：948.
⑥ 翁同龢著，陈义杰点校. 翁同龢日记·第2册 [M]. 北京：中华书局，1989：946-948.

历官福建台湾道，赠太仆寺卿）诊病。①

在行医诊病之暇，费伯雄不忘著书立说，嘉惠后学，乃"将数十年所稍稍有得，而笔之于简者，都为一集，名曰《医醇》，共二十四卷"，② 书成于咸丰九年（1859）并制版刊刻。后因《医醇》一书之坊刻定本与家藏副本尽付战火，费伯雄遂追忆往昔著作内容，随笔录出，名之曰《医醇賸义》，于同治二年（1863）成书。同治四年（1865），《医方论》4卷成书。此外，尚有《费氏食养三种》《怪疾奇方》等医学著作传世，并审定《咽喉脉证通论》，批注《医学心悟》《医方集解》《温热经纬》三书。费伯雄博学通儒，人称以名士为名医者，以文名推重于左宗棠、曾国藩、曾国铨等，居常州文坛四大金刚之列，尤以《游黄山记》一文深得晚清著名文学家俞樾推崇，称赞其文字"戈犹淡宕，得欧阳之神"。③ 尚存《留云山馆文钞》《留云山馆诗钞》《留云山馆诗余》等文学著作。民国元年壬子（1912）仲冬，费伯雄长孙费绳甫将伯雄医学、文学著作汇成《费氏全集》出版。

费伯雄不仅医术高超，学养宏深，而且慷慨好施，行侠仗义。清道光十四年（1834），费伯雄与马省三等共同出资管理"孟河接婴堂"的重建。清道光二十年（1840），费伯雄独力出资恢复"文纪公育婴堂"旧制。④ 道光间，费伯雄偕敦仁堂董亲历各洲赈恤五载，并劝各州乡民筑堤防涝。③⑤咸丰三年（1853），为救乡民费伯雄独身前往，劝说、平息了刘明松聚众倡霸漕粮拒捕案。③④咸丰六年六月，费伯雄与戴观成等捐资建成福善、仁寿二桥，并立碑以志，由费伯雄撰写《桥志》，该碑现存于扬中市图书馆，扬中市档案馆存有该碑的碑拓。费伯雄亦精于武术，在泰兴避难其间，曾单身却匪，乡里遂遣子弟拜师学武，教之三年，竟成劲旅。⑥

清光绪五年（1879），费伯雄年80岁，寿庆之日，亲友满堂，伯雄连

---

① 吴大廷编. 小酉腴山馆主人自著年谱·卷2 [M]. 刻本. 沅陵：吴氏，清光绪五年（1879）.
② 费伯雄. 医醇賸义 [M]. 北京：人民卫生出版社，2006：9-10.
③ 费伯雄. 费氏全集·俞序 [M]. 铅印本. 常州：孟河费氏，1912.
④ 庄毓钛，陆鼎翰. 武阳志余·卷10·艺术·国朝·费伯雄 [M]//中国地方志集成·江苏府县志辑. 南京：江苏古籍出版社，1991：647.
⑤ 恽世临. 费晋卿先生传 [M]//费伯雄. 费氏全集. 铅印本. 常州：孟河费氏，1912.
⑥ 费绳甫. 先大父晋卿公轶事记 [M]//费伯雄. 费氏全集. 铅印本. 常州：孟河费氏，1912.

进数十觞，乃举杯谓亲友曰："刻正及时行乐，交秋当与诸君永别。"① 座客皆惊愕，伯雄曰："诸君知孟子莫非命也，顺受其正之言乎？得正而毙，庸何伤！"①是年端午，果自沐浴整冠，含笑而逝，享年80岁。费伯雄逝后与夫人巢氏合葬于孟河城南的温墅里费家祖茔内，惜"文化大革命"中费氏墓地遭到破坏，子孙们只得将其尸骨与费尚有夫妇、费文纪夫妇合葬于孟河东山之上。

行医首重医德　研经师古不泥

费伯雄行医，首重医德。他认为"欲救人而学医则可，欲谋利而学医则不可"，②告诫从医者要设身处地、推己及人，曾言："我若有疾，望医之救我者何如？我之父母妻子有疾，望医之相救者何如？易地以观，则利心自澹矣，利心澹则良心现，良心现斯畏心生。"②倘医者能"以局外之身引而进之局内"②则"痛痒相关矣"。②因此，行医首先要做到"澹其谋利之欲，发其救人之心"。②

同时，他认为医生要把高尚的医德和精湛的医术结合起来，因为"医虽小道，而所系甚重，略一举手，人之生死因之，可不儆惧乎哉！"②提出"平时读书，必且研以小心也；临症施治，不敢掉以轻心也"。②而且在自己的医疗实践中身体力行，为后学树立了典范。

费伯雄治学，主张师古而不泥，提出"师古人之意，而不泥古人之方，乃为善学古人"。③首先，费氏充分强调师古的重要性，认为这是为医之根本，他指出，学医者若不读《灵枢》《素问》，则不明经络，无以知致病之由；不读《伤寒》《金匮》，则无以知立方之法，而无从施治；不读金元四大家，则无以通补泻温凉之用，而不知变化。可见，费伯雄在7代世医的基础上，仍悉心钻研中医典籍，对《内经》《伤寒》《金匮》及金元四大家等理论和学术思想反复研读，深刻领会，融会贯通，在他的论述、点评及医

---

① 费绳甫. 先大父晋卿公轶事记 [M]//费伯雄. 费氏全集. 铅印本. 常州：孟河费氏，1912.
② 费伯雄. 医方论·自序 [M]//费伯雄. 费氏全集. 铅印本. 常州：孟河费氏，1912.
③ 费伯雄. 医醇賸义 [M]. 北京：人民卫生出版社，2006：11.

案中，随处可见其引经据典，如"晋卿脉法"即是他学习经典的结晶，字字句句都是从《灵枢》《素问》中悟出。正如他在《医醇賸义》自序中所言："究心于《灵》《素》诸书，自张长沙下迄时彦，所有著述，并皆参观。"① 师古方面，费氏尤其崇尚张仲景，他强调"仲景立方之祖，医中之圣，所著《伤寒》《金匮》诸书，开启沌蒙，学者当奉为金科玉律。后起诸贤，不可相提并论"。②

其次，费伯雄主张治学"巧不离乎规矩，而实不泥乎规矩"，③ 只有师古不泥才能不断创新，在费氏的医籍中，这种思想随处可见。他认为："应证古人之处，全不在拘执成法，而亦不离成法，乃为能自得师。"④ 费伯雄在对金元四大家的评述中，就充分体现了这种认识，他指出："就四家而论，张刘两家，善攻善散，即邪去则正安之义。但用药太峻，虽有独到处，亦未免有偏胜处。学者用其长而化其偏，斯为得之。李朱两家，一补阳，一补阴，即正盛而邪退之义。各有灼见，卓然成家。无如后之学者，宗东垣则诋诃丹溪，宗丹溪则诋诃东垣，入主出奴，胶执成见，为可叹也。殊不知相反实以相成。"① 又指出："东垣则以甘温治阳虚之发热，丹溪则以甘寒治阴虚之发热。各出手眼，补前人所未备。"① 批评那些盲从者："宗东垣者，虽遇阴虚发热，亦治以甘温，参芪不已，甚而附桂。宗丹溪者，虽遇阳虚发热，亦治以苦寒，地冬不已，甚而知柏。此尚何异于操刃乎！"① 于是，费伯雄由衷感叹："非东垣、丹溪误人，乃不善学东垣、丹溪，自误以误人也。"① 倡导后学者能够不拘成法，参古更新。

费伯雄在著作中亦以自身的临证经验为基础，对经典进行创造性的阐述和发挥，可谓淋漓尽致，言言典要，开启后人。如对于"火"的论述，首先在生理上强调火对于自然界和人体功能活动的推动作用，同时又认为这种火要动而中节人体五脏才能保持正常的生理状态，一旦妄动，则百病丛生，全面继承了刘完素、李杲、朱震亨等人对于"火"的认识，并在此基础上列举了肺火、心火等17种火证，按主症、主方、用药逐次罗列，继承的同时又有发展。

① 费伯雄. 医醇賸义[M]. 北京：人民卫生出版社，2006：9.
② 费伯雄. 医醇賸义[M]. 北京：人民卫生出版社，2006：8-9.
③ 费伯雄. 医醇賸义[M]. 北京：人民卫生出版社，2006：10.
④ 费伯雄. 医醇賸义[M]. 北京：人民卫生出版社，2006：13.

此外，费伯雄自言"予于喻西江先生最为服膺"，《医醇賸义》与喻昌的《医门法律》不仅篇目、附方相近，而且观点相通，对喻氏学说颇多发挥，但亦不泥于喻氏之说，对其错误与缺陷也进行了纠正和补充。如喻氏在《医门法律》"中风门"中解"侯氏黑散"时说："方中取用矾石，以固涩诸药，使之留积不散，以渐填空窍，服之日久，风自以渐而熄……如此再四十日则药积腹中不下，而空窍填矣，空窍填则旧风尽出，新风不受矣。"① 其中将"空窍"解为"胃肠"。费氏对此表示怀疑，认为"空窍"乃指毛窍及腠理而言，称"侯氏黑散中，用牡蛎、矾石等收涩之药，欲令腠理秘密，毛窍固闭，正如暴寇当前，加筑城垣以堵截之，使不得入耳……而其尤要者，则在于收涩敛肝，使在内之肝风不动"，② 内风不动，则不与外风勾结，此便是阻截之法。从解释中风的病因病机、阐述药性方义等方面来说，无疑费氏的说法更为可信。再如，喻昌承河间学说，认为《内经》病机19条"独遗燥气，他凡秋伤于燥，皆谓秋伤于湿"，③ 故作"秋燥论"，将《内经》"秋伤于湿，上逆而咳，发为痿厥"一句，改为"秋伤于燥，上逆而咳，发为痿厥"，首次对"秋燥"致病做出较系统的论述。费伯雄对此深为叹服，认为喻昌独具慧眼，但喻氏认为"燥"与"秋凉"相伴而生，只论述了"凉燥"的成因与方药，费伯雄认为这样的认识不够全面，他说："愚谓燥者干也，对湿而言也。立秋以后，湿气去而燥气来。初秋尚热，则燥而热，深秋既凉，则燥而凉……若专主一边，遗漏一边，恐非确论。"④ 在喻氏基础上提出"温燥"的概念，这是对喻氏理论的重大补充，沿用至今。

费氏博学深思，医道老而弥精，即使对自己的医学观点也不断修正。在《医醇賸义》中他认为："凡吐血、衄血、牙龈齿缝出血，皆散在经络之血，涌而上决者也。近人谓巨口吐红及牙龈齿缝出血者，谓之胃血。此说大谬。盖胃为外腑，职司出纳，为水谷蓄泄之要区，其中并无一丝一点之血。"⑤ 但他没有停留在这一观点上，而是根据自己的经验深入思考，在稍

---

① 喻昌. 医门法律 [M]. 北京：中国中医药出版社，1999：122.
② 费伯雄. 医醇賸义 [M]. 北京：人民卫生出版社，2006：13.
③ 喻昌. 医门法律 [M]. 北京：中国中医药出版社，1999：205.
④ 费伯雄. 医醇賸义 [M]. 北京：人民卫生出版社，2006：39-40.
⑤ 费伯雄. 医醇賸义 [M]. 北京：人民卫生出版社，2006：71.

后刊行的《医方考》中补充论述道:"方其无病之时,胃中纳水谷,大小肠传糟粕,肠胃中本无血也,血但流灌于腑外以荣养之……迨至火势冲激,或湿热熏蒸,逼血入于腑中,腑不能容,随受亦随出矣……胃经之血,随火上升,直从食管而出,往往盈碗盈盆。"①

可见,作为临床大家费伯雄很少空谈理论,但他兼容并蓄,深得各家精要,又能融会贯通,所谓尊经研古而不泥者。

医理一归醇正　立论和缓为宗

"和缓醇正"是费氏医学主张的核心,主要是针对当时一些医家为邀射名利,一味在处方用药上趋奇立异,而不注重分析病情、辨证论治的医风而提出的。费伯雄指出:"医学至今芜杂已极,医家病家目不睹先正典型,群相率而喜新厌故,流毒安有穷哉!救正之法,惟有执简驭繁,明白指示,庶几后学一归醇正,不惑殊趋。"② 所谓"醇"者,他认为"在义理之的当,而不在药味之新奇",③ 主张"毒药治病去其五,良药治病去其七",②这样归醇纠偏,才能达到机体的平衡。所谓"和缓",认为"疾病常有,怪病罕逢。唯能知常,方能知变"②"疾病虽多,不越内伤外感,不足者补之,以复其正;有余者去之,以归于平"。②费伯雄指出,医和、医缓本是古代医学家,名为和、缓实则代表了一种平和务实、去除急功近利的思想作风,"和"则无猛峻之剂,"缓"则无急功之功。费伯雄指出:"天下无神奇之法,只有平淡之法,平淡之极,乃为神奇;否则眩异标新,用违其度,欲求近效,反速危亡,不和不缓故也。"②这种观点蕴涵着深刻的哲理,疾病有其自身的演变规律,治疗过程也得遵循客观实际,讲究实事求是。不管出于什么目的,违背自然规律,一味追求新奇,往往事与愿违,加速危亡。故费氏临证强调"一归醇正,不惑殊趋",②主张以平淡之法获神奇之效,最擅运用"轻可去实"之法,处方用药以轻灵见长,真正达到了醇正不杂

---

① 费伯雄. 医方论·卷2·槐花散 [M]//费伯雄. 费氏全集. 铅印本. 常州:孟河费氏,1912.
② 费伯雄. 医醇賸义 [M]. 北京:人民卫生出版社,2006:9.
③ 费伯雄. 医方论·自序 [M]//费伯雄. 费氏全集. 铅印本. 常州:孟河费氏,1912.

之境界。

纵观费氏《医醇賸义》《医方论》等著作，无不贯穿着醇、正、和、缓四字。如费伯雄曾治无锡顾某，症见中脘不舒，饮食减少，脉象左关甚弦，乃肝气犯胃之证。前医竟以大承气减量治之，所谓"重药轻投"，却罔效。费氏分析，盖张仲景三承气汤，属斩关夺门之法，可救人于危急存亡之秋，但绝不可随便施用于寻常之症。本案仅为脾胃不和之小恙，但由于前医是"身负重名"之辈，如果使用寻常之法，就不能突出其名望，于是乎小题大做，以自我炫耀，结果事与愿违。费氏投以自制的"抑木和中汤"，药用蒺藜四钱，郁金二钱，青皮一钱，广皮一钱，炒茅术一钱，厚朴一钱，当归二钱，茯苓二钱，白术一钱，木香五分，砂仁一钱，佛手五分，白檀香五分，抑肝理气和胃，用药平淡、和缓、轻灵，三剂即愈。费氏遂慨叹："医家敢于以药试人，病家亦甘于以身试药，此风日起，流毒无穷。予故不惮烦言，谆谆辨论，以为厌故喜新者之明戒！"①

费伯雄强调醇正和缓，亦是为了保护正气，这从费氏治疗痹证的特色即可见一斑。如治风痹，费氏认为"当以养血为第一，通络次之，祛风又次之"②"若不补血而先事搜风，木愈燥而筋益拘挛，殊非治法"，②并再三强调"先用大剂补血祛风，后即加入参、苓、白术以补气分，营卫平调，方无偏胜之患"，②故自制温经养荣汤，方以鹿筋、枸杞子为主药，合归、芍、二地养阴血，桂枝、姜、枣调营卫，续断、独活、秦艽、桑枝、木瓜、甜瓜子搜风通络，再加木香以调气。从药味和剂量看，扶正药占绝对优势。再如治痛痹，自制龙火汤，用角霜、苁蓉、肉桂等温养龙火，再以参、术、苓补气，归、芍养血，姜、枣、木香调营卫不在散寒之气，而在于调养气血，温通经络。治着痹，自制立极汤，以附子、莪术、补骨脂及参、术、苓、苡等补土扶阳气以胜湿，续断、杜仲等补肝肾，强筋骨，当归、独活、牛膝、姜、枣等利血脉和营卫。显然，费氏治痹侧重扶正气，风痹养血，痛痹温阳，着痹补土扶阳，而祛风、散寒、除湿之品却寥寥无几，用药十分轻少，充分体现了和法缓治以护正气为本的学术思想。

再如费氏治遗精，以炙五倍子，研末，掺膏药中，贴肚脐上，二三日

---

① 费伯雄. 医醇賸义 [M]. 北京：人民卫生出版社，2006：10.
② 费伯雄. 医醇賸义 [M]. 北京：人民卫生出版社，2006：116.

一换，用之即愈。治久痢脱肛，脾有积湿，营血久亏，拟扶土和荣治之，先后选用当归二钱，枳壳一钱，青陈皮各一钱，木香五分，砂仁一钱，乌药一钱，荞饼四钱，车前子三钱，荷叶炭五分，潞党参三钱，连皮苓四钱，制附片五分，生熟苡米各三钱等，两诊即愈。治癥瘕已久，拟消散和荣法，药用全当归二钱，大丹参二钱，金香附二钱，红花八分，乌药一钱，陈橘核一钱，延胡索一钱半，金铃子二钱，枳壳一钱，木香五分，砂仁一钱，陈皮一钱，川椒目二十粒，降香五分，两诊癥块即松软。治疗吐血、便血、咯血等危重之证，治法仍宗和缓平淡之旨，每味用量最小三分，最大不过四钱，但疗效显著，确实达到了"平淡之极，乃为神奇"之意境。

费伯雄也明确指出"和缓醇正"，并不是让医生不求有功，但求无过，一味小心谨慎，"如仲景三承气汤颇为峻猛，而能救人于存亡危急之时，其峻也正其醇也。"①

论治务求实效　制方自出手眼

费伯雄临证讲求实效，多有独到见解，强调"首察脉，次辨证，次施治，此三者为大纲。就治中又分三层，曰：理、法、意"。②认为"医有医理，治有治法，化裁通变，则又须得法外意也"。②因而，他以切脉为诊法之重点，症状为辨证之主要依据，治法、方药为施治之主要内容，辨病则以六气和五脏分类。如在《医醇賸义》"中风""火""劳伤"等22门中，费氏即以某一病名为纲，以脏腑或证型为目，在篇首总论中，首先详述了病因、病机、辨证论治的要点，然后逐项列出各证型辨证的四诊精要及主治方药，虽寥寥数十字，但条理清晰，重点突出，自成体系，极易掌握。

费氏论治务求实效还体现于医案中。如诊治肝风眩晕两案，一案见头眩且痛，时时呕吐，脉来弦滑；另一案见头目眩晕，肢体摇颤，如登云雾，如坐舟中，甚则跌仆。费氏辨证分析指出，两者病机均属肾阴久亏，肾水不能滋养肝木，肝虚生风，肝阳上升，但前案兼脾虚生湿，湿郁生痰，肝

---

① 费伯雄．医方论·自序［M］//费伯雄．费氏全集．铅印本．常州：孟河费氏，1912．
② 费伯雄．医醇賸义［M］．北京：人民卫生出版社，2006：10．

风夹痰上扰，故症见头眩且痛，时时呕吐，脉来弦滑；而后案以肝阳上升、风胜震掉为主，故症见头目眩晕，肢体摇颤，如登云雾，如坐舟中，甚则跌仆。两者病机同中有异，故前案以滋肾柔肝、化痰镇逆为治，后案以壮水柔肝、介类潜阳为治。

费伯雄对前人方剂有很深的研究，其在《医方论》中对汪昂《医方集解》所载方剂从配伍特色、药理机制、辨证选方等方面加以详细论述，论中有评，简洁明了，切中肯綮。如解释温胆汤方意谓："胆为清静之府，又气血皆少之经。痰火扰之，则胆热而诸病丛生矣。温胆者，非因胆寒而欲为温之也，正欲其温而不热，守其清静之故常。"① 同时，他还参以己见，对前人方剂提出加减意见，如提出逍遥散可"加丹参、香附二味，以调经更妙，盖妇人多郁故也"。② 对古方中配伍失当之处，他也敢于批评，即使前贤大家，也丝毫不留情面。如驳张洁古泻白散加黄连之谬，"泻肺火而补脾胃，则又顾母法也，若加黄连反失立方之旨。"③ 认为李东垣清暑益气汤，"药味庞杂，补者补而消者消，升者升而泻者泻，将何所是从乎？且主治下，有胸满气促一条，则黄芪、升麻在所当禁。予谓此等症，但须清心养胃、健脾利湿足矣，何必如此小题大做！"④

在临床实践中，他运用古方更是操纵取舍，臻于化境。珍珠圆一方系宋代许叔微所创，主治肝经因虚，内受风邪，卧则魂散而不守，状若惊悸。原方用珍珠母为君，生龙齿为佐，配以当归、熟干地黄、人参、酸枣仁、柏子仁、犀角、茯神、沉香、辰砂为衣，金银薄荷汤送下，具养血益气、重镇安神之功。费伯雄以此方加减化裁，分别治愈了烦扰振颤、惊悸、失眠三种外症看似完全不同的疑难之症，所谓不执成见而确有定见者。

能在前人框架中游刃有余，不离规矩又自成规矩，正是费氏制方的风格。《医醇賸义》共载其自制方193首，这些自制方大部分是从古方化裁而来，如甲乙归藏汤、解郁合欢汤等。解郁合欢汤是由加味丹栀逍遥散化裁而成，费氏曾赞"逍遥散于调营扶土之中，用条达肝木、宣通胆气之法，

---

① 费伯雄. 医方论·卷2·温胆汤 [M] // 费伯雄. 费氏全集. 铅印本. 常州：孟河费氏，1912.
② 费伯雄. 医方论·卷2·逍遥散 [M] // 费伯雄. 费氏全集. 铅印本. 常州：孟河费氏，1912.
③ 费伯雄. 医方论·卷4·泻白散 [M] // 费伯雄. 费氏全集. 铅印本. 常州：孟河费氏，1912.
④ 费伯雄. 医方论·卷3·清暑益气汤 [M] // 费伯雄. 费氏全集. 铅印本. 常州：孟河费氏，1912.

最为解郁之善剂"。① 但用治所郁不遂、郁极火生、心烦意乱、身热而躁的"郁火"证，只加丹皮、栀子，便稍显不足，故去原方丹皮、白术、煨姜、甘草，加郁金、合欢花、丹参、柏子仁、沉香、大枣、橘饼。郁金善于活血而能疏肝，合欢花解郁兼可安神，是费氏常用的对药，配沉香、橘饼行气解郁，气行则郁火自散；丹参、柏子仁活血养血，除烦安神，易丹皮为丹参，为取丹参活血祛瘀又兼养血安神之功。再如治气虚发热，神疲食少，东垣用补中益气汤，而费氏则自制和中养胃汤，用薄荷代升麻，再加茯苓、薏苡仁、砂仁等和中化湿；又如治肾劳阴虚火旺，费氏自制来苏汤，不用知柏苦寒泻火，而以二地、二冬、二沙参等壮水以配火，以二芍清柔心肝，以杜仲、沙苑、磁石等益肾固精，更妙用莲子十粒交通心肾。

费伯雄处方选药平正绵密，匠心独运，理法方药丝丝入扣，严谨周到，当清热则有"加味三黄汤"之苦寒，当温里则有茯神、白术、茴香、四逆汤之辛温，正如费氏自己所言："医道当自出手眼，辨证察经，不可徒执古方，拘而不化也。"②

善治五劳七伤　最重调肝和营

费伯雄擅治劳伤之证，堪称清末治虚劳之专家。费氏治疗五劳遵《难经》之旨，"损其肺者益其气；损其心者调其营卫；损其脾者调其饮食，适其寒温；损其肝者缓其中；损其肾者益其精。"③ 在此基础上，费氏治疗虚劳尤重脾胃，用药中正平和，处处顾护脾胃，治心劳、肝劳、肺劳皆用健脾之品。如治心劳以宅中汤除补心气外，还用人参、茯神、黄芪健脾；治肺劳用益气补肺汤，方以人参、茯苓、苡仁、糯米健脾；治肝劳用加味扶桑饮，其以茯苓、广皮健脾。费氏治疗七伤也非常有特色，他将七伤定义为喜伤、怒伤、忧伤、思伤、恐伤、惊伤，认为"七情之伤，虽分五脏，而必归本于心"。③ 故为七伤所立之七方，除针对本脏损伤之外，均兼用安神

---

① 费伯雄. 医方论·卷2·逍遥散［M］//费伯雄. 费氏全集. 铅印本. 常州：孟河费氏，1912.
② 费伯雄. 医醇賸义［M］. 北京：人民卫生出版社，2006：70.
③ 费伯雄. 医醇賸义［M］. 北京：人民卫生出版社，2006：58.

之药。如治怒伤之冲和汤，除用敛肝缓肝益肾的药物外，还以人参、茯神、枣仁安心；为喜伤所立之建极汤以琥珀、辰砂重镇安心神，治忧伤之萱草忘忧汤以茯神、柏子仁安神。

费氏十分重视肝脏对机体生理病理的调控作用，善以调肝和营之法调治杂病。费伯雄认为肝性至刚，治肝宜柔而不宜伐，善用补肝、和肝、理气、清肝、温肝、镇肝等法。费氏调营治肝，根据不同病证及营血亏损程度，常以当归、白芍、生地黄，丹参等养血以补肝。壮水涵木亦为其调肝之常法，冀柔以制刚、阴以济阳、体以为用，其治肝方中常用壮水类药如沙参、天冬、麦冬、女贞子、石斛等。费氏调营柔肝，亦注重疏养互寓，通补相依，养肝用既补血又和血之当归、白芍、生地黄；和肝用活血而不破气之丹参、牛膝、赤芍，疏肝喜用理气而不香燥之蒺藜、郁金。费氏治肝亦注重肝与脾胃之间的关系，常寓补脾胃之法于分消解散之中，或于健脾燥湿中寓滋阴凉血之品。此外，费氏又以善用介类潜镇而著称，如肝火燔灼用羚羊角，肝心火旺用珍珠母、龙齿，肝阳克金用海蛤壳，肝阳上亢用石决明，育阴潜阳用龟板。

费伯雄临诊60余年，承7代世绪，行医首重医德，研经师古而不泥，崇尚医理醇正，立论以和缓为宗，论治务求实效，制方自出手眼，临证擅治五劳七伤，平生最重调肝和营，在学术上具有独特的风格，实为后世之楷模，一代之宗师。

年　表

1800年　出生于江苏省武进县孟河镇世医之家。
1805年　入私塾读书。
1816年　父亲费文纪（云庵）患重疾，费伯雄日夜跪祷。
1832年　赴苏州参加科举考试，补明经。
1834年　与马省三等共同出资管理"孟河接婴堂"的重建。
1840年　独力出资恢复"文纪公育婴堂"旧制。
1851年　为江苏督学李联绣调治疾病。
1853年　平息刘明松聚众倡霸漕粮拒捕案。

1856年　为清军江南大营主帅向荣诊病，与戴观成等捐资建福善、仁寿二桥。
1859年　著成《医醇》24卷并制版刊刻。
1860年　为避太平天国战乱，费伯雄携眷渡江北上，迁至江苏泰兴县南乡五圩里。
1863年　《医醇賸义》成书。
1864年　女儿费顺贞于泰兴病故，费氏抚柩返乡。
1865年　费氏返回孟河，《医方论》4卷成书。
1869年　主修《费氏宗谱》。
1872年　为两朝帝师翁同龢及其侄同治二年状元翁曾源诊病。
1876年　为福建台湾道、太仆寺卿吴大廷诊病。
1879年　端午，去世。

（赵　艳）

主要论著

费伯雄. 医醇賸义. 孟河费氏耕心堂清同治二年（1863）木刻本.
费伯雄. 医方论//费伯雄. 费氏全集. 孟河费氏1912年铅印本.
费伯雄. 费氏食养三种. 孟河费氏1912年铅印本.
费伯雄. 怪疾奇方. 清光绪十年（1884）众香室藏板木刻本.
费伯雄. 留云山馆文钞//费伯雄. 费氏全集. 孟河费氏1912年铅印本.
费伯雄. 留云山馆诗钞//费伯雄. 费氏全集. 孟河费氏1912年铅印本.
费伯雄. 留云山馆诗余//费伯雄. 费氏全集. 孟河费氏1912年铅印本.

陆 以 湉
(1802—1865)

陆以湉，清代医学家，出生于书香官吏家庭。自幼受祖父、父亲之文化启蒙，读书精细，学识渊博，毕生从事教育兼及医学。31岁考取举人，35岁考取进士，曾一度在湖北武昌为官（知县），又先后在桐乡乌镇、台州、杭州等地任教或行医。主要存世著述有《冷庐杂识》《冷庐医话》，皆撷拾见闻，随笔载述而成。所论方药，推究原委，考证详明，附以己意，辨证精细，颇有见地，为清末一大儒医。

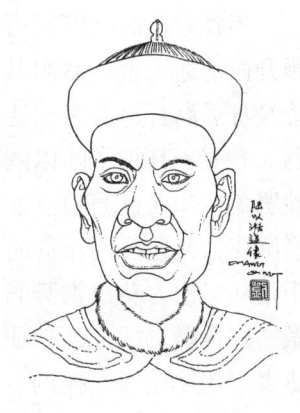

陆以湉像

（刘长青绘）

陆以湉，字敬安、薪安，号定圃。清嘉庆七年（1802）生于浙江省桐乡县乌镇一官吏、书香的家庭之中。

乌镇，古称乌程、乌墩、青墩、乌青等名，地处两省（浙江、江苏）三县（吴兴、嘉兴、桐乡）交界，境内河湖港汊交汇，其中京杭大运河的支流东澜溪穿镇而过，河西名乌镇（墩），河东名青镇（墩），建国后统名为乌镇，并划归为桐乡市，属太湖流域的江南鱼米之乡而物产丰富。

陆以湉的祖父陆秋畦（字世琛），曾任河南密县知县；父亲陆元鈜（字冠南、芛昀），于清乾隆四十二年（1777）、乾隆五十二年（1787）先后考取举人与进士，官至礼部仪制司主事擢员外郎；其兄陆以瀚（字词澜、星查）为清嘉庆九年（1804）举人，曾任广东花县知县。[①] 荣耀的仕宦家庭及良好的书香门第，使陆以湉自幼便接受严格的家传礼教，他聪慧敏捷而苦志力学，17岁便寄宿于杭州为庠生，以求取仕途功名。然而陆氏祖辈皆为官清廉，家境并不十分富足，故在杭州求学期间，他勤工俭学，在兼以给

---

① 朱辛彝．张惟骧．乌青镇志·卷29·人物 [M]．据民国二十五年（1936）蓝印刻本重印．

人理发的同时，亦不忘学习医学知识。① 功夫终究不负有心人，经陆氏的刻苦钻研，不懈努力，于道光十二年（1832）31岁考取举人；道光十五年（1835）经考核又获得乌镇分水书院宗室官校教习资格；道光十六年（1836）35岁时考取进士，同年被朝廷派往湖北任武昌县知县。

年轻时代的陆以湉可谓春风得意，官运亨通，于仕途前程上堪称一路飙升而前途无量。然而其父陆元钰对儿子的为官之路却忧心忡忡，因为他曾经身居高官，并为朝廷效力数十年，深知仕途巇崄，宦海沉浮，官场叵测。有鉴于其长子陆以瀚因秉性耿直，不善行事，为官清廉而遭小人谗言被罢免，却无盘缠回乡而流落广东，后为顺德县令徐某之子行医治病，力挽沉疴，又乞援同僚资助，凑足资费，才得以携妻小返回故里的凄凉境遇。于是陆父便力劝以湉辞官回乡，他认为哪怕在家乡的分水书院中教书，或做一些典籍史学方面的研究也比做官要安稳得多。欣慰的是，陆以湉并不热衷于仕途宦海，他的一首"红尘滚滚扑征衫，堕落何由骨换凡，宦海波涛深莫测，几人安稳得收帆"② 七言诗，说明他也厌恶官场上阿谀奉承、欺上瞒下、尔虞我诈、虚以委蛇等恶习。于是陆以湉听从父劝，仅上任数月便请辞县令，奏请改求教职。同僚们闻听后便对陆氏说：以往"封疆大吏由县令起家者多矣"，你何必要抛弃自己的前程而辞官回乡？③ 陆氏以诗回答说："求贤大府礼优崇，刮目居然到阿蒙，衮衮诸公多伟略，不才何用滥竽充"。②他自谦自己才疏学浅，心所不愿，遂毅然回到了家乡。

朝廷吏部见陆以湉无意为官，又曾有在乌镇分水书院的教学经历，遂于道光十九年（1839）便准奏改任，选派他到浙江台州府任教授，并享受朝廷供俸，从此陆氏走上了教书育人并兼习医学的人生之路。他有两首名为"既改官作归兴诗"，可以反映出陆以湉改官任教后的兴奋心情。他说："此去真为泛宅行，扁舟江上订鸥盟，酒从黄叶声中醉，诗向青山影里成。高枕连宵酣旅梦，小艖沿路记归程，掉头笑谢风尘侣，图史萧然万虑清。"②他在台州近圣书院任教的五年时间里，一有闲暇，便平整住处周边空地，种植花卉，或邀三俩好友，吟诗作画，以陶冶心境。并作诗自娱云：

---

① 陆以湉. 冷庐医话·卷5·杂方 [M]. 清光绪二十三年（1897）刻本.
② 潘衍桐. 两浙輶轩续录·卷36·陆以湉 [M]. 浙江书局据清光绪十七年（1891）影印本.
③ 陆以湉. 冷庐杂识·续编·冷庐臆言 [M]. 北京，中华书局，1984：470-472.

"空斋闭门居，闲散伍丞掾，经世愧无术，幸惬庭闱恋。"① 可见其当时的心情颇为惬意。时至道光二十四年（1844），其父陆元钛去世，他辞去教职，回乡服丧"丁忧"。5年后即道光二十九年（1849）的二月，吏部再次补选陆氏为杭州府教授，并令他当年六月赴杭州紫阳书院任教。于是陆氏便边教书、育人、诊病，边与好友佳客郊游西湖苏堤或北高峰三天竺抒情畅怀，过了一段闲云野鹤神仙般的日子。同时又在他寓居的杭州涌金门旁的学廨冷庐内著书立说，开始将自己的读书心得、所见所闻及诊病经验加以整理，并着手撰述《冷庐杂识》《冷庐医话》等著作初稿。

然而，时至中年，陆以湉回顾自己为朝廷科举教学忙碌半生，而对个人所爱好的典籍与史学研究上却仍无建树，他回忆着自己所走过的人生轨迹，无奈地感叹道：我并不聪慧，自幼攻读举业，成年后教授学生，35岁考取进士，并在武昌做官，当年便辞官回乡，复理旧业（教书），38岁又被朝廷任命教官，有幸获得俸禄养家，希望能借此远离科举考试制度下的八股与帖括文体，而专门研究史籍，可事实上又做不到，真是事与愿违啊。如此孜孜不倦地教授学生，如今又过去了17年。人生已过半，却在学界内仍然默默无闻，所喜好的诗词小雅，亦未成大作。闲暇时只能依靠读书来调节情志、愉悦心情了。② 陆氏的这一段话，反映了他人到中年，而于学术研究上却一事无成的沮丧心境。有一首诗足可以看出他当时的心情："凫鹥小队降心从，学步邯郸苦未工，三复昌黎盘谷序，出山深悔负初衷。"①年至55岁，陆以湉方以母亲年老力衰，需要家人照应为由，呈请朝廷终养慈母而获准辞职回乡。至此，他终于离开了朝廷科举教学的羁绊，在家乡开办自己的学堂，以训蒙执教幼童及行医诊病为业。

清咸丰十年（1860），太平军攻占了杭州，陆氏见少数乡里族人，迫于严酷的太平军令而无可奈何地蓄须留发，则对太平军的反清行为颇为不满，怒曰："鸟兽岂可与同群乎？"③ 但为了躲避战祸，保全性命，陆以湉无奈携全家移居上海。到沪之初，由于时局动荡，商户歇业，市井凋零，其间流离颠沛，食不果腹，境遇自然苦不堪言。幸遇时任江苏巡抚李鸿章素闻陆

---

① 潘衍桐. 两浙輶轩续录·卷36·陆以湉 [M]. 浙江书局据清光绪十七年（1891）影印本.
② 陆以湉. 冷庐杂识·自序 [M]. 北京：中华书局，1984：1.
③ 严辰. 桐乡县志·卷15·人物下 [M]. 清光绪十三年（1887）刻本.

氏其名，而聘陆以湉为忠义局董事，并发予薪水，才使其渡过了难关。太平军退出杭州以后，陆氏便又回到了家乡，仍以启迪童蒙为业。然而家遭洗劫，所剩无几，生活颇为清寒，仅聊以糊口而已。时至清同治四年（1865），64岁的陆以湉应浙江巡抚蒋益沣的聘任，再次来到杭州，欲复理旧业，担任杭州紫阳书院讲席，然上任仅仅半年，陆氏便因心脏病发，溘然与世长辞，享年六十有四（虚岁）。

陆以湉一生博览群书，博学多才，勤以学习，热衷于教学与行医。他累积朝廷俸禄所余，自购书籍达数千卷，并旁收博采，撷取精华，炳烛之光，至老而不倦。由于陆氏教书育人严以律己，为人师表，并善于循循诱导，点拨启发，故无论在官府学校或是自办私塾，慕其名，从其学者日众，门下学子竟多达300余人，且学子们在长大成人后多有所成就或建树，足以看出陆氏教书不仅方法独特，而且还具有爱生如子的良好师德而令人称颂。这或许与他一生只有女儿而无子嗣，而将其学子视为己出拟或有一定的关系。

然而陆氏在忙于著书立说、垂教后人的同时，亦不忘对医药学知识的汲取。他虽以教育为职业，但也擅长医学而为人治病。每当他回忆起年轻时目睹其三弟陆以灏、儿子陆宝章因庸医误治而病亡的事例，则痛心疾首，悲怆不已。于是他边研读诸子百家书籍，边探究轩岐之理，并留意于历代前贤方药的临证应用而随笔载录。他认为：作为医生，任重而道远，其疗疾苦，拯危厄，攸关人之性命，岂容草率？故他在行医之余，对古今诸医之成功治验，或个人的临证心得，或他人的误治案例，均"分门别类，随笔记述"；而对诗词典故、金石碑文、地里沿革、社会时弊，或所见所闻，觉得有益于日后把坑赏析，或能警示后人的人物史实、奇闻逸事等，亦随笔漫录。陆氏的这些心得笔记，先后于清咸丰六年（1856）及咸丰八年（1858）著成《冷庐杂识》《冷庐医话》，并刊刻问世，足见陆以湉的学识乃博学多才而兴趣广泛。时至陆以湉去世30余年后的光绪二十一年（1895），《冷庐医话》手抄本被陆氏同乡庞元澄购得，遂于光绪二十三年（1897）予以重刊。另外从民国二十五年（1936）《乌青镇志》卷29载述：陆以湉还著有《楚游录》一卷、《再续名医类案》16卷、《苏庐偶笔》4卷、《寓沪琐记》4卷、《吴下汇谈》2卷、《杭城记难诗》1卷等稿本或抄本，部分则只见后人著录而无藏本记述，估计已经散佚。

业医主张博识多闻　　诊病理当尽心尽力

　　陆以湉虽出身于官吏家庭，但父辈们的廉政言行、家庭中的书香氛围以及清廉的家风家教，使他自幼便获得良好的道德修养与传统文化的熏陶。陆氏虽秉承父兄之意，勤于学习，求取功名，然而年仅17岁，他便独自来到杭州官府学校求学深造。他说："余以庠寓杭州，以剃头为业，留心医学……"① 使我们了解到陆氏青少年时代就孤身离家而勤工俭学，这种品行既可一改人们对"官宦子弟皆纨绔"的传统认知，也足以看出陆以湉当时的家庭经济状况。由于父兄们做官清廉而并不宽裕，所以陆氏在刻苦求学的同时，还得依靠自己兼职给人理发来完成学业，这不仅培养了陆以湉吃苦耐劳、独立自主、好学上进的人格魅力与行事准则，也为他日后的人生轨迹奠定了思想基础。因而促成他31岁考取举人，35岁摘取进士，并一再被朝廷任用为官府学校教授。若非陆氏品行端正，刻苦认真，博学多才是不可能被朝廷所器重的。

　　陆以湉在青年时代，曾目睹自己年仅15岁的三弟陆以灏及儿子陆宝章，先后被庸医误治而殁的惨剧，乃愤愤不已。他说：明明以灏因中秋节赏月眠迟，得的是"伏暑证"；宝章患的是"内风证"，而庸医却认为以灏"外感风寒"；宝章病患"外风"，前者用桂枝、葛根、防风，后者用全蝎、牛黄等味，辨证与治则大相径庭，遂导致内陷神昏而病情急变，皆"由于（医者）匆匆诊视，不暇细审病情"的缘故，倘若"从容诊疾，尽心用药，不至误人性命"。② 有鉴于此，改变了陆氏以往仅对医学之"留意"，而成了对医药学知识的潜心钻研，并且还把古今成功或误治之案例，或确有效验的单方秘方，以及自己对此案此方的评述，皆不拘体裁，分门别类地予以随笔载录。他认为"习医术者，诚不可不博识多闻也"。③ 针对当时徒有"名医"虚名的时医，读书无几，却声价甚高。闻轻症延请不到，见病势危

---

① 陆以湉. 冷庐医话·卷5·杂方 [M]. 清光绪二十三年（1897）刻本.
② 陆以湉. 冷庐医话·卷1·医范 [M]. 清光绪二十三年（1897）刻本.
③ 陆以湉. 冷庐医话·卷1·用药 [M]. 清光绪二十三年（1897）刻本.

笃辄又以轻剂敷衍，或下猛药以背水一战，全然不顾病家生命玄机，应验了"庸医杀人不用刀"的俗语，而予以猛力抨击。他指出："古法行医，各有专科。近见悬壶之辈，往往明日出道，今日从师，牌书'内外两师传授'，甚至'兼治痧痘、咽喉'。探其根底，一无擅长，不过取门数之多，以博钱财。"所以他用一种近乎讥讽的口气说："近世医者，能读《内经》鲜矣！更有妄引《经》语致成笑端者。如治不得寐，引半夏秫米汤'复杯则卧'，云：令病者服药后，复盏几上，谓'可安卧'。治脚疗，引'膏粱之变，足生大疗'，以为确征。不知'足'者，能也，非专指足（脚）而言。疏陋若此，乃皆出于悬壶而知名者也。"① 陆氏又列举苏州曹姓时医以傲败名，及太湖疡医谢某因贪伤身两个事例，来告诫当时的医生应以此为戒。同时还竭力反对他们医术不精，却"恒喜用新奇之药，以炫其博"，及每以诊病，皆"以捷为工，以捷为能"①等漫不经心，唯求迅速了事的诊疗态度。强调了医生应细审病情，从容诊疾，尽心用药的责任心，足见陆以湉指陈利弊，要言不烦，语多精凿，识见超人，反映了他丰厚的医学文化底蕴及对治病救人的严谨与审慎。

撷取古今诸家之长　评述自有真知灼见

《冷庐医话》5卷，是陆以湉行医治病的经验总结。陆氏的这部著作，虽然不按照前人著书立说的一贯编例，而是不拘体裁、东鳞西爪、不论古今地将自己阅读医籍，或在医疗实践中的心得体会、经验教训，翔实地记述下其人、其事、其物，并加以客观分析与评述，对于当今确实能起到解疑辨惑，或振聋启聩的作用。然而他将此书却自谦谓"涉猎之余，随笔载述，聊以自娱"，但所及内容却是一部弥足珍贵的医学史料。他博览古今医书，发现部分史书所载历代医家的师承关系过于简略，有的医家传略对其主要成就甚或存在混淆不清的现象，他说："凡为名医，必有传授之师。如孙一奎之师黄古潭，张景岳之师金梦石，此皆青出于蓝。"然而他又举华佗为例，说："上古俞跗治病，能割皮解肌、湔洗肠胃、漱涤五脏，华元化犹

---

① 陆以湉. 冷庐医话·卷1·医鉴［M］. 清光绪二十三年（1897）刻本.

传其术……华以后能之者无闻焉。虽有弟子吴普、樊阿，不尽其奥，岂神奇之术非其人勿传欤？"又如金元四家之李东垣，因著有《脾胃论》而被后人喻为"补土派"。然"《元史·方伎传》（却）言其学于伤寒，痈疽、眼目为尤长，而不及脾胃。载治验有六，皆不详其所用之药"。① 陆氏感叹史书载述前贤医家的传承关系不仅简略，而且又缺少详细的下文记述，甚或张冠李戴，确有贻误后人之嫌，故特指出引以为鉴，体现了陆氏对史实考究的严谨治学态度。

陆氏还认为，古代医家著书之通病，常应用假托之词，以炫其重要。如窦材《扁鹊心书》，则以为上天所赐；张介宾《景岳全书》，又号称游东藩之野而遇异人所授；到了陈士铎的《石室秘录》，竟托之于岐天师、雷公。如此荒诞不经的叙述，无非是想借上苍、异人之名而欲昂其值、引人重视而已。他说："雷公、扁鹊皆上古之人。战国时，秦越人慕扁鹊学，称扁鹊；迨后，宋雷敩《炮炙论》亦称雷公，窦材《心书》亦称扁鹊。《炮炙论》之称雷公，乃后世所传讹；《心书》之称扁鹊，则材直以之自称。从来著书家，未有如此夸大者。"② 从中可以看出，陆以湉厌恶学术上的浮夸虚伪或沽名钓誉，强调的是客观与务实的著述学风。

伤寒与温病的临证分辨，在明末清初时期，以喻嘉言、柯韵伯为代表论述颇为激烈。至叶天士《临证指南》、吴鞠通《温病条辨》的闻世，则使温热病理论基本形成。陆氏推崇叶、吴两位前贤之温病论述，十分赞赏吴坤安《伤寒指掌》之理论学说，认为"南方近日之伤寒，大半属于温热，治法与伤寒不侔。伤寒入足经，而温邪兼入手经；伤寒宜表，而温邪忌汗；伤寒药宜辛温，而温邪药宜辛凉。苟不辨明，必有误治"。③ 一次他给一位从杭州返乡的船工诊治热病，他说："船工壮热无汗，七日不食，口渴胸痞，咳嗽头痛，脉数。杭医定方，用连翘、瓜蒌皮、牛蒡子、冬桑叶、苦杏仁、黑山栀、象贝、竹叶、芦根，药皆中病，惜多羚羊角、枳壳二味。服一剂病不减，胸口闷热转甚。求余诊治，余为去羚羊角、枳壳，加淡豆豉、薄荷，一剂汗出遍体，身凉能食；复去淡豆豉、牛蒡子，加天花粉，

---

① 陆仪湉. 冷庐医话·卷2·古人 [M]. 清光绪二十三年（1897）刻本.
② 陆以湉. 冷庐医话·卷2·古书 [M]. 清光绪二十三年（1897）刻本.
③ 陆以湉. 冷庐医话·卷2·今书 [M]. 清光绪二十三年（1897）刻本.

二剂痊愈。"有人问：为何服杭医方不愈呢？陆以湉认为，病在肺胃（气分），错用羚羊角凉血透营，致邪引入肝心，使轻病转重，都是因为世俗凡治温热病，皆以为必用羚羊角、犀角以清热凉血的习惯性思维所导致的误治，所以他强调"用药最忌夹杂，一方中错用一二味即难见功"。①

他还列举杭州名医赵芸阁治愈两例因服利湿药，致病情危殆的案例来说明辨证施治的重要。一例患淋证，小便涩痛异常，服五苓、八正等益剧；一例因膝以下肿而畏冷，医用五苓肿更甚。前者为败精留塞隧道，以虎杖散通利小便而愈；后者为阳虚，服《金匮》肾气丸得痊。两证貌似湿热而非湿热，所以陆氏感叹说："夫南方湿病居多，此二症尤多挟湿者，兹独不宜于利湿药。可知治病不当执一，非学识之精者焉能无误哉？"② 从上述两例病案，反映了陆以湉既能客观公允地评述诸家所论，又具备了精通医理，博识多闻的学术水平。

广罗家传民间验方　分门别类为人所用

作为医生不仅要谙熟经典，深究医理，而且还需有丰富的临床经验。自轩岐以来，医籍汗牛充栋，方剂也无以数计，然其疗效价值如何，都得经过实践检验以辨真假。陆氏虽为朝廷命官，但在教书之余，仍广罗收集民间良方，他说"吾人不能遍拯斯民疾苦，宜广传良方，庶几稍尽利济之心"，足见陆氏虽身为官宦，但却具有走近乡土，亲和民众的平和之心。③ 但对于当时社会上的某些医者，每得一秘方就深自藏匿，甚或借此图利、挟索重赀的行为却深恶痛绝。所以他将家传秘藏并屡试屡验之"刀伤方、治一切疮方、治一切无名肿毒方、牙缝出血方、小儿头烂方，及跌打损伤方等，④ 或所见所闻之民间良方皆随笔载述，并附以己验，其目的在于"录之以广其传"。他把《冷庐医话》分成5卷，首先介绍医德、养生、用药、诊法，评述古今医著；其后分述古今名医各科证治和拯救奇难重证的

---

① 陆以湉. 冷庐医话·卷1·慎药[M]. 清光绪二十三年（1897）刻本.
② 陆以湉. 冷庐医话·卷2·今人[M]. 清光绪二十三年（1897）刻本.
③ 陆以湉. 冷庐医话·卷1·医鉴[M]. 清光绪二十三年（1897）刻本.
④ 陆以湉. 冷庐杂识·卷8·家传单方[M]. 北京：中华书局，1984：462.

独到学术经验,并兼附自己临证心得,内容包括内、外、妇、儿与杂症验方等,以方便众医临证择选应用。

早在陆以湉于杭州求学期间,他就留意于民间验方的收集,他说:"余以庠寓杭州……留心医学,言先世习疡医,虽遗书散失,而记忆秘方尚多,有治脚蛀(脚癣)方最灵。用炉甘石六钱,象皮、龙骨各三钱,冰片一钱,轻粉三分,炉底少许。共研细末,糁之神效";又说:"余家传方:用老烟末糁之,燥湿止痒,亦颇应验。"① 陆氏所录治脚癣验方,至今仍为当地百姓所沿用。

又如当地一新婚者患疾,诸医以虚治之,补剂杂进,身体日殆。后请乡里沈姓名医视之,见卧室中新漆妆奁甚多,谓之:此乃漆气所伤,非病也。急令去木工家取杉木屑煎汤洗之,复投解漆毒之药,不日霍然而愈。陆氏分析说:"按《坤元是保》云:'尝有新婚人漆咬,认作发风毒症,不知乃新漆嫁事所触也,以明矾煎浓拭之,三四次即效。'沈之见,正与相同。"① 陆以湉将民间常见而且容易误治的油漆过敏病症载录于此,目的是告诫时医,凡遇疑难病症,切毋贸然下药,应分析病症原委,才不致贻误病情。

陆氏还记载了自家的一位吴姓工人患"大脚风"(丝虫性象皮腿),让陆氏所料不及的是,他的母亲周太孺人不仅懂得医理,而且亦喜好施方济人,竟家传有治此病之单方,谓之用海桐皮、防己、片姜黄、原蚕砂各三钱,苍术二钱,煎汤熏洗,日三四次,竟获痊愈。愈后患者因行路过多,两脚腐烂,诸药不瘥。周太孺人则令以古墓石灰细末糁之,即愈。陆氏母亲言其用此方治一切烂腿,无有不愈者。此外,周太孺人还传有本草诸书不载的"鸦胆子方",谓用鸦胆子30粒,去壳取仁,外包龙眼肉,每晨以米汤送下,用于治休息痢,无不应验。② 另外,在《冷庐杂识》中还记载了陆以湉的外祖父周春波兄弟三人,皆乐善好施。其中载述某商人欠周氏兄弟伍佰金,因贫而不能偿还。周氏兄弟怜其贫病交加,当面烧其借条。商人感恩不尽,以家传痈疽秘方"巴鲫膏"相赠。从中我们可以看出,陆以湉之所以能成为一代名医,与其外祖三代为医,家学渊源以及济世救人,

---

① 陆以湉. 冷庐医话·卷5·杂方 [M]. 清光绪二十三年(1897)刻本.
② 陆以湉. 冷庐杂识·卷1·鸦胆子 [M]. 北京:中华书局,1984:11.

乐善好施的医德医风有着必然的联系。

陆氏虽重视古今验方的收载，然在验方的临床应用上则立意慎审，要求严格。他认为"古方不可妄用"，这是因为古代"处方分剂，与今大异，不深究其旨者，谨勿妄用"。他还例举有患者得目疾，用古方治之，目遂突出；及有妇人患产褥病，医用《外台秘要》坐导方，反得恶露之疾，且终生不瘳两案例，来说明"古方固勿妄用，近世所传单方，尤当慎择用之"的良苦用心。他认为"古方单方用之得当，为效甚速，但当审病症之所宜，且勿用峻厉之药，庶几有利而无弊也"，[1] 强调了即便用验方治病，也不能忽视中医辨证论治的重要性。

陆以湉虽欲尽力把用之有效的民间验方介绍给百姓，然由于受当时封建、迷信、唯心、宿命等思想影响颇深，书中自然不免存有诸如"修短有命，原不可以强求"，以及因果报应、"厌胜之法"等唯心提法，应该予以抛弃。

论病涉及临证各科　既为"良相"亦做良医

陆以湉生活的年代，正是农民起义此起彼伏，外国列强蚕食中华，国内政局动荡不稳的"鸦片战争"年代。而地处东南沿海的江浙一带，又是社会动乱最为激烈的地区之一。一些重要事件的发生，他或亲眼目睹，或亲身经历，或有所耳闻。然而，陆以湉身为朝廷命官，自然要维护清朝的封建统治制度，并尽可能地为朝廷效力。因此，他对农民起义的太平军及其反清运动颇为不满，这是历史与命运赋予他的必然立场。但是他也感慨当时朝廷之腐败，军队之颓废，他说：朝廷的军队遇到英军为何总是胆怯，而对百姓却那么凶悍呢？[2] 既然自己无力改变局势，"遍拯斯民于疾苦"，那么在读书教学之余，多为乡里百姓行医治病总还可以得到些许宽慰。换句话说，在做好朝廷赋予自己教学任务的同时，也要做一名济世救人的良医。不过要做好一名良医，不能仅局限于民间方药的收集，而要精通于临证各

---

① 陆以湉. 冷庐医话·卷1·慎药 [M]. 清光绪二十三年（1897）刻本.
② 陆以湉. 冷庐杂识·卷2·孙瀛帆诗 [M]. 北京：中华书局，1984：102.

科病症的诊治。从陆氏载录的下述病案，我们就可以看出陆以湉于临证各科分析的真知灼见。

道光二十六年（1846）夏，浙北暑风甚剧，（白喉）时疫大行，俱兼喉痛，亡者接踵。其症初起为喉痛而腐，洒淅恶寒，蒸蒸发热，有汗不解；继则但热不寒，喉痛仍在，目红多眵，烦热瞀闷，躁扰不安，状若热入气分、营分证。其时陆氏表弟周克庵精于医理，虽家中数人患此疾，然用辛凉平剂，泄表风兼宣秽浊而获愈。陆氏认为："暑风由口鼻而入，时令秽气亦由口鼻而入，先伤上焦手太阴肺经。肺卫与心营甚近，此系肺热侵逼胞络，未尝竟入营分，此时若遽予犀角，是开门揖盗也……倘用不合法，恐肺经之邪热无出路，致下迫大肠而为痢也。"① 陆氏以此告诫诸医，时令秽气（白喉）初起，留恋手太阴肺经者居多，故用药宜清轻宣解，不必一开始就用苦寒沉降之品，而诛伐中、下二焦无过之地。

又有海宁一许姓医者，精于医理，尤擅长于外科。所制膏丹，必求购良药，亲自研炼才可，故拯治危症甚多。陆氏借此提出："外科之症有与内科相似者，最宜评审。凡诸痈毒初起，恶寒发热，不可误认伤寒；又骨槽风，不可误认牙痛；鹤膝风，不可误认痛痹；痔血，不可误认肠红；肺痈，不可误认外感咳嗽；肠痈，不可误认诸腹痛。此类尚多，不可悉数。"② 借以提醒医者，临证当加以鉴别。

在产科病症治疗上，陆氏阐述了自己临证见解，说"产后百病，三者最危，呕吐、盗汗、泄泻是也。三者并见，其命必危；数症并作，治其所急；见二凶多一症轻者，无害"③。他认为，产后最需要顾护的是产妇脾胃，只要脾胃健，能饮食，后天之本无碍，则任何疾病都能抵御。另外，他还将自己保存的6首用于保胎养胎的家传秘方公之于众，因其简易而神效奇特，所以陆家世代视作珍宝。这6首方是种子丸、固胎丸、保安丸、催生丹、益母丹、坤元是保丹，并详细记述了每方的组成、制作、主治功用与服用时宜。此外，他还例举自家叶姓女佣患子宫脱垂为例，认为当时若用朱丹溪的补气升提法，治之则必愈。只可叹那时陆氏本人习医未精，故不

---

① 陆以湉. 冷庐医话·卷2·暑风 [M]. 清光绪二十三年（1897）刻本.
② 陆以湉. 冷庐医话·卷5·外科 [M]. 清光绪二十三年（1897）刻本.
③ 陆以湉. 冷庐医话·卷4·妇科 [M]. 清光绪二十三年（1897）刻本.

敢贸然亲手诊治而引以为憾。

他又举幼科疾病案例，认为小儿患病，挟热者多，温燥之药皆宜慎用。但过用寒凉，反而祸不旋踵。关键在于审证求因。他认为一般说来，小儿病症初起，发热作渴而呕吐者，挟热居多；吐后复发热作渴者，往往转为虚寒，医生临证当谨慎处置。

上述数例，陆氏以浅近生动的文笔，简要分析了各科病症的病因病机，临证治则，以及应该引起医者重视的问题，基本反映了陆以湉丰富的医疗经验和学术思想。鉴于案例甚多，不一列举。

兴趣爱好门类广泛　博学多闻识见超人

陆以湉之所以能成为清末一代儒医，与他传承其家庭医学渊源，一生勤于读书，好学强记，博闻多识，以及广泛的兴趣爱好有一定的关系。他的一生以教书育人为主，但数十年来的炳烛之光，勤搜博采，读书万卷，诲人不倦，或许是他成为一代医家的关键。他于咸丰六年（1856）编写的《冷庐杂识》，就是根据他自己读书所得及平昔见闻，随笔漫录而成。书中除载有少量医学方药外，主要记载了清代及清以前文人学者的学行、经历和交游情况，并谈论其为人，品评其作品，说明其师承关系及学术源流，其中对历代史实和人物，亦有评析。内容涉及到经史著作、诗词典故、金石碑文、文字书画、地理沿革等方面的研究和考据成果。书中还记录了清代科举制度的弊病和罪恶，并将其所闻所见，做了大量笔录。如考场中的清规戒律、层层官卡，主考官们不学无术却蛮横无理等。又记载了一些以文教为己任的官员学士，介绍了他们的治学经验和教学方法。这部分内容，均可体现陆以湉学识渊博，识见超人的一面。其中饶有兴致的有以下几则：

医药人物方面的：如上海青浦名医何书田为林则徐治愈软脚病案，林则徐赠何书田对联一副，谓之"橘井活人真寿客，薜山编集老诗豪"。何书田与林则徐的私交虽过往甚密，但何氏从不以此来炫耀自己而谋其私利，所以受到当地百姓尊重的史实记载。①

---

① 陆以湉. 冷庐杂识·卷1·何书田 [M]. 北京：中华书局，1984：16.

另有张梦庐治愈闽浙总督孙文靖水胀案，谓孙文靖患水胀症二年，犹信当地草泽医攻水之药，致伤元气。张梦庐云："夫用药犹用兵，攻守之法，参伍错综，必主于利而无弊。从未有病经二年，发以数次，不辨病之深浅，体之虚实，祗以峻下一法为可屡投而屡效者？"①并力劝孙总督停服攻水药，后请名医以辨证施治而愈。

陆氏以教学为主业，颇重视学术研究与史实考证，所以他对学生的文章写作有一定要求，并记述了杜牧之答庄充书的一段话来加以说明。谓之："凡为文，以意为主，以气为辅，以辞采章句为之兵卫。盖文而无意，则气亦无所统驭，气极则盛矣。"②指出了论文的撰写务必具有立意明确，内容丰富，逻辑合理的基本要素。又如长幼或尊卑之间的相互称谓，陆氏认为既不宜烦琐，又不能简略。小辈给上辈或卑者给尊者书信落款，大多用顿首、稽首、叩首即可，认为这是恭敬之礼；而今人给父亲用'叩首'，给母亲用'叩头'则大可不必。他说："近世尊与卑曰'足下'，称尊者曰'阁下'，而无'座下、几下、席下'等复杂称谓。"③陆氏此辨，强调的是儒家文化的传承。

陆氏有鉴于清代科举考试，考生务必严格恪守考院所规定的帖括考题，其文字内容不得引申发挥，或标新立异等，致使众多思想活跃、出类拔萃的考生名落孙山。更有部分考生成绩优秀，但由于主考官不学无术，不谙典故，使考生落榜者比比皆是。他例举嘉庆二十三年（1818）"浙闱三题"，杨姓考生以典故喻古论今，文采极佳，主考官不知典故出自何处，而蛮横谓之此文所论，查无实处而被废黜。④有的考生竟然用尽其一生来竞逐科考，年至70终成进士，然已风烛残年，不堪任用而受尽欺辱。⑤但也有秉公判卷，量才择用的主考官，却因病而英年早逝。⑥陆氏的上述记载，反映了清代腐朽的科考制度及其对知识分子的一种人格催残。

陆氏还记载了鸦片战争时期，清代总兵葛云飞等爱国将领率兵抗英保

---

① 陆以湉. 冷庐杂识·卷1·张梦庐 [M]. 北京：中华书局，1984：22.
② 陆以湉. 冷庐杂识·卷3·论文 [M]. 北京：中华书局，1984：118.
③ 陆以湉. 冷庐杂识·卷2·学林 [M]. 北京：中华书局，1984：116.
④ 陆以湉. 冷庐杂识·卷1·功令 [M]. 北京：中华书局，1984：58.
⑤ 陆以湉. 冷庐杂识·卷3·姜太史 [M]. 北京：中华书局，1984：137.
⑥ 陆以湉. 冷庐杂识·卷1·陶太守联 [M]. 北京：中华书局，1984：42.

定海等可歌可泣的英勇壮举，谓之"公率以拒敌，持短兵奋呼而进，杀戮无算。至竹山门方仰登，一酋长刀劈公面，去其半，血淋漓，径登，酋骇，乃以炮背击公，洞胸，穴如碗，前后四十余创，遂卒"，[1] 体现了中华民族同仇敌忾，抵御外侮的民族气节。

陆以湉的博学多闻，爱好广泛，还表现在他对经史子集辨误、地理沿革考证、文字训诂溯源、名人逸事记述、诗词歌赋赏析，以及古今人物传略等皆有极大的兴趣。限于篇幅，不再赘述。那么，陆氏的这部分记述是否与史实记载完全一致呢？这方面我们暂且不去深究，但是将其作为历史研究的补充材料来说，至少他为我们留下的这份历史文化遗产是弥足珍贵的。

综上所述，陆以湉一生接受的是儒家礼教，他勤于读书，学识渊博而学验俱丰。虽为清代的一位官吏，并以教学为其主业，但他并不愿意做官，也厌恶朝廷的陈规陋习。倒是良好的家庭医学渊源，及其热爱乡土、亲近民众的情感，也就是"既做良相，也当良医"的指导思想，使他成为一位在江浙一带颇有影响的儒医。陆以湉的医学成就，虽不足以在我国医药发展史上大书一笔，但其遗存的《冷庐医话》与《冷庐杂识》，却给后人留下了一份宝贵的医学经验及文史典故资料，因此陆以湉于医学发展史上的历史功绩仍然是不能低估的。

年　　表

1802 年　　生于浙江桐乡乌镇官吏、书香家庭。
1818 年　　只身赴杭州官府学校学习，以求取功名。
1832 年　　经科考，考取举人。
1834 年　　经考核，获官府学校任教资格。
1836 年　　经科考，考取进士。
1837 年　　被朝廷吏部派往湖北武昌县任县令，当年即辞官回乡，求改教职。
1839 年　　被朝廷改任浙江台州府学教授。

---

[1] 陆以湉. 冷庐杂识·卷4·葛壮节公 [M]. 北京：中华书局，1984：225.

1844年　其父陆元钛病故，遂辞去教职，回乡服丧"丁忧"。
1849年　朝廷吏部再次派任杭州紫阳书院教授，其间着手整理撰写《冷庐杂识》等初稿。
1856年　以老母年老力衰需终养为由，辞去教职回乡，遂以执教小学为业，同年《冷庐杂识》初刻问世。
1858年　《冷庐医话》亦初刻问世。
1860年　太平军攻占杭州，为躲避战祸回乡，后赴上海，被江苏巡抚李鸿章聘为忠义局董事。
1865年　受浙江巡抚蒋益沣之聘，赴杭州紫阳书院任讲习，仅半年因心脏病发而去世。

（朱定华）

主要论著

陆以湉. 冷庐杂识. 清咸丰六年（1856）、光绪二十三年（1897）刻本.
陆以湉. 冷庐医话. 清咸丰八年（1858）、光绪二十三年（1897）刻本.

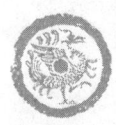

陆懋修
(1818—1886)

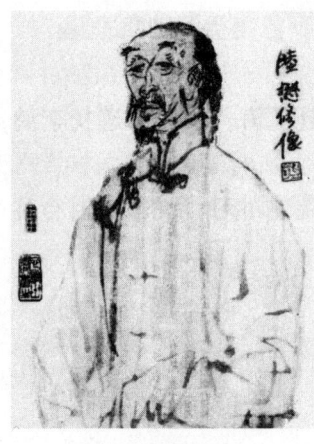

陆懋修像
（王孟奇绘）①

陆懋修，清代医家。出身于儒医世家，少年习儒，为诸生，善诗文，精小学，长则攻医，秉承家法，且私淑外曾祖江苏名医王朴庄之学，造诣颇深。尊崇经典，对《内经》《伤寒论》精研深思，多所发挥，善以标本气化解释病机，释伤寒病独取阳明。临床施治，疗效显著，颇有医名。因其子陆润庠于同治十三年状元及第，而老年就养京邸。博览群书，长于训诂，勤于著述，医学著作辑为《世补斋医书》《世补斋医书后集》，另有《蠡翁文钞》《岭上白云集》《乡音字类》等诗文语言类著作行世。

陆懋修，字九芝，又名勉旃，号江左下工，又号林屋山人，江苏元和（今江苏苏州）人，生于清嘉庆二十三年（1818）。

陆懋修先世原居浙江平湖，祖先陆宁（字康侯，号希安），于明代迁至归安（今湖州）双林镇。据说因作丝绸生意，后迁苏州。其六世祖陆肯堂，康熙二十四年（1685）状元及第后，在苏州闾门内崇真宫桥下塘购置豪宅，后世子孙一直在此居住，至同治年间陆懋修之子陆润庠考中状元，此宅便成为两代状元府，至今仍留有"古状元府第"的标志。

陆肯堂长子陆秉鉴、次子陆赐书，均考中进士。陆赐书之子陆元鼎，陆元鼎之子陆企曾，陆企曾之子陆文，陆文之子陆嵩、陆还好，陆嵩之子陆懋修，陆懋修之子陆润庠——陆家7世之间，出现了陆肯堂、陆润庠2位状元；陆秉鉴、陆赐书2位进士，陆文、陆嵩、陆还好、陆懋修4位名医，

---

① 陈雪楼. 中国历代名医图传[M]. 南京：江苏科学技术出版社, 1987：252.

如此儒医世家，实属罕见。

陆懋修之祖陆文，生卒年不详，曾考中秀才，后从医，医德医术均为人称道，著有《医门良方所见录》，开"陆氏医学"之先河。陆懋修之父陆嵩（1791—1860），字希孙，又字方山，继承父亲儒医传统，又受岳祖父王朴庄（当地名医）指点而成名医，著有《医门辨证引方》2卷，并辑录明代名医易大良、卢复、孙一奎的医案，编成《易卢孙三家医书》。

陆懋修少年习儒，先应科举考试，但仅考中元和县廪生，考受恩贡生，后弃仕途，继承儒医家学，又受外曾祖王朴庄的熏陶，刻苦钻研《内经》《伤寒论》等中医经典，博采柯琴、尤怡等吴门医家精华，终成一代名医，理论造诣精深，临床经验丰富。

陆懋修早年行医乡里，道光十九年（1839），其父陆嵩曾任镇江府学训导，陆懋修夫妇随父寓居镇江丹徒，道光二十一年（1841）生子陆润庠。咸丰年间，太平天国军占领苏州，陆懋修移居上海，正值上海霍乱流行，他施展医术，疗效显著，颇振医名。1864年前一直在上海行医，1865后，往来于吴淞峰泖间，行医授徒。1874年陆润庠状元及第，之后陆懋修就养京邸，总结经验，整理旧作，编撰医书，精勤不倦，著有《文》16卷、《不谢方》1卷、《〈伤寒论〉阳明病释》4卷、《〈内经〉运气病释》9卷（附《〈内经〉遗篇病释》1卷）、《〈内经〉运气表》1卷、《〈内经〉难字音义》1卷，以上诸书辑为《世补斋医书》。另外，还重订《傅青主女科》、戴北山《广温热论》、绮石《理虚元鉴》，校注王朴庄《〈伤寒论〉注》，以上诸书辑为《世补斋医书后集》。陆懋修弃儒行医之后，始终以医学为济世之道，他说："史家之赞孙思邈曰：夫人之身出必有处，处非得已，贵为世补。余少问学鲜，经济无补于世，退而求思邈之术，若有得焉。因取以名吾斋，而即以名吾书。"① 他把自己的居所命名为"世补斋"，把自己的医学著作命名为《世补斋医书》，其意在于以医学济世。

除医学著作外，陆懋修还有《窳翁文钞》《岭上白云集》《乡音字类》等著作行世，反映了他在诗文语言方面的造诣和成就。陆懋修晚年身体健壮，年近七旬，"须发未见二毛，灯下能书细字"，② 然不料于1886年猝卒

---

① 陆懋修. 文［M］//王璟主编. 陆懋修医学全书. 北京：中国中医药出版社，1999：11.
② 陆懋修. 文［M］//王璟主编. 陆懋修医学全书. 北京：中国中医药出版社，1999：64.

京师，享年68岁。

尊崇经典　鄙薄创新

《黄帝内经》是现存最早的中医理论著作，《伤寒杂病论》是第1部突出体现辨证论治原则的临床著作。陆懋修尊崇经典，强调继承，阐述医理一遵《内经》，治疗疾病必法张仲景。他说："《内经》无论真不真，总是秦汉间书，得其片语，即是治法。《伤寒论》无论全不全，苟能用其法以治今人病，即此亦已足矣。后学能识病，全赖此数书。彼以此委诸伪书者，自矜博雅，不自知其与病人为仇也。"①

陆懋修将《内经》《伤寒论》奉为不可违逆的准则，对后世医家提出的新见多持否定态度。如《论王清任〈医林改错〉》指出："其所指医林之错而当改者，则黄帝之《素问》、越人之《难经》、仲景之《伤寒论》也。其所由识其错而可据以改者，则俘获之逆酋、迟凌之犯妇、暴露犬食之残骸剩骨也。……是教人于骱骼堆中、杀人场上学医道矣！试思人之已死，瘟者瘟矣，倒者倒矣，气已断，何由知是气门？水已走，何以知为水道？犬食之尸、刑余之人，何由知其件数之多寡？心肝肺一把抓在手中，何由知其部位之高低？彼纵能就死尸之身首一一检之，是不能再剥活人之皮肉一一比之。"②

陆懋修对张仲景推崇备至，他选取王叔和《伤寒论·序例》、皇甫谧《甲乙经·自序》、陶弘景《别录·自序》、巢元方《诸病源候论》、孙思邈《备急千金要方》、王焘《外台秘要》、甘伯宗《名医录》、林亿《新校正·千金方疏》、林亿等《外台秘要注》、唐慎微《证类本草》、李濂《医史》、李昉等《太平御览》、王氏《玉海》、郑樵《通志》、马端临《文献通考》、陈振孙《书录解题》及《四库全书目录》《河南通志》等书籍中的有关内容，撰成《补〈后汉书·张机传〉》，广征博引，精心考证，言之有据，堪称嘉文，字字句句，浸润着对仲景的景仰之情。

---

① 陆懋修. 文[M]//王璟主编. 陆懋修医学全书. 北京：中国中医药出版社，1999：120-121.
② 陆懋修. 文[M]//王璟主编. 陆懋修医学全书. 北京：中国中医药出版社，1999：82.

陆懋修奉《伤寒论》为方书之祖，认为"医者之学问，全在明伤寒之理，则万病皆通"。他以《难经》"伤寒有五"之说为据，指出"温热之病为阳明病证，证在《伤寒论》中，方亦不在《伤寒论》外"①。基于这种观点，陆懋修对后世医家的温病学说均持否定态度。其文《温热病说三》云："温热之屡变而乱其真者，由于伤寒之一变而失其传。风寒诸病由太阳入阳明者，有《伤寒论》在，尚且各自为说，至温病而漫以为仲景所未言，更不妨别出己见。每先将温病移入他经，或且移作他证，如弈棋然，直无一局之同者。若喻嘉言移其病于少阴肾，周禹载移其病于少阳胆，舒驰远移其病于太阴脾，顾景天移其病于太阴肺，遂移其病于厥阴心包，秦皇士移其病于南方，吴鞠通移其病于上焦，陈素中、杨栗山移其病为杂气，章虚谷、王孟英移其病为外感，尤其甚者，则张介宾、张石顽以及戴天章辈，皆移其病为瘟疫，而石顽又移其病为夹阴。娓娓动听，亦若各有一理也者。而不知阳明为成温之薮，古来皆无异说，皆以《伤寒论》阳明方为治。自夫人欲废阳明方，故必先将阳明病移出阳明外，非余之故为訾议也。苟其不然，则东扯西拽者，何以必将千古相传之定法，弁毛弃之哉？"②陆懋修认为，叶天士《临证指南》行世后，"遂不闻以《伤寒论》治病。今之置寒水六气之不讲者，大抵由于此。"③他认定《温热论治》"乃顾景文者假托叶先生之语""后数十年，而又有吴鞠通者。鞠通即本顾景文'温邪上受，首先犯肺，逆传心包'之十二字，而为《温病条辨》，自条自辨，可发一笑者也。"④

陆懋修选取了《临证指南·温热门》"席姓七案"，对其逐字逐句予以批驳，并指出："今之抱一册为市医捷径者，名曰叶派。余初不解温病之十有九治者，何至于百无一生？今观此案之始终本末，而知编此一册者，正利其日后必然之状"⑤。陆懋修对《温热论治》《温病条辨》《伤寒瘟疫条辨》《外感温热篇》《温热经纬》《湿热条辨》等温病著作一一批驳，对《伤寒论》之后的温病学说采取全盘否定的态度。

---

① 陆懋修. 文 [M]//王璟主编. 陆懋修医学全书. 北京：中国中医药出版社，1999：48.
② 陆懋修. 文 [M]//王璟主编. 陆懋修医学全书. 北京：中国中医药出版社，1999：48-49.
③ 陆懋修. 文 [M]//王璟主编. 陆懋修医学全书. 北京：中国中医药出版社，1999：84.
④ 陆懋修. 文 [M]//王璟主编. 陆懋修医学全书. 北京：中国中医药出版社，1999：86-87.
⑤ 陆懋修. 文 [M]//王璟主编. 陆懋修医学全书. 北京：中国中医药出版社，1999：86.

阐发《内经》运气学说

运气学说是《内经》理论的重要组成部分。陆懋修重视对运气学说的研究和应用,认为"善言天者必应于人,善言古者必验于今。人身一小天地,天地之生长收藏备于人身,人身之盛衰虚实同于天地。论司天固足以明天道,即不论司天而人在气交之中,即因气变而为病。于古如是,于今如是。即仲景论伤寒所以撰用《素问》者,亦无不如是。盖非是则不知病之所以为治,并不知人之所以为病"。所著《〈内经〉运气病释》《〈内经〉遗篇病释》《〈内经〉运气表》等,是系统研究《内经》运气学说的专门著作。

运气学说的基本内容,主要记载于《素问》"天元纪""五运行""六微旨""气交变""五常政""六元正纪""至真要"七篇大论中。陆懋修著《〈内经〉运气病释》9卷,将"七篇大论"和"六节脏象论"中有关病机病症的内容,紧密结合运气理论进行了详细训解。如解"民病腹痛,清厥,意不乐,体重,烦冤"云:"此土邪伤肾,既脾志不舒,而心肾亦不交也";解"饮发,中满时减,四肢不举"云:"此土气太过而水气不行也。"[①] 将各种病症表现直接与运气盛衰相联系。

为了帮助阅读理解《内经》原旨并便于检查,陆懋修另作《〈内经〉运气表》以彰明经义。他说:"运气之学,非图不明。前人注《内经》者,每于义难晓处,间辅以图。宋刘温舒《素问入式运气论奥》为图二十有九;明张介宾分经为类,谓之《类经》,为图四十有八,附以论说,至为详赡。惟图说愈伙,卒业愈难,且有不能图而宜于表者,余故易图为表,但期民病之因乎气交,及气交之所以为治,便于检查而止。故不取多焉,作十三表"[②]。他所作"十三表"为:五气经天表第一、五行化为六气表第二、五运合五音太少相生表第三、司天在泉左右间气表第四、阴阳五行中运年表第五、六政六纪上中下年表第六、客气加临主气年表第七、五运齐化兼化表第八、天符岁会年表第九、运气中上顺逆年表第十、六元本标中气治法

---

① 陆懋修. 文[M]//王璟主编. 陆懋修医学全书. 北京:中国中医药出版社,1999:180.
② 陆懋修. 文[M]//王璟主编. 陆懋修医学全书. 北京:中国中医药出版社,1999:225.

表第十一、五行胜复表第十二、司天在泉胜复补泻合表第十三。

陆懋修不仅继承了《内经》中的运气学说，而且在此基础上有所发挥。他在深入研究了《内经》运气学说的基础上，根据王朴庄"引《内经》七百二十气凡三十岁而为一纪，千四百四十气凡六十岁而为一周"的推算方法，提出了"六十年一气之大司天"的观点，认为，运气的变化不仅局限于每年都有司天、在泉的规律，而且可以"以三百六十年为一大运，六十年为一大气。五运六气造乘，满三千六百年为一大周"①。他于黄帝八年起数为第一甲子，前30年为厥阴风木司天，后30年为少阳相火在泉，60年合为一大气，以此推算，至清朝嘉靖四十三年为第72甲子。陆氏如此推算运气的目的，在于说明在一定的时期内，运气的变化是有规律可循的，根据运气的情况，可以推断出在此期间疾病的发生规律以及预防治疗原则。

陆懋修用"大司天"观点解释自己观察的疾病流行情况，总结亲手治疗的一些病案："余生于嘉庆戊寅，中年以后，肆力于医。逮今同治三年第七十七甲子又为阳明燥金、少阴君火用事，时上元之气未至而至，故于二年癸亥，上海一隅霍乱盛行，尽为热证。时医以其手足厥逆，竞用附、桂、姜，入口即毙。余于甲子年独以石膏、芩、连，清而愈之，或以凉水调胆矾吐而愈。证以我躬亲历，而病之各随司天以变者弥益显然。自此至今，所遇时邪莫非温热，大都以凉散、以寒泻者愈之为多。以余所值燥火之运而宜寒凉，则风燥二火之亦宜于凉。寒湿、湿寒之必宜于温，概可推矣"。②

陆懋修继承了《内经》的运气学说，对外感病的流行规律进行探讨，具有一定的积极意义。但是，机械地套用运气学说，根据某年的司天之气决定使用某方某药，忽视了对病情的细致观察和辨证诊断，则未免过于拘泥，脱离实际。

善以标本气化解释病机

三阴三阳（即"太阳""阳明""少阳""太阴""少阴""厥阴"）在

---

① 陆懋修. 文 [M]//王璟主编. 陆懋修医学全书. 北京：中国中医药出版社，1999：15.
② 陆懋修. 文 [M]//王璟主编. 陆懋修医学全书. 北京：中国中医药出版社，1999：16.

《内经》中可以与脏腑、经络、气化相联系。《伤寒论》的"太阳病""阳明病""少阳病""太阴病""少阴病""厥阴病"的实质是脏腑？是经络？还是运气？历代学者见解不一。陆懋修主要以气化学说解释三阴三阳病的实质，立足于临床实际进行研究。

陆懋修指出："六经提纲，皆主气化。六经为标，六气为本。太阳之为病，寒水之气为病也。……胃属燥金，其在气化则燥金病也。……少阳气化为相火，故以相火病为提纲。……太阴病生于本，本者，湿土也。……少阴之上，君火主之。本阳标阴，其病从标，为足少阴，从本则为手少阴。……厥阴为标，风木为本，故厥阴病皆风木之病。"①他在文集中专列"太阳寒水病方说""阳明燥金病方说""少阳相火病方说""太阴湿土病方说""少阴君火病方说""厥阴风木病方说"诸篇，以标本气化学说对各种主要症状产生的机理及治法方药进行了详尽的解释。

陆懋修认为："仲景之书本为《伤寒杂病论》，六经提纲，伤寒如此，杂病亦如此。舍此则不能治伤寒，亦不能治杂病。凡六经之分，在寒水、燥金、相火、湿土、君火、风木之六气，不仅为足六经手六经也。读《伤寒论》者自知之。彼谓传足不传手，隔膜语尔。"②如此，他用标本气化解释病机，不仅限于三阴三阳病，而是扩展到了杂病的范围。

释伤寒病独取阳明

伤寒之中，独重阳明，是陆懋修研究《伤寒论》的一大特色。陆懋修说："余释伤寒病独取阳明。或问余曰：伤寒六经并重，而子独以阳明为言，何也？余曰：正以今日之病家，独不闻阳明之治法，以致治之有法者直至于无法可治，故不得不独言阳明，使人知仲景治阳明之法固至今存也。"③

其实，《伤寒论》的阳明病治法并没有失传而成为病家"独不闻"之治

---

① 陆懋修. 文[M]//王璟主编. 陆懋修医学全书. 北京：中国中医药出版社，1999：25.
② 陆懋修. 文[M]//王璟主编. 陆懋修医学全书. 北京：中国中医药出版社，1999：26.
③ 陆懋修.《伤寒论》阳明病释[M]//王璟主编. 陆懋修医学全书. 北京：中国中医药出版社，1999：143.

法，陆懋修释伤寒病独取阳明的要旨在于强调"传入阳明而为温病"。① 他坚持《难经》"伤寒有五"的观点，认为《伤寒论》是治疗广义伤寒的专著，温病治法均在《伤寒论》中："凡温热之治，即当求之于伤寒之论者无疑义矣"②。

陆懋修从医30年，每治疗一病，都记之于册，治疗阳明病尤为谨慎，基本上都是用仲景方；即使非仲景原方，也不外仲景之法。他以仲景方法为准绳治疗阳明病取得了很好的疗效："以册稽之，会无一不治之阳明病。"①常说："阳明无死证，而不解世人之病何以多死于阳明。"③

明清时期的温病学家大都首先强调伤寒与温病的鉴别，进而论证在《伤寒论》六经体系之外另创辨证体系的必要性。陆懋修也强调伤寒与温病的鉴别，而他认为伤寒与温病的不同，就是太阳病与阳明病的不同，他说："伤寒自是伤寒，温热自是温热，正有不可不辨者。而余谓此亦最易辨也。何以辨之？则仍辨以《伤寒论》太阳、阳明两经之证。以经言之，太阳在外，阳明在内；以证言之，太阳为表，阳明为里。伤寒由表入里，其始仅为太阳证；阳明由里出表，其始即为阳明病。"②可知陆懋修并不拘泥于《伤寒论》六经传变的顺序，而是比较强调"太阳病""阳明病""少阳病""太阴病""少阴病""厥阴病"的相对独立性。"阳明由里出表，其始即为阳明病"的观点，揭示了某些外感病初始阶段不见表证的特征，并由此将"阳明病"当成了与"温热病"完全等同的概念。

陆懋修将阳明病分为阳明经病和阳明腑病，自作《〈伤寒论〉阳明病释》2卷，逐条注释《伤寒论》阳明病篇原文；又将历代医家关于阳明经病和阳明腑病的论述汇为2卷："余释阳明病既竟，更发架上书，就阳明经腑之说谨汇而著于篇，以见古人有先我言之者。得力之原，不敢忘也。惜征引不广，尚恨所见之少尔。"④

---

① 陆懋修.《伤寒论》阳明病释［M］//王璟主编. 陆懋修医学全书. 北京：中国中医药出版社，1999：143.
② 陆懋修. 文［M］//王璟主编. 陆懋修医学全书. 北京：中国中医药出版社，1999：47.
③ 方连轸.《伤寒论》阳明病释·跋［M］//王璟主编. 陆懋修医学全书. 北京：中国中医药出版社，1999：172.
④ 陆懋修.《伤寒论》阳明病释［M］//王璟主编. 陆懋修医学全书. 北京：中国中医药出版社，1999：158.

陆懋修认为:"伤寒之病,阳明为多。伤寒之治,阳明为要。治之得失,生死系焉。故惟能治阳明者,使其病即愈于阳明,而不更传变,活人亦为最易。"只要对阳明病治疗得当,则"阳明无死证",许多温热病可以通过治疗阳明病的方法得以解决。他治疗温病,首选《伤寒论》中的葛根黄连黄芩汤、白虎汤、大承气汤、五苓散、黄芩汤、大黄黄连泻心汤、茵陈蒿汤、栀子豉汤、四逆散、白头翁汤,其选升麻葛根汤、凉膈散、天水散、葱豉汤、荆防败毒散、黄连解毒汤、三黄石膏汤、苍术白虎汤等,所用方药皆与其温病归属于阳明的观点相符合。

精通文字　长于训诂

在清代朴学的影响下,关于《内经》的研究亦呈现出新的风貌。一些医家注重名物训诂,对《内经》病名、术语进行考据与辨析,扭转了以往不遵古训、擅意说经的流弊。

陆懋修精通儒学,精于文字,在其医学著作中,对训诂知识的运用随处可见。例如《文》"瘟疫病说"从文字学角度对"疫"进行了解释:"《说文》:疫,民皆病也。从疒。役省声。小徐《系传》:若应役然。《释名》:疫,役也。言有鬼行疫也。《一切经音义》注引《字林》:疫,病流行也。此即《内经·刺法论》所谓:五疫之至,皆相染易,无问大小,病状相似。亦即仲景原文所谓:一岁之中,长幼之病多相似者是也。惟其大小长幼罔不相似,故曰皆病。惟其皆病,若应役然,故谓之疫。"①

陆懋修认为:"医家言则一字一病,一字一治法。学者每苦《内经》有难字置而弗读,则所失多矣。"② 于是他以《说文解字》《尔雅》《广韵》等字书为据,参考经史子集 20 余部,对《内经》中比较生僻的字词予以正音、释义,即"摘其字之难者释之,其有字本非难而音义别者亦释之",于 1884 年撰成训诂学专著《〈内经〉难字音义》1 卷。

---

① 陆懋修.《文》[M]//王璟主编. 陆懋修医学全书. 北京:中国中医药出版社,1999:50.
② 陆懋修.《内经》难字音义[M]//王璟主编. 陆懋修医学全书. 北京:中国中医药出版社,1999:238.

陆懋修治学严谨，《〈内经〉难字音义》悉以旧本原文为据。他指出："马莳、张志聪、黄元御辈，注释《灵》《素》尽将古字改从今字。……黄氏且改削字句，移前缀后不一而足。是皆不可依据。今所释悉从旧本。"① 他认为《灵枢》文字古于《素问》，所以释《灵枢》在《素问》之前，"每篇各标《内经》原次于上，摘字为音。虑有相乱，或连上下二三字，或录全句，便检寻也。"① 书中反切"悉取《广韵》，以归划一。《广韵》所无，兼取他韵"。①

陆懋修研究《内经》注重前后联系，注释《内经》强调"就经解经"，将《内经》前后文字相互印证，推求经义。如《灵枢·厥病》"手足清至节"，陆懋修注云："清，凉也。详前'清'字条，一本作'青'。'青''清'古字相通。《释名》：清，青也。……此篇上文有'手足寒至节'句，可互证。俗解为手足色青，失之。"② 这种解释显然符合临床，易于理解。再如《素问·生气通天论》中的"魄汗"，陆懋修注云："王氏无训。按《灵枢·本神》：'并精而入者，谓之魄'。本经《宣明五气论》：'肺藏魄'。《六节藏象论》：'肺者，气之本，魄之处也。其华在毛，其充在皮'，汗出于皮毛故曰魄汗。"③ 将散在于《内经》诸篇的相关论述联系起来阐释医理，使人茅塞顿开。

陆懋修训解《内经》，选引古注以证字义，择善而从，许多地方纠正了前人之误。例如对《素问·四气调神大论》中"名木"的解释，依据《礼记》注、《战国策》注解释为"大木"，纠正了王冰"名木珍果"的注解。对《素问·生气通天论》中"沮驰'的注解，依据《诗·小雅》《谷梁·襄二十四年传》，将"沮驰"训解为坏废。纠正了王冰训"沮"为"润"，训"弛"为"缓"之误。又如《素问·上古天真论》的"徇齐"，王冰注："徇，疾也。"陆懋修释曰："《孔子家语》及《大戴礼》俱作'睿齐'，《史记》旧本亦有作'濬齐'。盖古字假徇为濬。濬，深也。王注：

---

① 陆懋修.《内经》难字音义 [M] // 王璟主编. 陆懋修医学全书. 北京：中国中医药出版社，1999：238.
② 陆懋修.《内经》难字音义 [M] // 王璟主编. 陆懋修医学全书. 北京：中国中医药出版社，1999：249.
③ 陆懋修.《内经》难字音义 [M] // 王璟主编. 陆懋修医学全书. 北京：中国中医药出版社，1999：257.

徇，疾也。与《史记集解》同失之。"①

《〈内经〉难字音义》的音义注解，不仅精于文字考据，而且重视医理。如《灵枢·寿夭刚柔》中的"㕮咀"一词，陆懋修注云："㕮，方矩切。咀，慈吕切。《广韵》：㕮，咀嚼也。《本草纲目》注：李杲曰，㕮咀，古制也。古无刀，以口啮细，令如麻豆，煎之。"注解简明，引证确当。对于《素问·四气调神大论》中"肾气独沉"之"独沉"二字，陆懋修注释云："《甲乙经》作浊沉。林校据《太素》作沉浊。按：独、浊古字相通。《周礼》壶涿氏郑司农注：独，读为浊。沉，直深切。《周礼》酒正三日沉齐。《释名》：沉齐，浊滓沉下，汁清在上也。"

对于一词多义难以取舍的情况，《〈内经〉难字音义》往往采取诸说并存的态度，分别征引古籍对各个义项加以说明，以便读者参考。如《灵枢·九针十二原》的"痹"，陆懋修注曰："必至切。本作'痹'。《一切经音义》引《仓颉训诂》：痹，手足不仁也。《汉书艺文志》：痹十二病方三十卷。注：痹，风淫之病。"②《灵枢邪气脏腑病形》的"痔"，陆懋修注曰："直里切。《说文》：痔，后病也。《素问生气通天论》：肠澼为痔。《释名》：痔，食也。虫食之也。"③

陆懋修酷嗜文字，精通小学，除《〈内经〉难字音义》之外，还编有《乡音字类》一书，不分卷，以平、上、去、入四声为序编排，每一部分大致以苏州方言同韵的字为单位，编排同音字组。该书编成于1877年，是一部地地道道的苏州乡音字书，可以为苏州人读书提供帮助。

博览医书　注重整理

陆懋修广泛阅读历代医书，并常将学习体会写成简短的评论。《论王叔

---

① 陆懋修.《内经》难字音义［M］//王璟主编.陆懋修医学全书.北京：中国中医药出版社，1999：256.
② 陆懋修.《内经》难字音义［M］//王璟主编.陆懋修医学全书.北京：中国中医药出版社，1999：239-240.
③ 陆懋修.《内经》难字音义［M］//王璟主编.陆懋修医学全书.北京：中国中医药出版社，1999：242.

和〈伤寒序列〉》《论喻嘉言温证三篇》《论秦皇士〈伤寒大白〉》《黄坤载书总论》《论王清任〈医林改错〉》《论叶天士〈临证指南〉"伤寒门"方》《合论顾景文〈温热论治〉吴鞠通〈温病条辨〉》《论杨栗山〈伤寒瘟疫条辨〉》《论章虚谷〈外感温热〉》《莫枚叔〈研经言〉序》《李冠仙〈仿寓意草〉序》《书柯韵伯〈伤寒论翼〉后》《书陈修园〈《伤寒论》《金匮要略》浅注〉后》《书徐灵胎〈慎疾刍言〉后》《书尤在泾〈伤寒贯珠集〉后》等书评性质的论文，被收入《世补斋医书·文》中。

　　陆懋修重视文献整理工作，对傅青主《傅青主女科》、戴天章《广温热论》、绮石《理虚元鉴》、王朴庄《〈伤寒论〉注》进行了校勘重订。

　　重订《傅青主女科》。陆懋修敬仰傅青主的高风亮节，对《傅青主女科》服膺有年，认为此书对于妇科的论述"不囿于常，则自成新耳"。他所见到的《傅青主女科》，包括《女科》2卷、《产后编》2卷，而《女科》中已列有"产后"一门，《产后编》中各病又与《女科》卷末的文字"似一似二，或重见而叠出，或此有而彼无。"①陆懋修认为："先生本属两书，读者反觉赘见。因揣先生于产后治法，若专为钱氏化生汤发明，因即易其名曰'生化编'，以避两书重复，而仍不失原书本旨。"①陆懋修先从吴江静安宗老处得见《傅青主女科》抄本，继又得到海山仙馆本，将两个版本校读数过，发现语句丛杂，体例舛错，而且将阳明腑之胃家实属之三阴病，贻害非小，怀疑并非出于傅青主之手，"因为移易篇次，改定体例，以《女科》八门厘为八卷，另附《生化》一编。繁者汰之，冗者节之，杂者一之。经营咸丰年，断手同治初。细心雠校，乃成完书。"①经陆懋修校勘重订的《傅青主女科》共分为"调经""种子""崩漏""带下""妊娠""小产""临产""产后"8卷，后附"生化编"，条分缕析，便于学习和传播。

　　重定绮石《理虚元鉴》。绮石《理虚元鉴》一书，传于其门人赵宗田，于乾隆三十六年由慈溪柯可修初刻，但未盛行于世。陆懋修从友人处借得抄本，敬服书中论治虚之法，于阴虚主清金，于阳虚主建中，将阴虚之本归于肺，阳虚之本归于脾，超出专从肾家论治者徒以桂附益火、知柏滋阴之上。只可惜"体例混淆，先后凌躐。所载方或举药名，或为歌诀，均未

---

① 陆懋修.《文》[M]//王璟主编.陆懋修医学全书.北京：中国中医药出版社，1999：98.

尽善。原本不可得见，无从雠校"①。于是重新排列原书内容顺序，统一体例，分为5卷：第1卷"理虚总论"；第2卷"罗列病证"，第3卷"治病余论"，第4卷"用药宜忌"，第5卷"脉法列方"。经陆懋修的重订整理，《理虚元鉴》一书广传于世，成为一部临床治疗和研究虚证的重要参考书。

重订戴天章《广温热论》。戴天章所著《广温热论》原名《广瘟疫论》。陆懋修认为，该书"以温热与伤寒辨，条分缕析，诸病疏明。伤寒之治不混于温热，温热之治不混于伤寒"，温热与伤寒分疆划界，不得飞越一步。然而，书中所论明明是温热，书名却称为《广瘟疫论》，忽视了温热与瘟疫的区别。"推其命名之意，固本于吴又可《瘟疫论》，而欲有以广之。故篇中或称疫疠，或称时疫，或单称疫，一若自忘其为论温热者。是伤寒之与温热，北山能辨之；而温热之与瘟疫，北山亦混之矣。"①关于"瘟疫"二字，陆懋修曾在《重订吴又可〈瘟疫论〉序》中指出："疫有两种，曰温，曰寒。以其病为大小相同，长幼相似，如役使，如徭役，故古人谓之役，后人称为疫，至宋以后又称为瘟，瘟即疫也。""故言疫不当再言瘟，言瘟不当再言疫。"①陆懋修认为戴天章所论的瘟疫实是温热，于是径改书名为《广温热论》。在校勘重订过程中，陆懋修将书中的"时行""疫疠""疫"，全部改为"温邪"。经陆懋修校勘整理后的《广温热论》共计医论4卷，方2卷，书中有陆懋修所作序、跋。

陆懋修还对其外曾祖父王朴庄的《〈伤寒论〉注》等著作进行了校注，包括文字校勘、注释和评价。如：《〈伤寒论〉注》卷1有"太阳病，而不关节疼烦，其脉沉缓，为中湿"一句，陆懋修为之校勘："案《脉经》无'不'字，当依之。《千金翼方》亦无'不'字。"一字之校，医理贯通。又如在"太阳病用桂枝汤法"条下，王朴庄注曰："六经提纲，专主气化。凡云太阳病，皆承首条言之，各经仿此。太阳发热有自汗、无汗之别，自汗为虚邪，以桂枝治之。"陆懋修针对王朴庄的注释，在下面加注说："读此书者，当先于气化二字着眼。何为气？寒水、燥金、相火、君火、湿土、风木是也。气病而后经病，先生指点极明。"陆懋修所作校注大多精当有据，为阐发王朴庄的学术思想起到了很好的作用。

---

① 陆懋修.《文》[M]//王璟主编.陆懋修医学全书.北京：中国中医药出版社，1999：99.

年　表

1818年　生于江苏元和县。
1839年　随父陆嵩寓居镇江丹徒。
1841年　生子陆润庠。
1851—1864年　因避太平天国战乱移居上海行医。
1865年后　往来于吴淞峰泖间，行医授徒。
1874年　子陆润庠状元及第，之后就养京邸。
1886年　卒于京师。

（王振瑞）

主要论著

陆懋修. 世补斋医书. 清光绪十年（1884）刻本.
陆懋修. 世补斋医书后集. 清宣统二年（1910）陆润庠家刻本.

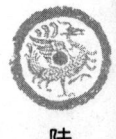

陈莲舫
(1839—1916)

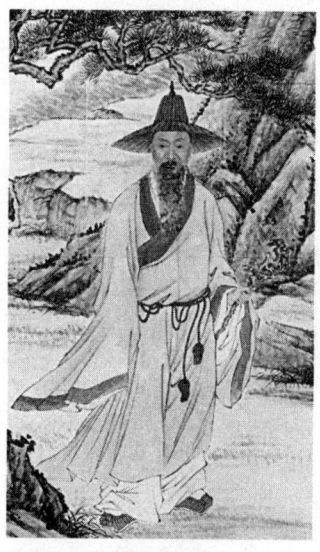

陈莲舫像
(冯超然绘)①

陈莲舫,中医临床家。精医理,富经验,通内、外、妇、儿各科,擅治杂病。立案处方配合精妙,用药轻灵平稳。光绪年间,5次应诏进宫为光绪、慈禧治病。任御医值御药房事,封为三品刑部荣禄大夫,自制"恩荣五召"匾额。足迹遍及江、浙、皖、鄂、湘、粤诸省,有国手之称。创办上海医务总会,以研究中西医术为宗旨。为人质朴敦厚,重医德,诲人不倦,受业弟子300余人。

陈莲舫,名秉钧,别署庸叟,晚号乐余老人。清道光十九年(1839)出生于江苏省青浦县(今上海市青浦区)朱家角镇。陈家祖居青浦县青龙镇(今上海市青浦区白鹤镇),清咸丰年间莲舫的祖父陈焘"由旧治移居珠里(今上海市青浦区朱家角镇),医亦有名"②。陈家世代业医,医名显赫,据清乾隆戊申刻本《青浦县志》记载,五世祖"陈日允,字耀甫,青龙镇人,得嘉定疡医郁士魁之传,善刀针,能治危证"。四世祖陈天士,字御珍,精医术,尤其擅长外科;曾祖父陈佑槐,字学山,继承家学,精外科,名噪一时,其医案被收入余听鸿《外科医案汇编》;祖父陈焘,字宇泰,贡

---

① 北京歌德拍卖有限公司,2009春季艺术品拍卖会.
② 青浦县志[M]. 清光绪己卯刻本.

生，医亦有名。① 父陈垣，为青浦名医。陈莲舫自称世医相传已经19代，治有一印，曰"十九世医陈"。弟陈蓉舫、子陈山农（字承潘）、孙陈范我（字家杕）皆精医学。②

据黄寿南《七家会诊张越阶方案》记载："莲舫亦诸生，尝入龙门书院读书，所以同学多入仕途为显宦，故其不廿年奋飞矣。"③ 善书画，擅绘梅花，潇洒脱俗，与冯超然等海上画家相交善。

青浦县自古名医辈出，除陈氏19代世医外，还有28代世医的何时希，曾任御医的蔡天槎、江宽等，医学氛围浓厚。陈莲舫出生在名医世家，自幼受生长环境的影响，耳濡目染，对学习中医有浓郁的兴趣。在习儒的同时，跟随祖父陈熹学医，侍诊左右，尽得其传，奠定了扎实的医学基础，学医期间，偶尔小试牛刀，疗效立见。为解除患者疾苦，陈氏下定决心由儒转医。由于有深厚的儒学功底，阅读医学经典时比一般人领会更加透彻，记忆背诵也轻车熟路，医疗水平提高很快，所以黄寿南称其"不廿年奋飞矣"。在熟读医书的基础上，精研经方，认真研究诸家脉案，博采民间各种验方，不但善于汲取前贤的经验，还能不断创新发展，提出独到的见解。临证不仅继承了祖传的外科技艺，还精通内科、妇科、儿科，善治各种疑难杂症，医术闻名遐尔。

中年的陈莲舫诊所设在朱家角东大街，四方求诊者，不远千里而至，常有病家在朱家角借了旅馆，约期等候莲舫诊治。当时陈氏宅前放生桥至何家桥一段河面，求医船只常挤得水泄不通。久而久之，上层官场人物也都慕名而来，一时名声大振。莲舫开始与官场往来，主要活动于江浙之间，由县官介绍给松江、苏州等知府，由知府、道台介绍与两江（江苏、浙江）总督刘坤一等省级官员，通过治病关系，交往十分密切。④ 上至王公大臣封疆大吏，下至贫民百姓，求治者甚众，无不着手成春。

郑逸梅回忆小时候经陈莲舫诊治喉痧的经过，予幼时在沪，忽患喉痧，几不治。先大父锦庭公惶急万状，遍访名医，知青浦朱家阁陈莲舫，以岐黄术挽回沉疴，乃伴予就诊之。时陈设诊所于六马路，按脉诊察，即以药

---

① 青浦县志［M］. 清乾隆戊申刻本.
② 陈道谨等. 江苏历代医人志［M］. 南京：江苏科技出版社，1985：211.
③ 黄寿南. 七家会诊张越阶方案［M］. 清抄本.
④ 何时希. 近代医林轶事［M］. 上海：上海中医药大学出版社，1997：173.

粉为射喉部，口诵脉案及药名，由其门人为之写方，凡二次，病霍然愈。陈之于予，实有再造恩，唯其人之状貌态度，以幼时不甚了了，已无印象可言矣。陈讳秉钧，附贡生，候补刑部郎中，祖焘，重游泮水；父垣，庠生，皆工医。陈承家学，精习经方，洞晓脉理，有国手之目，四方病家，不远千里而至，甚有舍馆以待者。光绪政躬违和，征召各地名医，张香涛、刘坤一力荐陈及苏州曹沧洲进京，乃为予治病之第二年也。陈与曹联翩入宫，闻曹仅参预商量，处方则悉出于陈手，既归，一御医之名，益震动南北。嗣孝钦后病，复征之，先后凡五召，皆称旨，命在御药房审查方药，赏赉银两缎匹甚厚。陈性质朴，不喜衔俗，病家邀诊，往往徒步不假车舆，贫者却其资，或延登渔舟，弗拒也。与武进盛旭人杏荪乔梓交甚密，盛氏有别业在沪，尝推宅以舍之。卒年七十有八，无子，以侄承澍为后。著有《医言》《庸庵课徒草》《纪恩录》，《医言》毁于火，失传，甚可惜也。①

  1898年8月，光绪帝病虚劳，屡药不效。下诏曰："朕躬自四月以来，屡有不适，调治日久，尚无大效。京外如有精通医理之人，即着内外臣工切实保荐候旨。其现在外省者，即日驰送来京，毋稍延缓。"② 经内务大臣盛杏荪推荐，两江总督刘坤一、湖广总督张之洞保举，陈莲舫进京为光绪帝诊病。入京后先到太医院学习礼节，然后由太医院四名御医陪同，轮流为光绪诊脉。当时慈禧太后坐上首，光绪帝坐下首。每一班进诊，由内务大臣带领，行三拜九叩礼后，跪在光绪身旁，只隔一张茶几，光绪将手搁在茶几上，御医先诊左手，陈莲舫则诊右手，然后左右对调。在为光绪帝会诊时，从各地征召的医家各抒己见，皆立方药，由太医院裁夺服用。每诊多取陈氏所处方药，效出诸医之上，深得光绪帝赏识，敕封陈氏为三品刑部荣禄大夫，充御医，值御药房事。自1898至1908年10年间，先后5次奉召入京为光绪帝和慈禧太后诊病，皆能胜任御医职责。陈氏为纪念5召之恩，特拟"恩荣五召"四字，请苏州名流任道镕写成隶书匾额，用金底龙云纹黑字，右侧书"恩荣五召"四个黑墨大字，左侧概述五次恩召的始末，制成1米高、3米长的大匾，悬挂在家宅大厅正中。此匾一直到1958

---

① 郑逸梅. 御医陈莲舫遗著被毁 [M]//掌故小札. 成都：巴蜀书社，1988：61.
② 清实录·卷426 [M]. 北京：中华书局，1986.

年时，还被用作朱家角联合诊所炉子间的隔板，以后不知去向。①

1900年悬壶上海北海路，求治者门庭若市。1901年应聘赴湖北为两广总督张之洞治病，逢张之幕僚李平书，与之结为莫逆交。1904年，盛宣怀生病，请陈莲舫与李平书诊治，一个月后痊愈。1905年，两广总督岑毓英生病，电请陈莲舫赴诊，并邀李平书同往。李平书在广州的总督府住了两个星期，待岑病渐愈才回。②

1907年秋季，光绪帝病情日渐沉重，治疗十分棘手，下药甚为困难，正如脉案所言"温则防口疮遗泄，清则防脑响腹泻；补则中央不运，散则腠理更疏"。于是，征召天下名医进京诊治，陈莲舫成为首选对象。《光绪朝东华录》记载："自去年（1907）入秋以来，朕躬不豫，当经谕令各省将、督抚保荐良医，旋据直隶、两江、湖广、江苏、浙江各督抚先后保送陈秉钧、曹元恒、吕用宾、周景涛、杜钟骏、施焕、张彭年来京诊治。"③

1908年春季，再征江苏名医陈秉钧、曹元恒入宫诊治。光绪三十四年五月，鉴于皇帝病情仍无起色，军机处向直隶、两江、湖广、山东、河南、山西各督抚发出电报："入春以来，上圣躬时有欠安，在京各医，诊治无效。希尊处精选名医，资送迅速来京，恭候传诊。"各督抚把此视为头等大事，认真督办。"江西玉山县吕用宾昨已由浔附轮来鄂，小帅特添委试用通判宝益伴送该员，于初六日乘火车晋京，所有沿途一切费用，均由善后局开支，日内谅已到京矣。"④

各省先后保送的其他名医，如周景涛、杜钟骏、施焕、张彭年先后来京。此后直到光绪帝去世，主要是以上人员负责诊治。同时，宫中按时把脉案呈京外各衙门阅看。媒体亦密切注视，上海的《申报》从1908年7月开始，经常刊登北京来电，以紧要新闻"陈御医请脉近闻"为题做跟踪报道，光绪帝的病情及陈御医的诊治情况，成了公众街头巷尾的话题，御医陈莲舫也因而名扬全国。

《申报》将光绪帝5月26日至30日5天的脉案全部登载，例如："5月

---

① 李克刚. 青浦名医陈莲舫妙手回春 [N]. 南京：周末，1994-6-25.
② 李平书. 且顽老人七十岁自叙 [M] // 近代中国史料丛刊续编第5辑. 台北：文海出版社，1982：416.
③ 朱寿朋. 光绪朝东华录. 第5册 [M]. 北京：中华书局，1958.
④ 吕御医业已赴京 [N]. 上海：申报，1908-7-13.

26日，请得脉：左右细滑，滑甚近数，尺部左软于右，属正气内亏，真阴失固。关键总在脾肾，大便不调，属脾不健化也。梦泄又发，属肾不坚守也。口渴心烦，头晕艰寐，气软体倦，归于脾肾之虚牵连所致。前年病由下而下，虚寒为多。此时之病由下而上，虚热为甚。所以上热下寒，耳响发堵，腰胯酸重，累月不平，且两日间食后恶心、微汗津津。谨将详审原委，推究虚实，拟清上摄下，参以和络调气。大生地三钱，抱茯神三钱，辰砂拌，炙甘草三分，西砂仁六分，怀山药二钱，炒黄，金毛脊一钱五分，去毛，炙，左牡蛎三钱，紫花地丁一钱，生白芍一钱五分，潼白蒺藜一钱五分，白者去刺。① 5月26日至30日，光绪帝均是由陈秉钧请脉开方，诸方分析透彻，一语中的，不愧为名医。由此还可看出，陈秉钧在前年已经为光绪帝诊治，可见光绪帝之病延时已久。

8天后，《申报》又将光绪帝6月14日三御医请脉详情登载，本月14日御医陈秉钧、张彭年、吕用宾陆续请脉，兹将三人所请脉案恭录如下：陈秉钧请得脉：左三部皆静软，右关向来不和，或滑或弦，今诊脉象尚不失冲和之象，气分郁湿，阴虚生热，湿热逗留，所以虚不受补，脘宇迟运，大便溏而不畅，中气不调，真阴不复耳。向发堵不见增减，腰痛胯掣较甚。近因溽暑郁闷，机关益为不利，下虚转为上热，头晕时起，口发小泡。以脉合证，谨拟协肝脾而化湿火：生白术一钱五分，抱木茯神三钱，辰砂拌，生白芍一钱五分，炒夏曲一钱五分，陈皮一钱，川续断三钱，炒，金石斛三钱，杭菊一钱，厚朴花四分。引用：丝瓜络三钱，切红枣三个，桑寄生三钱。张彭年请得脉：软数象平而未净，右部关中欠调，病本为气阴两虚，脾肾不足。但眩晕为风，便溏为湿，风湿合化，虚热自生，此皆标病所致。昨今腰胯尤觉跳痛，耳仍响而作堵，补则碍标，泻则碍本。恭拟标本双和法：生白术一钱，云茯苓、云茯神各二钱，生大白芍一钱五分，厚朴花五分，白蒺藜去刺，二钱，秦艽八分，桑寄生一钱五分，扁豆皮一钱五分，炙甘草三分。引用：荷叶边一圈，竹叶卷心七个。吕用宾请得脉：左部略缓，右部微数。舌苔淡。木乘土位，湿蕴中宫，上泛则耳鸣，气堵头晕，中滞则饮食不运，下注则便溏，腰胯掣痛。宜清肝运脾，兼滋下焦，清利湿热。按症拟方：生白术二钱，云苓二钱，橘皮八分，金毛脊去毛炙，二

---

① 上海：申报，1908-7-13.

钱，潼关蒺藜二钱，白芍二钱，生用，杭菊一钱，桑寄生三钱，晚蚕沙一钱五分。引用：炒谷芽三钱。①

　　三御医请脉处方，无大差异。张彭年认为"补则碍标，泻则碍本"，诚由衷之言，亦是病情棘手之代名词。为预防不测，御医被分班留京诊治，每次值班两个月。"奉懿旨，医官施焕等着分为三班在京预备请脉，两个月更换。施焕、张彭年作为头班，陈秉钧、周景涛作为二班，吕用宾、杜钟骏作为三班。"②

　　杜钟骏所撰《德宗请脉记》，记载了光绪帝驾崩前的病况及其治疗经过情况。浙江后补知县杜钟骏，是外间保送进宫，给光绪帝治病的6位医官之一，其他5位是陈莲舫、周景涛、张彭年、施焕、吕用宾。《德宗请脉记》是杜氏亲身经历和耳闻目睹的真实写照，其中记有内廷大臣和医官们怕担风险、怕负责任的种种表现，有给光绪帝诊脉用药时必须经过西太后同意的记录，也有关于光绪帝病情的记载。可以看出，给皇帝诊病是要担很大风险，没有真才实学很难胜任这项差事。

　　光绪帝病死后，陈莲舫遂以年老多病惮居北上为由，乞归南方。昔日陈莲舫寓居上海时，值瘟疫流行，洋务派首领盛宣怀亦染疾，经陈莲舫调治获愈。陈莲舫迁居沪上，盛宣怀因感谢其治愈自己的瘟疫病，特邀陈莲舫设诊所于自家斜桥邸中，以御医称。当时千金延聘，盛宴酬诊者纷至沓来，大吏巨商"有小恙辄远道延致，以其号称御医，且官且封翁，得其一诊以为光宠也。己亥（1899）春，杭州顾少岚观察鸿藻，尝出数千金聘之。至之日，宴以盛筵，主宾均着礼服，箴座者亦然，翎顶辉煌，跄跄济济，邻里皆荣之"。③所用处方之上有"庸工"印，后易"十九世医陈"，戊戌之后改用"戊戌征士"，取曾应召进京之意。

　　陈莲舫生性朴实，不仅医术高超，而且医德高尚，遇到病家要求出诊，他总是徒步走去，不肯坐轿。有穷困的病人，他常免费施诊，有时甚至还帮助续药。风雨之夜，渔民的小网船上他也去，从不摆"御医"的架子。当然，遇有高官富商讲排场，陈氏也能其乐融融。何时希对陈莲舫的医德

---

① 三御医请脉详纪 [N]. 上海：申报，1908-7-21.
② 上海：申报，1908-10-23.
③ 徐珂. 清稗类钞. 第9册 [M]. 北京：中华书局，1984.

有如下描述：陈为御医后，头衔是二品，赏戴花翎，钦赐黄马褂，老百姓若得陈御医摸脉，虽死无憾。猬集求医者，应接不暇，各省官舫舳舻相接，官府眷属上门索诊，漕港市河经常听到看到鸣锣放炮，起锚开航等一派官场气派。上海的大官巨富盛宫保（名宣怀，号杏荪，为招商局买办，也是接触外人的头号人物），也常遣轮船接陈去治病，故陈家中的诊务，虽有门生助诊，也忙不过来。当时，朱家角镇上还有一位与陈同辈的名医赖篙兰，声誉亦高，当陈莲舫屡次被召进京，或赴上海及外省出诊时，病人多归之，陈既应接不暇，亦常以赖推荐，相交不恶。盛宫保亦常邀赖诊，浸渐两人声名齐驱矣。惟赖诊金较贵，使病人不胜负担，舆论不佳，上海地方剧编成病家卖掉衣服、脚炉（铜质，炉灰中燃炭或糠壳，用以暖足，南北皆有此）、饭锅，得钱酬谢名医的讽刺剧。陈则名利已收，家裕心宽，眼界既广，不计锱铢，随病家乐送，于是两人之品格遂判。据传说赖身后遗产有30万，陈则高之数倍，如此言之，御医亦大大的可为了。两家门生赖为唐仁斋，陈为金兰生，皆能继其薪传，有声于时，平分秋色。①

晚年在上海行医期间，历任上海广仁堂医务总裁及各善堂施诊所董事，常感慨世宙日新，古学不振，于1906年相与余伯陶、李书平、黄春圃、蔡小香等人发起成立上海医务总会，提出编写中医教材，开办中医学校，筹办医院，并向工部局提请兴办卫生事业。此后，陈氏专心致力于中医教育事业，以经典著作加按语、眉批的方式编辑教材，弟子甚众，有李子牧、寿时中、金兰生、陈雄、董韵笙等300余人，北至黑龙江，南及两广，足迹遍及江、浙、皖、鄂、湘、直、粤诸省，可以说是桃李满天下，为中医教育的创新发展做出了贡献。陈氏虽喜谈医理而疏于著述，仍有大量著作存世，所著《瘟疫议》《风痨臌膈四大证论》《纪恩录》《庸庵课徒草》《医言》等均已佚失不传，现存著作有《加批时病论》《加批伤寒论集注》《加批校正金匮心典》《校正张氏医通》《十二经分寸歌》《女科秘诀大全》。

陈莲舫家传外科膏丹技术，每次秘制丹药时必定亲手修合，不用他人代劳，以致积年药毒污染，民国五年（1916）因疽发于手而病世于朱家角寓所，享年77岁。

---

① 何时希. 近代医林轶事 [M]. 上海：上海中医药大学出版社，1997：173.

继承家学　兼通内外各科

陈家世代为医，先祖多以外科扬名，五世祖得嘉定疡医郁士魁之传，善刀针，能治危证。四世祖精医术，尤其擅长外科；曾祖父精外科，名噪一时，其医案被收入余听鸿《外科医案汇编》。陈莲舫继承家学，虽然以擅长治疗内科疾病而成名，同时也精通内、外、妇、儿、五官各科，尤其对家传的外科疾病证治颇有经验。在《陈莲舫医案集》中记载了痱疹、囊漏、鱼口、杨梅疮、牙疳、耳菌、鹅雪疳、瘰疬、棉花疮、流火、发背、流注、流痰、股阴毒、膝眼痈、胃脘痈、乳痈、鱼肚痈、子痈、脏毒、乳癖、肛痈、腋痈、肠痈、曲池痈、腿痈、血风疮、痔疮等多种外科疾病的医案。例如治疗四川主考吴蔚若癣疾兼腰痛痔疮证，理论分析详细，治疗方法多样，论及古今中外，显示出其治疗外科疾病的理论基础及临证实践的深厚功力。"癣疾，考陈实功云癣患有风、热、湿、虫四种。每每虫之一种由风热湿酝酿而成，所谓风生虫、热生虫、湿生虫。但此虫在腠理之间，极微极细，须用西人数百倍显微镜窥之目见。论中国法，但治风湿热，不能用杀虫之药，若外治，则加以祛虫亦无不可。""肛患痔有十八种，疙疙瘩瘩，其形不一，属樱桃痔，又名莲子痔，俱可以类得名。若论虚实，则虚中挟实，实中挟虚，须标本兼顾，特不宜温燥耳。"治疗方面除常规汤剂外，还有膏丸通用方、洗痔方、揩癣方、擦癣方等。其擦癣药研极细末，用稀夏布包药擦于痒处。如不嫌沾染衣服，用生猪油去衣捣如膏，随时擦用。方主泄风化湿，杀虫解热。[①]在治疗妇科疾病方面亦有丰富经验，著有《女科秘诀大全》，共收妇科经、带、胎、产、杂病132则。诊治时善于调理气血，认为男子重气，女子重血，强调女子调经理血的重要性。对月经不调的原因加以分析，主张针对不同原因采取不同治法，"妇人以血用事，故病莫先于调经。而经之所以不调者，或本于合非其时，或属于阴阳相胜，或由于风冷外入，或生于忧思郁怒，原因不一，治法亦异，此调经所当

[①] 陈莲舫. 陈莲舫医案集 [M]. 福州：福建科学技术出版社，2008：223.

察也。"①

权衡达变　师古而不泥古

陈莲舫学有根底，术有渊源，熟读经典，又善于权衡达变，师古而不泥古，在遵守经典治疗原则的基础上，根据病情需要常有创新，往往能取得超乎想象的效果，这也是其能够医名远扬的重要原因。陈氏强调"为医者，守经尤贵达变"，"知古而不泥古，方是良医"。指出："医之治人如治国然，君臣佐使，位置攸分，整纪纲，有条不紊。医之用药如用兵然，金石草木，驱使如意，整齐步伐，师出有名。"立案处方，法古衡今，正如其学生董韵笙所说："医之为道，非可执一，古今异宜，贵通其变。先生立案处方，法乎古而又衡乎今，有神化之妙。"② 陈雄称赞说："所立方案，无一病不穷究其因，无一方不洞悉其理，无一药不精通其性。遇大病以大药制之，遇小病以小方处之。施治有时，先后有序，大小有方，轻重有度，纯而不杂，整而不乱。所用之药，所处之方，极精极当，而寓以巧思奇法，深入病机，不使扞格。"③ 例如，治疗痰饮证，《金匮要略》论述较详，但治实证多，治虚证少。叶天士主张外饮治脾，内饮治肾，未言及痰。陈氏遵《金匮要略》之大法，又采各家之长，独辟蹊径，提出"饮从肾出，痰从肺生"，痰饮之治，从肾、从脾，亦应从肺。"肺为娇脏，专从辛温甘缓调治，日后必为失血，不能不预为防微。"治法亦应有所变化，于燥湿化痰大法中酌加生津之品如川石斛、甘杞子等。治疗陈太太痰饮证，因其病程较长，上为虚阳，下为虚寒，头眩口燥，肌瘦腰酸，担心"偏滋阴必为气滞，偏补气必为阴灼"，考虑再三，拟方保肺以制肝，柔肝以养阴，用药"能升能降，有通有补，清不用寒，温不用燥，温而甘者无损其阴，清而通者无害其气"，使肝能有制而得养脾，胃可醒复而痰邪饮邪自能潜移默化，可谓面面俱到。④

---

① 陈莲舫. 女科秘诀大全 [M]. 福州：福建科学技术出版社，2008：10.
② 陈莲舫. 陈莲舫医案集·董序 [M]. 福州：福建科学技术出版社，2008.
③ 陈莲舫. 陈莲舫医案集·陈序 [M]. 福州：福建科学技术出版社，2008.
④ 项平. 清代名医陈莲舫医疗经验举要 [J]. 江苏中医杂志，1983，(3)：11.

用药轻灵　尤擅人参陈皮

陈莲舫与上层社会联系密切，诊疗对象多为达官显贵，甚至多次为皇帝诊治疾病，因此用药十分谨慎，不尚峻烈之品，形成平实稳当、轻灵取胜的用药风格。陈氏曾说："以为轻剂，无济于事，不宜慎乎？"运用补法时，滋阴不用腻，补气不助火，以人参、于术为补气大宗，阿胶、丹参为营养主脑。对虚极之人，一剂十全大补汤也要分三日进服，以免虚不受补。治疗瘟疫初起，用桑叶、连翘、银花、桔梗等轻宣之品，少则八分，多至一钱，药量极轻，取轻可去实之意。用药轻灵而确保疗效的关键在于"识得病源，用药自效"，根据病情需要，有时也用峻猛之品，并非守轻灵而置病情于不顾。陈氏在"瘟疫论及方治"中指出："一日间即但热不寒，用辛凉法；二日间即烦躁非常，满闷欲绝，神志恍惚或谵语，口颊干燥或糜痛，仍辛凉而加咸寒；三四日间证势最为吃紧，用辛凉咸寒犹杯水车薪，加入苦寒解毒诸品，一星之火变为燎原，非此无以扑灭病证。大定善后之法用甘寒，疫来如豕突狼奔，用药须长枪大戟，若迟回瞻顾其间，即难挽救。"[1]

用药经验独特，既有平常人少用的羚羊角、明玳瑁、珍珠粉、干鲍鱼、毛燕窝、真獭肝等，又有江南医家常用的橄榄核、玫瑰露炒竹二青、人乳拌于术等。尤其是擅长应用人参和陈皮，许多病证，如风湿、痰浊、痰饮、冬瘟、头胀、眩晕、不寐、呃逆、腹痛、腰痛、心悸、咳嗽、调经、癣疾、足肿、疝气、积聚、癥瘕等医案中，大多应用人参，有时也用西洋参或潞党参。用参先用吉林参须，久而能受，再换用吉林参，调脾胃多用白茯苓、沉香曲、姜半夏、新会皮。陈氏大多数方剂中均加有陈皮，多数写为新会皮，讲究道地药材，用以调理脾胃。对人参的应用最为出神入化，相传为光绪帝治疗脾胃病时，皇上要求方中加入人参，陈莲舫认为人参与病情不合，会加重病情，左右为难，灵机一动，在处方中加上"煨人参"，既消除了药性，又可消食开胃，结果药到病除。

---

[1] 陈莲舫. 陈莲舫医案集［M］. 福州：福建科学技术出版社，2008：187.

一病数方　因人因时制宜

　　陈莲舫临证经验丰富，经常根据患者自身体质特点以及季节时间变化辨证施治，针对同一病症开列多个方剂。在其医案中，一病数方随处可见。对于慢性病急性发作者，开列轻、重两方，发作时用重方，缓解时用轻方，或者轻、重两方轮流服用。长年不愈的慢性病患者，开有春季方、夏季方、冬季方，随季节变化而分别使用。对于渐渐发展的病症，预设"现在之证"用方、"未来之证"用方、后期调养方、备用方等多个处方。有时对同一病证，分别采用煎剂、膏剂、丸剂、洗剂等不同剂型的方药。例如治疗李卓如头胀兼马刀瘰证，开有轻方和重方，又针对现在之证和未来之证，开列有备无患诸方，并且建议食物酌用：燕窝或白或毛、莲子、绿豆汤、稻叶露、白木耳、芡实、荷花露、鲜藕、梨、苹果、吉林参（逢节用荷花露煎服）。又治疗濮紫泉痰湿内风证，历年操心，心阴不足，每每假用于肝，肝阳化风，煽烁络脉，痰邪湿邪随之走窜，臂指发酸，指节弛软，右肢麻而且酸，左肢酸而不麻，总不外营气两虚所致。开列备春冬两季调理方、备霉令夏令两季调理方、有备无患诸方（万一感冒方、万一湿痰中阻方）、备不寐调理诸法、备肢臂酸麻手肢弛软调理诸法、备消痰诸方、备出汗调理诸法等。又治疗某太太足肿，先开列清营阴、化痰熄风的内服药：梧桐花、大生地、黄防风、川杜仲、宣木瓜、竹沥夏、香独活、羚羊片、怀牛膝、炒当归、五加皮、牛蒡子、丝瓜络。又开有洗方：扁柏叶、川黄柏、生大黄、紫荆皮、络石藤、西赤芍、加陈酒一杯同煎，洗患处。光绪二十九年治疗季翁风痰胁痛肤痒证，胁旁掣痛，肌肤内外之间若有痒象，推摩又及于背，病情总在络脉。有时手臂搐搦，有时两足不和，偏左者总属于肝，肝为风脏，从中挟痰郁湿，所以右脉弦滑、左偏滑细，屡屡咯痰，大便艰涩，痰邪湿邪随风走窜，拟煎膏并调。膏用养营以熄内风，补气以化痰湿；煎则随时调理，并非调治外感也。陈氏诊治强调因人因时制宜，辨证施治，标本兼顾，"阳体虽不宜热药，而中寒之后，却当祛邪为先。盖服药所以治病，用热所以逐寒，寒邪既去，本体始复，然后顾其体之阴阳，分别以补养之，斯合治标本之法矣。"陈氏的一病数方，对疾病发展有所预见预防，既病防变，截断病势，是中医治未病思想在临证治疗中的具体运用。一方面基于其临证经验之丰富，治疗方法多样化，体现其因人因时制宜的医学思想；另一方面也方便了不能经常来诊所看病的远道患者，表明其处处为病人着想，对诊治疾病认真负责的态度。

著书立说　医案精妙得当

陈氏勤于临证，崇尚古人述而不作，"生平喜谈医理而不乐著书"。[①] 所留医著多为集录古人论述加上个人按语，或以原著加批注的形式阐发己见。著有《瘟疫议》《风痨臌膈四大证论》《纪恩录》《庸庵课徒草》《医言》均已佚失不传，现存著作有《加批时病论》《加批伤寒论集注》《加批校正金匮心典》《校正张氏医通》《十二经分寸歌》《女科秘诀大全》。

《女科秘诀大全》，5卷，成书于1909年。卷1调理经脉秘诀、卷2护养胎前秘诀、卷3保卫临产秘诀、卷4安全产后秘诀、卷5诊治杂证秘诀，共收妇科经、带、胎、产、杂病132则。每则下分数条，各条先录诸家论说，考证妇女病之病源，列有治疗方药；次由陈氏根据临床经验加简要按语，分析前贤之义。收录诸家论说多注明书名或人名，资料较为丰富，论述简明扼要。

陈莲舫在长期医疗实践中遗存了大量医案，主要记载于《各御医诊德宗景皇帝案》（1907）、《陈莲舫先生医案》（1914年抄本）、《名医会诊方案》《七家会诊张越阶方案》及《清代名医医案精华》等书中。

《各御医诊德宗景皇帝案》，薛鼎元辑录，成书于1908年。光绪三十三年（1907），光绪帝病重，下旨征召海内名医，曹沧州与陈莲舫应召进京为光绪帝诊治。此书记录光绪三十三年九月初七至第二年六月十四日诸御医诊治的经过。全书1卷，按时间顺序共记载45个脉案，主要是陈莲舫和曹沧州依次请脉后合参处方。其中光绪三十三年九月请脉6次，次年三月请脉18次，四月11次，五月6次，六月2次。另外还记录了张彭年处方一则，吕用宾处方一则。书中比较完整记录了光绪帝生病经过，脉象、病症，用

---

① 陈莲舫. 陈莲舫医案集·余序 [M]. 福州：福建科学技术出版社，2008.

药后病情变化情况,方药加减情况等。

民国十年(1921)门人董韵笙辑有《陈莲舫先生医案秘钞》,内有丁福保、余伯陶、陈雄、董韵笙等人的序,收录光绪帝医案、痰饮、湿温、关格、眩晕、中风、痿痹、臌胀、咳嗽、吐血、哮喘、消渴、怔忡、癫痫、泄泻等多种病症的医案,对了解陈莲舫医学思想及诊疗特色有所帮助。陈雄高度评价陈莲舫医案:"治病之法,必宜先立医案,指为何病,所本何方,方中用药,主治何病,其论说本之何书。服药后,于何时减去何症,或反增他症,应加减何药。如此则审症处方,自无不合病情之患矣。然而近世能造斯诸者,厥惟陈莲舫征君。"①

创设医会　兴办中医教育

20世纪初,西方医学大量传入,中医学面临如何生存发展的严峻考验。中医界有识之士纷纷行动起来,为振兴中医而努力。陈莲舫经常感慨世宙日新,古学不振,力主中医革新,保存国粹,于是与余伯陶、李平书、黄春圃等人发起成立上海医务总会。该会于清光绪三十二年六月十日(1906年7月30日)正式成立,办会缘起为"中医凌夷腐败亟应整顿,外医风墙阵马极应抵制",以研究中西医术为宗旨。会所设浙江路小花园西首宝安里。光绪三十二年六月十四日,召开第一次议董会,公举李平书、陈莲舫、黄春圃、余伯陶、蔡小香5人为会董,负责筹集经费,主持会中事务。李平书为总理,其余4人和周雪樵、顾鸿逵为协理。订定简章,规定名誉会员、名誉赞成员和会员条件。会议议决四件事:(1)编辑中医教科书;(2)开办医科学校;(3)提请工部局兴办卫生事宜;(4)筹备医院。同年十一月,李平书禀准道署将顾鸿逵设在城内邑庙宫会公廨的上海医学研究所迁移沉香阁,在余地兴建楼房一所,用于切磋中西医理、临诊实验、送诊施药,并奉道署委办城厢内外及四乡卫生事宜。又将办有成效之正谊小学附入,为将来医学堂之预备。十二月,派员赴清江(今江苏淮阴县)调查灾民病情,送诊施药。该会研究活动每周一次,请名医汇讲医理,以中医为本,

---

① 陈莲舫.陈莲舫医案集·陈序[M].福州:福建科学技术出版社,2008.

参考东西，兼讲解剖、生理等学。① 陈氏致力于中医教育，亲自将经典中医著作加按语眉批编辑成教材，用于授徒，如《加批伤寒集注》《加批校正金匮心典》《加批时病论》等，与及门诸弟子探索钩玄，研求讲解。陈氏将自己丰富的临证经验传授弟子，自云："余业医数十年，凡一切大小证候，经余手治者，不可以数计。晚岁，又应征赴京师，并悉南北体质之不同，气候之各异，精心考察，未尝或懈。阅历所得，用作师资。"② 门生甚众，有李子牧、寿时中、金兰生、陈雄、董韵笙等300余人，北至黑龙江，南及两广，可以说是桃李满天下，医名遍全国，为发展中医教育做出了贡献。

陈莲舫为人质朴敦厚，重医德，精医理，富经验，精内、外、妇、儿各科，擅治杂病。立案处方配合精妙，用药轻灵平稳。光绪年间，5次应诏进宫为光绪、慈禧治病，任御医值御药房事。足迹遍及江、浙、皖、鄂、湘、粤诸省，有国手之称。弟子众多，有李子牧、寿时中、金兰生、陈雄、董韵笙等300余人，影响较大。丁福保在为《陈莲舫先生医案秘抄》作序时给予高度评价："按语之中庸，用药之渊博，于长沙以下，乃至金元四家，乃至王海藏、张隐庵诸大家之外，别开生面，全无剑拔弩张面目使病家望之生畏者，则其所学宁可量邪？"③《中国医学通史·近代卷》如此评价："陈莲舫为晚清集世医、儒医、御医于一身较为有影响的一位名医。"④

年　　表

1839年　出生于江苏省青浦县（今上海市青浦区）朱家角镇。
1898年　进京为光绪帝诊病，敕封为三品刑部荣禄大夫，充御医，值御药房事。自1898至1908年10年间，先后5次奉召入京为光绪帝和慈禧太后诊病。
1900年　悬壶上海北海路，求治者门庭若市。
1901年　赴湖北为两广总督张之洞治病，与张之幕僚李平书结为莫逆交。

---

① 上海市地方志办公室. 上海卫生志·人物∥上海通. http：//www.shtong.gov.cn.
② 陈莲舫. 女科秘诀大全·自序［M］. 福州：福建科学技术出版社，2008.
③ 陈莲舫. 陈莲舫医案集·丁序［M］. 福州：福建科学技术出版社，2008.
④ 邓铁涛，程之范. 中国医学通史·近代卷［M］. 北京：人民卫生出版社，2000：274.

1904年　为盛宣怀治病。
1905年　赴广州为两广总督岑毓英治病。
1906年　与余伯陶、李平书、黄春圃、蔡小香等人发起成立上海医务总会。
1907年　秋季，进京为光绪帝诊治疾病。
1908年　春季，再次进京为光绪帝诊治。
1908年　迁居沪上，设诊所于盛宣怀斜桥邸中，以御医称，历任上海广仁堂医务总裁及各善堂施诊所董事。
1909年　《女科秘诀大全》5卷编撰成书。
1916年　因疽发于手而病逝于青浦镇朱家角寓所。

（胡晓峰）

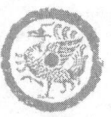

主要论著

雷丰. 加批时病论. 陈莲舫批注. 民国十二年（1923）上海广益书局石印本.

陈莲舫. 加批伤寒论集注. 民国十二年（1923）上海广益书局石印本.

陈莲舫. 加批校正金匮心典. 民国十七年（1928）上海广益书局石印本.

张璐. 张氏医通. 陈莲舫校正. 民国十二年（1923）上海广益书局石印本.

陈莲舫. 女科秘诀大全. 民国十二年（1923）上海广益书局石印本.

陈莲舫. 陈莲舫先生医案秘钞. 董韵笙辑. 民国十年（1921）上海中华图书集成公司铅印本.

柳宝诒
(1842—1901)

柳宝诒,中医温病学家。毕生致力于中医温病理论的研究与实践,对温病伏邪理论有诸多创见,为丰富中医温病理论做出了突出的贡献,他尤其擅长中药丸散膏丹等的制作,创立了致和堂药房。

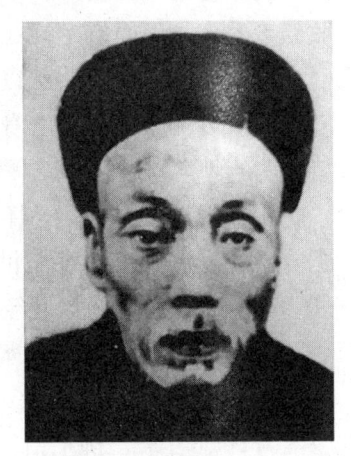

柳宝诒像[1]

柳宝诒(1842—1901),字谷孙,号冠群,又号惜余主人,江苏江阴周庄人,晚清著名中医学家。

柳氏祖籍浙江宁波,他的家族在道光年间迁居江阴。柳宝诒周岁丧父,10岁亡母,从此,10岁的柳宝诒成为了孤儿,这使得他过早地体会到了人世间的苍凉,也让他对疾病引起的生死离别有了深刻的认识。在祖母的抚养下,柳宝诒长大成人。同治四年(1865),23岁的柳宝诒考中秀才,光绪十一年(1885)以优贡入京,试用正红旗官学教习职务。在北京期间,柳宝诒目睹了清政府的腐败,从此无意于仕途,隧毅然弃官归里,开始行医,不久,他便闻名遐迩,名动一时,在江阴、无锡、常熟、苏州一代颇负盛名。其所著《柳选四家医案》一书风行海内,脍炙人口,是晚清时期医案类医书的经典著作。

柳宝诒生八女,50岁时生一子名剑寒,号昌绪,柳剑寒后来成为柳宝诒所创立药房致和堂的主人。柳宝诒的小女儿嫁与常熟名医金兰升之子,

---

[1] 江阴市博物馆提供。

金兰升是柳宝诒的门人，曾经为晚清名臣翁同龢治病，深为翁同龢器重，在柳宝诒之后，亦颇有盛名。柳宝诒出身科举，学问深厚，故善诗能文，同时，他还擅长书法，其行书学文征明、董其昌，其草书则与当时书法家苏亦纯、孟起凤齐名。所以，他为病人诊病时书写的处方，颇为时人珍视，收藏者众多，现尚有一帧处方，收藏于江阴市博物馆。

柳宝诒医术高明，所以从游者甚众，据传柳氏招收学生颇重视其学术功底，所以大半弟子皆出身秀才，其中很多弟子，在柳宝诒的指导下，后皆成为当地名医。

柳宝诒为人正直，心怀济世之志，诊病从不计较报酬，经常让患者根据自己的经济情况随意交付诊费。为了方便百姓求医问药，他还成立了致和堂药房，致和堂至今已经成为名牌老字号，名声遍及江南地区。

为了提高乡里的文化水平，柳宝诒在光绪二十三年，会同当地乡绅，在法铠堂建立"宗言文社"，赞助乡里童生免费学习攻读，这些善举深受乡人好评。后来，柳宝诒又与东南乡绅士薛春泉在江阴城内创办东南乡试馆，以方便东南26乡子弟入城考试，柳宝诒为此事投入了大量的精力和资金。

柳宝诒卒于清光绪二十七年（1901）十二月初一日，享年60岁。

总结前人经验　辨析伤寒与伏气温病之异

自从温病理论出现之后，温病学家一直力图将温病与伤寒加以清晰区分。一般认为，伤寒是感受冬月寒邪，邪从皮毛而入，按六经传变而病情逐步发展，而温病是感受温热之邪，病邪从口鼻而入，按照卫气营血等层次发展。但是，温病中的伏气温病，却与伤寒和普通温病都有着较大的差异，柳氏提出伏气温病是"夫内伏者，由冬时受寒，邪伏于肾，至春则寒邪化热，乘阳气之上升而出，此伏气发温之原也"。[①]

柳宝诒在这里提出了他对伏气温病的观点，他认为伏气温病是伤寒潜

---

① 缪遵义，曹仁伯. 吴中珍本医籍四种：柳宝诒医论医案［M］. 北京：中国中医药出版社，1999：223.

藏在人体内部，从里外发而导致的疾病，这是对《黄帝内经》中"冬伤于寒，春必病温"的继承，认为伏气温病发生的根本病因是寒邪，但与伤寒不同之处是，寒邪已化热，从少阴外发，这是伏气学说的一个重要学术观点。在中医历史上，很多医家持此种观点，后世有学者对此评论，认为这是部分温病学家的妥协之处，未能将温病与伤寒断然分开，但实际情况是伤寒与温病未尝没有联系之处，所以柳宝诒等所持之论亦有值得深研之处。

伏气温病既然是寒邪潜藏于身体内部所致，但对于邪伏何处这一问题，历代医家众说纷纭，莫衷一是。柳宝诒根据《内经》所说的"藏于精者，春不病温"，并结合前人的论述，提出邪气潜藏于肾经，认为少阴肾不能藏精，寒邪即易伏藏，至虚之地，即是容邪之处。

虽然柳宝诒认为伏气温病是寒邪潜藏在肾经外发而致，但伤寒与伏气温病是性质不同的外感病，所以其症状表现必然有所不同。柳宝诒强调，伤寒初起以显现寒邪的特征为主，不是见寒邪犯表的表寒证，就是因寒邪直中三阴而见里寒证，其后才逐渐化热内传，出现里热表现；同时，伤寒之邪变证也比较多，"伤寒之邪，随经气而内传，其证即随经气而变，此伤寒所以有多变证也"。[①] 而伏气温病初起时，虽也可见表证，但因内有郁热，所以必定还有里热表现，如口渴、溲黄、尺肌热、骨节痛等，因此两者有诸多不同。

在治疗方面，因为对伤寒和伏气温病的病因和临床表现不同的认识，所以柳宝诒明确提出了二者治法的不同。柳宝诒认为伤寒初起的治法以"通阳祛寒"为主，而伏气温病初起即以清泄里热、托邪外达为主，其根本的区别在于"一温一凉"。而在病变过程中，治疗伤寒重视顾护阳气，治疗伏气温病则重视顾护阴液，这都是经验之谈。

虽然在柳宝诒之前，很多温病学家对伤寒和温病加以区分，但是，柳宝诒在总结前人经验的基础上，明确提出了两者的不同，这是对伏气温病理论的一次系统性的总结，对伏气温病理论的形成，具有重要的作用。

---

① 缪遵义，曹仁伯. 吴中珍本医籍四种：柳宝诒医论医案［M］. 北京：中国中医药出版社，1999：224.

细心体认　详辨伏气温病与新感温邪

伏气温病理论虽然出现较早，但是历来对此病缺乏系统的阐述。柳宝诒在临床中迫切地感到，虽然新感温病和伏气温病同为温病，但是医家对此缺少清晰的认识，这导致在治疗中出现次序不分、顾此失彼的情况，所以他对这两类温病的区别进行了较为系统、全面的分析。

首先是这两类温病的病因不同。柳宝诒认为新感温病是温热之邪从外而致，而伏气温病是因寒邪入里潜藏于肾经，待时机成熟化温而引起的温病，又称伏温。二者都是温病，但所感受的病邪一为冬季的寒邪，一为春夏季的温邪。二类温邪的致病特点不同，有的可引起表热证，有的则引起里热证。

柳宝诒指出，因为这两者的病因不同，所以它们的初起见证也有很大的差异，"温为阳邪，即暴感亦有两种，冬温兼挟寒邪，春温挟风邪，而均由乎外感。所见之证，不外肺胃两经。"[1] 而伏气发温，因为是热从内而发，所以"热在骨髓，故骨节烦疼，昏昏欲寐，脉象愈按愈数，尺部不静，尺肤燥热，或渴或瘖，舌苔如平人，凡此皆热内郁之象，与外感迥殊。其外达也，或出于三阳，则有三阳见证，或燔于肺胃，则有肺胃见证。其重者不外达于阳，而内陷于阴，在厥阴则痉厥昏蒙，太阴则黄浮腹满，少阴则热烁咽干""伏气发温之变态，各随时令体质而转移变化者也。"[1] 可见，柳宝诒认为普通新感温邪的见证是比较轻浅的，而伏气温病则从里而发，往往病势初起就较重，需要结合体质和时令及时辨别。

在治疗方面，新感温病和伏气温病也有很大的不同。对风温的治疗则因邪犯于肺，所以治以辛凉清散为主；因伏气温病初起即有里热表现，所以其初起的治疗即以"清泄里热"为主。至于新感温病进一步发展而里热已重时，可兼用甘寒清化。对于伏气温病的治疗总则，"总以养阴、托邪、化热为大纲。"柳宝诒认为，这样治疗的原因，是因为"初化热而阴气先

---

[1] 缪遵义，曹仁伯. 吴中珍本医籍四种：柳宝诒医论医案 [M]. 北京：中国中医药出版社，1999：226.

馁，则不能托邪外达。既化热而阴液内涸，则不能清热化解。故始则助阴以托之，如栀豉加生地及黄芩汤、黑膏之类，继则养阴以化之，如犀角地黄、黄连阿胶之类"。①

柳宝诒的这些论述，是对伏气温病理论的总结，自此，伏气温病和伤寒，以及普通温病之间的关系被梳理清楚，为后世对伏气温病的研究提供了清晰的思路。

系统总结　确立伏气温病之证治大法

在温病体系的发展过程中，伏气温病理论虽然很早被作为从伤寒病向温病系统过渡的理论提出，但是当温病体系与伤寒体系完全分离之后，伏气温病理论则一直没有得到较充分的发展，而柳宝诒对于伏气温病的发病机理、临床表现和诊断治疗进行了较为全面、深入的论述。如对于伏气温病的发生机理，柳氏提出有内在与外界两个方面的因素：内因患者肾气先虚，外因冬季感受寒邪。至于发病，则因春季阳气内动，内伏于少阴的寒邪化热而外发，即为伏邪自发；或因时邪外感引动在里伏于少阴之邪而发，即为新感引动伏邪。同时，柳氏也指出，其肾气先虚主要表现为肾阴不足，不能托邪外出，同时也有另外一种情况，就是"肾阳不足，致伏寒不能化热，而冰伏于内者。当依喻氏之论，用《伤寒》少阴篇之麻附细辛等法，参入养阴剂内，以温托寒邪。此又伏温中阳虚之变证，不甚多见者"。

对于伏气温病的临床表现，柳氏又指出其初起有六经见证，如在足太阳经可见头痛、项脊强，恶寒，如在手太阳经可见发热面赤、恶风，如在足阳明经可见目疼、鼻干、不得卧，如在手阳明经可见蒸热而渴，如在足少阳经可见胸胁满痛、口苦，如在手少阳经可见耳聋，及病寒热往来，如在足太阴经可见腹满、自利而吐，如在手太阴经可见口干、津不到咽，如在足少阴经可见脉沉细、口燥渴，如在手少阴经可见舌干、不得卧，如在足厥阴经可见耳聋、囊缩、不知人事，如在手厥阴经可见烦满、厥逆。在

---

① 缪遵义，曹仁伯．吴中珍本医籍四种：柳宝诒医论医案［M］．北京：中国中医药出版社，1999：226．

晚清时期，温病理论已经基本建立了卫气营血、三焦等体系，而柳宝诒在此基础上，提出伏气温病的六经见证，既是对温病理论形成初期的瘟疫理论的继承与发展，同时也是伤寒和温病体系关系的重新思考，随着时间的推移，这种理论探索将越发显现出其意义。

在伏气温病的诊断方面，柳宝诒提出在伏气温病初起阶段，舌脉会变化多端。比如：伏温初起病发于少阴、或连及厥阴者，多表现为左关尺部脉弦数；如病邪内伏不能外达，脉可表现为细弱，而通过托邪化热后就逐渐变得浮硬有力。除了脉象之外，舌像也有很多的变化，这些都需要在临证中仔细体认，随证调理，这样才可不至于出错。

基于对伏气温病发生机理的认识，柳氏提出对其治疗的原则是托邪外出，一般来讲，伏气温病多是少阴阴气不足，病邪潜藏于少阴而外发，"总以养阴、托邪、化热为大纲"。在治疗的时候，要一边清解，一边滋养肾阴，这是柳宝诒从张仲景的麻黄附子细辛汤中悟出的道理，他认为既然张仲景在治疗太少两感的时候，用温阳散寒的方法治疗，那么如果遇到相反的情况，应该也可以用滋阴清解的方法调理，于是创立了托邪外出的方法。但是，柳宝诒还考虑到了具体的兼证情况，比如首先要辨别是否兼有时邪。如属伏邪自发者，里热炽盛，不恶风寒，骨节烦疼，渴热少汗，即使微有形寒，亦是里热怫郁，不用配合疏散外寒之品。如属时邪引而发者，就要配合使用清解时邪的方法。同时，柳宝诒告诫要注意辨别兼夹时邪的性质和轻重，比如对于风温、风寒、暑热等时邪，分别配合祛风散热，或祛寒，或清暑化热等。同时柳宝诒还提示要关注所夹时邪的轻重，如较轻者，可以伏邪和时邪兼治，如时邪较重者，可以祛除时邪，待时邪解后再治伏邪。如此方可两面兼顾，不至失于偏颇。

柳宝诒对伏气温病的论述，是对伏气温病理论的一次系统性的总结，对于伏气温病理论的最终形成具有重大意义，同时还丰富了温病理论，对后世外感热病学说具有较大的影响。

著书授徒　传承灵素衣钵

柳宝诒晚年除了积极临证之外，还致力于著书授徒，他医理精深，分析病情细致入微，用药恰如其分，增损之间拿捏准确，故其所撰书籍脍炙人口，广为流传，具有较高的学术价值。

在现已发现的柳宝诒著作中，较为重要的是《柳选四家医案》，这是柳宝诒最著名的一部著作，该书选录清名医尤在泾《静香楼医案》、曹仁伯《继志堂医案》、王旭高《环溪草堂医案》及张仲华《爱庐医案》中的部分内容，柳宝诒对诸位医家的临床思路、用药特点等加以评注，其中不但阐发了四位医家的思想，也将自己的学术观点予以阐明，点评精彩，足堪师法。此书初刻于1904年，1984年江苏科技出版社出版了《增评柳选四家医案》中有柳氏门人邓养初、六代世医孙梓文的评注，在增评版中，我们可以见到柳宝诒和两位弟子的交流，其中三人条析缕分，精彩纷呈，不但充分阐述了其学术思想，而且为我们留下了古代师徒传授的文献记录，弥足珍贵。《柳选四家医案》书中所选择的四位医家，皆是清代江南地区的名医，医术高明，学术思想各有发明，其医疗风格为江南医派中的典范，颇得柳宝诒之心，所以柳宝诒在点评中得以充分发挥，显得如鱼得水。对于所选择医案，柳宝诒说："必博稽采录，填所从违，庶几可法可师，不至贻误来学。"在医案的评注中，柳氏重视理法方药的贯穿，以理统药，常常是寥寥数语，就将理法如何、用药的思路取自哪首古方，点评得清晰明了。同时，他还对药味的加减、分量的轻重予以点评，其中往往参入自己的临床经验，这些内容对于我们学习研究柳宝诒的用药思想有着重要的作用。尤其可贵的是，柳宝诒不一味盲从前人，对于医案中不妥当之处，他都一一指出，参以己意，加以商讨，这对中医学习者在学习名家的临床思路的时候，可以起到重要的引导作用。《柳选四家医案》出版之后，广为流传，多次再版，成为清代医案著作中的经典之品。该书刊行之时，由常熟翁同龢题写"四家医案跋"，益贵其声誉，根据翁同龢所述，柳宝诒曾经辑录了八位医家的医案加以点评，这本《柳选四家医案》只是将前四位医家的先行刊印而已，但遗憾的是，我们至今未能见到后四家医案的资料。

柳宝诒所著的另一部重要著作是《温热逢原》，此书专门论述伏气温病，是温病理论中一部总结伏气温病证治的重要专著。全书共3卷：上卷引录《黄帝内经》《伤寒论》等经典著作中有关伏温的论述，同时结合历代医家论述详加考据，加以注解；中卷对吴又可、周禹载、蒋问斋诸家的温病论述中涉及伏邪的部分加以评述，剖析与伏气温病的联系与区别；下卷柳宝诒论述了伏温的具体证治，对伏气温病的论述集历代之大成，其中又涉及到很多他的临床经验，对临床的指导作用较强。此书写成后并未立刻付印，辗转流传，后来被编入《三三医书》，初刻于1923年。这本著作是对伏气温病理论的一次总结，提出了伏气温病是寒邪潜藏于肾经化热的学术观点，对伏气温病的证治加以总结，是一部具有较高学术价值的温病理论书籍，在今天仍然值得我们深入研究。

柳宝诒还写了一本医话，叫《惜余医话》。柳宝诒临证读书用功至深，他将其书屋题为"惜余小舍"。古人云"夜者日之余，雨者晴之余，冬者岁之余"，惜余者，取古人三余读书之意，柳氏特别珍惜三余。每晚，诊病之余，他都要和门人在书屋内，讲述每天临证的得失，传授医理精要，门人将其讲课内容整理即编成《惜余医话》。全书共4卷，惜大部散佚，现仅存数篇。

另外，柳宝诒临证数十年，患者遍及江南地区，积累了很多宝贵的医案，其中部分医案，被其门人收藏，其中部分医案，被整理成书，有其门人方少纯整理的《临证治验录》、惜阴主人整理的《惜余医案》、门人徐迪候整理的《仁术志》3个抄本，后上海张耀卿先生收集到这3个抄本，加以编辑整理，"削其重复，去其疑如，分门抄写，加以圈校，使之问世"，名为《柳宝诒医案》，1965年由人民卫生出版社出版，全书共6卷，共收载医案600余则，分37门。这本书的特点是记录详尽，其中很多医案都有复诊记录，从中我们可以清晰地看到柳宝诒的学术思想和临证风格。

除了上述书籍之外，根据《柳选四家医案》中刊载的"惜余小舍丛书目录"，柳宝诒的著作尚有《素问说意》《疟痢逢原》《评选琴川医案》《梓贤医案》《鸿雪医案》《清芬医案》等，其中大部分至今仍然散落民间，有待进一步收集整理。

授徒开店　广利众生

柳宝诒医术高超，名动一时，故门人众多，门人中较有名者有金兰升、郭吉庆、谬君燕、赵静宜、吴俊峰、王宝如、邓养初等。金兰升为常熟金家村人，从柳宝诒学习，学有所成，后柳宝诒将自己的小女儿嫁与金兰升的儿子，后来金兰升回常熟行医后，医名日盛，当时帝师翁同龢因为支持变法被贬，于戊戌政变之前罢官归里。庚子年，翁家有侄辈患病，请苏州名医诊疗无效，于是经友人吴仁山推荐，请来了金兰升诊疗，当时金兰升年仅35岁，谈吐不凡，论及病情深入透彻，令翁同龢大为钦佩，最后，金兰升用疏肝调气之药收功，翁同龢因此对金兰升的医术甚为佩服，并从此频频交往，也正是经过金兰升，翁同龢结识了柳宝诒，并时常请师徒二人诊病。在柳宝诒的众门人中，渐隐占文桥的邓养初也颇富盛名，他善于治疗伤寒、温病，有《临证心得录》存世，在《增评柳选四家医案》中，他和柳宝诒的另外一位弟子孙梓文一起增加了眉批，两位弟子的眉批也是显示了深厚的功力和高超的见识，可供后学借鉴。

柳宝诒医术高明，一生救人无数，但在临床中，倍感如果药物采集不精，炮制失法，往往无法救人，同时，乡间药物购买不便，纵有良方难配好药，要影响疗效，贻误病机。为方便患者求医问药，他于光绪十六年（1890），在周庄镇东街开设了"柳致和堂"药店，致和者，致力于医，饮之太和也。该药店的药物均由柳宝诒亲自监督采集、炮制，因此药品质量广受赞誉。这个药店根据柳氏处方配置的保赤金丹、秘制半夏、带下丸、姜粉痧药、参茸卫生丸等，均因为品质优良而声名远扬。其著名的秘制柳氏圣济大活络丹、人参再造丸等尤有特殊之功效，远近导购，名驰遐迩。一般的药店很多秘制成药的配方均是保密的，但是，柳宝诒为了方便天下患者，却把自己的药房的配方都予以公开，他将致和堂所备丸散膏丹分门列目，将各方的药品修制、配伍，以及其中医理均逐方详释，汇成1册，于光绪二十五年（1899）刊行，名为《柳致和堂丸散膏丹释义》，该书扉页，由晚清文人俞樾题写。

柳致和堂开业以后，影响巨大，为了方便患者，时年53岁的柳宝诒于清光绪二十年（1894），在江阴城中大街（今澄江镇人民中路45号）开设柳致和堂分店。因为是与亲翁章毳云合开的，商议后不用柳字号，亦不用章字号，故名致和堂药店。致和堂药店开业之后，业务兴旺，名震江浙三省，其炮制的五茄皮酒、玫瑰酒于1915年获巴拿马万国博览会银奖。

由于柳氏医术精湛，求医者应接不暇。但是，柳宝诒心怀济世之志，遇有贫苦人前来就诊者，不但悉心诊治，而且还常常不收诊金，开好的药方，在致和堂内照方给药，不收分文。现在仍可以见到当年柳宝诒诊所内所设的木质钱箱，钱箱上留一空，任病家根据自己的经济状况投币多寡不等，从不加以询问。这说明柳宝诒品行高尚，其医风医德足堪后世师法。

柳宝诒为晚清江南名医，他学验俱丰，尤其擅长温病的治疗。他发明古意，总结了前人伏气温病的研究成果，结合自己的临床经验，对伏气温病理论作了系统的总结，对推动伏气温病理论的形成起到了重要的作用，在温病发展史上具有一定地位。

年　表

1842 年　出生于江苏江阴。
1843 年　父亲去世。
1852 年　母亲去世。
1865 年　考中乡第一名秀才。
1876 年　入京。
1885 年　试用为正红旗官学教习。
1890 年　创办柳致和堂。
1894 年　在江阴开办柳致和堂分号致和堂。
1897 年　建成宗言文社。
1901 年　逝世。

（罗大中）

主要论著

柳宝诒. 温热逢源. 1924 年《三三医书》本.

柳宝诒. 柳选四家医案. 清光绪三十年（1904）惜余小舍刻本.

柳宝诒. 柳宝诒医案. 上海：人民卫生出版社，1965.

柳宝诒等. 吴中珍本医籍四种. 北京：中国中医药出版社，1994.

曹 颖 甫
(1868—1937)

曹颖甫，近代著名中医学家、中医教育家，仲景学说近代理论家和汉文学学者，在医学上著有《伤寒发微》《金匮发微》《经方实验录》等。他的著作是研究仲景学说的珍贵资料，对中医学事业的发展起着重要的推动作用。其学生中有诸如章次公、秦伯未、姜佐景、程门雪、任应秋、王一仁、丁济万、许半龙、杨志一等，均是中医界的栋梁之材。

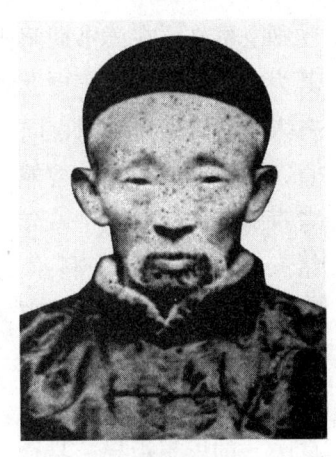

曹颖甫像①

曹家达，字颖甫，又字尹孚，号鹏南，晚署拙巢子、拙巢老人。1868年2月21日（农历正月二十八）② 出生，江苏省江阴市澄江镇司马街人，祖籍江阴市周庄镇，为江阴伞墩曹氏第18世。

曹颖甫本为朗轩公（鉴彝）之子。曹氏宗祠中"曹家达传略"中写到曹颖甫为"朗轩公（鉴彝）长子"，但秉生公（铭彝）无子，按习俗，史无子应以弟之长男为嗣，故曹颖甫自幼即由秉生公（铭彝）抚育。曹颖甫出生于书香门第，其伯祖父曹毓秀为清朝兵部尚书，至今，曹颖甫故居中仍然悬挂着当年慈禧太后赐予曹毓秀的匾额"砥砺廉隅"，可见曹颖甫后来刚正不阿的性格也与伯祖父的潜在影响分不开。其养父秉生公"深通中医，家人患疾，从不延医，自家处方服药，无不霍然病痊"。③ 他从小耳濡目染，

---

① 张丽君于2010年翻拍于江阴曹氏宗祠内。
② 此资料来自伞墩曹氏第20世曹颖甫侄孙曹枫提供的曹氏家谱第7册第265页。
③ 曹枫. 一代名医 千古流芳——纪念伯祖父曹颖甫殉难六十周年//中医药研究与临床（江苏省名中医学术经验交流暨曹颖甫逝世60周年纪念大会论文选编）[M]. 北京：中医古籍出版社，1997：145.

对中医心向往之，少年时就喜读医书，其父见了便勉励道："读书之暇，倘得略通医理，是亦济世之一术也！"①

曹颖甫酷爱古文，工文学，明医理，善词画，尤擅画梅。清光绪二十一年（1895），入读于南菁书院，亲炙黄以周先生，汉学诗文功力日进，深受师友赞许。在读书期间曹颖甫擅长词章，于研求经训之外，肆力于诗文；其为文，初学桐城，更上溯震川庐陵以达晋魏。② 其诗尤超绝有奇气，不为古人所囿，别树一帜，同学称之为"诗文大家"。其为人笃厚淳谨，秉性耿直，同学亦称之为"曹戆"。清光绪二十七年（1901）补行科试，其负笈赶考京师，清光绪二十八年（1902）中举，检选知县。中年不幸丧偶，清光绪三十年（1904），科举制度废除，曹颖甫绝意仕途，蓄须留辫，深居简出，除了寄情于书画、诗文之外，还研究张仲景学说，埋头著作。民国四年（1915），曹颖甫结识了武进孟河的巢梧仲，被聘为西席，为其子传授学业。民国八年（1919）末，曹颖甫来到上海，由于他受"不为良相，便为良医"的思想指导，悬壶沪上，为人治病不计酬报，对贫病免费给药，甚至将患者接至家中护理治疗。他在医治伤寒方面有独到之处，即吃准病因，重量投药，善用麻黄桂枝，患者均能迅速康复，故在沪上有"曹一帖"之称。他注重医德，一心服务病家，经常到慈善单位义诊。后来受沪上名中医丁甘仁之聘，任上海中医专门学校教席，并在慈善医药机构同仁辅元堂施诊。民国十六年（1927）后他还担任上海中国医学院和上海新华艺术学院的教授。

曹颖甫一生酷爱画梅，他的性格高傲，如同他画的梅花一样，清奇坚挺，笑傲霜雪。他通过诗词歌赋，讥讽权贵、悲叹国事，自名"老戆""拙巢"，与至友同年邑名士自名"亦愚"的吴增甲，一戆一愚，实为大智，当时在文人中引为美谈。在文学上，著有《梅花集》《气听斋骈文零拾》《评注诸子精华录》《汉乐府评注》等，其著作还有《丁甘仁作古纪念录》。

民国二十六年（1937）上海"八·一三"事变，日寇入侵，全民抗战，淞沪战事爆发，曹颖甫由沪回澄，但其全家未下乡避难。不久，日军入侵，

---

① 曹颖甫. 经方实验录·原序 [M]. 上海：上海科技出版社，1979.
② 曹颖甫著，顾瑞生校点. 曹氏伤寒金匮发微合刊·曹颖甫先生传 [M]. 上海：上海科学技术出版社，1990.

江城沦陷。十一（二）月四日，一名妇女由后门逃进颖甫公所居后宅。日军猛追进来，颖甫公正在厢房修改诗稿，闻声柱杖而出，阻拦日兵并大声呵斥。日兵大怒之下抽下腰间刺刀，向颖甫公腹部猛刺一刀后扬长离去。曹颖甫被刀刺后，肠子已流出体外，仍大骂不止，家人急忙将他抬进卧室。当时城中尸横遍地，无处可延医抢救，二天二夜后气绝身亡。过三天才由曹湘人（曹颖甫之子）请人在邻居家抬来一口寿材，草草入殓。棺木停放后园空地，日寇怀疑棺有藏匿，几次揭开检查，翻尸多次，到第二年四月才请人抬至东外香山薛家湾祖茔安葬。①

关于曹颖甫的卒年，文字资料记载不尽相同，但根据根据曹颖甫50周年纪念册、江阴被日军侵略时间②（1937年11月底）和曹颖甫后人曹枫所藏家谱考证，应该为1937年12月7日（十一月初五）。12月4日，日军在镇内烧掠施暴，曹颖甫因阻拦日军对一名逃进其家的妇女施暴，痛斥贼兵，日军刺刀刺中腹部，三天后（12月7日）去世，终年70岁。

深厚的学术渊源

江阴市司马街的大司马坊下（今江苏省江阴市司马街20号）有一处典型的仿明代建筑，曹颖甫就出生在这里。伞墩曹氏是江阴的一个大家族，明清两代人才辈出，除曹颖甫外，还有清同治年间兵部尚书曹毓瑛等。曹氏家族世代诗书传家，颖甫先生的父亲秉生公、叔父朗轩公均儒医兼精。曹颖甫早年致力于举子业，一心想科举成名，搏得个光耀门楣，荫庇其子的前程，直到他36岁前，一直沉湎于书海，安心于儒业。清光绪二十一年（1895），曹颖甫考取秀才（亦称举孝廉），而后入南菁书院深造。

南菁书院是清光绪八年（1882）由江苏学政黄体芳先生所创办，当时，清兵部尚书、两江总督左宗棠给予了大力支持，奏拨位于江阴城内中街长

---

① 曹枫. 一代名医　千古流芳——纪念伯祖父曹颖甫殉难六十周年//中医药研究与临床（江苏省名中医学术经验交流暨曹颖甫逝世60周年纪念大会论文选编）[M]. 北京：中医古籍出版社，1997：145.
② 孙果达. 太阳旗下的撒旦——侵华日军暴行纪实[EB/OL]. [2011-04-08]. http://q.yesky.com/group/review-18666067-5.html.

江水师京口营游击、协镇两署故址及白银贰万两开办书院，书院命名取朱熹名言"南方之学，得其菁华"之意。在清末，南菁书院是江苏全省最高学府和教育中心，在中国近代教育史上曾产生过一定影响。书院历经16年，入院肄业的课生有1186名，其中进士8名，举人46名，秀才327名（肄业后考取功名的不在此数）。

在南菁书院肄业的课生中，出了不少儒医，曹颖甫就是其中一位。当时的南菁书院，治学空气确是十分自由，学生可凭兴趣任意披阅自己喜爱的书籍，《伤寒》《金匮》就是他们的"枕中秘""舟车必携"。①

曹颖甫在南菁书院学习期间，上自经史，下至诸子百家，莫不精研有致，这与当时南菁书院院长黄以周的熏陶密不可分。黄以周一生专攻经术，对《礼》《诗》《书》《易》《春秋》均有深入的研究，并都取得了丰硕的成果。黄以周在南菁书院16年，执教"经学"，遵奉清初大儒顾炎武"经学即理学"的遗训，基本上走的是清儒朴学的路子，治学讲究"实事求是"，遇有两难，绝不含糊调和，定要找出个究竟来。②因此曹颖甫受益匪浅，曾因候科选班多次游历，北走齐鲁，南赴湖湘，研习经学之外，还兼攻词章书画，故能集众长于一身。《中国历代医家传录》中说："颖甫于研究古训外，肆力于诗文。其为文，初学桐城，既而上溯震川、庐陵，而后直达汉魏。其诗超绝有奇气，不为古人所囿而别树一帜。……字学诸河南，而加长秀丽，不类其人。"由于他专事于儒学经文，心无旁骛，对于世间它事很少问及，而且他人品老诚忠厚且率直，故南菁的同窗学友皆呼他为"曹憨"，他亦不以为忤，欣然受之。近代著名气功家蒋维乔先生曾与他同学，蒋青年时狂放狷介而不合群，但与曹颖甫却合契交好。后来他在为曹颖甫作传，述及当年的情形时说："余以狂名，颖甫以憨名，人皆呼为曹憨。"

清光绪二十八年（1902）曹颖甫参加乡试，考中举人，并因此应选知县，但没能中选。清光绪三十一年（1905）八月，清政府发布"上谕"，宣布自清光绪三十二年（1906）始，所有乡、会试一律停止，至此，经历了1300多年的科举制度终于寿终正寝。科举既废，曹颖甫考取功名仕途的想法也就此断绝。这一年，曹颖甫已经37岁，今后的前途如何选择，成为他

---

① 赵统. 南菁书院志 [M]. 江阴：江苏省南菁高级中学，2002：79-80.
② 赵统. 南菁书院志 [M]. 江阴：江苏省南菁高级中学，2002：143-148.

人生中的一个大转折。

旧时文人多信奉"不为良相则为良医",许多著名医家都是由科举不第或仕途叵测转而以医为业,成为一代名师。此时的曹颖甫也选择了医学这条路。从此以济世活人的心愿,致力于张仲景之学。①

谨慎的治学态度

一、精研经方

曹颖甫治学专宗长沙,对张仲景的《伤寒论》《金匮要略》可谓奉之经典,时时研读,未敢或放。他认为《伤寒论》和《金匮要略》是中医临床辨证论治的根本,强调经方是后世方剂的基础,指出学习中医应当从源寻流而不该舍本逐末。13岁时研习《伤寒论·阳明篇》,"适有邻居老妇卧病缠绵,更医者屡,久不得效,先生试诊之,脉实,大便多日未行,腹胀而拒按。曰:此大承气汤也!斗胆投之,功如桴鼓。乃叹曰:仲圣之方,若是其神哉!"

他的学生秦伯未说:"经方是一切方剂的基本,后世方剂大部分跟经方发展起来。譬如一株树罢,有了根才有枝叶花果,我们不能孤单的欣赏一枝一叶一花一果,而忽略了它的根子;同时,我们也不能见到一树一木,就认作是一座森林。曹师的极端主张研究经方而不坚持反对时方,便是这个道理。"② 曹颖甫注释的《伤寒发微》和《金匮发微》,本着张仲景原著的精神,会通前后以整体观念为指导,注解各条原文"若攻坚木,不断不释;如凿瞽井,不见水不止,其间往往参入自己多年的治验"以考验实用为主要,间附治验一二则,以为征信"。③

二、独有见解

曹颖甫在广泛涉猎后世名家学术成果的同时,又能做到"师古而不泥于古"。

---

① 此资料来自上海中医文献馆杨杏林教授的文章《梅骨丹心 大器晚成》。
② 曹颖甫. 曹氏伤寒金匮发微合刊·秦伯未序 [M]. 上海:上海科学技术出版社,1990.
③ 曹颖甫. 曹氏伤寒金匮发微合刊·凡例八则 [M]. 上海:上海科学技术出版社,1990.

首先，其对原著中的个别条文加以怀疑并提出自己的见解，如：谓"得甲子未得甲子，不过陈述故训，勿泥""然则五藏病各有十八，合为九十；微有十八病，合为一百八病，要不过示人以病出一经，寒热虚实之不同者居其多数，不当泥成法以为治耳。不然，病之变证多端，一切以十八限之，而谓绝无增减，有是理乎？"

其次，他对前人的注解，以求实的态度加以评判，"少阴之为病，脉微细，但欲寐也。……黄坤载谓脉微细必兼沉，说殊有理。""夫少阴一证，但令有一线微阳，即属再生之机。……张隐庵谓'知死之所从去，即知生之所从来，得一线生机而挽回之，功德莫大'，真至言也。"陈修园、黄坤载辈望文生训，殊欠分晓。

第三，在临床实践中，曹颖甫娴熟地运用经方，如果病情需要，则又能够依据《伤寒》《金匮》的原则随证加减。如他在《经方实验录·葛根汤证其二》按中说："予盖因其燥渴，参用栝蒌桂枝汤意。吾愿读经方者，皆当临证化裁也。"

第四，师古而不泥古。近代的上海是当时中医学术思想最为活跃的地方之一，各种思潮风起云涌，学术争论十分活跃，各个医家流派对曹颖甫所代表的经方派也褒贬不一。很多人认为曹颖甫过于守旧，背时好古；而赞成的说他是仲景学说的忠实追随者，经方派的典型。曹颖甫自己对他人的议论并不放在心里，仍然对张仲景学说奉若圭臬。其实，据曹颖甫的学生们说，曹颖甫并非泥古不化，一概抹煞时方，也常使用六味地黄丸、补中益气丸、逍遥丸以及牛蒡、前胡等仲景书中未见的药物。秦伯未曾指出，曹颖甫之所以极端地主张研究经方，是他认为经方是一切方剂的基本，研究中医应该从源寻流，而不应当舍本逐末，所以他总是强调学习仲景，提倡经方。章次公也说："曹师善用麻黄、桂枝，深恶痛绝的是桑叶、菊花，所以经方和时方的争执在曹师心目中就只有麻桂和桑菊的区分。曹师也认识辛温解表不适用于某些症状，所以他看到黄坤载用紫背浮萍，就把浮萍当作温病发汗的主药。"①

第五，曹颖甫对待西医学的态度是"衷中参西"式的，即以中医为主

---

① 曹颖甫. 曹氏伤寒金匮发微合刊·秦伯未序［M］. 上海：上海科学技术出版社，1990.

间采西说作为补充,曾说:"内脏解剖,当以西说为标准,不当坚执旧说。"① 对西医学知识能够积极学习,在其医著中就引用了较多的西医学名词和病理学知识,如:脑溢血、脑充血、脑膜炎、神经、心房、动静脉、微丝血管、血液循环、白血球、红血球、淋巴管、胆汁、腹膜炎、十二指肠、大肠、直肠、甲种维生素、结膜干燥证等。他在注释《伤寒论》和《金匮要略》的原文时,也引用了一些西医学的概念作中医式的讲解,如说:"西医谓胃底含有胆汁,足以证明少阳阳明之同化,及消渴、厥阴、跗阳同病之理。故注中间采其说,与谬讹科学者固自不同。"他还大胆地尝试着用淋巴管来解释中医学的上、中二焦,用酸碱性来解释皂荚的药理作用等理论和药性。②

第六,强调临床实践的重要性,反对空谈理论。曹颖甫曾说:"论病不经实地试验,即言之成理,也终为诞妄。在临证实际中,他应用经方求真求实,秦伯未这样评价曹颖甫:"他把亲身实验到的老老实实地写出,没有经验过的宁缺勿滥,绝不妄加批判。这种'知之为知之,不知为不知'的精神,是曹师平生治学的特点。"③ 曹颖甫用经方取效者,十常八九,晚年所疏麻、桂之量,常在三五钱之间,往往是一剂而愈。他对学生说:"予之用大量,实由渐逐加而来,非敢以人命为儿戏也。夫轻剂愈疾也缓,重量愈病也迅。医者以愈病为职者也,然则予之用重量,又岂得已也哉?"如《经方实验录》第八案载:"张任夫病肋膜炎,时经半载,胸胁胀痛,干呕、短气、心悸、头眩、嗳气,夜间不能平卧。当友深人静时,每觉两肋间水声漉漉。曹颖甫细诊后,确定为十枣汤证无疑,遂处之。张君服药后,泻下秽水甚多,两日共四次。且喉中有辛辣感觉,其味甚于辣椒,并有喉哑现象,但不久就复原,诸症逐渐减轻,两日后,胁下水气减去大半。张君自知肋膜炎是难愈的病,能得到这样的速效,不禁也暗叹古方的神效。"

遇到危重患者,每殚精竭虑为之疏方,说:"医者志在救危,宁不效而受谤,毋有方而不用。"他用药必亲身试验,所以对药性才有了深刻地认识,如:"予尝亲试之,白芍甘而微苦,赤芍则甚苦,而皆无酸味。""凡服

---

① 曹颖甫. 曹氏伤寒金匮发微合刊·凡例八则 [M]. 上海:上海科学技术出版社,1990.
② 何永明. 近代经方家曹颖甫学术思想研究 [D]. 南京:南京中医药大学,2002:11.
③ 曹颖甫. 曹氏伤寒金匮发微合刊·秦伯未序 [M]. 上海:上海科学技术出版社,1990.

（生）附子后，不独身麻，即口中、额上俱麻，否则药未中病，即为无效，予尝亲验之。"①

精心研究经典

曹颖甫虽然在医学上，尤其于张仲景的学说已经有较深的基础，但在绝意仕途后，他并未立即开始行医生涯，而是先系统地研读了《内经》《伤寒》《金匮》《本草》等医学经典，因此，其对于经典理论的见解认识也不同于既往医家。

一、订、注、补《伤寒》《金匮》条文

首先，曹颖甫对《伤寒论》和《金匮要略》中的错简做了订正，说："本书讹谬处甚多，鄙人不避讪谤，辄为更正，使学者视病处方，有所信从，不致自误误人。知我罪我，听之而已。"② 总计对《伤寒论》条文订正45条，对《金匮要略》条文订正20条。

如订正《伤寒论》中的错简：

阳明病，不能食，攻其热，必哕。所以然者，胃中虚冷故也。此条订正。

阳明胃府，受病于寒湿，以致脾胃不磨，水谷不化。此时阴盛则病进，而为寒湿下利之四逆证；阳回则病退，而为潮热、便溏、胸胁满之小柴胡证。若以汗出热重而漫投白虎或葛根……以其人本虚二句，似属编纂者注文，当删去之。③

注："胃中虚冷故也"原文此句之后尚有"以其人本虚，攻其热必哕"两句。

如订正《金匮要略》条文中的错简：

肺死脉，浮之虚，按之弱如葱叶，下无根者死。"脉"，旧讹"脏"今订正。

---

① 曹颖甫. 曹氏伤寒金匮发微合刊 [M]. 上海：上海科学技术出版社，1990：13.
② 曹颖甫. 曹氏伤寒金匮发微合刊·凡例八则 [M]. 上海：上海科学技术出版社，1990.
③ 曹颖甫. 曹氏伤寒金匮发微合刊 [M]. 上海：上海科学技术出版社，1990：133.

肺脉之绝也,《内经》谓之"但毛无胃"上云"浮之虚,按之弱如葱叶,下无根者死"。盖浮按即轻如风絮,软若游丝,稍重似有,沉取则无之脉也。得此脉者,其气不续,故主死。按肺死脏之"脏"字,当为"脉"字之误。诸家解为真藏脉,文义通,特更正之。①

其次,曹颖甫注释《伤寒》《金匮》与以往诸家不同。具体注释的方法,可以归纳为三种:①用中医理论进行注释;②理论与实践相结合;③用中西医汇通的方法。他本着张仲景原著的精神将《伤寒论》和《金匮要略》二书结合起来,用整体解释局部的方式,前后会通,间附治验,把自己数十年的治学心得和临证经验实事求是地写出。

如对症状加以鉴别论治者:

干呕,哕,若手足厥者,橘皮汤主之。

橘皮汤方:橘皮 四两　生姜 半斤

上二味,以水七升,煮取三升,温服一升,下咽即愈。

干呕及呃,皆出于胃气不和,但病之来源不同,故治法亦异。胃主四肢,胃气阻塞不能旁达四肢,故手足厥。要其所以致此者,不可以不辨。水胜血寒,阳气不达四肢者,手足必厥。但必有兼证,或为吐利交作,或为不利,其脉必细弱无力,此宜四逆、理中者也。或湿痰与宿食交阻中脘,阳气不达于四肢,则手足亦厥。其人或咳、或悸,或小便不利,或腹中痛而泄利下重,此宜四逆散也。若但见干呕、呃之证,其脉必微细,亦必无泄利下重之变。胃中阳气,所以不达四肢者,要不过气机阻塞耳。故但用生姜以散上膈之郁,橘皮以发胃气之闭,温服一升,而下咽即愈矣。②

第三,在《伤寒论》和《金匮要略》两书的原文中,有的条文只有医理论述而没有相对应的方治。对此,曹颖甫联系全文一一加以方药补注,用方药的辨治来进一步阐发条文的含义。③

如对《金匮要略》条文中未出方治者进行补充:

"寸口脉迟而缓,迟则为寒,缓则为虚。营缓则为亡血,卫缓则为中风。邪气中经,则身痒而瘾疹,心气不足,邪气入中,则胸满而短

---

① 曹颖甫. 曹氏伤寒金匮发微合刊[M]. 上海:上海科学技术出版社,1990:103.
② 曹颖甫. 曹氏伤寒金匮发微合刊[M]. 上海:上海科学技术出版社,1990:191.
③ 何永明. 近代经方家曹颖甫学术思想研究[D]. 南京:南京中医药大学,2002:16.

气。"……仲师不出方治,窃谓当用桂枝汤去芍药加参、术、防风、黄芪,助心阳而补脾阴,使营气略和,风将自息。"①

二、灵活运用经方

通过对《经方实验录》和《曹颖甫先生医案》两书中医案处方的统计分析,②曹颖甫在临床上多用经方"用经方取效者,十常八九"和对其评价"纯粹的经方家"具有一定的证据。《曹颖甫先生医案》中王慎轩所说:"七月中旬天气骤寒,患此者甚众,曹师均用是方(注:麻黄汤),莫不却愈。慎轩七月念一亦患此证,承曹师书此方,一服却瘥。"③故在临床实际中,曹颖甫多运用经方解表剂、泻下剂、清热剂和补益剂,达到"覆杯而愈""一剂知,二剂已"。

在临床实践中只要病情需要,曹颖甫也常用超大剂量的药物,如川芎最大剂量用至一两,生大黄最大剂量用至一两,生党参最大剂量用至二两,绵黄芪最大剂量用至二两,生石膏最大剂量用至八两,赤芍、白芍同时用最大剂量至各一两等。这也与当时其被称为"曹一帖"相符合,可见其用药量不一定遵循经方。曹颖甫医案中载:"顾右,新开河,脉滑,崩漏不止。脾阳不能摄血也,当大补气血。生党参二两,大熟地四两,生绵芪二两,陈皮五钱。(记)此方随便书就,似不成方。不料次日却愈,病人喜绝,称谢不已。盖其病已四月有余,屡医无效,一日忽愈,诚足喜也。"④

对于有毒性中药的使用,曹颖甫则根据亲身的体会和患者病情的需要而大胆地使用这些有毒性的中药。如章次公所言:"曹拙巢夫子应诊同仁辅元堂,予侍诊三月,见以整个四逆汤,治愈垂毙霍乱症可五六人,但药量视黄先生重且数倍,生附子常七八钱至两许,炮姜亦五六钱,炙草最轻为四钱,药店伙计往往不敢配发,且称拙巢夫子为野郎中,然而南市居民,服野郎中之方而庆更生者,至今犹称道不止焉。"⑤

---

① 曹颖甫. 曹氏伤寒金匮发微合刊 [M]. 上海:上海科学技术出版社,1990:50.
② 何永明. 近代经方家曹颖甫学术思想研究 [D]. 南京:南京中医药大学,2002:19.
③ 曹颖甫著,王慎轩整理. 曹颖甫先生医案 [M]. 苏州:苏州国医书社,1925:1.
④ 曹颖甫著,王慎轩整理. 曹颖甫先生医案 [M]. 苏州:苏州国医书社,1925:23.
⑤ 何永明. 近代经方家曹颖甫学术思想研究 [D]. 南京:南京中医药大学,2002:22.

传道授业　桃李满天下

20世纪初,学校教育逐渐登上了中医教育的舞台,教育在整个中医事业所处的重要地位也越来越明显地体现出来。清末科举制度废除后,大批儒生由经学转为医学,由八股转为实用科学,这为中医办学、医经传授提供了大量人才,曹颖甫便是其中的佼佼者。

20世纪40年代以前,上海地区的中医学校教育一直居于全国之首,其中影响最大的是上海中医专门学校。该校于民国四年(1915)由丁甘仁等筹建,曹颖甫后因德高望重、文名医誉而被聘为教务长,并亲自开设讲座,教授仲景经典,当时闻名而来的学生济济一堂。曹颖甫在教学时不辞辛苦,对于求知若渴的学生还不惜与之彻夜长谈,谆谆教引。因其有深厚的经学功底和丰富的经方临床经验,对古奥的经典原旨讲解得非常透彻,常为学生所折服;在临证指导上,曹颖甫一以经方为法,但也鼓励学生向时方学习。

曹颖甫学生颇多,"一时四方学子负笈来归者,济济如也。时从先生游者,多能以经方大剂,起沉疴,愈废疾,时人有曹派之目……或以诗请益,或以医求教,先后出先生门下者,毋虑数百人,今皆为超群拔俗之士。"① 近代名医秦伯未、章次公、王一仁、沈石顽、严苍山、姜佐景、许半龙、程门雪、张景臣、丁清华、王慎轩等,俱学识渊博,皆为其入门传薪弟子之佼佼者,后来成为中医名家。② 其中有许多成为著名医家兼医学教育家,如章次公、秦伯未、许半龙、王慎轩、张伯臾等。他们后来又继续在上海及全国创办其他中医院校,如秦伯未、许半龙等于民国十六年(1927)12月创办上海中国医学院,章次公等于民国十八年(1929)创办上海国医学院等。20世纪30年代,也正是国民党掀起废除中医的狂潮逆流时代,曹颖甫和他的学生们的努力在很大程度上维护、保存了中医并推进了中医的发展。

---

① 曹颖甫. 经方实验录·原序[M]. 上海:上海科技出版社,1979.
② 罗明宇. 近代经方家曹颖甫学术思想研究[D]. 北京:北京中医药大学,2005:16.

高风亮节　德馨技高

曹颖甫生性俭朴自安，恬淡自守，急人之急，忧人之忧，凡有来求诊者，不论风霜雨雪，总是亲自前往。曹颖甫临证必求辨证精准，治病细微而慎重，常斟酌再三。凡遇险证，则殚精竭虑，不敢懈怠，但求处方稳妥后必安。他屡用峻药挽险证，但也决不猛浪，时常自己先尝而后再给患者进服。他尝谓门第子曰："毋有方而不用，宁不效而受谤。"又曰："必求其生而不可得，则死者与我皆无遗憾也。"这是何等的思想境界，怎能不让人肃然起敬？[①]

曹颖甫医德高尚，其一生唯以治病救人为己任，专心一致，绝无旁顾。治病时从不考虑诊金多少，还时常赠药给穷苦的患者，并贴补其生活。《经方实验录》第17案载：屠人吴某之妻，病起四五日，脉大，身热，大汗，不谵语，不头痛，惟口中大渴。时方初夏，思食西瓜，家人不敢予，乃延师诊。知是白虎加人参汤证，书方如下：生石膏一两，肥知母八钱，生甘草三钱，洋参一钱，粳米一小杯。服后渴稍减，知药不误，明日再服其原方。至第三日，仍如是，惟较初诊略安。本拟用犀角地黄汤，因其家贫，仍用原方，石膏增至二两，加赤芍、丹皮、生地各一两，大蓟、小蓟各五钱，并令买西瓜与食。二剂略安，五剂痊愈。该患者的丈夫是个吸食鸦片的吝啬鬼，夫妇间感情淡漠，在二诊时，竟对曹颖甫说："倘服药不愈，先生不必再来！"曹颖甫慨然道："你以金钱为重，我以人命为重，以后我来与不来，你可不问！"于是坚持诊治，前后共6次，换方2次，竟得全愈。

曹颖甫一生言行尊奉孙思邈"人命至重，贵逾千金"的训喻。他曾治14岁病孩的大陷胸汤证，识证既准，即用甘遂、大黄、芒硝等峻利之药。返寓后，对白天所治病案，一一进行反刍式地思考推敲，当他想到病孩时，初尚觉得方药无误，但一想到病孩的年龄时，惊得睡意全消：孩子年幼，体质娇弱，是否能胜此药味的峻猛性烈呢？深悔自己太过猛浪。深感不安

[①] 曹颖甫著，农汉才、王致谱点校. 经方实验录·曹颖甫先生小传［M］. 福州：福建科学技术出版社，2007.

的曹颖甫，不待天亮就赶到病者家里。当家属告知："药后大便通畅，燥屎与痰涎先后俱下，今已安稳舒适。"这才放心。丁仲英在为《伤寒发微》序中写道曹颖甫对门下弟子说："医虽小道，生死之所出入，苟不悉心研究，焉能生死人而肉白骨，今之所谓宗仲景者名而已矣，实则因陋就简，胆识不足以知病，毅力不足以处方，真能宗仲景之说，用仲景之方者，曾几人哉？"① 曹颖甫正是在这种境界中展现了他高风亮节，德馨技高的品格。

曹颖甫的家乡常州旧属有八县，江阴居其一，当地人民夙以气节著称，明末阎应元戴发效忠，率民众数万抗清兵十数万，八十余日后城破皆死，无一投降，故江阴号称忠义之邦。曹颖甫的同学蒋维乔为其作诗认为其戴发效忠虽与阎应元趋向不同，但其忠义殉节实是后先一揆，赞其高风亮节堪当世人之楷模。

曹颖甫一生梗直，宁折不变，秉性不移。南京中医药大学黄煌先生在点评经方家的人格时说："经方家大多性格直率，敢于直言，不随波逐流，更嫉恶如仇。其中最有代表性的，是曹颖甫与范文虎。"民国三年（1914），窃国大盗袁世凯演出了一场洪宪称帝的丑剧，贿请各地名士乡绅劝进。当时江阴乡绅某公与曹颖甫有着姻亲关系，并曾有业师之谊，被列名为江阴代表。曹闻之后，不肯徇私，径到太史寓所责问："汝竟受袁氏贿赂，做出这种无耻的事情，我江阴人的颜面被你丢尽了！"民国期间，某军阀路过曹颖甫家乡江阴，当地士绅名豪大摆宴席，军阀闻曹颖甫文名指名要他作陪，他几番回绝，还提着篮子在花园附近挑野菜，以讥讽权贵。8·13事变后，曹颖甫离沪避乱，回到故里。不久，江阴也遭沦陷。民国二十六年（1937）12月7日，曹颖甫殉难。曹颖甫就义殉难的消息传到上海，他的学生们和诗社友好深怀悲痛，诗社会员为他举行了追悼会。他的学生丁济万、王慎轩撰文回忆他的生平，说："先生生平诲人不倦，弟子或以诗词求正，或以文章请益，执医经而问难者尤众。先生旁征博引，必使疑难大白而后已。今则弟子多成名家，著书活人，讲经授徒，一师之先生；读遗著，扬遗教，师弟相承之在道家传，是先生虽死而先生之精神不死。先生生前好养浩然正气，老而弥刚，故逾古稀之年，能慨然成仁取义，无愧读圣贤之书；励末俗，振颓风，举世多仰之。夫然先生之正气长留千古，谓先生虽死犹生，

---

① 曹颖甫. 曹氏伤寒金匮发微合刊·丁仲英序 [M]. 上海：上海科学技术出版社, 1990.

谁曰不宜！"

浙江安吉诸文艺先生是曹颖甫在沧社时的诗友，抗战胜利后闻之曹颖甫慷慨就义的消息，赋诗《成仁篇》一首，抒发对曹颖甫先生的追思。诗云："拙巢先生何落落，夙修内美人如玉，孝廉船泊申江滨，近市一廛居亦足。卖诗行医维吾素，饥驱不为物逐逐，诗探赜隐禅可通，医能疗病难疗俗。文章自有竹成胸，富贵何曾松梦腹，当年尝造先生庐，降阶相揖情欢娱。促膝倾谈吐胸臆，了无城府泛舟虚，是时先生年尚壮，数茎须拂貌清癯。蓄养有素气浩然，躬持礼义蹈诗书，剧秦美新雅不屑，欲令风俗返唐虞。芦沟炮响敌猖狂，先生卖棹返家乡，无何敌冠复来犯，几回机弹摧江防。先生被执不稍屈，戟指骂贼何激昂，想见慷慨遇害时，义薄云汉心秋阳。死愿步随典史烈，生不甘作承畴降，不知有身知有国，民族正气撼三光。国势存亡一发间，人心惶惑倒狂澜，奴颜婢膝比比是，谁能卓立如邱山。先生之死靡他志，白刃可蹈志不剜，嵇绍血衣常山古，对之当亦无愧颜。英名从此足千古，光照史册长斑斓。"

以诗画会友　情意融融

曹颖甫在南菁书院就读期间，曾有丁福保、蒋维乔、黄炎培等6个最要好的朋友。蒋维乔在《曹颖甫先生传》中说："余斯时因养病，习七弦琴，略知数引。颖甫闻琴，大喜，每日至余处静听之。尝云：'曹懋向不肯下人，余于君乃心折矣'。"曹颖甫请他在南菁的另一位同学金松岑，为他的诗集作序时，金反过来"先索其梅以为报"，可见的梅花，也是颇有点名气的。①

曹颖甫不但是位医学家，还是著名的词章家、画家。在沪上老一辈医家中曾有这样的说法："方术多宗丁甘仁，词章则称曹家达。"曹颖甫被视作中医界杰出的词章家之一，他"常藉诗文以抒胸臆"（蒋维乔语），"有所感慨，则托之于山水草木虫鱼鸟兽之词，故大江南北莫不知有曹诗人，而不知先生又工于医也。"（丁仲英语）他一生写过许多诗赋，如《汉乐府

---

① 赵统. 南菁书院志[M]. 江阴：江苏省南菁高级中学，2002：79-80.

评注》《评注诸子精华录》《梅花诗》《气听斋骈文零拾》等。蒋维乔先生对他的诗文赞曰："超绝有奇气，不为古人所囿而别树一帜。"曹颖甫的书法字画均称上乘，其书法皈依何绍基而得神袍，婀娜生晖，寓刚健于柔和。而其傲岸之气，又旁溢为画梅。曹颖甫擅长画梅花，尤喜于梅画中提咏梅诗以言志，借以寄情寓意。其画梅花凝冬心，老干挺立，折枝洒落，含遒劲于秀逸，表现出他将一生风骨寄于寒梅的自我写照。

受业门人们经常在曹颖甫寓所沽酒品茗，师生相对，谈医赋诗，各抒己见，往往及至闻夜，都毫无倦意。学生间也常因经方时方孰短孰长和词章诗句孰优孰劣等争论不休，莫衷一是的时候，此时必剖白于曹颖甫，但求一决高低雌雄，若曹师当即表态势必影响同门和气。曹颖甫自有缓冲之计，先不读医学本题，而是读诗，或分韵出题，让学子们寻章觅句，借以缓和紧张气氛。然后解决医学问题，既使问题迎刃而解，又增进了同学间、师生间的友谊。曹颖甫与学生的关系可谓情意融融，一次秦伯未探亲回沪，适逢曹师小别，便赋诗一首《归来篇·赠别曹梅花》。诗曰："大鹏独向南溟止，不甘蛰处长安市。长风为御云为骗，吴山明月千里秋。仰天浩歌发孤愤，惊起龙子寒江隐。烟光晦暝极茫茫，一夜鬓丝下银霜。壮岁早怀齐物意，阮郎末路空含泪。愿将沧海化酒地，掀髯鲸钦醉不辞。归来丁令非故昔，女墙蜗篆土花碧。"

秦氏以梅花直呼曹颖甫，他在诗中以饱蘸浓情蜜意的诗笔，描绘了一个浩然正气的浪漫形象——长风为御手，白云作骏马，奔腾于高山古月之间，长歌惊起潜龙，烟波浩渺，月光凌波，霜雾飘洒，浸染银发，怀着"齐是非，齐彼此，齐物我，齐天寿"的理想和豪情，上下求索，欲求实践，这就是诗人心中的曹颖甫曹师。

不少学生十分敬仰曹颖甫的渊博学问，不但问医于曹师，而且也经常请益于诗文辞赋，即便是毕业后离开了学校，还时常登门执弟子礼反复问难。曹颖甫的道德文章，均会后辈景仰和楷模，章次公也经常将诗作送曹师点评。其中有《咏送春》一首，诗中有佳句："芳草斜阳依样在，当年多少送春人。"捕捉了一个美人迟暮、伤春感怀的意境。曹颖甫评曰："颇为超脱，有不落前人窠臼之妙！"

民国时期，上海有一个以诗文会友的社团——"陶社"，参加者多是沪上各界文人儒客，曹颖甫是其中的长者，许多社员均是他的学生。曹颖甫作古后，陶社的社员曾辑曹颖甫佚稿七篇，题为《气听斋骈文零拾》。

年　表

1868 年　出生于江苏江阴。

1879 年　读张隐庵的医著《伤寒论集注》。

1880 年　研习《伤寒论·阳明病篇》，以大承气汤治愈邻居老妇腹胀拒按而脉实之病证。

1883 年　其父病洞泄寒中，经赵云泉先生以大剂附子理中剂治愈，而对仲景方深信不疑。

1892 年　赴试金陵途中卧病，经陈葆厚先生用桂枝白虎汤一服而愈，而益信经方。

1895 年　入江阴南菁书院研求经训之学。

1902 年　中为举人。

1904 年　诏罢科举，即绝意仕途，征选知县不应，慨然兴救世之志，致力于医学济世活人。

1912 年　辛亥革命时，以巾裹发不肯去辫。

1915 年　袁世凯称帝时，曾诘难江阴士绅列名之劝进。应武进孟河巢梧仲邀请，被聘为西席。

1919 年　辞去巢府西席，至上海行医，在南市小西门江阴街挂牌行医。

1920 年　与丁甘仁结识，受丁甘仁之邀任教于上海中医专门学校主讲国文及《伤寒论》和《金匮要略》课程，不久担任教务主任。教学之余，在慈善团体广益善堂、同仁辅元堂坐诊。

1925 年　《曹颖甫先生医案》由苏州国医书社出版。

1926 年　丁甘仁先生逝世，曹颖甫著《丁甘仁作古纪念录》。

1928 年　《金匮发微》成书。

1930 年　《伤寒发微》成书。

1931 年　《伤寒发微》由上海昌明医学社出版。

1936 年　《金匮发微》由上海医学书局出版。《经方实验录》成书。

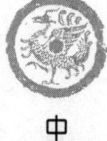

1920—1936 年	在上海行医，并任教于上海中医专门学校、上海中国医学院、上海中医学院等多所中医院校，同时写诗作画，著述有《梅花集》《气听斋骈文零拾》《评注诸子精华录》《汉乐府评注》等诗文集。
1937 年	《经方实验录》由上海千顷堂书局出版。上海"八·一三"事变后，曹颖甫由沪回澄。12 月 4 日，日军在江阴城镇内烧掠施暴，曹颖甫因阻拦日军对一名逃进其家的妇女施暴，痛斥贼兵，日军刺刀刺中腹部，三天后（12 月 7 日）去世。

（张丽君）

主要论著

曹颖甫. 伤寒发微. 民国二十年（1931）上海昌明医药学社铅印本.
曹颖甫. 金匮发微. 民国二十年（1931）上海医学书局铅印本.
曹颖甫. 曹氏伤寒金匮发微合刊. 1956 年上海千顷堂书局铅印本.
曹颖甫. 经方实验录. 民国二十六年（1937）上海大东书局铅印本.
曹颖甫. 曹颖甫先生医案. 民国十四年（1925）苏州国医书社铅印本.

陈伯坛
(1863—1938)

陈伯坛,广东省新会县外海乡(今江门市江海区外海镇)人,近代岭南伤寒派著名医家,广东四大名医之一。自幼禀赋独厚,博通经史,兼通易学。在医学上深得仲景之旨,主张用"以经解经"的方法,从原著入手研究张仲景的学说,而不要被注家杂说所束缚,形成了独特的医学理论和临证风格,成为近代岭南伤寒学派鼻祖。著有《读过伤寒论》《读过金匮》和《麻痘蠡言》,逾百余万字,为伤寒学派的发展做出了重要贡献。临证擅用重剂,又被称为"陈大剂"。行医50余年,日诊百余人,活人无数。陈氏还热衷于教育,先后在广州、香港等地创办中医夜学馆和中医专科学校,从游弟子甚众,桃李满门。

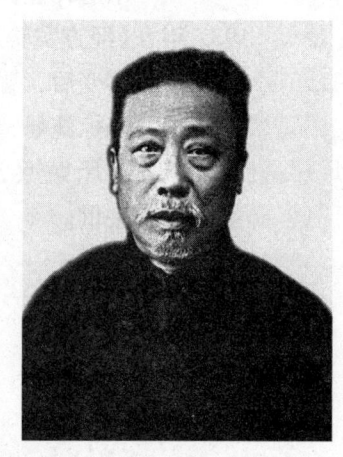

陈伯坛像①

新会,古称冈州,乃南粤历史名城之一,地灵人杰,人才辈出,诞生了陈白沙、梁启超、陈垣、吴冷西等诸多名人。新会城东北为西江,从南海县流入,流向东南者为荷塘水。该水又分东西二支,东支流经中山,西支南流至新会之外海,其西岸即外海。清同治二年(1863),岭南一代名医陈伯坛就诞生于此。

陈伯坛,字英畦,又名文炜,出生于一个没落的地主家庭,祖居广东新会外海乡大康市(今广东省江门市江海区外海镇大康路),系元代朝列大夫惠州路总管陈莘隐21世裔孙,祖上乃宋代福建兴化郡莆田县玉湖乡显赫一时的家族,有"一门二丞相八太师"的称誉,陈莘隐乃广东番禺陈氏的始祖。

---

① 陈伯坛外孙女袁衍翠提供。

陈伯坛自幼聪颖过人，且勤奋好学，尽管家境困窘，其父陈寿山还是倾力供他读书，希望儿子能考取功名，以光宗耀祖。伯坛不负家人所望，于光绪十年（1884）应科举中秀才，时年21岁，31岁时考取甲午科第七名举人。两广提学汪鸣銮见其试卷字迹秀丽，文采飞扬，甚为器重，欲选其为经魁（即第五名），又恐为其他阅卷者忽视淘汰，沦为副榜，而特选定其为第七名亚元。当时，陈伯坛因父病故服丧在身，未能赴京参加会考。不久，延续了1300多年的科举制度随着清朝的没落而被废除，陈伯坛也再无意仕进。

早在书院读书时，少年陈伯坛就已涉猎医学。当时，有一位同窗学友，每晚必读张仲景所著《伤寒论》。但这位同窗对医学并无兴趣，只是为了遵从父命而机械地背诵。陈伯坛见其无意于医学，便向其借阅《伤寒论》，立刻被书中精辟的医学理论深深吸引，于是爱不释手，惊为天书，更激发起研究医学的强烈欲望。自此，伯坛开始废寝忘食地苦读医书，钻研医学，其间曾小试牛刀，偶然治愈一位中风患者而为同窗所称道，于是潜心医道，常义务为人诊病，屡见奇效。

光绪年间，清廷衰败，国事日非。伯坛以为仕途功名已无实际用处，不如做一个良医能够治病救人，拯救苍生，于是弃儒从医，把全部精力放在医学研究上。父亲见其态度坚决，也就不再反对他放弃仕途。当时，陈氏家境虽然拮据，但伯坛宁愿节衣缩食也要购买医书，一时买不起就四处求借、转抄。伯坛日夜攻读，遍览历代医籍，尤其醉心于仲景之学。他以独厚的天资、顽强的毅力刻苦钻研，将《内经》《难经》《伤寒论》《金匮要略》等典籍融会贯通，深得其中精髓，逐渐登堂入室，由此自成一家，终于成为一代名医。正如其弟子邓羲琴所言："天不派之入仕途者，非厄也，不忍以案牍之劳纷驰其阅历，特留此老以一支好笔解伤寒。"①

值得一提的是，伯坛虽属自学成才，但少年时曾随同乡前辈贡生陈维泰学习，深得阴阳玄理、六经奥旨。陈维泰"勿为注家先入为主"之训诫，与伯坛后来倡导的读张仲景书"四不"（即不剥削、不阿附、不随便敷衍、不拾人唾余）原则相一致。由此看来，陈伯坛的学术思想和理念，是学有渊源、有所师承的，陈维泰对陈伯坛的影响可谓深远。

1885年，年仅22岁的陈伯坛在位于广州书坊街的住所楼下开设医馆，

---

① 陈伯坛. 读过伤寒论·邓羲琴序［M］. 北京：人民卫生出版社，1954.

开始了悬壶济世的行医生涯。1899年，因书坊街所处街巷偏僻狭小，难以发展，陈伯坛便在车水马龙的广州广府学院前设立诊所，挂牌行医，坚持"富者多取而不伤，贫者减免而受惠"①的宗旨，门诊只收诊金二毫钱。陈伯坛行医不久，医名渐起。时逢两广总督谭仲麟患外感，缠绵一月不愈。谭氏好友南海知事裴景福推荐陈伯坛为其医治，并告知谭氏曾经服三分桂枝便流鼻血，切不可用桂枝。陈伯坛为其诊病时，正值初夏季节，谭氏却穿着棉衣，汗出涔涔而不自觉，切脉浮弱。陈伯坛诊断谭氏为伤寒桂枝汤证，大胆处以桂枝汤原方，主药桂枝，重用一两二钱，为谭氏曾服桂枝量的四倍。在场的人纷纷劝阻，认为谭总督必不敢服用此重剂。于是，陈伯坛当即根据医经旨义和谭氏症状，写出洋洋千言的脉论。谭氏看完脉论，甚为信服，说："此公下笔千言，定有真知卓见。"② 于是煎服此剂，一饮而尽，次日痊愈。

政界名流唐绍仪的外侄陈国创，患两足强直多日，卧床不起。伯坛经过详细诊察，发现患者除此症外，尚有阵发性头痛、失眠、食不下，数日未解大便，小便短少等症状。陈伯坛即以通利二便为先，处方以重剂四逆散加云苓，病人三天便彻底痊愈。唐绍仪为此特撰文登报，以"恭颂陈伯坛先生以经方愈病之神速"①为题，对他的神奇医术大加赞扬，陈伯坛自此名噪一时，因医术精湛，每日求诊者逾百。

陈伯坛临床辨证精准快速，见病知源，敢于突破常规，擅长使用大剂量，收效神速，远近驰名，有"陈大剂"之称，是广东四大名医之一，也是广东四大怪医之一。不少港、澳患者也慕名上门求医，还有很多业医者登门求教、拜师。1905年，陈伯坛治愈两广总督岑春煊母亲和儿子的重病，遂被礼聘为两广陆军军医学堂（后称广东陆军军医学堂）中医总教习、中医主任。由于时局变化，军医学堂停办后，陈伯坛的学生旭日华、程祖培等医师作为发起人，又在广州开办"中医夜学馆"，学员达四五十人，求学者多为执业医生，利用业余而求深造者，日无虚座。

1924年，因马路扩建拆迁，加之时局动荡，社会治安混乱，陈伯坛携家眷移居香港，在中环文咸东街租铺设"陈伯坛寓"继续行医，依然门庭若市，求医者众多。他在港十余载，活人无数，港人莫不惊其医术之神奇。

---

① 新会县地方志编纂委员会编. 新会县志 [M]. 广州：广东人民出版社，1995：1153.
② 陈坤华，袁衍翠. 追怀先父陈伯坛 [J]. 珠江艺苑，1985，(3)：127-144.

其间，香港一度痘疹流行，西医认为痘疹是疮科一类，要从外治，一见灌浆，即加洗刷，因而常有误治，存活者寥寥无几。但经陈伯坛用中药内服（尤喜用膨鱼腮）救治者，多获全效，陈伯坛由此名噪香江。陈伯坛还经常参加中西医会诊，不少西医感到束手无策的病人，他几剂中药便救治过来。大量病例在20世纪30年代的香港成了医学界的传奇，连当时的港英卫生局也十分推崇陈伯坛，曾向他索要相片，说是要寄到伦敦去，宣传中国有一位了不起的中医师。

陈伯坛晚年一边行医，一边著书，还仍热衷中医教育，扶携后进。他本着"得天下之英才而教育之"的信念，在香港独资创办伯坛中医专科学校，桃李满园。数十年来，培育的中医人才数千人，遍及粤港澳等地，其中不少成为当时医界的名颖俊彦。

陈伯坛一生乐善好施，从医50余年而少有积蓄。他一生最大的遗产是其临症之余的苦心著述，即在广州军医学堂及省港夜学馆的讲义，经过多年呕心沥血，三易其稿，终于完成了《读过伤寒论》《读过金匮》及《麻痘蠡言》三部著作，共计百余万字。他的著作以阐发仲景学说为主旨，当时广东的伤寒派医著无出其右者。由于伯坛治学精勤，见识广博，故能阐幽探奥，融会贯通，自成一家之言，影响极大。陈氏还撰写了很多医案、医话，可惜大多散失，仅有少部分于新中国成立后由广东省中医药研究所收集整理，保留在《广州近代老中医医案医话选编》一书中。其中医案有脐孔痛、手指挛痛、失音、便秘、痉挛强直症、癫痫、睡中昏迷、眩晕等篇，医话有汗吐下用药法则、经方的运用与命名解释、伤寒与六气、张仲景处方用药精义、妇科用药经验、小儿疳积证论治、小儿麻痘用药经验等篇，均为极其宝贵的临床经验。

1938年夏，陈伯坛病重，自知难起。5月25日子时，在香港九龙深水埗大南街23号三楼寓所病逝，享年76岁。女儿陈坤华记得父亲病重期间曾说过一句"杜鹃啼断"的话，流露出深深的思乡忧国之情，并要求穿着举人服饰离世。身为医者，陈氏弥留之际仍惦念着一个重病人，断断续续地说："唉！这个病人，我可以医好的，可惜我不能继续为他治疗了……"[1] 为纪念他的功绩，各界人士联合在香港孔圣会礼堂，隆重举行追悼会。出殡

---

[1] 陈坤华，袁衍翠. 追怀先父陈伯坛[J]. 珠江艺苑，1985，(3)：127-144.

时，沿途不少群众路祭道边，以表哀思。

由于战争的关系，陈伯坛的棺木一直存放在香港的东华义庄，直至1948年，儿孙们才将棺木护送回广州，将其安葬在他生前建好的墓地（包括父母和妻子的墓）——广州白云山的鸡岭峰上。现该墓已作为广州市文物被保留下来，由他的外孙袁举雄（陈坤华之子）管理。陈伯坛生前为家乡人民除病消灾，逝后魂归故里，继续守望着家乡。1985年，陈伯坛之孙陈宝瑞先生伉俪捐资20万港币，在家乡广东省江门市江海区建立陈伯坛纪念学校，以此纪念这位岭南名医。这是现知国内唯一以医家命名的纪念学校，校园内立有陈伯坛的半身雕像，学校会议室内陈列陈伯坛遗像及生平简介等。

专师仲景　以经解经

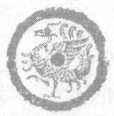

陈伯坛以制举之学业医，遍览历代医籍，上溯《内经》《难经》，旁及各家，尤对仲景之学情有独钟，刻苦探求，常谓"余读仲景书，几乎揽卷死活过去"。① 对于研究仲景学说，他主张要"以经解经"，即用《内经》《难经》等经典医籍的理论去领会、阐发仲景学说的精神，因为《内》《难》诸典籍为仲景理论之源头和根本。故在著作《读过伤寒论》中，陈伯坛以《易经》《内经》《难经》中有关阴阳、气化、开合枢机等理论为依据，详细阐发张仲景的《伤寒论》。他十分重视对阴阳的阐发，指出张仲景《伤寒论》实以阴阳为眼法，治阴阳为手法，尤对三阴三阳气化学说颇有见解；他阐发气化学说、标本中气的理论，以体现中医整体观的特点，并列举《伤寒》《金匮》条文予以互文见义，再参以自己的心得体会进行论述，体现了他深厚的医学涵养及扎实的经学基础。

其次，陈伯坛主张研究《伤寒论》应从张仲景原文入手，而不要被注家杂说所惑。尝曰："我读仲景书，当以精、警、整、醒四字为旨归，不剥削、不阿附、不随文敷衍、不拾人唾余，羞与注家为伍，规复唐宋以前原文，保全仲景真面目，不啻如韩文公非三代两汉之书不读之梗概。"② 其中，

---

① 陈伯坛. 读过伤寒论·邓羲琴序 [M]. 北京：人民卫生出版社，1954.
② 陈仲明. 先师陈伯坛传略. 陈伯坛外孙女袁衍翠提供.

精、警、整、醒即指：精通三阴三阳、五运六气；警觉那些有误的，对医书不生搬硬套；整理有层次，或从表而入里，或由里而发外；醒神清脑，随机应变。

他的著作《读过伤寒论》《读过金匮》的命名，即意谓须将张仲景的《伤寒论》《金匮要略》从头读过。如其在代表作《读过伤寒论》凡例中所云："是书非集注体裁，无一句敢取材于注，但求与仲圣之言诠相吻合。方且寻绎内、难、伤寒杂病之不暇，何暇搜罗各家之学说，记载各家之姓名。"[1] 旨在原原本本地解释伤寒，令人一目了然。该书以阴阳气化立论，阐发标本中气之说，颇异于喻嘉言、黄元御、陈修园诸家，独树一帜，在当时岭南地区极有影响。该书于1930年首次刊行，是现存民国时期岭南医籍中篇幅最大的医籍之一，也是20世纪初叶形成的《伤寒论》研究高潮的代表著作之一。此外，他对杂病和麻痘的认识也颇有见地，主要体现于他所著《读过金匮》和《麻痘蠡言》两书中。

望诊独特　擅用经方重剂

中医传统的诊法包括望、闻、问、切，《经》云"望而知之谓之神"，乃中医诊病的最高境界，而陈伯坛于四诊中望诊功夫最深。每当病人走进医馆，陈伯坛即凝神注视病人，未待病人开口讲话，未待切脉，便大概知其病在何经。即或问诊，也不过三言两语，对患者的病情便了然在胸；切脉更快，有时甚至像手试沸水，一触即缩手。不消几分钟，便把开方连同收诊金等事办妥。每天门诊多达百余人，陈氏都能应付自如。不知者以为他看病马虎，不甚满意，其实陈伯坛已从望诊掌握了病情，脉诊不过成了形式。有时病者因怀疑他用药量过重，不敢吃，或只吃一半，再来复诊，经陈一望，每被察觉，便嘱患者吃了药再来，令人为之惊服，故陈伯坛还有"广东四大怪医"之一的称誉，可见他的望诊功夫已出神入化，臻于上工的境界。正如其弟子陈仲明所云："尤其独到之处，操手犹越人之望齐

---

[1] 陈伯坛. 陈伯坛医书合集［M］. 天津：天津科学技术出版社，2009：22.

侯，视死别生，触目了然。若非才识高妙，岂能臻此？"①

陈伯坛推崇仲景，擅用经方，主张使用经方以不加减为宜。因经方组织严谨，只要辨证准确，无需加减即可效如桴鼓。若因病情确须加减者，要详查细审，务使符合仲景立方之旨。否则会受到牵制，降低效能，甚至适得其反。故陈氏善守方而不拘泥于方，对经方的加减，掌握十分严谨。例如，用真武汤加龙牡治男子缩阳，百合地黄汤加淡竹叶、薄荷治脑膜炎，四逆散加防已、川椒、茅术治下腹部肿胀，桂枝龙骨牡蛎汤治虚劳等。陈氏还创制一味附子膏，用以治病后体弱阳虚（炮附子用清水熬成膏，用量多少，视乎病者需要），生姜汁一碗（炖热）治男子多年寒疝腹痛，白通汤治病后膝冷，小柴胡汤加鲜莲叶一小块治感冒挟暑……均能奏效。此外，他对仲景经方的精髓有着深入的理解，例如，他认为桂枝汤的主要作用为先阖后开，小柴胡汤是转阳枢，四逆散是转阴枢等。

陈伯坛运用经方，敢于突破常规，常以重剂取效。认为用药如用兵，兵少致败，药轻失机，按症下药，应重不重，反受其害。所开处方，权衡轻重，恰如其分，而非故作惊人之举，当然也不尽是大剂量的。他反对当时的某些庸医，对病人施以不着边际的轻淡剂，拖延日子，以此来获得更多诊金，从而加重了患者的痛苦。常言："治病譬犹捕贼，知有五贼而仅遣警察三人掩捕，贼多兵少，必至漏网。若派警二十围捕，即可一网成擒，百无一失。所以治病必用大剂，始能一击而中，一举便把贼邪歼灭。"②

陈伯坛的处方味数不多，药简效专。他根据病人不同的体质与病情的需要，应重则重，以免因循致变；应轻则轻，适可而止。他用附子，经常用到三两，甚至六两；干姜经常用二两，甚至四两；桂枝也常用到一两以上。但如麻黄、细辛类的辛散之品，从未有超过六钱的。例如，他使用小柴胡汤已达到了出神入化的地步，方中主药的柴胡，成人重到八钱，大大超出一般医生的用量，因此，药店曾经不敢给他的处方配药。后来，伯坛就在处方的左上角画一个特殊符号代替签名，药店见此符号，知道是陈伯坛的处方，就不再怀疑而大胆配药了。很多疑难重症，经其施治，取效神速，故在岭南一带有"陈大剂"之称。也由于他治病疗效迅速，常常一剂

---

① 陈仲明. 先师陈伯坛传略. 陈伯坛外孙女袁衍翠提供资料.
② 罗秋芳，陈伯坛. 孔沛然"大剂""小剂"一代名医［N］. 晶报，2008-6-3（A16）.

而愈，故又有"陈一剂"的称号。此外，陈伯坛写得一手好字，字体俊逸洒脱，一张张处方，宛如一幅幅精美的书法作品，令人赏心悦目。

提携后进　桃李遍及粤港澳

清末民初，国运衰败，列强入侵，西学东渐，社会环境和意识形态都发生了急剧的变化，中医学也同样经历着前所未有的冲击，废止中医的思潮此起彼伏，甚至有人企图以行政手段消灭中医。为了挽救祖国医学瑰宝，中医界志士仁人奋起抗争，犹如一面面鲜明的旗帜，又如乱世里的砥柱中流，通过著述、撰文、办医刊、建医校、函授课徒等方式，扶助中医渡过了历史上最为艰难的岁月，陈伯坛堪称其中楷模。

陈伯坛既是临床家，又是理论家，不但医术高明，而且口才出众，他以儒入医，才思敏捷，不少业医者都慕名拜其为师。伯坛不辞劳苦，竭其所能向求学者传授医疗技术。

1905年，粤督岑春煊的母亲和儿子病重，均得陈伯坛施医治愈。是年冬，清朝厉行新政，废科举，兴学堂。岑春煊创办两广陆军军医学堂（后称广东陆军军医学堂），礼聘陈伯坛为总教习、中医主任，培养了不少医学人才。但是，随着时局变化，军医学堂停办后，陈伯坛仍热衷中医教育，由其弟子旭日华、程祖培等医师发起，在广州开办"中医夜学馆"，学员达40余人。由于学员多为执业医生，只能利用业余时间求学，因此陈伯坛不辞辛苦，坚持日间应诊，晚间授课，与学员切磋技艺，甚为同道所推重。他还时常到广东中医药专门学校（即广州中医药大学前身）等处讲课，其著作《读过伤寒论》出版前即为广东光汉中医学校的讲义。

1924年，陈伯坛移居香港后，一面行医，一面在文咸东街独资创办"伯坛中医学校"，续收生徒，闻风来学者益众。他素有扶携后进之志，亦择人而教，虽已年迈，仍本着"得英才而教育之"的信念，对学员的培养不遗余力，桃李满门。数十年间，伯坛培育中医人才无数，弟子遍及岭南粤、港、澳一带，如在江门行医的赵景明、陈仲明、吴味范、邓羲琴、林清珊、鞠日华，在广州行医的程祖培、钟耀奎，在香港行医的陈甘棠、陈遂初、陈仿周、陈柳一、陈鉴人、陈子石、陈习之、谢瑞甫等，不少日后都成为医界之俊杰栋梁。其中弟子彭泽民既是一位医者，也是著名的革命者，曾参加过1927年的南昌起义，新中国成立后曾担任中医研究院名誉院长。

宽厚仁爱　开明豪爽淡名利

陈伯坛不仅医技高超、学养精纯，而且医德高尚，不务名利。他认为作为医生，首先要有仁德之心，而后医术才能进步，若汲汲唯名利是务，则神思已自不正，医术难以长进。故此他诊病不计诊金，遇无力购药者还往往给以资助，颇为时人称颂。

当时，岭南地区鼠疫流行，哀鸿遍野，民不聊生。陈伯坛与易巨荪、黎庇留、谭星缘等老中医一起制订治疗方案，根据辨证，用升麻鳖甲汤为主治，后改变剂型，变汤为散，分发给患者，活人无数。这四位名医，就像佛经中济世救人的金刚菩萨一般，被百姓称为"四大金刚"，共同撑起了当时岭南医学的半壁江山。

陈氏之女陈坤华记得："父亲由于名气大，慕名前来求诊的病人很多，他全心全意对待病人，不论贫富贵贱，他都一样认真地进行诊断治疗。在广州行医时，医馆没有规定诊金，当父亲知道一些病人经济困难，封钱很少时也毫不介意。他为了方便危重的病人，每天下午都出诊，当时一般轿子都是两名轿夫，最多三名，而父亲为了急病人之急，宁愿多付工钱，雇请四名轿夫，那时候，我经常听见轿夫喝路之声：'唏呵、唏呵……'好像现在急救车的铃声，要求出诊的病人不少，我们经常等候他回来吃饭，有时等到很晚，甚至等到二三更。"[1]

陈氏一生淡泊名利，不重钱财，乐善好施。除了家人子女，不少家乡亲戚都由他长期供养，家族、亲友中因经济困难而求助于他的，他都慷慨解囊相助。每逢年关，就有亲戚向他求借，即使有时周转困难，他宁可向别人借贷也不愿让求助者失望，故虽是鼎鼎大名的国手名医，收入可观，也由于为人慷慨，难有积蓄。

陈伯坛为人豪爽，仗义疏财。女儿陈坤华记得曾有一同乡操着乡音称

---

[1] 陈坤华，袁衍翠. 追怀先父陈伯坛[J]. 珠江艺苑，1985，(3): 127-144.

陈伯坛二叔公,向他借钱,他说:"我排行最大,并不是二叔公,我与你不熟悉,但你有困难,也可以帮助你的。"① 还有一位乡亲,因一时拮据,想把田产卖给他,而他说:"你急需要钱,我给你,但田不可卖,田契暂时代你保管,以免你贱卖与他人"①。日后,这位乡亲每提起此事,都禁不住热泪盈眶,称赞陈伯坛的为人。还有一个朋友欲筹办药局,想借陈伯坛的大名招徕生意,愿给伯坛一份红股,并送一部小车,但被伯坛拒绝了。他说自己行医以济世活人为宗旨,绝对不可以拿自己的医名当招牌去做生意。

陈伯坛为人宽厚大度,颇有涵养,家人很少见他发火。他对妻子体贴入微,每逢刮风下雨,总会叮嘱加衣防寒,从未反脸粗言相向。对女儿也是疼爱有加,从不打骂。陈坤华记得仅有一次,因为她实在太调皮,父亲只用纸条象征性地打了几下。他对家中佣人一样温和、宽容。一次,两个佣人口角,竟然误将湿淋淋的抹布摔到他脸上,他也没有发怒,一笑置之。

陈伯坛虽是清朝的举人,却思想开明,并不守旧。女儿陈坤华 15 岁时看小说《红楼梦》,他知道后并不责怪,反而赞成女儿,认为《红楼梦》是值得一看的好书,读书人的案头都应该有一套《红楼梦》。

陈伯坛有五子一女,自身虽有绝学,因深知学医的艰辛,并不强迫子女学医。长子陈万驹对医学没有兴趣,曾在中医学校协助作一些教务工作,其他四子年龄尚小,也未学医。他唯一的女儿陈坤华从小爱好医学,于师范毕业后,到伯坛中医专校就读。伯坛见其来听课,高兴地拈须微笑,并鼓励女儿要青出于蓝胜于蓝。他在学校讲课时,广征博引,剖析精微,又结合自己的临床实践经验,深入浅出,十分生动。课余,陈坤华常随父亲诊病,见其临床辨证,历经六载,风雨寒暑无间,自觉所学确有所获,益知父亲的医术精湛,祖国医学之渊宏。

率性天真　兴趣广泛好交游

陈伯坛性情开朗,不随流俗,常常流露天真率直之性。他钻研医学时若有心得,常常沾沾自喜,仰天而笑,有如小孩,憨态可掬。每当谈论医

---

① 陈坤华,袁衍翠. 追怀先父陈伯坛 [J]. 珠江艺苑,1985,(3):127-144.

学时，极为投入，常常高谈阔论，旁若无人。尽管陈伯坛在当时已是名满羊城，但却无旧社会那种视同行如敌国或"文人相轻"的习气。他精通易理，好饮茶，常与黎庇留等伤寒大家偕临茶馆，还爱和易巨荪、黎庇留、谭星缘等老中医聚谈医学心得，切磋交流。

陈伯坛以儒入医，精通易学，尤对堪舆学（风水）素有研究。曾称从自己的学问心得来说，以堪舆学理气居第一位，医学只居第二位。他指出中医古籍书本用语简练而深邃，又无标点符号，故学习中医要中文通顺，才易理解领会，否则很容易出错，差之毫厘，谬之千里。看来他已深刻意识到中医与国学的密切关系，想必他精湛的医术与他深厚的国学基础密不可分。

"药食同源"，陈伯坛的饮食与他的用药风格颇为相似，别具特色。他临证处方善用附子，常以附子煲猪肉汤为餐，家中存大缸附子备用，常谓热食有益。不论寒暑，他都好打边炉（火锅），最喜欢狗肉炆萝卜，认为狗肉补肾而易滞中气，用萝卜化其滞，便可得其补益。广东人有吃蛇的习惯，作为道地的广东人，陈伯坛对蛇却退避三舍，不允许家人、孩子们吃蛇，大概因为蛇性寒，与陈氏的热食原则相悖。他十分注重对身体阳气的养护，此原则也是取法仲景，通过饮食来补充阳气，以养生保健，难怪他能保持旺盛的精力，行医数十年，每日诊百余人，还要忙于授课、著述等工作，除了天赋异禀，他的饮食养生法应该功不可没，这与近代扶阳派医家的理念一致。

综观陈伯坛的一生，自幼接受儒家礼教，但思想豁达，为人豪爽，才华横溢、学验俱丰，壮年中举却无意仕途，生逢乱世而弃儒从医，慨然以济世活人为己任，扶危济困，屡起奇疾沉疴，医名远播。他热衷于中医教育，提携后进，先后创办中医夜学馆及伯坛中医专科学校等，桃李遍布粤港澳。他诊余勤于笔耕，医著《读过金匮》《读过伤寒论》《麻痘蠡言》等影响颇为深远，堪称岭南伤寒学派一代宗师。陈氏性情儒雅，爱好广泛，正如其弟子陈仲明在《先师陈伯坛传略》一文中所云："先师以妙灵之笔舌立德、立言、立功，洵为仲圣之功臣，求诸历代无能出其右者。"[①] 此绝非过誉之言，实为陈伯坛一生成就的真实写照。又如著名学者左需题赠："恂恂其貌，休休其容；壮领乡荐，文坛之雄；精研方术，救世为衷；《伤寒》

---

① 陈仲明. 先师陈伯坛传略. 陈伯坛外孙女袁衍翠提供资料.

《金匮》，阐幽发蒙。继长沙之绝学，开百粤之医风；是为万家生佛，蔚成一代师宗。"[1] 斯人虽逝，他的医学成就及精神值得后世永久铭记。

年　　表

1863 年　　出生于广东新会外海乡。
少年时　　随同乡叔祖陈维泰学习，在书院就读期间开始潜心研究医学。
1884 年　　考中秀才。
1885 年　　在广州书坊街开馆行医。
1899 年　　在广州府学院前设立诊所，挂牌行医。
1894 年　　考取广东甲午科第七名举人。
1905 年　　出任广东陆军军医学堂中医总教习。
约 1909 年　广东陆军军医学堂停办，与旭日华、程祖培等在广州开办"中医夜学馆"。
1924 年　　举家迁往香港继续行医，并独资创办"伯坛中医专校"。
1930 年　　《读过伤寒论》出版。
1933 年　　《麻痘蠡言》出版。
1938 年　　5 月 25 日子时，在香港病逝，享年 76 岁。

（李君　肖永芝）

主要论著

陈伯坛. 读过伤寒论. 民国十九年（1930）外海陈养福堂刻本.
陈伯坛，鞠日华. 伤寒门径. 1937 年广东光汉中医专门学校铅印本.
陈伯坛. 读过金匮卷 19（又称"读过金匮"）. 1939 年伯坛中医学校铅印本.
陈伯坛. 麻痘蠡言. 1933 年伯坛中医学校影印本.

---

[1] 左霈. 题赠. 袁衍翠提供资料。

吴 瑞 甫
（1872—1952）

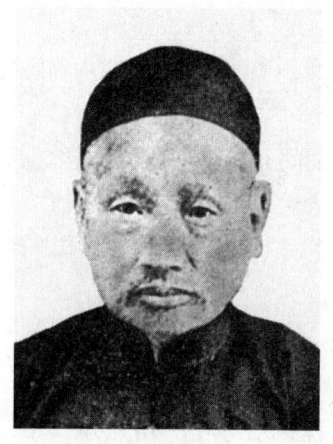

吴瑞甫像①

吴瑞甫，近代中医学家、教育家。出身于7代祖传中医世家，曾中清代末科举人，后弃儒从医，秉承先业，献身岐黄。创办多所诊所，以其高超的临床经验和渊博的中医理论基础，在福建中医界享有很高声望。注重中医教育，创办中医学校及学社，为普及中医理论知识，提高中医水平作出重大奉献。他接触西洋医学知识后，结合自己临床实践，形成自己中西汇通学术见解。他撰著颇丰，著有多种中西汇通医书，其中西汇通理论为后人留下了一份宝贵的医学遗产。

　　吴瑞甫生于清同治十一年（1872），卒于1952年，名锡璜，字瑞甫，号黼堂，以字行，福建省同安县人。据吴氏族谱（吴氏家藏）可知，吴氏祖籍在"晋邑南关外塘市"（泉州南门外塘市乡），"族以盛由塘市而分聚他乡及外府邑者，人口不下数万，莫不以塘市为根源所从出之地"。自2世执吉于清乾隆年间始徙居同安县城，"由塘市携眷来同家焉，初居于邑城东，后复徙于西门内"。

　　因为吴瑞甫生活于近代，有些史料可从其存世后代及门人中获得，从访谈他们中可知，吴瑞甫直系儿孙辈无一继承家学，现存世继承吴瑞甫学术的为吴瑞甫的内弟和弟子廖碧溪的儿子廖雅彬，其在吴瑞甫曾行医办学的厦门思明东路开有诊所。但一直对吴瑞甫旧居、家族墓地进行管理的是吴瑞甫的侄孙吴志成，其存有吴氏家族的族谱，族谱验证了吴瑞甫医学世家的脉系。吴瑞甫在其族谱中属8世二房派下，为筠谷公四子，"生于同治

---

① 吴瑞甫. 诊断学讲义［M］. 厦门：厦门大同印务公司，1925.

十有一年岁次壬申四月初一日辰时",其原配颜氏生于"生于同治十有二年岁次癸酉十二月初四日"。

族谱记载展现出同安是吴氏家族业医成名的根基,自吴氏宗族先祖2世执吉始,及至吴瑞甫8世历7代,皆业中医,名躁一时。吴瑞甫生在蕃富人家,其父"开拓利源,以其善持家计,令子弟得专心于学勤劳"(家藏族谱),年15,即通十三经,擅诗律文学,19岁名列诸生第一,20岁入廪,31岁省试中举,任广西候补知县,族谱载:"锡璜癸卯科举人拣选知县"。民国十七年(1928),吴瑞甫作为总纂主修《同安县志》。据吴瑞甫《中西温热串解》绪言:"余少习举子业,奉先大父筠谷公之命曰:词章之学,无补于世,吾家世代均以医名于时,其继承先业,毋或怠。璜受而谨识之不敢忘。"尤"乙未八年,先大父病温热,遍延名医无一识者,寻以误药变症弃世……璜尽弃科举学朝夕研岐黄家言,无间寒暑"[1]可知,吴瑞甫辞官习医,投身岐黄,具有两点渊源,第一,中医世家的医德医风传承;第二,奉父命秉承先业,济世奉人。

据《厦门名人故居》载有厦门(包括原同安县)从宋代到当代的历史名人70余人及其遗存故居,其中包括医学家吴瑞甫人物及其旧居介绍。《厦门名人故居》共68篇,叙述厦门(包括原同安县)从宋代到当代的历史名人70余人及其遗存故居,内容涉及著名的科学家苏颂、卢嘉锡,政治家洪朝选、蔡献臣、施琅,军事家陈化成、彭德清,教育家周殿熏、林文庆、王亚南,文学家林鹤年、卢戆章、林语堂,医学家吴瑞甫、林巧稚,爱国华侨实业家叶清池、黄奕住、陈嘉庚、陈六使,体育家马约翰,文化名人林尔嘉、邱菽园、王人骥、李禧等,也有清初海盗蔡牵、鸦片大王叶清和、地方军阀叶定国等历史人物及其旧居介绍。[2]可知至今厦门犹存吴瑞甫故居,有关吴瑞甫故居记载资料缺无,实地探访考证其地址及其遗存文物,从中获取吴瑞甫生平医事资料十分重要。经吴瑞甫后人引领,证实吴瑞甫故居现在福建同安县大同街长青路66号,后人有称故居在后炉街,实为历史上的称谓,附近还有小区称后炉新村。故居因现代扩路建房已有很大变化,一进院墙拆除,仅存堂屋,正面供奉吴瑞甫及两任夫人颜氏、廖

---

[1] 吴锡璜. 中西温热串解·绪言 [M]. 上海文瑞楼石印本,1920.
[2] 桂其明主编,洪卜仁译. 厦门名人故居 [M]. 厦门:厦门大学出版社,2007.

氏的牌位，大部分物品已无。

吴瑞甫娶有两房夫人，颜氏为原配，吴瑞甫避难新加坡后娶廖氏共同在新加坡度过晚年。现大同路旧居所供牌位为颜氏，廖氏。现同安吴瑞甫西山墓地碑文上仅为颜氏。据吴瑞甫二孙吴仕尧及家属云，吴瑞甫及廖氏墓葬在新加坡。

吴瑞甫的长孙吴启贤，吴瑞甫本意为传人，但由于母亲的阻拦，改变了人生，掌管家族之事，因于2007年病逝，其弟吴瑞甫二孙吴仕尧常年在湖北工作，不管家事，故家族之事由侄孙吴志成掌管。

通过吴瑞甫侄孙帮助，整理出现存吴瑞甫生活、学习、行医遗物，包括生活用品如拐杖、眼镜、帽子、小药瓶，文具书籍如墨、砚台、印章、双溪书院乡试考卷、史书，行医遗迹如手抄处方、手订秘授外科方、手抄青草诸药备考、吴瑞甫七旬贺寿条幅等。故居内外的原貌虽有改变，但这些遗物鲜活地展现出吴瑞甫生活工作的情境。遗物的发现印证了两点：第一，此旧居确为吴瑞甫当年在同安时医寓，生活的时代为19世纪末至20世纪初。第二，吴瑞甫曾在此进行了早期的习医行医活动。

吴瑞甫在同安始终有较高名望，他还精通史志，曾在1929年主编其故乡方志《同安县志》。清康熙五十二年（1713），知县朱奇珍编修《同安县志》，是为今存最早的《同安县志》。60年后，知县吴镛又修《同安县志》。1929年，吴瑞甫受同安县长林学增之聘，总纂完成了近百万字42篇的《同安县志》。清嘉庆县志之后，同安再无修志，至民国十七年方由举人吴瑞甫主修续志完成，1928年出版，称民国《同安县志》，分42篇近百万字，详载了同安发展史，补充了嘉庆至民初70-80年地方史料，弥足珍贵，为研究同安地方史的主要工具书，深受台胞、侨胞和地方史工作者的喜爱。惜存书无多，又无断句、标点、文言体裁典故很多，一般民众难以通读。三任区方志办主任洪辉星、黄奕铁、林明桐均努力组织人员进行校注，间因全力编撰新县志，故延续至今方完成。送审后，出版方评语为"质量上乘"。区政府拨出专款，2007年已发行。校注后的民国县志断句、标点、注释力求准确，使一般中等文化水平的人也能看得懂，并对多处错误进行更正。其书出版，将成为同安文史界的一件盛事。

2007年3月，由厦门市同安区地方志编纂委员会办公室整理，方志出版社出版，字数96.5万字的民国版《同安县志》，经校勘、标点、注释等整理工作后已经印刷出版。该志另有（台湾）成文出版社（1967）出版的《同安县志》。

据《厦门卫生志》，1938年厦门沦陷，吴瑞甫大义凛然，不从日寇要他出任厦门市伪市长的安排，前往南洋，于1946年创办新加坡中医师公会，膺选为首任会长，在新加坡继续为中医的传播发展努力到生命的最后。1952年1月13日逝世于新加坡，享年81岁。

吴瑞甫的后代未有继承家学，仅有其内弟廖碧溪作为弟子随其学医，并小有成就，是厦门市妇孺皆知的闻名老中医，2007年1月30日去世。廖碧溪为吴瑞甫的优秀传人，撰有《廖碧奚谷医疗经验》和《廖碧奚谷妇科临证》。现有其儿子廖雅斌继承家学，在厦门开元路有诊所。

福建同安县西山墓地是吴瑞甫祖坟所在地，吴氏家谱曾记载了民国三年以吴煌枢、吴锡璜为状人，重申吴氏祖坟疆界的状文及经过。现所见吴瑞甫墓是吴瑞甫之子为父母所建合茔，但墓中仅葬有吴瑞甫原配夫人颜淑慎，吴瑞甫后期始终生活在新加坡，另娶廖氏，墓葬在新加坡。

继承先业　悬壶济世　"退补"不随俗

《吴氏族谱》记载了吴瑞甫7代业医，名噪一时的史实。延陵吴氏为昔日同安大族，2世始祖"扔吉公少通经史，感襄哲范文正公言不为宰相，当作良医，特究心歧黄之术，意在保躬济事，名利非所计也。医名大著，远近求医者日不暇给"。扔吉公因在厦门开设恒心堂药室时往来于同安厦门之间，医德医术颇受称赞，在士绅父老争劝之下，移眷至同安居住。3世祖妙苍公随扔吉公来同开基，"赖公以继"。"但得工活人之术于世较为有补，遂专心于医，以其善通易理，医道益精，名扬福省。"家谱载：吴瑞甫祖父6世企章公"世守医道，兼理商业"，企章公次子吴瑞甫父亲筠谷公"少攻医书，深得岐黄之秘""医名素著，至老益精"。吴瑞甫14岁即开始研读《黄帝内经》《难经》《伤寒论》《金匮要略》，24岁时，到他的同安家中求医问诊者已是络绎不绝。

吴瑞甫早年举孝廉，为同安最后一届科举举人，按清代官制，中了举人就可由此阶生，获得高官厚禄。但吴瑞甫看到清王朝处于风雨飘摇的时代,清廷的腐败无能,内患外辱,使他无意入仕,视功名如浮云,毅然辞去广西候补知县职务。终于秉承儒家不为良相,当为良医古训,并遵循父亲"词章之学,无补于世,吾家世代均以医名于时,其继承先业,毋或怠"的要求,放弃官职,继承父业,开始其悬壶济世、精研医学的人生旅途。如他说"今不做官而从医,能为振兴祖国医学聊尽绵力,亦是人生一大快事"。"吴瑞甫二十四岁行医故里银同,后悬壶申、厦、星等地",① 自同安始,以开诊所为医业先后有5处之多。

一、同安医寓

吴瑞甫早年始在同安行医,不仅在家中坐诊门庭若市,还行走于乡里每求必应。吴瑞甫治学严谨,诊病谨慎,自14岁时,遵先辈嘱攻读岐黄家言,当有同道诽谤与非议时,他绝不随波逐流,如对温热病寒厥,用姜附越治越剧,吴瑞甫主张用寒凉却遭谴责。但他坚持己见,不随俗流,救人于危重。吴瑞甫求真务实的医风奠定了他一生的医学成就。

二、新华药局

据邵氏族谱,同安另一族世医18世邵贞宗曾应吴瑞甫之邀在同安行医,后又与吴瑞甫携手在厦门小走马路(今中山路)开设新华药局,坐堂门诊,蜚声鹭岛。

三、上海行医

吴瑞甫于1919—1920年寓沪行医,据吴瑞甫门人林庆祥云:吴瑞甫"二十四岁在同安执医,后到上海悬壶及著述,1920年返厦",②"在沪、穗业医时,交游颇广,阅历宜深"。③ 据考,辛亥革命前夕,吴瑞甫加入同盟会,积极参与资产阶级民主革命,并曾到广州会晤孙中山先生等人。当革命军兵临城下,吴瑞甫率众绅并北门亲迎,并亲自摘下龙旗,升上五色共和旗。1919年,吴瑞甫大胆揭露当时伪同安县长柳某贪污一案并公诸于众,后屡遭迫害,被迫流亡上海。④

吴瑞甫在上海执医的同时,孜孜撰著医书,1920年在上海文瑞楼书局

---

① 康良石、廖碧溪、涂福音等. 神州留桔井,海外树杏林 [J]. 福建中医药,1984,2.
② 林庆祥,朱清禄,廖碧溪. 纪念吴瑞甫先生. 吴瑞甫学术研究文选,厦门,1984:1.
③ 林庆祥. 谈吴瑞甫先生汇通中西学说的动机和成就. 吴瑞甫学术研究文选,厦门,1984:68.
④ 康良石,廖碧豀,涂福音,等. 论吴瑞甫先生的治学修身观. 吴瑞甫学术研究文选,厦门,1984:15.

印刷发行著作有：《中西脉学讲义》2卷、《中西温热串解》8卷、《删补中风论》等。

四、退补斋

吴瑞甫长期在厦门行医，1920年吴瑞甫从沪返厦，居住厦门中山路82号。在开元路有行医诊所，名"退补斋"，取《尚书》"进思尽忠，退思补过"之义。就是遵循了这一理念，吴瑞甫忠于职守，谨慎细微，虚心求教，务求精深。由于医术高明，"退补斋"求诊者甚夥。吴瑞甫在此也展开了诸多医学活动，培养了一批弟子。在吴瑞甫旧居中看到的厦门太白山参行寄给吴瑞甫的信件地址即为"退补斋"，今址已无。

五、新加坡同安会馆诊所

1938年，厦门沦陷，日军拟寻找一地方上的有望绅士出任伪厦门市维持会长。为抵抗日军威逼，亦为帮助从事地下革命的长子吴树潭躲避敌人搜捕，吴瑞甫尽管避在"万国租界"鼓浪屿，还是不顾年近古稀，于1939年农历5月携子避居新加坡。不久日军大举南犯，攘夺新加坡，杀死包括长子吴树潭在内的许多爱国华侨。吴瑞甫悲愤之余，坚定了为振兴中华奋争的决心，此后吴瑞甫行医生涯均在新加坡度过。初在新加坡同安会馆设诊所，并自撰一联挂在墙壁上："同气相求，安澜共庆。会逢其适，馆舍生春。"吴瑞甫处方多在附近万泰和药行配药，时在其行出诊的陈占伟因深感吴瑞甫案语精简，用药灵活，学有渊源，而拜吴师于门下。①

创办学校　宣传中医　桃李满中外

医学教育是吴瑞甫医事活动的重要内容，也是吴瑞甫作为名医重大贡献之一。吴瑞甫早年既感慨：市井不学之辈，为糊口计，稍识几味药性，略读几方歌诀，便公然出为诊症，问以何病则不知，问以何为病之出路，又不知。六经之传变何因？方法之配合何义？茫茫然如入烟雾中，莫知蹊径，徒以搔不着痒之药，毫无治病功能者，模糊塞责……璜以此乃当政之过失，对地方社会不知慎重人命。务必创设医校，以为考究。明确道出吴

---

① 陈占伟. 怀念吴师. 吴瑞甫学术研究文选，厦门，1984：5.

瑞甫强烈于开办中医学校的目的，也展现出吴瑞甫为发扬医学国粹扶危救厄的拳拳之心。为促进中医学术的提高，他废寝忘食，呕心沥血，集行医、办学、办刊、著书立说于一身，为普及提高当时开业医生的业务水平和行医能力做出了极大贡献。

一、首建厦门医学传习所（1928—1931）

厦门医学传习所是在西学东渐，中医受非难诽谤的严峻时刻建立的。此时全国大的形势是，1929年2月在国民党政府第一次中央卫生委员会会议上，余云岫提出"废止中医案"，并获得通过。吴瑞甫面对中医界萎痹不仁的现状十分担忧，"我厦医界药界，仍醉生梦死，漠然无所动于中…知识之浅，学术之疏，固步自封之萎靡不振。…此种医药界，欲其不受天演之淘汰，其可得耶！"[①] 在此种情形下，吴瑞甫能够站出来积极实施重振祖国医学举措，可谓捍卫中医之佼佼者。为举办中医学校，提高厦门乃至闽南地区中医队伍的素质，吴瑞甫奔走疾呼，邀请洪鸿儒、陈培锟等地方上热心公益事业之人士，共同创办厦门医学传习所。吴瑞甫云：本埠传习所之设，原欲使已习医之人，就其经验丰富，使精益求精，意至善也。传习所于1928年成立并设址在思明东路原厦埠医师公会楼上，对本埠的开业中医进行全面培训。厦门医学传习所共开办了两期，每期2年，学员共100与人，年龄不限，夜间上课，教材均由吴瑞甫亲自编撰，并亲自授课。由于传习所成绩斐然，致使当时警察局长杨遂将经考核发执业证规定进行了改变，凡经传习所培训结业成绩优良者，即发给开业执照。自此生源应接不暇，传习所受到社会上的重视和称赞。

吴瑞甫在厦门医学传习所同步办有《厦门医学传习所月刊》，以宣传传习所的学习内容，刊载成绩优良学员文章。

二、创办厦门国医专门学校（1932—1938）

1932年7月，吴瑞甫又以厦门国医支馆、厦埠医学会、厦门中医公会（吴瑞甫任馆长及二会会长）的名义，报请中央国医馆备案，共同发起创办厦门国医专门学校，开设两年制的研究班和4年制的本科班。

当时，官方未将中医教育列入民国政府的教育系列，并三令五申，下令各地的中医教育机构不能称为"学校"，福州的"三山国医学校"就被迫

[①] 吴瑞甫.《国医旬刊》发刊词［J］. 国医旬刊，创刊号，1.

改称"三山国医社"。但吴瑞甫面对来自政府的压力,毫不畏惧。此事被诉诸公堂,吴瑞甫在法庭上侃侃而谈,据理力争。最终,厦门国医专门学校成为福建省唯一保持"学校"称谓的中医教育机构,为中医界争得教育、培养人才的正当权利。

吴瑞甫联合当时厦门商界知名人士组成董事会,经费上获得了银行界的支持。厦门商会会长洪鸿儒为董事长,加聘省财政厅长陈培锟、省高等法院院长刘通为名誉董事长,吴瑞甫任校长。厦门国医专门学校原设在思明东路厦埠医学会二楼,1933年为扩充迁至厦禾路154号粮油公会内,备有课室、礼堂、办公室和寄宿生宿舍等。

国医专门学校先办业余研究班,后又扩充为全日制本科班,大力培养中医后继人才。课程以中医理论为主体,结合现代医学常识及临床实践,从中医经典到临床各科,培养了一批精通医学的中医人才,在以后的几十年中在中医界发挥了很大作用,产生了一批名医。

为配合医校教育,同时面向社会呼吁中医界人士共负整理祖国医学之责,为探讨阐发中医学术开辟一块园地,吴瑞甫于1934年7月5日创刊厦门第一份中医期刊《国医旬刊》,厦门国医专门学校校长吴瑞甫任主编,梁长荣、陈影腾、林孝德任编辑,20世纪30年代,中医在政府当局的限制扼杀下,处境十分困难。吴瑞甫挺身而出,为维护中医的生存和发展做出不懈的努力。他在创办中医学校的同时,又主编《国医旬刊》,作为中医学术论坛,呼吁中医界人仕,共负整理祖国医学,弘扬中医学术之责。《国医旬刊》刊头为于右任所题,可以反映吴瑞甫与政界的来往。《国医旬刊》社址即在社址设在厦门思明区东路国医专门学校,表现了吴瑞甫行医、办学、办刊结合的学术风格。吴瑞甫亲自撰写发刊词,提出该刊的宗旨是:发扬国医学术,普及医药常识,宣传国医文化,增进健康教育,荟萃国医精华,指示习医门径,沟通国医声气,融贯中西学说。该刊设有论言、中医药界大事、学术交流、医案医话、中西医探索等栏目。《国医旬刊》不但发表许多中医人士求生存、争权益的抗争文章,在维护中医合法地位方面发挥积极作用,而且广泛开展学术交流,发表整理总结临床经验的文章,其中有陈少腾的《四时病温略述》、陈曩鹤的《霍乱寒热辨》、萧晓亭的《麻疯辨证》等。吴瑞甫还在该刊的第一卷第3期发表《论中西医宜互相参究不宜作无益之争议》一文,阐述中西医知识应相互沟通,以彼之长,补我之短,促进中医学术的发展。该刊还陆续刊登介绍近代西方医学的文章，如江隽候的《论微生物》、郭麦威的《泌别器之研究》等。从吴瑞甫主办的《国医旬刊》内容中，体现其既重视中医学术，又主张吸收西医新说，中西医理互相参究的学术观点。《国医旬刊》在国内外设有多个代理处，如泉州、安海、惠安、同安、马巷、漳州、石码、龙岩、成都、香港、菲律宾、荷属等地，在当时有一定影响。

《国医旬刊》于1935年8月停办，吴瑞甫又于1937年1月创办《厦门医药月刊》，刊物展现出吴瑞甫为中医力挽狂澜，高声疾呼，力图振作的赤子之心。

厦门国医专门学校旧址厦禾路154号现已拆除，现厦禾路只保留了道路西侧，包括厦门国医专门学校旧址在内的厦禾路东侧已拆除建成了快速公路桥。1982年，廖雅彬摄下的厦禾路154号厦门国医专门学校旧址图片，刊载于《吴瑞甫学术研究文选》。

三、星洲国医专门学校

1938年抗战爆发，吴瑞甫避难新加坡，继续为培育中医人才而呕心沥血，当时在新加坡有不少中医仰慕吴瑞甫高超医术而投其门下。吴瑞甫于晚年之际，办学育人之心尤笃，在异乡仍为中医的发扬光大而矢志不移，积极配合门生筹建星洲国医专门学校，此校现为新加坡中医学院。学校于1953年正式成立，时吴瑞甫已去世周年。新加坡中医界赞扬吴瑞甫"同仁等因时闻先生绪论，而医学宜进，是不仅同仁之幸，而亦华侨之幸也"。①

吴瑞甫对新加坡的中医发展具重大影响之踪迹表现在多方面，他还积极会同当地名流组建中国医学会，吴瑞甫对新加坡的中医发展具重大影响之踪迹表现在多方面，他还积极会同当地名流组建中国医学会，对新加坡中医学术交流起到积极影响。"由是星马医风，为之转移，使社会有识之士多转信仰中医"。②

四、筹建厦门国医图书馆

吴瑞甫于厦门市筹建厦门国医图书馆，累积不少图书资料，甚至不惜献出家藏秘本。他在其主办的《国医旬刊》上撰文《拟设厦门医学图书馆

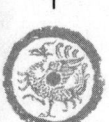

---

① 学术股编委会同仁敬撰. 吴瑞甫先生历史. 医粹, 1949, 1.
② 陈占伟. 纪念吴瑞甫老师 [N]. 新加坡联合早报, 1984, 3, 5.

以昌明医术利益人群》阐述其设立图书馆的初衷:"医学图书馆之办设,为培植完全科之人才而设;为医学家广开风气,令知世界变迁而设;为后进之优秀人才,既通晓国医术之粹美,且得以东西各国较短挈长,以共臻于完善之域而设。"当时中医界以此为切磋钻研之基地,对提高理论认识起了促进作用。

汇通中西　溯源求精　著述扬医界

吴瑞甫为近代中医大家,在于他精通中医经典,精于内外妇儿各科之症。从吴瑞甫弃儒从医始,就朝夕研究岐黄之言,为振兴中医"取古今医籍,摘其纰缪,撮其精华,以所试必效之力,阐发其所以然之故。庶轩歧绝学,得发挥而昌明之,以为我国光"。每至中医困境之时,他都倾注心血,竭尽事业之所能。他的《敬告全国政界暨各医界各社会保存医学国粹书》举出大量事实对比,感慨中医治病之效验,为全国五千余年所信用。"一旦摈弃,不许存案,与数典忘祖何异?"他的《国医旬刊》发刊词针对国民党政府废止中医中药之议,深叹"国医到此时候,乃兴亡绝续之交",要唤醒国人,具真实学问,争存立于世。吴瑞甫以其高超的临床经验和渊博的中医理论基础,在福建中医界享有很高名望。

由于自清道光二十二年(1842)外国传教士将西医传入厦门,五方杂处的特殊文化格局,为吴瑞甫接触、了解西医提供了便利。这使得一贯为振兴国粹呐喊的吴瑞甫亦受到影响,他在其《医学讲义》中写道:"近以西人医术日新月异,从师访道,弥益勤劬。凡有译本,不惜善价购求,朝夕考稽,必求得其所以然之故而后已。"吴瑞甫在研读西医著作中,了解西医,在中西医诊疗方法的对比中认识西医。他接触西洋医学后,结合自己临床所遇问题,大量反思,并研究当时各种思潮,看到"近则五洲通市,东西洋各医者力争上游;而我国犹疲玩如故,拘泥故常如故,无怪为西医所轻视也"。最终形成自己学术观点,认为中医与西医之间应汇通。他客观地认为:"世界无论何学术,苟极深研几,自有独到之处。""余甚愿习西医者,不夸己长,不胶柱调瑟。知其长处,尤尝悟其短处……尤愿习国医者,既勤求古训,应濡染新知。凡谬误者正之,精粹者开发之。有明效大验者,表彰之；与新学说可互相参订者，沟通之。"① 吴瑞甫认为这样做国医方可进步。

吴瑞甫重视经验总结，生平著述甚多。他虽然工作很忙，每天患者满盈，还要每周2～3天下午去医校上课，每晚去为研究班上课，但到家后就赶写讲义教材和编辑《国医旬刊》稿件。吴瑞甫最大的热情就是为发扬祖国医学遗产及用中医理论指导临床实践而努力，因此此时他虽然已年过花甲，鬓发如霜，却精力不减。他能够同时从事临床、教学、自编讲义、撰述著作，他的努力让人感到他是一位为中医事业奔忙的志士。

吴瑞甫除晚年在新加坡写作及部分手稿未及备载外，撰著的中医书及中西汇通医书有以下几类。

一、上海文瑞楼书局石印本

《中西脉学讲义》2卷（1920）、《中西温热串解》8卷（1920）、《删补中风论》2卷（1922）、《新订奇验喉症明辨》（1924）。

二、铅印本医校教材

《诊断学讲义》（1936年厦门国医专门学校教材）、《四时感证》（1936年厦门国医专门学校讲稿）、《伤寒纲要讲义》（1935年厦门国医专门学校讲义）、《卫生学》。

三、医校的油印讲稿

《中西内科学》《儿科学讲义》《八大传染病讲义》《脑髓病讲义》《身体学讲义》《卒病学讲义》。

吴瑞甫著书立说，其理论源于《黄帝内经》《难经》《伤寒论》等中医经典，参以各家学说之精华。吴瑞甫的认识指导了他的实践，他的这些著作，文字通俗易懂，义理深入浅出，阐发祖国医学之奥秘，为医家深入钻研医学典籍，应用于实践敞开方便之门。

在吴瑞甫的医著中阐述了中西理论上的异同，验证了取中西医之长、用中西汇通方法分析病情增进疗效的案例。在《中西脉学讲义》论脉理，在《中西温热串解》中论温热病，从《诊断学》中论诊断，吴瑞甫将中西学说汇通其中，倡导两套医学对照，吸取西医辨病特点以协助中医辨证，在生理、病理、诊断、治疗、用药等方面均扩大了认识面，从而能更好的

---

① 吴瑞甫.《国医旬刊》发刊词［J］. 国医旬刊，创刊号，1.

发扬祖国医学特色。认真研读吴瑞甫中西汇通著作深感其为佼佼者,吴瑞甫中西汇通理论为后人留下了一份宝贵的医学遗产。

吴瑞甫一生怀着对中医国粹的热爱,带着用中医拯救国民的热情,勤奋治学,严谨疗病,耗费心血,甚至在异国他乡仍不辞劳苦,行医授业。"至今新加坡同安乡亲中仍流传着'单方一味挽沉疴'和'起死回生救危驱'等有关吴瑞甫医术的神奇传说。"① 新中国成立后,他希望早日回归厦门,为祖国中医事业再献余力,惜年迈体衰,劳累过度,终老于新加坡。吴瑞甫的功绩留在了祖国与新加坡两个国度里。

年　　表

1872 年	出生于福建同安西山吴村。
约 1880—1885 年	读私塾。
1886 年	奉父命学医。
1890 年	名列诸生第一。
1892 年	入廪。
1895 年	弃科举,改习医。
1896 年	始行医,开诊所。
1908 年	省试中举,任广西候补知县。
1911 年	任同安青年自治会会长。
1912 年	11 月,率众绅开城迎接革命军。
1914 年	为祖坟疆界诉状。
1919 年	遭迫害流亡上海。
1919—1920 年	寓沪行医。
1923 年	为总纂主修《同安县志》。
1928 年	《同安县志》十二大册定稿付梓。
1928—1931 年	开办厦门医学传习所。

---

① 方志文. 一代名医吴瑞甫[M]//中国人民政治协商会议福建省同安县委员会文史资料工作组. 同安文史资料·人杰篇, 1982: 238.

1932—1938 年　开设厦门国医专门学校。
1934—1935 年　创办中医期刊《国医旬刊》。
1937 年　创办《厦门医药月刊》。
1920—1936 年　著书立说。
1939 年　携子避居新加坡。
1946 年　创办新加坡中医师公会，膺选为首任会长。
1952 年　逝世。

（刘玉玮）

主要论著

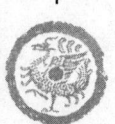

吴瑞甫. 中西脉学讲义. 1920、1922 年上海文瑞楼石印本.

吴瑞甫. 中西温热串解. 1920、1921、1922、1928、1934 年上海文瑞楼石印本.

吴瑞甫. 删补中风论. 1922 年上海文瑞楼石印本.

吴瑞甫. 重订奇验喉症明辨. 1924、1925 年上海文瑞楼石印本.

吴瑞甫. 伤寒纲要讲义. 1936 年厦门国医专门学校铅印本.

吴瑞甫. 诊断学讲义. 1936 年厦门国医专门学校铅印本.

吴瑞甫. 四时感证讲义. 1936 年福建私立厦门国医专门学校铅印本.

丁甘仁
（1866—1926）

丁甘仁，中医临床家和中医教育家。治学不偏执一家之言，博采众长，温病与伤寒兼通，经方与时方并用，形成寒温融合新学说。精内、外、喉科，诊治烂喉丹痧颇有心得。善于总结经验，重视医案的记录书写，留下丰富的临床医案。用药轻灵，处方和缓，不求急功，堪称典范。创办上海中医专门学校，为中医事业培养了大批优秀人才。

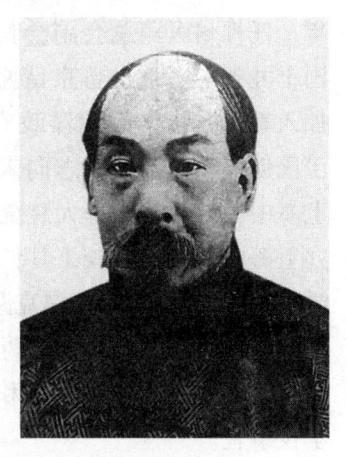

丁甘仁像[1]

丁甘仁，名泽周，1866年2月8日（清同治四年十二月二十三日）出生于江苏省武进县（现常州市新北区）孟河镇。丁氏原籍江苏云阳（今丹阳县）堡港圩，清道光元年（1821）迁至武进孟河。祖父名齐玎，父名惠初。甘仁排行第三，长兄鹤年、次兄炳裕。

1878年，丁甘仁到离家数十里外的圩塘镇名医马仲清（绍成）诊所学习中医，奠定了医学基础。3年后又问学于族兄丁松溪（费伯雄门人），学有长进。其后外出习医，师从名医马文植，深得马氏内科、外科之要术。继而赴无锡、苏州行医，广交当地医友，对吴医温病学说有所认识。由于业务平平，发展不顺，于1890年赴上海行医。

初至上海，为走方郎中，走街串巷为贫民治疗疾病。1894年，丁甘仁经同乡名医巢崇山推荐在上海仁济善堂坐堂行医，医名渐起，成为行医生涯的重要转折点。诊余与沪上名医多有交游，如恽铁樵、唐宗海、张聿青、余景和等，兼收并蓄各家之长，受益匪浅。曾拜安徽名医汪莲石为师，钻

---

[1] 胡晓峰拍自"常州孟河医派传承学会"办公室之原照。

研张仲景《伤寒论》，熟读舒驰远《伤寒集注》，颇有心得，医术精进。1905年，联合上海的中医药界发起签名运动，抵制购买和使用进口西洋参，同年与人合股开办药店，经营中成药和中药饮片。

1912年，参与发起组织中华医学联合会，任董事及医部副会长。1913年，任神州医药总会副会长，与神州医药总会余伯陶、叶晋叔等人发起全国十九省中医救亡晋京请愿团，向北洋政府教育部请愿，要求政府将中医加入教育系统，遭北洋政府教育部教育总长汪大燮拒绝。请愿虽遭拒绝，丁氏创办中医学校的志向未曾动摇，1915年，发表"公民丁泽周等为筹办上海中医专门学校呈大总统文"，开始筹办上海中医学校。次年，发表"创办上海中医专门学校丁甘仁宣言书"，与夏应堂、谢观等创办上海中医专门学校，于8月23日在白克路人和里珊家园丁宅正式开学，丁氏自任学校总理（总负责人）。编写《药性辑要》《脉学辑要》等作为中医专门学校讲义。又筹建南广益中医院和北广益中医院作为学生实习基地，任院长总理学校事宜。

1921年，发起成立上海中医学会，被推选为会长。1922年，发起成立江苏全省中医联合会，任副会长。出任上海特别市医生鉴定委员，发表《喉痧症治概要》。1925年，与夏应堂创办上海女子中医专门学校，任校长。

平生热心公益慈善事业，积极参与发起成立上海医学善会，带头捐款。参加上海多处善堂施诊，如广益善堂、仁慈善堂、仁济善堂、一善社、联义善会、至圣善院等。举办武丹荫沙义渡局、孟河接婴堂、孟河敬老院、通江市文社等，乐善好施，慷慨解囊，赈灾济难。旱灾之年出资在孟河镇开凿水井10余眼，至今孟河镇西门内留有双口井遗址。1924年，孙中山以大总统名义颁发"博施济众"匾额。①

1926年夏，丁甘仁率师生赴乡下施诊，感染疾患。7月20日起身体一直低热，8月4日突然出现高烧，神志昏迷，四肢抽搐，抢救无效，8月6日病逝于白克路登贤里寓所，享年60岁。

丁甘仁出生的孟河镇位于江苏南部，自明代费尚有开始，历代名医辈出。至清同治年间名医云集，药铺林立，业务繁盛，最负盛名的医家有费伯雄、马文植、巢崇山三大家，以内科、外科、咽喉科闻名于时，民间有

---

① 杨忠. 丁甘仁传［M］. 上海：上海中医药大学出版社，2008：293.

孟河出名医的传说。费伯雄是费氏医学第七代传人，道光年间曾两度应召进京，为皇太后治疗肺痈，赐"是活国手"皇匾一块；为道光皇帝治疗失音，疗效显著，赐联"着手成春，万家生佛；婆心济世，一路福星"。马文植幼承家学，随祖父马省三习医，光绪年间进京为慈禧太后治病显效，得慈禧赐匾额二块，一书"福"，一书"务求精要"。[①] 当时孟河医家声震四海，各地前来问医求药者络绎不绝。200余户人家的孟河小镇，在200多米长的街道上有十几家中药铺，自南向北分别是：新开天生堂、台山堂、聚德堂、同德堂、天生堂、天宝堂、费德堂、仁济堂、灵济堂、益生堂、保和堂等，足见当时孟河镇医事之盛。丁氏自幼受家乡医风的影响，耳濡目染，社会环境的影响与他后来走上医学道路不无关系。

孟河医派的中坚

孟河医派是近代中医发展史中有较大影响的学术流派。江苏武进孟河镇历史上诞生了众多名医，有完整的学术思想，有医学专著问世，有历代传承人继承发展，具备了学术流派的基本要素，形成了重要的医学派别。

孟河医名起自明末清初，费尚有弃官从医，定居孟河，开始了孟河费氏的医学事业，较早时有法征麟、法公麟兄弟在孟河行医以治伤寒出名。乾隆年间，沙晓峰、沙达周，在孟河以外科名重当时。乾嘉年间，费士源以内科闻名，丁氏以儿科见长，马氏、巢氏也已有人业医。清道光、咸丰、同治年间，孟河名医云集，业务兴盛，经验成熟，学术思想逐渐形成，费尚有的6世孙费伯荣、费士源的孙子费兰泉、马家的马省三和马文植祖孙以及文植堂兄弟辈马日初、巢家的巢沛山等，均名震数省。费家以调治内伤杂病见长，马家以内、外、喉三科兼擅著称。清末民初孟河医家陆续走出孟河，向周边地区扩散。沙石安迁镇江大港，巢崇山、费绳甫、丁甘仁迁上海，余听鸿迁常熟，贺季衡迁丹阳，邓星伯迁无锡。在全国范围内形成影响。正如丁甘仁在《诊余集》序中所说："吾吴医家之盛甲天下，而吾孟

---

① 张琪，曹震. 孟河医家学术思想特色初探［C］//首届中国（常州）孟河医派论坛文萃. 常州，2006：10.

河名医之众,又冠于吴中。"①

孟河医家,最具代表性的是费、马、巢、丁四大家。费家的费伯雄以内科见长,擅治虚劳,著有《医醇賸义》。马家以疡科名者数世,至马文植呼声最高,影响最大,著有《外科传薪集》。巢家的巢崇山在上海行医,擅长内、外两科,刀圭之术犹为独到。巢渭芳系马文植学生,精内科,尤长于时病,名重乡里。

丁家代表人物是丁甘仁。丁甘仁初学医于马绍成,继受教于丁松溪(费伯雄门人),又从马文植学,能兼蓄马氏内、外、喉三科之长。对马氏的治疗经验,如内科方案的记录、外科方药的炼制等悉数掌握。对于费氏医学,崇尚费伯雄的醇正和缓以及归醇纠偏的学术风格,认为和则无峻猛之剂,缓则无急切之功,擅长"轻可去实"之法。到上海又与巢崇山交往密切,全面继承孟河三大家的学术思想,在临床实践中有所创新,成为上海的著名中医临床家。临证时强调考虑三个方面:第一要估计患者体质的强弱,第二要酌量病势的轻重缓急,第三要了解患者的居处习惯、饮食嗜好等。投药无效时,必须细究原因,然后加以调整变化。擅长治疗中风证,阳虚挟痰者,用小续命汤、参附汤、半硫丸、人参再造丸等温阳通络;阴虚挟痰热者,用温胆汤、至宝丹、指迷茯苓丸和丁氏验方天麻半夏羚羊等柔肝熄风、豁痰疏络。外科证治见解独到,自制各类外科用药,如敷贴膏药、油膏敷药、药线、药散等。擅长外科手术,如手术刀切开排脓,火针穿刺肿疡排脓等。喉科疾病擅长治疗喉痧,总结出"凡遇烂喉丹痧,以得畅汗为第一要义"的治疗原则,著有《喉痧症治概要》。弟子众多,教学严格,尝告诫自己的学生:"不患人之不知,而患己之不明。"② 因创立上海中医专门学校,有"医誉满海上,桃李遍天下"之称颂。③

丁甘仁在孟河四大医家中后来居上,全面继承孟河其他医家的学术思想,并且创新发展,学术与教育并重,成为孟河医派的中坚。

---

① 李夏亭. 孟河学派医人考略 [C]// 孟河医派研究文集. 常州,2005:2.
② 张伯臾. 桃李无言,下自成溪 [J]. 上海:上海中医药杂志,1985,(9):12.
③ 李夏亭. 浅析丁甘仁对近代中医药发展的学术影响 [J]. 南京:江苏中医药,2008,27(6):17.

革新中医教育的先锋

丁甘仁所处历史时代,正是清末民初社会剧烈动荡变革时期,中医药在西方医学的冲击下面临如何发展的问题。此时的丁甘仁敏感认识到:医学之兴衰,惟教育为之关键。于是为中医教育事业奔走疾呼,多次讲演阐述中医教育的重要性,下定决心创办中医学校并为之奋斗终生。

1912年7月10日,全国临时教育会议在北京召开,会议涉及医药内容的只有《大学令》和《专门学校令》,决定大学中设医科,专门学校中设医学专门学校和药学专门学校。讨论通过时只是在医药是否分校问题上发生争执,根本没有提及中国医药学。《专门学校令》和《大学令》分别于10月22日和24日颁布。11月教育部又公布了依此制定的"医学专门学校规程"和"药学专门学校规程",内设医学科目48种,药学科目31种,均无中医药学内容。1913年1月教育部公布"大学规程",医科分医学门和药学门,医学门有科目51种,药学门有科目52种,仅药学门中有中国生药学及实习二种,从而中国医药学被彻底排除在国家教育系统之外。①

丁甘仁意识到此事关系中医药前途命运,联合上海中医药界余伯陶、钱庠元、王问樵等人首先行动起来,于1912年底发起组织"神州医药总会",其筹办简章中说:"兹者教育部定章,于学校之课程,删中医之科目,弃圣经若敝屣,视吾辈若赘瘤,是可忍也,孰不可忍!同人等未遑责人,先行求己,爰集同志,发起斯会,藉名流之讲论,作吾道之干城,编辑学科,组织医报,病院学校,徐俟扩充,拟呈请教育部保存,要求国会员同意,众擎易举,万险不辞!"②

1913年2月10日,神州医药总会召开第三次会议,推定临时主任兼经理丁甘仁、余伯陶、钱庠元三人,王问樵为总干事,李缙臣、陈粟香、陈根儒、颜伯卿负责文牍,沈智民为书记,包识生、叶心如干事兼交际。会议一致认为当前应以向立法行政机关请愿为第一要事,决定发起神州请愿

---

① 临时教育会议日记[J]. 北京:教育杂志,1912,(6):12.
② 神州医药总会邮递简章[J]. 南京:南京医学报,1913,(11):5.

团,由李缙臣负责起草请愿书。12月,各省代表在京会合,经人介绍前往教育部向总长汪大燮请愿。请愿书标题为"恳请提倡中医中药准予另设中学医药专门学校以重民命而顺舆情",请愿书中阐述宜提倡中医药理由有五:(1)中西医各有所长;(2)中西体质赋禀不同;(3)中医药为民众所信仰;(4)西医难以承担全国卫生保健;(5)中西药关系到国家财政。要求政府统筹全局,准予提倡中医中药,除前次西法学校业已颁布通行外,请再厘定中学医药科目,另颁中学医药专门学校规程,一方以西法补助中学,一方以中学补助西法,相辅而行,互为砥砺。具体措施八条,即设立中国医药图书编辑社,开设医院,分设补习学校,规定诊察手续及方案程式,删补丸散膏丹各项药品划一仿帖详论性味治验及用法,设立医药藏书楼药品陈列所,设药品化验所,编辑医学报刊。①

丁甘仁认为中医人才培养是中医药事业发展的关键。经过多年思考,对比中外医学教育现状,得出中医发展必须采用现代教育模式,创办新式中医学校的结论。具体办学方法可以中西兼容,采西医解剖等长处补中医之不足,择善而从,不分畛域。这些办学思想认识在1915年"公民丁泽周等为筹办上海中医专门学校呈大总统文"中有详细阐述。文中说到:"盖医学之兴衰,惟教育为之关键。彼西医者,由政府设官职,兴学校,年限成绩,考察严密,不及者不能滥竽充数也。国家重视医学,所以能奔走天下之人才成集斯途,医道所以日新也。今我国则不然,政府视为方伎,人民视为小道,各有师承,各分派别,自兴自衰,国家不问。略明医理即出应世,借以糊口,几同营业。无年限,无成绩,聪颖子弟不屑学焉。间有杰出人才,良有好学之士,遍读群书,深资历练,而后有成。由此言之,教育之成败,可观矣。""查各校之内容,类皆偏尚西医而中医徒袭其名,上行下效,捷于影响,恐数十年后,中国数千年神圣之医学日就式微,甚可痛也!""泽周等爰拟自筹经费,先择上海相宜之处建设中医学校,而以历代先哲之书遴选其精深者为课本,延医之高明者为教员,明定年限,详察成绩,考之合格,然后授凭,行道济世,庶几神农岐黄之真传,于以昌明而勿替。由是全国推行,民命攸赖,岂不懿欤?学校附近,尤当设立医院,聘中医数人为医员,俾学生实地观摩,以资造就。兼聘华人之精于西医者

---

① 请愿书[J]. 太原:山西医学杂志,1922,(8):3.

一人，凡遇病可用西医法者，以西法医之，学生可兼通解剖，而补中医之不足。医为仁术，择善而从，不分畛域也。"教育部批："丁泽周等欲振余绪于将湮，设学堂而造士，兼附设医院，兼聘西医，具融会中西之愿，殊足嘉许。惟中医学校名称不在学堂系统之内，本部医学专门学校规程内，亦未定有中医各科课程。所拟简章，应由本部备查咨覆，查酌办理。"内务部批："教育部既深嘉许，本部自所赞同，应准备案。俟该校课程拟定后，送都查核可也。"①

1916年，丁甘仁又发表"创办上海中医专门学校丁甘仁宣言书"，论述设立中医学校的理由有四：一、中医式微，西医正炽，国粹之可虞也。二、医为仁术，治病救人，生命之攸系也。三、中西医药，各有渊源，气质之不同也。四、医疗药品，经济相关，利权之外溢也。丁氏经常研究西方学术发展史，尤其关注学校状况，了解到英美俄法，对医学校十分重视，德国最为突出，医学校数量最多。"以世界之大势，竞进文明，固步自封，断难立国"，中医也必须要紧跟时代潮流，创办中医学校。丁氏还在宣言中归纳总结了自己在办学中的责任、志愿、宗旨、希望，"经济之筹备，校舍之经营，鄙人之责任也。始之以热诚，继之以毅力，鄙人之志愿也。尚精神不当尚形式，崇现能兼事实验，鄙人之宗旨也。今日之莘莘学子，异时之矫矫良医，鄙人之希望也。"② 为承担起办学经济的重任，丁甘仁还与中和国药号共同研制中成药"益脑补心汁"和"戒烟丸"，将销售收入投入到学校筹办之中。③

1916年7月1日—15日，7月28日—8月7日，《申报》连续两次刊载上海中医专门学校招生广告，强调办学宗旨是"昌明医学，保存国粹"。8月23日，上海中医专门学校正式开学，丁甘仁任总理（总负责人），开创了中医现代教育的先河。丁甘仁亲定校训为："精诚勤笃。"精，学贵于精；诚，诚以待人；勤，业在于勤；笃，笃志不渝。④ 其中的笃，既是对中医学校全体师生笃志不渝热爱中医事业的要求，也是丁氏笃志不渝献身中医教

---

① 丁甘仁. 为筹办上海中医专门学校呈大总统文 [J]// 中医教育讨论集. 上海：中西医药研究社，1939，(11)：2-3.
② 名医摇篮——上海中医学院校史 [M]. 上海：上海中医药大学出版社，1998：154.
③ 名医摇篮——上海中医学院校史 [M]. 上海：上海中医药大学出版社，1998：10.
④ 名医摇篮——上海中医学院校史 [M]. 上海：上海中医药大学出版社，1998：25.

育事业的真实写照。

学校为全日制，预科二年，本科三年。预科主要学习医学普通知识（医学基础知识），教学科目有：修身、国文、体操、生理学、病理学、药物学、诊断学等。生理学授课内容有器官骨骸（含西医解剖知识）、脏腑体用（含西医生理卫生知识）、经络气化等，病理学授课内容有医学通论、阴阳原理、六气之淫、七情之变等，药物学授课内容有本草药性、古今方歌诀、药品识别、炮制方法等，诊断学授课内容有四诊通论、脉诀、舌色等。本科主要学习医学专门知识（临床各科），教学科目有：妇科学、产科学、幼科学、内科学（含伤寒、温病、杂病）、外科学、眼科学、喉科学等，针灸、骨伤为选修课程。1925年丁甘仁与夏应堂创办上海女子中医专门学校，丁甘仁任校长，仍为全日制，预科二年，本科三年。教学科目有：修身、国文、生理学、病理学、药物学、诊断学、妇科学、产科学、幼科学、内科学、外科学、喉科学等。女子中医专科学校特点是重视妇产科和幼科的讲授。

丁甘仁亲自编著《药性辑要》《脉学辑要》《医经辑要》《诊方辑要》等作为学校早期教材。临床各科教材多选用明清医家的著作，伤寒论的教材有陈修园《伤寒方歌括》，温病有吴又可《瘟疫论》、叶天士《外感温热论》、王孟英《温热经纬》杂病有陈修园《金匮要略注》、吴谦等《医宗金鉴》，妇科有《傅青主女科》《竹林女科》《济阴纲目》，眼科有《龙木论》《鸿飞集》，喉科有《重楼玉钥》《喉科紫珍集》，外科有《疡医大全》《外科正宗》《外科证治全生集》，幼科有《幼科三种》《推拿新法》等。

《药性辑要》，刊于1917年。开篇先论述药性总义，概括介绍药物的性味归经、升降沉浮。后分上下2卷，选载临床常用药物366种，附药58种，按草、木、果、谷、菜、金石、土、人、兽、禽、虫鱼等11部排列。书中内容以李士材《雷公炮制药性解》为主，又增补吴仪洛《本草从新》部分药物，注释内容摘自《本草纲目》和《本草从新》。每种药物介绍性味归经，主治功效，毒性宜忌，加工炮制等，词语对仗工整，便于学习记忆。最后根据多年临床用药心得体会撰写按语，多为用药宜忌。

《脉学辑要》，刊于1917年。丁氏将蒋趾真《脉诀》抄本校正厘定，又辑入李时珍、陈修园两家脉法合编增注而成。主要内容有陈修园诊脉歌、论脉篇、脉法统论，陈修园补徐灵胎诊脉论、节录病机赋，李时珍《濒湖脉诀》的脉状主病及相类脉诸诗，蒋趾真各脉分六部主病等，逐条注释。全书内容简约易懂，歌诀朗朗上口，便于学习记忆。

《医经辑要》，刊于1917年。7卷。选辑《内经》重要内容，以类相从，分藏象、经络、病机、类证、类病、治则、运气等7类，酌情摘录历代名家注释要言，逐段加以注解，需要特别强调之处专列"要注"项，便于学习者参考。

《诊方辑要》，刊于1917年。分内科、妇科、外科3类，收载感冒、温饱、咳嗽、吐血、疟疾、脾胃、痰饮、肿胀、风湿、脚气、泄泻、下痢、脱肛、便血、虚损、中风、不寐、癫狂痰迷、肝气、肝阳、冲击、疝气、遗精、癃闭、淋浊、血淋、续增虚损、调经、妊娠、痈疽、流火、血燥、湿疮、横痃、虾干、咽喉、舌、口、鼻、目、耳、乳痈、乳疽等43种疾病，每种疾病有症状、脉象、治疗原则、方药等内容。

教学以突出临床实践为特色，1918年作为学生临床实习基地的沪南广益中医院和沪北广益中医院先后开业，为注重临床实践、理论联系实际的教学方法提供了便利条件，丁甘仁任两院院长。

学校师资力量雄厚，延聘上海著名中医担任教师，既有丰富临床实践经验，又有扎实的的理论功底及口头表达能力。早期教师有谢利恒、黄体仁、徐访儒、余继鸿、赵吉甫、汤潜、邵骥、陈殿与、曹颖甫、包识生等，后期又有诸多上海名医受聘于学校，将各自宝贵经验毫无保留地传授给学生，培养出一批又一批优秀中医人才，上海中医专门学校的名声由此享誉大江南北。

首届学生20人：丁涵人、丁济万、朱霖生、程门雪、黄文东、费通甫、朱学镕、李祖卫、马济仁、沈昂千、沈重廉、查成章、袁光明、徐少廉、曹仲衡、章左亭、刘佐彤、谢珊、谢昌言、薛季湘。早期毕业的学生均成为中医界重要人物，如首届毕业生程门雪、黄文东先后担任新中国成立后上海中医学院第一任、第二任院长。此外，秦伯未、王一仁、盛梦仙、叶劲秋、张伯臾、贺芸生、严苍山、沈香圃、许半龙、章次公、王慎轩、陈存仁等均为当代名医，其再传弟子亦为中医界骨干力量。

上海中医专门学校为中医事业培养了大批优秀人才，为中医药学的传承与发展做出了巨大贡献，丁甘仁作为学校创办人功不可没。裘沛然在《名医摇篮——上海中医学院校史》序言中高度评价："甘仁先生目睹国粹沦亡之危机，乃邀集谢利恒、夏应堂、曹颖甫等医界硕彦，共资筹划，冀兴绝学。学校初建时，原名上海中医专门学校，其延聘之教师，皆一时医界俊彦，就学弟子亦英才辈出，如程门雪、秦伯未、章次公、黄文东等则其尤为佼佼者也。厥后毕业之门人更约集同道，又分别举办中国医学院与新中国医学院于沪上，使中医教学基地渐趋宽广，远道负笈就学者日益多，其渊源皆出于母校，而影响则遍及全国。中医事业，由垂亡而仅续而复兴，浓霜压枝，春风回绿，桃李盈园，仁泽长流，丁公筚路蓝缕之功盖有不可没者。"

破除门户　寒温融合

　　伤寒学派与温病学派各有传承，多存门户之见。丁甘仁能够破除门户之见，博采众长，跨越温病学派与伤寒学派的鸿沟，择善而从，由温热派兼学伤寒派，从时方派入，由经方派出，在临床实践中融会贯通，形成寒温融合学派。丁甘仁的博大胸怀，与他早年师从多家学医经历有关。除师承孟河医家马仲清外，又问学于族兄丁松溪（费伯雄门人），继而师从名医马文植。又赴无锡、苏州行医，广交当地医友，对吴医温病学说接触较多，继承叶天士、薛生白等清代温病大家的学说，对温热病等急性病有深入研究。认为人之禀赋各异，病之寒热虚实各别，伤寒可以化热，有亡阴之变；温病可以转寒，有亡阳之危。皆随体质偏颇，六经气化而异。在上海行医时，又拜安徽名医汪莲石为师，钻研张仲景《伤寒论》，熟读舒驰远《伤寒集注》，对伤寒类疾病的认识较为深刻，颇有体会。所编《沐树德堂丸散集》，收药方以经方居多，间有屡试屡验之时方。秦伯未曾说："丁氏甘仁，师于黄帝、岐伯、越人、元化之书，既多心得，而又致力于仲景古训。尝谓医有二大法门，一为伤寒六经之病，一为金匮之杂病，皆学理之精要，治疗之准则。"[①] 治疗外感热病，宗张仲景《伤寒论》而不拘泥于伤寒方，宗温病学说而不拘泥于四时温病，采取伤寒六经辨证与温病卫气营血辨证相结合的辨证模式，打破常规，独树一帜，总结出外感热病的寒温辨证治

---

① 丁甘仁. 丁甘仁医案·秦序[M]. 北京：人民卫生出版社，2007：23.

则，突破寒温分立的格局，提高了临床疗效，发展了中医寒温融合的学术思想。

烂喉丹痧　创新辨治

烂喉丹痧几度在上海大肆蔓延，是较为危险的急重流行病，一旦误治，后果不堪设想。正如丁甘仁在《喉痧症治概要》中所说："救病如救火，走马看咽喉。用药贵乎迅速，万不可误时失机。"由于当时医界因袭"白喉忌表"的观点，采用寒凉滋阴的治法，疗效不佳，死者无数。丁甘仁总结20余年临证心得，参考邵琴夫、金保三、叶天士等人有关烂喉痧论述，继承发展前人经验，编写《喉痧症治概要》一书，创新性提出"凡遇烂喉丹痧，以得畅汗为第一要义"的治疗原则。将喉痧分为初、中、末三个阶段，分别用表、清、下三法，针对喉痧不同阶段自拟治疗方剂，初期用解肌透痧汤，中期用凉营清气汤，末期用加减滋阴清肺汤、败毒汤等，疗效十分显著。

治疗时强调"重痧不重喉，痧透喉自愈"，[①] 创新归纳治疗时疫喉痧用药顺序为：初期寒热烦躁呕恶，咽喉肿痛腐烂，舌苔白如积粉或薄腻而黄，脉浮数，甚或脉沉似伏，此时邪在气分，速当解表；轻则荆防败毒汤、清咽利膈汤去硝黄，重则麻杏石甘汤。中则壮热，口渴烦躁，咽喉肿痛腐烂，舌边尖红绛，中有黄苔，丹痧密布，甚则神昏谵语，此时疫邪化火，渐出气入营，当生津清营解毒，佐使疏透，仍望从气分而解；轻则用黑膏汤、鲜石斛、豆豉之类，重则犀豉汤、犀角地黄汤。末则舌色光红或焦糙，丹痧布齐，气分之邪已透，当用大剂清营凉解，不可行表散。内服药外，还配合外用吹喉药，直接作用于咽喉部位。初期用玉钥散，中、末期用金不换。此种治疗方法系从大量临床实践中总结而来，对指导烂喉丹痧的治疗有重要意义，大大提高了中医药对烂喉丹痧的治疗效果。

[①] 李笑然等. 试析丁甘仁对时疫喉痧病的治疗 [J]. 哈尔滨：中医药信息，2004, 21（1）：43.

总结经验　重视医案

丁甘仁在诊疗疾病过程中，善于总结经验，尤其重视医案的记录书写，给后人留下了丰富的临床医案。临证时强调考虑三方面因素：第一要估计患者体质的强弱；第二要酌量病势的轻重缓急，第三要了解患者的居处习惯、饮食嗜好等。投药无效时，必须细究原因，然后加以调整变化。其每一医案，均有理法方药，详记舌苔、脉象，辨证后再论施治，往往引用《内经》的论述书之于医案之中，理论联系实际，对后学颇多启发。病逝后由长孙丁济万等人整理出版《丁甘仁医案》，又名《孟河丁甘仁医案》，刊于1927年，共8卷。卷1为外感热病，有伤寒、风温、暑温、湿温、痉病等；卷2~6为内科杂病，有霍乱、泄泻、痢疾、疟疾、喉痧、中风、咳嗽、肺痈、痿痹、消渴、肿胀、黄疸、遗精、便血等；卷7为妇产科，有调经、崩漏、带下、胎前、产后等；卷8为外科及膏方，有脑疽、骨槽风、牙疳、瘰疬、痰核、血瘤、气瘿、发背、乳岩、疔疮、痔疮等。选载丁氏临证20余年所记医案400余例，内容包括伤寒、温病、内科杂病、外科、妇产科等60余种疾病。每例医案详录脉象、舌苔、症状、病理，辨阴阳表里，究脏腑经络，审证求因，以因求治，按治遣方用药，论述简约严谨，理法方药得当。例如伤寒医案：姜左，外寒束于表分，湿痰内蕴中焦，太阳阳明为病。寒热无汗，头痛，胸闷泛恶，纳谷减少。脉浮滑，苔白腻。拟汗解化滞，重用表药。《经》云：体若燔炭，汗出而散。淡豆豉三钱，赤茯苓三钱，炒枳壳一钱五分，净麻黄四分，生姜二片，姜半夏二钱，六神曲三钱，青防风一钱，广陈皮一钱，炒麦芽三钱，炒赤芍一钱五分。

华北国医学院院长施今墨认为丁氏医案理法方药运用规范，参考价值较大，所以选取丁甘仁医案编为《医案讲义》作为华北国医学院教材。[1]

---

[1] 孟河丁甘仁医案［M］．福州：福建科学技术出版社，2004：8．

醇正和缓　用药轻灵

醇正和缓是孟河医派的医疗风格，体现在"立论以和缓平正为宗，治法以清润平稳为主"。① 费伯雄在《医醇賸义·自序》中说："夫疾病虽多，不越内伤外感，不足者补之以复其正，有余者去之以归于平，是即和法也，缓治也。毒药治病去其五，良药治病去其七，亦即和法也，缓治也。天下无神奇之法，只有平淡之法，平淡之极，乃为神奇；否则眩异标新，用违其度，欲求近效，反速危亡，不和不缓也。"

丁甘仁十分崇尚费伯雄的醇正和缓学术风格，认为和则无峻猛之剂，缓则无急切之功，擅长"轻可去实"之法。临证用药，先辨其性，择其要而用之，提倡用药贵在轻灵。轻指药物性缓而量微，既能发挥治疗作用，又无留邪伤正的弊端。例如治疗湿温病，芳香化湿惯用藿香、佩兰、竹叶、青蒿等，调中和胃多用砂仁、白扁豆、白豆蔻、枳壳等。药量较轻，多则三钱，少则五分，生姜加一片，荷叶取一角，中病即止。② 正如曹颖甫所说："每当诊治，规定六经纲要，辄思求合于右。故其医案，胸痹用瓜蒌薤白，水气用麻黄附子甘草，血证见黑则用附子理中，寒湿下利则用桃花汤，湿热则用白头翁汤，阳明腑气不实则用白虎汤，胃家实则用调胃承气，黄疸则用栀子柏皮，阴黄则用附子。虽剂量过轻，于重症间有不应，甚或连进五六剂才得小效，然此即先生之道与术，所以免人疑畏者也"。③ 临证注重整体观，首先辨别正邪虚实，因证处方，用药和缓，药轻效显，自成特色。

丁甘仁一生勤精钻研，熟读经典，旁及各家，学以致用，通内、外、喉诸科，擅治外感热病，对时疫喉痧的诊治有所发挥，对妇、儿各科亦有研究，精专博学，不愧为后世之典范。④《中国医学通史·近代卷》对丁甘仁如此评价：丁氏研究外感热病，宗法仲景而不拘泥于伤寒方，宗温病学

---

① 丁甘仁医书二种 [M]. 福州：福建科学技术出版社，2007：9.
② 马秉光. 丁甘仁先生治疗湿温病初探 [J]. 南京：江苏中医杂志，1986（7）：30.
③ 丁甘仁. 丁甘仁医案·曹序 [M]. 北京：人民卫生出版社，2007：17.
④ 严世芸. 中医各家学说 [M]. 北京：中国中医药出版社，2003：438.

说而不拘泥于四时温病,其治法融汇伤寒、温病学说之长,用药轻灵,以轻去实。丁氏行医之时烂喉丹痧流行猖獗,亲身诊治万余人,积累了丰富经验,其治法悉依温病卫、气、营、血辨证,遣方用药,疗效颇佳。著有《喉痧症治概要》。丁氏兼通内、外、喉科。外科诊治内外合参,表里并重,善用益气托毒之法。丁氏治学不偏执一家之言,对前贤经验择善而从,而以审证精确,用药丝丝入扣见长。丁氏医疗风格以"和缓"为特色。丁甘仁的子孙及门人继其医业。次子仲英、长孙济万、学生秦伯未、程门雪、黄文东等皆为名医,丁甘仁学术流派在江南医界颇有影响。①

年 表

1866年　2月8日,出生于江苏省武进县(现常州市新北区)孟河镇。
1878年　从圩塘马绍成(仲清)学习中医。
1981年　问学于族兄丁松溪(费伯雄门人)。
1983年　外出习医,从马培之游。
1884年　赴苏州、无锡行医。
1890年　迁居上海行医。
1894年　经同乡巢崇山推荐在上海仁济善堂行医。
1901年　在广益善堂施诊。
1905年　联合上海的中医药界发起签名运动,抵制购买和使用进口西洋参。
1912年　发起组织中华医学联合会,任董事及医部副会长。
1913年　任神州医药总会副会长。
1914年　总纂《钱存济堂丸散膏丹全集》四卷。
1915年　筹办上海中医学校,发表"公民丁泽周等为筹办上海中医专门学校呈大总统文"。
1916年　与夏应堂、谢观等创办上海中医专门学校,8月23日在白克路人和里珊家园丁宅开学,任总理(总负责人),发表"创办上海中医专门学校丁甘仁宣言书"。

---

① 邓铁涛,程之范. 中国医学通史·近代卷[M]. 北京:人民卫生出版社,2000:278.

1917年　广益善堂筹建南北中医院，任院长，撰写《药性辑要》《脉学辑要》。
1921年　上海中医学会成立，任会长。
1922年　发起成立江苏全省中医联合会，任副会长，发表《喉痧症治概要》。
1925年　与夏应堂创办上海女子中医专门学校，任校长。
1926年　8月6日，病逝于上海市白克路登贤里寓所。

（胡晓峰）

主要论著

丁甘仁编. 沐树德堂丸散集. 清光绪（1907）石印本.
丁甘仁编. 药性辑要. 民国六年（1917）上海中医专门学校铅印本.
丁甘仁编. 脉学辑要. 民国六年（1917）上海中医专门学校铅印本.
丁甘仁编. 医经辑要. 民国六年（1917）上海中医专门学校铅印本.
丁甘仁编. 诊方辑要. 民国六年（1917）上海中医专门学校铅印本.
丁甘仁著，丁济万编. 孟河丁甘仁医案. 民国十五年（1926）孟河崇礼堂铅印本.
丁甘仁编. 喉痧症治概要. 民国十六年（1927）孟河崇礼堂铅印本.

祝味菊
（1884—1951）

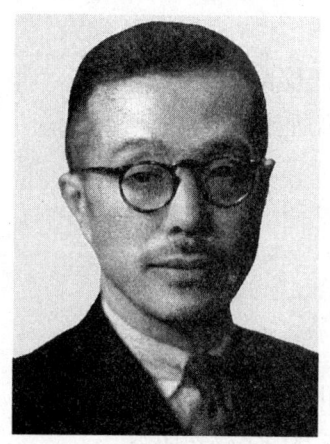

祝味菊像①

祝味菊，中医思想者、临床家和教育家。他特立独行，自由思想，不盲从古人，不迎合世俗。他有着超凡的领悟力与概括力，发展仲景学，提出了"五段八纲"学说，第一次创用"八纲"来归纳中医的辨证论治体系，第一次为"八纲"中的4对辨证范畴（阴阳、表里、寒热、虚实）明确了内涵和相互关系，完成了"八纲"辨证从内容到形式上的统一，促进了此后中医整个辨证论治理论体系的总结和提高。他推崇协助自然疗能之法，崇尚温阳，擅用附子，使当时已是名医的徐小圃、陈苏生两先生折节称弟子，颇具传奇色彩。他提出了"治人"与"治病"的中西医比观。在医疗中他又敢于为病人一力承揽，"具结"治病，被誉为"医侠"。他为民国中医的不公命运而抗争，奋力入京请愿。他为中医的教育而奔走，致力于办学、教书育人。他提出了整理中医以建立合乎逻辑之学说、创设中医实验医院等革新中医的真知灼见，为中医在新时代的生存与发展贡献了闪耀的智慧。

祝味菊于清光绪十年甲申年九月十三日（1884年10月31日），出生于成都小关庙街，祝氏家族祖籍浙江山阴。清代时，祝味菊的祖父祝紫园到四川为官，祝味菊的父亲祝子吉曾在四川华阳县做官，因视察水灾不幸落水而亡。祝味菊生于四川，故其原籍为浙江山阴，而出生地为四川。因早年丧父，祝氏跟随其姑丈严雁峰（1855—1918，陕西渭南人），襄理盐务。

---

① 照片由祝味菊女儿祝厚初提供。

严雁峰为清末知名学者，好医好道，与当时诸多善医之名士（如廖季平、阎永和、刘雨笙等）交好。严氏原为陕西渭南人氏，后迁居四川。严氏经学功底很深，曾入尊经书院读书，乃王壬秋的高足。严氏后因贩卖川盐获大利而积累了大量资金。他辗转全国，斥巨资收购了大量书籍，称其藏书楼为"贲园"。贲园内有5万余卷藏书，经、史、子、集皆备，尤以中医秘籍和全国各地方志为两大特色。① 廖平在为严氏撰写家传时称其："藏书于医部尤详，凡日本丹波《聿修堂丛书》、北宋《圣济总录》及明刻《医统正脉》等籍，皆寻常不可多得之书"。且"口读手写医书数十巨帙。"② 严氏不但酷爱藏书，而且还亲自点校、编纂、刻印图书。1900年，严氏与阎永和、贺龙骧等对《道藏辑要》进行了第二次修订。1908年，严氏编纂了《医学初阶》，其后又编有《伤寒论浅注方论合编》《金匮要略浅注方论合编》。另外，严氏还编有《渭南严氏孝义家塾丛书》，内有经传、训诂、音韵、中医药学等内容。③ 严雁峰的嗜好与藏书无疑为祝氏习医之初提供了最直接的良好条件。而祝氏自幼聪颖好学，天分极高，其习医之初，就能独立思考，深求甚解，以至于"三更其师，而终未能祛其所疑"。就是其姑丈严雁峰亲自为其传授医学，但最终也未能"释其疑"。④

祝氏在尽阅贲园所藏医书之后，仍不能尽，因此，祝氏迫切需要寻求解疑释难的途径。此时，1908年，"会省垣招考军医生，（严）丈促吾报名。曰：向之不足，其自索之于舶上欤？攻读二年，见闻一新。融会中西，自求新解。向所怀疑者，十释其三。会政变，医校改组，乃随教师石田东渡扶桑，参观彼邦各种医药陈设，憬然于目，默存于心。次年返蜀……"④

1911年，祝氏返蜀后，在成都开始行医，"游学三岛归国后，服务于四川省会警察厅官医院。院中中西医并立，味菊任中医主任者六年。"⑤ 祝氏学习西医，并非是为了以西医为业，而是通过学习外洋的医术，进一步提高自己的中医水平，在中医临床方面取得的骄人疗效，使得西医同行刮目相看：

---

① 钟茂煊. 藏书家严氏父子[M]//龙门阵. 成都：四川人民出版社，1984，(3)：86.
② 廖平. 文学处士严君家传[M]//四益馆文集·第43册. 四川存古书局，1921：44.
③ 钟茂煊. 藏书家严氏父子[M]//龙门阵. 成都：四川人民出版社，1984，(3)：95.
④ 祝味菊. 伤寒质难[M]. 上海：上海大众书局，1950：2.
⑤ 祝味菊. 中西医学概论[J]. 医界春秋汇选·第一集·特载，1927，8(1)：219-226.

"凡遇西欧国家医不能治之病，用仲景方治之，往往应手立愈。成都又有福禄康医院，法兰西人创办。院中医生皆虬髯碧眼，赫然法国博士也。高师学生郭某病伤寒，往就诊，法医官祝武烈、任尔为等屡治不效，病日重，已昏不知人。祝、任二君均称不治矣，延味菊往诊，予大剂回阳药三服而愈。二君诧为怪事，争欲研究，以不能通解中国古书，怅然而止。西医医院例不许病人服中药，自此以后，特许味菊以中药治病。"①

在一家不许使用中药的西医院中，祝味菊用他出色的中医医术，赢得了特许使用中药的权利。祝氏初出道不久，就能获得这样的特权，说明他广泛钻研中医古籍，又虚心学习西洋医学，用以解疑破难取得了立竿见影的效果。也就在这一段时间，祝氏显示了他善用"回阳药"治疗危重疾病的独特技艺。

更重要的是，祝氏在蜀中两种医学并存的官医院中，切实地体察到了中西医学各自的短长，并确立了他唯真理是从、不拘成说的行医理念。他从西医院允许他开中药这件事情上，深感"于此见彼邦善善从长，视国人之一味屏斥中药者，固自不同也"。② 外国的西医亲见中医有自己的疗效特长，就能从善从长，而非恶意歧视。反观当时某些视中医为"旧医"、以先进自诩的"国人"，却"一味屏斥中药"，这两者对中医的态度显然是不一样的。祝氏学贯中西的学历，使他能客观地了解中西医各自的优劣，坚定了他走融会中西道路的决心，也为其以后的中医革新论埋下了伏笔。他在谈论思想变化过程时说："味菊乃益研求中西异同之故，知二者各有短长，不容偏废。且中西立论虽异，实有可以融会贯串之道……"①祝氏在蜀中"主政于官医院"7年的行医经历，奠定了他一生对中医研究的基本态度。他介绍这段时间从事医学活动的经历时说：

"孑然一身，不为世囿，爱得实行我辛苦仅有之理想，叛古逆今，勿顾也。因取旧学之不合真理者废之，有药效而其说不可取者正之。在政7年，向所怀疑，十去其六七矣。夫真理惟一，初无国族之别也。吾所谓道者，其说可以质诸世界学者，非斤斤于门户之争也。"③

---

① 祝味菊. 中西医学概论 [J]. 医界春秋汇选·第一集·特载，1927，8（1）：219-226.
② 祝味菊. 中西医学概论 [J]. 医界春秋汇选·第一集·特载，1927，8（1）：219.
③ 祝味菊. 伤寒质难 [M]. 上海：上海大众书局，1950：3.

这段铿锵有力的宣言，把祝氏"叛逆"的性格、为追求真理而义无反顾的心态表达得淋漓尽致。他虽有西医科班的经历，但却并非盲从西医，而是以西医为鉴，去伪存真，修正中医。他的这一举动，的确是惊世骇俗，有可能被视为"叛古逆今"。祝氏公然宣称"取旧学之不合真理者废之，有药效而其说不可取者正之"。一切以符合真理、确有实效为原则。他追求的"道"（医学真理），是不分国家种族的，是可以在世界学者中经得起考验的，绝不是狭隘的中西医门户之争。从这一点来说，祝味菊的立足点非常高，胸怀广大，非一般为衣食稻粱谋的医生所能比。

19世纪末20世纪初期西医传入引起的冲击，使当时的中医界不断提出了"汇通中西医""革新中医""中医科学化"等口号。但从事中西医汇通的医家中，多数是中医界的医家，他们对西医理论与临床的了解并不十分深入。而祝氏是科班西医出身，又精通中医理论与临床，他发出的"融会贯串"中西医的心声，是基于他切身的医疗经验。1924年，祝氏将其早期对中西医学的体会，撰成《改进中医程序之商榷》《交肠》等文，发表于《神州医药学报》上；嗣后，撰《中西医学概论》，发表于《医界春秋》。

另外，据卢崇汉《扶阳讲记》所载，以及在2010年6月我们对卢崇汉的采访得知，卢崇汉的祖父卢铸之曾于1911年后在四川成都设扶阳讲坛，扶阳讲坛一直断续地持续到二十世纪60年代。卢崇汉回忆说，他的祖父曾提到过祝味菊、范中林、吴佩衡等曾参加扶阳讲坛，跟随他的祖父学习火神派的理论。卢崇汉还曾见到祝氏到上海后跟其祖父来往的信件，信件的内容大多是病例讨论。这些信件现已亡失。据此推断，祝氏参加扶阳讲坛学习的时间当于1911年至1924年间。这或许就是祝氏崇尚温阳、善用大剂附子的学术渊源之一。

祝氏在官医院任职7年后（约1918），在成都又另行开业，在对祝氏的史实访查过程中，祝氏的外甥杨宗炯在来信中称祝氏："曾任成都省官医院主任医生，救治病人甚多，后正式悬壶济世在成都小福建营巷"。下有祝氏此期一病案："民十一年（1922），余悬壶成都，有府街刘老者，已古稀之龄矣，卒病伤寒，壮热烦渴，六脉洪实，谵妄无度，不可终日。医皆虑高年气衰，不敢任用峻剂。余重与玉女煎，去牛膝，加犀、羚各三钱，一剂知，再剂已，数日而痊。阅十余载犹见其独步街头，腰脚弥健，计已耄耋之年矣。若斯禀赋，实为稀有者也。有是体，始用是药。吾非不用寒凉也，特以今人体质浇薄，宜温者多，可清者少。温其所当温，不足为病。①

寒温之间的论争，在中国出现中西医论争之前，一直是中医界内最激烈的学术争鸣，也是许多医学流派产生的原因。出现中西论争之后，寒温之争仍是方兴未艾，是中医学术论争的焦点②。此病案，是祝氏于民国十一年（1922），在川地行医时，用"寒凉峻剂"救人于俗医所不敢救。四川为寒湿之地，历来以善用温热之品著称，祝氏生长于斯，惯习于川法，亦熟谙温热药的应用，而祝氏却敢于尝试与当地世俗医风不同的方法，这些也都表明了祝氏在早期的临床实践中，对于寒热药的应用已从"体质"（正气）的角度开始了独立思考。

祝氏约在1924年前后离开四川，迁居江南，得以在更加广阔的舞台上展示他的才华。四川与上海相隔数千里，地理、人文环境有很大的区别。为了适应上海的医疗，祝味菊没有贸然悬壶沪上。他考虑到"水土之不同，习闻体气之攸殊"，③ 故"入国问俗，不敢孟浪悬壶，息影沪上者一年"。③由此可窥他的细心和敬业精神之一斑。

在开业前，祝氏潜心于实际调查。"窃曾徘徊于名医之诊室，留连于药铺之店柜"。③从医到药，都深入进行实地考察。这时他第一个发现是："诚然病不异于三湘，而处方用药，则大不相同也。"③也就是说当地的疾病谱与三湘两川并没有什么根本的不同，但医生的处方用药却大相径庭。为什么会出现这样的情况呢？祝氏"归而思其所以，疑莫能释。夫伤寒疟疾，其病源一致，其所发症状，中外一辙，何以症同而方药各异，岂真水土之不同欤？"③可见他把最初的怀疑集中在"水土"不同。

为了彻底解开"症同而方药各异"的疑团，祝味菊不计自己留过洋、曾任四川省会警察厅官医院中医主任的身份，谦恭地拜当地中医为师，实地考察当地医生治疗的实况。他发现当地医生的诊断和预测都非常的精准，按照温病治则进行的治疗也步步到位，但却无法终止病情的发展，最终不能挽救病人的生命。这种情况引起了祝氏的无限感慨。在祝氏看来，这样只能"料病识变"却不能"劫病救变"的名医，就是再多又有什么用呢？

---

① 祝味菊. 伤寒质难 [M]. 上海：上海大众书局，1950：142.
② 李洪涛. 寒温争鸣论析 [J]. 安徽中医学院学报，1999，6.
③ 祝味菊. 伤寒质难 [M]. 上海：上海大众书局，1950：41.

他对当时某些名医"以识病而自命不凡""傲然自得"颇有微词，认为他们传授弟子，实在是"以一盲引众盲"。其时有的所谓名医，只会在书写病案时堆砌辞藻，"以玄为博"；只会在解释疾病时谈锋甚健，"以妄为是"，但却无法救治患者。这样的情况使祝氏非常愤懑，不由得发出"嗟乎！肺腑无语，冤魂莫伸，虽有明眼，何法苏生"的呐喊！①

在进行了数个月的调查之后，祝氏发现上海的温病学说一统天下。上海医界已经形成了用药"轻清"求稳，但却不顾实际疗效的风气。祝氏面对此风气，心情沉重，举步维艰。因此就开始尝试"以治川人之法，稍稍变通以问世"，①但却"未尽应手"，①也就是说疗效不佳。于是祝氏又"闭户潜修，研究探讨，恍然知东西异治者，非但水土之不同，实亦体质之有殊"。①也就是说当地人的体质与四川人有着明显的差异。明白了这个道理之后，祝氏才豁然贯通，于是"不顾一切，奋然悬壶，一秉真理，不屈不挠，以为人诊疗，往往应手而愈"。①

经过潜心调查研究，祝味菊确立自己的论治的原则，逐步形成了其独具特色、与世俗医理医风迥异的理论体系与临床用药风格。他运用温热之附子挽狂澜于既倒的治疗案例，使他在上海滩稳固地立定脚跟，并不断获得美誉、赢得同行崇信。

祝氏从弱冠从事中医，到1940年代，已经有40年之久。他的学术在这段时间也日益成熟。祝氏学术见解能得到整理，撰成《伤寒质难》（1944—1950），也部分得益于他的高徒陈苏生。

《伤寒质难》一书共14万字，共计18篇。从内容来看，该书除首篇"发凡篇"之外，其余诸篇实际上可分成两大部分。前一部分是对伤寒病的理论探讨，分成"客邪区分有机无机、潜伏期、前驱期、进行期、极期、退行及恢复期、伤寒五段大纲"7篇。后一部分是按照伤寒六经为序，具体讨论伤寒各经病症的诊治。这一部分分"太阳篇、附辩温热病、少阳上、少阳下、阳明上、阳明下、少阴上、少阴下、厥阴上、厥阴下"等10篇。

该书虽名"伤寒"，实际上代表了祝氏对中医外感疾病的认识水平。其书采用了师徒问难的体裁（祝味菊与弟子陈苏生相与质疑问难），故书名"质难"。此书始自20世纪40年代初，完成于1944年。此后又陆续修订，

---

① 祝味菊. 伤寒质难 [M]. 上海：上海大众书局，1950：42.

直到 1950 年才由上海书局正式出版。

2004 年，在德国从事中医文献研究的郑金生研究员在慕尼黑发现了《伤寒质难》的手稿，该稿现为德国博物馆收藏。该手稿中有未经删改的出版前资料，为我们研究版本与史实提供了一份宝贵的材料。

《伤寒质难》一书系统阐释了祝氏以正气为本的医学理念、崇尚温阳的学术思想，以及阐发了祝氏的五段八纲学说、本体疗法、擅用附子的用药特点，其中还表述了祝氏的中西医学观比较、革新中医论等。祝氏在书中突破了传统的《伤寒论》研究模式，许多观点前无古人，独树一帜，使人耳目一新。

该书采用了文言，行文则模仿《内经》君臣问难的笔调，文辞雅致、词藻华丽，行文流畅，一气呵成。除其医学价值外，亦有很高的文学欣赏价值。如其文：

"凡物得其所需则适意而快然。故大渴得水，如饮琼浆；大寒得火，如亲冬阳。炎夏溽暑，雨过而人气爽适；肌腠壅遏，得汗而卫阳舒畅。"①

然而此书学术虽宗祝味菊，而文采实得力于其整理者陈苏生（1909—1999）。陈苏生早年曾拜钟符卿、沈仲芳等为师，悬壶不久后就声名大振。但在陈苏生 34 岁时，其姨丈家中先后三人罹患伤寒，陈苏生多方努力，并遍请中西医名家，结果都以失败告终。陈苏生深感负疚，决计再访名师，重研医理。1943 年，陈苏生结识了祝味菊，经过几度辩论和长谈，陈苏生大为折服，终于第三次拜师，投于祝氏门下。陈苏生的这次拜师，当时在中医界引起了不小的震动。符铁年就曾撰楹联祝贺："早为海上悬壶客，今是山阴入室人。"联中注词为："苏生仁兄受学于山阴祝味菊先生之门。先生日与讲论，辄笔记之，动数千言。先生未尝不点首称善，以为凡所启发，悉能领默喻达之于文。常谓门弟子中，无出其右者。师弟之间，相得益彰矣。倾出纸属书楹帖，因撰十四字奉赞。癸未新秋铁年符铸益于脱静庐。"

《伤寒质难》出版时，医学界有很大的震动。当时许多名医如陆渊雷、章次公、程门雪等都送来赞贺之词，其中陆渊雷对《伤寒质难》的偏爱恐怕无出其右了，他的对联这样写到："弘愿欲除一切苦　奇书不数千金方"，联中注词为："苏生贤兄同道从我交祝君味菊游，既尽其学，乃播之简编，

---

① 祝味菊. 伤寒质难［M］. 上海：上海大众书局，1950：48.

用传久远。不慧尝获先睹,以《素问》笔调,商贯科学,生面别开,赠之以联,即祈两政。戊子春陆渊雷并识。"①

陆氏晚年信佛笃诚,故其上联用佛家语表示祝氏立下弘愿要解除人间一切痛苦。陆氏非常看重《伤寒质难》,称其为"奇书",认为其价值不亚于唐代孙思邈的《千金方》。其对祝、陈二人之作,可以说是推崇备至了。其后,陆渊雷进北京参加第一届卫生会议时,就携此书与在会的中西医同道散发,征求《质难》之质难,在医学界引起了巨大反响。②

1951年7月30日(农历6月16日),祝味菊因患喉癌病逝,享年67岁,归葬于故籍祝家桥之山茔。祝味菊在新中国开展中医研究和教育的宏图还来不及实现就溘然长逝,但是,他毕竟为中医理论探讨留下了极为丰富而又颇具特色的研究。

革新中医　融贯中西

民国初期,随着西学传入规模和速度的日益增强,西医的影响和势力也日渐增大。中医学只此一家的局面被打破,中国形成了中西医两种医学体系并存的格局。近代中医药界许多有识之士清醒地认识到中西医学之间的区别和差距,纷纷努力寻求改善自身的途径和方法。祝味菊是近代中医学术革新的代表者,他因有深厚的中西医学功底,能够客观地衡量中西医的长短,因此提倡吸收西医之长以补中医之不足,他于1924年发表了《改进中医程序之商榷》。大声疾呼改进中医、废弃中西医的门户之见。

在该文中,祝味菊首先肯定了"废弃中西门户之见"是一种值得称赞的"醒悟"。他认为只有这样,"将来不患学术之不昌,国粹之不保矣"。③ 但他认为,"惟凡事之进步,必具一定之程序,方克有成"。③而振兴中医的程序,在祝味菊看来,必须"注意从短处下手。若终日肆言已长,实非中医

---

① 农汉才. 近代名医祝味菊史实访查记 [J]. 中华医史杂志, 2004, 3 (34): 144.
② 陈熠. 陈苏生生平简介 [M]. 中国百年百名中医临床家丛书——陈苏生. 北京: 中国中医药出版社, 2001: 3.
③ 祝味菊. 改进中医程序之商榷 [J]. 神州医药学报, 1924, 2 (4): 8.

之幸"。① 这一宣言，表明了祝氏敢于正视自己弱点，反对妄自尊大。按照祝氏的看法，改进中医必须分四步进行：更新中医解剖生理、明确中医病理、精密考究中药、筛选治疗经验。总的原则是勤求古法，参用西学。② 祝氏的这四步改进方法，用现在的眼光来看，还有值得商榷之处。祝氏四步改进法，反映了他不满于中医固有理论体系所存在的缺陷，认为值得借鉴西医予以完善，但其中也反映了他十分重视中医治疗学成就，特别强调搜集方书，勤求古法。祝氏对中医的热爱和信心，也在这四步改进法中得到体现。祝氏在宣言中提出的"他日中医将输出"的憧憬，现在已经逐步开始实现。

1927年，祝味菊又在反复比较中西医学之后，探索中西医学具体可互补之处。为此他发表了《中西医学概论》一文，文中再次指出中西医各自的所长。他认为"西医不如中医者，曰病源，曰诊断，曰治疗。凡治内症，皆非西医所可梦见。其所不如者，曰解剖，曰生理，曰器械"，③ 并就"中西病源说""中西诊断法""中西治疗"进行了详细的比较。如其在对中西病源学说比较时，认为西医的病菌致病学说确凿无疑："西医则谓多数病源为细菌，以显微镜检查，于病人之血液涕唾二便中得一种病有一种之细菌，其形状各各不同，置于培养基中，使之繁殖，以注入无病动物之体，其物亦立病，于是细菌为病源，铁案如山，不可易矣。"④

但他认为细菌无处不在，人可时病时不病，因此病菌并不是致病的决定因素。而中医的六淫致病学说则可阐释其理，认为先是六气的变化导致人体的不适，然后才受病菌感染。

对于中医的诊断、治疗学说，祝氏称赞有加："积久经验，举病人之色脉呼吸与规矩权衡而归纳之，既以六淫分病邪之种类，又以六经分疾病之浅深，定其界说以为诊断标准。故虽初起潜伏之期，立谈晤对即能确断病情，其简易明确，实为西医所不及。"⑤ "中医治疗较西医有过之无不及

---

① 祝味菊. 改进中医程序之商榷 [J]. 神州医药学报，1924，2（4）：8.
② 祝味菊. 改进中医程序之商榷 [J]. 神州医药学报，1924，2（4）：9.
③ 祝味菊. 中西医学概论 [J]. 医界春秋汇选·第一集·特载，1927，8（1）：219.
④ 祝味菊. 中西医学概论 [J]. 医界春秋汇选·第一集·特载，1927，8（1）：220.
⑤ 祝味菊. 中西医学概论 [J]. 医界春秋汇选·第一集·特载，1927，8（1）：221.

也"。① 因此他认为："病原为医学之基础，诊断为医学之应用，治疗为医学之目的，此三者中医皆确然有特长，故主以中医，辅以西法。"② 但他认为西医的解剖、生理、器械等长于中医，应"将西医之特长是以补助中医者"。③

另外，祝氏还分析了中医学术不进的原因，并指出中医学术"自秦汉之后，即有退无进"。④ 其之所以不进者，是因为"崇古"与"矜秘"。④因此，为促进中医学术的发展，祝氏对于自己于医学上的心得所获，丝毫不隐藏，常公之于众，以求医界探讨，身体力行以破除中医界普遍存在的"矜秘"现象。德国的兰纳博士在《伤寒质难》的题词中也盛赞其对于医学成果公而无私的精神："予莅是邦二十七年，深知所谓中医素重门户之见，不论在医在药，偶有发明例必自秘，仅以传之子孙，不容宣泄于人。独先生卓见超出流辈，将一生学识与经验、所得之创获，荟为琳琅，公之于世。"⑤

祝味菊因先学中医后习西医，又游学东瀛，对中西医不存偏见。他认定中医有真价值，也不否认中医存在的缺陷；他承认西医的直观和实验的明晰，但也洞察其许多不完美之处，因此他提倡吸收西医的知识以改进中医的理念与方法。他的这一思想，是20世纪上半叶一部分学习过西医或西学的中医人员的代表。祝氏对中医无比执着的热爱和崇信，也促使他在沪上行医期间，竭尽全力参与到当时中医抗争求存的斗争中，并在后半生为中医教育鞠躬尽瘁。

祝味菊在上海是作为中医悬壶，而且成为一位很有特色的中医伤寒学家，但祝氏并没有放弃其青年时期所习的西医。1937年，他与上海西医梅卓生、德国医生兰纳博士等合组中西医会诊所，⑥ 脚踏实地开始从临证角度探索中西医合作的可能性。祝氏此举在当时也是一个创新，可谓开中西医临证合作之先河。

---

① 祝味菊. 中西医学概论 [J]. 医界春秋汇选·第一集·特载, 1927, 8 (1): 221.
② 祝味菊. 中西医学概论 [J]. 医界春秋汇选·第一集·特载, 1927, 8 (1): 221-222.
③ 祝味菊. 中西医学概论 [J]. 医界春秋汇选·第一集·特载, 1927, 8 (1): 223.
④ 祝味菊. 中西医学概论 [J]. 医界春秋汇选·第一集·特载, 1927, 8 (1): 225.
⑤ 兰纳. 序 [M]//祝味菊. 伤寒质难, 上海：上海大众书局, 1950：8-9.
⑥ 邓铁涛主编. 中国医学通史·近代卷 [M]. 北京：人民卫生出版社, 2000：287.

在该诊所，祝味菊与两位西医共同研讨中西医各自的所长，探索中西医在临床中的互补性。他们在一起会诊，确定治疗方案，中西医治法并用。下面这一案例就是他们的杰作："一位肝硬化腹水病人，突然昏厥不省人事，面赤，目上视，四肢强直，脉弦急，三位医生研究，用急则治标之法，由祝提出方案，（1）强心；（2）镇静解痉；（3）祛痰。梅医生与兰纳博士均同意治疗方案，先服中药，由祝处方：黄厚附片（先煎）15克，上安桂（后下）3克，酸枣仁24克，朱茯神12克，羚羊角（刳，先煎一小时）4.5克，活磁石（先煎）60克，川羌活4.5克，水炙南星12克，仙半夏18克，火麻仁15克，竹沥一汤匙，生姜汁一汤匙（俱冲服）。一剂，后配合补液。药后病情稍定，已能发言，但神志尚未完全清楚，再经三医会诊，继用前方治疗，症状逐渐好转。"①

此外，祝氏在担任新中国医学院研究院院长、新中国医学院附属医院院长兼内科主任时，在实习医院内亦设中西医病床。在临床与医学教育中，祝氏均推行中西医并进，相互吸收所长。② 祝氏的这些作为，在当时的中医队伍中是非常罕见的。除此以外，祝氏还注意从中医教育入手，实现他的融贯中西医学的理想。

五段八纲　　治人为本

祝味菊认为医者疗病，不外乎针对病原的治疗和扶持人体正气以抗病的两大方法，即"治病"与"治人"。他认为"病原繁多，本体惟一"，欲"一一求其特效之方药"，乃"愚公之志"。同时，他认为在疾病的发展过程中，人体的正气占主导地位，"一切病邪，及其侵入人体，即为人体抗力所支配，病原仅为刺激之诱因，病变之顺逆，预后之吉凶，体力实左右之"，且认为一切症候的表现，也都肇基于体力，因此通过匡扶体力，同样可收正胜邪却、化逆为顺之功。同时，他也认为医者"不能因病原不明，而束

---

① 王云峰. 祝味菊名医类案回忆录之三［J］. 辽宁中医杂志，1986，4（10）：40-41.
②《杏苑鹤鸣》编审委员会. 杏苑鹤鸣——上海中国医学院院史［M］. 上海：上海中医药大学出版社，2000.

手不治也，亦不能以特效药之缺如，而屏不处方也"。因此，他极其推崇"本体疗法"，在其医学生涯中，亦一直以"匡扶其自然疗能，控制其疾病"为主导思想，形成了一独特的医学体系，他的这种医学思想在其代表作《伤寒质难》中有详尽的阐述。

祝氏认为中国的仲景之学正是以"正气为本"的学术中坚："吾国医学于治疗上所以能奏伟大之功效者，亦即古圣教人尊崇正气之故耳，仲师《伤寒》《金匮》两书，为自来医家之宝函，其立法处方，无不以正气为重"，只是其语意含浑，不易探知。因此他以《伤寒》《金匮》为本，创立了以"五段八纲"学说为中心的本体疗法体系。

祝味菊认为一切外感疾病，正气抗邪的趋势不外五种阶段，六经证候亦不出五段范围，六经代表了五种抵抗程序：太阳为开始抵抗，少阳为抵抗不济，阳明为抵抗太过，太阴少阴为抵抗不足，厥阴为最后的抵抗。因此治疗的原则就在于维持人体合度的抵抗。例如，对于发热，他认为："生理所需要者名曰平温（37℃），正气抗邪，病理所需要者名曰抗温（伤寒38℃～39℃），抗邪太烈，生理所难堪，病理所不需要者名曰亢温（伤寒40℃以上）。抗温为善温，亢温为害温。"说明某些发热是出于病理上的需要，对于疾病的好转是有益的，故在治疗时，他认为："热而不令其亢，汗而务使有节，保持抗力之产生。调整废料之排泄，此所谓合符病理"，"伤寒之用清，中和亢热，而维持抗温。"

祝氏认为以五段来分析正气抗邪的状况，不但适用于外感病的诊疗，同样也适用于杂病的诊疗，也以匡扶正气为主要的治疗手段，同时，他还认为："杂病种类繁多，古人以为不出八纲范畴，明八纲，则万病无遁形矣。所谓八纲者，阴阳表里寒热虚实是也。古昔医工，观察各种疾病之征候，就其性能之不同，归纳于八种纲要，执简御繁，以应无穷之变。夫征候者，疾病发展时所显之各种证状也；八纲者，古人管理疾病之一种定律也。"此"五段八纲"学说，集中体现了祝氏以治人为本的医学思想，他亦称其一生的精华也在于此。

因此在治疗中，他的着手处，常不单纯在于消除症状，而在于诱导机体进入良性抗病程序，以期正胜邪却。在此基础上，祝氏对中药"四气五味"也有新的理解，他认为辛甘酸苦咸五味选择性的作用于特定脏腑，寒热温凉四气则对整个人体发生作用，他认为，寒热温凉四气不过是"扶抑正气之符号"，其实质在于调整抗力。如寒性药可以调整抗力太过，温性药可以补充抗力不足，凉药可以调整抗力旺盛而偏亢，热药可以调整抗力衰微，虚怯过甚。因抗力由体气的盛衰而左右，所以寒凉药或温热药主要视体气的不同而施用，用寒凉药必定是体气盛而抗力亢盛者，用温热药必定是体气弱而抗力不足者，如治表证，"气亢者折之以寒，气盛者和之以凉，气怯者状之以温，气衰者扶之以热，此治表之准绳"。其对中药药理的新阐发，为"证"的"寒热"和"药"的"寒热"重新搭起了桥梁，突破了以往寒热证的用药规则，这也能解释其在临床中对于热病也大量使用温热药，而出奇制胜的原因。

祝氏虽推崇本体疗法，但其对针对病原的疗法，如抗菌、抗毒素药，并不排斥和否定，他认为"有病原特效药，更能兼顾体质，则特效药之效力更确，无特效药，而能时时匡扶体力，亦可令正胜邪却，收化逆为顺之功"。因此，他希望医生们都能掌握中医中这种最可宝贵的方法——"应用无穷，历万古不变"。①

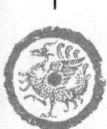

点将附子　奇兵制胜

祝味菊认为人体抗病能力即人体的正气，而"阳气"正是正气的表现形式。若要维护人体的正气以抗病，必须扶持人体的阳气。他认为"温药含有强壮之意，非温不足以振衰惫，非温不足以彰气化""形虚气怯，神萎力疲，独任附子振奋细胞，活跃抗力，以奏捍卫之功"。因此他在临床中好用附子，甚至对于外感热病，也常以大量附子为主药。他认为江南"气升阳浮"，因此扶助阳气更有必要。祝氏充分考虑到地域、患者的差别，于是变通用法，仍在江南广泛而大量地使用温热之剂。因其好用附子，被上海医界称为"祝附子"。

附子为将军药，性极猛烈，用得其当，效如桴鼓，用失其当，其害立见，故必须仔细辨证而后用之。他认为在临床用药时，选择附子的品种非常重要，温补元阳，首推黄附片，乌附及明附次之。黄附乃四川所产，由

---

① 祝味菊. 伤寒质难［M］. 上海：上海大众书局，1950：18-82.

盐卤所制，毒性小，效力大，黄附片也是祝氏在临床中应用最多的一种附片。祝氏对于附子的煎服法也很讲究，凡是附子，不论何种类型，都先以热水煎煮半小时，再纳他药同煎，以不麻口为度。上海医家何时希在回忆祝味菊时说："他不是图侥幸而用附子，用附子不是哗众取宠，他是有根据的。所以敢于重用，又胆敢看着煎药（当然首先是辨认是否黄厚附块，当时上海习用的是淡附片、熟附块，有注明"用盐水浸透"者），监着灌药，等待病人汗出熟睡，或汗止厥回而后去。这种负责的精神，求之古人亦少见记载。"①

为发挥附子"劫病救变"的将帅作用，并避其毒副作用，使之能应用于不同体质、不同病证，祝氏在前人的基础上又创立了许多附子的配伍方法，并将其总结归纳为"相佐、相制、相用、相得"，如"加沙参、麦冬为清肺，人参、甘草为益气，白术、干姜为扶脾，是相佐也；加地黄、龟板为滋阴，是阴阳相配合，相颉颃也；加石膏、知母为清上，黄连、犀角为凉营，龙胆、黄柏为清下，是相制也；以甘佐以温、佐辛，如甘草、大枣、生姜、桂枝、麻黄等，是相用相得也"。祝氏认为如此配伍，"则上热下寒，外热内寒，标热本寒，阴阳俱虚，皆无往而非附子之对症，若知其一不知其二，知单味而不知复方，则自然视附子如毒蛇猛兽矣。还有龙骨、磁石、牡蛎、石英等石类、介类之药，质重可厌浮阳、制暴为良，引附子归于下焦。"②

祝氏在临床中如此广泛而巧妙地应用附子，在近代上海中医界实属罕见。有学者曾就祝氏的 70 例病案做过统计分析，结果表明，在这 70 例病案中，共计有疾病 38 种，其中 34 种疾病共 62 案运用了附子，占 88.6%；生附片的最高用量 24 克/剂，黄附片最高用量 30 克/剂；小儿用量在 6～15 克/剂之间，成人多在 15～24 克/剂。③ 何时希评价祝氏曰："在《伤寒》《金匮》中，仲景所用附子者 18 方，与附子相配之药有 45 种，'八阵、八法、七方'之类均有，而祝氏如此善用附子，可知祝氏是得仲景真髓，而祝氏又自多启悟，自成一家。"①

明末清初以来，温病学说在中国得到了广泛的流传和发展，特别在近

---

① 何时希. 循古创新"祝附子"[M]//近代医林轶事. 上海：上海中医药大学出版社，1997：222.
② 祝味菊. 伤寒质难[M]. 上海：上海大众书局，1950：175-182.
③ 张建君. 祝味菊先生运用乌附的经验[M]. 成都中医学院学报，1984，1：42.

代江南一带，寒凉轻清之法为世所崇，时医为迎合世俗也常不加辨证地滥用苦寒，以致贻误病情。祝氏以其惊世骇俗的见解与卓越的效验对此进行了有力地抨击，给近代上海医界带来了强烈冲击，在一定程度上扭转了时俗医风，其中被医界传为佳话的便是祝氏对上海儿科名医徐小圃及温病名医陈苏生的影响与转变。

徐小圃（1887—1961）是上海著名的儿科专家，其父徐杏圃也是清末医家。在未结识祝味菊之前，徐小圃和上海多数医家一样，信奉江浙流行的轻清用药法，属于温病派的儿科医家。但是当其子徐伯远年轻时患伤寒重症，诸医束手，祝味菊却在其高热神昏、病情危笃的情况下，投以附子为主的温热峻剂，竟一夜间大获转机而痊愈。[1] 徐小圃为此开始重新审视自己几代家传的医术，他不但虚心撤下"儿科专家"的招牌重新向祝氏学习，还让他二子拜师于祝氏门下。[2] 几年后，徐小圃就完全转变成了善用温热剂的儿科专家，推崇"扶阳抑阴"论，常在外感病中应用附子。遇到麻疹并发肺炎导致心阳虚者，常用麻黄、桂枝、附子登宣透温阳之品取效，故人称其为"徐麻黄"，其二子后来也都承袭了祝氏医风。在1962年出版的《近代中医流派经验选集》中，徐小圃被作为"重阳"、擅"温热药"的一流派收录。[3]

祝味菊最重要的弟子陈苏生，原来也是上海地区的温病学派名医，他在《伤寒质难》的跋语中详细地介绍了他转换门庭的过程。陈氏自幼丧父母，被姨父姨母抚养读书。学医成业之后，口碑不错，于是颇为自负，但后来连续的变故使他对过去所学彻底丧失了信心。

先是他的姨父朱季安患伤寒，陈苏生为了审慎起见，请了名医用"滋清"法治疗。结果这位名医的方案倒是越来越美丽，却丝毫无补于治疗。姨父刚死第二个星期，大表兄朱仰苏又病倒了。这次重金请了某专家，结果也是无济于事。陈苏生感慨："茫茫医界，究竟谁是学者呢？"这两位亲人的亡故，激发了他自己学习的热情。他恶补了西医某些知识，又读了很多书，医术大有长进。但在1941年，二表兄朱仰山又病倒了，这次陈苏生使尽浑身的解数，且邀请西医会诊，最终还是未能挽救其二表兄的生命。

---

[1] 祝味菊. 伤寒质难 [M]. 上海：上海大众书局，1950：47.

[2] 祝味菊. 伤寒质难 [M]. 上海：上海大众书局，1950：192-194.

[3] 上海中医学院. 近代中医流派经验选集·徐小圃儿科经验介绍 [M]. 上海：上海科学技术出版社，1962：240.

短短的时间之内,陈苏生作为一个医生,眼睁睁看见病魔夺去了他三位亲人的生命,使他无颜去见抚养他成人的姨母,从此以后他甚至对医学和自己的医术丧失了信心。后来他听说徐小圃治小儿有特长,就前去学习。在得知徐小圃用药是受祝味菊影响之后,陈氏又前去拜访祝氏。在与祝氏数度长谈之后,陈苏生自觉"茅塞顿开,不得不拜倒门下"。也就是这位陈苏生,得以将祝氏数十年的经验继承下来,并采用质疑问难的形式,撰成《伤寒质难》(1944)。[1]

兴学从教　抗争求存

祝味菊自1924年迁居上海行医之后不久,适逢中医遭受到前所未有的打压和排斥。为了全国中医的生存发展,上海成为中医抗争热潮的中心。祝氏身处其中,他在不遗余力研究中医理论与临床的同时,也积极地投入了中医抗争求存、办学兴教的大潮之中。

民国初期,当时的政府已将许多学科的学校教育纳入了国家的政策。西医顺利地被列入教育体系,而中医则因"非科学"而被摒弃于外。为了中医的生存与发展及其合法的地位,中医界奋起抗争,并联合力量进行民间办学。近代中医的民间办学,一方面使中医与近代教育同式化,一方面也成为中医抗争及继续发展的途径。

1912年,北洋政府学制改新,颁布《中华民国教育新法令》,将中医屏于学制之外,由此而引发了中医界的首次抗争请愿活动。在舆论的压力下,北洋政府教育部虽没有解决中医能否加入教育系统这个根本问题,但已被迫表示不是要废弃中医,同时准许中医学校在当地立案。中医界抓住这个时机,立即联合民间的力量,经过多方努力,于1917年在上海办起了第一所中医学校——上海中医专门学校。随后,各地在此成功办学的激励下,纷纷创办了许多中医学校。[2]

因对中西医有深入的研究与比较,祝氏认为中医停滞不前的一个重要原因就是自矜己秘,因此他提倡学习西医开放的学风,极力主张中医办学

---

[1] 陈苏生. 跋 [M]//祝味菊. 伤寒质难. 上海:上海大众书局,1950:209-213.
[2] 陈邦贤. 中国医学史 [M]. 北京:商务印书馆,1937.

校式教育和共同研讨会。1927年,祝氏在到上海之初,与徐小圃共同着手筹建上海景和医科大学,校址设在上海金神父路底。该校预科课程计有国文、讲经、理化、动植物学、胎生学、解剖学、解剖实习、医化学、药物学、诊断学、内科学、皮肤花柳病学、耳鼻咽喉科学、眼科学等16门。该校原制订有积极进取之计划,一切工作也准备就绪,开学有期。后因江浙皖赣四省变乱,朝不能安于位,民不能乐于业,士不能焉于学,上海景和医大遂归于沉寂无闻矣。①

20世纪20年代,国民党在南京建立了国民政府。该政府对中医继续推行歧视和打击的政策。因当时"中医不科学"的言论及欲扼杀中医的企图已在社会上蔓延,② 为辟谬误,祝氏亦提笔为武器,严厉抨击当时的反中医逆流。例如,1927年祝氏发表了《读绍君医政统一论的谈话》一文,极力揭露绍氏消灭中医的丑恶用心,反驳绍氏污蔑中医的种种谬论。

祝文首先肯定:"我们中国医学,是应该用科学工作者方法论,把它一一整理出来,再去采取人家的长处,来补我的不足,造成一种真真的新医,既可发扬一点国光,又可占得革新中医伟大人物的位置。"但他发现绍氏的"医政统一"论并不是维护中医,却是另有图谋,所以祝味菊直接点出"绍君的意思,并不是对于中国医学统一上,有什么高论,却是要把我们中国数千年固有的有能力有哲理有实验的国粹医学,拿来消灭净尽。去把外国人的,不把好坏,完全把他依样葫芦的学起来,这便叫作统一医政了"。③

然后祝味菊以一个对中西医绝无偏见的医者身份,激烈地鞭挞了绍氏诋毁中医、限制中医办学、办医院的言论:"绍君说,中医无科学统系的学说,就不该立学校医院。然而医之能事在愈疾,以中西医临床治疗上来说,实各有短长。有时中医愈病的能力,较西医和平而且迅速的地方很多。学说不良,是可以设立医院学校来实地研究改良他的。绍君恐怕中医设立学校医院,是不是怕中医把固有国粹研究整理起来,更去采了人们的长处,一旦成功,便成了中国真真的新医,而于绍君这种地位,这种主张,结果是落伍弃行,没有饭吃吗?"④

---

① 邓铁涛主编. 中医近代史[M]. 广州:广东高等教育出版社,1999:140.
② 邓铁涛主编. 中国医学通史·近代卷[M]. 北京:人民卫生出版社,2000:150.
③ 祝味菊. 读绍君医政统一论的谈话[J]. 医界春秋,1927,2(14):1.
④ 祝味菊. 读绍君医政统一论的谈话[J]. 医界春秋,1927,2(14):1-2.

祝氏对于绍氏无端将中国卫生行政的落后归咎中医的说法，也进行了辛辣地痛斥。对中医教育，也一针见血地指出绍氏是出于门户私见、旨在争夺中医医疗市场，所谓"面包问题"。①

祝氏此文一出，即引起了中医界的共鸣。叶伯良称祝氏为"照妖镜"。①然而"绍君的论调"却不"纯属个人"，1929年2月，南京卫生部召开第一届中央卫生委员会议，余云岫提出了《废止旧医以扫除医事卫生之障碍案》，该案企图借助行政手段彻底消灭中医。2月26日该"废止中医案"最后获得会议通过。消息传出，全国震惊，纷纷表示强烈反对。3月17日，全国医药团体代表大会在上海召开，并组织请愿团抗议政府的决议，由于中医界的据理力争，迫使南京政府做出让步，不得不将废止中医案搁置起来。然而这没能使南京政府歧视和排挤中医的政策发生改变，1929年4月29日，国民党南京政府教育部颁布第八号公告，把中医办学摒弃在学制系统之外。8月，又发布第949号部令，严令取缔中医学校，禁止各校招生等。为应付这种险恶的局势，全国医药团体发起了第一次总联合会，代表大会于12月1日在上海举行，共223个团体，457位代表参加了会议，祝味菊作为上海的代表参加了会议。经过5天的讨论，大会选出了以张梅庵、谢观、祝味菊等23人为代表的请愿团，准备进京请愿。12月7日，请愿团启程入京，分别向国民党中央党部、行政院、立法院及教、卫两部请愿，请求撤销阻碍中医药发展的各项政令。由于事态的发展为当局所始料不及，因而政府只好变换手法，由国府主席蒋介石下令撤销教卫两部的命令，以示维护。这次请愿胜利后，全国中医界无不欢欣鼓舞，继续兴学办教育。②

1935年，祝氏应聘担任上海国医学院的生理学教授及实习导师。1935年11月，上海新中国医学院的筹备委员会骋请祝氏为院董及教师，③同时被任命为上海新中国医学院研究院院长，兼新中国医学院的附属医院新中国医院院长。④在此任职期间，祝氏充分展现了他对于中医教育、研究与发

---

① 祝味菊. 读绍君医政统一论的谈话［J］. 医界春秋，1927，2（14）：3.
② 邓铁涛主编. 中国医学通史·近代卷［M］. 北京：人民卫生出版社，2000：150-154.
③《杏苑鹤鸣》编审委员会. 杏苑鹤鸣——上海中国医学院院史［M］. 上海：上海中医药大学出版社，2000：7-8.
④《杏苑鹤鸣》编审委员会. 杏苑鹤鸣——上海中国医学院院史［M］. 上海：上海中医药大学出版社，2000：29.

展的过人胆识与理念,此期也是祝氏从事中医教育事业的顶峰时期。

经过前期的筹备,1936年3月1日,新中国医学院研究院正式成立,[1] 该研究院的创建在近代中医教育史上堪称独一无二,也是中医近代学校教育的最高形式,研究院与附属医院由研究院院长统一领导。1936年1月10日,祝氏在研究院的建院启事中说:"医学之在今日,其最急之务莫如沟通中西,互穷奥颐……有创造一研究院实行研究之必要……内设医院及化验室,以供学子实事求是之需……唯一宗旨即为:实现国医科学化,养成高深人才,以供社会之需……""从前一般同志(个人亦非例外),都偏从文字下手,而其结果,收效虽多,纷争亦大,故个人近年主张则以从'实践'着手为是。新中国医学院研究院,就是这种理想的实现。"[2] 可以看出,研究院之创设,是以沟通中西、改革和发展中医为宗旨的,而且非常注重临床研究,注重理论联系实际。

为了引导学生能创造性地探索中医,祝氏在带教时,常采用讲座而不是上课的形式。祝氏认为"设讲座为学说贯通之讨论",[3] 比单纯的授课要更加活跃实用。为使学生们能深入中西医的临床研究,祝氏在新中国医院内并设了中西医病床,还专门骋请西医专家陈荣章共为导师。[4] 在祝氏与其他导师的辛勤培育下,1937年1月,新中国医学院研究院第一届毕业生——陈拔群、刘国辅、饶师泉,水惠群毕业了。[5]

首届研究院的学生毕业,标志着研究院开办成功,也给创业者们带来了信心,他们准备继续推行研究生学制。1937年8月,第二届研究生招生广告的墨迹未干,淞沪战争的炮火便炸毁了研究院院舍,也毁灭了祝氏等创办人用心血浇灌的对未来中医事业的美好希望。自此以后,研究院和附

---

[1]《杏苑鹤鸣》编审委员会. 杏苑鹤鸣——上海中国医学院院史 [M]. 上海:上海中医药大学出版社,2000:20.

[2] 祝味菊. 启事 [N]. 申报,1936,1,10.

[3] 祝味菊. 开院讲话 [J]. 新中国医学院研究院第一届毕业纪念刊,1937.

[4]《杏苑鹤鸣》编审委员会. 杏苑鹤鸣——上海中国医学院院史 [M]. 上海:上海中医药大学出版社,2000:22.

[5]《杏苑鹤鸣》编审委员会. 杏苑鹤鸣——上海中国医学院院史 [M]. 上海:上海中医药大学出版社,2000:23.

属医院再也没有恢复，在近代中医教育史上留下了悲壮的一页。① 研究院虽如昙花一现，但其在探索中医教育、研究与发展的思路上，为后人留下了许多值得借鉴的经验。

年　表

1884年	出生于四川成都小关庙街。
1908年	考入四川陆军军医学校。
1910年	赴日考察医学。
1911年	从日本回到四川成都，主政于官医院，任中医主任。
1911—1924年	听课于卢铸之的扶阳讲坛。
1918年	于成都小福建营巷开私人门诊。
1924年	迁居上海，发表《改进中医程序之商榷》。
1926年	筹办上海景和医科大学。
1927年	发表《中西医学概论》。
1929年	参加请愿团，入京请求撤销阻碍中医药发展的政令。
1931年	出版《祝氏医学丛书》。
1932年	独女祝厚初出生。
1935年	担任上海国医学院的生理学教授及实习导师、上海新中国医学院研究院院长，兼新中国医学院的附属医院新中国医院院长。
1937年	开中西医会诊所。
1944年	口述完成代表作《伤寒质难》。
1949年	向新中国政府提交了《创设"中医实验医院"建议书》。
1950年	《伤寒质难》由上海书局正式出版。
1951年	病逝。

（农汉才）

---

① 《杏苑鹤鸣》编审委员会. 杏苑鹤鸣——上海中国医学院院史 [M]. 上海：上海中医药大学出版社，2000：24-25.

主要论著

祝味菊. 伤寒新义. 1931年上海美里印刷所.

祝味菊. 病理发挥与诊断提纲合刊. 1931年上海祝味菊医士诊所.

祝味菊. 伤寒方解. 1932年上海祝味菊医士诊所.

祝味菊. 伤寒质难. 上海：上海大众书局, 1950.

张 山 雷
(1872—1934)

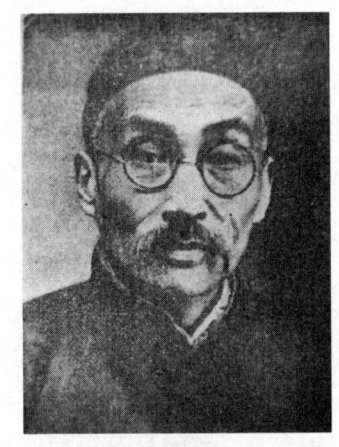

张山雷像①

张寿颐,字山雷,江苏省嘉定县马陆镇(今属上海市)人。清末、民国初医学家及中医教育家。自幼聪颖,喜好读书,光绪十七年(1891)考取秀才,因母病风痹,遂弃举业而习医。师从嘉定县方泰乡黄墙村五世疡科名医朱阆仙,并助其协办黄墙中医专门学校,使学识经验日臻精湛。后赴沪上行医,兼在上海神州中医学校任教。1920年经神州医药总会推荐,应聘任浙江兰溪中医专门学校教务主任,日间授课诊病,带教后学;夜则编撰著述,批改教案。一生著述颇丰,学术造诣极深,且桃李遍布于江浙而多有建树。为弘扬祖国医学,培养中医人才,呕心沥血,贡献卓著。

在青山环抱,风光旖旎的浙江省兰溪市北郊高家村石骨山麓,有一座圆形的银白色坟茔坐落在满山翠绿的橘树林中,远远望去,蔚然壮观。在这座坟茔中,安卧着我国一代名医及近代中医教育的先行者——张山雷先生。

张山雷,原名张寿祥,字颐征;后改名寿颐,字山雷,一字资生。清同治十一年(1872)出生于江苏省嘉定县马陆镇(一说城厢镇南街。今隶属上海市)一家以经营旧衣为业的普通商人家庭。

年幼的张山雷天资聪颖,酷爱读书,13岁便始习科考帖括,然天性不喜欢"八股"的他,却嗜好研习经史子集、诸子百家,所以知识日益广博。清代光绪十七年(1891),即19岁时他便考取秀才,并以冀在日后的仕途

---

① 张山雷外孙邵志锋先生提供。

之路上再度求取功名。然而时至光绪二十年（1894），母亲突患风痹，致肢体不遂。身为独生儿子的张山雷，尽管学业烦忙，也只得放下学业，急忙为母亲延医诊治，而服药疗疾半年有余。其间在与医生、药商的多次了解接触和叙谈中，引起了张氏对医药学的兴趣。于是他便购置部分诸家医书，以备学习自娱。但此时的张山雷，尚还寄望于朝廷科举，而并非把医学作为自己今后的人生之路。然而随着时间的推移，及医药学知识的积累，觉得习医虽非易事，但尚易领悟，遂兴趣亦日渐浓厚。他说："医虽小道，然初学之时门径未清，辄有望洋心叹，昔贤间有编为歌诀者，引人入胜，用力少而成功捷。"① 时至光绪二十一年至二十四年（1895—1898）父母相继去世，又遇清廷政局动荡，国运衰败及外敌侵扰。此时的张山雷已"无心乡举"，于是便远离科举而潜心于医学。此后，他朝夕钻研于医药经典文献及历代名家著述，以求贯通，并经常与同邑学弟张文彦（洛钧）切磋医理，或纵论古今各家得失，证之彼此临床经验；或向当地及上海名医俞德琈、侯春林、黄醴泉等求教医理、质疑问难而获益良多。经过"稽核各医籍同异，欲以求其通贯而颇不易言，但研究日久，于杂病粗有头绪"② 之时，他便小试牛刀，常为乡亲邻里诊治病症却每每应手而效。

功夫不负有心人，数年后，张山雷的医术日渐长进，每日问病求治者络绎不绝，并已在当地小有名气。然而在张氏年届 30 岁（1902）的秋季，却"偶感新凉，微寒发热"，他说："病本不重，惟时虽已习医，不敢自信，乃延同邑之世医某君定方。"③ 他有感于时气诸症，变化迅速，令人茫无头绪而不敢断然为自己处方下药，深感对医学知识之不足，遂决心拜师求学，进一步深造。

光绪二十九年（1903），张山雷求学于嘉定县方泰乡黄墙村疡医朱阆仙门下。朱阆仙为黄墙朱氏世医，被当地百姓誉为"黄墙疡科大名医"，从乾隆四十四年（1779）一世朱鸿宝行医始，至朱阆仙已传至第五代。朱氏世医，五代相传，精通各科，尤以疡科见长。朱阆仙见张山雷虚心刻苦，悟性聪颖，则不厌其烦地悉心指点，每日不仅向山雷阐析内外妇儿各科病症

---

① 张山雷. 医事蒙求·序 [M]. 上海：嘉定体仁堂刊本，1934：3.
② 张山雷. 张山雷医集·籀簃谈医一得集·小序 [M]. 北京：人民卫生出版社，1995：417.
③ 张山雷. 药物学纲要·豆豉 [M]. 1924 年兰溪中医专门学校油印本.

所以然之原理，还将平生经验、家传秘方，亦悉数传授。张山雷得益于朱阆仙的亲聆教诲，使学识经验益臻精湛，故在黄墙求学侍诊不到三年（1905），使张氏的学识与医术达到"饮我上池，不啻洞垣有见"① 的高度。然而张山雷仍然非常自谦，在其后的嘉定城内张马弄悬壶行医时，他不写科目，仅书"张资生知医"五字招帖，意谓我非名医大家，仅懂得一些医药知识，为父老乡亲求医访药提供一点方便而已。

时至1914年，随着我国门户开放，西方医学也随之传入，当局者鄙中重西，民族虚无主义思想严重，使祖国医学日受排挤。为承继祖国医学，医界同仁呼吁当局准予批办国医学馆，以弘扬国医文化，却遭到时任北洋政府教育总长汪大燮"不准中医办学校"之狂言阻拦，激起医界同仁极大愤慨，各地纷纷请愿，表示抗议与反对。

黄墙名医朱阆仙有感于我国之医学教育，历来属于人自为师，家自为政，漫无定规，流弊极多，并给人于取缔口实。遂不顾禁令，冲破樊篱，自出家资，于1914年在黄墙村筹办中医专门学校，以规范中医教学，培养后继人才。朱阆仙力邀张山雷为之襄助，张山雷目睹当时西学东渐，中医日受歧视，政府任其自生自灭的社会现状；以及中医师傅带徒，皆采取口述心传的授徒方式，大多囿于一家之言、门户之见等弊端，便欣然应诺，助师办学。他说："吾师创设中医学校于黄墙家塾，实开国医立校之先河。"①他首先与时任校长朱阆仙及同仁们商议，拟定教学规划，设置教学课程。在谈到课堂讲义时，他认为："惟时环顾通国中医立校，尚在草昧之天，讲堂课本全无凭藉。爰倡以卫生、生理、脉学、药物、药剂、诊断为七大纲，冀以（掌）握内、外、女、幼之要领。"张山雷的建议得到了朱阆仙的首肯，于是"不辞谫陋，草创编纂（讲义10余种），借以开通风气，为海内创，庶几抛砖引玉。"② 其后他又代为朱阆仙校长撰写"黄墙朱氏私立中国医药学校宣言书"。在"宣言书"中，张山雷指陈利弊，认为中国医药学有数千年历史，其间群英荟萃，名医辈出，典籍丰富，汗牛充栋。可却偏偏有人重西轻中，或看不起中医。针对这种不良倾向，张氏强调中医界定要自强自立，并提出：只要"发扬国粹，造就真才"，就可以做到"自

---

① 张山雷. 张山雷医集·籀簃谈医一得集·小序［M］. 北京：人民卫生出版社，1995：417.
② 张山雷. 治疗学讲义［M］. 1922年兰溪中医专门学校铅印本.

足应世而有余，已不必乞灵于邻家，借材于异地，又何苦喜新厌故，舍己从人，震惊域外之奇观，而诧为人间之未有乎"？① 当时从嘉定周边来校报名求学者达七八十人之多，可见其盛况空前。不料办学仅仅两年，校长朱阆仙先生即于1916年秋溘然与世长辞，学校失去了领路人，无奈只得停办。即便如此，初次参与办学的张山雷，还是对如何创办中医学校，怎样设置课程、编写教材，积累了一定的教学经验。

1918年8月，由谢观、丁甘仁、包识生等人以神州医药总会名义，向上海当局申报获准，在上海创办了神州中医专门学校。此时的张山雷已年届46岁，不仅已具备精湛的医术，也具有一定的办学经验。包识生等人力邀张山雷加入神州医药总会，并恳请他在神州中医专门学校任教并编印教材。据张山雷《重订中风斠诠》自序云："其时医会粗具雏形，医校成立仅赖包君奔走，得会中同仁解囊相助，草昧经营。遽而开课，讲堂资料仓猝无征，猥承下问，谆嘱赞襄，乃以此稿授之，遂有医校之铅印本，是为拙编杀青之始。"② 反映了当时仓促成立的中医学校，皆很缺乏师资与教材，却给年富力强的张山雷提供了施展才华的平台。

兰溪县，地处浙江省中西部，富春江之上游，属兰江、衢江、婺江（金华江）三江汇合，土地肥沃，山清水秀之地，历来为商贾云集，市井繁茂的药材贸易之埠，也是近代中医教育事业的发祥地之一。

1918年，时任兰溪知县盛鸿涛，有感于本县仅有繁茂的药业贸易而缺少名医与诊所，深感缺憾，于是便与当地药业诸董事商议，欲请他们出资入股筹办医校，以发扬国粹，培植医学人才。1919年春，兰溪中医专门学校成立。首任校长由药业富商诸葛超（少卿）担任，第一期即招收来自兰溪、浦江、义乌、龙游、宣平、汤溪等地的中学毕业生30余人。然而建校伊始，由于严重缺乏师资教材，而举步维艰。当年初秋，校长诸葛少卿亲赴上海求访名师，经神州医药总会推荐，遂聘请张山雷为兰溪中医专门学校教务主任。时年47岁的张山雷欣然接受聘请，并于1920年仲春便来到了兰溪。

到校之初，学校除了具有完好的校舍及中草药园圃以外，其他皆需从

---

① 邵宝仁. 黄墙朱氏私立中国医药学校宣言书 [J]. 中医教育, 1983, (4): 36-39.
② 张山雷. 张山雷医集·重订中风斠诠·自序 [M]. 北京: 人民卫生出版社, 1995: 5.

头开始。作为兰溪中医学校教务主任的张山雷,依据黄墙中医学校的办学经验,向学校董事会提出:若要办好一所学校,首先要确立学校的办学方针、教学规划,其次是充实师资,选定或编写教材,其三是确定招生计划与培养目标。经与诸葛少卿校长及诸董事们商议,他承继黄墙医校"发扬国粹,造就真才"的办学方针,并起草制定了"兰溪中医专门学校章程",其中规定:学生入学前须经考核国文一门;凡中学毕业生与青年中医均可免试入学,年龄定在16~26岁以内。学制初定五年,后改为四年,其中预科二年,正科二年,首先学习中医基础理论,其后学习以临床各科为主。整个教学设想,大多按照张山雷在黄墙医校经验,课程设置也基本与黄墙医校相同,即以生理学、卫生学、脉理学、药物学、药剂学、诊断学为经,以内、外、女、幼临证四科为纬。办学之初,由于十分缺乏教材,张山雷则把早年在黄墙医校编写的《本草正义》《中风斠诠》等先用于教学。他说:"是稿也,肇始于甲寅之秋,襄助吾师同邑朱阆仙先生,创立黄墙中医学校于家塾,编纂以作讲堂课本。越六载而游浙之兰溪,忝任医校讲习,重订旧稿,印刷讲授。"①

自此以后的15年间(1921—1934),他夜以继日,呕心沥血,先后编改完成的教材讲义达30余种,可见其著述颇丰。其中大多数讲义,皆属于边写边教边改而逐渐趋于完善。尤其于生理解剖一科,张山雷则选用西方医学教课书《合信氏全体新论》,以运用西方医学科学知识,详加疏解、融会贯通。说明张山雷是一位既能维护祖国医学之精粹,又尊重西方医学科学知识;既古为今用、洋为中用,又尊古不泥,颇能与时俱进的近代现实主义创新型医药学家与中医教育家。

张山雷于1903年曾拜师于朱阆仙,颇得先师真传,故黄墙中医学校中辍后,他一度在上海行医,除中医教学外,于内、外临证诸科,颇具证治经验与心得体会。所以,他曾分别于1916年的《神州医药学报》30期发表《古今药剂权量不同考略》一文;1926年6月的《绍兴医药月报》发表《莫枚士研经言天雄散解书后》《莫枚士研经言桂枝加芍药生姜人参新加汤解书后》论文数篇。对莫文泉之学术论述,提出自己的不同见解。1927年,由张山雷负责的"兰溪中医求是学社"成立,张山雷则在自己办的《中医

---

① 张山雷. 张山雷医集·本草正义·绪言[M]. 北京:人民卫生出版社,1995:175.

求是月刊》上发表《素问疟论横连募原考证》。1928年7月在《医界春秋》发表"腓腨之腨经籍字书多讹作肠字说"等数十篇学术论文，1929年6月还担任《中医世界》刊物特约编撰者。体现了张山雷不仅善于中医课堂教学，而且还是一位精于中医学术研究及临床诊疗的医药学专家。

然而此时却有一位曾经研究过中医，且从日本学医归国的余云岫先生，由于受日本明治维新取缔汉方医学影响，认为中医理论不科学，因而主张"废医存药"，并提出"废止旧医，以扫除医事卫生之障碍案"。此案由国民政府卫生部召开的第一届中央卫生委员会会议得以通过，却遭到了全国中医界的强烈反对。张山雷虽因教学、诊务在身而无法前往，但其内心之愤慨心情却难以平静，他积极组织，派遣弟子、学生奔赴南京请愿抗议。经全国中医界同仁的不懈努力与抗争，国民政府只得撤销成命，并成立了中央国医馆。1930年经医界同仁推荐，张山雷担任了中央国医馆常务理事兼教材编审委员会委员。

张山雷在兰溪医校朝夕如是地从事中医教育与临床工作达15年。他每于白日或讲习授课，或临床带生；夜晚则编写教材，或修改教案，或批阅作业。如此废寝忘食，挑灯夜战，殚心竭虑地工作，实可谓辛劳备至。在难得的闲暇片刻，水烟、黄酒与绿茶则成了张山雷在兰溪消遣休闲的唯一嗜爱。繁忙的教学与临床诊治，使他难得有休息时间，故到晚年，健康状况亦每况愈下。据他的外孙邵志锋（现为兰溪市名中医）口述说："曾听外祖母讲，外祖父生前形体清瘦，目光矍铄，行步快捷。"又据张山雷在《古今医案平义第一种·第六卷·湿温病》曾对自己的体质自评说："寿颐生平，亦是瘦人多火，阴液不充。虽自问骨干尚非甚弱，自30岁秋间湿温药误，卧病三月以后，至今廿五年，木有大病，体力尚不可谓不健。然偶有感冒，小小身热，则必倦怠嗜卧，动则睡去，亦恒自言自语，旁人必误以为昏谵，实则自己但觉梦寐纷纭，恒若有多人相与对语，以至有此状况。苟得热解，神即清明，30年来常常如此，家中人亦咸知之，不以为怪也。"从上述自评来看，张山雷当时已年届55岁，似乎身体尚健，然而笔者却以为：他是本着弘扬祖国民族医学，培养中医后继人才的一种强烈的责任感在苦苦地支撑、煎熬着自己。如此日复一日，年复一年地课堂授课、临证带教、编撰教材，研究学术，经常是晚餐食罢即眠，夜漏未尽就起，无疑是对其旷日持久、身体透支的一种摧残，最后终究使其心力交瘁，精神疲竭而病倒在床。然而即便身卧病榻，他仍然手不释卷地为《沈氏女科辑要笺证》讲义做最后的修订。待到吞咽困难、水米不进，且精气神日颓之时，他自知来日无多，遂自作挽词，云："一伎半生，精诚所结，神鬼可通；果然奇悟别闻，尽助前贤，补苴罅漏；孤灯廿载，意气徒豪，心肝呕尽；从此虚灵未泯，惟冀后起，完续残编。"反映了张山雷一生为中医教育奔走呼号，为前贤恩师、为医药学著述拾遗补漏而不遗余力；未竟事业，只能寄望于后人的遗憾心态。从中尤可略窥张山雷当年在孤灯孑影下危坐构思，苦心孤诣，日以继夜，挥毫著述的辛劳场景。1934年6月19日，张山雷终因胃病复发（据其外孙邵志锋医师口述：外祖父因患食道癌病发），病故于兰溪世德路寓所，享年62岁。

毕生视中医药教育为己任的一代宗师张山雷，溘然与世长辞的噩耗一经传出，不仅使校内外师生深感悲痛，亦使全国医界同仁、海内知交，咸为震惊。上海名医张赞臣、中央国医馆教材编审委员周柳亭，香港郑召棠先生以及校内同仁等，纷纷发表挽词挽联，以志哀悼。遵照张山雷之遗愿，其家人与弟子将其安葬在兰溪城北三里石板路头（时称新亭村）。每逢寒食清明，必由其婿邵宝仁及其弟子汪仲清、蔡济川等拜谒祭扫。师者逝也，然学校还需主持举办，欣慰的是，昔日业经张山雷培养的弟子，当时皆已成为课堂主讲的教授。直至三年后（1937），因日寇侵华，兰溪沦陷，为遣散学生回乡避难，而学校亦无奈停办。

新中国成立后的1962年，中共兰溪县委鉴于民国时期曾在当地办过兰溪中医专门学校的史实，以及以现有的师资、办学经验等良好的条件，批准由县政府卫生科、文教局牵头续办"兰溪中医学习班"。该班为全日制，学制四年，教材基本延用张山雷医籍或讲义，并由县招生委员会在当地初中毕业生中统一考试招生，先后毕业两批，共67人。兰溪县委的这一举措，使张山雷在兰溪的中医办学思想与办学经验，继往开来地得以宏扬光大。这批学生毕业后，其中医药学识水平均已达到大学专科，他们一走上医疗卫生岗位，不仅满足了兰溪本身的需要，而且还向金华地区各县输送了大批基层中医药卫生人才。如今，这批学员皆已成为当前兰溪各地中医药界的中坚与骨干。

1963年，因兰溪市政建设需要，张山雷的坟茔，由其婿邵宝仁、门生吴士元先生等人主持，迁移至现在的城北高家村石骨山麓。

张山雷的一生，为浙、苏、沪、赣、皖等省市培养中医达600余人，当年的这部分学生，有的成了建国后省中医院校教授或讲师，有的成为各县市医院的中医医疗或教学骨干，有的成了全国名老中医。为纪念张山雷先生对祖国中医药学与中医教育事业所做出的杰出贡献，并进一步弘扬兰溪市的名医事迹，2006年，兰溪市中医学会曾对张山雷墓重新进行修葺，以供医界后人拜谒瞻仰；依据中医药界建言，曾向兰溪市政府申报，拟将张山雷墓列入兰溪市重点文物保护名录；并于2010年12月3日建立（张山雷）兰溪名中医馆，2011年3月18日隆重成立了张山雷研究会，体现了兰溪市乃至浙江全省的中医药界，对张山雷为祖国医药学的发展，为浙江中医药人才的培养，予以了充分的肯定。

致力创办中医学校　规范中医传统教育

19世纪末20世纪初，中国处在世界列强称霸，政府割地赔款，军阀混战割踞，百姓民不聊生，祖国灾难深重的混乱时期。然而经过数千年发展，已然灿然可观的的祖国医学，却在此时期由于西学东渐，以及西方医学的大量传入，其发展不仅遇到了前所未有的阻碍，而且还备受歧视；更有时任北洋政府教育总长汪大燮百般阻止中医建校办学，激起全国中医界的极大愤慨。

张山雷的恩师朱阆仙有感于我国习医，漫无定规，因循守旧，流弊极多，遂决意不顾政府禁令，创办黄墙中医私立学校，以规范医学教育。张山雷对此深有同感，他敬佩并力挺先师的办校之举，谓之"开国医立校之先河"；同时他也认为"医本活人之术，仁人之心，与其传之一家，何如公之一世，藉以推广家学，宁不溥济群伦"。与其"未开风气，未立学馆，人自为师，家自为政，坐令良法美术，普及为难"，① 不如创办医校而广泽黎民。他反复参考、比较国外办校经验及其益处，提出："视彼东西各国，设立学堂，栽培后进，必由普通知识，循序以入专门。迨至毕业如期，证书在手，虽未必遽臻神化，尽契玄微，而于浅近机宜，寻常学理，固已胸有

---

① 邵宝仁等. 黄墙朱氏私立中国医药学校宣言书［J］. 中医教育，1983，（4）：36-39.

成竹。"张山雷认为：只要学生学业期满准予毕业，虽临证诊病尚有刻舟求剑之嫌，但坚实系统的医学理论知识，必为他日后成为名医，打下了良好的基础。倘若中医教育仍以师傅带徒，口授心传，承继一家之言、门户之见的方式，则中华医药就"几欲退就于淘汰之列也"。① 所以，当朱阆仙力邀张山雷襄助办校时，山雷义无反顾地应允恩师邀请，并担任了黄墙中医学校教务主任，以冀发扬国粹，造就真才。张山雷始终秉承上述理念，并服务于后来的兰溪中医专门学校。

然而创办一所医药学校实非易事，既需要确立办学方针，更离不开学制学年、课程设置及教材编写。民国初年，西方医学已大量传入中国，面对西学东渐之风行，张山雷在坚持弘扬保护中医国粹的同时，并未排斥西学，而是主张教谕学生，应中西合参，即吸取现代医学科学知识，丰富中医学术内容。因此在兰溪医校的学制拟定上，张山雷参照在黄墙医校的办学经验，主张设预科与正科。预科二年，学习医学基础理论；正科三年（后改二年），学习以临床各科，即内、外、女、幼、生理、病理、诊断等为主。他倡导应该运用循序渐进的教学方法，即在学生牢固掌握中医药基础理论知识的前提下，再进入临床各科理论与实践的学习。其目标乃使经过系统培养的学生不仅能精通各科理论，运用四诊八纲，进行辨证论治；而且还会博古通今，融会贯通，从而造就通今达古的真才，而不只是让学生成为仅局限于应诊处方为能事的一般医生。张山雷的这种办学思想，可以说开创了当代中医院校培养学生思路与方向的先河。

选编中医讲义教材　　按科分类力求实用

在张山雷先后执教的黄墙、神州及兰溪中医专门学校，办学之初，遇到共同的第一个困难，就是教材讲义十分缺乏。虽然我国各地存有数千年来浩如烟海的祖国医药学著作，但是，倘若不加选择地拿来授课于学生，显然影响教学效果，也不利于人才培养。张山雷十分重视这一问题，他认为：讲义资料必须博采广收，研求确当；取材不容不富，甄录得严。务必

---

① 邵宝仁等. 黄墙朱氏私立中国医药学校宣言书 [J]. 中医教育，1983，(4): 36-39.

参考成书，折衷实验。然而，到校之初，张山雷手头确实无适宜讲义可用。因此，他主张预科课程，应重点学习具有中医基础理论内容的经典著作，他说"讲堂授课固难，而编辑讲义更要慎之又慎"。诸如《黄帝内经》《难经》《神农本草经》《伤寒杂病论》《脉经》《针灸甲乙经》《诸病源候论》《濒湖脉诀》等，必须选录原著部分理法精密，言明且清，而又切近可行，有益于实用为主的段落条文，以应急讲用。他还把在黄墙中医学校任教时编写的《读素问识小录》《难经汇注笺正》以及《脏腑药式补正》等教材用于中医基础教学，而将《十二经脉腧穴新考正》《医事蒙求》作为初学启蒙所用。然而在为预科学生进行授课的同时，张山雷还得马不停蹄、紧锣密鼓地为业经确定的内、外、女、幼及生理、病理、诊断等正科课程赶编教材。值得称道的是，张山雷编纂临床各科讲义，既不厚古薄今，更不蔑古伸今，而是博采众长，贵在实用。他说："学医者本以疗今人之疾病，岂笺注者必须墨守古人之言，况病变必随时局递更，斯读书尤以近今为切用。"① 因此，他所选用的临床各科讲义，均按照课堂讲解的实际需要，只要能便于学生理解与记诵，又可丰富中医学术内容的部分现代医学知识，也大胆地予以借鉴，并进行诠解、笺疏或补正，使教材内容在教学实践中不断地充实、完善与提高。

中医内科病症，主要反映在五脏六腑之病变，为让学生了解脏腑生理病理、病因病机的相互关系，以及脏腑辨证与立法处方用药的基本原则，张山雷选用张洁古的《脏腑标本药式》，经其笺疏、补正后，而作为中医内科学讲义。他说："是书提纲挈领，以病源为主，不以病证琐屑分类，于根本上求下手之法，实是探河源于星宿之海，所见者大，足以握病理学、药物学之枢纽而一以贯之……且又言简意赅，切于实用，洵是治医者不可不读之书。"所以张山雷将该书脏腑病证之病因病机、药物主治功效，按寒热虚实补泻等分条附注，使初学之学生"譬如握罗盘而指方位，自无暗中摸索之苦"，② 体现了张山雷在内科杂病及药理学方面的学术贡献和治学精神。张山雷还分别把当年在黄墙向朱氏习医时撰写的《疡科纲要》及钱乙之《小儿药证直诀》、沈尧封之《女科辑要》，经其笺证诠解后，作为外科、女

---

① 张山雷. 张山雷医集·沈氏女科辑要笺证［M］. 北京：人民卫生出版社，1995：107.
② 张山雷. 张山雷医集·脏腑药式补正·自序［M］. 北京：人民卫生出版社，1995：750.

科、儿科学讲义。对于生理、病理学之教材,张山雷则兼收并蓄地采用现代医学《合信氏全体新论》,他认为吾邦医籍,虽详析其理,却未尽其形,故生理解剖必须中西医合参,借征于西学知识。因此,张山雷将英国医生合信氏所著之《合信氏全体新论》,每段予以疏证后,而用于生理解剖教本,并指出:中医解剖确实不及西医尸体解剖精细确切,但中医经历数千年之临床观察,对脏腑功能及机体内在联系的生理、病理方面,有完整的学术理论;在临床诊断、治疗方面历验不爽,这是西医所断然不能从尸体解剖以及实验中全部得出的,他以此来勉励后学向中西医结合方向努力进取。经张山雷的不懈努力与辛勤编撰,基本解决了兰溪医校办学初期的教材匮乏问题。

据统计,张山雷为黄墙、神州、兰溪中医学校先后编纂的教材讲义及其著述,并经他亲自校对出版者,据方春阳撰述的《中国历代名医碑传集》载录有:《体仁堂医药丛刊》15种,即:《难经汇注笺证》3卷、《重订中风斠诠》3卷、《疡科纲要》2卷、《脏腑药式补正》3卷、《沈氏女科辑要笺证》2卷、《本草正义》7卷、《脉学正义》6卷、《病理学读本》2卷、《经脉腧穴新考正》2卷、《小儿药证直诀笺证》2卷、《重订医事蒙求》1卷、《合信氏全体新论疏证》2卷、《谈医考证集》1卷、《籀簃医话》1卷、《湿温病医案平义》1卷等;另外,仅作课堂讲义而未正式刊行的如:"伤寒""温热""虚人感冒""阳明经病""阳明府病""瘟疹""疟疾""痢疾""内风类中"《古今医案平议》《白喉抉疑集》《皇汉医学平议》《药物纲要》《谈医鸿雪》《读素问识小录》,以及《晦明轩政和本草总目》《正统道藏本寇宗奭本草衍义校勘记》等,合计约30余种。张山雷的这部分著述或讲义,虽不能与当代高等中医药院校教材相媲美,然而张氏作为我国第一所、以课堂教学为主的中医专门学校创办人之一,为规范我国中医教育,培养中医后继人才,苦心孤诣,夜编日教,达诸笔,宣诸口,朝夕如是数十年,实可谓我国中医教育之先驱。

释文训诂诠解医经　　触类引申启迪后人

《黄帝内经·素问》与《难经》,历来为中医之医经巨著,而受后世医家所尊崇。早在1907年张山雷习医之初,就对其进行认真研读。凭着自己渊博的知识,深感《素问》自"启玄注后,名贤继起,代不乏人,章句训解,疏通证明,固已十得八九;独于古字之假借,古义之仅见者,甚少诠解,遂致一字误解,章节皆为晦涩,几令初学茫无所措,亦读是书者之一大蔽也"。① 于是,他对《素问》中凡属前贤注家析义不明,述理不清,甚或缪误之字词或古病名,依据经史传记及《说文解字》等字书,结合病证与药理,予以"触类引申,随笔札记",从而纠正了习俗相沿的错误。举如《素问·五脏生成篇》云:"多食咸则脉凝泣而变色,凝于脉者为泣。"张山雷认为:"泣,读为涩,迟滞而不流利也。泣、涩声音甚近,《素问》此字此义甚多。王注:'泣为血行不利',其义甚是,但不明言为涩字之假借,则反不可解也。"② 又有对《素问·阴阳别论》"阴阳虚,肠澼死"一句之考证,他认为按宋代校正医书局云:"全元起本'辟'作'澼'"。他进一步指出"肠澼之名,《素问》屡见,其病即下痢脓血之滞下病,其字则前后皆作肠澼,惟此处仿宋本尚无水旁。据宋校所云,则宋时旧本本是辟字,而全元起本亦已作'澼'矣。考袁爽秋氏所刻《太素》尚皆作'辟',未加水旁。今按以滞下之病而名'肠澼',顾名思义,颇难索解,惟此病实因肠有积滞使然。幸仿宋本此处尚存一不加水旁之'辟'字,可知'肠辟'之义即辟积之辟,有积聚之意,而命名之旨乃昭然若发蒙。自后人概用水旁之'澼'而名义遂晦。"所以他告诫后人:"此古书之所以不易读,而宋以后之书所以不足征欤?"③ 张山雷又谓《难经》一书,"孙吴时吕广已有注解,行世最早,远在今本《素》《灵》之先,是真医经中之最古者。"他十分赞赏其中诊病"独取寸口"的三部之脉,谓之"发明之最精而最确者"。④ 然而,对"肾两者,非皆肾也。其左者为肾,右者为命门"之说,则颇有异义。他说:"肾虽有二,其体其用,究无分别。《难经》于此,独以左右分析言之,盖出于周秦之世,学说分歧,好为新颖,藉以自树一帜,此亦当时风气使然,固不必尽合于化育原理。然谓命门为精神之所舍,原气之所系,则仍以为此是吾身精气神之根柢,固亦与肾无所区别。……不意后人因此,遂生左水右火之议,自谓从《难经》得来。其实《难经》数

---

① 张山雷. 张山雷医集·读素问识小录·弁言 [M]. 北京:人民卫生出版社,1995:3.
② 张山雷. 张山雷医集·读素问识小录·五脏生成篇 [M]. 北京:人民卫生出版社,1995:14.
③ 张山雷. 张山雷医集·读素问识小录·阴阳别论 [M]. 北京:人民卫生出版社,1995:11.
④ 张山雷. 张山雷医集·难经汇注笺证·自序 [M]. 北京:人民卫生出版社,1995:31.

节，何有定说？……说到水火分配左右，犹有斟酌。"① 肾分左水右火以及命门学说，金元以来医家众说纷纭，尤以明代之张景岳、赵养葵争论颇为激烈。张山雷精于小学，擅长训诂，他以实事求是的治学精神，指出了《难经》以及后人对其注疏所存在的问题。

值得指出的是，张山雷研讨医经，常联系临床实际，并加以印证和发挥。如《难经·十七难》云："病若吐血，复鼽衄血者，脉当沉细，而反浮大而牢者，死也。"山雷结合临证体会阐发说："大失血是虚证，故脉当沉细，如其浮大而牢，脉与病反，固非所宜。"然浮大还须分常与变，"暴病之初，气火偾张，有升无降，脉来浮大有力，是其常态，果能投药得当，气降火潜，脉即安靖，亦不可皆以为必死"。"惟在大吐大衄之后，失血已多，而脉仍实大，则势焰犹盛，根本不支，斯为危候；抑或脱血久病，脉反弦大刚劲，全无和缓态度，即为真脏脉，亦不可治。"张山雷若非临床阅历丰富，断难发此高论。②

论中风独辟蹊径　排众议兼收并蓄

张山雷认为，中风之病名，始载于《内经·素问·生气通天论》，谓之"血菀于上，使人薄厥"。然汉唐以来诸多医书，于中风一节，皆遵循张仲景《金匮要略》"寒虚相搏，邪在皮肤"或"外感邪风，错杂其间"等外风袭内而言；至"金元名贤，如河间、丹溪诸公，能知病由内动，为火为痰，而终不敢直揭汉唐治法之误者"而为之遗憾。③ 各书所论，皆指风邪外中，与卒然昏仆之内风暴动病形机理不相类似，而用药大多以麻、桂、羌、防、小续命汤等辛温发散；或徒用滋补，助纣为虐。所以，他认为汉唐诸论已然缪误，金元诸贤之痰火论述多不完备，唯对近人张士骧（伯龙）《雪雅堂医案·类中秘旨》所言："尝论是病，则据《素问·调经论》：'血之与气，并走于上，则为大厥，厥则暴死，气复返则生，不返则死'"则颇

---

① 张山雷. 张山雷医集·难经汇注笺证·三十六难［M］. 北京：人民卫生出版社，1995：118.
② 张山雷. 张山雷医集·编校后记［M］. 北京：人民卫生出版社，1995：991.
③ 张山雷. 张山雷医集·重订中风斠诠·后序［M］. 北京：人民卫生出版社，1995：14.

为赏识，然而对其在治则上不分轻重缓急，所谓"镇摄培补并进"的治疗方法却不敢苟同。于是他融汇中西学说，以阐明中风病之病因病机，他说："脑有神经，分布全体以主宰此身之知觉运动。凡猝倒昏瞀，痰气上壅之中风，皆由肝火自旺，化风煽动，激其气血，并走于上，直冲犯脑，震扰神经，而为昏不识人，嘴斜倾跌，肢体不遂，言语不清诸证，皆脑神经失其功用之病。"[1] 为此，张山雷对前贤诸说指陈利弊，他结合西医脑血管神经学说，依据自己多年的临床诊治经验，排除了"邪风外中"论说，提出了中风之为病，皆属中医之"内风上扰证"，即"猝然倾扑，痰壅涎流，舌强语謇，痉厥瘛疭，抽搐昏愦"为其主要临床表现，也就是西医谓之的脑冲血、脑溢血、脑血管破裂者。临时急救，必以泄降浊痰，潜阳镇逆为主，使气血不上升，脑不受震激，则汹涌波澜，顿然平定。然而张山雷进一步指出：即便中风之病因乃因内风暴动，气血并走于上，而导致颠扑痰壅，昏迷痉厥，但却有闭、脱二证之分，闭脱二证临床症状虽相似，治法上却大有区别。因此，他在《中风斠诠》一书中对前贤诸论，兼收并蓄，并扬长避短地论述了对中风病证应按证候、病程，分步骤的证治方法。他认为中风之初，潜阳化痰为第一要务，顺降通络或滋养肝肾则在其后，并在临床实践中加以不断验证、化裁，治愈了颇多中风患者，因此张山雷的弟子与后学将其证治经验归纳为"证治八法"。即：（1）闭证宜开；（2）脱者宜固；（3）肝阳宜于潜镇；（4）痰涎宜于开泄；（5）气逆宜于顺降；（6）心液肝阴宜于培养；（7）肾阴宜渐滋填；（8）偏瘫宜于宣通。

上述八法之应用，张山雷还特别强调，在肝阳浮越，气焰嚣张之时，禁用风药升散以助气火；禁用表药疏泄以速亡阳。闭证不宜芳香走窜以散止气，脱证不可温补刚燥以耗真阴。滋阴益肾，必须切合临床病机转归实际而辨证运用；倘若一味补中，则反壅气化等，反映了张山雷于中风证治理论方面，洞见症结，说理清晰，明白畅晓，理有可寻，畅达了前人所未言明者，足见其学术成就，殊匪浅鲜。[2]

---

[1] 张山雷. 张山雷医集·重订中风斠诠·自序 [M]. 北京：人民卫生出版社，1995：11.
[2] 张山雷. 张山雷医集·编校后记 [M]. 北京：人民卫生出版社，1995：991.

详述疡科病证脉因　揭示疡疾证治规律

早在张山雷习医之初，就曾拜师于黄墙名医朱阆仙。朱阆仙五世为医，尤以疡科见长，张山雷得其真传，对疡科造诣尤深，医术精湛，所著《疡科纲要》等，则集中反映了他在这方面的学术特长和临证经验。

他在该书自序中说：疡科虽属医学中的一门专科，却为多数临证医生所不屑，以为无非是剪割刀针、去腐生肌而无甚高深理论，其实不然。他进一步指出："抑知证虽在外，病本内因，固不仅大痈大疽非通乎内科学者不能措手，即寻常疮疖亦无不与内证息息相通，岂可专治其外，而谓可有全绩？且内病外疡，更多相因而至，有内外交病而为疡者，有内病变迁而为疡者，亦有内科误治而酿成外疡者，更又有内科兼证，不知兼治而并生外疡者。彼其知有外，不知有内，固未免自安于谫陋；而仅知其内，不知有外，亦殊是医学之缺憾矣。"① 他强调：辨证疡疾，首重阴阳，并指出："阴阳二证虽无代表之字面，而未尝无界限之可言，但取义亦非一端，必须融会贯通，悟彻至理，而后见微知著，直决无疑。"② 他认为：当依据人体之经络、腹背，病症之寒热虚实、病形之深浅、肿势之坚软、痛势之急缓，再兼及审察病人之气体虚实，望色辨脉，验舌看苔来分辨阴证阳证，绝不可就症而论。因此，他从疡证的肿势、疼痛、瘙痒、酸楚不痛、顽木不痛，以及从肿疡之辨脓、脓之色泽形质、溃疡之血与水及外疡之脉状等，来详辨痈疡之阴阳寒热，病症之虚实，脓疡之深浅，病程之转归。对疡证之治疗，他指出：无论肿疡外形如何，务必以内治为首选。即所谓"苟能精明乎内科治理，而出其绪余，以治外疡，虽有大症，亦多应手得效"。然而他也赞同疡症以内外合治的方式，促其早日痊愈，他说："盖治疡大旨，虽无不以内症为权衡，而对于外症，如消毒止痛，去腐生新之类，必须有二、三味合宜之药，为之导引，而后内外各如其分，否则全无关系，又安能收

---

① 张山雷. 张山雷医集·疡科纲要·自序 [M]. 北京：人民卫生出版社，1995：330.
② 张山雷. 张山雷医集·疡科纲要·治疡药剂 [M]. 北京：人民卫生出版社，1995：350.

覆杯取效之应？"①

所以张山雷提出了"析证应循内科之理，论治务必切合实际"的证治思路，他认为：治疡当以消散为首要。无论是医家还是病家，未成者必求其消，关键是应当探求病之本源而治之。即便内已酿脓，四周疡肿尤甚，仍以消散为主，退肿为急，反对早用透达之药。在消肿止痛方面，认为唯在行气活血，这是因为疡之形成，乃因气血之壅滞阻碍所致，行其气则血亦通，但他又进一步指出"治疡注重气分，洵为握要之图"，但行血不可太猛，破血逐瘀之品，非可轻率乱投，"此固治疡者始终利赖之捷诀"。② 历来医家认为，疡证之病因病机大多责之于热毒，治疗上亦多以清凉解毒为主。然张山雷却在《疡科纲要》中提醒医者，临证要仔细分析，不可概以寒凉之品直折其势。如头面风热之证，必先辛凉疏风，不得早用寒凉致生变故；湿热之病，清热兼须淡渗导湿；毒火之患，热毒不仅直入血分，且必涉心肝二脏，治宜大剂凉血，并清心肝之热；湿毒相合之病，又须与专治毒火者相区别，必犀羚芩连大剂急投，而又以淡渗导湿辅之；倘若外疡溃后，绝少用大凉之法。总之，绝不可"以清凉解毒四字，作为枕中鸿宝"而滥施之。③ 对于老年人患脑疽、背疽、乳疽、腰疽等，症见恶寒畏风，舌苔白腻，湿痰壅盛，脉细涩无力等寒证者，张山雷认为，治法上当温养，宜用温经宣化、通经化痰之剂，以透达皮毛，使毒得外泄。养正祛邪，培本护胃是疡证溃后，正气亏虚的治疗方法。张山雷指出：外疡溃后，"最宜顾其元气，而尤以调和胃气为主。"因为痈疡溃后，"脓毒既泄，其势已衰"，④ 其用药一是清其余毒，一是清养胃阴，使谷气旺而正气自充。然而他强调：在清除余毒时，仍不可过用苦寒之品，以防损胃，耗散真气；而清养胃阴，更不能一味蛮补，以防旧病复起。谨守清淡养胃，才是外疡溃后调理的关键。在外治药的应用上，他说："疮疡为病，发见于外，外治药

---

① 张山雷. 张山雷医集·疡科纲要·外疡总论 [M]. 北京：人民卫生出版社，1995：335.

② 张山雷. 张山雷医集·疡科纲要·治疡药剂·论肿疡行气之剂 [M]. 北京：人民卫生出版社，1995：353.

③ 张山雷. 张山雷医集·疡科纲要·治疡药剂·论外疡清热之剂 [M]. 北京：人民卫生出版社，1995：354.

④ 张山雷. 张山雷医集·疡科纲要·治疡药剂·论溃后养胃之剂 [M]. 北京：人民卫生出版社，1995：359.

物尤为重要。凡轻浅之证，专恃外治，固可以收全功，而危险大疡，尤必赖外治得宜，交互为用。"① 说明张山雷虽重视疡疾内治，但也不忽视外治药及其刀针在临床的运用，而且还主张用药不在于贵，唯在适用而有实效。

张山雷于疡科之学术见解及其证治经验，得到后学南海医家郑召棠之盛赞，谓之："辨证首重阴阳，必观其人之气体虚实，病源深浅，察色辨脉，兼验舌苔，以为定论，不为部位形色所据。肿痛发痒，酸楚顽木，脓之成否，色质若何，溃疡血水，六淫脉状，各有专论，辨之綦详。变幻离奇，千态万状，莫不绘声绘影，眉目分明。至若主治诸方，则师承有自，必以内证为主，随其寒热虚实，七情六淫，气血痰湿诸证而调剂之。其论消肿化脓，行气治痰，清热理湿，温养补益，提脓托毒，清养胃家等法，条分缕析，探本求源，议论高超，理法精密。选用各药，内服外施，诸法悉备，措置咸宜。诚疡学之总纲，治疡之要领也。"②

笺疏前贤女科医著　阐析妇人证治微义

张山雷于妇科方面的学术成就，主要体现在经其笺证的《沈氏女科辑要》一书中。他有感于历代女科专书，自南宋陈自明《妇人大全良方》以后，以明代王肯堂《女科证治准绳》最为丰富，而武之望之《济阴纲目》，虽依据《准绳》分门别类，但所集前贤议论大多空泛，且缺少发明，不如他早年诊治妇女疾病所参考的，由沈尧封编撰的《女科辑要》更为实用，他认为该书虽"廖廖数十叶"，然"精当处勘透隐微，切中肯綮，多发前人之未发，实验彰彰，始觉轩爽豁目"。"而孟英按语，更能刻进一层，洞见症结，皆是此道之金针……大有取之无尽，用之不竭之妙。"③ 所以张氏引申其余义，以征经验，又附以他20余年临证阅历与心得，为之"笺证"，以做医校之妇科讲义。

对于月经不调之妇科常见病，《辑要》作者沈尧封引用赵养葵语，谓之

---

① 张山雷. 张山雷医集·疡科纲要·治疡药剂·论外治之药［M］. 北京：人民卫生出版社，1995：360.
② 张山雷. 张山雷医集·疡科纲要·郑序［M］. 北京：人民卫生出版社，1995：329.
③ 张山雷. 张山雷医集·沈氏女科辑要笺正·自序［M］. 北京：人民卫生出版社，1995：107.

月经先期谓有火,月经后期量多谓气虚,过期而来谓火衰,治则上总以"滋水为主,随证加减"。张氏不同意此说,认为先期为火,后期火衰,仅仅是月经不调的一个方面,倘若气虚无火,亦有先期而至;血枯阴虚,亦有后期而至者。所以治疗月经不调,不能仅泥以六味丸之"滋水为主",更何况"六味"之丹、苓、泽泻渗泄伤阴,怎能作为主药?他进一步指出:月经先期量多,属肝气疏泄无度所致,若再以柴胡疏肝,无疑为"杀人捷诀"。因此他强调治疗月经不调应分别寒热虚实,更重视王孟英"当审其所禀不同"以及"无妄之药,不可妄施"的经验之语。

对于月经不来,甚或经闭等病症,张氏认为治疗上应以补水、补火、补中气为主。他说"补水必从魏柳洲之一贯煎为首",又可择选"高鼓峰之滋水清肝饮、薛一瓢之滋营养液膏、心脾双补丸、陆九芝之坎离丸等;补火则河间之地黄饮子……补中气则归脾汤本是正宗。但人之体质,各有不同,用古方者,可师其意而斟酌损益,方能合辙"。① 张山雷的上述论述,对现今临床治疗仍有一定的指导意义。

崩中一证为女科之重症,前人有言养血,有言舒肝,有言升提,有言温补,有言固涩,大多缺此少彼,失之一偏。张氏认为:崩中多为气不摄血,妄行无度,且因火者多,因寒者少。纵然有火,亦是虚火,非实热可比。所以崩中一证,多为虚阳妄动也。治疗上他主张在辨证求因的基础上,务必加入介类药物,如生龙齿、生牡蛎、生玳瑁之属,以镇潜虚阳,收摄横逆龙相之火,以达止血之目的。

带下症为女科之常见病症,历来医家对此病因纵说纷纭。有主风冷入于胞络者,有主湿热者,有主脾虚气虚者,有主湿痰者,有主脾肾虚者,有土木郁地中者;其治法上有用大辛热者,有用人苦寒者,有用人攻伐者,有用大填补者等。张山雷认为:无论何种病因导致白带、赤带,各有对药之病,应当辨证施治,因证立方,不可拘泥一方而刻板治之。其他如产科方面的胎位不正、胞衣不下等,张氏均能结合合信氏之《全体新论》西医学说,予以详尽地阐述。

---

① 张山雷. 张山雷医集·沈氏女科辑要笺正·月事不来 [M]. 北京:人民卫生出版社,1995:119.

推崇钱氏小儿《要诀》 逐条辨析病症治则

儿科一门，并非张山雷之擅长，所以他自谦地说："寿颐自问半生学术，不过内、外二科，稍谙门径，何敢妄称专家。若至儿医，则不晓推拿手法，岂敢觍颜以编撰幼科专书，贻讥大雅。维念女、幼、疡医三科，虽脉理病情，药物治验，无不息息相通，究竟同中之异，铢两各殊，苟非研究有年，最易失之毫厘，差以千里。"① 因此他以钱乙《小儿药证直诀》为蓝本，以自己的半生学术及临证经验，为之逐条笺证，计104条，而后将其作为儿科课堂讲义，教授于学生。张氏认为，小儿脉象在3岁以内极难辨认，故他推崇并重视钱氏《直诀》以诊视指纹来诊断病证，主张辨指纹色泽，当与形相相结合。指出："若辨纹之色，则紫者主内热，红者主身热；青者为惊，肝木动也；白者为疳，脾土伤也；若见黑色，即属不治。"并进一步指出："纹以隐隐不露为佳，显明深色，病势必重。间有弯曲之状，当以色泽辨之。至3岁以上，即当兼察其脉。"①这是因为小儿骨气未成，形色未正，悲啼喜笑，变态未常；一旦患病，变化迅速，易虚易实，易寒易热，脉象难凭。足见张山雷于幼科临证，强调四诊合参，并以内证为主的学术经验。

惊风发搐为小儿病之重证，钱氏立论以症命名，列有肝风、肝热发搐，伤风后、伤食后、百日内发搐，以及惊痫发搐等，并把发搐时间，按十二时辰定为早晨发搐、日午发搐、日晚发搐、夜间发搐。张山雷颇赞其说，认为临证审因论治为第一要务。他针对钱氏伤风后发搐，当予"发散"的论述，指出："小儿稚阴未充，伤风身热，颇有引动气火上升，发为惊搐者。此是伤风后之变证，非外风之能令抽搐。治法亦必以清热息风为主，若误认外风，再投升散，乃抱薪救火，为祸甚烈。"再如伤食后发搐，钱氏治法乃"当先定搐，搐退，白饼子下之"。张山雷则认为："伤食而为发搐，亦有壅滞不通，气上不下，乃有此变。是宜先去其滞，则地道通，气火自平，而脑神经可复。钱谓当先定搐，搐退而后可下，未免先后倒置。须知

---

① 张山雷.张山雷医集·小儿药证直诀笺正·源起［M］.北京：人民卫生出版社，1995：219.

既因食积而后致搐，则食不去，则搐不可定。"① 足见张山雷对发搐一证力求审因论治，反对钱乙以五行观点，拘泥于早、中、晚、夜半之发搐时刻，而贯穿于脏腑为病的精辟理论。

又如小儿夏秋吐泻一证，钱氏谓"五月十五日以后吐泻，身壮热，此热也……玉露散主之。六月十五日以后吐泻，身温似热……食前少服益黄散，食后多服玉露散。七月七日以后吐泻，身温凉，三分热七分冷也……食前多服益黄散，食后少服玉露散。八月十五日以后吐泻，身冷无阳也。不能食乳，当补脾，益黄散主之"。然而张山雷则认为："此四节据时令以定吐泻之或寒或热，太嫌呆板，不可为训。"他说："凡病皆当以见症分别寒热虚实，断无执时节以论治之理。而所谓几分热，几分冷，尤其胶柱鼓瑟，必非确论。"② 反映了张山雷于临床审证求因，辨证论治，实事求是，不泥前贤所论的治学风格。

提纲挈领阐析脉学　　引经据典正讹本草

张山雷在脉学（中医诊断学）方面有深刻的研究，并在临床实践中积累了丰富的经验。他说："四诊之序，望问为先，切脉居后，非脉法之不足凭也。"③ 他认为，切脉所得印象，只能作为疾病病理变化之参考，万不可不兼顾患者的声色形证，而仅凭脉象以审定其为寒为热，属实属虚。张氏此说强调了四诊合参的重要性，所以，张山雷在其编撰的《脉学正义》中，借鉴了上自岐黄、张仲景，下至明清各家，凡论脉之有理而可为后学启迪者，无不收撷评论。他首先详述脉学纲领与脉诊操作要领，其次详解浮、沉、迟、数等30余种脉象的具体表现与特点，以及诸脉所主的病证和辨证应用。一般来说，诊脉识病，可以了解气血之虚实盛衰，定夺病机之温凉寒热。脉随病势为变迁，所谓有是症便有是脉，脉症相合，如影随形。但张山雷对此认识似乎更深一层，他认为脉象相对于病症而言，应该为疾病

---

① 张山雷. 张山雷医集·小儿药证直诀笺正·伤风伤食后发搐 [M]. 北京：人民卫生出版社，1995：241.
② 张山雷. 张山雷医集·小儿药证直诀笺正·夏秋吐泻 [M]. 北京：人民卫生出版社，1995：250.
③ 张山雷. 张山雷医集·脉学正义·卷1·脉学纲领 [M]. 北京：人民卫生出版社，1995：337.

预先之征兆。他说："脉乃气血之先兆，气血偶乖，脉必先现；惟脉已变迁，而后有病状以应之，非病症先发动而后有脉象以彰之也。"① 所以张氏在诊脉辨证方面，着重强调当细细体会辨识脉之迹象，尤对初学者来说，不能离迹象而言神化，以免误入歧途。

张山雷对本草的研究，首重《神农本草经》，因"其源最早"，历史悠久，且言简意赅，内涵丰富。在他长期的教学与临床实践中，参考了历代众多的本草书籍，并经心寻绎，撷取《神农本草经》与陶弘景《名医别录》之精华，成就了《本草正义》7卷。此书按山草、湿草、芳草、蔓草、毒草、水草、石草等分为7类，载药285种。每种药冠《神农本草经》《名医别录》之论于首，继述正义、广义、发明、正讹、纠谬等各项。对各药之性味、功用、主治、炮制、用法及忌宜等，皆博采众家，详加考订，又旁通己见，融入个人的独到见解。如对张洁古谓桔梗系"诸药之舟楫，载以上行，至胸中最高之分，诸药中有此一物，则不能下沉"等，洁古之论，使缪仲淳、张景岳、张石顽等则大畅其旨，谓之"专用降剂，此物不宜同用"，遂致后世皆认定性味辛温之桔梗能载药上行，为治喉痛之专门药。张山雷指出："《本经》《别录》皆无此意，此说不知易老从何处悟入？"即便桔梗果能升提，"则凡风热实火诸喉咽病，正是火势上壅之候，更与温升（之桔梗），宁不抱薪救火，而益张其炎。"因而他无奈地感叹道："奈何庸俗之流，犹昧然盲从，而执定甘桔为咽痛之普通药剂也。"② 笔者以为，张氏之论，对当今之中医临证者，当有所警示。

又如黄芪一味，历代诸家皆谓其乃疮家圣药，称其益气固表，以疗其虚，而能排脓止痛。张山雷于疡科疮痈，师出名门，经验独到，体会更深。他说：黄芪之用于痈疡，是指久败之痈疽脓溃。"盖久败之溃疡，肌肉久坏，脓水频仍，表气大虚"，所以用黄芪固其表以托脓外出。"后人习焉不察，误认为通治痈疽，置'久败'二字于不问"，导致缪仲淳谓其治小儿胎毒疮疖，张景岳称其生者可治痈疽，张石顽则谓其能托已溃疮疡，等等，实令后人莫衷一是而无所适从。他尤对缪仲淳之《本草经疏》等予以猛烈抨击："竟谓其治小儿胎毒疮疖，则皆热毒湿火之病，而投甘温固表，直是

---

① 张山雷. 张山雷医集·脉学正义·卷1·脉学纲要 [M]. 北京：人民卫生出版社，1995：337.
② 张山雷. 张山雷医集·本草正义·卷之1·桔梗 [M]. 北京：人民卫生出版社，1995：184.

抱薪救火。误读古书，抑何至于此极。景岳、石顽皆高明之士，所论药物，皆有经验，而犹仍斯伪谬，又何怪庸耳俗目之人云亦云，葫芦依样耶。"所以他提出："凡在肿疡及溃疡之毒势未清者，概不浪投补剂。……唯溃久元虚，或虚寒之体，始以四君、六君、保元、归脾等方，随宜择用，非矫异于庸俗也；亦证情之不容不尔者耳。敢揭而出之，为世之治疡者告。"① 张山雷指陈利弊，对医药学中存在了数千年的不同见解，毫无忌讳地阐述己见，大声疾呼，若无真才实学或真知灼见，断不会发此呼声。

综上所述，生活在清末民国初年的张山雷，曾为清末秀才，他自幼好学，学有根柢，于经史百家，靡不涉猎。虽因亲疾而习医，又拜师于黄墙朱阆仙，并助其办学。然而坚实的国学根柢与勤奋的求医精神，以及对中医理论考镜源流，辨讹正异，并圆机活法地应用于临床的治学态度，使其医术日益精湛。张山雷的突出贡献，在于他为规范我国中医课堂教育，培养中医后继人才，编撰中医教材讲义，弘扬中医学术争鸣而奔走呼号，日以继夜，竭尽全力，呕心沥血。他的一生，为我国浙、苏、沪、赣、皖五省市培养中医药学人才约600余人，经其著述或编改的中医药教材或讲义达30余种。经其培养毕业的学生，为弘扬当地的中医药学及其学术发展，其作用不可估量。可见，张山雷对我国近代中医教育及其学术研究所做出的历史功绩是不容磨灭的。因此，张山雷不仅是我国近代的中医药临床学家，更是我国早期的著名中医药教育家。

年　　表

1872 年　出生于江苏省嘉定县（今上海市嘉定区）马陆镇石岗村。
1885 年　就读私塾。
1891 年　考取秀才。
1894 年　母病风痹，遂自购医书。
1898 年　父母相继病逝，弃举业，潜心钻研医学，编撰《医事蒙求》初稿。

---

① 张山雷. 张山雷医集·本草正义·卷 1·桔梗［M］. 北京：人民卫生出版社，1995：184.

1902年	撰《脏腑药式补正》。
1903年	拜师于黄墙疡医朱阆仙，学习中医各科。
1905年	于朱阆仙处习医结业。
1907年	撰写《读素问识小录》。
1908年	长女兆顺患病，山雷为其治愈。
1910年	在上海嘉定开业行医。
1912年	完成《中风斠诠》初稿。
1914年	襄助朱阆仙创办黄墙中医专门学校，任教务主任，始编《本草正义》等中医药讲义。
1916年	朱阆仙病故，学校停办。后赴上海沪西地区行医，辑成《谈医考证集》。
1918年	加入上海神州医药总会，聘任为神州中医专门学校讲席，《中风斠诠》初刊。
1920年	仲春，应聘浙江兰溪中医专门学校，任教务主任。
1921年	编写《古今医案平议》《脏腑药式补正》。
1922年	笺证《小儿药证直诀》《沈氏女科辑要》
1923年	《难经汇注笺证》脱稿。
1927年	编写《疡科纲要》《经脉腧穴新考证》。
1931年	编写《脉学正义》《病理学读本》。
1932年	编写《籀簃医话》《籀簃谈医一得集》，重订《本草正义》。
1933年	重订并重印《中风斠诠》。
1934年	修正重订《沈氏女科辑要笺证》，修订未过半，因食道癌复发，病逝于兰溪，葬于兰溪县城北新亭村。

（朱定华）

主要论著

张山雷. 难经汇注笺证. 1923年兰溪中医专门学校铅印本.

张山雷. 重订中风斠诠. 1932年兰溪中医学校石印本.

张山雷. 疡科纲要. 1958年上海卫生出版社铅印本.

张山雷. 脏腑药式补正. 1921年嘉定体仁堂铅印本.
张山雷. 沈氏女科辑要笺证. 1959年上海科学技术出版社铅印本.
张山雷. 本草正义. 1932年嘉定体仁堂铅印本.
张山雷. 脉学正义. 1931年兰溪中医学校铅印本.
张山雷. 病理学读本. 民国嘉定体仁堂铅印本.
张山雷. 经脉腧穴新考正. 1923年兰溪中医学校油印本.
张山雷. 小儿药证直诀笺证. 1958年上海卫生出版社铅印本.
张山雷. 重订医事蒙求. 1934年嘉定体仁堂铅印本.
张山雷. 合信氏全体新论疏证（刊年不详）.
张山雷. 谈医考证集（又名《籀簃谈医一得集》）. 1920年嘉定张氏体仁堂丛刻本.
张山雷. 籀簃医话. 1932年兰溪中医学校石印本.
张山雷. 湿温病医案平议. 民国兰溪中医学校油印本.
张山雷. 古今医案平议（3种10卷）. 民国兰溪中医学校油印本.
张山雷. 药物纲要. 民国兰溪中医学校油印本.
张山雷. 读素问识小录. （刊年不详）.
张山雷. 铜人经穴骨度图. 民国石印本.
张山雷. 治疗学讲义. 1922年兰溪中医学校铅印本.

何 廉 臣
（1861—1929）

何廉臣是清末民初中医学家。他在学术上的最大贡献是发展温病学说及光大绍派伤寒。他不仅是疗效卓著的医学家，还是德高望重的医事活动家。他带领同人，系列开创现代中医的学术体制，内容包括建立学会、创刊杂志、整理文献。由于较为成功，辐射至全国及海外。

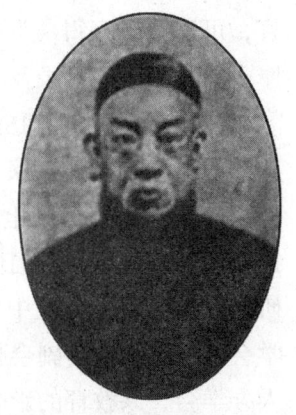

何廉臣像①

何廉臣，名炳元，号印岩，晚号越中老朽，浙江绍兴人。何廉臣少年时期开始学习举业，壮年开始学医。"②

何秀山是何廉臣祖父，为当时名医。何秀山平生最服膺"四张"，即张仲景、张子和、张景岳与张璐玉。他对张景岳和张璐玉之书，"尤喜研求，故内伤杂证。较为专长。"③何廉臣年幼即受庭训，读祖父著作，"深叹公阅历之深，义理之精。"③同时，也"初师仲圣，覃精古方，仡仡穷年，不以为苦。既多心得，更旁及刘李四家。"④后来，师从樊开周，"专从叶法，凡类于叶法者。靡不讲求而研究之。"何廉臣临诊3年，尽得师传。因为没有尽守祖父之学术思想，何廉臣深感"祖书徒读，愧守箕裘，医术歧趋，悲深风木。想先祖有灵，应亦责我背道而驰乎"？②尽管"于叶香岩、王潜斋辈专集致力尤深，考核探索，洞其精要，诊治有得，经验益闳"。⑤但是，

---

① 丹波元坚. 伤寒论述义［M］. 上海：六也堂书药局，1939：扉页.
② 何廉臣. 廉臣医案［J］. 绍兴医药学报，1908，（1）：9.
③ 俞根初著，徐荣斋编. 重订通俗伤寒论［M］. 北京：中国中医药出版社，2011：138.
④ 何廉臣. 重订广温热论·何廉臣序［M］. 福州：福建科学技术出版社，2004：5.
⑤ 何廉臣. 增订通俗伤寒论·张山雷序［M］. 福州：福建科学技术出版社，2004：6.

因临症疗效不显，何氏决定于光绪十二年（1886）放弃诊务，遍访名医。何氏到叶天士学说盛行的苏州等地游学。何氏在苏州居住一年，与马培之交往甚密，经过晨夕交谈，方知"大旨谓医学一道，半以医案为师，半以病人为师，一可鉴别古人方案之优劣，一可调查平日治疗之分数，旨哉斯言，可谓阅历有得矣"。① 为此，与马培之结下深厚情谊，"与余感情亦最厚，承其面赠纪恩录及马评外科全生集、验方新编摘要各一册。"①

清光绪十七年（1891）秋，何氏因病回绍。回绍后，与绍派名医赵晴初结为忘年交，继续探寻医理，赵晴初对何廉臣的医学生涯亦产生重要影响。1903年，何氏到上海三年，与丁福保、周雪樵、蔡小香等沪上名医交往密切。何廉臣受丁福保启发，广购西医译本（主要是丁福保所译），悉心研究西洋医学，比较中西医之长短，眼界大开。1905年，上海组建中国医学会，何氏任该会副会长，何氏在上海游学期间，受到丁福保、蔡小香等人办学会、兴教育的影响，于1908年3月创办绍兴医药研究会，出任绍兴医药研究会会长。并于同年6月创刊《绍兴医药学报》，并任副主编。1915年，他任神州医学会绍兴分会评议长，并任神州医药总会外埠评议员。1919年，他任山西中医改进研究会名誉理事。1924年，《绍兴医药学报》改名为《绍兴医药月报》，何廉臣任副总编辑，主持事务。1927年，他任绍兴中西医学会监察委员会委员长。1929年，南京政府中央卫生委员会提出"废止中医案"，激起全国中医界强烈反对，何氏推举哲嗣参加请愿活动。

何氏在绍兴行医40多年，精于内、妇、儿诸科，尤以伤寒最为擅长，深悟绍派伤寒精髓。著名医家张山雷称其"颉颃孟英、九芝，差堪鼎峙成三而无愧色"。② 何廉臣"未尝以术自高，而日以学自励。"故"博大闳深，觉有清一代浙派诸家，皆偶乎后矣"。③ 诊务之余，勤于撰述，著作多达30余种，其中如增订《通俗伤寒论》《重订广温热论》《全国名医验案类编》等著作，均影响深远，至今仍不断刻印。近代越医撰写的医籍不但数量众多，且精品迭出。国家"十五"规划重点图书——民国名医名著精华，选

---

① 何廉臣. 廉臣医案 [J]. 绍兴医药学报, 1908, (1): 9.
② 何廉臣. 增订通俗伤寒论·张山雷序 [M]. 福州: 福建科学技术出版社, 2004: 8.
③ 何廉臣. 增订通俗伤寒论·何廉臣先生传 [M]. 福州: 福建科学技术出版社, 2004: 187.

中13位名医的21种著作,其中何廉臣的著作高达4种,即《增订通俗伤寒论》《感症宝筏》《全国名医验案》及《重订广温热论》,这是对何廉臣编撰及整理中医贡献的极大肯定。

力主伤寒温病一统

何廉臣学术思想的变迁轨迹是,幼年受家学影响。其祖父何秀山承继绍派伤寒开创者俞根初的学术衣钵,何廉臣最早受到绍派伤寒的影响。后来,何廉臣以《伤寒论》为师,独尊张仲景,旁及金元四大家;中间服膺叶天士,旁及王孟英;其后去苏州印证叶天士,又吸取马培之及赵晴初的精华,在上海向西医丁福保学习,回到绍兴后,融通以上诸家——达到寒温融通的境界。

在何廉臣看来,中医的最高境界是学而非技,"先生生平雅不欲以术鸣,日惟孜孜于学"。[1] "而先生者,终其身在医海中,未尝以术自高,而日以学自励。"[1] 他以做学问的理念和方法,精研《内经》《伤寒》以及明清各家学说,并达到高深造诣。经过多年的临证实践,感到叶氏学说亦有不妥之处,于是主张以六经辨治热病,商榷卫气营血学说。同时,何氏又是绍派伤寒的继承人,对于热病的辨证论治,他往往熔通伤寒温病于一炉,达到运用自如的境界。

伤寒学说是温病学说的基础,温病学说是伤寒学说的发展,二者有鲜明的承继联系。清代后期,寒温分立渐变成寒温融通。所谓寒温融通,是把二者从病因、病理、诊断及治疗等方面进行融通。寒温融通学说的学术思想可追溯到清代中叶,如俞根初的《通俗伤寒论》(1776)、杨栗山的《伤寒瘟疫条辨》(1784)、吴坤安的《伤寒指掌》(1796)等书,虽然都冠以"伤寒"之名,实际上都包括温病内容。

《伤寒瘟疫条辨》是清代名医杨栗山的名著,主要论述伤寒与温病的病因、病机、辨证及用药。本书是温病学名著之一,具有很高的理论及实用价值。杨栗山则说:"温病与伤寒初病散表,前一节治病虽曰不同;而或清

---

[1] 何廉臣. 增订通俗伤寒论·何廉臣先生传 [M]. 福州:福建科学技术出版社,2004:187.

或攻，后一节治法原无大异。"

《伤寒指掌》由清代浙江名医吴贞（坤安）撰著。书中认为伤寒是热病总称，而风温等因六淫兼气或非时之戾气所发的为"类伤寒"，病热虽同，所因各异，不可概以伤寒法治之，既指出风温等与伤寒的区别，又说明"类伤寒"和伤寒的联系。本书古法新法博收，古法则本《证治准绳》《医宗金鉴》《伤寒来苏集》等，新法则参叶天士、薛生白治医心得。全书以温热立论，条分缕析，示后人以寒温分治规范。后经邵仙报评述，何廉臣重订，改名为《感症宝筏》，产生较大影响。

《通俗伤寒论》初稿为俞根初（1734—1799）原著。俞氏祖籍浙江，世居绍兴陶里村，为绍派伤寒奠基人。他认为伤寒是外感病总称，因当时张仲景《伤寒杂病论》不传，故王叔和整理此书，以《伤寒论》为名，而不名为"四时感证"。俞氏在"六经形层"一节，把六经假定作机体方面的六个层次，即太阳经主皮毛，阳明经主肌肉。少阳经主腠理，太阴经主肢末，少阴经主血脉，厥阴经主筋膜。又以太阳内部主胸中，少阳内部主膈中，阳明内部主脘中，太阴内部主大腹，少阴内部主小腹，厥阴内部主少腹。俞氏又进一步提出治外感病的六经总诀，"以六经钤百病为确定之总诀，以三焦概疫证为变通之捷诀"，将六经与三焦联系起来作为热病知常达变的诀窍。

何廉臣祖父何秀山对此复予阐发："病变无常，不出六经之外，《伤寒论》之六经乃百病之六经，非伤寒所独也，惟疫邪分布充斥无复六经可辨，故喻嘉言创立三焦以施治。上焦升逐，中焦疏逐，下焦决逐，而无不法重解毒，确得治疫之要。"即在疫证治疗上，三焦辨证对六经体系有补充作用。何秀山更是言简意赅明确指出俞氏宗旨："六经为感证传变之路径，三焦为感证传变之归宿。"

在祖父何秀山的基础上，何廉臣又进行纵深探究，指出外感热病的辨治要点："定六经以治百病，乃古来历圣相传之治法；从三焦以治时证，为后贤别开生面之治法。"具体说来，"张长沙治伤寒法，虽分六经，亦不外三焦。言六经者，明邪所从入之门，经行之径，病之所由起所由传也。不外三焦者，以有形之痰涎、水饮、瘀血及渣滓为邪所搏结，病之所由成所由变也……病在躯壳，当分六经形层；病入内脏，当辨三焦部分。"何廉臣以善治急性热病著称，他将六经与三焦联系起来，作为热病知常达变的诀窍。在诊治温热病方面，何氏悉遵叶天士、薛生白等人的治医心得，于温热、暑热、湿温及疫疠，立法处方，十分精到。温寒互用，补泻兼施，实将伤寒温病熔于一炉。

光大绍派伤寒薪火

绍派伤寒，始于明代，盛于清及民国时期，是中医重要的流派之一。与吴中学派及孟河学派等学派相比，别树一帜。"绍派伤寒"极具地域特色，擅治热病，辨证重湿，施治主化，方药轻灵。望诊尤重观目，辨苔分属六经，推崇腹诊。喜用轻芳香药、鲜药及汁液，还有专门的瘥后调理诸法。

俞根初是绍派伤寒的创始人。俞根初（1734—1799），名肇源，清末绍兴陶里乡名医。其先祖世代习医，至根初已历十数代。俞根初行医40余年，屡起沉疴、力挽危夷，故医名显赫。因忙于诊务，无暇著述，仅把临证心得，记录编撰成册（手稿3卷），名之曰《通俗伤寒论》。此书主张六经辨证与八纲辨证、气血辨证、三焦辨证相结合，统称一切外感时病为"伤寒病"，丰富六经辨证的理论内涵。他提出的六经钤百病，治病尚六法，四诊重胸腹，外感审兼夹，传经辨三化，治病分层次，数法常并用，治疗畅气机，施治主清化，用药多轻灵，病后宜护理等内容，奠定"绍派伤寒"的理论基础。他曾说："治伤寒兼证稍难，治伤寒夹证较难，治伤寒变证更难，治伤寒坏证最难。盖其间寒热杂感，湿燥互见，虚实混淆，阴阳疑似，非富于经验而手敏心灵、随机应变者，绝不当此重任。"其高超之医学境界由此可见一斑。

基于绍兴的地理、气候、民风习俗等多种因素，俞氏明确提出"浙绍卑湿，凡伤寒恒多挟湿"，夫湿为阴邪，可从寒化，当"于辛温中佐以淡渗者，防其停湿也；湖南高燥，凡伤寒者最易化燥，仲景于辛温中佐以甘润者，防其化燥也。辛温发汗虽同，而佐使之法则异"。书中共录101方，堪称"方方切用，法法灵通"，最为著名的方剂有玳瑁郁金汤、羚羊钩藤汤等。是书颇多灼见，无愧乎是一部诊治热病、感症的专门著作，即使对后世之治学亦多启发，故张山雷称为"取之无尽，用之不竭。老医宿学，得之而扩充见闻，即后生小子，又何往而不一览了然，心领神悟"。①

何秀山与俞根初成为知己的原因，是俞根初医好其妻子的病。序云："内子胡患伤寒。延聘者三。次诊病即有转机。三诊热退神清。能饮稀粥。自用调养法而痊。从此成为知己。"②

何秀山十分钦佩俞氏理论，为重订通俗伤寒论专门作序，曰："吾绍伤寒有专科，名曰绍派，先任波而负盛名者，曰俞根初。行三，凡男妇老少就诊者，统称俞三先生，日诊百数十人。一时大名鼎鼎。妇孺咸知。其学识折衷仲景，参用朱氏南阳方氏中行陶氏节吴氏又可张氏景岳。其立方，不出辛散、透发、和解、凉泻、温补等五法。其断病，若者七日愈，若者十四日愈，若者二十一日愈，十有九验，就诊者奉之如神明。"②

鉴于书有待完善，在俞根初故去之后，何秀山不忍老友医术被时光湮没，以重订通俗伤寒论为己任，对《通俗伤寒论》进行整理研究。何秀山氏在俞根初的《通俗伤寒论》3卷手抄本基础上，逐条酌加按语，或做阐发，或做补正，使俞氏一生辨证用药之卓识雄心，昭然若发蒙，为绍派伤寒理论体系的发展做出贡献。何秀山的按语体现出他对绍派伤寒的深刻理解，其哲孙何廉臣又深得其道，并发扬光大。

何廉臣在《重订通俗伤寒论·后序》盛赞俞根初："其辨析诸症，颇为明晰。其条列治法，温寒互用。补泻兼施，亦无偏主一格之弊。方方切用，法法通灵。其定方宗旨，谓古方不能尽中后人之病。后人不得尽泥古人之法，全在一片灵机，对症发药。"也高度评价《通俗伤寒论》："俞氏此著，劝求古训，博采众法，加以临证多年，经验丰富，故能别开生面，独树一帜。多发前人所未发，一洗阴阳五行之繁文。真苦海之慈航，昏衢之巨烛也。学人诚能从此书切实研求，广为探索。则历代伤寒名家，皆堪尚友矣。"因此，何廉臣把《通俗伤寒论》爱如珍璧，同时，也为了承继祖父志，决意重订通俗伤寒论。

何廉臣把《通俗伤寒论》逐条勘证，变化《伤寒论》之成法，并加以发挥，使该书内容大增，从3卷扩充到12卷。章节如下："前清俞根初先生，在乾嘉之间盛行四五十年。著《通俗伤寒论》十二卷。第一编伤寒要

---

① 何廉臣. 增订通俗伤寒论·何廉臣后序［M］. 福州：福建科学技术出版社，2004：9.
② 何廉臣. 增订通俗伤寒论·何秀山前序［M］. 福州：福建科学技术出版社，2004：3.

诀。第一章，伤寒总论。第二章，六经方药。第二编病理诊断。第三章，表里寒热。第四章，气血虚实。第五章，伤寒诊法。第六章，伤寒脉舌。第三编证治各论。第七章，伤寒本症。第八章，伤寒兼证。第九章，伤寒夹证。第十章，伤寒坏症。第十一章，伤寒复证。第四编调理诸法。第十二章，瘥后调理法。"另外，"益其体例，复将樊开周名医经历验方，及先师（注：曹炳章对何廉臣的尊称）四十余年心得学业理、治验良方，按证增入。"[1]

这是"绍派伤寒"理论著作的首次集成。除此之外，何廉臣编著《湿温时疫治疗法》《增订时病论》，校刊许叔微《伤寒百证歌注》、日本丹波氏《伤寒广要》《伤寒论述义》，浅田栗园的《伤寒论识》，进一步阐发和补充"绍派伤寒"的学术观点。

何廉臣继承俞根初的医学思想，从实践出发，发展"绍派伤寒"理论。何氏倡导寒温兼融，主张以六经辨温热病，并商榷叶天士卫气营血学说，熔伤寒和温病理论于一炉，寒温辨治疗效卓著。

何廉臣认为时病多于杂病，伏气多于新感，在时病中，类湿、寒包火者居多；其辨证重视湿邪与伏气，用药喜芳淡清透。原来，俞根初治疗六经病证有6种方剂，即发汗剂、和解剂、攻下剂、温热剂、清凉剂、滋补剂。何氏在此基础上，结合先师樊开周的临证经验、诸家名医的特色方剂及西医学理论，发展为治疗温热病八法，即发表法、攻里法、和解法、开透法、清凉法、温燥法、消化法及补益法。

何廉臣校勘《通俗伤寒论》，初稿曾在《绍兴医药学报》"大增刊"发表，后因何廉臣先生逝世而暂停。"惟当时随编随付医学报社排印，故体例前后略有不同。印至中卷之中，停编停印，其中卷之下及下卷，未刊中止。至民十八年八月，先师已归道山，以致是书，功亏一篑。"[1]

曹炳章十分推崇何廉臣，尊之"问业师"，"平时研讨医学，朝夕过从，历三十余年如一日，名虽师生，亦可谓莫逆之交也。"[1]

因此，只有他是《通俗伤寒论》后续整理的最佳人选，于是民国二十一年（1932），受上海六也堂书局之邀，遗稿由曹炳章带领何廉洁臣哲嗣何幼廉及何筱廉，共同编校。最后，由曹炳章执笔，于民国二十一年（1932）

---

[1] 何廉臣. 增订通俗伤寒论·曹炳章绪言 [M]. 福州：福建科学技术出版社，2004：6.

冬补苴续成。民国二十三年（1934）三月，由上海六也堂书局刊出《通俗伤寒论》12卷本。至此，由何廉臣主导、门人和哲嗣后继，完善绍派伤寒代表作《通俗伤寒论》的大业终于圆满完成。后来，徐荣斋的《重订通俗伤寒论》是在曹炳章的指导下完成的。1982年，徐荣斋去世。逝前曾说，此书重订得还不够，如果时光允许，尚想进一步修订。他的遗愿由连建伟完成。《通俗伤寒论》最后的修订由连建伟主持，名字是《三订通俗伤寒论》，2002年6月出版，评价很高。经过几代人的共同努力，《通俗伤寒论》的修订基本告一段落。至此，绍派伤寒理论体系终于建立起来。

1949年以后，中医学派严重淡化。在重视中医特色和优势的今天，这个问题已经受到中医界的高度重视。相对于全国的中医学派普遍退化现象，绍派伤寒却是个例外。《通俗伤寒论》成书于1776年，200余年以来，一直被完善和修订的事实，不得不说是中医学派传承的奇迹。清末民初以来，其他中医学派的典籍修订，不如绍派伤寒的绵延不断。典籍流传是中医发展的最重要原因之一，只要典籍存在并被不断修订，只要时机合宜，中医学派的恢复即有可能。

从1916年开始到1929年，何廉臣用13年宝贵光阴，潜心研究《通俗伤寒论》，根据理论及临床实践所得，对该书重加整理，发挥己见，增订《通俗伤寒论》，被同仁称为"绍派伤寒之中坚"。在整个绍派伤寒发展史上，除了绍派伤寒创始人俞根初，何廉臣居于第二的重要地位。同时，何廉臣增订《通俗伤寒论》，对绍兴何氏世医的继承意义非凡，张山雷认为此举乃"秉承家学，根柢诸家，于温热伤寒沟通一贯"。另外，因为张山雷久读何廉臣著述，于何氏家学，略谙源委，故对祖孙两代的济世阴德尤为理解透彻，是世医的典范。"以及秀山、廉臣两先生殚心竭虑，有以成就此时病之苦海慈航，为读者告，俾知何氏阴德在民，世泽方长，固未有艾。《语》有之曰：'读三世书'。其在斯乎！"

建立伏气温病论治体系

何廉臣对《内经》《伤寒》以及明清各家学说均有较深造诣，尤其崇拜叶天士。因叶天士号香岩，故自号印岩，即印证他的学说，早年曾到叶香岩家乡苏州实地考察，经过多年的临证实践，感到叶氏学说不妥之处，于是主张以六经辨治热病，商榷卫气营血学说。但是一生对叶氏的崇拜不减。在《通俗伤寒论·伤寒诊法》的"看舌苔法"，何廉臣叹道："惟叶香岩先生温热论，辨舌色独出手眼，洵不传之妙法也。故从石芾南重订本附录其说，以见向往钦佩之忱。"何氏极为推崇叶天士《温热论》，深入研究温病各家学说，其观点集中体现在《重订广温热论》。

戴天章字麟郊，晚号北山，学者称北山先生，清顺治、康熙间江苏上元人。1722年，戴天章撰《广瘟疫论》4卷。他在学术上宗吴有性，《广瘟疫论》乃增删吴有性《温疫论》而成。陆懋修（1818—1886），字九芝，江苏元和（今江苏吴县）人，清同治年间名医。陆氏爱戴天章论之精，而惜其名之误。陆九芝原序云："北山此书，以温热与伤寒辩，条分缕晰，逐病疏明，伤寒之治，不混于温热；温热之治，不混于伤寒；诚于秦越人四曰热病、五曰温病之异于二曰伤寒者，分疆划界，不得飞越一步矣。然其书明是论温热，而其书名则曰广瘟疫；篇中或称疫疠，或称时疫，或单称疫，一若自忘其为论温热者。是伤寒之与温热，北山能辩之，而温热之与瘟疫，北山亦混之矣。"并在书的开头加上"世之治伤寒者，每误以温热治之，治温热者，又误以伤寒治之。四语则余所缀也，有此一提，而所以作书之意，乃先于卷端揭清，即为之改题曰广温热论。则此书实足为温热病正法眼藏矣"。① 可见戴氏所论瘟疫，包括即非疫性的温热病。

1909年，何廉臣见到戴天章的《广瘟疫论》，赞道："见其论温热症甚精，论温热病中种种发现之症尤极明晰，洵当今最有实用之书。"② 但是，然北山此书，虽经陆氏删定，而终不能惬心贵当者。"世之治伤寒者，每误以温热治之，而治温热者，又误以伤寒治之，此辨之不明也。"而"温热病矣，又有新感、伏气之不同"。故何氏在陆氏删订之基础上，悉心重订，博引前人名著，详加引证，条分缕析，将原书"缺者补之，讹者删之；更择古今历代名医之良方，而为其所历验不爽者，补入其间"，务使"后之阅者，知此书专为伏气温热而设，非为新感温暑而言，"故名为《重订广温热论》。

---

① 陆九芝，世补斋医书·重订戴北山广温热论[M]，1910：3.
② 何廉臣. 重订广温热论·何廉臣序[M]. 福州：福建科学技术出版社，2004：2.

何氏重订《广温疫论》,"存其精而补其缺,约十有三",增加"论温热四时皆有""论温热伏气与新感不同""论温热即是伏火""论温热本证疗法""论温热遗证疗法""论小儿温热""验方妙用"等7节内容,所增各论主要突出伏气问题。

关于伏气温热,何氏认为:"世之治伤寒者,每误以温热治之,而治温热者,又误以伤寒治之,此辨之不明也。即明其为温热病矣,而又有新感、伏气之不同。前哲发明新感温热者,如叶氏香岩之论温二十则、陈氏平伯之风温病篇、吴氏鞠通之温病条辨、张氏凤逵之治暑全书,立说非不精详,然皆为新感温暑而设,非为伏气温热而言,即江本载薛生白湿温病篇,亦属暑湿相搏之一种。他如张石顽伤寒绪论、周禹载温热暑疫全书、陈素中寒温条辨,虽辨明伏气温热,惜皆语焉而不详。以予所见,专论伏气温热能各症精详者,自北山此书始。"①

何氏认为:"温热,伏气病也,通称伏邪。病之往往因新感而发,所谓新感引伏邪也。"首先提出伏气温病病因是"伏火",认为"凡伏气温热,皆是伏火"。并将伏火分为湿火和燥火两类,予以详论。此外,阐明伏气温病的病机及其与新感温病的区别。何氏强调"伏气与新感不同,新感温病,邪从上受,必先由气分陷入血分,里证皆表证侵入于里也;伏气温病,邪从里发,必先由血分转入气分,表证皆里证浮越于外也"。

对于温热病的治疗,何氏宗丹溪重养阴戒燥热之说,提出治疗原则,即首用辛凉以解表,次用苦寒以清里,终用甘寒以救液,并集历代诸医家治温热良方共327首,选载古今温病学家医案30余则,将诸多医家方论重新整合归纳,在病因、病机、诊断、治疗、方药等方面,对伏气学说进行全面总结。

何氏把温毒分为风温时毒和湿温时毒两种:"若兼秽毒者,日温毒。其症有二:一为风温时毒,一为湿温时毒。"其所致病计有疼腮、发颐、发斑、喉痧、天花等。此类病变,皆由温毒从外而入,发病具有明显的红肿热痛外象体征,故何氏言:"人在气交之中,一身生气夕终日与秽气相争战,实则与微生物相争战。"要言之,凡温热病外见红肿热痛症及外无所见而热高、变速、火炎、证凶者,皆由温毒病因所致。温毒属有形之邪,相

---

① 何廉臣. 重订广温热论·何廉臣序[M]. 福州:福建科学技术出版社,2004:2.

当于现代医学的病原微生物。根据临床证候兼湿与否，分为温毒、湿毒两大类。

通过重订《广温热论》，何廉臣建立伏气温病辨证论治体系。当时，伏气温病的辨证论治尚未得到系统论述，何廉臣提出较为完善的"一因、二纲、四目"的体系。一因即伏火为共同病因，二纲即燥火和湿火二大纲领，四目即兼、夹、复、遗四个子目。这个体系突出辨治重点，又兼赅无遗，较为完善。

何氏鲜明提出伏气温病的诊断治疗思想，即"医者必识得伏气，方不致见病治病，能握机于病象之先"，这是对对叶天士卫气营血观点的创新，多年以来，它被温热医家奉为规范。但由于一则过份强调透表而忽视清里，二则简单概括疾病的共性，容易使医者简单套用，而不深究不同疾病的传变规律。何廉臣认为应该"握机于病象之先"，即主张全面认识各种疾病。

何廉臣总结业师樊开周与自己的实践经验，扩充戴北山"五法"，对发表、攻里、和解、开透、清凉、温燥、消化、补益八法进行全面深入的总结。不但扩展前人观点，也多有道前人所未道者。已故老中医蒲辅周的《祖国医学在急性传染病方面的研究报告》一文，全面引述樊氏及何氏"八法"作为对中医治疗急性传染病方法的扼要介绍，可见"八法"确为后世所推重。所录500余验方亦多实效可传。何廉臣重订《广温热论》，完善伏气温病辨证论治体系，是清末温病学的一次大发展。

创办绍兴医学会

何廉臣以儒医和世医双重身份业医，理论与临床卓荦超伦，所以受到各方敬重，被公推为清末民初绍兴的中医领袖，如同丁福保开创上海中医风气一样。何廉臣以上海为榜样，开创绍兴中医的现代转型事业。

20世纪初，中医开始结社、集会和创办刊物。清末准备实行立宪时，初步开放结社、集会和办报。1903年，清末名医周雪樵，从居住并行医多年的苏州迁往上海，当时上海已是西医学传入中国的最集中之地。对于西医学，周雪樵主张"熔铸中外，保存国粹"，并着手准备在上海创办发行《医学报》以及举办其他医学活动。1904年周雪樵在上海创办《医学报》。

1903年，何廉臣也到上海行医，并且同周雪樵、蔡小香、丁福保等名医密切交往。1905年，何廉臣和他们发起组织"中国医学会"，周雪樵为会长，何廉臣为副会长。

何廉臣在上海居留行医3年之后，在1906年底回到绍兴行医，但仍继续参与上海及全国中医界医学团体之活动。同时，会同绍兴中医界同道，积极筹组绍兴中医药界的医学团体。1908年3月，"绍兴医药研究社"成立，何廉臣担任社长。1909年4月，该研究社仿照上海、杭州等地以"医学会"命名的模式，将"绍兴医药研究社"改名为"绍兴医学会"，何廉臣仍任会长。早在"绍兴医药研究社"成立之前，何廉臣邀请裘吉生等热心人士筹办编辑医药学期刊，因此，1908年6月，"绍兴医药研究社"正式成立之时，《绍兴医药学报》（月刊）的创刊号也出版问世。"绍兴医学会"宗旨是："以研究东西医药专门科学、输入新理、交唤知识，并阐发吾国固有之医药学。"该学会之日常会务包括：编译医书，"拟中外并参，择优编译，以发明新学而保存国粹"；设讲演会，请精于西医学及中医根底纯粹者为讲演员。改变传统的"家自为师，不知互相研究，交换知识"以期"共同讨论，不特新学有输进之望，则古法亦自有阐扬之机矣。"[①] 用更为简单的语言可以称为"非合群无以资研究，非集思无以广见闻"。

社团和刊物成为中医改良阵地。社团及刊物不一定与政治有关，但它们作为群体利益的代言者，有时又不可避免卷入政治的旋涡。当民国时期中医遭遇政治不公平的时候，社团和报刊即发挥功能，成为斗争的组织中心。中医学术团体的形成，利于消除分散隔离状态，进而维护共同利益。

另一功用是学术交流。清末医学团体学术交流的主要的方式是"课艺"，所谓课艺是指习作，当时读书人准备科举考试时经常聚在一起，定题写作，互较高下，称为联课，《绍兴医药学报》经常刊登会员的课艺情况。

绍兴医学会开创团体研究风气，其标志性成果是《湿温时疫治疗法》。这本薄薄小书，在民国中医的书海本不突出，可是，它是绍兴医学会的集体研究成果，署名即是"绍兴医学会"。在古代，中医都是单枪匹马，到了民国才出现研究机构。它让中医从狭隘走向开化，从个人走向集体。只有

---

① 创立神州医药会巢县分会宣言书，绍兴医药学报，第九卷第九号（1919年9月）。

借用西医这个媒介，中医才能发挥集体优势，在瘟疫盛行的民国，尤其具有深远的重要性。从这个角度看，目前《湿温时疫治疗法》还是唯一的集体研究著作。

1915年，为了更好联合医药两界同仁，何廉臣会同裘吉生等人将绍兴医药研究社与绍兴医药联合会合并，成立神州医药总会绍兴分会。何氏学业精深，素孚众望，三次被选为该会评议长。1921年之后，每月还要举行朔望学术汇讲、病案讨论会等，对临床医生进行辅导，并定期出题进行考试。何氏每每亲自批卷，解答试题，还将试题答案汇编成册，名曰《绍兴医学课艺题解》，发给会员，以供学习参考。

整理出版医籍是绍兴医学会的非常重要的事业，绍兴医学会专门成立"流通医药书籍有限公司"，出版罕见孤本及名家专刊之精稿70余种，扩大绍兴医家在全国学术界的影响。"本社出版医药书籍七十余种，皆世所罕见之弧本及各名家未刊之精稿……因宗旨不为谋利，专为流通也"。《绍兴医药学报》8卷1期刊载："海外藏书家鉴：中国医书汗牛充栋，各家藏刻流通者少，致日久归于淹没，此岂先生人著作时所愿料及耶？本社竭力搜求，凡藏有各种医药书籍者，务祈开明书目卷数价限等。未知本社，当出重资相求并代为流传发行。"

他倡导整理医籍以保存国粹，主张通过整理文献来保存发扬中医。早在20世纪初，何廉臣在上海与周雪樵等人共同发起组织中国医学会期间，周氏提出振兴中医的系列举措，包括系统整理古籍、编写教材、兴办教育等，对何廉臣产生很大影响。何氏返回绍兴后，便开始实践周雪樵和中国医学会的宏伟计划。1908年6月，绍兴医药研究社创办的《绍兴医药学报》创刊。在该刊物办刊期间，何廉臣通过该社编辑出版大量医书。如1916—1921年间，先后出版《医药丛书》等。此外，还校订刊刻古医书110种，名曰《绍兴医药丛书》。当时许多名医的宝贵经验以及一些稀有医籍，正是由于《绍兴医药学报》的刊登，才使其得以保存流传。

在中国这个古老国度，只要有典籍存在，学问即能薪火传能，这是中国学术最为重要的传承方式。中医也不例外，整理中医古籍是"功在当代，利在千秋"，所以，整理中医古籍应该列为绍兴医学会的最大贡献。

编写《全国名医验案类编》

中医辨证论治的特色更多体现在名医医案，故前人说"读医不如读案"，因为"活"的医案比文献更有说服力，而且还因为名医医案极富指导性和启发性。著名国学大师章太炎甚至说："中医之成绩，医案最著。"医案在中医学的重要地位，由此可见一斑。但是，中医传统医案有不少弊端，主要可以归纳为四点。一是"或则洋洒千言，或则寥落数字，但不言医理"。二是"其方之合否不顾也，其治不顾一也"。三是"好大喜功，侈言治验。或出门，为师讳过，或属自编之案，为己掩瑕"。四是丈全，始末无考，"病变之转移无寻，治疗之步"。其他还有"有案无方"或"有方无案"等弊端。

何廉臣是清末中医改革大家，他创立绍兴医学会，创刊《绍兴医药学报》，开天下风气之先。他以《绍兴医药学报》为平台，大胆尝试，开始进行医案的改革。何氏认为医案的流通交换是中医改革的重要一环，也是交流学术及医学进步的需要。他说："往往有力学之士，专家于疗病能洞见症结而施方卓有奇验者，徒以声气鲜通，致湮没而无闻，夫岂医学昌明之世所宜出此乎？况以我国幅员之大，广谷大川异制，民生其间者异俗，南北土性燥湿、民气强弱之不同，与医理皆息息相关，故一切病源病状诊断疗法，绝不能强使一致，苟非各出验案，以析异同、以资比较，将无以指迷广见而速医学之进步焉。"

1924 年，何氏制定统一体例，在《绍兴医药月报》刊登启事，"照此程式，登报征求"全国名医经验医案。应征医案必须包括 8 项内容，即一病者、二病名、三原因、四症候、五诊断、六疗法、七处方、八效果。《类编》稿约发出后，得到全国热烈响应，20 多省市的名医纷纷投稿。入选的 86 位名医包括张锡纯和丁甘仁等一代宗师，投稿者"各约近千种"，何氏经地严格筛选，"有涉怪诞不经者，虽佳不录"，从中选出 371 则医案，并于 1927 年付梓。全书分 14 卷，上、下两集。每集以病为纲，上集为风、寒、暑、湿、燥、火的"四时六淫"病案，下集为温疫、喉痧、白喉、霍乱、痢疫等八大传染病病案。该书纲下列子目，每案虽病因相同，但因有本症、兼症、夹症、变症的不同而名称各异。案后都附有何氏评议，评述精当，句句中的。全书举目张纲，层次分明，分际清晰，阅者可一目了然。夏应堂作序誉之："收罗宏博，评释精确，编制新奇，如掌观螺，如眉殉岫，一洗古人之积弊。其用心之细，编制之精，诚为昔人人所未梦见。而况一时俊彦，尽入药笼；全国胜流，都登简册。凡诸作者尽属名家，今人固不让于古人，一编竟可敌乎万卷，千丝成锦，百花成蜜，皇然巨制，蔚为大观，谈医者手此一编，竟不亚于掌中珠枕中秘乎。"

何氏医案格式包括8项内容，改变前人医案普遍以"张左""王右""某"代替患者姓名，甚至根本不注姓氏以及疗效无从稽考的状况，使得医案可以核查而"足征凭信"，从而具有现代医案的价值。另外，注明医生住址，便于医者及医患的沟通和联系。何氏格式医案，明白通畅、雅俗共赏，易于广泛流通交换。同时，对中医病案的规范也有重大意义，尤其是对于中医诊所和医院的标准化建设更为重要。何氏借鉴西医病案的形式，又载明中医的理、法、方、药，加上精心编排栏目和顺序，故得到大多数中医的认同。该书刊行后，在海内引起极大反响，各地已经开始进行中医改革，这是何氏一呼百应的基础。由于他代表中医的共同愿望，所以获得广泛支持。《全国名医验案类编》的运作方式，首先得力于《绍兴医药月报》的巨大发行量，范围之广，影响之大，非出版书籍所能比拟。

何氏在"绪论"说："尝览太史公作方技专，记述验案，名曰诊籍，后世通称医案，即近今东西医所谓诊断书也。"西医病案与传统医案，由于撰写目的不同，所以内容也较大差别。中医传统医案以医为主题，系医者的医疗心得、体会、失误的记录，有详有略，常常夹叙夹议，自设问答，自加按语，大部分是事后的总结或回忆。有的不是个人所撰，而是由门人或后人所撰。如同中国历史上的"二十四史"，都是后代为前代写史。有的类似中国历史上的墓志铭，多以表彰为主。不少'医案"与"医话"难以截然划分，其撰写目的是总结经验或示人以法等。病案则不然，是纯客观的现场记录，要以"病"为主题。撰写要求是：实事求是、准确客观。对语言的要求是：简练明晰，摒弃主观描写，只是具有资料价值和法律价值。《类编》没有对"病案""医案"做区分，将二者视同一物。实际上《类编》规定的格式和要求，已使所载"医案"初步具有"病案"性质。

《全国名医验案类编》是民国中医界治疗急性热病成就的汇总。数十年来，一再重印，颇受中医界重视。1959年12月上海科学技术出版社重印此书，《内容提要》介绍："编者是经验丰富的老中医，征集当时全国各地名医的医案，严加选择，用新颖的体例编排，并于每案后加以精当的评述，对临床治疗上有不少帮助。"又说："这十二卷里的医案，有关中医的时病，大体上都已备列，而且极尽变化，指示出怎样掌握病机来治疗，对于读者很有启发，并可作进一步的研究，所以令天仍有重印的价值。"据统计，此书先后重印四次，发行量达19500册，足见对当今中医仍然具有参考价值。

年　　表

1861年　出生于浙江绍兴。
1886年　到苏州走访名医。
1891年　开始悬壶行医。
1903年　同义施医局成立，在此义务诊病。
1908年　创办绍兴医学会及《绍兴医药学报》。
1913年　创办和济药局。
1915年　之后担任神州医药会绍兴分会评议长。
1919年　何廉臣等与余大钧、朱阆仙等缙绅创立绍兴县施医局。
1927年　刊刻《全国名医验案类编》。
1928年　逝世于绍兴。

（曹丽娟）

主要论著

何廉臣. 新医宗必读. 1907年抄本.
何廉臣. 绍兴医学会课艺. 1910年浙东印书局铅印本.
何廉臣. 重订广温热论. 1911年绍兴浙东印书局铅印.
何廉臣. 重订感症宝筏. 2004年福建科学技术出版社.
何廉臣. 湿温时疫治疗法. 1913年绍兴医学会编.

何廉臣. 勘校通俗伤寒论. 1916年绍兴医药学报社铅印.
何廉臣. 儿科论断学. 1918年上海大东书局铅印.
何廉臣. 绍兴县警察所考取医生试艺选刊. 1921年绍兴医药学报社铅印本.
何廉臣. 叶天士医案按. 1922年绍兴明强书药局铅印本.
何廉臣. 实验药物学. 1924年浙江中医专门学校铅印.
何廉臣. 全国名医验案类编. 1927年上海大东书局铅印.
何廉臣. 何氏医学丛书. 1931年上海国医书局铅印本.

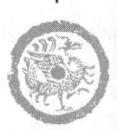

高愈明
(1861—1938)

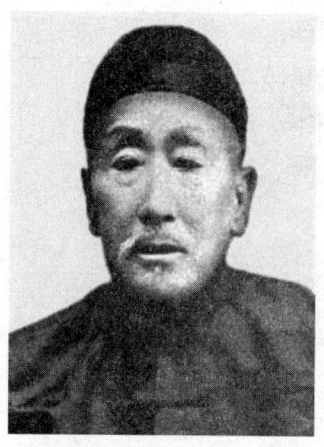

高愈明像①

高愈明，中医临床医学家、温病学家、中医教育家。擅长治疗温热病和内伤杂病。在温病的辨证治疗上，首倡"温疹"说，把伴发斑疹的温热病命名为"温疹"，重视温热病伴发斑疹的辨识和处理，擅用大剂石膏和活血化瘀法。对内伤杂病，讲求精准辨证治疗，用药简练，喜用经方重剂，并自创大量新方。勤于著述，撰写各类医著20余部，个人著作数量为建国前东北地区之最。1916年，变卖祖业，筹资办学，创办东北地区最早的一家私人中医学校——高氏医学讲习所。自编教材，强调学习中医经典著作，将《神农本草经》列入教材。前后坚持办学20年，培养了大批中医人才。

高愈明，名学良，字骏轩，号愈明，以字行。辽宁省盖平县六区博洛铺尹家屯（今营口市大石桥市博洛铺镇尹家屯）人。生于清道光二十一年（1861），卒于1938年。

高愈明从少年时即专心攻读《内经》《伤寒论》《金匮要略》《神农本草经》等医学典籍。据《盖平县志》记载，高愈明"性敏慧，通艺术，不学而能，每制一物，往往出人意表。少年专攻医学，从《黄帝内经》、仲景《伤寒论》诸书悟入，终日不语言，至于废寝忘食，人每目之为书愚"。②

营口市原卫生局中医科干部，现已80多岁的赵润身老大夫，在20世纪60年代曾负责调查、整理高愈明著作。据他讲，高愈明年轻时专心读书达

---

① 伊广谦收藏照片。
② 盖平县志·卷9. 人物志·方技，1930.

到了痴迷的程度，甚至如厕时也口中念念有词，背诵医书，乡间邻里不理解，呼之为"高二傻子"。及高愈明成名后，人们才明白和理解。

高愈明终于学医有成，医道大行于世，蜚声辽左，驰誉东北三省，虽远至京津亦有病家请诊。由于医术高明，他经常出入张作霖的"大帅府"，为张作霖及其家人诊病。当年"高先生"之名在辽东几乎有口皆碑，"每周往来城乡间问疾者，趾踵相接，活人无算"，[①] 可见其盛况。

在营口市，他长期坐诊于咸春堂药店。咸春堂是营口乃至辽宁和东北地区的一家历史悠久的中药店，以精选全国各地优质药材和炮制精良著称。相得益彰，高愈明也为咸春堂这家老牌药店赢得了很高的声誉。

1916年，高愈明55岁时，毅然变卖家产，筹资办学。他在辽宁甚至是东北地区创办了第一家中医学校——高氏医学讲习所。他自编教材，亲自授课，并延聘教师。高氏医学讲习所为营口和辽宁地区培养了一大批优秀的中医人才，其中不少人后来成为当地的名医。

高愈明以擅治温热病和疑难急症见称，制方遣药，一扫冗繁庞杂、"轻描淡写"的流习，以处方严谨药味少而疗效迅捷名著一时。对一些大病重症，每能计剂而愈，甚至一剂"覆杯而愈"，屡起沉疴于群医束手之际。许多案例，深为病家称道。如治"彭君相亭子病白痧，王省长维宙子出瘟疹，李道尹香斋子女同染疾病，栾厅长佩石女亦染疹疾，均经先生一剂而愈"。[②]

高愈明有两个儿子，《盖平县志》卷9《人物志·方技》谓，高愈明有"子振德、振翰，均习医，克绍家学"。据高愈明先生的曾孙女高士华大夫介绍，高愈明的两个儿子中只有高振德学医，但不幸因病40几岁就去世了。高振德的孙女，即高愈明的曾孙女高士华继承祖业，随高愈明的弟子聂伯策先生学医，后在营口市第三人民医院从事中医工作。

辛勤著述　阐释经典

高愈明是一位极为勤奋的医家，终生孜孜矻矻，沉浸医典，既忙于诊

---

① 高愈明. 瘟疹溯源·李心增序 [M]. 沈阳东记印刷所，1931.
② 高愈明. 瘟疹溯源·单有珍序 [M]. 沈阳东记印刷所，1931.

务，又勤于著述。郭蔼春先生主编的《中国分省医籍考》云："东北的医家多在清代，没有更古的医家可稽；其医籍之富，也不能与内地相比。"但高愈明在东北医家中，特立独出，著述凡20余种，1949年之前为东北医家著述之冠。

据多次调查，了解到高愈明的著作有：《毒疫问答》《疫证集说》《脉理溯源》《伤寒论溯源详解》《温疹溯源》《温疹溯源问答》《新著温病说略》《时灾预言》几种，已刷印出版；《神农本草经大观详解》《神农本草经增注歌》《六淫溯源》《温病溯源》《温病革弊》《温病说略》《鼠疫答问》《秋疫答问》《灵兰真传》《咳症论》《头痛分类》《妇科维新》等10余部，未及刊行，合计高先生编撰医书20余种。依笔者的统计，在建国前的东北医家中，高愈明先生是个人著作最多的一位。

在高愈明的这些著作中，有相当数量的著作是阐释中医经典之作。如为了方便后学者学习《伤寒论》，他撰写了《伤寒论溯源详解》。其书于太阳、阳明、少阳、太阴、少阴、厥阴诸篇，每篇撰有小序，高屋建瓴，总括全篇。在正文里以夹注夹释方式，深入浅出地讲解《伤寒论》原文。每节原文之后，复加按语，总结归纳，使读者更上层楼。①

为了帮助初学者理解古奥难懂的《神农本草经》，高愈明专门编写了《神农本草经增注歌》，采用四言韵文，讲解每味药物。如人参条："人参味甘，体阴性阳。专主中气，转于四旁。蒸化水气，虚者必尝。合以阴柔，生津见长。参之燥热，补气相当。安魂定魄，惊悸最良。瘟疫者忌，入口必亡。滞气勿用，其理要详。少宜北人，多宜南方。"② 概括全面，读来朗朗上口，易学易记，又便理解，所以他的学生人人都能背诵，终生受益。

尤其令人敬佩的是，高愈明的著作大多是个人出资印刷，为了普及医学知识和防疫常识，他经常是不计得失，自费印刷，免费赠送给广大民众，不取分文。

令人非常遗憾的是，高愈明生活在一个动荡的时代，加之当政者不予重视，他的多数著作已经散佚了，30年来，虽经苦心搜求，亦是收获无多。目前在各家图书馆能够见到的，仅有《伤寒论溯源详解》《脉理溯源》《温

---

① 高愈明. 伤寒论溯源详解 [M]. 奉天盖平私立中医讲习所铅印本, 1917.
② 高愈明. 神农本草经增注歌. 抄本.

疹溯源》《温疹溯源问答》《毒疫问答》《疫证集说》6种。

在"文革"前，辽宁省卫生厅和营口市卫生局等卫生主管部门，曾经部署做过收集、整理工作，并整理出一些稿件。令人痛心的是，在"文革"期间，营口卫生局"军宣队"认为这些材料"没有用"，将其付之一炬，全部烧毁。

自出机杼　多有原创

据目前接触的资料来看，由于身处关外，远离当时中医文化中心和中医力量最活跃的京沪江浙地区，高愈明似乎缺乏与内地医家交流和沟通的机会。"九一八"事变后，关内外交流阻隔，更无从了解关内中医界的学术动向，因此高愈明的撰述带有很强的"原创"和"自悟"性质。从他的著作中，可以清晰地看到，他的医学思想的资源，主要是来自《黄帝内经》《神农本草经》和张仲景著作这些元典性著作。

他的相当一部分著作，就是对《内经》《神农本草经》和《伤寒论》的阐释和发挥。他的阐释和发挥，常常是无所傍依，没有陈陈相因的繁琐引证，而是按照传统方式，溯本求源，深入浅出地诠释经文。这些阐释和发挥，几乎都是出自个人长期潜心钻研的心得。这种别具一格独出心裁的著述，应当说是难得可贵的。

这种自出机杼的原创集中的体现在他对温病学的研究和治疗中。

精擅温病　首重温疹

在高愈明行医的数十年间，东北地区瘟疫流行，严重危害人民的身体健康。尤其是作为东北地区最早的开放口岸营口（1860年根据《天津条约》，营口成为东北地区第一个通商口岸城市），由于中外商务和人员交流的频繁，卫生管理的落后，几度出现传染病的流行。也正因为如此，在20世纪20年代，我国著名的防疫学家伍连德先生，即在营口西海关附近，建立了在当时中国设备比较先进的"营口海口检疫医院"，并在较长时期坐镇海口检疫医院。

从高愈明的治案和著作中可以看到，温病是其重要内容，瘟疹、时灾、秋疫、鼠疫均有论列。处理温病的高热、痉厥、昏迷三大证候，高愈明都有出色的治疗方法。他以敢用大剂石膏，逆流挽舟，抢救无数高热温病患者，而被医家和病家传颂。在富商云集的开放口岸，据说高愈明有时一次高疗效的诊治，得到的酬报竟有"上千块大洋之多"。

高愈明敏锐地注意到，在许多温病的发病过程中，常常同时伴发斑疹，而斑疹出现的先后、形态和变化，对于温病的辨证、治疗和预后关系极大。由此他深入研究，撰写了《温疹溯源》一书。他将这一类温病统称为"温疹"，把温病过程中对于斑疹的辨证作为一个纲领性的辨治依据。以形态言，他把疹分为疹、痱、斑、痧4种，并详述其形态特征，归结为"疹、痱、斑三者，乃诸病发于血分者，惟白痧出于气分，亦诸病之兼有者"。① 从治疗角度，他把疹疾分为自泄疹、惊疹、温疹、火疹、风疹、毒疹、郁疹、瘦疹8种，并不厌其详地一一列述每种温疹的病因、证候、治疗及宜忌等。

在书中，高愈明收载了金菊连翘汤、牡蛎柴胡汤、红花柴胡汤、天灾悉愈汤等119方，及164味温疹治疗用药。这些治疗温病的方剂，绝大多数是高愈明独创的，并经他在温病治疗中验证过，确有疗效。对于药物的记述，更是充分体现了他的独到见解。如其论石膏："石膏在经，专能补太阳之阴；在里，兼镇阳明、少阳之热。《伤寒论》白虎汤症，因汗伤太阳之阴，用石膏以补之；越婢汤症，乃太阳经阴阳均虚，用麻黄助太阳之阳，用石膏以益太阳之阴。后贤谓石膏但治阳明之热，岂非误乎？"

在《温疹溯源》中，高愈明除了论述斑疹的辨证和治疗外，还详尽地探讨了温疹的诸多注意事项，如"疹疾慎用下药""疹疾慎用石膏""疹疾忌食发物"，乃至"饮料最宜之品""饮料最忌之品"等等。

这些，当之无愧的成为高愈明对温病学的重大贡献。

不仅如此，高愈明先生在学术上旗帜鲜明地反对故步自封，他敢于独辟蹊径，提出自己的见解。如对晚清以来风行一时的陈修园、唐容川诸家之说，他曾系统地提出驳诘，精研深讨，其中不乏真知灼见。

---

① 高愈明. 温疹溯源·卷1［M］. 沈阳东记印刷所，1931.

精准辨治　自创新方

高愈明在临证中，特别强调辨证准确，用药针对性强，反对滥用大方、套药、补药。他告诫学生们，力戒用药漫无边际，轻描淡写，不痛不痒。影响所及，他的学生用药也多是每方6至8味药，最多也不超过12味药。这种治疗思路，与"靶点"治疗颇为相似。如治疗"惊恐畏惧，彻夜不眠"，药用：远志三钱，龙齿二钱，枣仁三钱，茯神三钱，甘草二钱。不过区区五味药。再如治疗"肺痈初起，左乳上部呼吸作痛，发热"，药用：生牛力子叶（用东西两大叶），金银花二两，连翘三钱，桔梗五钱，甘草二钱。肺痈本属重症，而高先生用药也不过是五味，但量大力专，金银花用到二两，不枝不蔓，求其直捣巢穴。

高先生极富创新意识，如经过长期实践，创制了数百首新方。这些方剂，有的命名，更多的未加命名。命名者如治疗温疹的"丹皮化斑汤""三花散瘀汤""黄连旋覆花汤""抑阴折水汤"等。当然，他也大量使用经方，如大承气汤、真武汤、五苓散。但在温病治疗中，由于病情瞬息万变，他更喜欢根据病情的变化，灵活组方。

不囿成见　吸收西说

高愈明不囿成见，能够在一定程度上打破中西樊篱，注意吸收一些西医知识。比如他极为重视温病的辨治，将温病分为郁温、厥温、正温、风温、淫温、炭温和秽温7种，其中炭温和秽温两种就是他吸收西医知识而创立的。

所谓"炭温"，是指"冬日关门闭户，房屋矮小者，吸尽屋中养气（氧气），多有炭气（二氧化碳，甚或一氧化碳）。一家人呼吸是气，年岁大者，体质老成，血中炭酸虽多，可以抵抗；惟小儿体质娇嫩，气象清新，稍有炭酸，即为毒邪，至来春发病，名曰炭温"。至于"秽温"，则是"淫屋中不洁，其气臭秽，一家人呼吸，久之化成秽毒。至来春，一人发病，勾引一家老幼同病，名之秽温。俗名窝子病是也"。① 按窝子病，即斑疹伤寒。这些，显然是接受了西方医学的影响。高愈明所以能够部分地接受西方医学，这大约和他的从医环境有关。在营口这个不算大的城市，当时就有大小几十家西医医院，潜移默化，对于一位愿意接受新知的医家来说，这并不奇怪。当然，他坚守的仍然是他终生挚爱的中医药。

筹资办学　培育人才

但高愈明更重视的，是培养中医后继人才。他认为，"医病只医个人，不如医医，其功倍之"。为此他不惜重资，甚至变卖祖业60余亩土地，筹资办学。1916年8月，呈请当时政府批准，在其家乡博洛铺新建校舍，创办"高氏医学讲习所"，招收生徒。这是我国东北地区最早兴办的中医学校，它比上海丁甘仁、谢利恒先生创办的上海中医专门学校还要早出一年。②③

他亲自编写教材，亲自授课。办学初期曾聘请刘海仙先生为助教。此后，据他的学生聂秉涛（伯策）的毕业证书，还有教员孙与疏。由于资料的缺乏，其他教学人员，如今已无从知晓了。

在资金筹画艰难的境况中，高先生坚忍不拔，历尽艰辛，前后断续维持了20年。在这20年间，苦心支撑，前后共培养出百余名学生。

其时在辽东地区，都是采用师带徒的方式培养中医后继人才，教材亦是沿用《药性赋》《汤头歌诀》《医学三字经》《濒湖脉学》及《医宗金鉴》等。而高先生以办学校、聘教员的方式，重视和强调学习经典著作，课程包括《内经》《难经》《伤寒论》《金匮要略》《神农本草经》等，"皆详为注释，抉择不遗余蕴，以开后学之法门。"④ 从中可以看出他对传统的坚守，办学的起点很高。

---

① 高愈明. 温疹溯源·卷1［M］. 沈阳东记印刷所，1931.
② 李经纬. 中国医学百科全书·医学史卷·中医院校［M］. 上海：上海科学技术出版社，1987：155.
③ 李经纬. 中国医学百科全书·医学史卷·谢观［M］. 上海：上海科学技术出版社，1987：154.
④ 高愈明. 伤寒论溯源详解·刘逢泮序［M］. 奉天盖平私立中医讲习所铅印本，1917.

高愈明力主学生下苦功背诵经典。他的学生魏沚洲先生，直到晚年，犹能将《伤寒论》背诵如流。

高愈明殚精竭虑，自编教材20余种。如学习本草，他主张以《神农本草经》为根本，编写了《神农本草经增注歌》，化艰深古朴的原文为通俗易懂朗朗上口的歌诀，易学易记，学生们反映终生受益。所以，高门弟子普遍非常熟悉《本经》，在临床时常能根据辨证灵活遣药处方。

这些学生后来成为辽宁地区的医疗骨干，著名者如前辽宁中医学院妇科教授徐向春，营口市名医魏沚洲、聂伯策、尹继莘、江振铮、高万宾、张树博等，大石桥市的李秉元，盖州市的王焕章、孟繁恒等，皆能承其学而传其道。

要之，高愈明经历了晚清、民国东北军阀和日伪几个时期，这是中国历史最黑暗的时期。他从事中医医疗、著述和教学，又正值中医处于被排斥、被压制的境地。在风雨如晦的岁月，他慨然以继承发扬祖国医学为己任，是难能可贵的。他的一生，精究医术，卓荦不群；筹资兴学，奖掖后学；埋头著述，多有创见，可谓成绩斐然。高愈明置身于他同时代的名医之林，是毫无愧色的。

年　　表

1861年　　出生于辽宁省营口市盖平县六区博洛铺尹家屯（今属营口市大石桥市博洛铺镇）。
1895年　　创制新方"大还金丹"。
1910年　　撰《毒疫问答》。
1910年　　撰《疫证集说》。
1915年　　撰《脉理溯源》。
1915年　　撰《新著温病说略》。8月，创办"高氏医学传习所"。
1915年　　撰《伤寒论溯源详解》。
1917年　　撰《温疹溯源》。
1929年　　撰《伤寒注解》。

1930年　至此，已撰有《妇科维新》《鼠疫答问》《温病革弊》《温病说略》《神农本草经大观详解》《六淫溯源》《温病溯源答问》《秋疫答问》《时灾预言》《咳症论》《头痛分类》等书。

1938年　逝世。

（伊广谦）

主要论著

高愈明. 毒疫问答. 奉天盖平辅育印字馆铅印本. 清宣统二年（1910）.

高愈明. 疫证集说（附补遗一卷）. 素庵铅印本. 清宣统三年（1911）.

高愈明. 脉理溯源. 盖平县实业工厂铅印本，1915.

高愈明. 伤寒论溯源详解. 奉天盖平私立中医讲习所铅印本，1917.

高愈明. 温疹溯源. 沈阳东记印刷所，1931.

高愈明. 温疹溯源问答. 营口商报铅印本，1931.

高愈明. 灵兰真传. 营口县卫生局油印本，1959.

高愈明. 神农本草经增注歌. 抄本.

裘 吉 生
(1873—1947)

裘吉生，中医学家、中医藏书家及文献学家。自学成才，医术精湛，活人无算，名震江浙。民国初期在绍兴配合何廉臣等建立现代中医体制。后来到杭州独立发展，创办中医事业，为中医收藏大家及整理大家，出版珍籍数百种，以《珍本医书集成》最负盛名，是民国著名三大丛书之一。以政治家的敏锐和勇气提议设立中央国医馆。

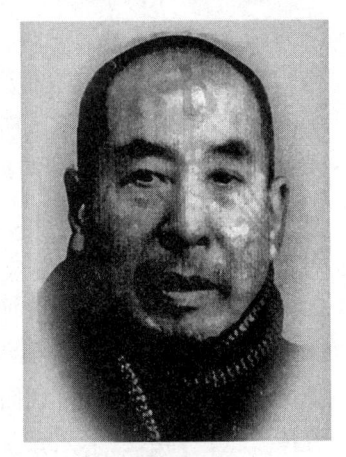

裘吉生像①

裘吉生，原名庆元，字激声，晚年自称"不老老人"。浙江绍兴人，生于1873年，逝于1947年，享年75岁。裘吉生早年罹患肺疾，开始自学中医，并治愈自我。不多年，造诣日深，医名大振。自此，行医50余载，自创不少方剂，活人无算，名震江浙。他的关门弟子洪绍元说裘氏最为服膺王孟英，学术和医疗受其影响最深。

裘吉生是革命元老。20世纪初，绍兴徐锡麟及秋瑾秘密鼓吹革命，裘吉生化名"激声"，参加光复会。在徐锡麟及秋瑾就义后，他离开绍兴到上海，加入同盟会，并以行医为掩护继续从事革命活动。曾经前往奉天（沈阳）联络事宜，结识日本医界人士，并开始收集珍贵医籍，包括东瀛版本医书及先贤遗著稿本等，得到不少孤本及精抄本，为日后整理出版珍贵医籍打下坚实基础。

辛亥革命胜利后，裘氏返归故里，在绍兴行医，颇享声誉。他配合何

---

① 裘诗路. 国医巨擘裘吉生[M]. 北京：当代中国出版社，2004.

廉臣结社请愿，创刊办报，为中医救亡奔走呼号。主要发行《绍兴医药学报》星期特刊、刻印《国医百家》等丛书等等。另外，也独自开办裘氏医院。

从1923年到临终，裘吉生一直在杭州单独开创中医事业。比如，创办三三医社，发行《三三医报》，开办三三医院。为使中医珍本古籍广为流传，裘吉生于1924年出版刊行《三三医书》三集，共99种医书，其中多为濒于亡佚的孤本善本，所辑内容包括内、外、妇、儿等临床各科、针灸、本草、方书、医案、医话、医论等各类医著。以明、清两代较有影响、较有代表性的医学著作为主，并收入少数日人所撰的"汉方医学"著作。所辑诸书大多篇幅短小，切于实用。现存初刊本。嗣后，又从所藏的数千种医书中，精心遴选出数百种，于1936年与上海世界书局商订，出版《珍本医书集成》一、二、三集。当第一集问世后，由于抗日战争爆发，其二三集虽书目已定，未及付刊而被迫中止，致使《珍本医书集成》仅有第一集流传于世，其二三集无缘获睹，实为中医界的一大遗憾。《珍本医书集成》所收的一些著作不见于《四库全书》《永乐大典》《古今图书集成》，价值非凡，对保存中医文献具有重要价值意义，成为以后整理相关中医文献的底本。

日本占领绍兴后，他带家小流亡到浙西，如建德及金华等地，生活十分困苦，仍继续开办中医事业。一边行医济人，一边招收徒弟，他的关门弟子洪绍元即是其中之一。抗战胜利后，裘吉生回到杭州。由于三三医院已毁，再也无力开办中医医院，只能开办小型诊所。由于绝大多数钱用来藏书刻书，无什么积蓄，生活十分困苦。有时，需要弟子等人接济。另外，他一直对"读有用书楼"古籍的散失及《珍本医书集成》第二三集图书的遗失之痛，锥心刻骨，直到离世。笔者在采访洪绍元时，他一再强调此点。1947年，这位为中医做出巨大贡献的名医逝世。

疗效卓著　救民疾苦

由于裘吉生早年参加革命，加上疗效卓著，自然有机会治疗名人，最为著名的例子是医愈胡汉民的病。1916年8月，孙中山来绍兴，当夜，绍兴越铎日报社社长孙德卿来找裘吉生,说是孙中山有请。原来孙中山的下属胡汉民突发疾病,上吐下泻,来势汹汹。裘吉生诊断为赤痢,此病起势凶猛,但治疗并不困难。胡氏西化较深,对中医半信半疑,如何想出妙法,让他顺利喝药呢?裘吉生反复琢磨,最后计上心来。他回到医院,把煎好的药装进玻璃瓶,马上派人送去。胡汉民见是西药的包装,马上高兴喝下去。第二天,胡氏之病痊愈。加上孙中山从孙德卿处获悉他曾经参加革命,对裘吉生更是赞许有加,于是一起讨论革命大业。孙中山在绍兴住三天,临走时,有些人要求题词。孙中山题完词后,突然想起裘吉生不在场,于是立即挥笔题写"救民疾苦",让人转赠裘吉生。民国时期,中医的政治地位岌岌可危,孙中山的题词,不但是对裘吉生的褒奖,更是对中医的巨大支持和肯定。

1929年,"废止旧医案"一出,裘吉生气愤异常,拍案而起。迅即联络同人,进行请愿,坚决反对。随后,裘吉生北上南京,上书立法院,尖锐指出:消灭中医,"乃外人挟帝国主义借中国内奸走狗实行文化侵略也。"在请愿期间,有达官患病,欲验中医实效,乃召请愿代表治病。代表们咸推裘吉生,结果应手而愈。为中医请愿打气助威,一时传为佳话,广为流传。

裘吉生因自治肺痨成功,医名鹊起。自此,亲友咸以肺痨求治,遂悬壶绍兴和杭州。临证50余年,对肺痨及所有肺病独擅其长,晚年著有《肺病之症状及其治疗法》一文,为其毕生经验总结。

裘吉生诊视肺痨,注意初起,因肺痨初起,患者往往不觉。对可疑患者要询问咳嗽情况,例如是否吐白沫之稠痰,还要讯问胸胁部是否掣痛若闪电,睡时方向有否偏侧。掣痛是因虚火妄动,致有肝经胸胁之刺痛,因非实火,故一痛即住。睡姿因局部病灶压迫,逐渐形成卧位之偏侧。脉诊亦需重视,肺痨患者的脉象,多呈细数锋利如刃,因虚劳阴损,虚火上炎,故脉象应指锋利,其状似弦非弦,蠢蠢而动,细而无根,似盈尤虚。

裘吉生治疗肺病注重脾胃,他认为:凡大便干燥,胃强能食者易治;大便溏泄,胃弱少纳者难治,故有"上损过中则不治"之训。盖脾胃为后天之本,脾胃一败,培补无力。故曰:服苦寒百无一生。苦寒需要滋养,滋养是壮水以济火而救肺,乃根本之治法。平素常用生地、麦冬、百合、石斛、稽豆衣、龟板、鳖甲等甘寒咸寒之品滋阴降火、生津润肺、治肺病不但禁用苦寒，香燥劫液之品亦在所忌。如半夏辛燥助火，橘红辛温发汗，用于化痰，反致盗汗，皆须慎用，肺病患者还禁服人参，因参性热容易伤肺，且参性上提，使气上逆，反成喘急。还很重视患者的精神状态，谆谆告诫医者：如病者咯血，精神上必很恐慌，医者应多方安慰，否则有碍药力。

裘吉生积多年临证经验，制定治肺病五法。即：一、清肺宁嗽法。二、养阴止血法。三、育阴潜阳法。四、清养敛汗法。五、大剂滋补法。

除肺病之外，裘吉生擅长的疾病也不少。杭州的沈仲圭十分敬佩裘吉生这位革命元老，他说：裘吉生读书多，经验丰富，每次请教，得益甚多。例如裘吉生自订疏肝和胃散，治肝胃气痛疗效可靠，方用沉香曲、香附、甘松、延胡、降香、九香虫、刺猬皮、瓦楞子、左金丸、甘蔗汁及生姜汁。沈仲圭向裘吉生索方，并用于临床之中，疗效十分显著。沈仲圭用此方治神经性胃痛、胃溃疡胃痛，均有疏肝和胃，行气止痛之功，但不宜于虚证。

中西兼容　三三医院

北京大学校长蔡元培，是绍兴人。他发表著名的《文明之消化》一文，指出在积极引进外来文化，关系到能否创造出新文化，从而跻身于世界强大民族之列。那么，消化时"必择其可以消化者而吸收之""未有浑沦而吞之者也"。在民国西医排斥中医的非常时期，兼容并包的学术传统尤其具有重大意义。蔡元培与何廉臣及裘吉生有过交往，裘氏受到深刻影响，自在情理之中。

在中西医学的关系上，裘吉生主张无新旧医学之分，"医学之新旧，亦犹是也。例如中国已早发明，当归为女科血分要药，而西医拿去提炼，亦知为女科血分要药。在中国发明已久曰旧，然西医虽加一度提炼，仍是因袭中医之旧，何可即以之曰新也。诸如此类者甚多，新旧之说焉能成立。"① 还主张平等对待中西医学，裘吉生对中西医学无门户之见，"全球各国，文字各有不同，而学术则无不相互为用……是以中医不敢兼学西医，

---

① 裘诗庭等. 近代名医裘吉生医文集 [M]. 北京：人民卫生出版社，2006：36.

与西医不屑兼学中医，同一浅见之者自锢其学术之进步也。"① 裘吉生认为中西医学"各能取彼之长补我之短，其结果必冶于一炉，无所谓中也西也。然后得以名之曰新医学，亦得名之曰现代化医学。与现在少数西医自称新医，称我中医曰旧医大相径庭也"。①以上几条若到做到，结果就是中医和西医相得益彰。裘吉生主张中西医互相研究，以期互相得益。西医兼能研究中医者，获益之多不可胜记。中医兼研西医学者，得益更多。

中西医学的各个学科，如何取长补短，裘吉生有如下观点。生理学应该"以西说为主，参以中说之精气神各学理。因西学如一部生理学，无一气字讲及之，不知人之生者，即是气也"。病理学"须中西合参。因西学病菌说从人之目力不得见者，加显微镜下得见之。然显微镜放大至某倍而止焉，岂知至某倍而外，无再见之物矣。故中说七情六邪为疾病之因，亦不可厚非。因七情六邪远因也，菌者近因也，一即原因，一系诱因，所谓物必自腐而虫生者是也"。② 在诊断学和治疗学上，裘吉生认为："除中学望闻问切四诊，淘沙取金，竭力整理外，凡西法之化学检查器械检查等均应一一采取。所谓他山之石可以攻玉，亦即取彼之长补我之短是也。"治疗学是重中之重，"现在中医内科，只用汤剂治疗法。外科只用切开术、膏药、敷药，余如按摩治疗、针灸治疗等固有国粹善法，均宜恢复，又于伤科之接骨手术及秘传方法皆宜公开传授。中国伤科任方中，用胎骨接骨，并喉科锡类散之用人手指甲治喉，易于叼口，同西方种皮同一理也。如加采用西医注射法及输血法、爱皮法，方称十全。"②药物学处方学，"当以中药为主，西药副之。"③

裘氏的中西医学观贯穿于临床实践，他创办裘氏医院及三三医院，下面以三三医院为例进行分析。

民国各届政府一直实行扬西抑中政策，为了生存和发展，中医界开始创办多种事业，中医医院是其中之一。民国中医医院以民办为主，多数以中医为主西医为辅，三三医院即是其中的优秀代表。"本院以中医为主，西医为辅，延聘富于学识经验专门医生，分科诊治。凡中西古今特长诊断、

---

① 裘诗庭等. 近代名医裘吉生医文集 [M]. 北京：人民卫生出版社，2006：36.
② 裘诗庭等. 近代名医裘吉生医文集 [M]. 北京：人民卫生出版社，2006：38.
③ 裘诗庭等. 近代名医裘吉生医文集 [M]. 北京：人民卫生出版社，2006：39.

治疗均皆采取，期收完全效果。"①

三三医院，属西式花园别墅，也是裘吉生的住宅。它原在十五奎巷，20世纪30年代迁至西湖湖滨的柳营路口，现在已列为杭州市文保单位。三三医院对于中医和西医无门户之见，医院悉听患者自由选择。三三医院中西医师兼备，病人宜于西医诊治者用西法，宜中医者服中药，对危重患者必请中西医互相磋商。"本院以杭州之胜甲于全球，特于民国癸亥夏，由绍迁移，建筑病房于吴山之麓，周围园林，空气清洁，以便四方远来病家住宿，延聘中西医士。凡之宜于中者，用中法；宜于西者，用西法。兼有古法灸治一科，无论多年沉疴痼疾，皆能根治。"（三三医院广告）

医院科室齐全，设有病房，办得有声有色。1928年，三三医院在上海新闸路设立分诊所。"本院应社会之需要，延聘富于学识经验专门医士，分科担任。凡中西特长之诊疗，靡不美备，期收完全效果，现已应诊，择吉开幕。主治：内科、妇科、儿科、安全戒烟、外科、喉科、花柳科、大法砭灸……设有清洁病房，以便住院治疗。"①

三三医院发行《三三医报》，同时出版《三三医书》，声势和影响浩大。"院（指三三医院）为裘吉生群君所创办，藏书最富，琳琅满架，求诸中医著作家，殆无出其右者。"②

在民国中医院中，以大城市的中医院较有规模，如上海、杭州、泉州、武汉、长沙、南昌、广州、厦门、成都、北京、太原、奉天等均设有中医院。当时，除了三三医院，杭州还有西湖国医院、西湖六通中医医院等，其中，以三三医院的开办者裘吉生最为知名，医院设备也较先进，这两者的有力结合是三三医院开办成功的主要因素。因为，当时有一种观点认为名医比硬件更能决定中医院命运，"治疗于中医之门者，人都着重于素所信仰之一人，故中医院之开办，颇为不易，非有名医负责，设备虽极精良，医务仍难发达。是以巨额资金，不如名医一人。某某等数医院开幕之初，均为中西并立，因缺乏有名望之中医到院负实际之责任，中医部分日渐式微，或则范畴日削，或则形同虚设，或则竟予裁撤……所望于开办中医院或担任中医院医务之名医，不辞劳苦，亲往诊治，争取病人……观乎吴涵

---

① 三三医院，三三医报，1923年7月，第1卷1期.
② 张梅庵赴杭募捐之报告，浙江医药月刊，1930年7月，第1卷1期.

秋主持四明医院后，中医部声誉日隆，可为我言之左证。华隆中医院，大厦巍峨，设备完善，院长丁济万日必躬临，造成隆重之院誉，不拔之基础，对于社会贡献殊多。"① 最理想的中医院，还是应把完备设施及聘请名医结合起来，才能更好地生存。

当时，为了更好地开展研究中医药的工作，有的民国中医院与其他组织联合或单独发行了杂志。如上海广益中医医院与上海中医专门学校及上海上海中医学会发行联合发行《中医杂志》，山西中医改进研究会也研究会、中医医院与中医学校共同发行《医学杂志》。苏州国医医院单独发行《苏州国医医院院刊》杂志，只是出版一期即告竣。三三医院也发行《三三医报》。但是，中医医院藏有大量古籍的乃凤毛麟角。裘吉生利用丰富藏书，出版《三三医书》等书，这些书多是珍贵小册，以临床医书为主，方便实用，受到广泛欢迎，到今天仍有参考价值。

高瞻远瞩　倡国医馆

裘吉生具有政治家的毅力和魂力，为人刚毅亢爽，热忱奔放，笃好结交。因组织活动能力甚强，故在医事活动方面，尤为医界瞩目。

1916年8月，孙中山来绍。在行所，孙中山和裘吉生晤谈，交谈中曾邀请他从政，但裘氏坚辞，认为服务病人也是革命贡献，曾谓："良医等于良相，治国原为治民。"中医界流行"上医医国，中医医人，下医医病"。裘氏属于上医，时刻关心中医革新，他认为中医改革关系国家学术的进步与否，已经刻不容缓。"至于中医，我曾比之如行将就木之老态龙钟者。然亦何法延长其寿命，振刷其精力，而与童年英俊相追逐耶？要知学术能随时代之递谊以演进，能合社会需要以革新。是即老者虽无用，而新生命之继起，得以孳衍不已，自能长足三步。国父所谓凡百学术效法外国须迎头赶上是也。"裘氏把《医医医》收入《三三医书》。序曰："切中吾中国医界之病，其所设医治之法确为根本之谋。前年部分取缔中医之时，本社在绍时征得全国之意见书无数，欲求如是书之所计划者，绝无仅有也。裘君

---

① 严以平. 医校与医院. 中医药导报，1947年9月，第1期.

吉生录自何廉臣社友藏本，今特刊行，以供全国同道之谋保存中医者之采择焉，该书有颇多精辟见解。"

1929年2月"中央卫生委员会"第一次会议，通过"规定旧医登记原则案"的决议。消息传出，中医界大哗，进行多次抗争。裘氏拍案而起，迅即联络同人发文表示坚决反对。作为浙江代表，他赴上海参加全国中医药团体代表大会。随后，随队赴南京请愿。由于全国中医药界的坚决抗争和全国各界人士的大力支持，"废止旧医案"被迫撤消。

裘氏高瞻远瞩，并不满足于此成果。为了取得中医的话语权，他认为必须改变西医独霸卫生行政局面，设立独立的中医卫生行政机构。"以为欲挣脱西医在卫生行政上加诸我们的桎梏，应另辟蹊径，乃提出向当局进创设中央国医馆之请，实现管理、研究、改进中国医药三大目标。""结果，卒获得76次国务会议通过核准设立，此为先生生平对中医药界贡献最大的一事。"[1] 为此事，裘氏呕心沥血，夙晚不懈。

裘吉生认为教、卫两部主政者，大都不明中国医药情形，故其政令每生扞隔之患，不如请求政府依照国术馆办法，设立国医馆，赋予研究改进管理职权。其理事由各地医团推选，其馆长由政府简任，借以增高地位，排除障碍。蒋"文芳于晨光曦微之际，办竣呈文。由前全国医药总会常委薛文元等具名，呈请国府，奉谕可行饬为拟具简章，以资考核，并获谭故行政院长，于中政会另案提出设立国医馆，决议交由国府筹办。此时若获行政院责成内卫两部委派人员着手筹备，附设行政院之下，则不失为署会之地位"。

裘氏不遗余力从事医事活动，维护中医的各种权利。时逸人敬佩他的政治家素质，"绍兴裘吉生先生医药界中善鸣者也"，登高一呼众人响应。所以，推先生为全国最著名之医事活动大家，并做"一生尽瘁医事"的评价，确是十分中肯的。

1930年1月，裘吉生、蒋文芳等人提议设立全国性中医药学术机构中央国医馆，本年得到通过。不久，举行筹备会议，推举陈郁、焦易堂、施今墨等7人为筹委，陈郁为主任，并决定于翌年3月17日举行成立大会。

在"中医科学化"的方针指导下，中央国医馆制定学术标准、同一病

---

[1] 裘诗庭等. 近代名医裘吉生医文集[M]. 北京：人民卫生出版社，2006：215.

名、编审部分教材等工作，为维护中医合法地位和发展中医教育做出种种努力。因为存在多种致命缺陷，使它肩负的重任难以施行。不过，中央国医馆的许多创设为新中国成立后中医药研究机构和中医院校建设提供有益借鉴。

流通医书　放弃版权

裘吉生的藏书楼名为"读有用书楼"，藏书约3千种，2万册，医书为多。据《浙江藏书史》介绍，近代绍兴有39位藏书家，裘氏榜上有名。上海书店1988年重印出版《三三医书》，姜春华教授在序言中说："先生一生除购书印书外，一无蓄积，盖专志于弘扬祖国医学，活人济世为怀，未暇为子孙谋也。"此说是对近代中医出版家裘吉生先生的最好评价。裘氏把书作为天下公器，积极整理出版藏书。

中医文献是中医流传的最重要载体，"然中国之医药书籍，素有汗牛充栋之誉，其实能购得者几何。周秦之前之书籍无论矣，宋金元明之作，已无多种。满清一代，名贤辈出，著述等身。未刊者，秘于私家，已刊者，囿于一隅。先人手泽，尽湮于无形。"不少明清著名医籍，在刊行后一直没有得到修订。裘氏进行完善，让罕见医籍得以问世。最重要的是，他以藏书家的独特视角探究中医改革问题，提出振兴中医首宜流通书籍，并专门撰文——《论提倡中医中药首宜流通书籍》，走在时代前列。

浙江乃人文渊薮，藏书楼到处可见，形成庞大的藏书家群体。中国近代最早具有图书馆性质的私人藏书楼——古越藏书楼，即出现于绍兴。传统"藏书楼"，向来重"藏"，秘不示人，可是"仲凡先生乃举其累世之藏书，楼以庋之，公于一郡，凡其书一若郡人之书也者"。① 裘吉生的"读有用书楼"，也开始把私家藏书变成天下公器，裘氏决意公开流通医籍。另外，还出版以整理医籍为宗旨的《三三医报》。这些医报均"准许翻印，版权所无"，是中医出版史上绝无仅有创举。

为使这些古籍广为流传，1924年出版刊行裘氏《三三医书》3集，共

---

① 裘吉生. 珍本医书集成·宋序[M]. 上海：上海世界书局，1936：14.

99种医书。裘氏取《礼记》"医不三世,不服其药"及《左传》"三折肱知为良医"之典,遂题名为《三三医书》。所辑内容包括内、外、妇、儿等临床各科、针灸、本草、方书、医案、医话、医论等各类医著。以明、清两代较有影响、较有代表性的医学著作为主,并收入少数日人所撰的"汉方医学"著作。所辑诸书大多篇幅短小,切于实用。《三三医书》征求书稿的方法有6种:第一是重资收购。如《苏州世医陈氏幼科秘诀》提要云:"裘君吉生,昔以重价购得,爰即付刊,欲化世医为国医,将传秘方为公方。"第二是交换所得。如《温热逢源》是"裘君吉生于数年前用自印书籍向无锡承梦琴君交换得之,又经无锡周小农君精校一次,书内论辨多有发人所未发"。第三是社友支持。如《外科方外奇方》,"收辑者皆外科不传之秘方,用之奇效,故曰方外奇方。清浙湖凌晓五名医遗著,沈仲圭社友录寄于裘君吉生,特刊行传世"。第四是委托抄录。裘氏得知某一名著,经常委托社友抄录,然后出版。如《凌临灵方》,"其医案世未见刊行,此本为裘君吉生托沈仲圭家藏,中皆古方今用,别具化裁"。第五是亲手抄录。《旧德堂医案》是清李修之先生遗著,所记之案,上自公卿,下逮贩贾,所载多怪异之病,所用皆奇特之法,"裘君吉生特将旧藏抄本刊行,以副同道先睹为快之望。"第六是多年求访。"隋山宇方钞一卷,为乌程汪谢城先生日桢所手辑,所收皆有用之方""独是书皆欲觅而不可得""本社主任裘君吉生访求多年,今果为其购得原版,归社发行"。略举数端,说明裘氏为了征集珍贵医籍,确实是呕心沥血,不惜代价。

珍本医书　经典丛书

裘吉生一生节衣缩食,罄其所有搜求海内外医学书籍。数十年间不辞辛苦,不惜重金,千方百计搜集中医孤本、抄本及善本等医药书籍共3千余种,约2万册。把藏书之所称为"读有用书楼"。裘氏生平著述少,但校、刊、印行之书很多,有《国医百家》《三三医书》等。1936年又择珍本、善本、稀有本,精选90种,经批校后,由世界书局刊行,名之为《珍本医书集成》(另有99种本)。

1936年,他与上海世界书局商订,出版《珍本医书集成》一、二、三集。由于资金不足，书局提出的签约条件苛刻，不给稿费，只给新书若干为酬。裘先生志在传播医学，坦然接受条件。因原书多系孤本秘籍，需要雇请多人抄录校订，不仅费尽心血，且耗去全部积蓄。当第一集问世后，由于抗日战争爆发，其二三集虽书目已定，未及付刊而被迫中止，致使《珍本医书集成》仅有第一集流传于世，其二三集无缘获睹，此实为中医界的一大损失。《珍本医书集成》是裘吉生晚年所辑医学丛书，共收古今医书90种，具有十分重要的学术与文献价值。丛书搜救海内外孤本、珍本、抄本，如《医经秘旨》《温热逢源》《医学妙谛》《伤科方书》《重楼玉钥续编》《行军方便便方》等；另外，旁及日本，收有《医余》《药征》等，保存大量濒临散佚的医学珍籍。其次，注重实用，简验方便。裘氏所选多为家传秘本，疗效独特，简练实用。如《重楼玉钥续编》乃郑硕瀚家传，名垂数世，其治白喉，无不应手而痊，凡习喉科者，均奉为圭臬。

《珍本医书集成》将90种医籍分隶12类，即医经、本草、脉学、伤寒、通、内科、外科、妇科、儿科、方书、医案、杂著。这种分类既符合中医的学术特点，又便于后人对中医理法方药的学习与掌握。在每一类书的书目选择上，先生不仅注重珍本、孤本、稿本等珍贵文献的保存，更加注重其学术特点与实用价值。如在"医经类"所收的5部医书，不仅是世人少见的孤本，更主要的是这些书反映从不同角度对《内经》及《难经》的研究。其中，胡澍的《内经素问校义》精于文字训诂，纠正不少前人误读妄改之处，虽仅有万余言，却可示人以方法，知道如何从文字诂训正确理解经义。罗东逸的《内经博议》注重对《内经》理论的阐发，其中多为著者的独到见解，有助于后人对《内经》理论的理解与应用，其所选的三部《难经》著作，或遵王叔和所用之古本，或重日本学者之新编，或选综合古说今论诠释经文颇有新义者，均使人开卷有益，能更全面地加深对《难经》的理解。其余各类中书目的选择，无不准此。此外，在整理此书的过程中，裘氏十分注意医理的畅顺与文字的句读。由于拘于当时的历史条件，难以广收异本，互为勘正，只能凭手中藏本，亲自校订，并请当时精于临床的医家如沈仲圭等多人协助校理，标点句读，以确保医理的正确和文字的流畅。不仅在当时是一部脍炙人口的佳作，时至今日，其仍不愧为中医文献上品。

民国时，中医不科学的言论尘嚣甚上。裘吉生以《珍本医书集成》进行无声抵抗,"裘氏以整理科学之精神而於国医之学。尤多大宏其教。"因为"科学者究其所当然,哲学者明其所以然,史学者述其所已然。若缺一即不能成为完整之科学。则哲学并非玄虚之学,国医诊断学即究其所当然者也,论理学即明其所以然者也。历来专家之纪载,史乘之撰述,即述其所已然进也。三因鼎立,惟国医为既翔且确。故惟国医之学,可得谓完整之科学也"。①

裘吉生以《珍本医书集成》证明中医的系统性,尤其体现在分类上。用12分类囊括中医所有文献,纲举目张,条理井然。这个系统性充分显示中医的科学性。作序的专家言:"谁谓国医无系统?仲景即开宗明義之圣也。谁谓国医无科学化?伤寒论之397法、113方,即究其所当然、明其所以然、述其所以然。统一确实。合之于临床实验。百世而无贰也。本篇于伤寒独开一栏者。示学者以系统之在仲圣也。而内难之参究天人,温热之对象六气,内外妇孺之分科撰述,医案史乘之蔚为大观,证之于三因鼎立之科学哲学史学者。"② 另外,中医自从产生以来,一直系统发展。"今之谈医学者,众曰需有系统而尤当力求乎科学化焉。中国医学有系统乎?翼曰:有。神家为药之祖,伊尹汤液方所以宏其用也。黄帝岐伯为医之祖。而阳庆仓公辈所以宏其太也。汉季长沙仲圣。集医学之大成。而伤寒金匮之书西为后世治医学者必备之径。晋唐以还,史属守成。宋元虽有四家学说,然于仲圣之学,依然依附门墙,未尝别有支派。东邻皇汉医学,最重仲圣学说,已可概见。谓国医为无系统者,未知仲圣之学之足以贯终古也。"②

中国医学合于科学化的要求。"中国医学合于科学化乎?翼曰:惟国医足以当之而无愧。吾不知若者谓科学,然要以不背事实为原则。今以一定之对象,为研究之范围。而于其间求统一确实之知识者,谓之科学矣。然惟事实之真知实见者,始得一定不移之统与确实耳……凡此六经见证,合之于临床实验,历百世而无贰也……此六经从治、逆治。或加味用之,或复剂用之,合之于临床实验,亦百世而无贰也。以百世无贰之真知实见,衡之以理论,证之以事实固执己见谓求其统一确实者,舍此无最善也。"

《珍本医书集成》等书不断再版,在台湾也发行过,可以说是利在当

---

① 裘诗庭等. 近代名医裘吉生医文集[M]. 北京:人民卫生出版社,2006:215.
② 裘吉生. 珍本医书集成·宋序[M]. 上海:上海世界书局,1936:14.

代，功在千秋。当前出版的《温病大成》等众多医书，仍把《珍本医书集成》作为必选底本。

年　　表

1873 年　出生于浙江绍兴。
1890 年　自学中医并自疗肺痨，开始行医。
1905 年　与秋瑾等密谋反清。
1916 年　孙中山题"救民疾苦"相赠。
1918 年　刊印《医药丛书》二集 12 种。
1920 年　刊印《国医百家》7 种、《医药杂著》3 集、《医药论文》3 集。
1924 年　《三三医书》出版发行。
1931 年　中央国医馆成立，推裘吉生为理事。
1936 年　刊行《珍本医书集成》第一集。
1940 年　撰写《肺病证状及其治疗法》及《白喉证状及其治疗法》等。
1947 年　病逝于杭州。

（曹丽娟）

主要论著

裘吉生. 医药丛书十一种. 1916—1921 年绍兴医药学报社刻本.
裘吉生. 国医百家. 1920 年绍兴医药学报社铅印本.
裘吉生. 医药丛书五十六种. 1927 年绍兴医药学报社铅印本.
裘吉生. 吴鞠通先生医案. 1922 年上海世界书局石印本.
裘吉生. 三三医书. 1924 年杭州三三医社铅印本.
裘吉生. 三三医书书目提要. 1924 年杭州三三医社铅印本.
裘吉生. 珍本医书集成. 1936 年上海世界书局铅印本.

曹炳章
(1878—1956)

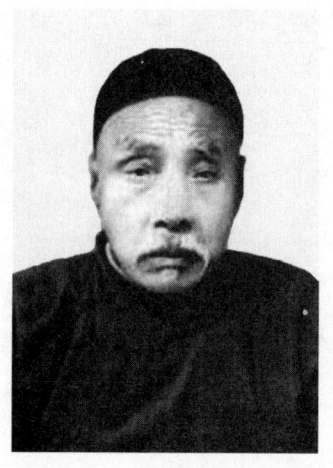

曹炳章像①

曹炳章，中医药学家、中医藏书家及文献学家。中药学成就巨大，与同行合开药局；有志续编《本草纲目》，受中日战争影响，遗留单味药考证文章或者著作多种。终生行医，精通舌诊，尤擅喉证，并撰有专著。编著整理中医古籍多达400余种，《中国医学大成》影响最大。民国时期，担任绍兴中医公会主席等职务。新中国成立以后，曾任绍兴市政协委员、《浙江中医月刊》总编辑等。

曹炳章，字赤电，又名彬章、琳笙，浙江鄞县人。自幼沉静好学，记忆过人。14岁随父显卿迁居绍兴，进药铺学徒。在药铺学徒时，他一直坚持自学。日间忙于撮药结账，夜间坚持读书。4年期间，对《神农本草经》《本草纲目》《新修本草》及《本草从新》等本草专著无不精读强记，并常到野外对药物进行实地考察。

学徒期满后从医，投名医方晓安门下，专攻《内经》《难经》《伤寒》《金匮》及各家医著，历时7载。何廉臣是曹氏的问业师，"古越何廉臣先生，余之问业师也，平时研讨医学，朝夕过从，历三十余年如一日，名晚师生，亦可谓莫逆之交也。"②

曹氏读书相当刻苦，清晨看书是起床后第一要事。中年以后，凡诊务稍闲，便手不释卷，直至晚年，毫不松懈。晚年，先生因长年伏案，久视蝇头细字，兼之用脑过度而致耳聋目花也终不悔。他一生博览群书，范围

---

① 神黄百科：https://www.zk120.com/baike/w/曹炳章
② 何廉臣. 增订通俗伤寒论·曹炳章绪言 [M]. 福州：福建科学技术出版社，2004：6.

相当广泛，包括天文、地理、生物、理化和医籍，所以他的学问渊博深邃。

曹氏精内、妇、儿科，尤擅喉证，临证精通舌诊。他善于博采众长，师古不泥，曾说："古人随证以立方，非立方以待病""只有板方，没有板病。"认为临证用方全在加减变通。遇疑难病证，往往独具只眼，使之转危为安。

历史上许多名医者由藏书满架，达到学富五车。蒲松龄云"架上书堆方是富"，道出士人的精神追求与藏书情结，曹氏便是其中的典范。他甘贫乐道，除把少量诊金用于生活开支外，倾囊购书，室中除医书药囊之外，绝无余物。及至晚年，著作已有数百种，收藏医书也突破万册，成了书富翁，他幽默地称自己"书富家贫"。逝世前数年，高风亮节的曹炳章主动提出献书给国家。官方派北京的范行准，来绍商谈相关事宜。范氏见其家过于寒酸，出于敬仰之义，为他申请困难补助。

曹炳章终生以著书为乐。临辞世前半年，虽已体力不济，然仍壮心不已，著述不倦。他一生著述等身，总计编著、校注、增补及重订的著作达400种以上。

民国时期，曹炳章曾担任中央国医馆名誉理事，浙江国医分馆董事，神州医药全会绍兴支会主席以及新加坡、泰国等国中医师公会名誉理事。新中国成立后，为绍兴市第一届政治协商会议代表。1956年初，浙江省卫生厅聘请他为《浙江中医月刊》名誉总编辑，惜因年迈，不幸于赴任前病逝。

曹炳章去世后，被安葬在越城区鉴湖镇芳泉村。"文化大革命"中，其墓曾遭破坏，后来重修。2008年，浙江省进行第三次文物普查，绍兴市文物普查队的张钧德发现曹炳章墓，并写下普查日记——《越中名医曹炳章之墓》，发表在浙江省文物局网站，说明曹炳章墓已作为文物，被考古及文物界认可。可是，由于鉴湖镇芳泉村石料场开采作业，致使曹炳章墓地的一侧成为"悬崖峭壁"，岌岌可危，极易坍塌，后来，由于曹炳章家人及市政协委员沈钦荣的呼吁奔波，才得到修缮。据2013年12月25日的《柯桥日报》报道，绍兴区医药流通龙头企业"华通医药"出资5万元，对曹炳章墓地及周边环境进行修缮，包括修理通往墓地道路、墓碑及周边环境，并种上松柏树。在重大节日时，"华通医药"将开展纪念活动。据悉，曹炳章墓目前已列入普查登录文物，在文保部门有档案记录，但还没有正式列入文物保护点或保护单位。市政协委员沈钦荣希望能尽快将曹炳章的墓地列入市级文保单位,以更好弘扬越医文化。

2010年,笔者有幸拜谒曹炳章墓,亲身感受一代名医风采,当时,陪同前往的有曹炳章哲嗣曹幼华、男孙曹凯宁及孙女曹凯群等家人。曹幼华今年86岁,退休前在绍兴府山中医院工作,退休后在住宅行医,直到严重耳聋无法与人交流为止。男孙曹凯宁在绍兴电台工作,孙女曹凯群在府山社区医院从事护理工作。

绍兴中医药历史悠久,民国时期在某些方面成为全国中医界的中心。近几年,绍兴非常重视对中医药文化遗产的保护工作,"越医三杰"(何廉臣、裘吉生、曹炳章)的提出即是明证。越医三杰的文物遗存,只有曹炳章墓。鉴于曹炳章在全国中医界的影响深远,笔者呼吁绍兴中医界联合绍兴市文物界提出议案,建议尽快修缮曹炳章墓,并把曹炳章墓列为绍兴文物保护单位。

中医藏书大家　业内凤毛麟角

到了民国,出现专门收藏中医古籍的中医收藏家,如裘吉生的所藏医书达3000余种,浙东名医范文虎藏有医书8大箱,南京名医石凌汉藏有医书数十箱,沪上名医陈君诒有家传医籍16箱等,曹炳章即是其中之一。

曹炳章出身寒门,平素节衣缩食,广购医书。每见市肆出售医书,则无不倾囊购之。还经常到旧书摊收买廉价旧书,认为书旧字不旧,价值依然,若碰巧买到稀有珍本,更是喜笑颜开,开怀数天。凡有孤本及善本,一时难以购得,则想方设法谋求借抄。有时还自己动手装订,书上全是密密麻麻的钻孔。偶而发现所藏书籍有所破损,总是予以细心修补。中年以后,先生儿女绕膝,他一面勉励儿女勤奋读书学习,一面教育孩子爱护书籍,家教甚严。有一次他年方十几岁的爱子,阅读时不慎弄损几页书,禀性慈祥的他则马上变脸,大加责斥。经过数十年如一日的广搜博罗,至20世纪30年代,其藏书已达5000种。

曹炳章的藏书过程,可以分为二个阶段。第一阶段始于其师方晓安的赠予,第二阶段是博搜广购。1901年自设诊所后,曹氏生活简朴,"诊资所

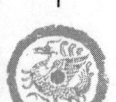

入，养家而外，尽量访购医籍"，① 并用"集古阁"命名自己的藏书楼。曹氏藏书过程历经磨难。1912年，曹炳章已藏有5000余册书籍，存放在绍兴至大药店。同年3月，他正在宁波老家料理父亲丧事时，至大药店突遭火灾，5000余册藏书被付之一炬，其中包括他多年来批注的历代名医著作，以及他撰写的《预察婴儿寿夭》《药物炮制实验》等稿本。

面对这一灭顶之灾，曹炳章毫不灰心，反而更加坚定进一步收藏的信念。他从零开始，四出访购医书，在宁波及绍兴地区搜得3500种，又向北平、南京、苏州、上海、日本等地选购。实在选购不到的，就想法抄录。至1934年，积藏已达5000余种。同年，为整理所藏，曹炳章把5000余种藏书分为医经、体脏、摄生、诊断等23类，编制《集古阁藏书简目》10卷。因1937年上海沦陷，《中国医学大成》被迫停印，曹炳章精心校勘过的原稿也不幸散佚。绍兴沦陷时，为了保护藏书，动员合家夜以继日挖成防空洞，用来贮藏手稿和书籍，而对其他家产却无暇顾及。后来绍兴沦陷，先生又连夜租船将所藏之书和手稿转移至山乡僻地。战后回城，他为藏书保存完好，竟似孩提般鼓掌庆贺，而对别的家产焚于战火却不甚痛惜。

新中国成立后，曹炳章深切感受到党和政府对中医的重视，决定将几十年历尽艰辛所藏医籍捐献给国家。1952年，他主动与当时的上海华东军政委员会联系，将所藏3400余种医籍捐献给华东军政委员会卫生部。1956年，曹炳章逝世，其遗著和遗藏由浙江省卫生厅接收，后来主要分藏在北京的中国中医研究院和杭州的浙江省中医研究院。

关于1949年以前的中医古籍的数目，《中国中医古籍总目》主编薛清录认为是10000种左右。著名中医学家裘沛然在《重刊订正〈中国医学大成·序》指出："1934年曹炳章编制《集古阁藏书简目》，记录所藏中医文献已达5000余种，几乎占了一半，这是中医文献收藏史的奇迹，也成为迄今为止有史料可稽的收藏中医文献最多的藏书家。"

曹炳章藏书不但种数多，而且门类齐全，包括医经、药物、诊断、方剂、通治、外感病、内科、外科、妇科、儿科、针灸、医案及外集杂著等中国医药学的各个领域。从收藏种类和数量来看，以曹炳章为最多。曹炳章对古本、善本、珍本及抄本广为搜罗，一生积蓄尽寄于是，所以医藏海

---

① 张传保等. 现代本县公私藏书纪事. 民国鄞县通志·文献志·艺文，1951：201.

内推为第一。举凡经史子集、省县志乘、随笔游记、期刊报纸，有关医药者，均为采录。

藏书质量高，以珍本、善本及抄本为主。民国《鄞县通志·历代本县公私藏书纪事》记载，曹炳章收藏的明清精刻本、孤本、珍本、抄本、日本旧刻本及自著待刻共480种。其中明刻本有《新增图注八十一难经定本》《明童养学注》《运气易览》3卷（明代汪机撰、嘉靖刻本）、《寿亲养老全书》1卷（宋代陈君直撰，明代胡文焕校刻）、《太素脉诀》3卷（明代彭用光著）等40余种，另有清刻本约290种。曹氏藏书中，有抄本近百种。其中一些是曹氏购买的明清旧抄本，但更多的是自己抄录的。尤为珍贵的是，曹氏每获藏珍本，都如获至宝，研读后批注。

兼收日本刻本及抄本。在曹炳章藏书中，有日本刻本及抄本近50种，包括丹波元简等30多位历代日本汉医家的著作。其中和文刻本有明治使五年《饮膳摘要》不分卷（小野兰山撰），日本木活字本有《灵枢识》6卷（丹波元简撰）等；日本抄本及精抄本有《伤寒论识》6卷、《伤寒翼方》1卷、《导水琐言》1卷（东郭和田著、和文抄本）、《秘传痘科唇舌前传》4卷（池田大渊河证辑）、《痘科方函》不分卷（荒川春安撰）、《口科集要》不分卷、（不著撰人）等。

民国时期，中医屡遭政府压制。在这种形势下，曹炳章大力搜集中国传统医药学典籍，编辑大型医药丛书，撰写医药学专著，"其保存民族文化精粹之苦心孤诣令人可敬，其卓识远见，又何其可钦也！"① 在藏书过程中，屡遭天灾人祸，但是他仍坚忍不拔继续其事业，这种精神更加值得尊敬和学习。他充分发挥藏书优势，除了保存中医文献外，还用来精进医术、校勘出版、著书立说，都取得杰出成就。

中药学成就　当列为首位

曹炳章得意门生徐荣斋认为，曹氏学术思想，当以论药及药物考证为首位。此评语甚为中的。

---

① 裘沛然. 中国医学大成（重刊订正本）·序［M］. 上海：上海科技出版社，1993：3.

14岁时，曹炳章进药铺学徒时。4年中间，除研本草专著外，并常到野外实地考察药物。在药材辨别、采集、加工炮制等方面，具有独到的经验。对膏丹丸散的药物组成、剂型改革等方面，做出许多创新。

曹炳章之所以在本草学取得巨大成就，除了他出身于药铺学徒，具有童子功外，更得力于他的海量藏书。曹氏藏书以明清珍本、孤本、善本及抄本为主，每获藏珍本，他都如获至宝，行研读后批注，长此以往，学术功力大进。比如，曹炳章藏有孤本《本草明辨》。《本草明辨》为清代项元麟著，刊于嘉庆乙亥年（1815），卷端有"四明曹炳章藏书之印"朱方，连收书最全的《全国中医图书联合目录》也无著录。此书既不辨药性主治，也不辨四气五味，而是辨别中药材与饮片的品等、质量、产地及真伪等，凡一般本草书谈到的皆不涉及。项氏根据多年的工作经验，对药物产地品种、修制加工、质量优劣、真伪鉴定、做伪方法以至购销情况等，进行全面考察，无不穷其本末，探其源流，至今仍有重要参考价值。此书有曹炳章的墨批，也很有参考价值。

在越中慈善家支持下，曹炳章于1913年创办和济药局，局址在城区县西桥脚。宗旨是：药物不改良，医学无从进步。欲求改良，必须从医药共同研究始。目的是为了考证传讹药品，鉴别真伪优劣，改革不良炮制，订正丸散青丹，废止伪劣药品等，深受医药学界和广大群众的欢迎。曹炳章在《规定药品之商榷》绪言谓："炳章学识虽浅，然素持人道主义，受理本局（指和济药局），自开办以来，切实整顿，旧药遵古考正，新药实验置备，无论如何激刺之，如何之抵触，抱定宗旨，一意进行，不独为一身之营业计，抑且为同胞之生命计也。"和济药局善于使用中成药是一大特色，这些中成药，由曹炳章亲自配方选药、依法炮制，常见的有24种之多，广告登在《绍兴医药学报》上。绍兴县西桥南首和济药局发行常备要药有：有痧气开关散、回阳救急丹、喉症保命药等，皆是根据历史名方配制，现存和济药局印行的《痰证膏丸说明书》。在"外感痰"里，第三个方子是王纶的节斋化痰丸，第四个是朱丹溪的星香导痰丸，两药可称是治痰的当家药。节斋化痰丸的方剂组成，与明代一样，没有改变。治疗范围有所扩大，王纶明确指出原方专治老痰及郁痰。到了民国，曹炳章用节斋化痰丸几乎治疗所有痰症。

《增订〈伪药条辨〉》是曹炳章的重要著作。1901年，郑肖岩撰写

《伪药条辨》1卷，收载药物110种。1927年，曹炳章收藏《伪药条辨》后，大有天下无双之感。认为可惜未分门类，药品产地混乱，质量不齐，遗漏不少，遂在前人基础上进行增订，将各药别其门类，条分缕析。在忠实原著的基础上，曹炳章将自己的经验，列在每条之下，使该书质量大为提升，名为《增订〈伪药条辨〉》。1928年，由绍兴"和济药局"刊印，在国内广泛流传。《增订〈伪药条辨〉》问世至今，一直是药物辨伪的重要参考书。对药品的鉴别、采集、炮制等进行切合实际的论述，为鉴别药物的真伪优劣提供富贵的经验。对于提高医药人员鉴别药物能力，丰富药物知识，有着较大影响。

书中极为重视药物品种之辨析。如仙鹤草一药，《救荒本草》及《植物名实图考》等书都有形态描述。曹炳章先进行文献考证，又通过种植观察，才确定其形态，肯定其作用，最后做出结论：金顶龙芽即仙鹤草，紫顶龙芽即马鞭草。有时，他通过实际调查，发现品种混淆，即疾呼纠正："苏州药肆，误以白前为白薇，相沿久矣。近调查杭、甬药肆，相沿亦与江苏同，近据郑君说，福建亦沿此谬习，惟吾绍欣幸早经考定改正。吾望闽苏甬各药界亦当速为改正，免误病家。"诸如此类，不胜枚举。此外，曹氏还非常重视辨品质优劣。有的药物虽非伪品，但由于产地、采收季节等因素的影响，造成品质优劣不一，因此临床效果也大有差别。曹氏十分注意这一问题，提出一套完整的辨别方法，这是十分珍贵的经验。这类例子，也俯拾即是。此外，曹氏对药物炮制及贮存也有很多创见，如将羚羊角浸镑法改为燥镑法，从保全药物功效角度来看，燥镑远较浸镑为优。鲜生地的贮存以一层药物夹一层沙，可以减少腐烂等。曹氏增补历来本草欠缺的辨析药物真伪优劣的内容。

提出革除时弊，改良药物的积极主张，具体提出辨正讹药厘订品种的6个方面，包括：①乱真之假托；②仿造之伪品；③不精之炮制；④不良之贮藏；⑤埋没之良材；⑥删除之次货。曹炳章既精医又通药，有大量第一手资料，又获得全国各地的反馈信息，书中记载大量的宝贵经验。如曹氏认为浙江所产之土藿香，趁热切片，烈日晒干，贮于缸甏，使香气收贮不散，药效亦甚强，不亚于广藿香。

曹炳章对药品的考证、炮制及真伪辨识尤为精通，撰有药物考证文章及著作，诸如《人参考》《麝香考》《中华药物源流考》等。1940年前后，曹炳章拟将近50年所阅览的经史、说部、名人笔记、游记及报刊杂志摘录，参考动植物学及矿物学，为重修《本草纲目》做资料准备。怎奈时局动乱，兼之诊务繁忙，且完成如此巨著确非花甲的他所能独胜。然而，他又不愿半途而废，无奈只得选择珍贵药物，择要逐年写成专考。共有著作20余种，如《人参通考》《鹿茸考》《燕窝考》《真珠谱》《麝香考》《龙涎香考》《白木耳考》《冬虫夏草考》《琥珀考》《沉香考》《化龙骨考》《犀角考》《哈士蟆考》等。对辨别药品真伪，保证药品质量做出贡献。其中20余万字的《人参通考》是至今为止最为详尽的考证人参专著，被中国中医科学院图书馆列为"善乙"（即善本乙类）。徐荣斋高度评价曹氏的考证著作："其写作更精审邃密。暇常出示若干种药物考手稿，其考证的深广度，使我知所未知，闻所未闻。"①

《辨舌指南》诊断要著

自从明朝末期起，烈性瘟疫经常大流行。舌诊作为烈性瘟疫的重要参数，越来越受到重视。一是因为烈性瘟疫集中体现在舌上，也因为舌诊明显的有形可征，比蹈虚的无形脉诊，更利于快速明确诊断。因此，张景岳认为："凡诊伤寒，以苔色辨表里寒热，确有可据。若以舌色辨虚实，不能无误。"② 其中，叶天士对舌诊的重视尤为突出。何廉臣认为"惟叶香岩先生《温热论》，辨舌色独出手眼，洵不传之妙法也。"②章楠说："观舌质可验其正之阴阳虚实，审苔垢即知其邪之寒热浅深。"②绍派伤寒的创始人俞根初指出："证有疑似凭诸脉。脉有疑似凭诸舌。""然脉理精微，心中易了，指下难明。舌色显著，既能目睹，又可手扪，辨舌较切脉为尤易。舌色之确切，究不同脉理之微茫。但其苔之易于变化，较脉象为尤速。"②

曹炳章的问业师何廉臣也十分重视舌诊。《辨舌指南·绪言》介绍，增订《感症宝筏》时，因原书的舌诊内容不够丰富，"何氏增入梁氏《辩正》、马氏《医悟》，更为完备。如辨舌辨六法，自第七起到第十，从《舌

---

① 徐荣斋. 曹炳章先生对中医药学的贡献 [J]. 浙江中医学院学报, 1979, 1.
② 何廉臣. 增订通俗伤寒论·曹炳章绪言 [M]. 福州：福建科学技术出版社, 2004：7.

鉴辩正》补入。察舌八法，录《舌鉴辩正》者十之八，马氏《医悟》者十之二。惟吴氏原书无此篇，为何君所增订，亦嘉惠后人之盛心也。"

与西医的诊断手段相比，中医舌诊具有独特优势。曹炳章在《辨舌指南》的"凡例"及"绪言"反复强调中医舌诊的优势。《辨舌指南·凡例》曰："辨舌较诊脉为确。因脉则亲切外露，且脉随寒热变化，真假无定，而舌色则不乱丝毫，确然可恃。且脏腑经络有寒热处或腐坏处，而舌体系属部位之苔质亦必改变。"《辨舌指南·绪言》曰："西医重实迹，中医重气化，科学哲学，事实不同。惟辨舌苔参西衷中，义理皆同，然西医不若中医之精且细也。"《辨舌指南·绪言》再曰："若我中医望舌一端，用以察病，纤毫攸分，较之用器，尤为明著。"同时，给《辨舌指南》作序的周越铭也认为中医舌诊"较之西医用器探病，尤为确切"。

尽管中医舌诊具有独特优势，可在中医典籍宝库里，舌诊著作所占比重较小，且多为歌诀之类的小型著作，吴坤安及刘吉人的舌诊著作都是附录他书之中，民国之前，中型的集大成的研究著作还没有。《辨舌指南·周越铭序》叹曰："惜我中国四千余年以来，往昔对贤之著作，或言病理，或言脉理，或言治法，医籍繁多，几于汗牛充栋，而辨舌之书，独少概见。"而且，以往辨舌之书"各举一隅，未能综合全体。或仅述外象，而不能洞彻中藏。至于生理若何，气化若何，功用若何，则更缺焉不讲"。①

中华民国时期，中医的舌诊专著开始出现，如曹炳章的《彩图辨舌指南》、杨云峰的《临症验舌法》及邱骏声的《国医舌诊法》等书，其中以曹炳章的《彩图辨舌指南》最为著名。

曹炳章介绍《辨舌指南》的成书经过，"据炳章二十余年临证之实验，无论内伤外感，以察舌为确。""爰将古今名家医书百五六十家，东西洋近译医书三十余家，及各埠医报杂志三十余种等书，广搜博采，凡关于验舌治病诸法，摘录无遗。先后十年，积稿盈箧。戊午（1918）春，悉心熏理以删繁就简，去粗存精，计存四册。凡生理解剖之实质，则参用西法；气化理想之经验，则仍衷中医。越时三载，稿凡五易。"②

《辨舌指南》全书5编，即辨舌总论、观舌总纲、辨舌证治、辨舌各论

---

① 曹炳章. 辨舌指南·周越铭序［M］. 天津：天津科技出版社，2012：2.
② 曹炳章. 辨舌指南·绪言［M］. 天津：天津科技出版社，2012：3.

及杂论方案,详细论述舌的生理、辨舌内容及要领、诸家辨舌方法、特效方药和辨舌医案等。本书重要特色是附彩图122幅,故栩栩如生,印象深刻,无异于临床目睹。曹氏亦十分欣慰,故书名冠以"彩图"二字,以示图文并重。《辨舌指南·凡例》曰:"炳章有见于此,兹将二十年临证经验所得,以十一色绘成各舌精图,以俾对图认症,一目了然。"

本书内容十分丰富,立论中肯,多为经验之谈,且文图并茂,是中医必备的舌诊专书。无论在体例和内容上,《彩图辨舌指南》都独树一帜,充分展示中医舌诊的显著优势。周越铭的序言认为:"且有论有图,有治法,有医案,又有药方,可谓毫发无遗憾矣。自此书出,庶使后之学者辨舌察病、审病用药不致茫无依据,则此书洵不啻南针之指也。"

明末以来形成一种思维定势,即舌诊似乎只与瘟病关系有关,曹炳章对此进行大胆突破。《辨舌指南·凡例》曰:"原本辨舌,拘于伤寒,不知各种杂病,皆可察舌以肮腑虚实寒热。炳章更将体质禀赋,老幼寿夭,逆顺生死,又加详细发明,辨舌之法,可谓详且备矣。"这个突破与曹炳章参以西医新知有很大关系,《辨舌指南·绪言》曰:"嘉约翰云:凡各种重病,舌皆有苔。"另外,他在书中大量吸收西医内容。

《辨舌指南》保留大量文献,充分体现藏书家曹炳章的优势。据周越铭先生序言介绍,《辨舌指南》初稿名《辨舌新编》,刊于《绍兴医药学报》,当时医界同人,无不先睹为快。曹先生自谓辨之未详,心犹未惬,后又精心搜采增撰,易名为《辨舌指南》。书中参阅古今书籍150余种,东西洋医书30余种,各种医报杂志30多种,文献资料十分翔实,可谓集资料大成。所引中医相关辨舌文献,上溯《内经》,下迄《通俗伤寒论》,有不少是珍本,如郭元峰的《脉如》及马氏的《医悟》,虽非辨舌专书,然阐发舌象的机理极精。另有梁特岩《舌鉴辨正》、胡玉海《察舌辨证法》、刘吉人《察舌辨证心法》等书,皆是尚未普遍发行著作,《辨舌指南》引用原书的精华部分,使读者可以管中窥豹。总之,《辨舌指南》保留大量文献,对后世具有较高参考价值。

本书不仅集资料的大成,更是全方位的系统研究著作。辨舌方法即详又备,十分方便使用,临床价值甚高。曹炳章自我介绍:"每篇列章分节,或由节再分子目,条分缕析,各有发明,须将各条互相参合,方能知其真理。能知纲要,则其变化自可类推隅反也。且可认色分经,据证立方,先浅见而后精深。非敢贡高明之研究，第以为初学之导线。至于精益求精，密益加密，仍当参之诊断诸书，以穷其变，而达其微，庶几审病用药，靡有孑遗矣。"

即便在目前来说，也不失为舌诊要著。该书主要观点被现行高等中医院校《诊断学》教材及《舌诊研究》（陈泽霖等著）等其他著作所采用。本书的一些内容被作为中医名言，广泛流传。如《辨舌指南·辨舌总论》云："辨舌质可验五脏之虚实，视舌苔可察六淫之深浅。"曹炳章的《辨舌指南》曾被列为国家"十五"规划民国名医精华的重点图书。

《中国医学大成》 经典巨型丛书

1911年以前的中医丛书，当推元延祐二年杜思敬所辑《济生拔萃》所收之书为鼻祖。丛书数量有数十家，不出两类，一曰专集，如刘河间三六书、李东垣十书之类。一曰丛书，如王肯堂古今医统、薛立斋医学丛书之类。非取材狭隘，限于一家之言，即繁而寡要，无裨实用所需。求能综合古今各科完备，取精用宏者，殊未多。且以往丛书的收书偏少，《济生拔萃》所收之书不过18种19卷，是纤仄小品。虽具合刊丛书之性质，实未副丛书之用也。明王肯堂所辑《古今医统正脉全书》，虽胜《济生拔萃》，而所收亦不过44种。

时至民国，中医的生存和发展受到严重阻碍，"逊清以来，新学东渐，吾国医学遂为世界所诟病。数典忘祖之辈，矜时眩异之流，诋国医无专科。有书尤统系。用意所在，非至消灭不止。且以失时代性之阴阳五行。司天在泉等不经之谈，以为攻击之口实。故使国医处于风雨飘摇之中。"[①] 为了改变这种局面，中国医学非从事整理，不足以言改进。吴锡璜认为医学"非旁稽博考，无以见变通尽利之神。非提要钩玄无以得执简御繁之妙。自非读书十余年，临证数十年，末由悉此中之甘苦……所宜集思广益，殚见洽闻，荟萃古今名医诸大著，掇其精华，弃其糟粕。此则删订吾国方籍所

---

① 曹炳章. 中国医学大成总目提要·时序 [M]. 上海：上海大东书局，1936：15.

必需之阶级。而亦整理吾国医学所必经之途径也"。① 张树棪认为："吾国医学不患无书籍可考，而患书籍太多。散漫而乏统系。泛滥而无指归……医道为人生性命死亡疾病攸关，至重且要，设不经博学通儒深明医道之士，加以审查研究，整理厘定，则后之学者，临楮兴望洋之叹，茫昧而莫知谁从，洵吾国医学之大障也。"②

为了传统医学的革新，大东书局以发扬中国文化为职志，鉴于中央国医馆前有整理印行国医书籍之议尚未实行，治医者又莫不切望中国医书，能择其精审而为医家必读书，决定整理出版一套巨型丛书——《中国医学大成》。

前面已提及，曹炳章编制《集古阁藏书简目》，记录所藏中医文献已达5000余种，是中医文献收藏史的奇迹，也成为迄今为止有史料可稽的收藏中医文献最多的藏书家，所以，曹炳章具有得天独厚的藏书优势。加上，他也是中医文献整理大家，他校订、编辑、圈注、眉批、加按古今的中医书籍达400多种。另外，利用藏书撰述多种医著近40种。综上所述，上海大东书局编辑巨型丛书的主编一职，非曹氏莫属。同样，《中国医学大成》也成就曹炳章的不朽成就，更是他在中医文献整理的最大成就。

1934年，曹炳章应上海大东书局之邀，编辑《中国医学大成》。他从所藏5000余种医籍，精选上自先秦、下迄近代，理法方药咸备的中医药典籍265种。"所选各书，皆中医要籍，大都内容精粹，切合实用，版本亦从精选。"③ 曹氏费时两年，为每种书编述作者行略、著作校刊略历及内容提要，添列在各书之首。每一种书都细加校勘，凡有名家评注的，择要列入，以备考证研究。此书被誉为中医药文献史上"前所未有之巨著"。③因受抗日战争影响，此书实际印行500册，共136种。根据此丛书中各书的校刊略历及内容提要汇集而成的《中国医学大成总目提要》，也是一部有极高参考价值的中医文献研究工具书。

通常，古籍整理之方法约有两端。一为体类之部署，一为内容之研索。部署贵明类例，求于书之面目，所谓目录之学也。研索贵详端委，求于书之精要，所谓考订之学也。至内容之研索，则以评注、句读及校勘为要务。

---

① 曹炳章. 中国医学大成总目提要·吴锡璜序 [M]. 上海：上海大东书局，1936：5.
② 曹炳章. 中国医学大成总目提要·张树棪序 [M]. 上海：上海大东书局，1936：3.
③ 裘沛然. 中国医学大成（重刊订正本）·序 [M]. 上海：上海科学技术出版社，1993：3.

评注所以发原文之幽隐,钩其沉而正其误。句读便于学者之讽诵,且制限文词之含义。校勘则或遵善本,或据他书所征引,或以本文上下文互证,使传写踵刻之伪谬,由芟除而廓清。评注句读校勘等,胥为汉学之方法。以汉学方法,施诸医学者,凤毛麟角,曹氏即成为首要人物。

曹炳章在"总序"制定编辑宗旨:"为便利国医同志,共求研求起见,谨就中国医药书籍中,精选切合实用者",即:"精"与"便"。曹炳章在该书"总序"说:"环顾市上中国医药书籍,精刊旧本,非低价易致:普通版本,舛误殊多,且缺文删改,以讹传讹,非慎重民命之道",为此必须找到最佳底本,做到每部是精刊初印足本,其他亦多为明刻精本,故所选各书,皆中医要籍,大都内容精粹,切合实用,版本亦从精选。这也成为该书的最大特色。

曹炳章将《中国医学大成》的 365 种医籍分为 13 类,即医经、药物、诊断、方剂、通治、外感、内科、外科、妇科、儿科、针灸、医案、外集。分类特点有二点。

首先,把外感病独立分类。"外感病"诊疗是中医的最大优势之一,《中国医学大成总目提要》认为"外感病极为重要,列为第六"。从突出中医特色和优势来看,曹炳章用"外感"统"伤寒、伏气、春温、风温、时疫"的做法,更能突显中医的特色和优势。中医分科有其自身的发展规律,如按西医学科进行分科,一方面会造成中医内容不能完全涵盖;另一方面,由于中医相应内容的缺乏,不利于显示中医之长,反而尽显中医之短。

其次,把医案独立分类。曹炳章把医案放在极为重要地位,据《中国医学大成总目提要》的"总序"记载,他曾经向中央国医馆建议编辑实验方案。无独有偶,不少有识之士也是这样认为。章太炎对恽铁樵说:"(中医)欲与西医较胜负,则言论不足以决之,莫若会聚当世医案。有西医所不能治,而中医治之得愈者,详其证状,疏其方药,录为一编,则事实不可诬矣!"何廉臣编辑民国影响最大的医案著作——《全国名医验案类编》,裘吉生的《珍本医书集成》也把医案独立分类。

民国时期,《中国医学大成》的传世价值即已得到广泛认同。"欲求其广博、精要而严谨者,舍《中国医学大成》一书,其将谁属哉!"①

---

① 曹炳章. 中国医学大成总目提要·张骥先序 [M]. 上海:上海大东书局,1936:2.

整理保存中医古籍。《中国医学大成》搜求博采秦汉至清末的海内孤本、珍本、抄本，约集名医，精校圈点。其所选之书，皆医籍精华，如医经类有《黄帝内经素问集注》《黄帝内经灵枢集注》等，本草类有《神农本草经》《本草衍义》《雷公炮制药性解》等，伤寒金匮类有《伤寒贯珠集》《伤寒补例》《伤寒来苏集》《金匮要略心典》等，温病类有《温热逢源》《瘟疫论》等，通治类有《医学心悟》《周慎斋医书》《医学源流论》等，医案医话类有《柳州医话》《吴鞠通医案》等，此外尚有临床各科、生理、病理、诊断等重要书籍。

流通中医珍贵古籍。民国以前，中医珍贵古籍是少数人的私有物，普通人无法看到。此书将各科之珍秘学术及方法，全部公开，让人人皆有读秘籍的机会，厚泽于中医各界人士。言其浅者，可使初学者得有门径可循。言其深者，可使医学家循流溯源，由博反约。另外，"盖他人之所谓嘉惠来学者，特一鳞一爪之微耳。"此书却可使读者得到系统的古籍整理成果。阅一书则遍览历代医论，窥一类则尽知各家学说，因为"此书之丰富比《四库全书·医家类》增三倍之多，较《古今图书集成·医部全录》无割裂不全之弊。与二书相抗衡，而精当过之……诚医书渊薮之善本也"。①

曹炳章编辑《中国医学大成》，功绩卓越，在某些方面，至今无人超越。《中国医学大成》的出版不但对中医学及中医文献的研究起到"考竟源流，辨彰学术"作用，对后代的中医整理工作起到巨大的推动作用，始终受到海内外学者的高度重视。现在出版整理相关中医古籍，往往以《中国医学大成》以底本，这个事实足以说明此书的巨大影响与传世价值。

1949年前，《中国医学大成》不能出齐，不但是曹氏个人的最大憾事，更是中医界的巨大损失。1990年10月，上海图书馆与湖南岳麓书社合作，由上海图书馆提供原大东书局排印本，岳麓书社拍摄后改为十六开大本重印，全书6大册。随后，上海图书馆继续与岳麓书社、上海中医药大学合作，根据曹炳章当年所定书目，以上海图书馆藏书为基础，上海中医药大学藏书为补充，整理出版《中国医学大成》续编及三编。经过60年的持续努力，煌煌丛书的收书达到370种，完全实现曹炳章的遗愿。

---

① 曹炳章. 中国医学大成总目提要·时逸人序［M］. 上海：上海大东书局，1936：6.

年　表

1878 年　出生于浙江宁波。
1896 年　拜方晓安为师。
1901 年　集注《伪药条辨》。
1911 年　编《鸦片瘾戒除法》2 卷。
1912 年　已经收藏 5000 余册医籍。
1913 年　与何廉臣等创设和济药局。
1914 年　撰《喉痧症治要略》及《痰症要药说明书》。
1931 年　任绍兴中医公会常务主席。
1956 年　病逝于绍兴。

（曹丽娟）

主要论著

曹炳章. 霍乱寒热辨正. 1899 年刻本.
曹炳章. 辨舌指南. 1917 年绍兴育新书局石印本.
曹炳章. 喉痧证治要略. 1917 年和济药局铅印本.
曹炳章. 瘟痧症治要略. 1918 年绍兴和济药局铅印本.
曹炳章. 增订伪药条辨. 1927 年绍兴和济药局铅印本.
曹炳章. 改订通俗伤寒论. 1932 年上海六也堂铅印本.
曹炳章. 中国医学大成. 1936 年、1937 年上海大东书局铅印本.
曹炳章. 痰火证治要略. 1936 年稿本.
曹炳章. 暑病证治要略. 1948 年抄本.

汪逢春

(1884—1949)

汪逢春,民国北京四大名医之一,在京悬壶近40年。最迟自1935年起,历年受聘为北京市中医考试、考询委员。1938年,被推选为北京国医职业分会会长。1939年,主持创办《北京医药月刊》,创设北京医学讲习会并任会长。1941年,受聘任北京中药讲习所所长。擅长治疗湿温病、儿科病等,为民国时期北京中医药的学术发展、教育推广、常识普及和临症实践等方面做出了一定的贡献。

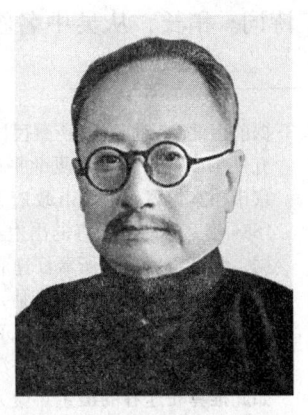

汪逢春像①

汪逢春,名朝甲②,字凤椿③,悬壶北京时多用"逢春"并以此名行

---

① 汪逢春外孙女章怡提供。
② 据民国警方户籍档案,汪逢春正式登记用名为"朝甲","逢春"系其别名。据北京市档案馆所藏民国后期北平市警察局的户口调查表所示:"户主:汪朝申。别名:逢春。男,六三岁。""住户地址:西河沿一九一号,公产。"(参见北平市警察局户口调查表. 外二分局西河沿户口调查表. 年份不详. 北京市档案馆藏. 北平市政府J181-6-1563号档案)此处"汪朝申"之"申"字应为"甲"字之误。据北京市档案馆所藏《北京特别市警察局外二区分局关于侯填东与房东汪逢春纠分甫解又行偷卖炕砖的呈》,内有1941年10月汪逢春给警察局的呈文,记述其经同乡公举管理吴县会馆馆务,与租户侯填东发生纠纷之事,文中自称"朝甲",文末落款亦为"具呈人汪朝甲"(参见汪逢春给北京特别市警察局外二区分局的呈文. 为租客侯填东自行违约经法院执行收房反捏辞妄诉请鉴核事. 1941年10月. 北京市档案馆藏. 北平市政府J191-26-17753号档案)。又据北京特别市公署卫生局内部呈文,内有各调查委员名单,其中有"北京市国医分会会长汪朝甲"(参见北京特别市公署卫生局第二科内部呈文. 各调查委员名单. 1941年6月25日. 北京市档案馆藏. 北平市卫生局J5-1-630号档案)。民国时期江苏会馆关于旅居北平的同乡名册亦显示为:"汪朝甲,男,逢春,吴县,医生,五斗斋六号。"(江苏会馆. 江苏会馆调查旅平江苏同乡姓名住址清缮录. 年份不详. 北京市档案馆藏. 北平市社会局J19-1-202号档案)五斗斋六号和西河沿一九一号系汪逢春先后租赁的住所(参见下文)。上引警方户籍信息登记于汪逢春去世的前几年,其用名仍为"汪朝甲"。同时,在与卫生局等部门的官方呈文及日常交往中,多用"汪逢春"。可见,"朝甲"应系其本名和正式用名,"逢春"应为他自己改用的名字。
③ 据汪逢春的女儿汪德贞的回忆材料称,她的"四五伯父凤梧、凤石""七叔父凤岗"云云,又称"父亲凤椿行六",均有"凤"字,此处以下称上皆当为字(参见汪德贞. 思想回忆材料,1950. 北京章怡藏手稿)。另据汪逢春的外孙女章怡所藏材料,有一信件内称:"凤椿六哥:报名费……弟已付过……"以弟称兄亦当言字,"凤椿"应为字,可见"凤椿"应为汪逢春的字。"逢春"与"凤椿"谐音,不排除后来汪逢春因字而起名的可能。

世。出生于清光绪十年四月初八日（1884年5月2日），[①] 江苏省吴县（今苏州市）城内洪桥村人。[②] 祖上系吴门望族。父亲名香生，经商，在苏沪两地开有绸缎庄，1919年去世。汪逢春共有兄弟姐妹11人，其本人行六。[③]

汪逢春由儒而医。幼年入私塾学习儒学，习读四书五经，兼及书法、诗词。稍长，从吴中名医艾步蟾习岐黄，修读《内经》《难经》《伤寒论》

[①] 据前引北京市档案馆所藏民国时期北平市警察局的户口调查表所示，汪逢春系"民前廿八年五月二日"出生（参见北平市警察局户口调查表. 外二分局西河沿户口调查表. 年份不详. 北京市档案馆藏. 北平市政府J181-6-1563号档案）。民国元年系1912年，民前廿八年即为1884年，亦即汪逢春的出生年应系1884年，具体日期为阳历五月二日，即阴历四月初八。又据，北京市档案馆所藏汪逢春因出租房屋纠纷上呈给警察局的档案材料，内称："具呈人汪逢春，年五十八岁，江苏吴县，医，现在西河沿一九一号。"（汪逢春给北京特别市警察局外二区分局的呈文. 关于与侯填东纠分事宜的呈. 1941年10月8日. 北京市档案馆藏. 北平市政府J181-26-17753号档案）汪逢春的呈文时间为1941年，年龄58岁为虚岁，周岁应为57岁，如此推算汪逢春的出生年应为1884年。另据北京市档案馆所藏档案《国医分会关于恳请究传崔殿林严缉乜奉真的呈》显示：民国廿九年（1940）七月，具呈人：国医分会会长汪逢春，年龄：五十七岁，籍贯：苏州，职业：医，现在住址：天安门内国医分会。落款人署"北京市总会国医分会会长汪逢春谨呈"（参见国医分会给北京特别市公署警察局的呈文. 呈为恳请究传崔殿林严缉乜奉真以便追缴欠款由. 1940年7月. 北京市档案馆藏. 北平市政府J181-22-10894号档案）。1940年周岁56岁，则出生年应为1884年。以上两个材料均为汪逢春自己上呈文件，其自述年龄应为可信，可印证户口调查表的出生年份。又，1946年3月1日，北平市国医公会向社会局呈报更名为北平市中医师公会敬请备案由，附"北平市国医公会职员名册"，其中有："汪逢春，年六十三岁，江苏吴县，住和外西河沿一九一号。"即1946年系62周岁（参见北平市国医公会给社会局的呈文. 更名为北平市中医师公会敬请备案由. 1946年3月1日. 北京市档案馆藏. 北平市社会局J2-2-237号档案）。这样，根据上述材料，可以确定汪逢春出生于1884年。具体日期可暂视为5月2日（清光绪十年甲申四月初八），以待后考。

[②] 据北京市档案馆所藏民国档案及汪逢春女儿汪德贞、次子汪绍奎所写回忆材料等，汪逢春的籍贯确系江苏省吴县（今苏州市），其具体地址应为吴县城内洪桥村。据北京市公安局宣武分局户籍档案，汪逢春的夫人汪顾坤仪系苏州城内洪桥生人，长子汪绍楹的籍贯亦系江苏省吴县城内洪桥村（参见北京市公安局宣武分局户籍档案）。另，据汪逢春次子汪绍奎所写材料称："父亲汪逢春系江苏吴县人"，旁有小字"住城内"，并云"我母姓顾，亦是江苏吴县人"（参见汪绍奎. 思想回忆材料，1971. 北京汪润生藏手稿）。汪逢春的义子兼弟子张绍重亦称，汪逢春与其夫人同里（参见张绍重，刘晖桢编著. 汪逢春[M]. 北京：中国中医药出版社，2002：5）。据上推断，汪逢春的籍贯具体地址应为江苏省吴县（今苏州市）城内洪桥村。

[③] 参见汪德贞. 思想回忆材料，1950. 北京章怡藏手稿。另据汪逢春的外孙女章怡所藏材料，有一信件内称汪逢春为"凤椿六哥"，并云"回呈汪六老爷"。又有民国三十七年八月二十二日"北平复泰参茸庄具"所开药材清单一纸，内称"汪六老爷"，可见，汪逢春确系行六。

《金匮要略》等，焚膏继晷，三更不辍；复又博览群籍，虚怀深求，研读中医各家学说。并随艾步蟾侍诊，学习临证经验。①

大约1907年间，因父兄深受吸食鸦片之害，汪逢春对鸦片痛恶至深，认为吸食鸦片不但戕人心志，而且贻害终身，即毅然加入苏地之禁烟会。②

1908年，因加入禁烟会，为父兄等所不满，汪逢春遂乘七弟去北京求学之便，相偕北上。适逢清政府法部招考，汪逢春被录取任审判厅检察官兼医官。②同年，奉父命在京与同乡顾坤仪成婚。③

汪逢春在法部任职期间，又师从商部主事力钧（字轩举）习医，时往先生处请益。④力钧系福建名医，曾赴新加坡等南洋诸国、日本行医，并游历西欧各国考察医院和医学院校，兼通中西医学，主张中西医结合，曾被举荐入宫为光绪、慈禧治病。汪逢春从师于力氏门下，学教相资，医技更有长进。⑤

1910年，汪逢春因素性淡泊，无意于仕途，兼因官场多变，遂辞去法部职务，在京悬壶，⑥先后在前门外大耳胡同、五斗斋胡同6号租房行医。⑦

1927年，汪逢春出资修缮西河沿街191号（现216号），租赁此属于江

---

① 参见谢子衡，李建昌，秦厚生，等．泊庐医案·序［M］，1941．中国中医科学院图书馆藏本；张绍重，刘晖桢编著．汪逢春［M］．北京：中国中医药出版社，2002：1．
② 参见汪德贞．思想回忆材料，1950．北京章怡藏手稿．
③ 参见汪德贞．思想回忆材料，1950．北京章怡藏手稿．汪德贞回忆材料称汪逢春于1909年结婚，似有误．据北京市公安局宣武分局户籍档案，汪逢春的夫人顾坤仪户口由苏州城内洪桥迁入北京的时间为1908年（参见北京市公安局宣武分局户籍档案），且汪逢春的长子汪绍榀出生于1909年．如此推断，汪逢春的结婚年份似应为1908年．
④ 参见谢子衡，李建昌，秦厚生，等．泊庐医案·序［M］，1941．中国中医科学院图书馆藏本；张绍重，刘晖桢编著．汪逢春［M］．北京：中国中医药出版社，2002：1-2．另据汪逢春在为《崇陵医案》所写序中，自称受业于力公轩举（参见张绍重所藏《崇陵医案》未刊稿，转引自张绍重，刘晖桢编著．汪逢春［M］．北京：中国中医药出版社，2002：151-152）．
⑤ 参见谢子衡，李建昌，秦厚生，等．泊庐医案·序［M］，1941．中国中医科学院图书馆藏本．
⑥ 此处据汪德贞1950年所写回忆材料．另据张绍重所编汪逢春"年谱"称，汪逢春于1911年辞职行医（张绍重，刘晖桢编著．汪逢春［M］．北京：中国中医药出版社，2002：179-180）．
⑦ 参见汪绍奎．思想回忆材料，1971．北京汪润生藏手稿．另见江苏会馆同乡会．江苏会馆调查旅平江苏同乡姓名住址清缮录．年份不详．北京市档案馆藏．北平市社会局J19-1-202号档案．

苏会馆的院落，开办医寓。尔后长期居住于此，行医京师，直到去世。①

至迟自1935年9月起，汪逢春历年受聘为北京市中医考试、考询委员，审查、选拔中医人才。

1938年，北京国医职业分会成立，汪逢春被推选为会长。汪逢春借此积极倡导国医学术研究，开展中医药继续教育，推进北京中医药事业发展。1939年1月，汪逢春主持创办《北京医药月刊》，推广中医药学术，普及国医常识。1939年秋，汪逢春又创办北京医学讲习会，并任会长至1945年，大力培训中医执业大夫，同时，还设立施诊所，方便民众看病用药。

1941年至1947年间，汪逢春受聘任北京国药业同业公会中药讲习所所长，在全市各药店中选拔年轻中药人才，以夜校的形式加以培养。

---

① 当时的西河沿191号系江苏会馆的财产。据"北京市江苏省会馆财产管理委员会一九五四年度房屋修缮工料统计表"（表二-3），（1954年10月6日制）："馆别"栏为"苏太谊园"，"地址"有4处，其中之一为"西河沿191"（参见北京市江苏省会馆财产管理委员会报表. 北京市江苏省会馆财产管理委员会一九五四年度房屋修缮工料统计表. 1954年10月6日. 北京市档案馆藏. 北平市社会局J19-1-188号档案）。另据北京档案馆所藏"江苏省会馆财产管理委员会财产目录（1953年3月）"载，"西河沿一九一号，房屋三十五间"（北京市档案馆编. 北京会馆档案史料［M］. 北京：北京出版社，1997：736）；"江苏省会馆城区房地产坐落地址门牌一览表（1951年11月14日）"载，"西河沿一九一号""房三十三间半"，备注为"苏太谊园附产"（北京市档案馆编. 北京会馆档案史料［M］. 北京：北京出版社，1997：730）。另据汪逢春外孙女章怡所藏1950年汪家与邮电部所签转租房屋合同，该院房产权属于苏太谊园，汪逢春系租用，因尚未到期，故汪家代表苏太谊园转租。合同注明一式三份，苏太谊园留存一份。因此，西河沿191号确属于江苏会馆的苏太谊园，汪逢春自1927后一直居住于此。据1938年4月21日，北京特别市公署卫生局的聘函，其中，中医考试委员会委员名单及住址，"汪逢春，住前门外西河沿一九一号。"（北京特别市公署卫生局聘函. 聘请为中医考试委员会委员. 1938年4月21日. 北京市档案馆藏. 北平市卫生局J5-2-272号档案）又据1938年10月，北京特别市公署卫生局给市公署的函，第二次中医考询聘请审查委员名单，其中，"汪逢春，前外西河沿一九一号。"（北京特别市公署卫生局给市公署的函. 第二次中医考询聘请审查委员名单. 1938年10月. 北平市卫生局J5-2-256号档案）另据北京市档案馆所藏1945年1月的《新民会北京市总会国医分会会员名册》载有：汪逢春，住址为西河沿一九一号（北京国医分会呈文. 新民会北京市总会国医分会会员名册. 1945年1月. 北京市档案馆藏. 北平市卫生局J5-3-441号档案）。可知汪逢春确实长期居于此处。20世纪六七十年代，门牌号由西河沿191号改为西河沿216号。经查北京市公安局宣武分局1960—1972年户籍档案，当时汪逢春的长子媳尚在世，住江苏会馆医寓老院内，她的户籍档案显示门牌号由西河沿191号变更为西河沿216号，即现在的门牌号。

1949年9月19日,汪逢春因心脏病突发坐逝于医寓佛堂。①

受聘考试、考询委员　参与选拔中医人才

据已查到的资料显示,汪逢春自1935年至1942年间,11次受聘为北京(北平)市中医考试、考询委员,为选拔中医人才付出了心力。

按照民国时期北京市有关条例、规则,中医考试、考询委员系由该市中医界品学兼优、经验宏富者充任。具体选聘,往往先由各中医团体推荐

---

① 据汪逢春女儿汪德贞1950年所写回忆材料,内称:"父亲是中医,无党派。家庭经济来源是依靠父亲医务收入以维持生活,自1949年9月19日父亲去世后……""1944、1945、1947、1948数年中父亲虽然连续患有类似中风、黄疸、心脏、肺炎等症,需要多加休养,不能劳累,但限于环境,南北负担奇重,有欲罢不能之势。1949年9月19日父亲卒因心脏病复发突然去世。"(参见汪德贞.思想回忆材料,1950.北京章怡藏手稿) 可见,汪逢春系猝死于1949年9月19日,且与心脏病突发有关。张绍重先生亦称汪逢春卒于1949年9月19日,云:"1949年9月19日(农历己丑年闰7月27日),正值周一休沐日。晨七时绍重趋谒,先生正在记录先一日日记,记毕与绍重娓娓谈家常琐事至八时,谓绍重曰:余入佛堂诵经,彼等(谓诸同学)来时,可呼我!遂入书房套间佛堂。至九时,诸同学陆续至,而先生尚在佛堂内,门内锁,不得开,遂呼挂号员任君桂华至,破窗而入,则已逝于打坐之凳上,享年六十六岁。一周后,9月27日(农历己丑年八月初六日),卜葬于北京西郊福缘门内东北义园。"(张绍重,刘晖桢编著.汪逢春[M].北京:中国中医药出版社,2002:5)文中尚述及1996年汪逢春骨骸被起葬火化之事。汪逢春的骨骸起葬事宜,是由张绍重先生与中国中医科学院的刘晖桢女士于1996年完成的。刘晖桢撰有《名医汪逢春遗骸迁葬记》一文对此做了详细记述,于1999年发表在《家庭中医药》,其中云"汪老身后萧条,子息零落","绍重兄早年曾师从汪先生,又是他的义子,1949年落葬时即参予操办";并记录了汪逢春的墓穴序号和入葬时间:汪逢春,忠区6列号5,入葬于1949年9月27日,并言汪逢春的墓地"没有坟丘,也没有墓碑,只有几株桃树……"(参见刘晖桢.名医汪逢春遗骸迁葬记[J].家庭中医药,1999[3]:8) 2010年6月2日,笔者前往下葬汪逢春的"东北义园"调研。东北义园位于北京市海淀区圆明园西侧,始建于1935年,分为忠、孝、节、义四个墓区,汪逢春即葬于忠区。1996年6月,中港合资开发园林式公墓,将原骨骸起葬火化,拟迁入地窖,后因故中断开发,现骨灰存放在平房内,由民政部门管理。汪逢春的骨灰盒现存放于"忠"字室,上面标示:忠区6列号5,籍贯为江苏吴县,入葬时间为1949年9月27日,起葬时间为1996年6月12日。旁有其夫人汪顾坤仪的骨灰盒,标示入葬时间为1960年12月11日。这样,汪逢春的入葬时间可以确定,系1949年9月27日。如果按去世一周后下葬计算,也可推断汪逢春应于9月19日去世。

人选，再由市卫生局当局遴选聘请，并呈报市政府（公署）核准备案。① 汪逢春至少分别于 1935 年 9 月②，1936 年 4 月、5 月、10 月③，1937 年 4 月④，1938 年 3 月、4 月、11 月⑤，1939 年 6 月⑥，1940 年 5

---

① 如，1940 年 5 月中医考询委员，即先由北京国医学院、华北国医学院、国医职业分会等中医团体推荐人选，再由市卫生局当局遴聘（参见北京市政府卫生局内部呈文. 由本市各中医团体推举考试委员的呈. 1940 年 3 月 21 日. 北京市档案馆藏. 北平市卫生局 J5-1-128 号档案）。

② 1935 年 9 月 27 日举行北平中医考试，其中，医士考试委员：萧龙友、孔伯华、汪逢春、方行维、徐右丞；针灸考试委员：高凤桐、焦会元；正骨考试委员：刘福安（化南）、于恒（月如）；按摩考试委员：唐仲三、沈景范（参见北平市卫生局内部呈文. 中华民国二十四年九月二十七日考试医士及针灸正骨按摩各生录取名单. 1935 年 9 月 28 日. 北京市档案馆藏. 北平市卫生局 J5-3-21 号档案；北平市卫生局内部呈文. 谨将本年考委员缮具名单恭呈钧鉴. 1935 年 9 月 21 日. 北京市档案馆藏. 北平市卫生局 J5-3-21 号档案）。

③ 1936 年 4 月，汪逢春被北平市卫生局聘请为中医考试委员（参见北平市政府内部呈文. 二十五年四月六日考试医士录取名单. 1936 年 4 月 7 日. 北京市档案馆藏. 北平市卫生局 J5-3-121 号档案）。5 月，被聘为中医考询委员（参见北平市政府卫生局内部呈文. 本年五月二十八日第四次考询中医计及格者共七十九名开呈钧阅. 1936 年 5 月 30 日. 北京市档案馆藏. 北平市卫生局 J5-1-128 号档案）；10 月，被聘为中医考试委员（参见北平市政府卫生局榜示. 为二十五年十月二十八日考试中医录取戚耀先等三十六名榜示周知由. 1936 年 10 月 29 日. 北京市档案馆藏. 北平市卫生局 J5-3-128 号档案；北京特别市公署卫生局内部呈文. 曾任中医考询委员之中医姓名单. 1938 年 4 月 29 日. 北京市档案馆藏. 北平市卫生局 J5-2-272 号档案）。

④ 参见北京特别市公署卫生局内部呈文. 曾任中医考询委员之中医名单. 1938 年 4 月 29 日. 北京市档案馆藏. 北平市卫生局 J5-2-272 号档案。

⑤ 1938 年 3 月，被聘为考询委员（参见北京特别市公署卫生局内部呈文. 本年三月二十三日第一次考询中医及格者名单. 1938 年 3 月 23 日. 北京市档案馆藏. 北平市卫生局 J5-2-272 号档案）。4 月，被聘为考试委员（参见北京特别市公署卫生局呈文. 为聘定中医考试委员会委员请予备案由. 1938 年 4 月 21 日. 北京市档案馆藏. 北平市卫生局 J5-2-272 号档案；北京特别市公署指令. 准为聘定中医考试委员会委员备案. 1938 年 4 月 30 日. 北京市档案馆藏. 北平特别市公署卫生局 J5-2-272 号档案）。11 月，被聘为中医考询委员（参见北京特别市公署给卫生局的指令. 为聘定中医审查委员会委员等情准予备案由. 1938 年 11 月 5 日. 北京市档案馆藏. 北平市卫生局 J5-2-256 号档案）。

⑥ 1939 年 6 月，被聘为中医考询委员（参见北京特别市公署卫生局给市公署的呈文. 呈报遴聘中医审查委员会委员请予备案由. 1939 年 5 月 26 日. 北京市档案馆藏. 北平市卫生局 J5-2-304 号档案；北京特别市公署卫生局内部呈文. 六月八日第三次考询中医及格者 58 名名单. 1939 年 6 月 9 日. 北京市档案馆藏. 北平市卫生局 J5-2-306 号档案）。

月①，1942年6月②，被北京市卫生局当局聘为中医考试或考询委员。在上述历次中医考试、考询中，汪逢春是唯一均被聘为委员的名医，其他人员在委员名单中均有变动。③可见，至迟自1935年开始，汪逢春的中医学识、临症医术和医德医品已被北京中医界和管理当局普遍认可。

北京中医考试始于民国早期，"废止中医案"风潮后，中医考试制度逐渐恢复和规范。1929年10月，北平市政府核准并施行《北平市卫生局中医士考试委员会简章》，规定组织中医士考试委员会，委员定为5人；凡投考者均受该委员会考试；中医考试每年举行一次。④其后又经数次修改，每年考试改为举行两次。⑤

中医考试与中医考询有所区别。根据1935年4月公布的《北平市政府卫生局考试医士（中医）暂行规则》，中医考试投考者须曾在中学毕业或有同等之程度，考试内容包括笔试、口试、实习三种，笔试及格始准口试，口试及格再送医院实习，实习及格方准注册给照、执业行医。其中，针灸、

---

① 1940年5月，被聘为中医考询委员（参见北京市政府卫生局内部呈文. 拟聘中医考询委员人选. 1940年5月14日. 北京市档案馆藏. 北平市卫生局J5-1-128号档案；北京市政府卫生局内部呈文. 呈报本年五月二十八日第四次考询中医计及格者共七十九名开呈钧阅. 1940年5月30日. 北京市档案馆藏. 北平市卫生局J5-1-128号档案）。

② 1942年6月，被聘为中医考询委员（参见北京特别市公署卫生局给市公署的呈文. 为聘中医考询委员请予备案由. 1942年4月8日. 北京市档案馆藏. 北平市卫生局J5-2-508号档案）。

③ 萧龙友也在上述绝大多数历次考试、考询中被聘为委员，唯于1936年10月由范更生替代内外科中医士考试委员，后萧被增聘为口试委员（参见北平市卫生局给市政府的呈文. 呈请本届中医考试聘请考试委员备案并请届时派员监试由. 1936年10月23日. 北京市档案馆藏. 北平市卫生局J5-2-45号档案；北平市卫生局给市政府呈文. 呈报十月二十八日考试中医经过情形. 1936年11月3日. 北京市档案馆藏. 北平市卫生局J5-2-45号档案）。

④ 参见王康久主编. 北京卫生大事记（第1卷，远古-1948）[M]. 北京：北京科学技术出版社，1994：694.

⑤ 1936年2月15日，北平市政府修正公布"北平市政府卫生局考试医士（中医）暂行规则"，其中第四条由"中医士考试每年九月举行一次"修改为"中医士考试每年四月及十月举行二次"，公布日期由"中华民国二十四年四月二日"改为"中华民国二十五年二月十五日"（参见北平市政府法规. 北平市政府卫生局考试医士（中医）暂行规则. 1936年2月15日. 北京市档案馆藏. 北平市卫生局J5-3-121号档案）。

正骨、按摩等专科可免于实习直接发照执业。① 中医考询始行于1937年12月。根据1941年4月施行的《中医考询暂行规则》和《中医考询委员会组织暂行规则》，中医考询由市卫生局选聘本市各中医团体学识卓著之专家组成的考询委员会负责；报考者除针灸、伤科、按摩等专科外，须有中学或同等之程度，包括四种：审查资历证明文件而认为有考询必要者，未经教育主管机关立案之中医学校毕业者，私人研究医学曾为执业中医佐理诊务5年以上且有证明者，医术确属优良、经验丰富并有医学团体证明书者；考询内容只有笔试、口试，没有实习。②

1935年9月至1938年4月间，除1937年中医考试报考人数不详外，计查得北京中医考试4次，共有报考者726人次，实际参加考试者705人次，录取143名。③ 1938年3月至1942年10月，北京计举行6次中医考询，除

---

① 参见北平市政府卫生局规则. 北平市政府卫生局考试医士（中医）暂行规则. 1935年4月2日. 北京市档案馆藏. 北平市卫生局J5-3-121号档案；北平市卫生局给市政府的呈文. 呈报四月六日考试医士经过情形. 1936年7月9日. 北京市档案馆藏. 北平市卫生局J5-3-121号档案.
② 附载［J］. 中国医药月刊. 1941，1（10）：26.
③ 1935年9月中医考试，报考者183名，实际参加考试者176名，录取及格医士8名、针灸科1名、按摩科10名，共计19名（参见北平市卫生局给市政府的呈文. 呈报九月二十七日医士针灸正骨按摩等考试经过情形附呈录取名单等件请鉴核备案由. 1935年10月12日. 北京市档案馆藏. 北平市卫生局J5-3-21号档案）。1936年4月，中医考试报名投考者184名，实到与考者181名，录取及格医士43名、针灸科2名、正骨科4名、按摩科6名，共计55名（参见北平市卫生局榜示. 为二十五年四月六日考试医士录取王缉光等共五十五名榜示周知由. 1936年4月7日. 北京市档案馆藏. 北平市卫生局J5-3-121号档案）；10月，报考者192名，实际与考者188名，录取36名，其中，内科、外科、喉科共录取31名，针灸科、正骨科、按摩科共录取5名（参见北平市政府卫生局榜示. 为二十五年十月二十八日考试中医录取戢耀先等三十六名榜示周知由. 1936年10月29日. 北京市档案馆藏. 北平市卫生局J5-3-128号档案. 又见北平市卫生局给市政府的呈文. 呈请本届中医考试聘请考试委员备案并请届时派员监试由. 1936年10月23日. 北京市档案馆藏. 北平市卫生局J5-2-45号档案. 另见北平市卫生局给市政府的呈文. 呈报十月二十八日考试中医经过情形. 1936年11月3日. 北京市档案馆藏. 北平市卫生局J5-2-45号档案）。1937年4月，录取27名，其中内科18名，针灸科、正骨科、按摩科各3名（参见中医考试廿三日晚揭晓［J］. 国医砥柱月刊. 1937，1（5）：46）。1938年4月中医考试，报考者167名，实到者160名，共录取及格者33名（参见北京特别市公署卫生局榜示. 为二十七年四月二十八日考试中医录取苏恭则等三十三名榜示周知由. 1938年4月29日. 北京市档案馆藏. 北平市卫生局J5-2-272号档案）.

第五次情况不详外，其余5次中医考询报考者共808人次，录取及格者262名。① 因此，自1935年9月至1942年10月，据已查明报考、录取人数的9次北京中医考试、考询，报考者达1534人次，共录取405名。

在这些报考、录取者中，大部分系内、外、喉科等医士，对于他们的审查、考试、考询工作，均包含着担任医士考试、考询委员的汪逢春等人的心血。除要在考前提交考试、考询科目的笔试题目，考后对大量考生的试卷一一做出恰当的评判、评分外，② 还要根据考试规则的变化，对不在医院实习的医士进行临症考察。即考生在考试委员处实习，开具医治方案后，由考试委员加以考核并具写评语、拟定分数，作为医士考生是否考试及格进而获得开业执照的依据。如1935年10月中医考试，有11位医士，分为3

---

① 1938年3月第一次中医考询，报考者40名，实到与考者37名，经笔试、口试、考询委员评定、市卫生局复核，录取及格者21名，其中内科16人、外科2人、针灸科3人（参见北京特别市公署卫生局内部呈文. 本年三月二十三日第一次考询中医及格者名单. 1938年3月23日. 北京市档案馆藏. 北平市卫生局J5-2-272号档案. 又见北京特别市公署卫生局榜示. 三月二十三日第一次考询中医榜示. 1938年3月24日. 北京市档案馆藏. 北平市卫生局J5-2-272号档案）。1938年11月第二次中医考询，报考者105名，实到与考者共99名，计考询及格中医50名（参见北京特别市公署卫生局榜示. 二十七年十一月八日举行第二次中医考询榜示. 1938年11月9日. 北京市档案馆藏. 北平市卫生局J5-2-256号档案）。1939年6月第三次中医考询，报考者138名，实考者134名，及格者58名（参见北京特别市公署卫生局榜示. 为二十八年六月八日举行第三次中医考询计及格金受申等五十八名榜示周知由. 1939年6月9日. 北京市档案馆藏. 北平市卫生局J5-2-304号档案）。1940年5月，第四次考询中医报名者257名，及格者79名，其中内科58名、针灸科16名、外科1名、正骨科1名、按摩科3名（参见北京市政府卫生局内部呈文. 呈报本年五月二十八日第四次考询中医计及格者共七十九名开呈钧阅. 1940年5月30日. 北京市档案馆藏. 北平市卫生局J5-1-128号档案；医药新闻[J]. 中国医药月刊. 1941, 1（1）: 29）。1942年6月第六次中医考询，报考者268名，实到者259名，计及格中医54名（参见北京特别市公署卫生局榜示. 三十一年六月十一日第六次中医考询计及格何甫泉等五十四名榜示周知由. 1942年6月12日. 北京市档案馆藏. 北平市卫生局J5-2-508号档案）。1942年10月17日，北京特别市公署指令，准发给第六次考询中医及格证书（参见北京特别市公署给卫生局的指令. 关于本市第六次考询中医一案兹呈请发给何甫泉等及格证书等情准发证书除咨内署外仰遵照由. 1942年10月17日. 北京市档案馆藏. 北平市卫生局J5-2-508号档案）。

② 参见北平市政府令. 修正北平市政府卫生局中医考试委员会简章. 1936年10月7日. 北平市卫生局J5-3-180号档案；北平特别市卫生局中医考询委员会组织暂行规则[J]. 中国医药月刊, 1941, 1（10）: 26.

组，在汪逢春等三位委员处轮流实习，由委员加以考评。①

另外，汪逢春还受聘在北平市医学学术机构中任职。1937年4月，北平市成立了北平市医学讨论会，以沟通中西医术，改进医药学术。汪逢春受聘为七位常务委员之一。他主张中西医相互交流，公开个人秘本、秘方进行研究。② 是年9月份，汪逢春被续聘任该会常务委员。③

创办《北京医药月刊》 推广普及中医药学

《北京医药月刊》创刊于1939年1月，由北京国医职业分会负责编辑、出版、发行。

国医职业分会全称新民会首都指导部国医职业分会，隶属于日伪新民会首都指导部，是在原国医公会的基础上改组而成的，④ 正式成立于1938

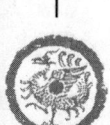

---

① 参见北平市卫生局给中医考试委员孔（伯华）、汪（逢春）、徐（右丞）的便函. 本年考取医士及上届实习不及格医士派往尊处实习函请查照办理由. 1935年10月7日. 北京市档案馆藏. 北平市卫生局J5-3-21号档案.
② 本市消息［J］. 国医砥柱月刊. 1937, 1（5）: 45-46；王康久主编. 北京卫生大事记［M］. 北京: 北京科学技术出版社, 1994: 642-643.
③ 参见北平市卫生局给市政府的呈文. 呈医学讨论会各当然委员多已离职亟应依章补充等由. 1937年9月29日. 北京市档案馆藏. 北平市卫生局J5-2-134号档案；北平市政府给卫生局的指令. 据呈医学讨论会多已离职分别函聘补充准备案由. 1937年10月9日. 北京市档案馆藏. 北平市卫生局J5-2-134号档案.
④ 1939年1月，北京中医界人士段梦兰发文称："北京医界同仁，旧有国医公会之组织，佥即吾先生为理事之长. 本私人结会、研究学术之团体，徒以经费拮据，发展无从，然已规模粗具，条绪井然. 北京医学界知有团结作用，未尝不自即吾先生始也. 上年秋初，经新民会之几次提倡，乃改组为北平市新民会首都指导部国医分会. 大会决定，公推汪逢春先生为会长，即吾先生副之." (段梦兰. 医药月刊出版志感［J］. 北京医药月刊, 1939（1）: 10-11) 此文公开发表在当时的《北京医药月刊》创刊号上，其称国医分会系由国医公会改组之言应是可信的.

年7月31日①，汪逢春被公推为会长②。国医职业分会会址原在天安门内西朝房，1943年8月11日迁至崇外东兴隆街11号。③

由于日伪新民会为加强统治，命令北京所有中医学会组织一律停办，由国医职业分会统一接收，④因此，国医职业分会客观上将北平中医界的各学会及诸多知名人士汇集起来。分会主要负责人：会长汪逢春，副会长、总务组组长仉即吾，常务员、指导组组长、组织股股长杨叔澄，常务员、医务股股长韩一斋，常务员、救济股股长杨浩如，常务员、学术组干事张菊人，学术组干事赵树屏、安幹青，还有萧龙友任常务员、学术组长、编纂股股长，孔伯华任常务员、医务股股长。⑤

汪逢春大概是将国医职业分会视为一个平台，以沟通中西医学，发展中医事业。他在《国医职业分会成立之历略》中称，该会将本市所有各医学会罗致一堂，"以期保存国粹，沟通新旧学识，阐曩昔之未明，为前途之砥柱"。⑥

---

① 据北京市档案馆编《日伪北京新民会》，内有《首都指导部国医职业分会成立宣言》全文，该文标题下日期为1938年7月31日（参见北京市档案馆. 日伪北京新民会［M］. 北京：光明日报出版社，1989：60-61）。另据1938年7月11日新民会首都指导部给市卫生局的公函，称："查本部国医职业分会形将成立，关于本市国医登记名册，特此函请贵局检寄一份，以资考核。"（新民会首都指导部公函. 请检寄本市国医登记名册. 1938年7月11日. 北京市档案馆藏. 北平市卫生局5-3-177号档案）也就是说，1938年7月11日之时，国医职业分会尚在筹备阶段，还未正式成立。又据，1939年7月汪逢春代表国医职业分会给市卫生局的呈，云："本月卅一日为职业分会成立一周年纪念大会，是日下午五时（新时间）拟假中南海怀仁堂举行典礼。"（国医职业分会. 成立一周年纪念大会. 1939年7月. 北京市档案馆藏. 北平市卫生局J5-3-255号档案）因此，国医职业分会应成立于1938年7月31日。
② 参见段梦兰. 医药月刊出版志感［J］. 北京医药月刊，1939（1）：10-11.
③ 参见新民会北京市总会国医分会给市警察局的呈文. 会址迁移. 1943年8月12日. 北京市档案馆藏. 北平市卫生局J189-2-804号档案；新民会北京市总会国医分会给市卫生局的呈文. 会址迁移. 1943年8月14日. 北京市档案馆藏. 北平市卫生局J5-1-707号档案.
④ 参见新民会首都指导部训令（第56号）［J］. 北京医药月刊，1939（2）：45.
⑤ 参见各组股长、干事名单［J］. 北京医药月刊，1939（3）：66.
⑥ 参见汪逢春. 国医职业分会成立之历略［J］. 北京医药月刊，1939（1）：5-6.

汪逢春在国医职业分会尚未正式成立之时，即酝酿发行医学刊物。他认为"学术之交替，必赖文字之绍介，俾审辨是非，共谋进展"，因此，发行月刊为不可稍缓须臾之事。① 1938 年 7 月，汪逢春向卫生管理当局申请出版《北京医药月刊》。② 1939 年 1 月，在汪逢春的倡导、主持下，《北京医药月刊》创刊号问世。此举引起了社会各界的关注和支持，诸多名流纷纷为刊物题词。自第 1 期至第 5 期，先后刊出了 55 位各界知名人士的题词。

《北京医药月刊》编辑审查人员汇集了当时北京中医界的精英。赵树屏任编辑主任，安幹青任副主任，编辑有杨叔澄、杨浩如、吴秀川、钱愚如、段梦兰、张菊人、孙祥麟、张宾文、王石清、仉即吾、山国庆、王缉光，审查为孔伯华、萧龙友。③ 汪逢春虽未在其中任职，但刊物的发起、运作及总体规划均系汪逢春主持，刊物的发行经费也由汪逢春承担。④ 刊物亦未标示主编，汪逢春仅在创刊号封面题写刊名，以后每期均由名流题写刊名。但从所起作用来看，汪逢春实际上担当了《北京医药月刊》的总领、主编角色。

《北京医药月刊》共发行 10 期 9 本。第 1~7 期系每月 15 日出版，第 8 期延迟，仅标示"中华民国二十八年出版"⑤，月份不详；第 9、10 期因经费不敷合刊发行⑥，标示"中华民国二十九年出版"，月份亦不详。⑦ 之后，大概因经费不继而停刊。

---

① 参见汪逢春. 国医职业分会成立之历略 [J]. 北京医药月刊, 1939（1）：5-6.
② 1938 年 7 月 11 日，汪逢春代表国医分会给北京特别市公署卫生局呈文，称："案查分会常务会议议决编辑医刊并定名为《北京医药月刊》，每月出版一次，兹凡组成编辑部聘定赵树屏等分任编审，各项单程门类亦已规定妥协，现正赶办编辑创刊号，拟定于二十八年一月出版，由会长负责发行。"（新民会国医职业分会呈文. 关于发行北京医药月刊请备案的呈. 1938 年 7 月 11 日. 北京市档案馆藏. 北平市卫生局 J5-3-177 号档案）.
③ 医药月刊编辑审查人员名表 [J]. 北京医药月刊, 1939（3）：65.
④ 参见新民会国医职业分会呈文. 关于发行北京医药月刊请备案的呈. 1938 年 7 月 11 日. 北京市档案馆藏. 北平市卫生局 J5-3-177 号档案.
⑤ 参见版权页 [J]. 北京医药月刊, 1939（8）.
⑥ 参见刊前启事 [J]. 北京医药月刊, 1940（9, 10）. 云："迩来印刷工料飞涨，原定价格已难维持，原有定户又未便追加会费，不得已将两期合刊。对于新订户并另定价目，以维成本，一俟纸价低落，即当恢复原状."
⑦ 参见版权页 [J]. 北京医药月刊, 1940（9, 10）.

《北京医药月刊》积极倡导学术探讨。作为中医药学术讨论的阵地，刊物共发表相关论文约88篇，其中包括诸多知名中医和后进贤达的文章，内容涉及中医基础理论、辨证论治、中医病理、药物研究、正骨研究等方面。汪逢春亦亲自执笔撰文，先后发表了《今冬温症之我见　愿与诸同仁商榷之》《猩红热与痧疹之分辨》等文章，阐发学术观点。

月刊还重视宣传、普及中医药常识。开办了"大众医药"栏目，刊登深入浅出、适合大众阅读的文章，以便将普通应用之医疗常识，灌输于民众；另有"文艺""小说""杂俎"等栏目也以趣味的形式介绍有关中医药的知识、掌故等，增强了刊物的可读性。同时，月刊还是传递中医药信息和医药条例、规则的渠道，登载了全国各地和北平的许多医药新闻和信息，还刊载《中医暂行条例》《管理成药暂行规则》等相关政策法规，成为了解中医药界动态的一个窗口。

《北京医药月刊》虽然仅开办了一年多时间，但由于它的起点较高，刊发文章质量较好，兼顾学术性和大众性，在北京中医药界影响较大，在一定程度上促进了中医药学术的发展和中医药常识的普及，汪逢春在其中起到了不可忽视的主导作用。

除了主办《北京医药月刊》外，汪逢春还支持其他中医药刊物。1941年9月，汪逢春受聘为《国医求是月刊》指导主任。① 1937年间，还曾被聘为《国医砥柱月刊》第5期至第7期撰述主任。②

创办"医学讲习会"　开展中医继续教育

1939年9月，汪逢春积极筹备创设"国医讲习会"，以为中医界同仁业余求知之机关。③ 后因卫生当局批令讲授新医学内容，遂将"国医讲习

---

① 参见启事[J]. 国医求是月刊，1941（1）：封二.《国医求是月刊》创办于1941年9月，仅出两期。社长陈书贤，指导主任有孔伯华、安幹青、汪逢春、施今墨、范更生、徐右丞、赵树屏、萧龙友等12人。
② 参见启事[J]. 国医砥柱月刊，1937（5，6，7）.
③ 段梦兰. 医药月刊出版志感[J]. 北京医药月刊，1939（1）：10-11.

会"改名为"医学讲习会"。① 同年10月,医学讲习会成立,由汪逢春任会长。② 11月,讲习会正式开学③,并得北京市公署当局指令准予备案。④

据《北京市医学讲习会章程》规定:该会附设于国医职业分会内,以讲习新医学识及中国医药为宗旨,经费由国医职业分会拨付;设会长一人,由国医职业分会会员中公选之会长总理会中一切事务,其总务、教务各项需要员司由会长就国医职业分会会员中分别聘委,其新医教授得呈由北京市卫生局聘任之;各科主讲教授须预备讲义,其底稿由该会缮印之;教授均为义务职,但有必要须酌给车马费;国医职业分会会员均有入会讲习之资格与义务,非该会会员及无行医执照者概不能入会,但有医药知识者可作为旁听生。⑤ 另据当局要求,国医职业分会会员和所有领照行医中医均须入讲习会学习;⑥ 50岁以上者由于年龄过高,夜间往来不便,可随意自便。⑦

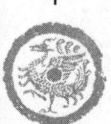

---

① 1939年9月汪逢春代表国医职业分会给市卫生局呈文,称:"职分会为研究医药学术以期进展,俾有利于社会,拟组织'国医讲习会',业奉新民会首都指导部指令在案,兹经职分会第十一次常务会议将讲习会章程通过,并筹备定期开办,以资进行。"(北京国医职业分会呈文. 拟组织国医讲习会. 1939年9月. 北京市档案馆藏. 北平市卫生局J5-3-255号档案)另,1939年7月医学讲习会在《北京医药月刊》发表通告称:"国医职业分会前为筹办'国医讲习会'曾经呈请新民会及北京市公署卫生局立案,当奉局令以所有开业医士均应讲习新医识,遵即改为'医学讲习会',另行筹备。"(国医分会北平医学讲习会通告 [J]. 北京医药月刊, 1939〔7〕).

② 据汪逢春为第二期第四班同学毕业录作序称:"本会成立,逢春忝长会务,与同人等整理会务之余,深感维护同道职业达成仁术目的,当以增进同道执业技能、改善医疗学术为第一要义,乃于民国二十八年十月创设北平市医学讲习会。"(汪逢春. 序 [M]. 北平市医学讲习会第四班毕业同仁录. 1942. [资料未出版] 转引自董泽宏. 第七章 中医教育 [M]. 谢阳谷主编. 百年北京中医. 北京:化学工业出版社, 2007: 242-243; 247).

③ 参见北京市国医职业分会呈文. 关于医学讲习会补行开学典礼、请派员莅临指导及增加讲义费的呈. 1939年11月. 北京市档案馆藏. 北平市卫生局J5-2-403号档案.

④ 参见北京市国医职业分会呈文. 筹设国医讲习会请予备案的呈. 1939年11月. 北京市档案馆藏. 北平市卫生局J5-3-255号档案.

⑤ 参见北京市国医职业分会呈文. 筹设国医讲习会请予备案的呈. 1939年11月. 北京市档案馆藏. 北平市卫生局J5-3-255号档案.

⑥ 参见国医分会北平医学讲习会通告 [J]. 北京医药月刊, 1939 (7): 刊前.

⑦ 参见北京市国医职业分会呈文. 筹设国医讲习会请予备案的呈. 1939年11月. 北京市档案馆藏. 北平市卫生局J5-3-255号档案.

医学讲习会的考试较为规范，各门课程的试卷、应到及实到考试学员名册均报市卫生当局备案。① 学员毕业证书样式也要呈报卫生局审批，并转呈市公署备案。②

医学讲习会每期学习时间为一年，分为甲、乙两班，即星期一、三、五及二、四、六两班。每班全年授课时间为42个星期，每日两小时，共252个小时，新医学识和中国医药各占一半学时。开设课程：中医病理学、传染病学、解剖学、组织胎生学、生理卫生学、中医诊断学、中医药物学、中医处方学、中医系统学、病理解剖学、病理诊断学等。③

由汪逢春主持的医学讲习会聘请了一批中西医知名医生、教授担任教员，包括赵树屏、瞿文楼、仉即吾、张菊人、石锡祜、安幹青、王石清等，分担各自擅长的科目。汪逢春亦亲自讲授中医病理学课程。④

汪逢春对于医学讲习会的办理颇为用心费力，并出资垫支相关费用。在讲习会创办之初，会款经费非常支绌，汪逢春遂个人出资垫办一切开办费用；讲习会运行之后，资金缺口甚巨，不足之款也由汪逢春个人填补。⑤

医学讲习会自1939年11月至1945年3月（或稍晚），共举办七期或八期；若第八期也分两个班，则共有16个班。前七期参加培训的学员计664名，若加上第八期可能入学的78名学员，医学讲习会共培训在职中医700

---

① 参见北京市国医职业分会呈文. 关于医学讲习会补行开学典礼、请派员莅临指导及增加讲义费的呈. 1939年11月. 北京市档案馆藏. 北平市卫生局J5-2-403号档案.
② 参见北京市国医职业分会呈文. 关于医学讲习会补行开学典礼、请派员莅临指导及增加讲义费的呈. 1939年11月. 北京市档案馆藏. 北平市卫生局J5-2-403号档案.
③ 参见北京市国医职业分会呈文. 筹设国医讲习会请备案的呈. 1939年11月. 北京市档案馆藏. 北平市卫生局J5-3-255号档案.
④ 参见北京市国医职业分会呈文. 呈报医学讲习会学员、教职员名册. 1940年3月19日. 北京市档案馆藏. 北平市卫生局J5-2-403号档案.
⑤ 参见北京市国医职业分会呈文. 筹设国医讲习会请予备案的呈. 1939年11月. 北京市档案馆藏. 北平市卫生局J5-3-255号档案.

余名，基本将当时可通知到的北京执业中医轮训一遍。①

---

① 北京医学讲习会第一期第一、第二班开学时间为1939年11月，至1940年10月底修业期满（参见北京市国医职业分会呈文．关于医学讲习会拟举行毕业考试及报学员清册的呈．1940年10月5日．北京市档案馆藏．北平市卫生局J5-2-403号档案），同年10月31日毕业考试（参见北京市国医职业分会呈文．关于医学讲习会举行毕业考试请派员莅临指导．1940年10月24日．北京市档案馆藏．北平市卫生局J5-2-403号档案），并于11月7日举行毕业典礼（参见北京市国医职业分会呈文．关于医学讲习会举行毕业考试请派员莅临指导．1940年10月24日．北京市档案馆藏．北平市卫生局J5-2-403号档案），毕业学员合计105人（参见北京市国医职业分会呈文．关于医学讲习会拟举行毕业考试及报学员清册的呈．1940年10月5日．北京市档案馆藏．北平市卫生局J5-2-403号档案）。
第二期第三、第四班共127名学员，自1940年1月受训，至1941年1月期满（参见北京市国医职业分会呈文．关于医学讲习会拟举行毕业考试及报学员清册的呈．1940年12月．北京市档案馆藏．北平市卫生局J5-2-403号档案），1月21-23日毕业考试（参见北京特别市公署卫生局内部呈文．奉派赴医学讲习会监视该会三、四班学员毕业考试．1941年1月25日．北京市档案馆藏．北平市卫生局J5-1-625号档案），4月1日毕业典礼（参见北京市国医职业分会呈文．呈为北京市医学讲习会举行各项典礼呈请鉴核派员莅临指导由．1941年3月22日．北京市档案馆藏．北平市卫生局J5-1-625号档案；北京市卫生局第二科内部呈文．出席医学讲习会各项典礼的情况汇报．1941年4月2日．北京市档案馆藏．北平市卫生局J5-1-625号档案）。
第三期第五、第六班89名学员，自1941年1月入学听讲（参见北京市医学讲习会给卫生局的呈文．呈报医学讲习会第三期五、六班登记入学各学员名册．1941年1月7日．北京市档案馆藏．北平市卫生局J5-1-625号档案）。
第四期第七、第八班共82名学员，自1941年4月1日入会讲习，至1942年3月31日受训期满（参见北京市国医分会医学讲习会给北京特别市公署卫生局的呈文．呈为遵章呈报第四期毕业学员名册请备案由．1942年3月8日．北京市档案馆藏．北平市卫生局J5-2-507号档案）。
第五期第九、第十班共60名学员，自1941年12月1日入学，至1942年11月30日受训期满（参见北京国医职业分会给北京特别市公署卫生局的呈文．为呈报第五期第九、第十班讲习学员名册敬请鉴核由．1942年1月10日．北京市档案馆藏．北平市卫生局J5-2-507号档案；北京医学讲习会呈文．为呈报医学讲习会第五期续入学员名册敬请鉴核由．1942年3月14日．北京市档案馆藏．北平市卫生局J5-2-507号档案；国医职业分会给北京特别市公署卫生局的呈文．呈为遵章呈报第五期参加毕业考试学员名册请备案由．1942年10月29日．北京市档案馆藏．北平市卫生局J5-2-507号档案）。第六期第十一、第十二班共62名学员，自1942年6月1日入学，迄1943年5月底讲习期满（参见北京医学讲习会给市卫生局的呈文．呈送医学讲习会第八期第十一、第十二班学员毕业证明书请予加盖印戳发还以转发由．1944年1月15日．北京市档案馆藏．北平市卫生局J5-2-568号档案）。
第七期第十三、第十四班共39名学员，于1944年3月20-22日举行毕业考试（参见北京医学讲习会给市卫生局的呈文．为呈报举行第七期第十三、第十四班学员毕业考试日期及考试课程表请备案并请派员监试由．1944年3月11日．北京市档案馆藏．北平市卫生局J5-2-568号档案）。
第八期应于1944年4月开班，但由于1943年未举行中医考试，而已开业的应通知受训人员多已传齐或住址不明尚待调查，搜集新学员困难较大，故医学讲习会拟通知历届中途退学者78名重新入学，因此，第八期截至1944年4月11日尚未开班（参见北京医学讲习会给市卫生局的呈文．为呈报医学讲习会历届中途退学名册请予设法通令再行入学以资造就由．1944年4月11日．北京市档案馆藏．北平市卫生局J5-2-568号档案）。但讲习会至1945年3月9日尚在运行之中，该日汪逢春代表医学讲习会给卫生局呈文，报送第七期第十三、四班毕业证明书予加盖局印、钢戳等事宜（参见北京医学讲习会给卫生局呈文．为呈送属会第七期第十三、四班毕业证明书等由．1945年3月9日．北京市档案馆藏．北平市卫生局J5-2-570号档案），故第八期应可开办。

主持"中药讲习所"　培养药学后备人才

北京（北平）中药讲习所成立于 1935 年 8 月 21 日，隶属于北平市国药业同业公会，当时定名为中央国医馆北平药学讲习所，所长为雷震远，所址设在崇文门外兴隆街 11 号国药业公会内。后校址因火灾被焚毁，1940 年 7 迁至宣外西砖胡同 36 号；① 至 1941 年恢复办学，聘请汪逢春任所长，为证明纯属商业团队私立，更名为国药业公会中药讲习所，仍隶属于北平市国药业同业公会。②

中药讲习所系为了教育各药商店员而设，以提高其药业学识、增进药业技能。学制一年半，学业期满考试合格后由市卫生局发给药剂生开业执照。③ 据 1942 年 7 月经市公署当局备案的《修正国药业商号资送中药讲习所学生规约》规定：入学所有学生在学一切学杂费、讲义费暨食宿、书籍、笔墨纸张以及其他应需费用概由资送商号全部负担；要求被选送学生毕业后应继续在原送商号内服务三年，在此服务期间该商号应考核学生服务成绩酌量提高待遇，以示鼓励。④

为保证授课质量，汪逢春聘请了知名医师、教授任教，先后聘有安幹青、杨叔澄、仉即吾、瞿文楼、赵体乾、王佑之、张子明、赵树屏、陆石如、韩天佑、石慰萱等；赵树屏兼任教务主任，王佑之兼任训育主任，另

---

① 参见北京中药讲习所. 为上报所址迁移请备案由. 1940 年 7 月 15 日. 北京市档案馆藏. 北平市卫生局 J5-2-374 号档案.
② 参见北平市国药业公会中药讲习所呈文. 呈为第六届学生肄业期满举行毕业考试援案恳请派员莅临监试指导事. 1947 年 7 月 12 日. 北京市档案馆藏. 北平市卫生局 J5-3-984 档案；中央国医馆函. 为北平药学讲习所提倡药物之研究函请北平市政府通饬所属各局一体知照由. 1936 年 6 月 4 日. 北京市档案馆藏. 北平市政府 J1-3-20 号档案.
③ 参见北京特别市公署卫生局呈文. 为遵令缮正中药药剂生注册给照暂行规则并开业执照等情准予备案由. 1938 年 6 月 28 日. 北京市档案馆藏. 北平市卫生局 J5-3-181 号档案.
④ 参见北京市国药业同业公会呈文. 咨送中药讲习所学生规约的呈（含市公署的指令及参加毕业、考试学生名册、成绩表、讲义）. 1942 年 5 月 23 日. 北京市档案馆藏. 北平市卫生局 J5-2-499 号档案.

有汪逢春的弟子李君楚任会计主任、刘明言任文牍事务员，辅助所务。①

中药讲习所开设课程以中药学为主，兼及中医学等，包括：中医病理学、制药学、中国药物学、诊断学、处方学、中药新说、商业道德、国文、作文、公共卫生，共10门课程。②上课时间，除因防空演习灯火管制等特殊情况改为下午外，一般为晚上7：30至10：30。周一至周六均有课。③

已查得1935年8月至1947年7月间，中药讲习所共培训学员六期，受训者应在400名以上，毕业者200余名。

汪逢春接任所长之前，共入学三期，毕业两期。1936年2月8日，第一期学生开学授课，④共40名通过毕业考试申领执照。⑤1938年9月，第二期学生共113人入学受训，⑥1940年1月修业期满，及格毕业68名。⑦第三期学生共124名，于1940年10月1日正式授课，⑧此后可能中断。

汪逢春受聘任中药讲习所所长后，共有四期学生受训。第一期第一、

---

① 参见北京市中药讲习所呈文. 呈报新生名册、教授名单、功课表. 1942年10月8日. 北京市档案馆藏. 北平市卫生局J5-2-499号档案. 另见北京市中药讲习所呈文. 关于举行旧生毕业、新生开学典礼请派员指导的呈. 1946年7月1日. 北京市档案馆藏. 北平市卫生局J5-3-909号档案.

② 参见北京市中药讲习所呈文. 呈报新生名册、教授名单、功课表. 1942年10月8日. 北京市档案馆藏. 北平市卫生局J5-2-499号档案. 另见北京市中药讲习所呈文. 关于举行旧生毕业、新生开学典礼请派员指导的呈. 1946年7月1日. 北京市档案馆藏. 北平市卫生局J5-3-909号档案；北京市中药讲习所给卫生局的呈文. 为呈送第三学期自第五周至第十二周所授讲义请鉴核备案由. 1942年4月11日. 北京市档案馆藏. 北平市卫生局J5-2-570号档案.

③ 参见北京市中药讲习所呈文. 呈报新生名册、教授名单、功课表. 1942年10月8日. 北京市档案馆藏. 北平市卫生局J5-2-499号档案.

④ 中央国医馆函. 为北平药学讲习所提倡药物之研究函请北平市政府通饬所属各局一体知照由. 1936年6月4日. 北京市档案馆藏. 北平市政府J1-3-20号档案.

⑤ 参见北京中药讲习所呈文. 呈请发给药剂生开业执照由. 1938年4月4日. 北京市档案馆藏. 北平市卫生局J5-3-181号档案.

⑥ 参见北京中药讲习所呈文. 呈报本所第二班受训学生名册由. 1938年10月15日. 北京市档案局藏. 北平市卫生局J5-3-181号档案.

⑦ 参见北京中药讲习所. 为呈送第二班毕业学生清册备案由. 1940年7月15日. 北京市档案馆藏. 北平市卫生局J5-2-374号档案.

⑧ 参见北京中药讲习所. 为呈送第三班学生清册备案由. 1940年10月29日. 北京市档案馆藏. 北平市卫生局J5-2-374号档案.

第二班学生于1941年4月21日入学。① 第二期第三、第四班共86名,自1942年9月7日入所讲习,至1944年1月15日修业期满,参加毕业考试者共68名。② 第三期第五、六班学生共29名,自1944年5月24日入学,至1945年6月修业期满,同年7月2日至5日举行毕业考试。③ 第四期学生共23人,于1947年7月修业期满,拟毕业参加考试学生共18人。④

1941年初至1947年7月,在汪逢春主持中药讲习所期间,培训学生200人次以上,毕业者达100余名,为北京中药业界培养了一批后备人才。

医案存世　擅治湿温病、儿科病

汪逢春的专门著述很少,现仅见中医病理学课程讲义《痰饮论》一篇、

---

① 1947年7月12日,时任北平市国药业同业公会理事长刘一峰的呈文,称:"乃于民国二十四年筹设北平药学讲习所,……二十九年秋校址焚毁,……三十年筹划恢复,……招收第三届新生于是年四月二十一日开学上课……"(北平市国药业公会呈文. 呈为第六届学生肄业期满举行毕业考试援案恳请派员莅临监试指导事. 1947年7月12日. 北京市档案馆藏. 北平市卫生局J5-3-984号档案).

② 参见北京市中药讲习所给卫生局的呈文. 为呈报三十二年度第三、四班参加毕业考试名册敬乞鉴核备案由. 1944年1月6日. 北京市档案馆藏. 北平市卫生局J5-2-568号档案;北京市中药讲习所给卫生局的呈文. 为呈报中药讲习所三十二年度第三、四班学生毕业考试成绩表请予备案由. 1944年3月18日. 北京市档案馆藏. 北平市卫生局J5-2-568号档案.

③ 参见北京市中药讲习所给卫生局的呈文. 为呈报中药讲习所三十三年度第五、六班参加毕业考试日期请派员监试由. 1945年6月25日. 北京市档案馆藏. 北平市卫生局J5-2-570号档案.

④ 参见北京中药讲习所呈文. 关于举行旧生毕业、新生开学典礼请派员指导的呈和卫生局的批(附第四期学生和职教员名册). 1946年7月1日. 北京市档案馆藏. 北平市卫生局J5-3-909号档案. 另见北平市国药业公会中药讲习所呈文. 呈为第六届学生肄业期满举行毕业考试援案恳请派员莅临监试指导事. 1947年7月12日. 北京市档案馆藏. 北平市卫生局J5-3-984号档案. 1947年7月12日汪逢春给卫生局的呈文,云:"现在第六届学生肄业期满,定于七月二十一日至二十六日举行毕业考试,谨援案呈报,祈届时派员莅临监试指导,实为公便。" "中药讲习所第六期毕业学生名册",计18人。这里汪逢春所称"第六期",系将中药讲习所成立之后的前两期计算在内。

刊发在《北京医药月刊》上的数篇短文以及两篇序文。① 但据其弟子讲，汪逢春每日均记写诊治疑难病的情况，数十年如一日，积稿近百册，可惜"文革"后几近无存。② 目前，在汪逢春的医案和诊疗稿件中，仅见《泊庐医案》及汪逢春弟子保存的《丸散膏方底簿》部分稿本。③

《泊庐医案》由汪逢春的弟子集体编辑，收集了汪逢春普通门诊中有效的方案，不包括出诊的重症医案，先于1939年至1940年间在《北京医药月刊》分期连载一部分，后于1941年医学讲习会第一班学员毕业典礼之时完整刊印，由汪逢春捐助印刷费用，专为赠送讲习会同仁，以供研究，并资纪念。④《泊庐医案》较为集中地体现了汪逢春1941年之前的临床成果，颇具研究价值。现存《丸散膏方底簿》是汪逢春指导弟子临床拟定的底稿，由弟子抄写，汪逢春批改，包括1948年和1949年关于丸、散、膏的部分内容。其中，绝大部分只有处方，没有脉证记录，此稿反映了汪逢春人生最后阶段的医术和用药特色。《丸散膏方底簿》有点校本，见于2002年中国中医药出版社出版的张绍重、刘晖桢编著《汪逢春》一书中。

汪逢春诊疾论病，既循规前人，又随着气候、方土、体质的不同而变化，法于古而不泥于古。在临症诊疗中，"每有奇变百出之病，他医束手者，夫子则临之自若，手挥目送，条理井然，处方治之，辄获神效"。④在汪逢春几十年的行医生涯中，举凡内科之湿温、痢疾、胃病、咳喘、关格、黄疸、肿胀、便血、肺痈等，妇科之调经、崩带等，儿科之痧疹、痄腮、

---

① 汪逢春. 痰饮论（中医病理学）[J]. 北京医药月刊, 1939 (8), 1940 (9, 10); 汪逢春. 国医职业分会成立之历略 [J]. 北京医药月刊, 1939 (1); 汪逢春. 今冬风湿症之我见愿与诸同人商榷之 [J]. 北京医药月刊, 1939 (2); 汪逢春. 婴儿保养法 [J]. 北京医药月刊, 1939 (3); 汪逢春. 张冰若所遇之吐血奇方 [J]. 北京医药月刊, 1939 (3); 汪逢春. 猩红热与痧疹之分辨 [J]. 北京医药月刊, 1939 (4); 汪逢春. 为本市小儿科专家谨陈刍言希鉴纳之 [J]. 北京医药月刊, 1939 (5); 汪逢春, 赵树屏. 中国医学初探·序 [M]. 北京: 汪逢春医室, 国医职业分会, 1941; 汪逢春. 崇陵医案·序 [M]. 张绍重藏本（点校本见张绍重, 刘晖桢编著. 汪逢春 [M]. 北京: 中国中医药出版社, 2002）.

② 参见张绍重, 刘晖桢编著. 汪逢春 [M]. 北京: 中国中医药出版社, 2002: 3. 张绍重先生在《医家小传》中称汪逢春的积稿在"文革"中被烧。

③ 参见张绍重, 刘晖桢编著. 汪逢春 [M]. 北京: 中国中医药出版社, 2002: 59-60. 书中《诊余漫话》称: 据张绍重先生介绍，此稿原由汪逢春弟子岳龙璞拿去准备整理，亦在"文革"中被毁。现存部分稿本因早由汪逢春授予张绍重而幸存。

④ 参见谢子衡, 李建昌, 秦厚生, 等. 泊庐医案·序 [M], 1941. 中国中医科学院图书馆藏本.

虫积、痞积等，均有见效医案。① 其弟子称汪逢春"于诸杂病，经验宏富，方案多有奇效"。②

就内科而言，汪逢春尤其擅长治疗湿温病。

汪逢春治疗湿温病主张芳香宣化、通腑泄热。湿温病是一种常见的时令病，因感受湿热病邪而致脾胃阻遏、肠道壅滞，多发于夏秋季节。汪逢春采用清热与化湿兼顾的原则用药，以辛香宣达、芳香清解之法取效，清、化、宣、利、泻诸法并施，使湿清热解，诸症消除。③《泊庐医案》中收有汪逢春治疗湿温病的医案5例。从其医案可以看出，汪逢春善用芳香疏化，以达到通腑宣解、化浊退热的功效。其弟子曾归纳汪逢春治疗湿温病的经验有十法：芳香宣化法、芳香疏解法、芳香化浊法、轻扬宣解法、宣肃疏化法、轻宣清化法、辛开苦降法、宣化通腑法、泄化余邪轻通胃肠法、泄化余邪甘润和中法。④

汪逢春治疗儿科病亦颇多灵验。《泊庐医案》共收医案约139例，其中，编入儿科类的有16例，另有收入其他类的儿科医案12例，则《泊庐医案》共收儿科类医案28例，占全部医案的五分之一。因此，汪逢春亦较为擅长治疗儿科疾病。⑤

相对于他科，汪逢春认为儿科更为深邃，更应谨慎用心。他说："医学之道至精且微，而于幼科（小儿科）一门尤极深邃，非有专门通达博学、经验宏富者，不足以胜其任而措置裕如也。"⑥ 他强调由于小儿不能言语，脏腑尤其脆薄，故于小儿科更须兢兢业业，如临深渊，如履薄冰，凝神体会。⑦

---

① 参见汪逢春. 泊庐医案［M］，1941. 中国中医科学院图书馆藏本.
② 参见谢子衡，李建昌，秦厚生，等. 泊庐医案·序［M］，1941. 中国中医科学院图书馆藏本.
③ 参见谢子衡. 回忆汪逢春［M］. 周凤梧，张奇文，丛林主编. 名老中医之路. 济南：山东科学技术出版社，2005：917-920；张绍重，刘晖桢编著. 汪逢春［M］. 北京：中国中医药出版社，2002：7-16.
④ 参见赵绍琴. 勤奋读书　不断实践——兼忆瞿文楼、韩一斋、汪逢春先生［J］. 山东中医药大学学报，1982（4）：7-8.
⑤ 汪逢春的外孙女章怡也称她母亲曾说：其外公汪逢春擅长治疗肝病、儿科病、泻病。（参见章怡. 汪逢春的相关信息. 王体. 北京：2010-6-3）.
⑥ 汪逢春. 为本市小儿科专家谨陈刍言希鉴纳之［J］. 北京医药月刊，1939（5）：1.
⑦ 参见汪逢春. 为本市小儿科专家谨陈刍言希鉴纳之［J］. 北京医药月刊，1939（5）：1.

评价一名医生的医术高低，最有发言权的是病家，汪逢春于儿科的造诣颇受病家赞誉。《北京医药月刊》第二期刊前有署名"陈景焘"于1938年仲冬的题词，云"拜题医学会经验良方之汇刊兼志逢春先生圣手，以申感谢"，"我有男婴，未满二龄，生而缺乳，适遇构兵，奔驰南北，寒暑交并，时时感冒，缠绵未清。迨及今夏，大病相凌。初百日咳，三月已经，既满百日，咳嗽频仍；复患痢疾，热度高腾，乳浆不入，时退时蒸，五色俱下，昼夜不停，肛脱后重，质多气腥，啼哭无泪，手足如冰，摇头谵语，已成慢惊；且右颔下结核上升，业经溃烂，痛尤不胜。西医诊治，药不效灵，坐是牵延，病日加增"，不得已，"于焉变计，求诊逢春。投以七帖，诸病离身；共廿一剂，体壮面盈。小子有造，得庆更生"。① 由此可见汪逢春治疗儿科疾病之灵效。

汪逢春于儿科中尤其擅长治疗痢疾。《泊庐医案》内科之痢疾类医案收有4例，其中3例为小儿医案。汪逢春治疗小儿痢疾，强调升阳和中，升降疏通。《泊庐医案》所收3例小儿痢疾共12诊，计用药约91种。其中，葛根用11次、豆卷2次，以清暑化湿、升阳疏透；马齿苋8次，以清热解毒、凉血止痢；麦芽8次、山楂5次、内金2次，以消食和中；赤芍7次，以祛瘀止痛；赤苓6次、赤小豆6次、建泻5次，以泄热利湿、行水解毒；沉香6次，以行气调中、化滞止痛；苡米6次，以健脾利湿；香连丸5次，以行气止痛；冬瓜子3次，以止咳下气；保和丸3次，以消食和胃、行气导滞；槟榔2次，以破气调积。

汪逢春还非常强调婴儿的保养。他曾为《北京医药月刊》撰文，专门普及婴儿保养法。②

倡导学术求实　悉心培养后学

汪逢春主张学术研究应摒弃门户之见，共同研讨。认为医乃仁术，只要有利于世，就不应自守保密，而应群策群力，集思广益，发前人所未发，

---

① 刊前题词 [J]. 北京医药月刊, 1939 (2).
② 汪逢春. 婴儿保养法 [J]. 北京医药月刊, 1939 (3): 44.

如此才有可能抗衡于世界。① 汪逢春在实践中也奉行中西医相互交流的原则,以求医学之实效。汪逢春平时应诊遇到疑难之症,常常邀请中西同道会诊讨论。妇科常请林巧稚、田凤鸾,外科则请赵炳南、哈锐川。②

汪逢春还积极组织医学研究会(研医会),讨论临床疑似之症,开展学术研究。③ 同时,利用各种方法激励学术探讨。如,1939年间,汪逢春提议《北京医药月刊》举办特别征文,以鼓励中医学理研讨,相互切磋,以求进步。征文得到中医界同道的响应,经评定择优录取前三名,由汪逢春出资奖励,分赠酬洋。④

汪逢春对于医学、医术,强调"务求其实用,毋事虚饰"。⑤ 他认为医道贵乎品德,然后再孜孜于学问、勤求临诊经验,才能应世活人而立名,尤其反对不研求学问只专事宣传获利的江湖做法。⑥ 1939年5月,汪逢春曾

---

① 汪逢春. 国医职业分会成立之历略[J]. 北京医药月刊,1939(1):5-6.
② 参见张绍重,刘晖桢编著. 汪逢春[M]. 北京:中国中医药出版社,2002:3;谢子衡. 回忆汪逢春[M]. 周凤梧,张奇文,丛林主编. 名老中医之路. 济南:山东科学技术出版社,2005:923.
③ 汪逢春在《国医职业分会成立之历略》一文中说:"明春将组织医学研究班,临床疑似之症,或学术研究,皆可召集讨论,以广见闻,亦可补刊物之不足也。"(汪逢春. 国医职业分会成立之历略[J]. 北京医药月刊,1939(1):5-6)汪逢春和赵树屏于1941年为《中国医学初探》所写弁言,称:"逢春谬荷同人推举,忝长京市医会,惧国粹之泯灭,谋斯道之发扬,职责所在,无敢怠荒,并以教育专责,委之树屏,三载以来,无不各就力之所及,以期稍尽棉薄。举凡医学讲习会、中药讲习所、研医会、医药刊物等,悉次第举办,尽啣石填海之愚,作抛砖引玉之倡。"署"辛巳六月吴门汪逢春毗陵赵树屏同拜识于北京市医学讲习会"(汪逢春,赵树屏. 中国医学初探·序言[M]. 北京:汪逢春医室,北京国医职业分会,1941)。汪逢春的弟子赵绍琴亦称:汪逢春曾"在天安门西朝房设有中医临床讨论会,为当时开业医师共同进行临床讨论"(参见赵绍琴. 京都名医汪逢春医案[J]. 北京中医,1984(2):11)。可见,汪逢春确组织过医学研究会。
④《北京医药月刊》第二期有"本刊特别征文启事":"国医陵替,学理不彰,自非从事切磋,不足以求进步。本会会长汪君,提议举行特别征文,并捐助奖金,以便引起读者兴趣。"(特别征文启事[J]. 北京医药月刊,1939(2))第五期有"本刊征文披露":"本刊前次时症征文,蒙同道不弃,惠以佳作,兹特评定完毕,择优录取钝人君、寇孟杰君、张光宇君等三名,并由汪会长略具薄赠,……本刊征文酬金:第一名酬洋十元,第二元酬洋六元,第三名酬洋四元。以上酬金已由汪会长交到本会,乞即携带图章来会领取为盼。"(启事[J]. 北京医药月刊,1939(5))。
⑤ 参见谢子衡,李建昌,秦厚生,等. 泊庐医案·凡例[M],1941. 中国中医科学院图书馆藏本.
⑥ 参见汪逢春. 为本市小儿科专家谨陈刍言希鉴纳之[J]. 北京医药月刊,1939(5):1.

针对北京市小儿科中存在的不良现象发文批驳,说:"本市为小儿专家荟萃之区,不乏高明俊彦之士,或承家学,或受师传,论病处方,固堪钦佩,而江湖术士之流亦复不少,此辈未尝学问,专事宣传,或自制药品为独得之秘传,不论何症,非将此药强令病家购而服之,金谓此药可治小儿百病也。此等奇特之法,为古今所罕有,士大夫所不取。"① 他倡导小儿科医生荟萃一堂,祛除旧日之恶习,蠲除已见,成立"小儿专家研究会",进行专门的学术探究。①

汪逢春平素自奉淡泊宁志,不求闻达利禄,并以"泊庐"名其斋;② 而为推广中医学术、促进中医事业又能不遗余力,常常散个人之钱财以利国医之事业。除垫支创办医学讲习会、出资发行《北京医药月刊》、捐资印赠《泊庐医案》之外,1941年12月,汪逢春为中医教育搜检教材,还自行出版了陈祖同译自日文的《中国医学初探》,赠送同道及学生等作为研究医学参考之用。③

汪逢春除了着力于北京中医药界的教育之外,还悉心培养了众多师承弟子,仅编辑《泊庐医案》署名的受业弟子就有:谢子衡、于传岩、冯仰曾、李建昌、王植楷、吴拱贤、吴子祯、秦厚生、孙云生、刘琪、赵志权、赵绍琴、刘鸿诂、李鼎铭、王录坤、张百塘、岳中谦、李辰生等,④ 另有李君楚、岳龙璞、张绍重等亦先后拜师侍诊,⑤ 有名姓可查的弟子计20余名。

汪逢春培养学生强调在研讨中提高学识。1936年冬,命弟子组织"同砚小集",让弟子在受课之余,互相研讨,将《内经》《难经》《伤寒论》《金匮要略》等中医经典,一一梳理研读。汪逢春还将传书授教融于平日偕游之中。1938年春,汪逢春于例假休息之日,携诸弟子登上北海琼岛,在揽翠轩之中,与弟子杯酒言欢,讲授诸书;或师生共载一舟,荡漾于太液

---

① 参见汪逢春. 为本市小儿科专家谨陈刍言希鉴纳之 [J]. 北京医药月刊, 1939 (5): 1.
② 参见谢子衡, 李建昌, 秦厚生, 等. 泊庐医案·凡例 [M], 1941. 中国中医科学院图书馆藏本.
③ 参见《中国医学初探》版权页:中华民国三十年(1941)12月初版发行,初版发行者:汪逢春;发行所:汪逢春医室(前门外西河沿)、国医职业分会(天安门内路西)。另见汪德贞. 思想回忆材料, 1950. 北京章怡藏手稿.
④ 参见汪逢春. 泊庐医案 [M], 1941. 中国中医科学院图书馆藏本.
⑤ 参见张绍重, 刘晖桢编著. 汪逢春 [M]. 北京:中国中医药出版社, 2002:182.

池中，于无形之中给弟子春风时雨之熏陶。①

汪逢春还亲自圈阅批点学生的处方，在实际临症中纠正学生的错误和偏颇。② 其点批直指要害，严厉而中肯，给弟子留下了深刻的印象，收到较好的传教效果。

汪逢春还注重提携中医同道。1949年1月，曾为福建籍医生李兆年行医写过推荐证明信，云："李兆年，字浚卿，学优而仕，由仕而医，年高望重，永吉世界，品学优长。于医道法宗长沙，潜研灵素，旅平有年，为吾道同人钦仰。无阮此次目睹流离失所之苦，爰应同志之属，出而向世，救度众生。特此证明。"③

汪逢春对子女教育也非常重视。汪逢春与夫人顾坤仪生育二子一女成人，汪逢春根据不同情况送子女入私立、教会学校读书，力求使子女均能学有所成。长子绍楹，字孟涵，毕业于北京大学中国语文系，精于文史，新中国成立后曾为中华书局等点校出版过《搜神记》等，无子女。女德贞，字允怡，毕业于燕京大学研究院，新中国成立后先后就职于邮电部、国企等单位，现存一女。次子绍奎，字辰叔，毕业于交通大学北平铁道管理学院，新中国成立前曾供职于银行界，现存一女。④

---

① 参见谢子衡，李建昌，秦厚生，等. 泊庐医案·序［M］，1941. 中国中医科学院图书馆藏本.
② 参见赵绍琴. 勤奋读书 不断实践——兼忆瞿文楼、韩一斋、汪逢春先生［J］. 山东中医药大学学报，1982（4）：7. 赵绍琴曾于1937至1940年侍师于汪逢春，其回忆称："先生论病处方，每多撮录，兼参以己见，次日先生必亲自圈阅批点。关键之处，多浓笔重点。如一次治一妇人妊娠三月，患疾喘咳，首方以苏子、莱菔子、杏仁、贝母、枇杷叶等宣肺化痰降逆之品。汪老看后批之曰：'苏子降逆力强，胎儿受伤，甚则引起胎坠。莱菔子味辛性烈，弱人尚不可用，况孕妇乎？'又一次，一猩红热病人，我处方中用了薄荷，汪老批之曰：'温疹乃热郁于内，一涌即发，发则无以制止，方中何以还用薄荷？恐其不速耶？'并告诫道：'脉数有力，斑出深紫，高热心烦，咽红肿痛，皆是发出之极矣，切不可再行之，只宜清气凉营，以缓其速。'".
③ 此据汪逢春外孙女章怡所藏汪逢春的遗物，内有汪手书的推荐书一纸。另在《丸散膏方底薄》中亦有"李先生证明书"草稿，云："李兆年，字浚卿，福建人。永吉世界，年高望重，学优而仕，由仕而医。法宗长沙，潜研灵素，旅平有年，为吾道同人所钦企。此次目睹时艰，以割股之心，行救度众生之志。特为证明。中华民国三十八年一月。"（张绍重，刘晖桢编著. 汪逢春［M］. 北京：中国中医药出版社，2002：62）.
④ 参见汪德贞. 思想回忆材料，1950；汪绍奎. 思想回忆材料，1971；章怡. 汪逢春的相关信息. 王体. 北京：2010-6-3. 另，汪逢春尚有一外室，1943年后与汪生有子女三人（参见汪德贞. 思想回忆材料，1950. 北京章怡藏手稿）。现其外室子女及后人情况不详.

热心公益　施诊济世　轻财孝友

汪逢春秉承大医贵德的医训，以济世活人为宗旨。汪逢春私人医室的门诊、出诊等项收费素来定价低廉，除规定每日前数名不收诊费外，还向确实贫穷者赠送药剂，颇受病家称道。① 同时，汪逢春还热心于公益事业。当时有中医界人士称："汪先生为燕京市上医界之名宿，道德学术，素为一般市民之所景仰，对于公共利益尤具热心。"②

汪逢春还以国医职业分会的名义创办施诊所，以利济无力求医的贫病者。1939年1月，汪逢春提议创办施诊处，③ 并于年中设立了"施诊所"，其弟子数人兼职义务应诊。④ 据施诊所的统计表显示，1939年度，施诊所接诊数达5868人次，其中内科4946人次，外科922人次；1940年度，接诊数更达18985人次，其中内科13693人次，外科达5292人次。1940年度还接种牛痘1009人，霍乱预防注射9872人。⑤ 因此，如果统计表数据属实的话，施诊所的开办确实为众多贫民百姓提供了就诊便利，救助了不少贫困民众。

汪逢春视金钱为身外之物，乐善好施，常向社会无助人群捐款。⑥ 并素以待人以诚、笃于孝友作为处世之道，经常补助老家子侄的教育、生活费用，尤其遵母命多方照顾幼弟。汪逢春去世后，其幼弟称：追忆三十余年

---

① 参见张绍重，刘晖桢编著. 汪逢春［M］. 北京：中国中医药出版社，2002：2；汪德贞. 思想回忆材料，1950. 北京章怡藏手稿.
② 段梦兰. 医药月刊出版志感［J］. 北京医药月刊，1939（1）：11.
③ 汪逢春《国医职业分会成立之历略》称："同人感于此次军事之后，药价骤增，贫者无力求医，良可憾也。本会将于来春创办施诊处，医药兼施，为利济之旨。"（参见汪逢春. 国医职业分会成立之历略［J］. 北京医药月刊，1939（1）：5-6.）
④ 参见北京国医职业分会给市卫生局的呈文. 关于医学讲习会学员、教职员名册. 1939年. 北京市档案馆藏. 北平市卫生局J5-2-403号档案；北京国医职业分会给市卫生局的呈文. 呈为填报施诊所就诊人数表医员一览请鉴核由. 1940年12月16日. 北京市档案馆藏. 北平市卫生局J5-2-406号档案.
⑤ 参见北京国医职业分会给北京特别市公署卫生局的呈文. 呈为填报施诊所就诊人数表医员一览表请鉴核由. 1940年12月16日. 北京市档案馆藏. 北平市卫生局J5-2-406号档案.
⑥ 参见汪德贞. 思想回忆材料，1950. 北京章怡藏手稿.

来，友于肫挚之情，关注提挈之德，名为手足，恩同父子。① 汪逢春孝友之德，可见一斑。

而汪逢春的个人生活则相当朴素。他自奉俭约，青鞋布袜，夏天穿竹布长衫，冬天则棉袄一袭，从来不着裘皮之物。② 由于苏州老家和北京两个家庭负担及每日酬酢，再加上中医药公共事业等费用，故汪逢春虽为名医，诊疗收入较多，但开支后所剩无几。因此，汪逢春每自谓"本人徒拥虚名，除古玩、字画、书籍外，身无长物"。③

致谢：谨向提供调研帮助和信息资料的章怡女士、汪润生女士、李学兰女士、刘学信先生、吴中云女士、谭长烈先生、刘宗永先生等人，以及北京市档案馆、北京市公安局宣武分局、北京市民政局东北义园、首都图书馆、国家图书馆、北京市地方志办公室、中国中医科学院图书馆等有关单位和部门表示衷心的感谢！谨向提供相关资料、信息和建议的课题组成员农汉才女士、甄艳女士、吴文清女士、赵艳女士、罗大中先生、胡晓峰先生等致以诚挚的谢意！

年　表

1884 年　出生于江苏省吴县（今苏州市）。
1890 年　入私塾，读四子书。
1895 年　随当地名医艾步蟾学习中医。
1900 年　随艾步蟾侍诊。
1908 年　北上至京，被法部招录任审判厅检察官兼医官。其间，受业于商部主事力钧，学习中医。
1910 年　辞职在京行医。
1927 年　医寓迁至前门外西河沿 191 号，在此悬壶直到去世。

---

① 参见汪德贞. 思想回忆材料, 1950. 北京章怡藏手稿.
② 参见张绍重. 汪逢春·医家小传[M]. 北京：中国中医药出版社, 2002：3.
③ 参见汪德贞. 思想回忆材料, 1950. 北京章怡藏手稿.

1935年　被聘为北平市中医考试委员。后历任中医考试、考询委员。
1938年　北京国医职业分会成立，被推选为会长。
1939年　主持创办《北京医药月刊》，创设北京医学讲习会并任会长，开办施诊所。
1941年　受聘任北平市国药业同业公会中药讲习所所长。
1949年　因心脏病突发坐逝于医寓佛堂。

（王　体）

主要论著

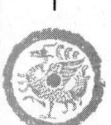

汪逢春. 泊庐医案. 自印赠送，1941. 中国中医科学院图书馆藏本.

汪逢春. 丸散膏方底簿. 张绍重藏本//张绍重，刘晖桢. 汪逢春. 北京：中国中医药出版社，2002.

汪逢春. 痰饮论（中医病理学）. 北京医药月刊，1939（8）；1940（9，10）.

帝玛尔·丹增彭措

(1672—?)

帝玛尔·丹增彭措（1672—?），西藏昌都贡觉宗色嘎村人（今西藏自治区昌都市贡觉县色嘎村），康区著名藏医药学家。自幼出家进入寺院，接受宗教方面的教育，并陆续学习医方明、工巧明、声明、因明和内明等五明学的内容，知识极为渊博。一生中，他的足迹不仅遍及西藏、四川、青海、云南等藏区，还曾到过内地的五台山以及印度等地，对藏医与汉族中医、印度医学的交流起了重要的作用。在医学方面，著有《〈根本医典〉注释》《分节官能生理注释》《药味的配方与性能》《晶珠本草》等多种医学著作，其中尤以《晶珠本草》最为著名，奠定了今日藏药学的基础。

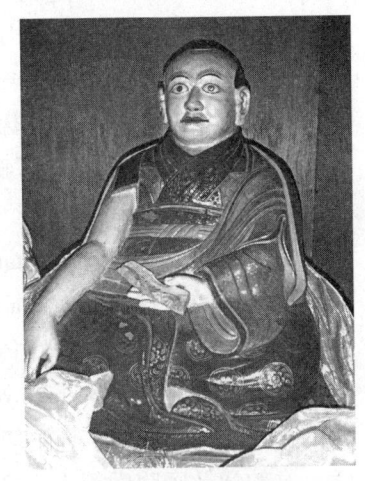

帝玛尔·丹增彭措像①

帝玛尔·丹增彭措（De'u dmar bstan'dzin phun tshogs），1672年出生于西藏昌都贡觉宗的色嘎村，② 即今天的西藏自治区昌都市贡觉县色嘎村。

---

① 该造像藏于西藏自治区昌都市贡觉县藏医院.
② 其出生年代有18世纪（张怡荪.藏汉大辞典.民族出版社，1985）、1672（帝玛·丹增彭措.帝玛·丹增彭措医著选集.青海民族出版社，1994）、1673年（帝玛·丹增彭措.晶珠本草.民族出版社，2005）、1720年（蔡景峰.中国藏医学.科学出版社，1995）以及1725年（格桑陈来.藏族医学史.中国藏学出版社，1997；蔡景峰.藏医学通史.青海人民出版社，2002）等不同的说法。此处根据《帝玛·丹增彭措医著选集·作者生平简介》中的考证，其出生年份为1672年。选取这一年份另外的理由是，根据其本人著作《美妙田论》后记中的记载，乙未年他43岁的时候前往峨眉山，若其生年为1672年，则此乙未年正好为1715年当其43岁之时。再者，据色拉寺调研采访所得，帝玛尔·丹增彭措当时离开色拉寺是因为在医学见解上与第司·桑吉嘉措（1653—1705）不合，所以他应该与后者为同一时代人物，故而1672年生人合乎逻辑。

"帝（De'u）"是"小山"的意思，"玛尔（dmar）"是"红"的意思，"帝玛尔"指的是色嘎村对面的一座小红山；"丹增彭措"是他的法名，"丹增"是持佛法者的意思，"彭措"是圆满、兴盛的意思，其名字前面冠以籍贯地名，以便与同名者进行区分。至今，帝玛尔山顶上还存留有其修行房（mtshams khang）的遗址；山下有帝玛尔寺一座。

帝玛尔·丹增彭措的父亲是比吉家族（Bi ji'i rigs）的多杰扎西（Rdo rje bkra shis），母亲名叫拉噶（Lha dga'），他是家中的第二子。① 丹增彭措自幼跟随父亲和叔父学习了藏文基础，并学习了一些医学知识。之后，他进入康巴寺（Kham pa sgar，今西藏自治区昌都市昌都县境内）出家，跟随上师贡嘎丹增（Kun dga' bstan' dzin）学习佛学、医学等传统知识，② 12岁时还向释迦拉旺（Shakya lha dbang）学习了唐卡绘画的知识。③ 他跟随贡嘎丹增仁波切，在得到上师真传后被派往卫藏和后藏进行教学，在卫藏期间，丹增彭措在色拉寺（Se rar byon）钻研佛学五部卷帙，并深得领悟，获得格西的称号。④ 此后，又前往楚布寺（Mtshur phur byon）研习历算学、声明学、音韵学及医明学等十明之学后回到康区。

在医学方面，丹增彭措因治疗众多医家所不能治疗的疑难杂症而获得"医圣（sman pa mchog）"之美名。⑤ 当时，他的声名已经播及云南，在云南的一位汉人大官身患重病，多方求医均未果，最终依靠丹增彭措精湛的医术使他得以痊愈，汉人大官将其事禀告皇帝并许诺为丹增彭措赐予高官之职，但是丹增彭措说这些对于出家人毫无用处，谢绝了封官加爵，只提出了很希望到汉地鉴别药材的要求，汉人大官满足了丹增彭措的要求并亲

---

① 强巴赤列. 藏族历代名医略传［M］. 北京：民族出版社，2000：381.
② 强巴赤列所著《藏族历代名医略传》中记载帝玛尔·丹增彭措先后拜嘎玛丹培（Krma bstan'phel）和贡嘎丹增为师。但据《贡嘎丹增文集》中的记载，前者实际上是贡嘎丹增的老师，并没有实际向帝玛尔·丹增彭措传授知识。另，据今西藏自治区昌都市妥坝乡康巴寺卓嘎仁波切介绍，"丹增彭措"一名乃其上师贡嘎丹增为其所取。
③ 至今西藏自治区昌都市妥坝乡康巴寺仍藏有丹增彭措亲自绘制的唐卡，内容与宁日噶举有关。
④ 对于帝玛尔·丹增彭措获得格西称号，有说在色拉寺者，如《晶珠本草·作者介绍》（民族出版社，2005）等，有说在哲蚌寺者，如索如·葛玛贡加所撰"著名大学者杜玛·嘎玛西丹增彭措的生平及历史功绩"一文中（《中国藏学（藏文版）》，2008年第4期，56页）等。根据实地调研访问，均说是在色拉寺，遗憾的是，目前色拉寺未存有相关记录。
⑤ 帝玛·丹增彭措. 帝玛·丹增彭措医著选集［M］. 西宁：青海民族出版社，1994：6.

自陪同前往五台山等多地。其间，丹增彭措对藏医所需的药材进行了辨认，并对药材的加工炮制方法进行了仔细观察。此外，丹增彭措对汉地的工巧学很感兴趣，并进行了详细考察，并掌握了不少手艺，他亲自制作出了陶瓷碗、铜质镀金佛像等各种制品。① 至今，在昌都康巴寺还存有丹增彭措亲自制作的百余座镀金佛像，笔者调研时曾亲眼看到。

藏历木羊年（原书著"乙未年"，即1715年）丹增彭措43岁时，他前往峨眉山，写下《美妙田论（Sprul ba'i sman zhing lta na sdug gi bkod yig ngo mtshar mee na ka'i gar brgya）》②。在贡嘎丹增上师圆寂后，丹增彭措特地前往印度金刚座（rdzogs rjes khong）进行了盛大的佛事活动。在印度期间，丹增彭措不但深受印度国王的赏识，还对当地的药材进行了仔细考察，为后来《晶珠本草》的编撰奠定了基础。

丹增彭措本人的主要居所为贡觉色嘎的帝玛尔寺，他的著作大多是在这里完成的。根据《帝玛·丹增彭措医著选集》中的介绍，他在堆龙定卡寺（Stod lung lding kha'i chos grwar）完成了《珞巴直授大全（Lhog pa'i dmar khrid chen mo）》；在藏北纳木错扎西托布切（Bkra shis do bo che）受崔尺多吉医者之托完成了《关于用药的论述（Sman gtong tshul gyi skor gleng ba）》；在康区昌都强巴林寺（Byams pa chos gling）期间著有《全身要害明晰（Lus gnad gsal ba'i stong thun）》；在噶玛巴大师的驻地完成了《药之六味配伍明鉴注释·仙人口谕薄俱罗叶串（Ro drug sman gyi sdeb sbyor gsal bar'grel ba drang srong zhal lung ba ku la'i'dab phreng）》，在昌都类乌齐完成了《治病甘露珍鬘（Sman bcos bdud rtsi'i phreng ba）》，在囊谦王的宫殿嘎日其给扎西其（Pho brang sgar chen'khyil ke bkra shis'khyil）期间，从囊谦王多吉次仁（Rdo rje tshe ring）处学到了解毒法和珍宝丸的制法等，又在欧达大宫殿（Dngul mda'i pho brang chen bo）从法王德格普仁波切（Chos kyi rgyal bo sde dge bu rin po che）处领悟到了秘诀药及肺病治疗的相关知识。而著名的《晶珠本草（Shel gong shel phreng）》，则是他在阿恰夏巴帝（A khya sha pa ti，位于今西藏自治区昌都市江达县娘西乡内）完成的。

从云南省迪庆藏族自治州旅游宣传册中出现的丹增彭措曾在云南生活

---

① 帝玛·丹增彭措. 帝玛·丹增彭措医著选集［M］. 西宁：青海民族出版社，1994：7.
② 帝玛·丹增彭措. 帝玛·丹增彭措医著选集［M］. 西宁：青海民族出版社，1994：18.

过的记录可以推断,他后来确实去了云南,学界也多认为他圆寂于云南,但遗憾的是,目前并未找到关于他在云南生活的确切记载。关于丹增彭措的卒年,学界亦有不同的观点,在索如·葛玛贡加所著论文"著名大学者杜玛·嘎西丹增彭措的生平及历史功绩"中提到帝玛尔格西圆寂于1727年,享年56岁。但文中并未给出参考文献,故而待考。

由于历史的变迁,帝玛尔·丹增彭措的原稿早已不存,青海省玉树藏族自治州藏医院搜集、整理了其所撰著的医学的内容共61种,集结成《帝玛·丹增彭措医著选集(Gso rig gces btus rin chen phreng ba)》,1994年由由青海民族出版社出版。从这些内容可以看出,丹增彭措不但精通藏药学,而且对藏医的各种疗法,如放血疗法、催吐疗法和愈撅疗法(dpyug bcos)等,都有专门的研究。

此外,另有未被《帝玛·丹增彭措医著选集》收录的内容14种①,分别为:《毒鉴宝镜(Dug brtag gsal ston nor bu'i me long)》、《仁青擦觉教诲·龙珠鉴(Rin chen tsha sbyor gyi gdams pa gdengs can gtsug gi ma Ni ka)》、《仁青常觉教诲·甘露晶瓶(Rin chen grang sbyor gyi gdams pa bdud rtsi shel gyi bum pa)》、《儿童耳垢处理·欢庆明镜污垢清法(Byis pa'i rna bra'beb pa rten'brel me long byi dor dag byed)》、《邪病明晰识盗·智慧镜(Gdon ngos gsal byed rkun po ngos'dzin rig pa'i me long)》、《眼药明晰配制·慧眼赠(Mig sman gsal byed sbyor ba ye shes spyan sbyin)》、《养生摄老详解·屋漏致安(Snyan brgyud zab mo'i yang snying phyi nang gsang ba'i bcud len zag med ye shes bde ster)》、《三配伍新著·秘诀人体病态述载(Sdeb sbyor gsum las gsar rtsom man ngag khams'dus lang ba'i'khrul bkod)》、《实践集要·众明宝鉴库(Lag len gces btus kun gsal snang mdzod nor'phring)》、《解毒事宜·秘诀重论(Dug bcos bya grong man ngag bka' rgya can)》、《工巧学(Bzo rig pa Da)》、《医学名词近需明释(Gso rig skor gyi ming tshig nyer mkho'i don gsal)》、《制药工艺感悟汇要(Sman bzo'i lag len myong bas grub pa)》、《脉诊尿诊补遗要略·望触明镜(Rtsa chu'i lhan thabs bka'i bstan don bsdus reg mthong gsal ba'i me long)》,西藏昌都市贡觉县藏医院老院长达瓦次仁曾组织人员将这些著作刊刻于世。

---

① 帝玛·丹增彭措. 帝玛·丹增彭措医著选集[M]. 西宁:青海民族出版社,1994:8.

总之，丹增彭措一生中足迹遍及汉地、印度、藏区等地，克服了种种困难，采集和辨别药物、对百姓看病配药、在实践积累了很多经验，并为后人著书立说，为藏医药的事业的发展和继承做出了毕生的精力。

传世名作《晶珠本草》

现在惯称的《晶珠本草》，全名为（Bdud rtsi sman gyi rnam dbye ngo bo nus ming rgyas par bshad pa dri med shel phreng），由两部分组成，即《治病伏魔药物功能直讲·无垢晶球》和《甘露药物名称功能评解·无垢晶鬘》，前书属总论性质，用偈颂体写成，内容介绍各类药物的治疗效用及其所包括的成分；后者是各论，用叙述体文字写成，分别论述每类每种药物的来源、生长环境、质地、入药部位、主治病症等。两书合称为《无垢晶串》（Shel gong shel phreng），一般多惯称为《晶珠本草》，这是丹增彭措长期在青海东部和南部、四川西部、西藏的东部以及云南、印度等地实地调查研究后，并参考历代藏医药的古典著作，前后经历20年之久，最后写成的藏药经典著作。此书在1743年写成，1745年木刻问世，与中医的《本草纲目》同为中国传统医学宝库中的瑰宝。

《晶珠本草》全书共载药2294味，分为13大类，即珍宝类、石类、土类、汁液精华类、树类、湿生草类、旱生草类、盐碱类、动物类、作物类、水类、火类和炮制类。实际上，因为同一种药物派生出性质相同的多种药物，或同一种药物由于产地不同，书中冠以不同地名，成为多种药物，书中所载药物实际只有1176种。①

《晶珠本草》中相当一部分是高原雪域的特产，也是藏医在临床实践中所常用的。例如绿绒蒿、獐牙菜、虎耳草、翼首草、独一味、马尿泡，有些则只是海拔4000米以上的雪域出产的药物，包括雪莲花、榜嘎、乌奴龙胆、紫苞凤毛菊、短管兔耳草、箭药兔耳草等。

就分类而言，《晶珠本草》的分类独具特色，带有鲜明的藏族特色。如藏药中的"珍宝类"药物，除分为上品类和普通类之外，普通珍宝药还按

---

① 帝玛尔·丹增彭措. 晶珠本草[M]. 北京：民族出版社，1986：497.

照可熔性和不可熔性分类，前者包括金刚石、玛瑙、翡翠石、水晶、珊瑚等稀有物质，后者包括了诸如铁、锡、锌等一般金属。对于动物药，其分类方法更有其特殊性，它按动物的解剖部位进行分类，如角、眼、舌、齿、喉、心、肺、肝、胆、脾、肾、胃、肠、奶等，而且这些分类的形成，主要是从藏民接触最多的动物如牛、羊、马这些牲畜而来，与藏民的生活习俗密切相关。再如以动物胃糜入药，这与高原的畜牧生活是分不开的。再者，地处青藏高原，农作物的生长条件受到自然环境的严格限制，所用品种较少，只载有稻、粟、稷、青稞、小麦、大麦寥寥几种，明显地显示出受高原自然环境及藏族生活的制约，缺少这方面的实践和客观条件，这也是本书的另一民族特点。[1] 在其他民族药学中，对药物的分类一般都不太明确，尤其是古代的药物学，《晶珠本草》在这一点上，可谓独树一帜。

在用药方面，《晶珠本草》中也呈现中藏族特色，如诃子，是藏药学中最为常用的药物之一，有药中之王的美称。其作用相当于中医的"甘草"，但地位远远高于甘草，因为它已经超越了一般药物的概念，成为一种文化符号，在通常所见的药师佛像中，药师佛常常手托一蓝色钵状物，那就是诃子！《晶珠本草》用于相当大的篇幅详尽地叙述它的历史、分类品种、性状、主治等。如它首先引述古代文献，来说明其来源，引述古书《医术点滴（$Gso\ dbyad\ phran\ pu$）》所列的诃子品种，有赛多诃子、夏千诃子、排西诃子、札亮诃子、泽亮诃子和萨尔玛诃子等[2]。所载用药经验更为丰富，提到：诃子果尖治隆病，因为其味辛；果核治赤巴及隆的合病，因为其味甘；果肉可治隆及培根合病，因为其味酸；用其果尾来治赤巴病，因为其味苦；用其外皮则可治疗赤巴及培根合病，则是其味涩。[3] 书中提到诃子的别名多达46种，并提到其他民族所用之名称。这样详尽的论述，为其他医药著作所少见。

总之，《晶珠本草》是藏医古代药学经典，其在古代藏医药学中的地位，与汉族中医的《本草纲目》具有同等重要的意义。现已有汉文译本3种，即1986年上海科学技术出版社出版，由毛继祖、罗达尚、王振华、马

---

[1] 蔡景峰. 中国藏医学［M］. 北京：科学出版社，1995：233.
[2] 帝玛尔·丹增彭措. 晶珠本草［M］. 北京：民族出版社，1986：182.
[3] 帝玛尔·丹增彭措. 晶珠本草［M］. 北京：民族出版社，1986：10.

世林译注的《晶珠本草》；2004年四川科学技术出版社出版，由罗达尚主编的《新修晶珠本草》；2012年上海科学技术出版社出版，由毛继祖、林鹏程等重译的《晶珠本草》。

医学之外的其他成就

帝玛尔·丹增彭措一生之中游历的足迹遍布藏区、汉地、印度、尼泊尔等多个地区和国家，因为他是个非常善于学习的人，所以每到一处，都对当地的文化、技艺、医学等知识抱有浓厚的兴趣，并且能够学会这些技能。如他在汉地期间，就学会了中原地区瓷器制作的传统工艺，并且在返回藏区后，亲自加以实践，至今在康巴寺内还藏有当年他亲手烧造的瓷碗，笔者在2010年6月去当地调研时，蒙卓嘎仁波切之恩，曾亲眼所见这些藏品。

在藏族传统工巧明中，有一种被称为"变金（gser 'gyur）"的工艺，其实质是一种镀金工艺，是在将贱金属向贵重金属转变这一美好愿望的实验过程中产生并得到的一种工艺。丹增彭措在康巴寺期间曾主持铸造1000尊镀金佛像，当造到500尊时，金子已经用罄，在资金筹措困难的情况下，他亲自运用古籍中记载的有关方法，不断的实验，终于使用"变金"术完成了剩余500座佛像的制作。这些佛像至今也藏在康巴寺的佛阁中。

丹增彭措在唐卡绘制方面也颇有建树，他亲手绘制很多佛教相关的唐卡，现今大多已经不存。康巴寺藏有一幅他亲自绘制的以噶举派传承为主题的唐卡，设计布局严密，画工细腻，至今色泽鲜艳，保存完好。

此外，目前藏区所生产的藏香，很多配方都来自于丹增彭措的著作。藏香的配方基本都是由藏药组成，能够起到祛病避秽的作用，对于藏区人民来说，已经成为他们礼佛以及家居生活中不可缺少的重要部分。

帝玛尔·丹增彭措出生康区，是典型的康巴人，因此康巴人特有的率真、直接、豪放、敢于冒险等性格在他身上都有鲜明的反映。他的成功，甚至他最后的不知所踪，都无不与他的这种性格有关。

丹增彭措具有强烈的好奇心，这对一个大智慧者来说，非常重要。人

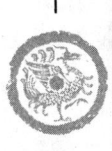

要保有永远的好奇之心，才能够有愿望和动力去学习和接受新的事物和新的知识，才能通过不断的学习来完成对心中"内圣"的追求。帝玛尔·丹增彭措一生涉猎广泛，游历甚广，在每个地方他都很愿意，也很善于学习当地的知识和技艺，这在他到汉地和到印度的经历中可以看出。在他身上，藏族传统学者那种综合知识的元素体现无疑。可以说，这种率真，永葆好奇之心的特性，是他取得如此成就的关键因素。对学者来说，性格是其学术生涯中不可忽视的一个因素。

帝玛尔·丹增彭措是藏医学发展过程中的代表人物之一，他的著作和学术观点是17世纪藏医学在康区发展的具体体现。他在藏药学方面的地位和成就，至今无人能及。《晶珠本草》至今在藏药学中，仍是藏医学习者的经典必读著作。

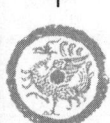

年　　表

1672年	出生于西藏昌都贡觉宗的色嘎村（今西藏自治区昌都市贡觉县色嘎村）。
1684年	跟随康巴寺阿旺·贡嘎丹增学习医学、佛学、唐卡绘画技巧等知识。
1715年	到汉地峨眉山。
1718年	到汉地五台山。
1743年	著成《晶珠本草》。
1745年	《晶珠本草》木刻问世。
？年	卒于云南地区。

（甄　艳）

主要论著

帝玛尔·丹增彭措. 晶珠本草. 18世纪手抄本.

帝玛尔·丹增彭措. 根本医典纲要系类挂图详解 // 玉树藏族自治州藏医院搜

集、整理. 帝玛·丹增彭措医著选集. 西宁：青海民族出版社，1994.

帝玛尔·丹增彭措. 根本医典章节内容诠释//玉树藏族自治州藏医院搜集、整理. 帝玛·丹增彭措医著选集. 西宁：青海民族出版社，1994.

帝玛尔·丹增彭措. 人体主要组织部位详解//玉树藏族自治州藏医院搜集、整理. 帝玛·丹增彭措医著选集. 西宁：青海民族出版社，1994.

帝玛尔·丹增彭措. 药物的性味配方功效摘要//玉树藏族自治州藏医院搜集、整理. 帝玛·丹增彭措医著选集. 西宁：青海民族出版社，1994.

帝玛尔·丹增彭措. 57种药物性味配方表格//玉树藏族自治州藏医院搜集、整理. 帝玛·丹增彭措医著选集. 西宁：青海民族出版社，1994.

帝玛尔·丹增彭措. 藏医外治器械的名称//玉树藏族自治州藏医院搜集、整理. 帝玛·丹增彭措医著选集. 西宁：青海民族出版社，1994.

帝玛尔·丹增彭措. 预防中毒精要金刚寿//玉树藏族自治州藏医院搜集、整理. 帝玛·丹增彭措医著选集. 西宁：青海民族出版社，1994.

帝玛尔·丹增彭措. 解毒札记精髓汇集//玉树藏族自治州藏医院搜集、整理. 帝玛·丹增彭措医著选集. 西宁：青海民族出版社，1994.

帝玛尔·丹增彭措. 秘诀精选汇集诸多实践经典//玉树藏族自治州藏医院搜集、整理. 帝玛·丹增彭措医著选集. 西宁：青海民族出版社，1994.

帝玛尔·丹增彭措. 药物炮制功效百倍实践程式精选之普照//玉树藏族自治州藏医院搜集、整理. 帝玛·丹增彭措医著选集. 西宁：青海民族出版社，1994.

帝玛尔·丹增彭措. 医学史大海之波涛·仙人喜宴//玉树藏族自治州藏医院搜集、整理. 帝玛·丹增彭措医著选集. 西宁：青海民族出版社，1994.

贾马力丁·阿克萨拉依

（12世纪后叶—13世纪中叶）

贾马力丁·阿克萨拉依（Jamalidin Aqsarayi）是喀喇汗王朝（Qara Khanids，约940—1212）后期著名的维吾尔医药学家，生活年代约为12世纪后叶至13世纪中叶。其代表著作为《白色宫殿》，该书内容大致涵盖了传统维吾尔医学法规、维吾尔医学治疗方法、维吾尔医制药方法及使用标准、维吾尔制药器具和药物产地等方面。对现代维吾尔医学依然有重要的参考价值。

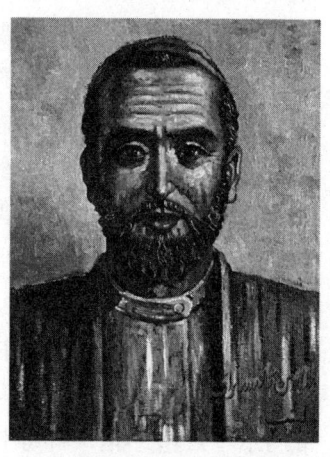

贾马力丁·阿克萨拉依像①

贾马力丁·阿克萨拉依（Jamalidin Aqsarayi）是喀喇汗王朝（Qara Khanids，约940—1212）后期著名的维吾尔医药学家。他出生于今新疆维吾尔自治区和田地区墨玉县古老的村庄阿克萨拉依乡。② 有关其生平材料传世的较少，只知其生活年代大致为12世纪后叶至13世纪中叶，青少年时期曾在乡间的麦德日斯·萨其也（意译为光明经文学堂）学习伊斯兰教基础知识。③ 同时，也随父亲习医，掌握了维吾尔医学的四大物质学说在内的基础理论知识，诊断疾病知识、加工药物和治疗疾病的知识。后来又前往墨玉、和田等地的经学院进一步系统地学习伊斯兰教、阿拉伯语、波斯语、察哈台文、医学、天文历算等知识。学成之后回到家乡阿克萨拉依随父亲行医，医名渐盛。④

---

① 新疆和田地区维吾尔医学专科学校提供。
② 阿克萨拉依乡位于墨玉县城南部，乡政府驻地阿尔瓦克村，距县城17公里。
③ 在经文学堂主课为《古兰经》等宗教科目，此外阿拉伯与波斯语也是必修。同时，在学堂内也传授一些文学、诗歌、天文、地理、医学等方面的知识。
④ 斯迪克·热合买提等. 维吾尔群星（维吾尔文）[M]. 喀什：喀什维吾尔文出版社，1997.

11世纪前后,是维吾尔族文化发展史上的辉煌时期。在这一历史时候,维吾尔族文化、艺术和医学都取得了巨大的进步。当时的和田因地处陆上丝绸之路南麓重镇,是中西方文化的荟萃之地。至13世纪,蒙古大汗成吉思汗率大军东讨西征,不断扩大疆域,并将征服之地分封给他的四个儿子。次子察合台受封的领域,从畏吾儿旧地起,至撒马尔罕(Samarkand)及布哈拉(Bukhara)止。①贾马力丁·阿克萨拉依于13世纪20年代为了避免蒙古部落叛军首领屈出律的杀戮而南逃至北印度行医。他在北印度地区不断整理自己治疗经验,同时也不断吸收阿拉伯伊斯兰医学的结晶和成果,积累了大量具有独特疗效的医方,也配制出许多疗效显著的成药,慕名而来的病者络绎不绝。

阿克萨拉依在其生活时代,一方面积极从事医疗活动,为病者治病。同时,不断总结前人治病疗病的知识、经验,以完善自己的医学知识和治疗方法。并吸收其他传统医学的知识,以丰富维吾尔医学的理论和诊疗技艺;另一方面他也非常重视培养学生,尤其是来自和田等地的医学生,为维吾尔医学的传承力尽所能,曾在墨玉县培养了买提尼亚孜阿訇、巴热提阿吉、艾合买提哈里帕阿吉、芒苏尔阿吉、艾沙阿吉等一批维吾尔医学家。

贾马力丁·阿克萨拉依不但是一位著名的维吾尔医学家,同时也是一位为阿拉伯伊斯兰医学和印度尤那尼医学的发展做出贡献的一位东方传统医学家,研究和传承他的医学思想和诊疗技术对维吾尔医学的弘扬和发展有着不可忽略的意义。

文献流传

贾马力丁·阿克萨拉依的代表作《阿克萨拉依》(意译为《白色宫殿》,该书以贾马力丁出身的村名为书名)就是在自身实践过程中,结合自己的治疗经验而写成的。该书大体分为三个部分,即基础理论、全身各器官疾病的治疗、药物和方剂,内容涵盖了传统维吾尔医学理论、维吾尔医学治疗方法、维吾尔医制药方法及使用标准、维吾尔制药器具和药物产地

---

① 察合台汗国的驻地在阿力麻里(Almalik)境内的忽牙思(Quyas)。

等方面。原书用阿拉伯语写成，以抄本形式流传，曾于19世纪末在印度勒克瑙（Lucknow）印刷出版，后来在20世纪30年代成为新德里市伊斯兰医学学校的通用教材。该书在流传过程中，后翻成察合台语，对南疆地区的维吾尔医学影响甚大。

目前新疆地区所藏《阿克萨拉依》有两种版本。一是新疆维吾尔医学专科学校维吾尔医古籍文献研究所保存的一份察合台文抄本，该书详细介绍了180种常见病、390种生药、144种成药，是一本较为系统的维医学专著，至今仍有重要价值。该书以和田桑皮纸蝴蝶装帧，字体为纳斯塔里克，用墨汁书写。页面32cm×26cm，版框25cm×17cm，白口，个别页面蝴蝶线已脱落，书首尾部分页残损严。[①]

另一版本则是藏于新疆维吾尔自治区维吾尔医药研究所的版本，不分卷，共3册，490页。上册为基础理论，药物和方剂，中册为各器官专科疾病的诊疗，下册为全身性疾病的诊疗等。桑皮纸线装，纳斯塔里克字体石刻印刷，页面尺寸11cm×21cm，版框尺寸19cm×29cm，每页共21行，有边栏，白口。有民族图案的皮质封面，保存较为完好，为1899年在印度勒克瑙市出版的"乃维力科西瓦尔"石印本。

论治结合

新疆维吾尔自治区维吾尔医药研究所所藏版本的第一册主要包括医学理论和治疗（也涵盖了药物、方剂和营养物质的使用等内容）两部分。理论部分共有四篇，第一篇论述了七种基础理论学说，探讨了人体生存的基本条件，内容如下：

1. 四种物质（Tot qong Madda，Four Elements）：火、气、水、土。
2. 四种属性：热、寒、干、湿。这四种属性和自然界的四大物质间的相互关系和产生的九种性质：即不热不寒的综合性质、热性质、寒性质、干寒性质、干性质、干热性质、湿热性质、湿寒性质、湿性质，人在自然

[①] 贾马力丁·阿克萨拉依《阿克萨拉依》（3卷），抄本，藏于新疆维吾尔医学专科学校维吾尔医古籍文献研究所（有缺卷）。

界中平衡的性质以及人体各器官的属性等。

3. 体液学说（Hilit Talimati, Humourism）：即血液质、黏液质、胆液质、黑胆质，这四种体液产生的过程和在体内的作用及各种特点。

4. 器官学说：主要指管理生命活动及生命之气的具体功能和作用的器官，以及器官部分所特有的气质和所发生的病理倾向。掌握器官学说，对于诊断和提高治疗效能是有特殊意义的。如心脏原气质为干热，但因其位于两肺中间，由于经常受到新鲜空气和血液不断向心脏周身冲击，因此使心脏的干热性质变为湿热状态。

5. 素质学说：认为素质是一种巨大的力量，它能够使人维持生命，对人体的各个组织器官供给气质，并对这些气质的发挥加以控制；当人体遭到不利的情况时，使其自觉地防卫和抵制，并发挥它自己的力量，这就是素质。具体说，人体的组织系统内有着不断运动着的物质以及许多变化。如果素质的力量超过疾病力量，它可以不凭借外界的物质完全依靠自身的素质抵抗疾病，恢复健康，否则就必须向体外寻求有助于身体素质的物质——饮食和药物。

6. 气质学说（Mizaj, Temperament）：人体全身的力量由生命气、感觉气、活动气、主气组成。这是根据它内在的实质精神，在人的生命形成时开始，在极其复杂的生命过程中，形成人的自然性格，同时也形成它本质的形象。体内所必需的血、痰、呕吐等，全由气质形成，所有的气包括营养在内，散布在人体的各个部位。生命运动所需的营养物质，也由气质供应。为维持和弥补生命所缺乏的营养物质（其中包括血液、痰液、胆液和黑胆液四种），它必须通过主气的间接作用，再经大脑、心、肝等部门再制造出维持生命的一种气，而它们全靠感觉气和活动气进行调节和运转。如果气质运转不正常，主气和生命的功能将会紊乱起来，其他部门也随着发生紊乱，失去平衡，继而减少了人体营养需要量，造成与心脏和神经系统相连贯的衰弱，导致疾病的产生。

7. 形质与动力学说：所谓形质，指人在老少、胖瘦、男女等阶段的体质与性别差异同健康、疾病的关系。它着眼于人体质结构的各种差异与各种疾病之间的关联性，现代科学把这种差异区分为人的各种体质类型，如小儿、青年、中年和老年，男性和女性等体质可能容易常发的疾病。

而所谓动力，实指"神"，"神"作为四体液（食物经消化后产生的血液、痰液、胆液、黑胆液）的升华力，不同于四体液，是由肝脏产生的体液传运到全身各部位的功能之气。

第二篇论述了人体形态、生理、病理及其特征。

第三篇主要讨论疾病的病因及大致分类。

第四篇为诊断学说的内容，包括了依据病人的十种症状诊断，鉴别由于四种体液不平衡所引起的各类疾病；切脉的概念和原则，脉的分类，脉象与疾病症状之间的联系；尿液的概念，尿的分类，尿中五种颜色和诊断疾病间的关系；大便的检查方法与疾病发生的关系等。

该书第一册的有关治疗部分则主要包括各种治疗措施、药物治疗、手法治疗等内容，其中药物治疗部分重点论述了药物理论和药物的属性，即干冷、干湿、干热、湿热，以及药物方剂的规则和应用原则。

第二册则主要集中讨论了器官性疾病，主要涉及神经、五官、呼吸心血管、消化、妇科和男性生殖、泌尿、皮肤和各种关节及骨伤科等系统疾病。

第三册主要论述全身器质性和非器质性疾病，共有有六篇，分别为：（1）论述各种发烧病症；（2）论述各种继发性疾病及其特征；（3）论述水、皮肤病、麻风病及各种传染病和其他相关预防治疗措施；（4）骨伤科疾病及其治疗措施；（5）整形和美容知识；（6）各种中毒症状的抢救和预防措施及方法。

《阿克萨拉依》中记载的药物及医方中使用的药物中，有不少是当地和塔里木盆地出产的植物药：如乌梅、胡杨胶、梧桐碱、马齿苋、胡葱、甜瓜子、卡斯乃根、努库提（鹰嘴豆）、胡柳、小茴香、巴旦木杏、杏、阿魏、甘草、曼陀罗籽、葡萄、石榴、热衣汗吾口个、板蓝根、紫苏、恰木古日、艾米夏巴喀尔吾肉个、怪柳子、大兔丝草、车前子、胡麻、核桃、罗卜籽、鸽粪等，总计约有300余种。其中利用和田当地出产的公山羊血做成粉剂"卡斯乃根"，更是一种利尿效果极好的动物药。另外，成药中用到多种散石蜜膏膏剂，如曼斯热日都斯膏、散吉日那膏、全蝎蜜膏、艾吉肉勒牙忽迪膏等。

兼容各家

贾马力丁·阿克萨拉依对于人体物质基础的认识继承了伊斯兰著名医学家阿维森纳的观点。认为人体是有生命力、有活力的整体，生命力是由各种情感因素构成的一个生命原素。他把精神解释为在认识水平上的思想力和内心情感的自我表现，因而是人体的一个有机组成部分。

同时在《阿克萨拉依》中提出的四种体液学说，显然是从古代希腊医学关于四种元素学说（宇宙由土、气、火、水构成）、四种体液学说（血液、黏液、黑胆汁、黄胆汁），以及印度吠陀医学中提及的三种质学说（气、胆、痰，又称三大）基础上演化而来。作者根据这些学说，结合和田地区当地的自然条件与本民族常发疾病，结合自己临症经验，通过实际病例进行比较分析，论证了全身各个部位的解剖、生理、病理与疾病关系，并应用自然界的四大物质和人体四种属性的相互关系，解释病机、病因。贾马力丁·阿克萨拉依强调了阿维森纳的实验医学精神，但《阿克萨拉依》的许多理论并不完全属于阿维森纳学派。贾马力丁·阿克萨拉依从整体观念出发注重调理全身四种体液的平衡，讲究药物与食疗相结合的治疗方法，强调治疗前要掌握病人的心理状态，所以他的治疗原则并不是纯属药物治疗的伊拉克"哈维"主义。贾马力丁·阿克萨拉依的学说是在特定的环境中（当时的中亚地区）吸纳和接受了周边民族（国家）传统医学的精髓，提出了自己认识疾病和治疗疾病的见解，使阿维森那的论述更为系统化，形成了独特的"阿克萨拉依"学说。如他认为肾和膀胱产生结石的原因有三种：一种是物质原因，如体内胶质性黏液物质过盛、慢性炎症剂溃疡、瘀血和慢性出血都会成为形成结石的原因。第二种是非物质的原因，如高热、干热愈烈，体内就会加大蒸发水分造成物质的沉积，以及浓稠或者常食难以消化的食物，牛奶（羊奶）、酸奶、驼奶、马奶、生果等就是这里食物的代表。第三种是属于忧郁质的人，常会使体内黏液质或者黑胆质分泌过盛，这些因素是形成结石的诱因。这三种致病原因是作者根据和田地区气候的干热性质提出的。至今，泌尿系统结石病仍然是和田常见疾病之一，所以维吾尔医对治疗泌尿系结石病并不单纯注重于药物治疗，同时也强调

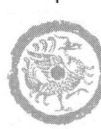

锻炼身体，多沐浴，增强胃功能和保持良好精神状态，这些都有助于恢复健康。此外，贾马力丁·阿克萨拉依还把希波克拉底某些医学思想融会在自己的学说中，正如《阿克萨拉依》跋中阿吉·外力·穆罕穆德所说："本书作者是当代希波克拉底，没有能与他相比的人。"

《阿克萨拉依》问世后不久，因其实用和简明，很快成为一部为人称颂的维吾尔医学经典医著，并流传至今。著者成功地将人的生命、健康、疾病和自然界的运动变化紧密地结合在一起，全书并未遵循阿维森纳《医典》5卷本格式撰写，而是更为简明扼要地将自己独特的见解与临床实际经验相结合，分三册阐述。内容涉及哲学、天文学、历法、气候学、物理、地理、基础医学、药物学等多领域知识。该书明显带有地区性的医学特征，对维吾尔医学理论的系统和完善意义重大。贾马力丁·阿克萨拉依虽未在书中署名，但其医名早在和田地区广为流传，被誉为维吾尔医学中的"希波克拉底"。

（阿布都卡地尔·阿布都瓦依提　胡颖翀）

主要论著

贾马力丁·阿克萨拉依. 阿克萨拉依（3册）. 1899年印度勒克瑙市出版石印本.

毛拉·阿日甫·和田尼
（1556—1655）

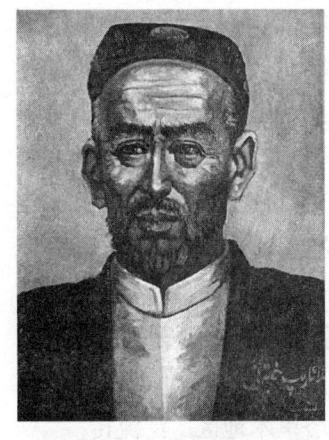

毛拉·阿日甫·和田尼像①

毛拉·阿日甫·和田尼是古代和田地区一位著名的维吾尔医学家，其代表著作《阿日普验方》是一部维吾尔医药学专著，该书主要介绍了维吾尔医学四大物质论、气质论、体液论、诊断知识、治疗法（食疗、药疗）及一些常用草药、成药，对现代维吾尔医药学有重要的参考价值。

毛拉·阿日甫·和田尼于1556年出生于今和田市拉斯奎镇村墩阔恰村，其父亲是当地著名学者塞力木阿訇（约1530—1640）。从儿童时代起，和田尼就在父亲和祖父的指导下，学习阿拉伯文、波斯文、修辞学、逻辑学、伊斯兰教经典、伊斯兰历算以及维吾尔医药学知识，初步掌握了维吾尔医药学的基础理论、草药知识、方剂学知识、成药加工和基本治疗技艺。28岁时，他前往莎车，受教于著名维吾尔医学家胡加赛德尔丁·伊热维。在莎车，他一边参与医疗实践，以求进一步掌握临床诊疗技术与药物知识。一边攻读维吾尔医学家吾甫力艾山·卡日西的《木吉孜力·卡奴尼》（意译为《小医典》）、伊本西那（也称阿维森那）的《医典》、中亚学者达吾提安塔克的《安塔克传》以及《谢日依·艾斯巴比》《皮尔代吾斯医药录》等医药学著作。除此之外，他又拜入当地医学大家迈哈穆德汗门下，深入钻研维吾尔医药学临床各科理论和实践治疗的方法。在莎车完成学业后，他回到和田。7年之后，他在骆驼商队的帮助下，穿越浩瀚的沙漠，翻越喀拉昆仑山

---

① 新疆和田地区维吾尔医学专科学校提供。

到达北部印度信德地区（Sind），并在伊玛目·冉巴尼身边服侍了3年。①

和田尼后来离开印度，回到和田，一边行医，一边教授学生。通过教授学生和行医，成为当地一位颇有声望的学者，并以原籍取号曰"于阗尼"（即今和田）。与此同时，和田尼在不断总结伊斯兰医学理论和前辈实践经验的基础上，用波斯语撰写了《治疗伤寒的可信之言》一书。在行医过程中，他发现芳香类药物对于治疗脑力劳动者所患疾病较为有效，写了《对智力者及国王有益方》一书。在书中他论述了十几种心脏及大脑疾病的本质，并将40余种芳香类药物按单方、复方形式做了分类，该书后经医学家墨拉那·阿西日夫·艾力萨赫布推荐给了印度国王。在此之后，他又花了7年时间用突厥语写成了《土耳克·代斯吐如勒·依拉吉》（意译《突厥语治疗指南》）一书，此书是一部综合性维医药工具书，也是和田尼的代表著之一。此外，他还撰写了《古丽代斯台依·阿非也提》（意译《健康药园》）、《木加日巴提·阿日普》（意译《阿日普验方》）、《抽血、拔罐术》等重要医药学著作。这些著作被他的弟子（学生）反复抄录，并在塔里木地区广泛流传。

毛拉·阿日甫·和田尼于1655年在今和田市拉斯奎镇去世，他的遗体葬在拉斯奎镇的"塞尔达日外力尤勒"墓，民间称此墓"塞尔干麻扎尔"。虽然这位学者去世已经300多年了，但他的医名却依然流芳于世。②

《阿日普验方》的主要内容

维吾尔医药学是中华民族优秀文化的瑰宝，是我国传统医药学的重要组成部分。在维吾尔医药学的历史发展过程中，曾先后受到过印度医学、伊斯兰医学以及中医学的影响，最终形成了独特的、完整的、具有本民族色彩的医学体系。维吾尔医学的各个时期，都有一大批维吾尔医药学家涌现，他们在继承传统医药遗产、总结医学思想、推广医疗实践的基础上，用回鹘文、

---

① 当时北部印度正为莫卧儿王朝（Mughal Dynasty，1526—1857）所统治。伊玛目·冉巴尼（原名艾哈迈德·希尔信迪（Ahmad al-Sirhindi，1563—1624），宗教复兴家，恢复了北印度地区正统的伊斯兰苏菲制。
② 阿布都卡地尔·阿布都瓦依提. 和田名医（维吾尔文）[M]. 乌鲁木齐：新疆人民卫生出版社，2003.

阿拉伯文、波斯文、察哈台文、乌尔都文和近代维吾尔文等文字编写了极为丰富的维吾尔医药学经典著作，为了维吾尔医药学的形成与发展做出了贡献。直至今日，其中的一部分医学著作仍有存世。其中17世纪葱岭以东地区的著名维吾尔医学家毛拉·阿日甫·和田尼所著的《阿日普验方》（Mujarribati Arip，音译为《木加日巴提·阿日普》）就是一部极具代表性的著作。

《阿日普验方》原书由波斯文撰写，约成书于1620年。作者以自己的姓氏命名该书。此书有多种传抄版本存世，在新疆和田地区藏有两种察合台语抄本，① 其中维吾尔专科学校的抄本材质为田桑皮纸。抄本共331页，每页11行，羊皮装封面，封面未署书名。②

该抄本为察哈台语所写，分5章，共35节。③ 章节标题用番红花墨水书写，起到突出显示的作用。该书内容依章节依顺序分别为维吾尔医药基础理论、疾病及其治疗方法（包括饮食治疗）、草药及常用成药等，其内容依次如下。

一、维吾尔医学基础理论

《阿日普验方》一书对维吾尔医学四大物质学说、气质学说、体液学说等主要理论都有涉及和讨论，以下就该书涉及的这几大学说的内容简单介绍之。

1. 四大物质学说：该学说是维医学的基础理论之一，又称四要素学说，它是一种朴素的古代哲学思想。自然界中任何事物都不是孤立存在的，而是与其他事物有着密切的内在联系，它们之间既有相互滋生又有相互制约的关系。古代维吾尔医学认为火、气、水、土四种物质对人体有重大影响，对这四种物质的属性及其间广泛的联系进行了详细的论述。例如，把各种体液、器官、组织、生理和病理现象，按事物的不同属性、作用、形态分别归属为四大物质，借以说明人体的生理、病理现象以及人体与外界的相互作用，并且以此为基础对各种疾病进行辨证论治，最终达到除病延年的目的。

---

① 新疆维吾尔医学专科学校于2003年收购并保存的抄本为新疆和田地区墨玉县卡拉塞乡一名维吾尔医师收藏的察哈台语译本。《阿日普验方》另有一部察哈台维吾尔语抄本，藏于和田一位维吾尔医师家中。
② 根据作者生平有关资料与书本内容比较，并通过访问年轻时曾攻读过《阿日普验方》原本的和田维吾尔主任医师阿布都·哈里克卡日，可初步判断该书为《阿日普验方》。
③ 察哈台维吾尔文，也称察合台文。从14世纪中叶开始，成为中亚地区广泛使用的一种重要的突厥语文字，一直沿用至20世纪初，当时中亚地区的维吾尔学者、医学家也常常使用察合台语撰写自己的著作。

2. 气质学说：由四大物质的性质相互影响而产生的新属性，称为气质。自然界所有物质均有气质，其属性由四大物质中的某一种物质的偏盛而决定。本书介绍了气质与四大物质的关系、气质的产生、平和气质与非平和气质在人体中的表现①。

3. 四种体液学说：体内各种营养物质在肝中产生的各种液体总称为体液，分为胆液质、血液质、黏液质和黑胆质四种。它们贯穿于整个人体，在体内自然形成，对健康和疾病起到很大作用。它们在体内不断地消耗，又不断地产生，保持着一定的平衡状态。四体液之间的平衡是相对的，属性之间的对立（矛盾）是绝对的。四种体液分为正常体液和异常体液两大类。本书介绍了四种体液的产生机理，正常体液和异常体液在人体的表现，人体产生异常体液导致的疾病及其症候，以及调节异常体液、改善病症的方法。

二、诊断学知识

该书重点介绍了望诊、问诊、触诊、叩诊、听诊和闻诊等诊断技术，特别重视切脉诊断。维吾尔医学家通过切脉了解患者在病态期的气质、体液、三大力等各种状态，以及是否有心血管疾病等情况，以此评估疾病程度与病情预后等情况。在维吾尔医学中脉象大体分为鼠尾弱脉、鼠尾强脉、锯齿脉、洪脉、虫蠕脉、蚁走脉、双峰脉、双起脉（代脉）、震脉和促脉等。本书介绍了切脉时用四指的方法，脉搏的长短、粗细、强弱、深浅、快慢、软硬，以及充盈度、冷热、节律、形状等，特别是各种异常体液导致的疾病在切脉时的表现。此外还介绍了便诊、痰诊等特异的诊断方法，对诊断理论知识与病因病候之间的内在关系也有所论述。

三、疾病治疗知识

本书谈论疾病治疗时，是以介绍各种常见病、疑难病和地方病的治疗方法为主，并联系异常体液变化，论述各种疾病的症候及其调治方法。对当时常见的头痛、头昏、伤寒、发热、咳嗽、心律不齐、气喘、黄疸性肝病、食欲不振、消化不良、中暑、贫血、呕血、腹痛、结核等内科疾病，牙疼、白内障、害眼、鼻塞、耳聋、咽喉炎等五官科疾病，脓疮、瘘管、

---

① 气质分为平和气质与非平和气质。在相互对立的属性中，不受制约，保持中庸，处于自然的相互适应的状态，叫平和气质，反之叫非平和气质。非平和气质分为单纯型非平和气质及复杂型非平和气质。相关内容也可参见《中国医学百科全书》编辑委员会编著. 维吾尔医学[M]. 上海：上海科学技术出版社，2005.

烧烫伤、白癜风等外科病，类风湿、风湿病、膝痛、肩背痛、韧带松弛、创伤等骨科疾病，性欲减退、阳痿、遗精等男性疾病，以及阴道脓肿、阴道炎、月经不调等妇科疾病，该书都有涉及，详细记载了病变表现、辨证论治方法与处方等。除此之外，还重点介绍了非体液型气质失调的调正法，体液型气质失调疾病的体液成熟法、体液排泄法、主药根治法，以及熏药、坐药、放血、冷热敷、日光浴、温泉浴、埋热沙等疗法。

四、饮食治疗知识

该书包含了大量有关饮食治疗技术。饮食治疗是维吾尔医学基本特点之一，饮食与人的健康和疾病有直接的关系，古代维吾尔医生已认识到"病从口入"的道理，强调要重视食物和饮水的卫生。人体的物质代谢是不断进行的，如果不能经常地摄取营养，则人体物质代谢中所消耗的营养便得不到补充。为了让适量的营养运送到身体各部以保持身体健康，就需要注意饮食的质量、摄入量、洁净程度及进餐时间。该著作在饮食疗法方面介绍了各种饮食的营养作用、调节异常气质和异常体液作用，例如麦子、玉米、大豆等农作物，牛、羊等动物及其内脏，哈密瓜、西瓜、核桃、木瓜、苹果、梨子、杏仁、桑子、红桑等水果的属性①、药用用途和用法等。

五、药物知识

该书还介绍了当地产的藿香、香菜、蒺藜、汞等常用草药，以及木瓜糖浆、石榴糖浆、苹果糖浆等维吾尔医药常用的糖浆成药，对其对汞等有毒药物的炮制加工方法也有详细记载。

《阿日普验方》在介绍一些疾病的治疗方法时，非常重视引证先辈医学的经典著作，如《花剌子模国王之宝》《治疗指南》《玉苏甫医书》等古籍的内容。② 这些古籍都是维吾尔医学史上较有影响的医学典籍，对后世维吾

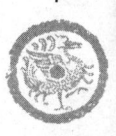

---

① 属性有干、湿、寒、热及干热、湿热、湿寒、干寒等。
② 《花剌子模国王之宝》一书是13世纪由赛伊德斯·麻伊勒撰写的一部维吾尔医药专著，该书全面介绍了维吾尔医药基础理论、诊断学、治疗学和药物学知识。目前此书有多种版本，分别藏在新疆维吾尔医学专科学校、新疆维吾尔自治区维吾尔医药古籍整理办公室和和田、喀什等地的维吾尔医学者家中。《治疗指南》则是毛拉·阿日甫·和田尼用突厥语撰写的维吾尔医药学专著，介绍了维吾尔医药理论和实践治疗知识、养生知识和药物知识，目前正在整理出版。《玉素甫医书》也是一部维吾尔医药治疗专著。据有关资料，该专著成书于1316年，为和田维吾尔医学家玉苏甫用波斯语撰写而成，其主要内容为维吾尔医学生命气要素学说（omuri tabi'iya）、养生保健、各科疾病的治疗方法、药剂学说，并介绍了900多种成药处方。

尔医学家的治疗实践有着广泛的影响。整理校勘《阿日普验方》时，常需要核对以上著作。

《阿日普验方》一书以介绍维吾尔医治疗疾病的经验和饮食养生知识为主，是一本简介维吾尔医基础理论和药学知识为辅的经典医方书。作者撰写此书，在总结自己医药学经验知识的同时，引用了大量中世纪以来的维吾尔医药学经典著作。该书在维吾尔医学史上，有着与贾马力丁·阿克萨拉依（11世纪生于和田墨玉县阿克萨拉依村）的《阿克萨拉依》（意译《白色宫殿》）、艾拉马·阿拉依丁·穆合买德·忽炭尼（1150—1222）的《医学法规》和《治疗精则》以及《代斯图肉勒依拉吉》（意译《治疗指南》）、《玉素甫医书》等维吾尔医药学经典同等重要的地位，并在塔里木盆地至中亚地区一带广为流传，对维吾尔医学的发展具有重要价值。

年　表

1556年　出生于今和田市拉斯奎镇村墩阔恰村。
1620年　著成《阿日普验方》。
1655年　于今和田市拉斯奎镇去世。

（阿布都卡地尔·阿布都瓦依提　胡颖翀）

主要论著

毛拉·阿日甫·和田尼. 阿日普验方. 19世纪察合台语抄本（藏新疆和田维吾尔医学专科学校）.

后　　记

2009年，中国中医科学院中国医史文献研究所正式立项"历代名医传记资料汇编与编纂"，作为中国中医科学院基本科研业务费第二批自主选题的创新团队项目，开始了为期2年的研究工作，《中医名家传略》和《中医名家年谱资料汇编》即为本研究项目的成果。

项目选取魏晋南北朝至民国时期的51位医家为研究对象，在医家的选择上并没有选取像张仲景、孙思邈这些以往研究比较充分的名医，而是将研究的重点放在那些曾在中医发展史中起过重要作用，但目前尚未开展深入研究的医家上。《中医名家传略》一书中收录项目组所撰51位医家的传记，包括徐之才、王焘、鉴真、朱肱、成无己、许叔微、陈言、窦汉卿、罗天益、倪维德、王履、王纶、汪机、孙一奎、缪希雍、吴昆、聂尚恒、喻昌、张璐、祁坤、柯琴、薛雪、王维德、吴仪洛、尤怡、何梦瑶、黄元御、郑梅涧、余霖、章楠、何书田、林珮琴、费伯雄、陆以湉、陆懋修、陈莲舫、柳宝诒、曹颖甫、陈伯坛、吴瑞甫、丁甘仁、祝味菊、张山雷、何廉臣、高愈明、裘吉生、曹炳章、汪逢春，以及藏医医家帝玛尔·丹增彭措和维吾尔医医家贾马力丁·阿克萨拉依、毛拉·阿日甫·和田尼。除朱肱、陈言、尤怡、陆懋修、贾马力丁·阿克萨拉依以及毛拉·阿日甫·和田尼6位医家资料少未收入外，其余医家均对其年谱资料进行了汇编，形成《中医名家年谱资料汇编》。

在研究方法上，将传统的医史文献研究和人类学田野调查的方法结合在一起，强调内史与外史相结合，将医家回归到历史情景之中进行研究和分析。除医学资料外，重视非医学文献，如方志、家谱、医家画像或照片等资料的发掘与利用，并对名医故里或遗迹等实地或实物资料、口述资料以及音像资料等进行调查与研究。

实地调研为本成果中获得新资料、提出新观点打下了基础，尤其是对医家故居、遗迹的寻访和拍摄，为医学史研究留存了宝贵的资料，由于种种原因，如城市化进程加剧、自然灾害等，已有部分医家的故居遭到了破坏。历史愈久远，关于历史的记载和痕迹也愈趋消亡，因此这种抢救与发掘也体现出医史学者的历史使命感。

研究调查的足迹遍及我国北京、上海、辽宁、河北、山东、山西、江苏、浙江、安徽、江西、湖南、广东、福建、四川、新疆、西藏、青海等17个省、市、自治区，推动了当地对本地名医的研究，促进了对当地资料和遗迹的保护，如张山雷、吴瑞甫、许叔微等名医故里纷纷成立"研究会""宗亲会"，或总结他们的学术成就，如兰溪编辑出版了《张山雷研究集成》，或续写家谱，甚至无锡市政府拨款修缮许叔微的清代故居，显示出本研究带来的较大社会影响，促进了中医药文化的保护与弘扬，产生了积极的社会效益。

综合来看，《中医名家传略》和《中医名家年谱资料汇编》具有以下四个特点和创新点：

一是重视医家生平研究，大视野反映医家精神面貌、性格特点和治学态度。譬如传记《吴仪洛》，对吴仪洛的生平尽可能全方位地进行介绍：吴仪洛家庭（经济宽裕的官商家庭、藏书甚富），教育（幼年跟随张履祥习举子业，曾为乾隆初秀才），学习态度（潜心研究），精神追求（崇尚"程朱理学"，格物致知），实践经历（成年后游历鄂、粤、燕、赵等地，广搜博采，征文考献；又赴"天一阁"苦读科举、史志、医籍，历时五年，学业益精，行医数十年），业有专攻（先旁览医籍，后专研岐黄），成就（著述颇丰，对本草、方药、伤寒温病多有发挥）。力图使医家尽可能地回归到历史的情景之中，真实反映出医家的性格特点和治学态度，成为其日后学术思想和学术地位形成的基础。

二是强调非医学文献的挖掘与利用，通过医案统计分析、非医学文献利用等方法，挖掘出部分以往医家研究中所不掌握的新资料。如利用对罗天益随军医案的分析，勾勒其医术传承轨迹。利用地方志（府志、县志、名镇志），考证出陈莲舫出生于1839年，纠正了以往记载中的错误，还质疑了学界有关聂尚恒生年1572年的成说等。

三是强调对医家医事活动以外社会生活的关注与研究，有利于剖析医家原创思维和原始创新的源泉，提出新观点。如通过分析缪希雍与东林党人的交往，指出缪氏在东林书院的活动中，保持与当时全国最前沿知识分子团体的交流互动，从中获得了开放、自由的思维空间，使其脾阴论等学术思想的提出成为可能。

四是引入人类学田野调查的方法，开展口述史研究，重视实地考察和对实物资料的搜集与考证，强调多重证据，为我国同类研究起到示范作用。

中国中医科学院中国医史文献研究所是国家中医药管理局核定的、全国唯一的中医史学重点学科建设单位，因此，本项目不仅仅是为了出成果，同时是为了出人才，为了学科建设。项目配合中国中医科学院"岐黄、仲景、时珍"三大工程的落实，以储备性、创新性、孵化性为科研目标，在选题上合理地将项目任务与各研究人员，尤其是青年科研人员的研究方向结合起来，使每位研究人员的研究具有延续性和可持续性，对培养青年人才，建立人才梯队有重要的意义。项目秉承项目负责人提出的"依托项目培养人才""通过项目促学科建设"的理念，将人才的培养和学科的建设紧密地结合在一起，为医学史研究的可持续发展提供后备力量。

书稿初成，开展统稿，发现体例不尽统一，需要修订，部分作者又发现新史料要求增补。2016年年初几近完成，仍没找到倪维德、王纶、祁坤、吴仪洛、余霖、何书田、林珮琴、陆以湉8位医家的画像，恰逢廊坊安育中先生编著《安幹青医论文集》（后由学苑出版社出版）书稿示我，其中医统歌百位名医均配有图像，系刘长青先生所绘，遂联系刘先生，得到他的支持。

《中医名家传略》和《中医名家年谱资料汇编》的完成，得到了中国中医科学院中国医史文献研究所领导的支持与关怀，凝聚着几乎是全所科研人员的辛勤工作，没有他们的夜以继日、孜孜不倦，就不会有这两部著作的诞生。学苑出版社的领导和原编辑马红治先生、现责编付国英女士提出了很好的意见与建议，为著作的顺利出版贡献了诸多智慧。在两部书稿付梓印刷之际，在此向他们一并表示衷心的感谢。